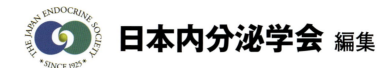

日本内分泌学会 編集

Board Certified Endocrinologist
training guidebook

内分泌代謝科専門医研修ガイドブック

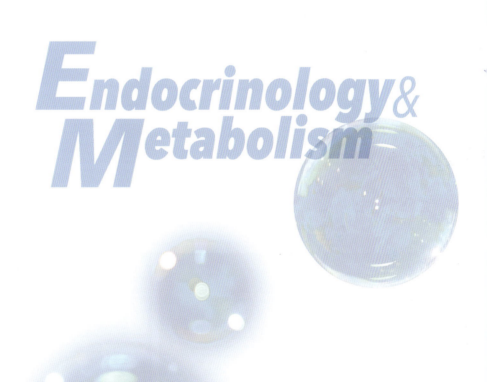

診断と治療社

カラー口絵

・本項「口絵」は，本書末文中にモノクロ掲載した写真のうち，カラーで掲示すべきものを本文出現順に並べたものである．

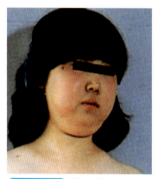

カラー口絵 1 満月様顔貌
副腎腺腫による Cushing 症候群
[p.47 参照]

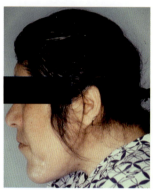

カラー口絵 2 先端巨大症顔貌
[p.47 参照]

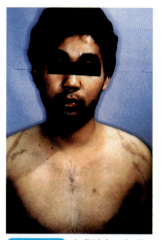

カラー口絵 3 皮膚線条，多毛，色素沈着
下垂体腺腫による Cushing 病．
[p.47 参照]

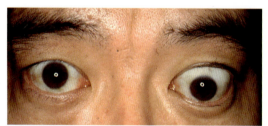

カラー口絵 4 von Graefe 徴候
[p.48 参照]

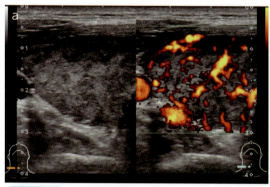
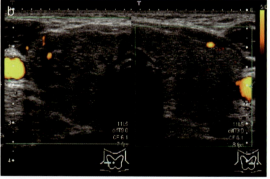

カラー口絵 5 超音波検査による Basedow 病と無痛性甲状腺炎の鑑別
a：Basedow 病，b：無痛性甲状腺炎
甲状腺が腫大し，内部が不均質な点は両者に共通している．しかし内部血流は，Basedow 病で亢進しているのに対し，無痛性甲状腺炎では低下している．
[p.186 参照]

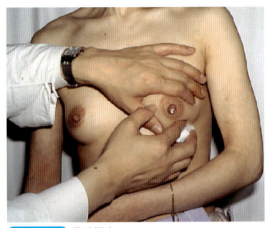

カラー口絵 6 乳汁漏出
[p.216 参照]

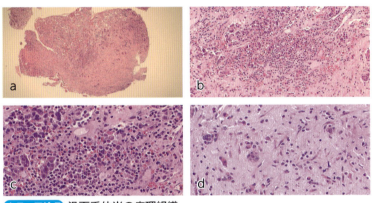

カラー口絵 7 汎下垂体炎の病理組織

汎下垂体炎の症例（68 歳，男性，p.254 の図 1）の下垂体生検組織（HE 染色標本）．トルコ鞍底後方より，下垂体前葉と神経葉末端部を一塊として，生検（a×40）．リンパ球（ほかに形質細胞や好酸球）の浸潤あるも，肉芽腫はなし（b×100，c×200）．下垂体腺組織ならびに後葉の破壊と間質の繊維化を認める（d×200）．
[p.256 参照]

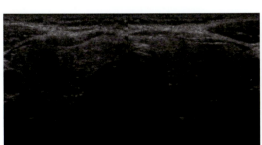 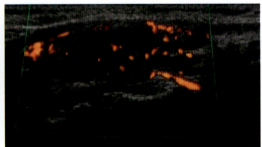

カラー口絵 8 無痛性甲状腺炎
[p.286 参照]

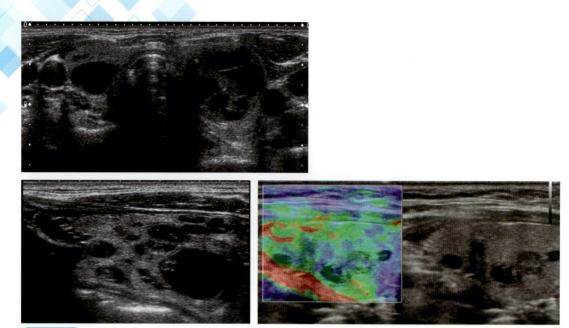

カラー口絵 9　腺腫様甲状腺腫
充実性結節や嚢胞変性した結節が多発している．内部にはほとんど血流は認めない．
[p.320 参照]

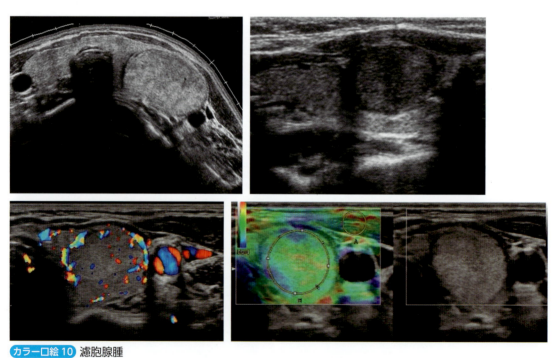

カラー口絵 10　濾胞腺腫
境界明瞭で全周性に低エコー帯を伴った充実性腫瘤で内部エコーも均質である．
[p.320 参照]

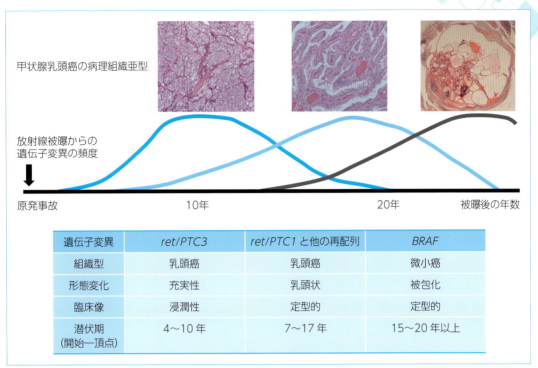

カラー口絵 11 小児期被曝の甲状腺乳頭癌の組織型の推移；潜伏期間と発症年齢に関係

事故後早期は浸潤性の高い充実性成分を有する乳頭癌が多いが，潜伏期が長くなるにつれて乳頭状分化を呈する症例が優勢になる．さらに長い潜伏期では被包化された乳頭癌や濾胞癌の頻度が上昇してくる．形態発現に対応した遺伝子変異が同定されている．
〔p.333 参照〕

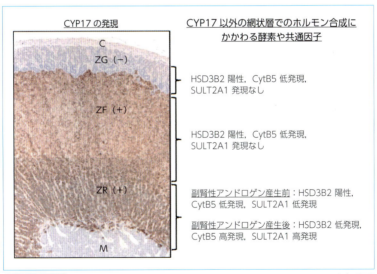

カラー口絵 12 アカゲザルの副腎層構造と網状層におけるステロイド合成酵素および補因子の発現変化

(各々の層に発現するホルモン産生酵素)
球状層：CYP11B2 高発現，CYP17A1 ほとんど発現なし．
束状層：CYP11B1 高発現，CYP17A1 高発現，CYB5A 低発現．
網状層：CYP17A1 高発現，CYB5A 高発現，SULT2A1 高発現．

©2012 Society for Endocrinology

〔3〕Bird IM：*J Endocrinol* 2012；**214**：109-111. より抜粋〕
〔p.384 参照〕

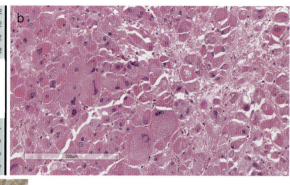
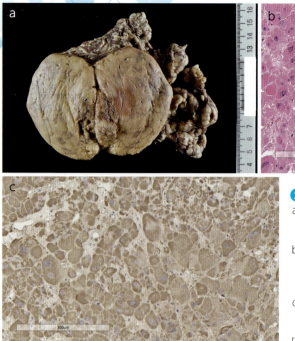

カラー口絵13 副腎皮質好酸性腫の病理所見

a：副腎皮質好酸性腫(adrenocortical oncocytoma)の肉眼所見．割面が黄褐色で比較的均一な大きな副腎腫瘍であり出血，壊死は原則的には認められない．
b：adrenocortical oncocytoma の病理組織所見．豊富な好酸性の細胞質を有する腫瘍細胞が認められており一部の腫瘍細胞では核異形も顕著に認められている．
c：adrenocortical oncocytoma におけるミトコンドリアの免疫組織化学．ほとんどすべての腫瘍細胞で陽性所見が認められる．
[p.391 参照]

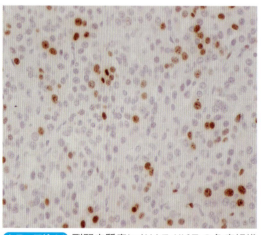

カラー口絵14 副腎皮質癌における Ki67 の免疫組織化学

すべての腫瘍細胞における 3,3'-ジアミノベンジジン(3,3'-diaminobenzidine：DAB)で茶色に核が染色されている細胞の割合を算出して Ki67 標識率として表す．
[p.391 参照]

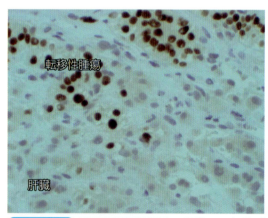

カラー口絵15 原発不明悪性腫瘍で肝臓への転移が認められた症例

後腹膜に腫瘤性病変が認められた．肝生検の結果転移性腫瘍は steroid fator-1 (SF-1) 陽性であり副腎皮質癌の肝臓への浸潤と判明した．
[p.392 参照]

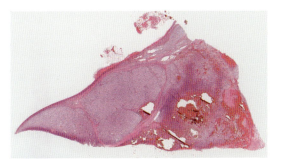

カラー口絵 16 副腎皮質癌の病理組織所見
出血が認められており複数の腫瘍細胞の集塊/結節から構成されている．
[p.438 参照]

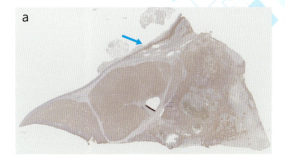

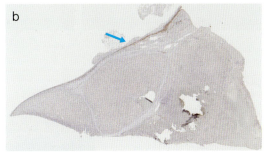

カラー口絵 17 図 1-1（口絵 16）に示す副腎皮質癌の P450scc

a：3β-ヒドロキシステロイドデヒドロゲナーゼ（3β-hydroxysteroid dehydrogenase：HSD3B），b：免疫組織化学．
副腎皮質癌周囲に認められる非腫瘍性副腎皮質ではコレステロール側鎖切断酵素（cholesterol side chain cleavage enzyme：P450 scc）と HSD3B 双方が発現しているのが認められるが，癌細胞では P450 scc は比較的びまん性に癌細胞で発現しているが HSD3B はほとんど発現していない．このように腫瘍細胞群で副腎皮質ホルモン合成酵素が一連で発現していないことで血中には多くの前駆体ステロイドホルモンが分泌され，副腎皮質癌のステロイド合成代謝にある程度特異的であることからこの所見は "disorganized steroidogenesis" ともよばれている．
[p.438 参照]

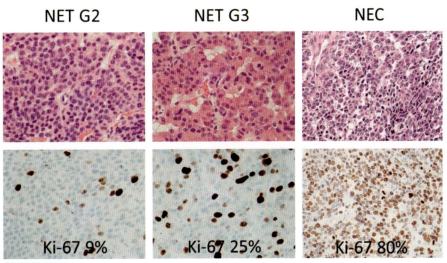

カラー口絵 18 膵 NET
NETG2 と NETG3 は腫瘍細胞の配列が分化した神経内分泌腫瘍の特性を示し，増殖期の細胞の頻度が異なる．NEC ではこのような特徴的な配列がみられない．
[p.530 参照]

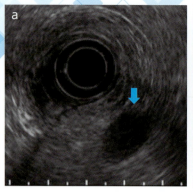 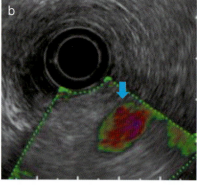

カラー口絵 19 膵神経内分泌腫瘍の超音波内視鏡像

a：➡の低エコーの結節．
b：同結節に豊富な血流がみられる．
[p.533 参照]

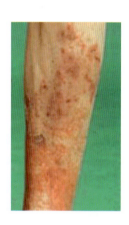

カラー口絵 20 グルカゴノーマで起こりうる壊死性遊走性紅斑の一例
[p.534 参照]

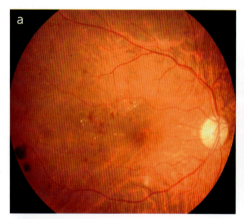 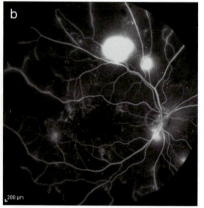

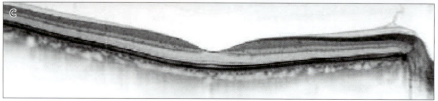

カラー口絵 21 増殖糖尿病網膜症
a：眼底写真，b：フルオレセイン蛍光眼底造影検査（新生血管からの病出），c：光干渉断層計．
[p.673 参照]

序文

　わが国の内分泌学は，高峰譲吉先生のアドレナリンの結晶化に始まり，世界の内分泌学の草分け的存在であり，その牽引者として世界に冠たる立場を堅持してまいりました．日本内分泌学会は，1927年，京都帝国大学医学部，辻寛治先生により創設されました．1922年に創設された米国内分泌学会に次ぐ歴史を誇り，現在会員数は8,000名に及び，昨年2017年に90周年を迎えました．

　辻寛治先生の学会誌創刊の辞には，近代医学の黎明期においてすでに「内分泌の如きは実に急に一分野を確立するに至れる」とその先進性が指摘されています．内分泌学こそ，専門家集団を組織するにふさわしい学問分野であるという，先生の熱い胸中を読み取ることができます．先生は，1941年，文部省所轄「体質研究会」の設立に寄付されています．内分泌学が，人の体質を決める極めて重要な領域であるとの見識，矜持が示されていると思います．わたくしが提唱する「内分泌至上主義」―内分泌学は，すべての医学領域の基盤である―との考えは，辻先生から受け継いだレジェンドであります．

　昨年11月の創設90周年記念式典では，「神戸宣言」として，100周年に向けて取り組むべき5つの課題が示されました．以下が，その全文です．

- ホルモンや内分泌代謝疾患に関する正しい知識を一般に広め，早期診断・治療につなげるための啓発活動に務めます．
- すべての内分泌代謝疾患患者に適切な医療を提供できるよう，ガイドラインの策定と普及を進めるとともに，専門医の適切な配置と医療施設・地域間連携を充実化します．
- 生命現象の基盤である内分泌学全般に精通し，医学全体に貢献できる歓びと誇りを持つ，真の内分泌学のエキスパートの育成を行います．
- 内分泌代謝疾患の病態解明，新たな内分泌因子の発見，およびそれらの医療応用を達成する研究を支援します．
- 生活様式や環境の変化，急速な社会の高齢化に伴い生じる新たな内分泌学の時流に柔軟に対応し，世界の内分泌学を先導します．

　いずれも質の高い専門医の育成なくして，達成することのできない目標です．内分泌学会員が一致団結して「神戸宣言」を実践していくためには，学会員の皆さんが，高い専門性を体得すべく真摯に研鑽を積まれることが必須であります．

　辻先生が示されたように，内分泌学は，広い領域をカバーし，かつ奥深く，多くの専門的知識が要求される領域であります．また，本年からいよいよ新専門医制度が始まります．内分泌代謝科専門医は，内科関連サブスペシャリティ領域に位置づけられています．

　わたくしは，2015年，代表理事に就任して，学会で鍛えられた経験豊富な先達の先生たちにより，オール学会の体制で，新研修カリキュラムを反映したガイドブックを作成刊行することが喫緊の課題と考えました．しっかりした内分泌学の基盤テキストの策定こそが，"学会員10,000人"にむけてのアクションだと思いました．

　2016年4月の理事会で，「内分泌代謝科専門医研修ガイドブック」の刊行が決定し，教育育成部会の柳瀬敏彦部会長，山田正信副部会長兼専門医委員会委員長，竹内靖博副委員長を中心に，その獅子奮迅のご活躍により，極めて短期間のうちに，本書の刊行に至ることが出来ました．

　本書の刊行のために惜しみないご協力を賜りました，執筆をご担当いただいた学会専門医の皆さま，編集にご協力いただいた編集委員・査読委員の皆さま，また，本書の前身である「内分泌代謝専門医ガイドブッ

ク」を2007年より編集されてきた成瀬光栄先生，平田結喜緒先生，島津章先生ら，すべての先生方に代表理事として深謝申し上げたいと存じます．

この本で学ぼうとする方々へ：
　京都大学名誉教授で，生態学者，文化人類学者，日本の霊長類研究の創始者である，今西錦司先生は，登山家としても有名であります．彼は，「なぜ山に登るのですか」と聞かれると，「山に登ると，その頂上からしか見えない景色が広がってくる．そして，そこに次の山が見える．すると，その山に登りたくなるんだ．」と言われたそうです．内分泌学の専門医となることで，内分泌学に存在する新たな美しい山が見えてくることを期待いたします．

2018年4月
日本内分泌学会　代表理事
慶應義塾大学医学部腎臓内分泌代謝内科　教授
伊藤　裕

刊行によせて

　内分泌代謝疾患に関する包括的な学問である内分泌代謝学は，学問の進歩，社会的な疾病構造の変化とともに内分泌疾患を主とする内分泌学，糖尿病を主とする糖尿病学に分かれ，基幹学会も日本内分泌学会と日本糖尿病学会に分かれて発展してきた．しかしながら，実際の診療現場では内分泌疾患と代謝疾患・糖尿病の診療が明確に区別されているケースは極めてまれで，内分泌代謝科として両者を並行して診療する機会が圧倒的に多いことから，バランスのとれた専門的知識の習得とそれに資するガイドブックが不可欠である．

　そこで私達は2007年4月に内分泌代謝疾患の診療に従事する医師の日常診療に役立つ書籍として『内分泌代謝専門医ガイドブック』を企画，初版を刊行した．下記に紹介したように，本企画は国立病院機構内分泌代謝政策医療ネットワークの啓発活動の一環として企画されたものである

> 「内分泌代謝専門医ガイドブック」初版の序文より
> 　「私が所属する国立病院機構では内分泌代謝疾患を重要な政策医療の一つとして位置づけ，わが国における診療水準の向上に貢献するため様々な教育的，研究的，社会的活動を進めている．京都医療センター内分泌代謝臨床研究センターはその要としての役割を担っており，その役割の一つが内分泌代謝疾患の診療に従事している医師を対象とした教育活動である．本書はその一環として企画されたものであるが，医学，医療に境界はない．本書がわが国における内分泌代謝疾患の診療水準向上に貢献できれば幸いである．」

　初版の発刊後，予想以上に多くの先生方に活用頂くことが出来たことから，2016年までに計4回の改訂版を発行，発売延べ数は一万冊に達した．改訂毎に診療現場の読者の先生方に丁寧にアンケートを実施し，不足個所の補充，内容のアップデートに努めると共に，編集者，編集協力者の先生方で十分な査読を行い，日常診療のニーズに即した実用書とすべく尽力したが，何よりも実際に原稿を執筆頂いた多くの先生方の忍耐と協力のお蔭であると考えている．

　この度，日本内分泌学会から「内分泌代謝科専門医研修ガイドブック」が発刊されることとなった．専門医制度の変化に対する学会としての教育・育成活動の一環であるが，12年の歴史を有する私達の編集による「内分泌代謝専門医ガイドブック」を基盤とした企画とのことで，私達にとっても大変名誉なことと感謝している．新たな書籍が日本内分泌学会の社会貢献と，それを通じたわが国の内分泌代謝疾患の診療水準向上に役立つことを切に願う次第である．また，この場を借りて，長年に亘り「内分泌代謝専門医ガイドブック」の出版に尽力頂いた多くの執筆者の先生方と診断と治療社に改めて感謝申し上げる．

2018年4月
国立病院機構京都医療センター臨床研究センター　特別研究員
成瀬光栄

日本内分泌学会の新専門医制度への対応について

　現行の専門医制度は1990年にスタートし，多領域にわたる内分泌代謝診療をカバーする専門医として，内分泌代謝科（内科・小児科・産婦人科）専門医と呼称されている．制度はカリキュラムに定められた到達目標を達成した段階で専門医受験資格が与えられ，研修年限は問わないカリキュラム制を採用している．2017年12月時点で，専門医数2,494人（教育機関：33.2％，大規模病院：44.2％，診療所等：22.6％），指導医数1,172人，専門医研修認定施設386を数え，わが国のこの分野の専門診療に多大な貢献を果たしてきた．
　しかしながら，厚生労働省による「専門医の在り方に関する検討会最終報告（2013年4月）」を受けて，2014年頃よりわが国の専門医制度全体に関して新たなあり方を目指す議論が日本専門医機構を中心として提起され，日本内分泌学会でも新専門医制度に向けた議論を開始した．新専門医制度の方向性に関する全体議論の流れを踏まえたうえで，制度の骨子として育成すべき専門医像の明確化，専門医の質の保証，地域医療への配慮といった観点を重視すると同時に，医師のキャリア形成上，不都合や混乱が生じない制度設計に腐心した．基本領域の専門医制度は2018年度から開始されるが，2019年度からの開始を予定している本学会の新専門医制度の整備基準の骨子は以下のとおりである．

＜育成すべき専門医像＞
　内分泌代謝科専門医とは基本領域全般にわたる一定の診療能力を背景に，内分泌・代謝疾患に関する深い専門的知識と技能に優れる医師を指す．具体的には，日常臨床において比較的，疾患頻度が高く重要な内分泌疾患に関してアップデートな知識を有し，その診断，治療が適切に行える，あるいは指導できる医師を育成する．一方で，内分泌・代謝疾患には国の指定難病に選定されているような稀少難病も多く，稀有な症例に対する高度な専門的知識を有する内分泌代謝科専門医の育成も重要である．

＜新専門医制度における研修制度の骨子＞
(1) 現行と同様，カリキュラム制を採用．
(2) 内分泌代謝科専門医としての呼称は一つに統一．そのため，主たる専門領域以外の領域に関しても標準的な専門的知識を修得するために学会指定講演の受講を必須とした．その他，努力目標として，院内合同症例検討会への参加，院外の勉強会や研究会への積極的参加等による主たる専門領域外の知識の習得に努めることを奨励している．
(3) 研修カリキュラムでは，従来の病歴要約だけでなく，目標症例数を設定．
(4) 基本領域研修中に内分泌代謝科専門医，指導医が指導した症例，技術・技能は研修経験として組み入れることが可能．

　新制度のカリキュラム制においては，原則3年間以上の研修期間とするが，開始時期，終了時期は定めず，産休，育休や長期留学，介護など相当の理由がある場合，中断は可とした．これにより医師のキャリア形成において大きな支障はないと思われる．現在，内分泌代謝科専門医の基本領域は内科，小児科，産婦人科であるが，今後，脳神経外科（間脳—下垂体領域），泌尿器科にも拡大されることから，専門医として関連領域の広範な知識の修得が今まで以上に不可欠となる．一方で，専門医受験に際しては，従来の一定の病歴要約の提出に加えて，新制度では目標経験症例数を新たに設定したこと，専門医研修専攻医にも一定数の指定講演の聴講を義務づけたことから，さらなる専門医の質の向上が期待される．目標症例数の達成のために外来症例の積極的な経験が求められることになる．また，地域医療への配慮の観点から，認定施設以外での研修も可能にするため，「認定教育施設・連携医療施設制度」を開始している．本制度では認定教育施設の連携

医療施設(内分泌代謝科専門医が1名以上在籍する病院または医院・クリニック)における研修も研修期間(原則,全研修期間の1/2以内)として認められることとした.専門医は在籍しても指導医不在のため,認定教育施設ではない施設への若手医師の派遣が可能となるが,実のある研修を実現するために,連携医療施設の選定は,認定教育施設の責任下に選定することになる.本制度を地域医療の活性化のためにも,大いに活用していただきたい.

　現行の専門医制度下では,学会編集のガイドブックがなかったために,新専門医制度の発足に合わせて,専門医受験の指針となるべき書として本書を作成した.本書には専門医として理解しておくべき内分泌代謝学のエッセンスならびにアップデートな知識がほぼ余すところなく記載されており,これから専門医受験を目指す方だけでなく,既に専門医・指導医の先生方にも,診療における座右の書としてご活用いただければ幸いである.

2018年4月
日本内分泌学会教育育成部会長
福岡大学医学部内分泌・糖尿病内科　教授
柳瀬敏彦

本書記載の"新専門医制度"とは2018年現在のものです.

執筆者一覧

『内分泌代謝科専門医研修ガイドブック』編集委員（敬称略）

編集委員長
柳瀬敏彦　　　　福岡大学医学部内分泌・糖尿病内科　教授

編集副委員長
竹内靖博　　　　虎の門病院内分泌センター　部長
山田正信　　　　群馬大学大学院医学系研究科内分泌代謝内科学　教授

分担査読（50音順，敬称・所属略）

赤水尚史	有馬　寛	井上大輔	植木浩二郎	大塚文男
緒方　勤	小川佳宏	蔭山和則	櫻井晃洋	柴田洋孝
菅原　明	髙橋　裕	田上哲也	竹内靖博	中里雅光
橋本重厚	弘世貴久	福本誠二	藤澤一朗	松久宗英
宗　友厚	柳瀬敏彦	山田正信	横手幸太郎	綿田裕孝

執筆者（50音順，敬称・肩書略）

赤水尚史	和歌山県立医科大学内科学第一講座
明比祐子	福岡大学医学部内分泌・糖尿病内科／徳島大学先端酵素学研究所糖尿病臨床・研究開発センター
浅井志高	聖マリアンナ医科大学横浜市西部病院代謝・内分泌内科
浅原哲子	国立病院京都医療センター臨床研究センター内分泌代謝高血圧研究部
蘆田健二	九州大学病院内分泌代謝・糖尿病内科
足立雅広	北九州市立医療センター糖尿病内科
荒井宏司	京都工芸繊維大学保健管理センター
荒木　厚	東京都健康長寿医療センター糖尿病・代謝・内分泌内科
荒木栄一	熊本大学大学院生命科学研究部代謝内科学
荒田尚子	国立成育医療研究センター周産期・母性診療センター
有田和徳	鹿児島大学大学院医歯学総合研究科脳神経外科学
有馬　寛	名古屋大学大学院医学系研究科糖尿病・内分泌内科学
有村愛子	鹿児島大学大学院医歯学総合研究科人間環境学講座糖尿病・内分泌内科学
有安宏之	和歌山県立医科大学医学部内科学第一講座
粟田卓也	国際医療福祉大学病院糖尿病内分泌代謝科
飯利太朗	聖マリアンナ医科大学薬理学／東京大学医学部腎臓内分泌内科
井口元三	神戸大学医学部附属病院糖尿病・内分泌内科
池上博司	近畿大学医学部内分泌・代謝・糖尿病内科
池田和博	埼玉医科大学ゲノム医学研究センター遺伝子情報制御
池田秀敏	総合南東北病院下垂体疾患研究所
石井角保	群馬大学大学院医学系研究科内分泌代謝内科学
石井　均	奈良県立医科大学糖尿病学講座
石川三衛	国際医療福祉大学病院糖尿病内分泌代謝科
石塚達夫	岐阜市民病院総合診療・リウマチ膠原病センター
石橋　俊	自治医科大学内科学講座内分泌代謝学部門糖尿病センター
泉山　肇	東京医科歯科大学医学部附属病院医療連携支援センター
磯崎　収	甲状腺のクリニック若松河田学術顧問
位田　忍	大阪母子医療センター
一城貴政	済生会横浜市東部病院糖尿病・内分泌内科
一條昌志	山梨大学医学部内科学講座第三教室
市原淳弘	東京女子医科大学高血圧・内分泌内科
伊藤貞嘉	東北大学大学院医学系研究科内科病態学講座腎・高血圧・内分泌学分野

伊藤純子	虎の門病院小児科
伊藤鉄英	福岡山王病院肝胆膵内科/神経内分泌腫瘍センター/国際医療福祉大学
伊藤　裕	慶應義塾大学医学部腎臓内分泌代謝内科
伊藤光泰	名駅前診療所保健医療センター／藤田保健衛生大学名誉教授
稲垣暢也	京都大学大学院医学研究科糖尿病・内分泌・栄養内科学
井上紘輔	高知大学医学部内分泌代謝・腎臓内科
井上　聡	東京都健康長寿医療センター研究所老化制御
井上大輔	帝京大学ちば総合医療センター第三内科
井原健二	大分大学医学部小児科
今井常夫	国立病院機構東名古屋病院
今城俊浩	今城内科クリニック
井町仁美	香川大学医学部内分泌代謝・先端医療・臨床検査医学講座
今西康雄	大阪市立大学大学院医学研究科代謝内分泌病態内科学
岩﨑泰正	高知大学臨床医学部門
岩下光利	杏林大学医学部産科婦人科学教室
岩田武男	徳島大学大学院医歯薬学研究部分子薬理学分野
岩本晃明	山王病院リプロダクションセンター男性不妊部門／国際医療福祉大学
植木浩二郎	国立国際医療研究センター研究所糖尿病研究センター
上芝　元	東邦大学健康推進センター
植田圭二郎	北九州市立医療センター消化器内科
上田陽一	産業医科大学医学部第1生理学
上野浩晶	宮崎大学医学部内科学講座神経呼吸内分泌代謝学分野
上野山賀久	名古屋大学大学院生命農学研究科動物生殖科学研究室
宇佐俊郎	長崎大学病院国際ヒバクシャ医療センター
薄井　勲	富山大学大学院医学薬学研究部内科学第一講座
臼井　健	静岡県立総合病院リサーチサポートセンター臨床研究部遺伝研究部
内潟安子	東京女子医科大学東医療センター
内田信一	東京医科歯科大学大学院医歯学総合研究科腎臓内科学
宇都宮一典	東京慈恵会医科大学糖尿病・代謝・内分泌内科
海老原　健	自治医科大学医学部内科学講座内分泌代謝学部門
江本直也	日本医科大学千葉北総病院内分泌内科
遠藤逸朗	徳島大学大学院医歯薬学研究部生体機能解析学分野
大磯ユタカ	名古屋大学名誉教授
大須賀　穣	東京大学医学部附属病院女性外科
大薗恵一	大阪大学大学院医学系研究科小児科学
太田明雄	聖マリアンナ医科大学東横病院代謝・内分泌内科
大塚文男	岡山大学大学院医歯薬学総合研究科総合内科学
大月道夫	大阪大学大学院医学系研究科内分泌・代謝内科学
大山健一	帝京大学医学部脳神経外科／下垂体・内視鏡手術センター
岡﨑具樹	帝京大学医学部生化学講座
岡崎　亮	帝京大学ちば総合医療センター第三内科
緒方　勤	浜松医科大学医学部小児科
岡田洋右	産業医科大学医学部第1内科講座
岡本高宏	東京女子医科大学外科学(第二)
小川佳宏	九州大学病態制御内科学
置村康彦	神戸女子大学家政学部管理栄養士養成課程
沖　隆	浜松医科大学地域家庭医療学講座
奥田逸子	国際医療福祉大学三田病院放射線診断センター
小島元子	小島内分泌内科クリニック
戒能賢太	筑波大学医学医療系内分泌代謝・糖尿病内科

執筆者一覧

加隈哲也	大分大学保健管理センター
蔭山和則	弘前大学大学院医学研究科内分泌代謝内科学講座
笠間和典	四谷メディカルキューブ減量・糖尿病外科センター
笠山宗正	公益財団法人日本生命済生会日本生命病院
片上秀喜	今里胃腸病院内科/バイオマーカー測定センター
方波見卓行	聖マリアンナ医科大学横浜市西部病院代謝・内分泌内科
勝又規行	国立成育医療研究センター研究所分子内分泌研究部
門脇 孝	東京大学大学院医学系研究科生体防御腫瘍内科学講座代謝・栄養病態学糖尿病・代謝内科
金藤秀明	川崎医科大学糖尿病・代謝・内分泌内科学
亀井信二	川崎医科大学糖尿病・代謝・内分泌内科学
川畑由美子	近畿大学医学部内分泌・代謝・糖尿病内科
河邉 顕	九州大学大学院病態制御内科
川村 孝	京都大学環境安全保健機構健康科学センター
川村智行	大阪市立大学大学院医学部発達小児医学教室
川村光信	東京逓信病院内分泌・代謝内科
神﨑 晋	鳥取大学医学部周産期・小児医学分野
貴田岡正史	イムス三芳総合病院内分泌・代謝センター
北田宗弘	金沢医科大学糖尿病・内分泌内科学
北中幸子	東京大学大学院医学系研究科小児医学講座
北村健一郎	山梨大学医学部内科学講座第三教室
木下祐加	東京大学医学部附属病院腎臓・内分泌内科
久具宏司	東京都立墨東病院産婦人科
熊代尚記	東邦大学医学部内科学講座糖尿病・代謝・内分泌学分野
栗原 勲	慶應義塾大学医学部腎臓内分泌代謝内科
鯉淵典之	群馬大学大学院医学系研究科応用生理学分野
向後二郎	聖マリアンナ医科大学眼科
河野貴史	千葉大学大学院医学研究院細胞治療内科学
河野茂夫	国立病院機構京都医療センターWHO糖尿病協力センター
小島 至	群馬大学生体調節研究所
小杉眞司	京都大学大学院医学研究科医療倫理学・遺伝医療学
小林佐紀子	慶應義塾大学医学部腎臓内分泌代謝内科
古家大祐	金沢医科大学糖尿病・内分泌内科学
齋藤洋一	大阪大学大学院医学系研究科脳神経機能再生学
坂本憲一	千葉大学大学院医学研究院細胞治療内科学講座
櫻井晃洋	札幌医科大学医学部遺伝医学
笹野公伸	東北大学大学院医学系研究科医科学専攻病理病態学講座病理診断学分野
佐藤哲郎	群馬大学大学院医学系研究科内分泌代謝内科学
佐藤文俊	東北大学医学系研究科難治性高血圧内分泌代謝疾患地域連携寄付講座
佐藤真理	東邦大学医療センター大森病院小児科
篠﨑博光	群馬大学大学院保健学研究科
柴田洋孝	大分大学医学部内分泌代謝・膠原病・腎臓内科学講座
島 孝佑	金沢大学附属病院内分泌・代謝内科
島津 章	国立病院機構京都医療センター臨床研究センター
島野 仁	筑波大学医学医療系内分泌代謝・糖尿病内科
島袋充生	福島県立医科大学医学部糖尿病内分泌代謝内科
清水 力	北海道大学病院検査・輸血部
下村伊一郎	大阪大学大学院医学系研究科内分泌・代謝内科学
庄嶋伸浩	東京大学大学院医学系研究科生体防御腫瘍内科学講座代謝栄養病態学
白石晃司	山口大学大学院医学系研究科泌尿器科学講座
菅原 明	東北大学大学院医学系研究科分子内分泌学分野

杉原　仁	日本医科大学大学院医学研究科内分泌糖尿病代謝内科学
椙村益久	藤田保健衛生大学医学部内分泌・代謝内科学
杉本利嗣	島根大学医学部内科学講座内科学第一
鈴木敦詞	藤田保健衛生大学医学部内分泌代謝内科学
鈴木眞一	福島県立医科大学甲状腺内分泌学講座
鈴木(堀田)眞理	政策研究大学院大学保健管理センター
関　洋介	四谷メディカルキューブ減量・糖尿病外科センター
曽根博仁	新潟大学大学院医歯学総合研究科血液・内分泌・代謝内科学講座
曽根正勝	京都大学大学院医学研究科糖尿病・内分泌・栄養内科学
田井宣之	帝京大学ちば総合医療センター第三内科
大門　眞	弘前大学大学院医学研究科内分泌代謝内科学講座
髙木耕一郎	東京女子医科大学東医療センター産婦人科
髙野幸路	北里大学病院内分泌代謝内科学
髙橋　裕	神戸大学大学院医学系研究科糖尿病・内分泌内科学部門
髙松　潔	東京歯科大学市川総合病院産婦人科
田上哲也	国立病院機構京都医療センター内分泌・代謝内科／臨床研究センター
篁　俊成	金沢大学附属病院内分泌・代謝内科
髙栁涼一	福岡山王病院／国際医療福祉大学
竹内　牧	東京大学医学部付属病院腎臓・内分泌内科
竹内靖博	虎の門病院内分泌センター
竹越一博	筑波大学医学医療系スポーツ医学／検査医学
竹田　秀	虎の門病院内分泌代謝科/せいせき内科
武田　純	岐阜大学大学院医学系研究科内分泌代謝病態学
武田仁勇	金沢大学附属病院内分泌・代謝内科
田島敏広	自治医科大学とちぎ子ども医療センター小児科
巽　圭太	宝塚大学看護学部
田中敏章	たなか成長クリニック
田中知明	千葉大学大学院医学研究院分子病態解析学
田中廣壽	東京大学医科学研究所附属病院抗体・ワクチンセンター免疫病治療学分野／アレルギー免疫科
田中　逸	聖マリアンナ医科大学代謝・内分泌内科
田辺晶代	国立国際医療研究センター病院糖尿病内分泌代謝科
田邉真紀人	福岡大学医学部内分泌・糖尿病内科
谷山松雄	昭和大学医学部糖尿病・代謝・内分泌内科／東京都予防医学協会
玉那覇民子	国立循環器病研究センター生活習慣病部門，動脈硬化・糖尿病内科
立木美香	国立病院機構京都医療センター内分泌・代謝内科
束村博子	名古屋大学大学院生命農学研究科動物生殖科学研究室
辻村　晃	順天堂大学医学部附属浦安病院泌尿器科
寺田典生	高知大学医学部内分泌代謝・腎臓内科
土井　賢	土井内科胃腸科医院糖尿病・内分泌内科
当真貴志雄	岡山大学病院内分泌センター
戸邉一之	富山大学大学院医学薬学研究部内科学第一講座
登丸琢也	群馬大学大学院医学系研究科内分泌代謝内科学
長崎啓祐	新潟大学医歯学総合病院小児科
中里雅光	宮崎大学医学部内科学講座神経呼吸内分泌代謝学分野
長島　隆	杏林大学医学部産科婦人科学教室
中島康代	群馬大学大学院医学系研究科内分泌代謝内科学
永田宙生	九州大学大学院医学系学府病態制御内科学
成瀬光栄	国立病院機構京都医療センター臨床研究センター・内分泌・代謝内科
鳴海覚志	国立成育医療研究センター研究所分子内分泌研究部
難波範行	地域医療機能推進機構(JCHO)大阪病院小児科

西岡　宏	虎の門病院間脳下垂体外科
西尾善彦	鹿児島大学大学院糖尿病・内分泌内科学
西川哲男	横浜労災病院名誉院長
西川光重	隈病院(学術顧問)/関西医科大学名誉教授
西澤　均	大阪大学大学院医学系研究科内分泌・代謝内科学
西山　充	高知大学医学部内分泌代謝・腎臓内科
野見山　崇	福岡大学医学部内分泌・糖尿病内科
野村政壽	久留米大学大学院医学部内科学講座内分泌代謝内科部門
橋本貢士	東京医科歯科大学大学院医歯学総合研究科メタボ先制医療講座
橋本重厚	福島県立医科大学会津医療センター糖尿病内分泌代謝・腎臓内科学講座
橋本真紀子	国立国際医療研究センター病院人間ドックセンター
長谷川奉延	慶應義塾大学医学部小児科／慶應義塾大学病院医療安全管理部
長谷川行洋	東京都立小児総合医療センター内分泌・代謝科
波多野雅子	埼玉医科大学内分泌・糖尿病内科
羽生未佳	鹿児島大学大学院医歯学総合研究科脳神経外科学
濱野直人	東海大学医学部腎・内分泌・代謝内科学
林　俊行	昭和大学医学部内科学講座糖尿病・代謝・内分泌内科学部門
日高　洋	大阪大学大学院医学系研究科病院臨床検査学
肥塚直美	東京女子医科大学
平池　修	東京大学医学部附属病院女性診療科・産科
平田結喜緒	兵庫県予防医学協会健康ライフプラザ/東京医科歯科大学名誉教授
平野　勉	昭和大学医学部内科学講座糖尿病・代謝・内分泌内科学部門
廣井直樹	東邦大学医学部医学教育センター
弘世貴久	東邦大学医学部内科学講座糖尿病・代謝・内分泌学分野
廣松雄治	久留米大学医療センター内分泌代謝内科
深川雅史	東海大学医学部腎・内分泌・代謝内科学
福田いずみ	日本医科大学大学院医学研究科内分泌糖尿病代謝内科学
福本誠二	徳島大学藤井節郎記念医科学センター
藤澤一朗	市立岸和田市民病院放射線科
藤原和哉	新潟大学大学院医歯学総合研究科血液・内分泌・代謝内科学講座(健康寿命延伸・生活習慣病予防治療医学講座)
藤山　隆	国立病院機構九州医療センター消化器内科
古荘泰佑	東京医科歯科大学大学院医歯学総合研究科腎臓内科学
細田公則	国立循環器病研究センター生活習慣病部門, ゲノム医療部門, 動脈硬化・糖尿病内科/京都大学名誉教授
堀江重郎	順天堂大学大学院医学研究科泌尿器外科学
堀川幸男	岐阜大学大学院医学系研究科内分泌代謝病態学
堀川玲子	国立成育医療研究センター内分泌代謝科
堀口和彦	群馬大学大学院医学系研究科内分泌代謝内科学
槙田紀子	東京大学大学院医学系研究科腎臓・内分泌内科
益崎裕章	琉球大学大学院医学研究科内分泌代謝・血液・膠原病内科学講座(第二内科)
舛森直哉	札幌医科大学泌尿器科学講座
松下知彦	大船中央病院泌尿器科
松野　彰	帝京大学医学部脳神経外科/下垂体・内視鏡手術センター
松久宗英	徳島大学先端酵素学研究所糖尿病臨床・研究開発センター
御前　隆	天理よろづ相談所病院RIセンター
三島英換	東北大学大学院医学系研究科内科病態学講座腎・高血圧・内分泌学分野
三谷康二	公立昭和病院内分泌・代謝科
南　勲	東京医科歯科大学糖尿病・内分泌・代謝内科
南谷幹史	帝京大学ちば総合医療センター小児科
峯岸　敬	群馬大学

宮川めぐみ	医療法人誠医会宮川病院
宮崎　滋	公益財団法人結核予防会総合健診推進センター
宮村信博	宇城総合病院
向山政志	熊本大学大学院生命科学研究部腎臓内科学
宗　友厚	川崎医科大学糖尿病・代謝・内分泌内科学
村尾孝児	香川大学医学部内分泌代謝・先端医療・臨床検査医学講座
村上　司	野口病院内科
森田浩之	岐阜大学大学院医学系研究科総合病態内科学・総合内科
諸橋憲一郎	九州大学大学院医学研究院分子生命科学系部門性差生物学講座
柳澤慶香	東京女子医科大学糖尿病センター
柳瀬敏彦	福岡大学医学部内分泌・糖尿病内科
山内敏正	東京大学大学院医学系研究科生体防御腫瘍内科学講座代謝栄養病態学
山内美香	島根大学医学部内科学講座内科学第一
山口秀樹	宮崎大学医学部内科学講座神経呼吸内分泌代謝分野
山下俊一	福島県立医科大学/長崎大学
山田正三	東京脳神経センター病院間脳下垂体センター
山田正信	群馬大学大学院医学系研究科内分泌代謝内科学
山田祐一郎	秋田大学大学院医学系研究科内分泌・代謝・老年内科学講座
山根俊介	京都大学大学院医学研究科糖尿病・内分泌・栄養内科学
山本眞由美	岐阜大学保健管理センター・大学院連合創薬医療情報研究科・医学部附属病院糖尿病代謝内科
横田健一	慶應義塾大学医学部腎臓内分泌代謝内科
横手幸太郎	千葉大学大学院医学研究院細胞治療内科学講座
横谷　進	福島県立医科大学甲状腺・内分泌センター
吉岡成人	NTT東日本札幌病院糖尿病内分泌内科
吉原　愛	伊藤病院内科
吉村　弘	伊藤病院
吉本勝彦	徳島大学大学院医歯薬学研究部分子薬理学分野
吉本貴宣	東京医科歯科大学大学院医歯学総合研究科分子内分泌代謝学分野糖尿病・内分泌・代謝内科
依藤　亨	大阪市立総合医療センター小児代謝・内分泌内科
綿田裕孝	順天堂大学大学院医学研究科代謝内分泌内科学
渡部玲子	帝京大学ちば総合医療センター第三内科

目次

口絵 ································ ii
序文 ································ ix
刊行によせて ······················ xi
日本内分泌学会の新専門医制度への対応について ···························· xii
執筆者一覧 ························ xiv
目次 ································ xx
略語一覧 ···························· xxv
日本内分泌学会専門医研修カリキュラムおよび評価表 ···························· xxviii

第1章　倫理，安全，専門医制度

1. 倫理指針と個人情報保護 ·············· 2
2. 専門医研修における医療安全の考え方 ·· 4

第2章　総論

1. ホルモンとは ························ 6
2. ホルモンの合成，分泌，輸送，代謝—概論 ···································· 9
   - (1) ペプチドホルモン，アミン系の合成，代謝 ···························· 9
   - (2) ステロイドホルモン系の合成，代謝 ··· 13
   - (3) 神経内分泌機構 ···················· 16
   - (4) ホルモンの分泌調節：ネガティブフィードバック機構など ············ 19
3. ホルモンの作用機構 ·················· 21
   - (1) 細胞膜受容体 ······················ 21
   - (2) 核内受容体 ························ 24
4. 内分泌疾患の病因 ···················· 27
   - (1) ホルモンの分泌低下 ················ 27
   - (2) ホルモンの分泌過剰 ················ 29
   - (3) 異常ホルモンの分泌：プロセシング異常など ·························· 32
   - (4) ホルモンの異所性産生 ·············· 34
   - (5) ホルモン不活性化酵素の異常 ········ 36
   - (6) ホルモン結合蛋白の異常 ············ 39
   - (7) ホルモン受容体異常症 ·············· 41
5. 内分泌疾患の診断，鑑別 ·············· 44
   - (1) 医療面接，病歴，臨床症状—概論：ポイント，注意点 ···················· 44
   - (2) 身体診察，所見 ···················· 47
   - (3) 小児の問診・病歴・身体診察・臨床症状（注意点） ···················· 51
   - (4) 一般検査所見，胸腹部単純写真，心電図 ···································· 54
   - (5) ホルモン濃度の測定法，結果の解釈 ·· 58
   - (6) 内分泌・代謝機能検査—総論 ········ 61
   - (7) 静脈サンプリング ·················· 64
6. 内分泌疾患の治療—総論 ·············· 67
   - (1) 腫瘍：手術，放射線，薬物療法（治療アルゴリズム） ················ 67
   - (2) 機能性腫瘍における薬物療法 ········ 70
   - (3) 内分泌機能低下症におけるホルモン補充療法 ·························· 72
   - (4) 水・電解質異常症：診断と治療のポイント ·························· 74
7. 遺伝カウンセリング ·················· 79
   - (1) 総合的遺伝医療の立場から ·········· 79
   - (2) 小児科の立場から ·················· 81

第3章　主要症候，病態からの鑑別診断

1. 意識障害 ···························· 84
2. 視力障害 ···························· 88
3. 筋力低下 ···························· 89
4. 過食 ································ 91
5. 低血圧 ······························ 92
6. 高血圧 ······························ 94
7. 低ナトリウム血症 ···················· 98
8. 低カリウム血症 ····················· 100
9. 高カルシウム血症 ··················· 103
10. 低カルシウム血症 ··················· 105
11. 低リン血症 ························· 109
12. 高リン血症 ························· 112
13. 浮腫 ······························· 114
14. 口渇，多飲，多尿 ··················· 115
15. 多汗症 ····························· 117
16. 乳汁分泌 ··························· 118

17	低身長	119
18	肥満	121
19	食欲不振	123
20	体重減少	124
21	低血糖	125
22	脱毛	127
23	多毛症	129
24	皮膚病変	131
25	動悸	134
26	思春期の徴候と発来時期	135
27	無月経	136
28	女性化乳房	140
29	顔貌	142
30	肝障害	143
31	精神症状	145
32	勃起障害，性欲低下	147

第4章　機能診断

1. 機能検査—総論 — 150
2. 視床下部・下垂体機能検査 — 152
3. 視床下部—下垂体後葉系の機能検査 — 156
4. 甲状腺 — 159
5. 副甲状腺 — 163
6. 副腎 — 166
7. 女性性腺 — 169
8. 男性性腺 — 173
9. 膵・消化管（内分泌機能検査） — 175
10. 小児期の内分泌機能検査 — 178

第5章　画像検査

1. 視床下部—下垂体系 — 182
2. 甲状腺・副甲状腺 — 185
3. 副腎・性腺 — 189

第6章　視床下部・下垂体疾患

1. 視床下部・下垂体（前葉，後葉）の発生，形態，解剖 — 196
2. 下垂体前葉ホルモン — 198
3. 下垂体後葉ホルモン（バソプレシン） — 203
4. 視床下部腫瘍，鞍上部腫瘍，下垂体腫瘍—総論 — 205
5. 先端巨大症 — 211
6. 高プロラクチン血症／プロラクチノーマ — 215
7. Cushing病（異所性ACTH症候群を含む） — 219
8. 非機能性下垂体腫瘍，下垂体偶発腫 — 223
9. 下垂体癌，下垂体への癌転移 — 226
10. Rathke 囊胞，頭蓋咽頭腫，トルコ鞍空洞 — 228
11. 胚細胞腫瘍 — 231
12. 成長ホルモン分泌不全性低身長 — 233
13. 成人GH分泌不全症 — 238
14. ACTH単独欠損症 — 242
15. 下垂体機能低下症 — 245
16. リンパ球性下垂体炎 — 251
17. 中枢性尿崩症 — 257
18. SIADH — 261
19. 下垂体卒中 — 264
20. 神経性やせ症 — 267

第7章　甲状腺疾患

1. 甲状腺と甲状腺ホルモンの基礎知識 — 272
2. Basedow病 — 276
3. 甲状腺クリーゼ — 279
4. 甲状腺眼症（Basedow病眼症） — 282
5. 無痛性甲状腺炎 — 286
6. 亜急性甲状腺炎 — 288
7. 甲状腺機能低下症 — 290
8. 慢性甲状腺炎（橋本病） — 293
9. 粘液水腫性昏睡 — 297
10. 潜在性甲状腺機能異常 — 300
11. 甲状腺ホルモン不応症（その他の不適切TSH分泌症候群を示す疾患） — 304
12. 薬剤誘発性甲状腺機能異常 — 307
13. 出産後甲状腺機能異常症 — 312
14. 非甲状腺疾患，低T_3症候群 — 315
15. 甲状腺良性腫瘍 — 318
16. 甲状腺悪性腫瘍 — 322
17. 先天性甲状腺機能低下症 — 325
18. 小児の後天性甲状腺疾患 — 328
19. 放射線と甲状腺 — 332

| 20 | 甲状腺外科 —— 335 | 21 | アイソトープ治療 —— 339 |

第8章 副甲状腺および関連疾患

1	副甲状腺と副甲状腺ホルモンの基礎知識 —— 342	7	高カルシウム血症性クリーゼ —— 358
2	ビタミンD，カルシウム代謝の基礎知識 —— 344	8	副甲状腺機能低下症 —— 361
3	原発性副甲状腺機能亢進症 —— 346	9	先天性副甲状腺機能低下症（偽性を含む） —— 363
4	その他の副甲状腺機能亢進症（家族性副甲状腺機能亢進症） —— 349	10	ビタミンD欠乏症 —— 366
5	二次性副甲状腺機能亢進症 —— 352	11	骨粗鬆症 —— 368
6	悪性腫瘍に伴う高カルシウム血症 —— 355	12	骨粗鬆症治療薬の基礎知識 —— 371
		13	くる病・骨軟化症 —— 374
		14	副甲状腺外科 —— 377

第9章 副腎および関連疾患

1	副腎皮質の構造とステロイドホルモン合成経路や作用の基礎知識 —— 382	12	副腎クリーゼ —— 422
2	副腎髄質の構造とカテコールアミン合成経路，作用の基礎知識 —— 386	13	先天性副腎過形成症 —— 424
3	副腎病理の基礎知識 —— 390	14	先天性副腎低形成 —— 429
4	ステロイド作用機構と副作用の基礎知識 —— 393	15	偽性低アルドステロン症 —— 431
5	原発性アルドステロン症 —— 396	16	副腎偶発腫瘍 —— 434
6	Cushing症候群 —— 399	17	副腎皮質癌 —— 438
7	両側副腎皮質過形成（PMAH，PPNAD） —— 405	18	男性化，女性化副腎腫瘍 —— 442
8	サブクリニカルクッシング症候群（サブクリニカルクッシング病を含む） —— 408	19	腎血管性高血圧 —— 444
9	褐色細胞腫／パラガングリオーマ —— 412	20	その他の二次性高血圧 —— 447
10	Addison病 —— 416	21	Liddle症候群 —— 450
11	ステロイド補充療法 —— 419	22	Bartter症候群 —— 451
		23	Gitelman症候群 —— 454
		24	AME症候群（ミネラロコルチコイド過剰様症候群） —— 456
		25	副腎腫瘍手術（副腎癌，褐色細胞腫を含む） —— 458

第10章 性腺疾患

1	女性性腺の構造と作用の基礎知識 —— 462	12	排卵障害，無月経で使用する薬剤の投与法と基本知識 —— 495
2	男性性腺の構造と作用の基礎知識 —— 466	13	多嚢胞性卵巣症候群 —— 499
3	性ステロイドの基礎知識と性分化 —— 470	14	男性化卵巣腫瘍 —— 502
4	性腺機能低下症—総論 —— 472	15	性分化疾患の診断・鑑別診断 —— 504
5	性腺機能低下症（女性） —— 475	16	性同一性障害 —— 506
6	性腺機能低下症（男性） —— 479	17	女性更年期障害 —— 507
7	思春期早発症 —— 483	18	男性更年期障害と加齢男性性腺機能低下症（LOH症候群） —— 509
8	思春期遅発症 —— 487	19	生殖医療（男性） —— 514
9	Klinefelter症候群 —— 489	20	生殖医療（女性） —— 516
10	Turner症候群 —— 491		
11	精巣女性化症候群 —— 493		

第11章 多腺性内分泌疾患，遺伝性疾患

1. 多発性内分泌腫瘍症 —— 520
2. 自己免疫性多内分泌腺症候群 —— 524
3. 膵・消化管神経内分泌腫瘍 —— 529
4. インスリノーマ —— 535
5. ガストリノーマ —— 537
6. その他の消化管ホルモン産生腫瘍 —— 539
7. カルチノイド症候群 —— 541
8. ホルモン受容体異常症 —— 544
9. 下垂体関連遺伝子疾患 —— 547
10. 副腎関連遺伝性疾患 —— 551
11. 下垂体腺腫 —— 553
12. 副腎腫瘍における体細胞変異 —— 555

第12章 肥満症

1. 摂食，エネルギー代謝の基礎知識 —— 558
2. 脂肪細胞の基礎知識 —— 561
3. 肥満症―総論 —— 565
4. 二次性肥満症（内分泌性，薬剤など）—— 568
5. 遺伝性肥満症 —— 571
6. メタボリックシンドローム —— 574
7. 非アルコール性脂肪肝炎 —— 578
8. 肥満症の治療 —— 581
9. 肥満外科 —— 584

第13章 糖尿病

1. 糖代謝―総論 —— 588
2. 糖尿病医療学 —— 593
3. 糖尿病の分類と成因―概略 —— 597
4. 糖尿病の疫学と主要な大規模臨床試験 —— 602
5. 糖尿病診断基準と管理目標 —— 604
6. 診断：病歴，診察，検査のポイント —— 609
7. 1型糖尿病 —— 612
8. 2型糖尿病 —— 618
9. 遺伝子異常による糖尿病 —— 623
10. 妊娠糖尿病 —— 628
11. 内分泌性を含む二次性糖尿病 —— 631
12. 膵性糖尿病 —— 634
13. 薬剤性糖尿病 —— 636
14. 脂肪萎縮症 —— 638
15. インスリン自己免疫症候群 —— 640
16. インスリン療法 —— 642
17. GLP-1受容体作動薬 —— 646
18. 経口血糖降下薬 —— 648
19. 食事療法・運動療法 —— 654
20. 糖尿病における急性代謝失調 —— 657
21. 糖尿病大血管障害 —— 661
22. 糖尿病腎症 —— 665
23. 糖尿病網膜症 —— 672
24. 糖尿病神経障害 —— 676
25. その他の糖尿病合併症 —— 678
26. 小児・思春期糖尿病の病態・診断・治療 —— 681
27. 糖尿病合併妊娠の管理 —— 685
28. シックデイの糖尿病管理 —— 687
29. 周術期の糖尿病管理 —— 689
30. 高齢者の糖尿病管理 —— 691

第14章 脂質異常症，高尿酸血症

1. リポ蛋白代謝の基礎知識 —— 696
2. 尿酸代謝の基礎知識 —— 701
3. 内分泌・代謝疾患に伴う脂質異常症 —— 703
4. 脂質代謝と動脈硬化症 —— 706
5. 脂質異常症 —— 709
6. 高尿酸血症，痛風 —— 715

第15章 その他の内分泌機能異常，病態，トピックス

1. IgG4関連内分泌疾患 —— 720
2. 内分泌代謝疾患のトランジション医療 —— 722
3. 妊娠と内分泌疾患 —— 724
4. 薬剤による内分泌異常 —— 726
5. 加齢とホルモン —— 728
6. 内分泌撹乱物質 —— 730
7. 小児がん経験者と内分泌合併症 —— 732
8. 免疫チェックポイント阻害薬と内分泌代謝障害 —— 734
9. 再生医療 —— 736

付録

1　内分泌負荷試験の判定基準一覧 ……… 738
2　内分泌緊急症一覧 ……… 740
3　厚生労働省　指定難病・小児慢性特定疾病制度と内分泌関連疾患一覧 ……… 742
4　人名，略語の疾患，症候群 ……… 746

索引 ……… 750
謝辞 ……… 763

日本内分泌学会専門医研修カリキュラムおよび評価表

日本内分泌学会ホームページ（http://www.j-endo.jp/modules/special/index.php?content_id=23）を参照のこと．

略語一覧

略語	欧文	和文
%TRP	tubular reabsorption of phosphate	尿細管リン再吸収率
1,25(OH)$_2$D	1,25-dihydroxyvitamin D	1,25 水酸化ビタミン D
11β-HSD	11β-hydroxysteroid dehydrogenase	11β-水酸化ステロイド脱水素酵素
17-KS	urinary 17-ketosteroid	尿中 17 ケトステロイド
17-OHCS	urinary 17-hydroxycorticosteroid	尿中 17 ヒドロキシコルチコステロイド
25(OH)D	25-hydroxyvitamin D	25 水酸化ビタミン D
^{99m}Tc	technetium-99m	テクネシウム 99m
ACCORD	Action to control cardiovascular risk in diabetes study	ACCORD 試験
ACE	angiotensin converting enzyme	アンジオテンシン変換酵素
ACTH	adrenocorticotropic hormone/adrenocorticotropin	副腎皮質刺激ホルモン
ACTH-R	adrenocorticotropic hormone receptor	副腎皮質刺激ホルモン受容体
ADVANCE	Action in diabetes and vascular disease: Preterax and Diamicron modified release controlled evaluation	ADVANCE 試験
ALP	alkaline phosphatase	アルカリホスファターゼ
ALT	alanine amino transferase	アラニンアミノ基転移酵素
ANCA	anti-neutrophil cytoplasmic antibody	(抗)好中球細胞質抗体
AR	androgen receptor	アンドロゲン受容体
ARB	angiotensin type II receptor blocker	アンジオテンシンII受容体拮抗薬
ARR	aldosterone to renin ratio	アルドステロン/レニン比
AST	aspartate amino transferase	アスパラギン酸アミノ基転移酵素
ATP	adenosine triphosphate	アデノシン三リン酸
AVP	vasopressin/antidiuretic hormone	バソプレシン/アルギニンバソプレシン/抗利尿ホルモン
B	corticosterone	コルチコステロン
BMD	bone mineral density	骨密度
BMI	body mass index	体格指数
BUN	blood urea nitrogen	血液尿素窒素
cAMP	cyclic adenosine monophosphate	環状アデノシン一リン酸
CaSR	calcium sensing receptor	カルシウム感知受容体
C$_{Ca}$	calcium clearance	カルシウムクリアランス
C$_{Cr}$	creatinine clearance	クレアチニンクリアランス
CK	creatine Kinase	クレアチンキナーゼ
CKD	chronic kidney disease	慢性腎臓病
CPR	C peptide immunoreactivity	C ペプチド免疫活性
Cr	creatinine	クレアチニン
CRH	corticotropin releasing hormone	副腎皮質刺激ホルモン放出ホルモン
CRH	corticotropin releasing hormone	副腎皮質刺激ホルモン放出ホルモン
CRP	C-reactive protein	C-反応性蛋白
CT	computed tomography	コンピュータ断層撮影
CYP11B1	11β-hydroxylase	11β-水酸化酵素
CYP21A2	21-hydroxylase	21-水酸化酵素
DCCT	Diabetes control and complications trial	DCCT 試験
DDAVP	l-deamino-8-d-arginine vasopressin	デスモプレシン
Dex	dexamethasone	デキサメタゾン
DHEA	dehydroepiandrosterone	デヒドロエピアンドロステロン
DHEA-S	dehydroepianderosterone sulfate	デヒドロエピアンドロステロンサルフェート
DHT	dihydrotestosterone	ジヒドロテストステロン

略語	欧文	和文
DOC	deoxycorticosterone	デオキシコルチコステロン
E_2	estradiol	エストラジオール
eGFR	estimate glomerular filtration rate	推定糸球体濾過量
ELISA	enzyme-linked immunosorbent assay	酵素結合免疫吸着検定法
ENaC	epithelial sodium channel	上皮型 Na チャネル
F	cortisol	コルチゾール
FE_{Ca}	fractional excretion of calcium	カルシウム排泄率
FGF23	fibroblast growth factor 23	線維芽細胞増殖因子 23
FSH	follicle stimulating hormone	卵胞刺激ホルモン
FSHR	follicle stimulating hormone receptor	卵胞刺激ホルモン受容体受容体
FT_3	free triiodothyronine	遊離トリヨードサイロニン
FT_4	free thyroxine	遊離サイロキシン
GABA	gamma-aminobutyric acid	γアミノ酪酸
GAD	glutamic acid decarboxylase	グルタミン酸脱炭酸酵素
GFR	glomerular filtration rate	糸球体濾過率
GH	growth hormone	成長ホルモン
GHR	growth hormone receptor	成長ホルモン受容体
GHRH	growth hormone releasing hormone	成長ホルモン放出ホルモン
GLP-1	glucagon-like peptide-1	グルカゴン様ペプチド-1
GLUT	glucose transporter	糖輸送担体
Gn	gonadotropin	ゴナドトロピン
GnRH	gonadotropin releasing hormone	ゴナドトロピン放出ホルモン
GnRHR	gonadotropin releasing hormone receptor	ゴナドトロピン放出ホルモン受容体
GR	glucocorticoid receptor	グルココルチコイド受容体
HbA1c	hemoglobin A1c	ヘモグロビン A1c
hCG	human chorionic gonadotropin	ヒト絨毛性ゴナドトロピン
HDL	high density lipoprotein	高比重リポ蛋白(質)
IGF	insulin like growth factor	インスリン様成長因子
IGFBP	IGF-binding protein	IGF 結合蛋白質
IGF-Ⅰ	insulin-like growth factor-Ⅰ	インスリン様成長因子-Ⅰ
IgG	immunoglobulin G	免疫グロブリン G
IP	inorganic phosphorus	無機リン
LC-MS/MS	Liquid Chromatography/Mass Spectrometry/Mass Spectrometry	液体クロマトグラフィー・タンデム質量分析法
LDH	lactate dehydrogenase	乳酸脱水素酵素
LDL	low density lipoprotein	低比重リポ蛋白(質)
LH	luteinizing hormone	黄体形成ホルモン/黄体化ホルモン
LHRH	luteinizing hormone releasing hormone	黄体形成ホルモン放出ホルモン
LT_3	—	T_3製剤
MAO	monoamine oxidase	モノアミン酸化酵素
MDCT	multi-detector row CT	マルチスライス CT
MEN	multiple endocrine neoplasia	多発性内分泌腫瘍症
MIBG	meta-iodobenzylguanidine	メタヨードベンジルグアニジン
MIBI	methoxy-isobutyl-isonitrile	メトキシイソブチルイソニトリル
MMI	methimazole	メチマゾール
MN	metanephrine	メタネフリン
MR	mineralcorticoid receptor	ミネラロコルチコイド受容体
MRI	magnetic resonance imaging	核磁気共鳴画像法
NEN	neuroendocrine neoplasm	神経内分泌腫瘍

略語	欧文	和文
NET	neuroendocrine tumor	神経内分泌腫瘍
NMN	normetanephrine	ノルメタネフリン
NPY	neuropeptide Y	ニューロペプチドY
OC	osteocalcin	オステオカルシン
OGTT	oral glucose tolerance test	経口ブドウ糖負荷試験
op'DDD	1,1-dichloro-2-(o-chlorophenyl)-2-(p-chlorophenyl)ethane	ミトタン
OXT	oxytocin	オキシトシン
P450	cytochrome p-450	チトクロム P450
PAC	plasma aldosterone concentration	血漿アルドステロン濃度
PCOS	polycystic ovary syndrome	多嚢胞性卵巣症候群
PET	positron emission tomography	ポジトロン断層撮影
PG	prostaglandin	プロスタグランジン
PGL	paraganglioma	傍神経節細胞腫 / パラガングリオーマ
PKC	protein kinase C	プロテインキナーゼC
PLC	phospholipase C	ホスホリパーゼC
POMC	proopiomelanocortin	プロオピオメラノコルチン
PRA	plasma renin activity pra	血漿レニン活性
PRL	prolactin	プロラクチン
PSL	prednisolone	プレドニゾロン
PTH	parathyroid hormone	副甲状腺ホルモン
PTHrP	parathyroid hormone related protein	副甲状腺ホルモン関連蛋白
PTU	propylthiouracil	プロピルチオウラシル
QOL	quality of life	生活の質
RANK	receptor activator of nuclear factor-κB	ランク
RANKL	receptor activator of nuclear factor-κB ligand	ランクリガンド
RIA	radioimmunoassay	ラジオイムノアッセイ
ROS	reactive oxygen species	活性酸素種
SD	standard deviation	標準偏差
SDCT	single-detector row CT	シングルスライスCT
SIADH	syndrome of inappropriate secretion of ADH	ADH不適切分泌症候群
SITSH	syndrome of inappropriate secretion of TSH	不適切TSH分泌症候群
SPECT	single photon emission computed tomography	単一光子放射断層撮影
SRS	somatostatin receptor scintigraphy	ソマトスタチン受容体シンチグラフィ
SSA	somatostatin analogue	ソマトスタチン誘導体
SST	somatostatin	ソマトスタチン
SSTR	somatostatin receptor	ソマトスタチン受容体
StAR	steroidogenic acute regulatory protein	スター蛋白
SU	sulfonylurea	スルホニル尿素(薬)
SUR	sulfonylurea receptor	スルホニル尿素受容体
T_3	triiodothyronine	トリヨードサイロニン
T_4	thyroxine	サイロキシン
TmG	maximum tubular capacity for glucose reabsorption/maximum tubular transport of glucose, transport maximum of glucose	ブドウ糖尿細管再吸収極量/ブドウ糖尿細管最大輸送量
Tmp	tubular maximum reabsorption of phosphate	尿細管リン最大吸収閾値
TNF-α	tumor necrosis factor-α	腫瘍壊死因子-α
TPO	thyroid peroxidase	甲状腺ペルオキシダーゼ
TR	thyroid hormone receptor	甲状腺ホルモン受容体
TRAb	thyrotropin receptor antibody	(抗)甲状腺刺激ホルモン受容体抗体

略語	欧文	和文
TRH	thyrotropin releasing hormone	甲状腺刺激ホルモン放出ホルモン
TSAb	thyroid stimulating antibody	(抗)甲状腺刺激抗体
TSBAb	thyroid-stimulating-blocking antibodies	(抗)甲状腺刺激阻害抗体
TSH	thyroid stimulating hormone/thyrotropic hormone	甲状腺刺激ホルモン
UAER	urinary albumin excretion rate	尿中アルブミン排泄率
UFC	urinary free cortisol	尿中遊離コルチゾール
UKPDS	United Kingdom prospective diabetes study	UKPDS 試験
VADT	Veterans Affairs Diabetes Trial	VADT 試験
VIP	vasoactive intestinal peptide	血管作動性腸管ペプチド
VMA	vanil mandelic acid	バニリルマンデル酸
αSU	alpha subunit	アルファサブユニット
―	apparent mineralocorticoid excess syndrome	AME 症候群
―	dipeptidyl-peptidase Ⅳ inhibitor	DPP Ⅳ阻害薬
―	tumor node metastasis classification	TNM 分類
―	watery diarrhea, hypokalemia, and hypochlorhydria and achlorhydria syndrome	WDHA 症候群

用語について

※本書で用いる語は原則として"日本内分泌学会用語集"に準拠しているが，2018年現在の状況を反映し，"日本内分泌学会用語集"にそわないものもある．

※難病情報センターと学会用語集の疾患名の表記が異なる疾患が含まれていることがある．

※本書では2014年にDSM-5の改訂に伴い"神経性食欲不振症""神経性食思不振症""思春期やせ症"を"神経性やせ症"という疾患名に統一したことを受け，それにそろえた．

※近年は"知的障害(intelectual disablitly)"の呼称が使用されることが多いが，福祉用語であるため，本書では医学用語である"精神遅滞(mental retardation)"を採用した．

※ヒトの遺伝子命名の国際委員会であるHUGO Gene Nomenclature Committee (HGNC)は遺伝子名をイタリック体で表記することを推奨しており，本書もそれにそろえている．ただし，Journalの編集時の指標としているが，常に使用しないといけないという状況ではない．

第1章

倫理，安全，専門医制度

第1章 倫理，安全，専門医制度

1 倫理指針と個人情報保護

POINT
- 研究を実施する際は，対象者の権利を守り，心情に配慮し，研究の公正さを確保する．
- 研究対象者からインフォームド・コンセントを受けることが原則だが，既存資料を用いる研究では情報公開と拒否機会の提供で実施できることも多い．
- 個人情報を保護するため，匿名化や暗号化を図る．

医療・医学における倫理と研究

　医療・医学における倫理問題は，臓器移植の是非および死亡の判定，宗教上の理由による輸血の拒否，回復の見込みのない病態に対する医療の継続，大規模災害時のトリアージに代表される生命の選択，生物学的製剤など高額な医療に対する健康保険の適用など，多岐に渡る．そのなかで試行的な医療については，臨床研究の形でその有効性や有害事象，費用対効果などを科学的に評価することが一般的である．臨床研究には医療行為を評価するもののほかに，疾病の頻度，臨床像，病因，予後に関するもの，あるいは医療機関や医療者，薬剤・医療機器の実態に関するものなど，多様な調査研究がある．

倫理指針

　わが国に医療を規制する法令は医師法や医療法をはじめとして少なからずあるが，臨床研究を支援・規制する法令は，医薬の承認を取り扱う薬事法（現・薬機法）を除いて従来はなかった．近年は再生医療等安全性確保法および臨床研究法ができて細胞療法と医薬品等の介入試験（治験以外）については支援と規制がなされるようになったが，一般の臨床研究については直接の上位法令をもたない「倫理指針」で規制されている．倫理指針は，法令のヒエラルキーのなかで法律，政令，府・省令に次ぐ「告示」のレベルであり，法律の委任がなければ強制力をもたないが，科研費配分など行政施策を通じて実質的には強い影響力をもっている．

　倫理指針のなかで，「人を対象とした医学系研究に関する倫理指針」は多くの臨床研究が拠り所とする指針である．人のゲノムを取扱い，その遺伝子を解析する研究は「ヒトゲノム・遺伝子解析研究に関する倫理指針」に準拠する．それらの指針の中では，対象者の権利を守り，心情に配慮し，研究の公正さを確保すべく，研究者およびその所属機関の長らの責務，倫理委員会による審査，対象者からのインフォームド・コンセント（informed consent：IC）の取得，個人情報の保護，モニタリングや監査など種々の方針や手続きが記載されている．

インフォームド・コンセント

　ICについては，個人情報保護法およびその関連法令の改正（2017年5月全面施行）を受けて下記のようなルールが定められた．なお，個人情報には氏名や住所など識別目的で表層に曝すものと，診療録の記載事項など機微に触れるもの（要配慮個人情報）があるが，本項では後者を前提とする．

　ICは個別に文書で説明して文書で同意を得るのが原則であるが，悉皆的取得の困難さや世間の受容性を踏まえ，研究の性質によって以下のような代替措置が認められている（表1）．
(1) 研究による侵襲があれば，文書でICを得る
(2) 提供する医療を研究として規定する介入研究であれば，口頭でICを得てその記録を残す
(3) 個人識別可能資料（人体試料や情報）を新規に取得するのであれば，口頭でICを得てその記録を残す
(4) 既存の個人識別可能資料を用いるのであれば，研究について情報公開して参加拒否の機会を保障するなど
(5) 個人識別不可能情報のみを用いるのであれば，手続きは特に要さない
——である．
同じ既存資料を取り扱う場合(4)でも，自施設利用する場合は
(4-1-1) 識別不可能な匿名化もしくは匿名加工（所定のルールに基づく匿名化）する
(4-1-2) 取得目的と十分な関連があれば，研究に関して情報公開する
(4-1-3) 人体試料を用いかつ社会的に重要な研究であれば，情報公開して拒否機会を保障する
(4-1-4) 情報のみ用いるのであれば，情報公開して拒否機会を保障する
——のいずれかを行えばよく，他機関に提供する場合は

表1 許容されるインフォームド・コンセント(IC)の手続き

条件		同意手続き	その他手続き
侵襲あり		・文書IC	
介入あり		・口頭IC＋記録	
新規資料収集		・人体試料⇒口頭IC＋記録 ・情報*⇒同意(簡略で可)	
既存資料利用	自施設利用	・匿名化(識別不可能)/匿名加工 　⇒手続きなし ・取得目的と関連⇒情報公開 ・人体試料 and 社会的重要研究** 　⇒情報公開＋拒否機会保障 ・情報* 　⇒情報公開＋拒否機会保障	
	他機関に提供***	・匿名化(対応表なし)/匿名加工 　⇒機関長が知りうる状態 ・匿名化(対応表適切管理) 　⇒情報公開＋機関長が知りうる状態 ・社会的重要研究** 　⇒倫理審査＋機関長許可 ・上記以外 　⇒情報公開＋拒否機会保障 　　＋倫理審査＋機関長許可	・提供に関する記録を作成・保管
	受領して利用	・提供元での手続きを確認 ・匿名化(対応表適切管理) 　⇒情報公開 ・個人識別可能 　⇒情報公開＋拒否機会保障	・受領に関する記録を作成・保管

*：機微情報(要配慮個人情報)を前提．
**：公衆衛生上重要な予防・治療研究．
***：「既存試料・情報の提供を行う機関」として試料・情報提供の体制・規程を整備．

〔「人を対象とした医学系研究に関する倫理指針」より作成〕

(4-2-1) 対応表を残さない匿名化もしくは匿名加工し，機関長が知りうる状態にする
(4-2-2) 匿名化して対応表を適切に管理するのであれば，研究に関して情報公開し，機関長が知りうる状態にする
(4-2-3) 社会的に重要な研究であれば，倫理審査を経て機関長が許可する
(4-2-1) いずれにも該当しない場合は，研究に関する情報公開と拒否機会保障ならびに倫理審査を経て機関長が許可する
——のいずれかを行えばよい．上記における「機関長が知りうる状態」として，研究者側で授受情報のリストを作成することでよいとされている．
一方，資料の提供を受けて研究を行う側は

(4-3-1) 提供者側の手続きを確認し，記録を残す
(4-3-2) 匿名化され対応表が適切に管理されるのであれば，情報公開する
(4-3-3) 個人識別可能であれば，情報公開して拒否機会を保障する
——ことが必要である．

個人情報保護の措置

個人情報の保護のために，氏名やカルテ番号などは研究用の番号に置き換え，その対応表は研究から独立した第三者(個人情報管理者)が適切に管理する(適切管理)．また，データを暗号化したりファイルにパスワードをかけたりするなどの措置も望まれる．

2 専門医研修における医療安全の考え方

> **POINT**
> ▶医療安全とは患者と医療関係者の安全(許容できないリスクがないこと)を守るための患者と医療関係者の共同行動である.

1999年1月に大学附属病院において起きた,2人の患者を取り違えて手術を行った医療事故はマスコミでも大きく取沙汰された.さらにその1か月後,2月には都内病院において看護師が消毒液と生理食塩水を取り違えて静脈内に投与し,患者が死亡した.医療安全という概念が広く医療従事者や一般市民に認識されたのは,これらを契機にしている.本項では,専門医研修中の医師を含むすべての医療従事者が理解しておきたい医療安全の基本概念を概説する.

安全・医療安全

工学分野では,安全とは"許容できないリスクがないこと"と定義される.この考えかたは医療安全にも応用可能である.

世界的にコンセンサスを得られた医療安全の定義は存在しない.一部で提唱されている医療安全の概念を表1にまとめた.

医療安全の3つの側面

一部で提唱されている医療安全の3つの側面を表2にまとめた.リスクマネージメントとは,平時の対応であり,すべての医療関係者および患者家族自身が行う対応である.クライシスマネージメントとは,医療事故(後述)に対する対応であり,主として該当する医療担当者および医療安全管理者が行う対応である.さらにリスクマネージメントおよびクライシスマネージメントを通じて質の高い医療を提供すべきである.

医療事故と医療過誤

世界的にコンセンサスを得られた医療事故,あるいは医療過誤の定義は存在しない.一部で提唱されている概念を表3にまとめた.重要なことは,"医療過誤ではない医療事故"と"医療過誤"は紙一重であるということである.たとえば,内分泌学的検査のために入院中の患者がMRI室で突然不整脈を起こした例を考えよう.単純に考えるとこれは"医療過誤ではない医療事故"である.しかし,実は不整脈を起こした際,MRI室にいた放射線技師および医師が適切な初期対応をしていなかった,という状況では"医療過誤"と捉えることもできる.

表1 医療安全の概念

患者と医療関係者の安全を守るための患者と医療関係者の共同行動
〈付記〉 厚生労働省ホームページによると"医療安全は患者の安全を守るための医療関係者の共同行動"と記載されている

表2 医療安全の3つの側面

1. リスクマネージメント(医療事故の予防)
想定されるリスクが実際に生じないように,そのリスク原因となる事象の防止策を検討し,実行に移すこと
2. クライシスマネージメント(医療事故の対応)
起きたクライシスによる被害を最小限に抑えるために対応策を検討し,また再発予防策を検討し,実行に移すこと
3. 質の高い医療の提供
リスクマネージメントおよびクライシスマネージメントを通じて,患者に安心で安全な質の高い医療を提供すること

表3 医療事故と医療過誤の概念

・医療事故(medical error)
医療にかかわる場所で,医療の全過程において発生するすべての人身事故
医療関係者の過誤,過失の有無を問わない
〈付記〉医療事故は,医療行為と直接関係ない事故,医療関係者が被害者である事故,過失のない不可抗力(偶然)による事故も含む
・医療過誤(medical malpractice)
医療事故の一類型であり,医療関係者が,医療の遂行において医療的準則に違反して発生するすべての人身事故

医療事故の具体例

医療事故は常に起こりうる.誤薬,転倒,周術期肺塞栓症,中心静脈カテーテル穿刺挿入手技に伴う事故,などは領域にかかわらない医療事故である.一方,比較的内分泌代謝領域に特化した医療事故も存在する.たとえば,DPP IV阻害薬とスルホニル尿素薬との併用による重症低血糖はその代表である.

第2章

総論

第2章 総論

1 ホルモンとは

> **POINT**
> - ホルモンは古典的には"特定の内分泌臓器で産生・貯蔵され，刺激に応じて血液中に分泌されて標的臓器に運搬されたのち，受容体を介して特定の作用をもたらす情報伝達物質"と定義されるが，この枠組みに収まらないホルモンの多様性が明らかになるにつれ，現代では"生体内における細胞間の情報伝達物質"と広く捉えるようになってきている．
> - 内分泌系は神経系とともに，生体内での情報伝達系として機能している．ホルモンは恒常性の維持，成長・発達，生殖，エネルギー代謝，行動などの様々な生体システムを協調的に制御している．
> - ホルモンは蛋白・ペプチドホルモン，ステロイドホルモン，アミン・アミノ酸，その他の4種類に分類できる．

歴 史

ホルモン研究の始まりは20世紀初頭の日本人の業績にさかのぼる（図1）．1901年高峰譲吉らはウシの副腎髄質から昇圧物質を結晶化した形で精製することに成功し，アドレナリンと命名した．1902年にはイギリスの生理学者Ernest Starlingが膵液の分泌を促進する物質を発見し，セクレチンと命名した．1905年Starlingは，このような血流を介して運ばれ別の臓器の活性や成長にかかわる情報伝達物質を総称して"ホルモン"とよぶことを提唱した．ホルモンとはギリシャ語で"奮い立たせる"，"興奮させる"

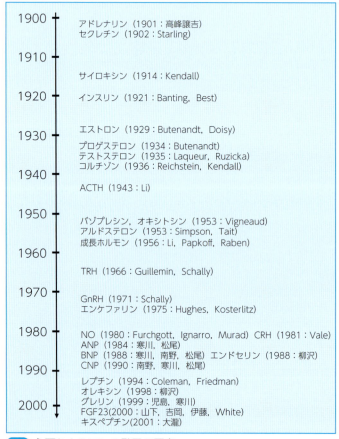

図1 主要なホルモンの発見の歴史

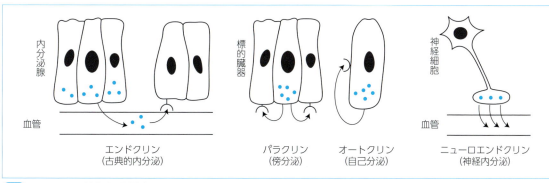

図2 ホルモンの情報伝達様式
●：ホルモン，Y：受容体（レセプター）．
〔1〕平田結喜緒：内分泌代謝専門医ガイドブック．第4版，診断と治療社 2007；3．より一部改変して引用〕

物質を意味する造語である．その後20世紀前半に，甲状腺ホルモン，コルチゾンやテストステロン，インスリンなど主要なホルモンが次々と発見され，古典的なホルモン発見の黄金時代を迎えた．20世紀半ばに入ると様々なペプチドホルモンの精製，同定が進むとともに，鋭敏で特異的なラジオイムノアッセイ（radioimmunoassay：RIA）の発明によってホルモンの測定が進歩し，内分泌疾患の診断や研究に大きく貢献することとなった．20世紀後半にはTRHなどの視床下部ホルモンが次々と単離・構造決定され，内分泌系と神経系の類似性が明らかとなった．1980年代には，非古典的な内分泌臓器である心臓や血管から分泌されるNa利尿ペプチドやエンドセリンがわが国の研究者によって発見され，心血管内分泌代謝学誕生の礎となった．さらに1990年代には，単なるエネルギー貯蔵庫と見なされていた脂肪組織からレプチンやアディポネクチンなどが分泌され，これらのホルモンがエネルギー代謝調節や肥満・糖尿病の病態生理に重要な役割を果たしていることが明らかとなった．このような脂肪組織から分泌されるホルモンはアディポサイトカインと総称され，脂肪組織も内分泌臓器の1つであると捉えられるようになり，"アディポサイエンス"として新領域を形成するものとなった．そして近年においても，日本人研究者によるグレリンやオレキシンの発見など新規ホルモンの発見が続いているのみならず，"腸内細菌叢とホルモン""長寿とホルモン"など新たなホルモンの役割も見出されている．そしてこれらのめざましいホルモン研究の進歩は内分泌代謝疾患のみならず，癌，循環器疾患をはじめ多くの医療分野に臨床応用され，現代医療の発展になくてはならない多大な貢献を果たしている．

定　義

古典的なホルモンの定義とは"特定の内分泌臓器で産生・貯蔵され，刺激に応じて血液中に分泌され標的臓器に運搬されたのち，受容体を介して特定の作用をもたらす情報伝達物質"であるが，この概念は時代とともに変遷していくこととなった．なぜならば，ホルモンが下垂体，甲状腺，副腎，性腺などの古典的な内分泌臓器から産生されるのみならず，神経や消化管，心臓や脂肪組織などからも産生されることが明らかとなったからである．またホルモンの分泌様式においても，ホルモンが血液中に放出されず，分泌細胞自身に作用するオートクリンや，組織間液や細胞間ギャップジャンクションを介して隣接の細胞に作用するパラクリン，神経細胞が通常のようにシナプス間隙に分泌するのではなく血液中に分泌するニューロエンドクリンなどの多様なシステム（図2）[1]が明らかとなった．さらに，免疫系の調整因子であるサイトカインや細胞の増殖を促進する成長因子の多くは局所で作用するが，一部で血液を介して運搬され作用する因子が存在することが明らかとなった．このような背景から，もはや古典的なホルモンの概念ではホルモン全体を捉えることが困難であり，近年ではホルモンを"生体内における細胞間の情報伝達物質"と広く捉えるようになってきている．

生理学的意義

人体を構成する細胞はおよそ60兆個とも推定されている．各細胞は互いに協調し，調和を保ちながらそれぞれの機能を営んでいる．こうした細胞間の情報伝達の仕組みとして発達したのが神経系と内分泌系である．神経系は情報伝達が局所的かつ迅速である一方，神経細胞が蓄えている神経伝達物質は放出されるとすぐに分解されるため，長時間情報を伝達し続けることが困難なシステムである．一方，古典的な内分泌系ではホルモンが血液を介して遠隔臓器まで運搬されるため，情報伝達に時間はかかるが

複数の臓器にわたって広範囲に持続的に作用するという特性をもつ．このように生体が性質の相反する情報伝達系を有することは，生体の内外から入力される様々な刺激に対して迅速に，あるいは持続的に適応するために獲得した有利なシステムといえる．

ホルモンは生体の恒常性維持，成長・発達，生殖，エネルギー代謝，行動などの様々なシステムを協調的に制御し，ヒトが健康に生活を営めるような調和をもたらしている．その詳細は各項に譲るが，ホルモン作用の量的・質的異常はこのような生体の生命活動に障害をきたし，様々な疾患の原因となる．

種　類

ホルモンは，①蛋白・ペプチドホルモン，②ステロイドホルモン，③アミン・アミノ酸，④その他の4種類に分類できる．視床下部ホルモン，下垂体ホルモン，消化管ホルモンなど大部分のホルモンは①に属するホルモンである．これらのホルモンおよび③に属するアドレナリン，ノルアドレナリン，メラトニンなどのホルモンは標的細胞の細胞膜に局在する受容体に結合することで細胞内シグナル伝達を介して作用を発揮する．一方，②に属するステロイドホルモンやビタミンD_3および③に属する甲状腺ホルモンでは標的細胞の細胞質や核に存在する核内受容体に結合することで受容体が転写因子として標的遺伝子プロモーター，エンハンサー内のホルモン応答領域（hormone response element：HRE）に結合したのち，遺伝子発現を制御し機能を発揮する．そのほかプロスタノイドや一酸化窒素（nitric oxide：NO）などのガス分子もホルモンとして作用する．表1に主要なホルモンをあげる．

◆ 文 献 ◆

1）平田結喜緒：内分泌代謝専門医ガイドブック．第4版，診断と治療社 2007；3.

表1 主要なホルモン一覧

産生臓器	ホルモン
松果体	メラトニン
視床下部	成長ホルモン放出ホルモン（GHRH） 甲状腺刺激ホルモン放出ホルモン（TRH） 副腎皮質刺激ホルモン放出ホルモン（CRH） ゴナドトロピン放出ホルモン（GnRH）/黄体形成ホルモン放出ホルモン（LHRH） ソマトスタチン
下垂体前葉	成長ホルモン（GH） プロラクチン（PRL） 甲状腺刺激ホルモン（TSH） 副腎皮質刺激ホルモン（ACTH） 卵胞刺激ホルモン（FSH） 黄体形成ホルモン（LH）
下垂体後葉	バソプレシン（AVP） オキシトシン（OXT）
甲状腺濾胞細胞	サイロキシン（T_4） トリヨードサイロニン（T_3）
甲状腺傍濾胞細胞	カルシトニン
副甲状腺	副甲状腺ホルモン（PTH）
膵臓	インスリン グルカゴン ソマトスタチン 膵ポリペプチド（PP）
心臓	心房性Na利尿ペプチド（ANP） 脳性Na利尿ペプチド（BNP）
血管	エンドセリン 一酸化窒素（NO） C型Na利尿ペプチド（CNP）
胃	ガストリン グレリン
小腸	コレシストキニン（CCK） セクレチン 血管作動性腸管ペプチド（VIP） インクレチン（胃酸分泌抑制ポリペプチド/グルコース依存性インスリン分泌刺激ポリペプチド〈GIP〉およびグルカゴン様ペプチド-1〈GLP-1〉）
肝臓	アンジオテンシノーゲン インスリン様成長因子-I（IGF-1）
副腎皮質	コルチゾール（F） アルドステロン 性ホルモン
副腎髄質	アドレナリン ノルアドレナリン
腎臓	レニン ビタミンD_3 エリスロポエチン
卵巣	エストロゲン プロゲステロン リラキシン
精巣	テストステロン
胎盤	ヒト絨毛性ゴナドトロピン（hCG）
脂肪	レプチン アディポネクチン レジスチン
骨	オステオカルシン（OC） 線維芽細胞増殖因子23（FGF23）

2 ホルモンの合成，分泌，輸送，代謝―概論
(1) ペプチドホルモン，アミン系の合成，代謝

> **POINT**
> ▶ 神経伝達物質（NT）はアミノ酸，ペプチド，生理活性アミン，アセチルコリンの4種に分けられる．
> ▶ 小胞体由来のペプチドは，分泌先の血液中を運搬されればホルモン，シナプス小胞を介してニューロン中を運搬されれば神経伝達物質となることができる．

その重要性

ペプチドホルモン・生理活性アミンの研究は20世紀に大輪の花を咲かせ，21世紀初頭の今もなお，脳科学の発展の基盤をはじめとして日々新たな情報を提供し続けている．その研究は，細胞内情報伝達経路の解明という，免疫や癌そして老化といった医学研究の柱に加えて，さらに大きな幹を備えた二本目の柱として，生命現象に対して今後も檄を飛ばし続けるに違いない．

これまでの研究の足跡

そのなかでもペプチドホルモン・生理活性アミンの分野においてまずは特記したいものとして，①僅か3個のアミノ酸から構成される成熟TRH，②ある種の脂肪酸が結合しはじめて生理活性を発揮するグレリン，③1つの前駆体が細胞特異的な切断を受け独自の生理活性をもつ；ⓐPOMC→ACTH，α-メラノサイト刺激ホルモン（alpha-melanocyte-stimulating hormone：α-MSH），βエンドルフィン，ⓑプレプログルカゴン前駆体→グルカゴン，GLP-1，④神経伝達物質としては交感神経内でアドレナリンからノルアドレナリンを合成できるが，副腎髄質内に存在するのはほとんどがホルモンとしてのアドレナリン，⑤オキシトシン（oxytocin：OXT）がヒトでも恋愛感情や性行動に重要な役割を担っており，感情や心理といった，文学の世界に，実態のある分子が直接関与している，というものがある．

ペプチドホルモン

膨大な量の蛋白は小胞体―Golgi体―細胞内小胞を介して細胞外に分泌される．この分泌先は血液（ホルモンの場合）であり，また神経シナプス―軸索（神経伝達物質の場合）である．ペプチドホルモンについてはシグナルペプチドと，RNAを含むシグナル認識粒子（signal recognition particle：SRP）との共同作業によって一定のアミノ酸の数のペプチドが小胞体に送り込まれ，そこでいったんペプチドの整形作業が行われ，その後ペプチドが次々と延長されていき，翻訳停止配列との遭遇とともにシグナル配列も切断されるというシグナル仮説が今や高校生の生物の教科書にも記述されている（図1）．シグナルペプチドは，翻訳中のペプチド鎖のアミノ端の5から30個程度の数のアミノ酸からなる短いペプチド配列で，この配列を含む，できたてのほやほやのペプチドホルモンがプレプロホルモンで，シグナル配列が小胞体で完全切断されたものがプロホルモンである．このプロ配列はホルモンが分泌顆粒から血流に放出される直前に切断され，本来の機能をもつ成熟ホルモンとなる．

ペプチドホルモンの主要な代謝排泄部位は肝臓と腎臓，そしてそのホルモンの標的組織そのものがエンドサイトーシスによってホルモン（およびその受容体）を分解する場合がある．運搬蛋白と結合するGHなどの一部の例外を除けばその血中滞在時間は一般に短い．また腎不全での腎細胞でのインスリン分解の遅延による低血糖のリスクなどもよく知られている．旧世代のペプチドホルモン濃度測定では，1つのエピトープだけを標的とする抗体を放射免疫測定（radioimmunoassay：RIA）に用いたため，生理活性のない分解過程のホルモンも同時に測定することもあったが，サンドイッチ法などのホルモン全分子を認識するRIAが主流の今は，このことを気にかける必要はあまりない．また冒頭に述べたPOMCやグルカゴン前駆体は，分解されてはじめて特定組織内で活性をもつ．

神経伝達物質

一方，神経伝達物質（neurotransmitter：NT）は，血液ではなく神経・シナプスを介して情報伝達を媒介する分子で，①アミノ酸（グルタミン酸，GABA，アスパラギン酸，グリシンなど），②ペプチド，③生理活性アミン（アミンはアンモニアの水素原子を炭化水素基で置換した化合物の総称．生理活性アミンはアミノ酸を原料として作られる．ノルアドレナリン・アドレナリン，ドパミン，セロトニン，ヒスタミン，メラトニンなど），そして，④アセチルコリンから構成される．

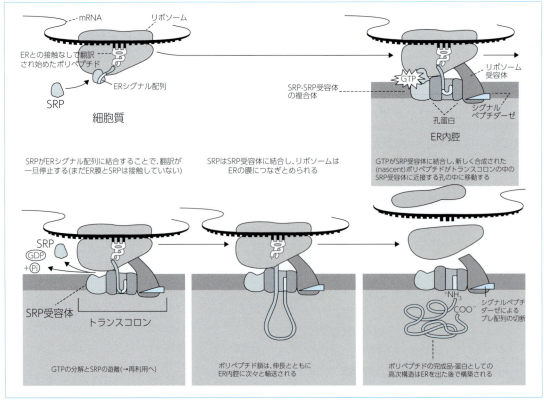

図1 ポリペプチドが，Golgi体，分泌小胞そして細胞外への分泌に進む過程の第一段階として，ポリペプチドのシグナル配列を利用してER内でポリペプチドとなり，ERから排出されていく過程

この経路が膜(ER；小胞体)を利用した翻訳共輸送であるのに対して，ポリペプチドにタグ付けされた，細胞内の各小器官に向かう共通したアミノ酸配列を目印として，ERを経ないで，それぞれ核，ミトコンドリア，リソゾーム，ペルオキシソームに向かう経路も存在し，これらは翻訳後輸送の形をとっている．

〔村松正實，他：細胞の世界，村松正實，他(監訳)，西村書店 2005：640. を改変〕

　NTはシナプス前細胞体で合成され，細胞輸送によって運ばれ，前シナプス終末にあるシナプス小胞に貯蔵される．前シナプス終末に活動電位が到達するとNTはシナプス間隙に放出され，拡散し，後シナプス細胞の細胞膜上の受容体と結合して活性化される．イオンチャネル型，代謝型いずれの受容体も，後シナプス細胞に脱分極または過分極を引き起こす．放出後は素早く分解されるか，前シナプス終末に再吸収され，一部はシナプス小胞に貯蔵され再利用される．

　この①〜④のなかで，②の神経ペプチドの場合はやや特殊で，これらは粗面小胞体で合成された後，Golgi体を経て，トランスゴルジネットワーク(trans-Golgi network：TGN)から分泌顆粒に輸送/貯留され，細胞内Ca^{2+}やcAMPの濃度上昇などの細胞外刺激により分泌される(調節性分泌経路)．合成された神経ペプチドは，シナプス小胞(直径50〜100 nm)ではなく，分泌小胞(直径100 nm以上)に貯蔵され開口放出される．放出は軸索末端からだけではなく，細胞体と樹状突起でも起こる．放出されたペプチドは比較的高濃度で細胞間隙に存在する．グルタミン酸の場合のような(シナプス)小胞への再取り込みや，アセチルコリンの分解のような不活化機構は存在しない．その結果，分泌部位から遠く離れたところにまで作用を及ぼすことができる．また受容体の多くは，代謝型として，G蛋白共役型または，グアニルシクラーゼやチロシンキナーゼなどの酵素共役型の構造をとる．視床下部および下垂体後葉のホルモンは，シナプス構造の存在しないニューロンの軸索末端から血管周囲に直接放出され，血流によって標的部位まで運ばれることから，これらはNTではなくホルモンである．神経細胞の性質と内分泌細胞の性質を兼ね備えていることからこれらのニューロンは神経内分泌細胞(neuroendocrine cell)とよばれる．

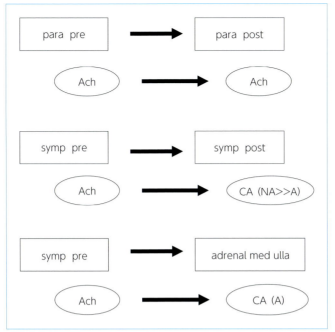

図2 自律神経・副腎髄質・神経伝達物質

自律神経(para, symp)の節前(pre)線維はすべてアセチルコリン(acetylcholine：Ach)を放出する．節後(post)線維については，副交感神経(para)ではAch，交感神経内(symp)はノルアドレナリン(noradrenaline：NA)が圧倒的に優位なカテコールアミン(catecholamine：CA)，例外的に副腎髄質(adrenal medulla)ではCAのうち，ほぼ全部がアドレナリン(adrenaline：A)，といった具合に棲み分けられている．ノルアドレナリン優位の褐色細胞腫の疑いをみたら，副腎外病変を念頭におけ，といい伝えられている所以である．

生理活性アミン

　一方，本項「神経伝達物質」の③の生理活性アミンもそれぞれ特有の部位で産生され，その周囲，血流，神経を介して，局所及び遠隔部位で機能する．共通するのはいずれの生理活性アミンも，血流だけでなく神経を介した神経伝達物質としても機能し得るところである．そしてメラトニン以外はmonoamine oxidase(MAO)で分解され不活性化することも共通している．

　以下に各生理活性アミンの概略を記す．詳細は各論をあたられたい．

1) カテコールアミン

　原材料は(フェニルアラニン→)チロシン．キーとなる酵素はチロシン水酸化酵素(tyrosine hydroxylase：TH)．ドパ脱炭酸酵素が，ドパミンニューロンでは，最終産物のドパミンを合成する．一方，視床下部の指揮下で，交感神経内では，ドパミンを経て合成されたノルアドレナリンが，副腎髄質に到達してはじめてアドレナリンが合成される．またアドレナリンはその担当酵素が存在する副腎髄質以外では交感神経細胞内においてすら合成されない．両者の心血管系への薬理学的機能の違いについては必ずカテコールアミン各論「2 副腎髄質の構造とカテコールアミン合成経路，作用の基礎知識」(p.386)を参照してほしい．

　副腎髄質を支配する交感神経は，中枢神経を出たのち，神経節でニューロンを乗り換えることなく目的地である副腎髄質に到達し，シナプス前膜からアセチルコリンを放出する．このように副腎髄質の自律神経支配は，他に例を見ない独自のもので，この交感神経から放出されたアセチルコリンは副腎髄質細胞膜上の，そのニコチン作動性受容体を介してアドレナリンを放出する(図2)．

　少々脇道に逸れるが副腎髄質からのアドレナリンは副腎内の血流を通じて副腎皮質からのグルココルチコイド分泌を促進し，これが，光によって活性化される交感神経を経由した時計遺伝子の情報変動によるグルココルチコイド分泌の日内変動をもたらすことになる．まだ教科書にあまり書かれていない，

副腎皮質刺激ホルモン放出因子（corticotropin-releasing hormone-factor：CRF-ACTH）といったホルモン系（視床下部—下垂体—副腎系〈hypothalamic-pituitary-adrenal axis：HPA axis〉）を介さない生理的な神経内分泌系である．

2) セロトニン

　原材料はトリプトファン．多幸感の惹起をはじめとする気分の高揚（神経細胞中セロトニン濃度上昇をもたらす抗うつ薬が広く用いられている），睡眠，食欲，性欲のいずれをも促進させ，記憶，学習にも関連する．全体のセロトニンの90%は腸管由来で，内臓自律神経を介して広範囲の消化管運動のブースターとなり得る（以上がNTとしての機能である）．また血小板から血管収縮物質として放出され止血を促進する．

3) ヒスタミン

　原材料はヒスチジン．NTとして，中枢神経では覚醒と注意力を喚起させ，子宮では平滑筋の収縮を促す．NT以外としての作用としては，アレルギー反応を媒介する免疫担当細胞（好塩基球とマスト〈肥満〉細胞）を介する炎症反応を増強し，その際，血管透過性の亢進を起こす．胃酸分泌促進作用はH2受容体を介する．

4) メラトニン

　メラトニンはトリプトファンからセロトニンを経て体内で合成される．光を浴びるとメラトニンの分泌は減少し，夜，暗くなると分泌量が増えるという，夜の到来シグナルであり，必ずしも直接の睡眠導入作用があるわけではないが，体を睡眠に向かわせる作用があるとはいえる．NTではなくホルモンである．

ホルモンの合成，分泌，輸送，代謝—概論
(2)ステロイドホルモン系の合成，代謝

POINT

- 副腎皮質からはミネラロコルチコイドのアルドステロン，グルココルチコイドのコルチゾール(F)，弱いアンドロゲンであるデヒドロエピアンドロステロン(DHEA)が分泌される．精巣からはアンドロゲンであるテストステロン，卵巣からはエストロゲンであるエストラジオール(E_2)が分泌される．
- ステロイドホルモンはコレステロールから合成され，ステロイドホルモンの生合成の律速段階はコレステロールのプレグネノロンへの変換である．この段階は副腎皮質では副腎皮質刺激ホルモン(ACTH)，精巣，卵巣では黄体化ホルモン(LH)により刺激される．
- 腎では11β-水酸化ステロイド脱水素酵素II型(11β-HSD2)によりFがコルチゾンへと不活化されるため，アルドステロンのミネラロコルチコイド受容体(MR)への特異性が維持されている．

ステロイドホルモンの生合成

各ステロイドホルモンは炭素数により，グルココルチコイドおよびミネラロコルチコイドで代表されるプレグナン(C_{21})，男性ホルモンであるアンドロスタン(C_{19})，女性ホルモンであるエストラン(C_{18})の3種に分類される．

1) 副腎皮質ステロイドホルモンの生合成

副腎皮質の球状層からミネラロコルチコイドのアルドステロン，束状層と網状層からグルココルチコイドのコルチゾール(F)と弱いアンドロゲンであるDHEAが分泌される．ヒトの血中に高濃度に存在するDHEA-Sはスルフォトランスフェラーゼにより DHEAに硫酸基が付加したものである．スルフォトランスフェラーゼ活性は末梢組織，特に肝に強く，副腎ではおもに網状層に限局している．

すべてのステロイドホルモンはコレステロールから合成され，すべてのステロイドホルモンの生合成の律速段階はコレステロールのプレグネノロンへの変換である．この段階は副腎皮質ではACTH，精巣，卵巣ではLHにより刺激される．この刺激機構の本体は遊離コレステロールのミトコンドリア外膜から内膜への移送である．各刺激ホルモンにより上昇した細胞内cAMPがセカンドメッセンジャーとなりコレステロールエステラーゼを活性化，細胞内脂肪顆粒よりコレステロールを遊離させる．遊離したコレステロールはステロールキャリア蛋白(sterol carrier protein 2：SCP2)などにより速やかにミトコンドリア外膜へ移送される．一方で，cAMPは代謝回転の非常に速い分子量3万のスター蛋白(steroidogenic acute regulatory protein：StAR)の合成を促進し，StARの作用により遊離コレステロールがミトコンドリア外膜から内膜へ転送される．いったん，ミトコンドリア内膜へ移送された遊離コレステロールはミトコンドリア内膜に局在する P450$_{SCC}$(コレステロール側鎖切断酵素)により速やかにC21ステロイドのプレグネノロンに変換され，以降の移送や各酵素による反応も速やかに進行する(図1)[1]．すなわち，プレグネノロンはミクロソームに存在する 3β-ヒドロキシステロイド脱水素酵素(3β-hydroxysteroid dehydrogenase：3β-HSD)により 3β-OHが酸化，さらに Δ^5 が Δ^4 へ転換され，プロゲステロンとなる．ミクロソームに存在するP450$_{C17}$(17α-水酸化酵素)はプロゲステロンあるいはプレグネノロンのC-17を水酸化し，それぞれ17α-ヒドロキシプロゲステロン，17α-ヒドロキシプレグネノロンへ変換する．これらはさらに，同一のP450$_{C17}$によりC17-C20の切断反応(C17，20リアーゼ作用)を受け，それぞれC19ステロイドであるアンドロステンジオンとDHEAに変換される．

17α-ヒドロキシプレグネノロンやDHEAは3β-HSDにより，それぞれ17α-ヒドロキシプロゲステロン，アンドロステンジオンに変換されうる．プロゲステロンと17α-ヒドロキシプロゲステロンはさらに，ミクロソームに局在するP450$_{C21}$(21-水酸化酵素)によりC-21の水酸化を受け，それぞれデオキシコルチコステロン(DOC)，11-デオキシコルチゾール(deoxycortisol：S)へ変換される．DOCとSはさらに，ミトコンドリアに局在するP450$_{11\beta}$(11β-水酸化酵素)によりC-11の水酸化を受け，それぞれコルチコステロン(B)とコルチゾール(F)に変換される．副腎皮質球状層ではP450$_{C17}$を欠くためプレグネノロンからプロゲステロン，ついでDOCが合成される．球状層にはP450$_{11\beta}$と相同性の高いP450$_{aldo}$(アルドステロン合成酵素)が発現しており，P450$_{aldo}$単一酵素によりDOCはBへ，さらにBはC-18の水酸化を受け18-ヒドロキシコルチコステロン(18-OH-B)となり，さらに18位が酸化されてア

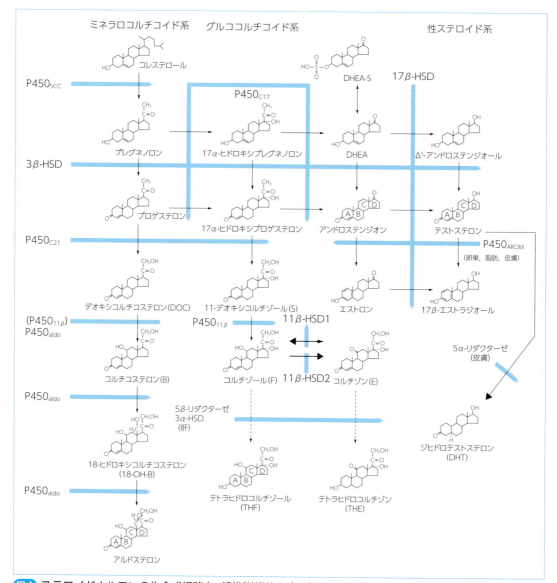

図1 ステロイドホルモンの生合成経路（一部代謝経路を含む）
　　　━━━：酵素の作用点，──：合成経路，┈┈：代謝経路．
〔1〕髙栁涼一：内科学．第10版，矢崎義雄，他（編），朝倉書店 2013；645-1655．より一部改変〕

ルデヒド基となりアルドステロンが合成される．ヒトのP450$_{11β}$はBから18-OH-Bへの転換能はもつが，アルドステロンへの転換は触媒しない．

2）精巣におけるステロイドホルモンの生合成

　男性ホルモンであるテストステロンは精巣のLeydig細胞（間質細胞）で合成，分泌される．テストステロン合成の律速段階は副腎皮質と同様，LHによりStARが合成され，コレステロールがミトコンドリア内膜へ転送される段階である．プレグネノロン，17α-ヒドロキシプレグネノロン，DHEAへと合成され，DHEAはミクロソームに局在する17β-ヒドロキシステロイド脱水素酵素（17β-hydroxysteroid dehydrogenase：17β-HSD）によりC-17が水酸化され，アンドロステンジオールとなり3β-HSDによりテストステロンが合成される（図1）[1]．テストステロンは標的組織で5α-リダクターゼによりさらに活性の高いジヒドロテストステロン（dihydrotestosterone：DHT）へ変換されて作用する．各C19ステロイドのアンドロゲン作用の強さの比はDHT：テストステロン：アンドロステンジオン：DHEA＝60：20：2：1である．

3）卵巣におけるステロイドホルモンの生合成

　卵巣では卵胞を形成する顆粒膜細胞と莢膜細胞の2種の細胞の協同作用によりプロゲステロン，アン

ドロステンジオン，エストロゲンが合成される．これらのステロイドホルモンの合成酵素の発現はLH，FSH分泌に依存するため卵胞のステロイド合成は月経周期により大きく変動する．卵胞期の卵巣では莢膜細胞でヒトではプレグネノロン，17α-ヒドロキシプレグネノロン，DHEAと合成され，DHEAが3β-HSDによりアンドロステンジオンへ変換される．このアンドロステンジオンは顆粒膜細胞へ移り，FSHで発現が誘導されるP450$_{AROM}$（アロマターゼ）によりエストロンへ変換される．さらに，17β-HSDにより，最もエストロゲン活性の強い17β-エストラジオール（17β-estradiol：17β-E$_2$）が合成される．

ステロイドホルモンの代謝

1）コルチゾール，アルドステロンの代謝

　Fは11β-ヒドロキシステロイド脱水素酵素（11β-HSD）により11位が酸化され不活性型のコルチゾン（coltisone：E）となる．11β-HSDには肝，肺，精巣で発現しているI型（11β-HSD1）と腎，大腸，胎盤で発現しているII型（11β-HSD2）がある．I型は双方向性の反応を触媒するが，生体内ではコルチゾン（E）をFへ変換する反応が強いためグルココルチコイド作用を増強する酵素である．FのEへの変換は一部肝でも起こるが大部分は腎で行われる．腎尿細管の鉱質コルチコイド受容体はFとアルドステロン両方に対して親和性を示すがEには結合活性を示さない．Fの血中濃度はアルドステロンの1000倍であるにもかかわらず，Fが生体内でミネラロコルチコイド作用を示さないのは，腎で11β-HSD2によりFがEへと不活化されているためで，この機構によりアルドステロンのミネラロコルチコイド受容体への特異性が維持されている．

　Fは主として肝で代謝される．まず，Δ^{4}が還元されることにより不活性化される．この反応を触媒する酵素はC-5に付加される水素の立体位置が5α（allo体）となるもの（5α還元酵素〈5α-reductase〉），5β体となるもの（5β還元酵素〈5β-reductase〉）があり，ヒトでは5β還元酵素が主となる．ついで，3α-ヒドロキシステロイド脱水素酵素（3α-hydroxy steroid dehydrogenase：3α-HSD）により3位のケト（CO）基が還元（水酸化）され，テトラヒドロコルチゾール（tetrahydrocortisol：THF）となる．Eも同様の代謝を受けテトラヒドロコルチゾン（tetrahydrocortisone：THE）となる．THFやTHEはさらに20ケトリダクターゼによりC-20が還元され，コルトール，コルトロン，さらに，肝C17，20-リアーゼによりC17-C20が切断されC19ステロイドの11-ヒドロキシエチオコラノロン，11-ケトエチオコラノロンとなる．以上の種々の代謝物は抱合を受けて尿中に排泄される．THF，THE，コルトロンは尿中のF全代謝物のなかでそれぞれ約20％を占める．アルドステロンは肝でA環の還元を受けテトラヒドロアルドステロンとなり抱合を受け尿中へ排泄されるものがアルドステロン代謝物全体の35〜40％を占め，腎で直接18位がグルクロン酸抱合されて（アルドステロン-18-グルクロナイド，3オキソ抱合体）尿中へ排泄されるものが約10％を占める．ステロイドホルモン中間生成物の尿中代謝物としてはプロゲステロンに由来するプレグナンジオール，17α-ヒドロキシプロゲステロンに由来するプレグナントリオールがある．

2）アンドロゲン，エストロゲンの代謝

　DHEA-Sはそのまま尿中へ排泄される．DHEAやテストステロンは大部分が肝で代謝され，DHEAは肝の3-βHSDにより，テストステロンは肝の17β-HSDによりアンドロステンジオンに変換された後，A環の還元を受け，エチオコラノロン，アンドロステロンとなり抱合を受け尿中へ排泄される．エストロゲンは最終的には肝で16αの水酸化を受けエストリオールとなり，抱合化され胆汁中や尿中へ排泄され一部は腸肝循環へ入る．

◆ 文 献 ◆

1）髙柳涼一：内科学．第10版，矢崎義雄，他（編），朝倉書店 2013；645-1655.

2 ホルモンの合成，分泌，輸送，代謝—概論
(3) 神経内分泌機構

POINT

▶ 恒常性の維持，代謝，ストレス応答など生体の生存に重要な機能や成長および生殖は，視床下部，下垂体，および末梢器官から分泌されるホルモンの相互作用により巧妙に制御されている．

▶ 下垂体前葉からは，おもに代謝，成長，生殖，ストレス応答にかかわるホルモンが分泌される．その分泌は，視床下部ニューロンから下垂体門脈血中に放出される下垂体前葉ホルモン放出（もしくは抑制）ホルモンにより支配される．

▶ 下垂体後葉からは，おもに浸透圧調節，分娩，泌乳にかかわるホルモンが分泌される．下垂体後葉ホルモンは，視床下部ニューロンにおいて産生され，後葉に投射した神経終末から末梢血中に直接放出される．

神経内分泌機構

私たちの体の様々な機能は，視床下部，下垂体，および末梢器官から分泌されるホルモンの相互作用により巧妙に制御されている．視床下部は体内外環境の変化を統合し，中枢神経系と内分泌系をつなぐ重要な役割を果たしている．下垂体は様々なホルモンを産生する内分泌器官であり，甲状腺，性腺，副腎といった末梢の内分泌器官を制御する上位器官である．視床下部ホルモンは，下垂体ホルモンを介して，恒常性の維持，代謝，ストレス応答，成長，生殖にかかわる生体機能を制御している．一方，末梢器官から分泌されるホルモンは，視床下部に作用し（フィードバック作用），視床下部ホルモン，下垂体ホルモンが過不足なく分泌されるように調節する．本項では，視床下部—下垂体前葉系および視床下部—下垂体後葉系の主要なホルモンについて概説する．

視床下部—下垂体前葉系

視床下部では，いくつものホルモンが産生され，これらのホルモンが下垂体前葉のホルモン産生細胞の機能を制御することが知られている．この概念は，20世紀の中ごろ Geoffery Harris らによって提唱され[1]，その後，次々と視床下部ホルモンが単離，同定された．視床下部ホルモンの一部は正中隆起において下垂体門脈に放出され，下垂体前葉のホルモン産生細胞に発現する受容体に作用して，下垂体ホルモンの合成，分泌を制御し，末梢の内分泌器官の働きを調節する（図1）．

1) 甲状腺刺激ホルモン放出ホルモン

甲状腺刺激ホルモン放出ホルモン（TRH）は，1963年に Andrew Schally と Roger Guillemin が率いる2つのグループによって家畜の視床下部より単離され，その構造が決定された[2]．TRH は3個のアミノ

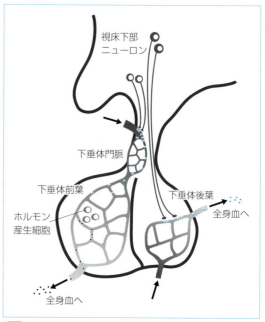

図1 視床下部ニューロンによる下垂体の内分泌機能制御メカニズム（模式図）

視床下部ニューロンで合成される下垂体前葉ホルモン放出（もしくは抑制）ホルモンは，下垂体門脈に放出され，下垂体前葉ホルモン産生細胞におけるホルモン合成とその全身血への分泌を制御する．一方，下垂体後葉には視床下部ニューロンが直接投射しており，その神経終末から下垂体後葉ホルモンが末梢血中に分泌される．

酸残基からなる．その N 末端のグルタミンは閉環してピログルタミン酸化され，C 末端のプロリンはアミド化されている（表1）．

TRH ニューロンの細胞体は，おもに視床下部室傍核に局在する．TRH は下垂体前葉の甲状腺刺激ホルモン（TSH）産生細胞において，TSH 産生と分泌を促進する．TSH は甲状腺の濾胞細胞に作用し，甲状腺ホルモンであるサイロキシン（T_4）の産生と分泌

表1 おもな視床下部ホルモンとその機能

ホルモン	アミノ酸配列	おもな機能
甲状腺刺激ホルモン放出ホルモン(TRH)	pGlu-His-Pro-NH2	甲状腺刺激ホルモンを介した甲状腺機能の促進
ゴナドトロピン放出ホルモン(GnRH)	pGlu-His-Trp-Ser-Tyr-Gly-Leu-Arg-Pro-Gly-NH2	ゴナドトロピンを介した性腺機能の促進
ソマトスタチン(SST)	Ala-Gly-Cys-Lys-Asn-Phe-Phe-Trp-Lys-Thr-Phe-Thr-Ser-Cys	成長ホルモンの分泌抑制を介した体成長の制御
成長ホルモン放出ホルモン(GHRH)	Tyr-Ala-Asp-Ala-Ile-Phe-Thr-Asn-Ser-Tyr-Arg-Lys-Val-Leu-Gly-Gln-Leu-Ser-Ala-Arg-Lys-Leu-Leu-Gln-Asp-Ile-Met-Ser-Arg-Gln-Gln-Gly-Glu-Ser-Asn-Gln-Glu-Arg-Gly-Ala-Arg-Ala-Arg-Leu-NH2	成長ホルモンの分泌促進を介した体成長の制御
副腎皮質刺激ホルモン放出ホルモン(CRH)	Ser-Glu-Glu-Pro-Pro-Ile-Ser-Leu-Asp-Leu-Thr-Phe-His-Leu-Leu-Arg-Glu-Val-Leu-Glu-Met-Ala-Arg-Ala-Glu-Gln-Leu-Ala-Gln-Gln-Ala-His-Ser-Asn-Arg-Lys-Leu-Met-Glu-Ile-Ile-NH2	副腎皮質刺激ホルモンを介した副腎機能の促進
ドパミン	(HO)(HO)C6H3-CH2-CH2-NH2	プロラクチンの分泌抑制を介した乳汁合成の抑制
バソプレシン*(AVP)	Cys-Tyr-Phe-Gln-Asn-Cys-Pro-Arg-Gly-NH2	腎における水の再吸収を介した浸透圧調節
オキシトシン*(OXT)	Cys-Tyr-Ile-Gln-Asn-Cys-Pro-Leu-Gly-NH2	分娩時の子宮筋の収縮,射乳の促進

*:下垂体神経葉ホルモン.

を促進する.T_4 は全身の標的細胞において,脱ヨウ素反応により活性型のトリヨードサイロニン(T_3)となる.T_3 は,標的細胞において,おもに熱産生や糖・脂質代謝を調節するとともに,視床下部に抑制的に作用し(負のフィードバック作用),TRH 合成を抑制する.この負のフィードバック作用により,TRH,TSH,甲状腺ホルモンは過不足なく分泌され,甲状腺機能の恒常性が維持される.

2) ゴナドトロピン放出ホルモン

ゴナドトロピン放出ホルモン(GnRH)は,TRH に続いて,1971 年に Schally と Guillemin が率いる 2 つのグループにより家畜の視床下部より単離され,その構造が決定された[2].GnRH は 10 個のアミノ酸からなり,N 末端のグルタミンは閉環してピログルタミン酸化され,C 末端のグリシンはアミド化されている(表 1).

GnRH ニューロンの細胞体は,ラットではおもに視索前野や Broca の対角帯に散在し,明瞭な集団を形成しない.GnRH は下垂体前葉のゴナドトロピン産生細胞において,卵胞刺激ホルモン(FSH)および黄体形成ホルモン(LH)産生とそれらの分泌を促進する.GnRH 分泌にはオスとメスに共通する基底レベルの持続的な分泌(パルス状分泌)とメス特有の大量放出(サージ状分泌)の 2 つの分泌動態がある.GnRH のパルス状分泌は下垂体からの FSH および LH のパルス状分泌を促す.オスにおいて,FSH および LH パルスは,精巣における精子形成を促進するとともに,テストステロン合成を促進する.テストステロンは,視床下部に抑制的に作用し(負のフィードバック作用),GnRH 分泌を抑制する.この負のフィードバック作用により,GnRH,FSH,LH,テストステロンは過不足なく分泌され,オスの生殖機能が維持される.一方,メスにおいて,FSH および LH パルスが卵胞発育を促進するとともに,卵胞におけるエストラジオール(E_2)合成を促進する.発育中の卵胞から分泌される E_2 は,GnRH 分泌に対し負のフィードバック作用を示す.一方,卵胞が大きく成長・成熟し,E_2 の血中濃度が高まると,E_2 は視床下部に促進的に作用し(正のフィードバック作用),GnRH 分泌の大量放出(GnRH サージ)を引き起こす.これに続く LH サージにより,成熟卵胞において排卵が誘起される.

3) ソマトスタチンと成長ホルモン放出ホルモン

ソマトスタチン(SST)は 1973 年に Guillemin らに

よってヒツジ視床下部より単離され，その構造が決定された[2]．SSTは14個のアミノ酸残基からなり，3および14位のシステイン残基がジスルフィド結合することで環状構造を呈する(表1)．SSTニューロンの細胞体は，おもに視床下部室周囲核に局在する．SSTは下垂体前葉の成長ホルモン(GH)産生細胞において，GH分泌を抑制する．

一方，成長ホルモン放出ホルモン(GHRH)は1982年に先端巨大症患者の異所性の膵腫瘍組織より単離された[3]．ヒトでは44アミノ酸残基からなり，C末端のロイシンはアミド化されている(表1)．GHRHニューロンの細胞体は視床下部弓状核に局在する．GHRHは下垂体前葉のGH産生細胞に作用し，GH分泌を促進する．

このように，下垂体前葉からのGH分泌は，SSTとGHRHの両者により制御される．GHの主たる作用は体成長の促進であり，その多くはGH刺激下で肝臓より分泌されるインスリン様成長因子-I (IGF-I)により仲介される．IGF-IとGHはSST分泌を促進し，GHはGHRH分泌を抑制することが知られている．これらのフィードバック作用により，GHが過不足なく分泌され，体成長は緻密にコントロールされている．

4) 副腎皮質刺激ホルモン放出ホルモン

副腎皮質刺激ホルモン放出ホルモン(CRH)は，ストレス応答にかかわるホルモンとして，1981年Wylie Valeらによって単離され，その構造が決定された[4]．CRHは，41個のアミノ酸残基からなり，C末端のイソロイシンがアミド化されている(表1)．

CRHニューロンの細胞体の多くは，視床下部室傍核の小細胞群に局在する．正中隆起におけるCRHの放出は，身体的，精神的ストレスにより誘起される．CRHは下垂体前葉の副腎皮質刺激ホルモン(ATCH)産生細胞において，ACTHの分泌とそれをコードするプロオピオメラノコルチン(POMC)遺伝子の発現を促進する．ACTHはヒト副腎皮質細胞においてコルチゾール(F)の産生を促進する．Fは，血糖上昇，抗炎症，免疫抑制，蛋白異化，脂肪分解などの作用を示す．

5) ドパミン

ドパミンは，チロシンを前駆体とする神経伝達物質であり，カテコールアミン類の1つである(表1)．ドパミンニューロンの細胞体は，脳内に広く分布する．視床下部弓状核に局在する隆起漏斗系ドパミン(tuberoinfundibular dopaminergic：TIDA)ニューロンは，おもに正中隆起に投射し，下垂体前葉のプロラクチン(PRL)産生細胞において，PRL分泌を抑制している．授乳期では，子からの授乳刺激がTIDAニューロンからのドパミン分泌を低下させ，その結果下垂体前葉からのPRL分泌が増加する．PRLは乳腺上皮細胞における乳汁合成に必須である．

視床下部—下垂体後葉系

下垂体後葉から分泌される主要なホルモンは，バソプレシン(AVP)およびオキシトシン(OXT)である[5]．両ホルモンはいずれも9個のアミノ酸残基からなり，1位と6位のシステイン残基はジスルフィド結合しており，C末端のグリシン残基はアミド化されている(表1)．

AVPとOXTは，おもに視床下部室傍核および視索上核の大細胞群に属する異なるニューロンにより合成される．合成されたAVPとOXTは下垂体後葉に投射する軸索を通じて，下垂体後葉内の神経終末へと運ばれ，ここで全身血に放出される．下垂体後葉からのAVP分泌は，血漿浸透圧の上昇などにより促され，標的器官である腎において水の再吸収を調節し，体内の浸透圧を調節する役割をもつ．AVPはこの生理作用に基づき，抗利尿ホルモンともよばれる．一方，下垂体神経葉からのOXT分泌は，胎子による子宮頸部の刺激により促進され，分娩時の子宮筋の収縮を引き起こす．また，OXT分泌は，子からの授乳刺激によって促進され，乳腺の筋上皮細胞を収縮させ，射乳を促進する．

◆ 文 献 ◆

1) Harris GW：*Physiol Rev* 1948；**28**：139-179.
2) Guillemin R：*J Endocrinol* 2005；**184**：11-28.
3) Borson-Chazot F, *et al.*：*Ann Endocrinol*(*Paris*) 2012；**73**：497-502.
4) Bale TL & Vale VVW, *et al.*：*Annu Rev Pharmacol Toxicol* 2004；**44**：525-557.
5) Banerjee P, *et al.*：*Gen Comp Endocrinol* 2017；**241**：4-23.

2 ホルモンの合成，分泌，輸送，代謝―概論
(4) ホルモンの分泌調節：ネガティブフィードバック機構など

POINT
- ホルモン分泌は特定のホルモン，体液構成成分，食事成分や自律神経により調節される．
- ホルモン血中濃度は生体リズムやフィードバック制御により調節される．

ホルモンの分泌

ペプチドホルモンは分泌顆粒に貯蔵され，刺激により細胞内 Ca 濃度が上昇する結果，開口分泌される．一方，ステロイドホルモンはコレステロールから合成されると，拡散によって常時血液中に放出される．

生体リズム

たとえばゴナドトロピン放出ホルモン（GnRH）は間欠的な濃度上昇が 60〜90 分周期でみられるパルス状の分泌パターンをとる．この分泌パターンを生み出す発生元は視床下部内側底部の弓状核のキスペプチンニューロン（ニューロキニン B とダイノルフィンを共発現）と考えられている．キスペプチンは GnRH 分泌促進作用を有し，ニューロキニン B とダイノルフィンは自己シナプスに対して興奮性と抑制性の相反する作用を有する．ニューロキニン B とダイノルフィンの時間的な相互作用がキスペプチンのパルス状分泌を惹起する．GnRH の持続投与は GnRH 受容体（GnRHR）のダウンレギュレーションによりゴナドトロピン分泌を抑制する．このように GnRH パルス状分泌の周期と振幅が性腺機能の調節に重要な役割を果たしている．

また概日リズムに相関して血中濃度が高い時刻と低い時刻が存在する．たとえば，成長ホルモン（GH）の分泌は睡眠開始 1 時間後に増加するが，睡眠後期には減少する．これは睡眠三〜四期の徐波睡眠に一致する．また，副腎皮質刺激ホルモン（ACTH）の概日リズムは拍動性の副腎皮質刺激ホルモン放出ホルモン（CRH）分泌によって支配され，血中 ACTH 濃度は早朝にピークを示し，夕方に最低値を示す．

フィードバック機構

内分泌系には，視床下部―下垂体―末梢内分泌器官などの階層支配があり，生理的に重要な下位ホルモンの血中濃度が上位ホルモン分泌を制御するフィードバック機構がある．あるホルモンが分泌され効果が発揮されると，その変化は同一あるいは関連した別のホルモン分泌を抑制するというネガティブフィードバック機構をもつホルモンは多く，これは生体の内部環境を恒常的に維持するために重要な機構である．フィードバック機構が作動するためには，体内の変化を感知するセンサーが必要である．感知する対象は血液中のホルモン量だけではなく，循環血液量や血漿浸透圧，Ca などの場合もある．

各種ホルモンの分泌調節

1）成長ホルモン

成長ホルモン（GH）分泌は成長ホルモン放出ホルモン（GHRH）とソマトスタチンの調節下にある．また，第三の制御因子として同定されたグレリンは強力な GH 分泌作用を示す．GH と IGF-I は，ともに GH 分泌に対してネガティブフィードバックをかける．また，ソマトスタチンと GH はそれぞれの分泌に対して抑制的に作用する．GH のパルス状分泌はソマトスタチン，GHRH，GH 間での短環フィードバックにより制御される．IGF-I による長環フィードバックでは，ソマトスタチンの分泌刺激および GH と GHRH 分泌抑制が生じて GH 分泌が抑制される．GH 分泌量は男性より女性のほうが多い．これはエストロゲンの GH 分泌促進作用による．

2）プロラクチン

プロラクチン（PRL）抑制ホルモンであるドパミンは，プロラクチン分泌促進作用のある様々な視床下部ペプチドよりも強い作用を示す．また，プロラクチンはドパミンの分泌を刺激するとともに短環フィードバックにより自己の分泌を抑制する．妊娠後期や授乳時には複数の適応反応の結果，PRL 分泌が促進する．

3）バソプレシン

血漿浸透圧が上昇すると浸透圧受容器が作動し，バソプレシン（AVP）が分泌され集合管での水の再吸収が促進されて血漿浸透圧は生理的範囲にリセットされる．逆に低浸透圧になるとネガティブフィードバック機構が働き，分泌が抑制される．また，アルコールは AVP の分泌を減少させる．

4）甲状腺ホルモン

TRH は TSH 分泌を刺激し，TSH は T_4 および T_3 の合成を刺激する．T_4 および T_3 は TSH および TRH

分泌へのネガティブフィードバックをかける．またT_3はα鎖と$TSH\beta$鎖の両方の合成を阻害する．TSHが自己分泌を抑制する超短環フィードバック機構もある．ほかの糖蛋白ホルモンと同様にTSHは日内変動があり，最大の分泌は真夜中直後である．

5）副甲状腺ホルモン

副甲状腺細胞のPTH（parathyroid hormone）分泌を調節する受容体として，CaSR，ビタミンD受容体（vitamin D receptor：VDR），そして線維芽細胞成長因子受容体（fibroblast growth factor receptor 1：FGFR1）-α-Klotho複合体が知られている．それぞれ血中Ca^{2+}，1,25-ジヒドロキシビタミンD，およびFGF23によりシグナルが伝達され，PTH分泌を調節している．たとえば，PTHの作用により血中Ca^{2+}が上昇するとCaSRシグナルによりPTH分泌のネガティブフィードバックが生じる．そのためCaSRの機能低下は高カルシウム血症をきたす．1,25-ジヒドロキシビタミンDはVDRを介してPTH合成を抑制する．FGFR1-α-Klotho複合体はFGF23によるPTH分泌抑制に関与する．また血中Ca^{2+}が低下するとα-Klotho・Na^+，K^+-ATPase複合体の細胞膜へのリクルートが生じてPTH分泌が促進される．

6）コルチゾール

CRH-ACTH系の刺激により副腎でのコルチゾール（F）の合成・分泌が促進される．血中Fが上昇すると，数時間以内にACTHの合成・分泌は低下する（長環フィードバック）．FおよびACTHはさらに上位のCRH分泌を抑制する（長環および短環フィードバック）．ACTHはACTH産生細胞にも抑制的に作用する（超短環フィードバック）．さらに11β-HSDによる代謝もフィードバック系に含まれる．腎集合管などでは11β-HSD2によりコルチゾンに不活化される一方，肝・脂肪組織などでは11β-HSD1により活性化されるなどの調節機構が存在する．

7）アルドステロン

アルドステロンの分泌は，おもにレニン—アンジオテンシン（renin-angiotensin：RA）系によって調節されるが，高カリウム血症も分泌促進因子となる．ACTHはアルドステロン合成に必要であるが，その分泌速度の調節にはほとんど影響を与えない．最近，副腎皮質球状帯細胞に存在するK^+チャネル（*KCNJ5*）の変異によりK^+およびNa^+に対する透過選択性が変化してアルドステロン分泌が刺激され，原発性アルドステロン症が発症することが示された．アルドステロンは有効循環血漿量の増加と血漿K値の低下でRA系に間接的にネガティブフィードバックをかける．

8）副腎髄質ホルモン

アドレナリンと少量のノルアドレナリンの分泌反応は副腎髄質単独では起きず，全身性の交感神経からのノルアドレナリン放出を伴う．他の腺組織とは異なり副腎髄質ホルモンの分泌にはフィードバックは存在しない．

9）インスリン

グルコースによる分泌刺激は主としてATP感受性K^+（ATP-sensitve potassium：K_{ATP}）チャネルを介する．グルコースが糖輸送担体2を介して膵β細胞内へ取り込まれATPが産生される．細胞内ATP濃度上昇に伴うATP感受性K^+チャネル閉鎖による細胞膜の脱分極の結果，電位依存性Ca^{2+}チャネルが開口する．その結果Ca^{2+}の細胞外からの流入によりインスリンの分泌が惹起される．胃酸分泌抑制ポリペプチドグルコース依存性インスリン分泌刺激ポリペプチドおよびGLP-1はそれぞれの受容体に結合し，アデニル酸シクラーゼ活性化により細胞内cAMP濃度上昇を介してグルコース依存性のインスリン分泌を増強する．

10）グルカゴン

グルカゴン分泌は血糖上昇時に抑制される一方，血糖低下時には促進される．内分泌系ではGLP-1，ソマトスタチンなどが分泌に影響する．膵島内ではβ細胞から分泌されたインスリン，GABA，Zn^{2+}などがα細胞にパラクリン効果を及ぼし分泌を調節する．

11）エストロゲン

性ホルモンによるネガティブフィードバックは雌雄ともに認められるのに対し，ポジティブフィードバックは雌に特有の機構である．キスペプチンニューロンの細胞体は，齧歯類では前腹側室周囲核と弓状核に局在し，同部位にはエストロゲン受容体αが発現している．成熟卵胞から分泌される大量のエストロゲンは，前腹側室周囲核キスペプチンニューロンにポジティブフィードバック作用を示し，GnRH分泌を促進することによりGnRH・LHの一過性の大量放出を促し排卵に至らせる．一方，エストロゲンによる弓状核キスペプチンニューロンにおけるキスペプチン産生抑制はGnRH・LH分泌を抑制する（ネガティブフィードバック）．

3 ホルモンの作用機構
（1）細胞膜受容体

> **POINT**
> - 受容体（レセプター）は，細胞膜あるいは細胞内に存在する蛋白で，ホルモンを代表とする細胞外因子を特異的に認識・結合し，細胞機能の制御を担う．
> - 細胞膜受容体は，G蛋白質共役受容体（GPCR），キナーゼ型受容体，グアニル酸シクラーゼ型受容体，イオンチャネル型受容体に分類される．
> - GPCRは，800以上存在し細胞膜受容体の大多数を占め，おもにG蛋白質の活性化を介して作用する．GPCRの分子異常は内分泌疾患などの原因となり，薬剤の約40％はGPCRの作動薬（アゴニスト）あるいは拮抗薬（アンタゴニスト）である．

受容体

受容体（レセプター）とは，ホルモンなどの細胞外情報伝達物質をリガンドとして特異的に結合することで，細胞の特異的機能を担う蛋白である．受容体は，局在から，細胞膜受容体，核内（あるいは細胞質）受容体に大別される（図1）．リガンドは，受容体に結合してシグナルを作動させる作動薬（アゴニスト），受容体に結合するがシグナルを作動させず作動薬の作用を競合的に阻害する拮抗薬（アンタゴニスト）に大別される．受容体の存在を定義（意味）するリガンド結合の特性は，一般に，飽和性（saturable），特異性（specific），可逆性（reversible），高親和性（high-affinity）を満たすことである．

細胞膜受容体

細胞膜受容体は，おもに細胞膜を通過しないリガンドを細胞膜上で受容し，その情報を細胞内シグナルに変換することで作用する（図2）．特に古典的なホルモンの大多数の受容体は，7回膜貫通型（7 transmembrane：7TM）の共通構造を有するG蛋白質共役受容体（G protein-coupled receptor：GPCR）である．一方，キナーゼ型受容体は1回膜貫通型（1 transmembrane：1TM）の2量体（ダイマー），イオンチャネル型受容体は4回膜貫通型（4 transmembrane：4TM）のサブユニットからなる多量体である．

1）G蛋白質共役受容体

G蛋白質共役受容体（GPCR）は，800以上の遺伝子からなるゲノム最大のファミリーを形成している．内分泌・代謝（作動薬：多くのペプチドホルモンなど），認知・情動（神経伝達物質），感覚（光，におい，味），循環（ペプチド，カテコールアミンなど），炎症，免疫など，極めて多様な生理機能に関与する．また，いままでに人類が手にした薬剤の約40％はGPCRを標的とする．GPCRおよびG蛋白質の分子異常は内分泌疾患を代表とする疾患群の原因となる〔「（7）ホルモン受容体異常症（p.41）」参照〕．

著しい多様性の一方で，GPCRの基本構造と機能は進化上普遍的に保存されている．7TM構造を有し，細胞外側にリガンドが結合することで，膜貫通

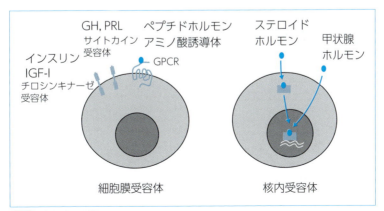

図1 受容体の種類
GPCR（G protein-coupled receptor，G蛋白質共役受容体）．

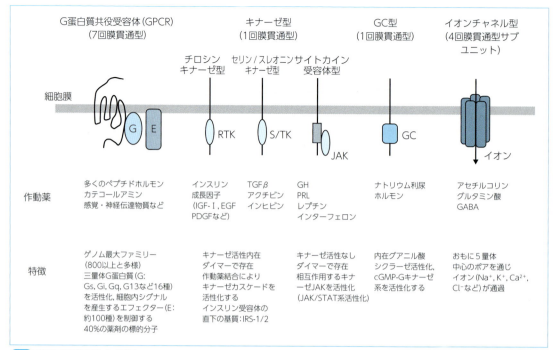

図2 細胞膜受容体の分類
EGF(上皮成長因子),PDGF(血小板由来増殖因子).

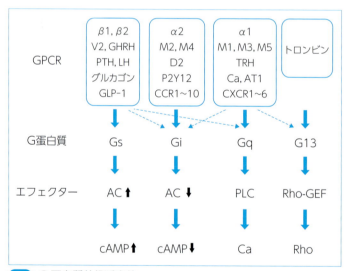

図3 G蛋白質共役受容体
CCR(C-Cケモカイン受容体),CXCR(C-X-Cケモカイン受容体),GEF(グアニンヌクレオチド交換因子),AT1(I型アンジオテンシンII受容体).

部位の高次構造変化が生じ,細胞内側にG蛋白が共役する.α,β,γサブユニットからなる3量体G蛋白を活性化(グアノシン二リン酸〈guanosine diphosphate:GDP〉を結合したG蛋白のGDP-グアノシン三リン酸〈guanosine triphosphate:GTP〉交換反応を促進)し,GTP結合型αあるいはβγが,細胞内のセカンドメッセンジャーを産生する効果器(キナーゼ,チャネルなど)を活性化する.共役するG蛋白質は,基本的にαサブユニットの違いにより,Gs,Gi,Gq,G13などと呼称される(図3).GsαとGiαはアデニル酸シクラーゼ(adenylyl cyclase:AC)-cAMP-Aキナーゼを正負に制御す

る．インスリン，インスリン様成長因子-Ⅰ（IGF-I）などの受容体は，細胞外ドメインに作動薬が結合すると，細胞内ドメインに内在する受容体型チロシンキナーゼ（receptor tyrosine kinase：RTK）が活性化されることで次々にキナーゼカスケードがオンになり作用を発揮する．なお，代表的なインスリン受容体は，インスリン結合部位を有するαとチロシンキナーゼ部位を有するβからなる$\alpha_2\beta_2$ヘテロ4量体をとる（図4）．インスリンが結合すると，β自身のチロシンリン酸化が生じキナーゼ活性がオンとなり，直下の基質インスリン受容体基質（insulin receptor substrate：IRS）-1/IRS-2などのチロシンリン酸化を介して作用する．

形質転換成長因子-β，アクチビンなどの受容体は，細胞内ドメインにセリン/スレオニンキナーゼ（serine/threonine protein kinase：S/TK）を有する．

GH，PRL，レプチン，インターフェロンなどの受容体は，サイトカイン受容体型に分類される．特徴として，受容体分子自身にキナーゼ活性をもたず，相互作用するチロシンキナーゼ（ヤヌスキナーゼ〈janus kinase：JAK〉）分子を活性化してシグナル伝達兼転写活性化因子（signal transducers and activator of transcription：STAT）を活性化する（JAK/STAT系の活性化）．

3）グアニル酸シクラーゼ型受容体

ナトリウム利尿ホルモンなどの受容体も，1回細胞膜貫通構造を有し，細胞内ドメインに存在するグアニル酸シクラーゼ（guanylate cyclase：GC）を介して，cGMP（サイクリックGMP）依存性プロテインキナーゼ（Gキナーゼ）を活性化する．

4）イオンチャネル型受容体

アセチルコリン，グルタミン酸，GABAなどの神経伝達物質は，4回細胞膜貫通構造サブユニットから構成される多量体（オリゴマー：おもに5量体）が筒状構造を成し，中心部のポアを通じて細胞膜を超えてイオン（Na^+，K^+，Ca^{2+}，Cl^-など）が通過する．

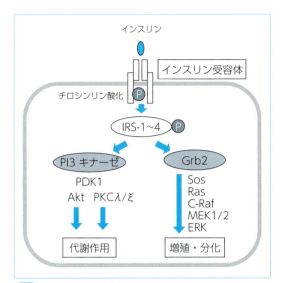

図4 インスリン受容体
Grb2（増殖因子受容体結合蛋白質2），PDK（ホスホイノシチド依存性蛋白キナーゼ），MEK（MAPK-ERKキナーゼ）．

る．Gqαはホスホリパーゼ C（phospholipase C：PLC）を活性化することでCaシグナルを活性化する．G13αはRhoシグナルを活性化することで細胞の動き・形態変化などを制御する．βγサブユニットはおもにαSU機能の調節因子として作用するが，自らもK^+チャネル，細胞外シグナル制御キナーゼ（extracellular signal-regulated kinase：ERK），ホスホイノシチド 3-キナーゼ（phosphoinositide 3-kinase：PI3K）などのエフェクター系を活性化する機能を有する．

GPCRは，各G蛋白質共役GPCRとしてグループ分けされるが，β2アドレナリン受容体がGsとGiに，カルシウム感知受容体（calcium sensing receptor：CaSR）がGqとGiに共役するなど，各々のGPCRはしばしば複数のG蛋白質と共役することが明らかとなっている（図3点線）．通常の作動薬刺激では複数のG蛋白質を活性化するGPCRを介して，あるG蛋白質シグナル系のみを特異的に活性化させるメカニズムとしてバイアスアゴニスト，アロステリック調節因子が注目されている．

2）キナーゼ型受容体

1TMの構造を特徴とし，キナーゼ系を活性化す

◆◆ 参考文献 ◆◆

- 標準薬理学．第7版，今井 正，他（監），飯野正光，鈴木秀典（編）医学書院 2015．
- GPCR研究の最前線 2016，飯利太朗，槇田紀子（編）医学のあゆみ 2016；**250**：347-633．
- Bergeron JJM, et al.：Annu Rev Biochem 2016；**85**：573-597．

3 ホルモンの作用機構
（2）核内受容体

POINT
- ステロイドホルモン，甲状腺ホルモン，ビタミンDやレチノイン酸など低分子量の脂溶性物質をリガンドする核内受容体はスーパーファミリーを形成し，ヒトでは48遺伝子からなる．
- 核内受容体は転写因子として働き，共役因子や協調因子とともに転写制御を行い，増殖因子をはじめとする他のシグナルとのクロストークや各種修飾もその制御に深く関わる．
- 性ステロイドホルモン受容体は典型的な核内受容体であり，転写ネットワークを形成して様々な生理機能と疾患における役割を担う．

核内受容体スーパーファミリー

　エストロゲン，プロゲステロン，アンドロゲン，グルココルチコイド，ミネラロコルチコイドなどのステロイドホルモンに加え，甲状腺ホルモン，ビタミンDやレチノイン酸など低分子量の脂溶性物質は細胞の増殖・分化，機能の調節に重要な働きを担うとともに，様々な疾患や癌に関与している[1]．これらのホルモンは，標的とする細胞の核または細胞質まで入り，各々のホルモン（リガンド）に特異的な核内受容体と結合し，さらに核ゲノムの標的遺伝子近傍に結合して転写因子として働く．核内受容体は，蛋白質の1次構造が類似した基本的特徴を有し，ヒトでは48種のメンバーからなる核内受容体スーパーファミリーを形成している．なかには特異的なホルモン（リガンド）が存在しない核内受容体も存在しており，オーファン受容体とよばれている[2]（図1）．

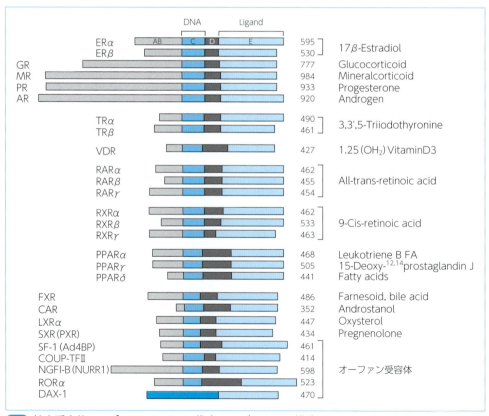

図1 核内受容体スーパーファミリーの代表メンバーとその構造

核内受容体の構造的特徴

図1に示すように核内受容体はそのアミノ酸配列の特徴から5つの機能ドメイン(A〜E)を有する[1〜3]. A/Bドメインはリガンドとの結合とは独立した転写活性化能(activation function-1：AF-1)を有する. CドメインはヒつのジンクフィンガーZnフィンガー)構造を特徴とし，DNA結合領域(DNA binding domain：DBD)としてゲノムDNA上の特異的な配列(ホルモン応答配列〈hormone response element：HRE〉)を認識して結合する. Dドメインはヒンジ領域である. Eドメインは疎水性アミノ酸を多く有し，リガンドを結合する領域(リガンド結合領域〈ligand binding domain：LBD〉)であり，EとC末端部のFドメインとさらに2つに分けることもある. この領域はリガンド依存性の転写活性化能(activation function-2：AF-2)を発揮する領域である.

ゲノムDNA上の核内受容体が結合する配列はHREとよばれ，転写活性化に必要なDNA領域であるエンハンサーとして機能する. 核内受容体は二量体を形成して機能するものが多く，DNA結合はDBDが担い，AGAACAまたはAGGTCAの6塩基配列をハーフサイトし，2つのハーフサイトが任意の3塩基を挟んでパリンドローム(回文状)に位置する配列，もしくは2つのハーフサイトが任意の1〜5塩基を挟んで直列に並んだ配列などに結合する. 一方で，核内受容体のなかには単量体で機能するものも存在している. これらのほかに，ハーフサイトがいくつか集積してHREとして機能するものや，核内受容体がその他の転写因子AP-1やSP-1などと結合することによって，HRE以外の応答配列を介して転写調節を行うことも知られている.

核内受容体による転写活性の制御

ステロイドホルモンなどに対する核内受容体はホルモンと結合することによって活性化され，転写活性化能を発揮する. すなわち，核内受容体のLBDは，リガンドが結合していない状態から結合状態になることで立体構造が変化し，次に述べる共役因子などとの結合が変わることが知られている.

核内受容体による転写制御には核内受容体と基本転写因子群とを橋渡しする役割を担う転写共役因子，転写を活性化するコアクチベーターや抑制するコリプレッサーが使われる[2,3]. 一般的には，リガンドが結合していない状態の核内受容体にはコリプレッサーが結合して転写を抑制しており，リガンドが結合するとLBDの構造変化により，コリプレッサーが解離し，コアクチベーターがリクルートされ，転写活性化が起きる.

コアクチベーターにはヒストンアセチル化酵素活性を有するp160ファミリー(SRC-1, TIF-2, AIB1)やCBP/p300, あるいはTRAP/DRIP複合体, PGC-1ファミリー(PGC-1α, PGC-1β)などが知られている. また，エストロゲン受容体(estrogen receptor：ER), アンドロゲン受容体(androgen receptor：AR)などでは，パイオニア因子や転写協調因子などとよばれるFOXA1, GATA3, OCT1などの転写因子が重要な働きをしている.

一方で，コリプレッサーとしてはN-CoRとSMRTなどが知られており，リガンドが結合していない核内受容体もしくはアンタゴニストと結合した核内受容体に結合し，ヒストン脱アセチル化酵素(histone deacetylase：HDAC)と複合体を形成し転写抑制を引き起こす. RIP140などはコリプレッサーだけでなくコアクチベーターとの両方の側面をもつことから，コレギュレーターとも称される.

核内受容体とクロストーク

核内受容体の転写活性はリガンド結合とは別の細胞内シグナルや増殖因子によっても制御されており，クロストークが存在する. 多くの核内受容体はリン酸化修飾を受けて，転写活性が調節されることが分かっている. また，ユビキチン化, small ubiquitin-related modifier(SUMO)化やアセチル化修飾を受ける核内受容体もある. たとえば，ERαはエストロゲン誘導性にAF-1領域に存在する118番目のセリン残基(Ser-118)やSer-167, DBD領域のSer-263やLBD領域のY537がリン酸化を受ける. 一方，その逆反応も知られており，Ser-118の脱リン酸化にはプロテインホスファターゼであるPP5が関与している.

核内受容体の応答遺伝子とネットワーク

核内受容体は転写因子として働き，応答遺伝子の転写調節を介してその機能を発揮する. ここでは，代表的なステロイドホルモンである性ホルモンについてその例を述べる.

男性ホルモン(アンドロゲン)と女性ホルモン(エストロゲン, プロゲステロン)はそれぞれAR, ERαとERβ, プロゲステロン受容体(progesterone receptor：PR)に結合して作用を発揮する. ARは男性生殖系臓器の発達・制御に重要であり，病態としては前立腺がんの進行にも関与しており，アンドロゲン応答遺伝子である前立腺特異抗原(prostate specific antigen：PSA)は前立腺がんのバイオマーカーとして臨床応用されている. また細胞周期や細胞増殖を制御するTACC2, 14-3-3ζなどのタンパク質をコードする遺伝子に加え, miR-29, miR-148aなどのマイクロRNA(microRNA：miRNA)や

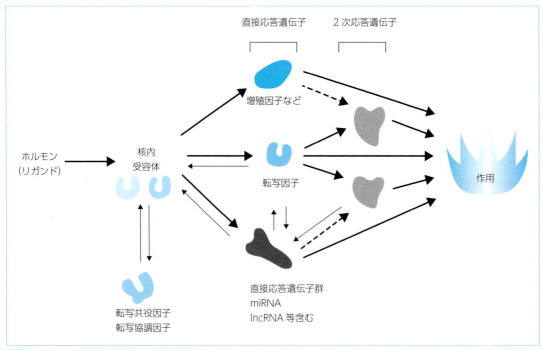

図2 核内受容体による転写ネットワークと作用

CTBP1-AS, *SOCS2-AS1* などの長鎖非コードRNA（long non-coding RNA：lncRNA）がアンドロゲン応答遺伝子として機能している[4]．ER，PRは女性生殖系臓器の発達・制御に重要であり，病態としては，乳癌や子宮癌の進行にも関与している．細胞周期進行にかかわるサイクリンD1，Estrogen-responsive finger protein（Efp）などがエストロゲン応答遺伝子として機能しているほか，PR自体がエストロゲンによって発現制御を受ける[5]．ほかの核内受容体についても，転写ネットワークによりその作用と発現が調節されている（図2）．

◆◆ 文 献 ◆◆

1) Evans RM：*Science* 1988；**240**：889-895.
2) Mangelsdorf DJ, *et al.*：*Cell* 1995；**83**：835-839.
3) Muramatsu M, *et al.*：*Biochem Biophys Res Commun* 2000；**270**：1-10.
4) Takayama K, *et al.*：*Brief Funct Genomics* 2016；**15**：257-265.
5) Ikeda K, *et al.*：*Acta Pharmacol Sin* 2015；**36**：24-31.

4 内分泌疾患の病因
(1)ホルモンの分泌低下

POINT
- ホルモンの作用の低下は，分泌量の低下以外に，質の異常や受容体や受容体以降の異常によっても生じる．
- ホルモン分泌低下症の診断は症状，機能検査，画像検査などにより総合的に行う．多くの半減期が短く不安定なホルモンの機能検査では，ホルモンの分泌を促進する刺激試験が必要となることが多い．
- ホルモン分泌低下症の治療ではおもにホルモン補充療法（HRT）が行われる．

ホルモン分泌低下症の原因

ホルモン分泌の低下は免疫や感染，腫瘍，外傷，放射線などによる内分泌細胞の破壊や，遺伝子変異によるホルモン欠損などにより生じる．自己免疫による内分泌細胞の破壊が生じる代表的疾患は慢性甲状腺炎（橋本病）と1型糖尿病であり，ほかにリンパ球性下垂体炎や自己免疫性副腎皮質炎などがあげられる．近年ホルモン欠損の原因となる遺伝子変異が数多く発見されている．複数の系統の下垂体前葉ホルモンの低下が生じる複合型下垂体ホルモン欠損症は*PIT-1*，*PROP1*などの転写因子の異常によって生じる．Kallmann症候群は中枢性性腺機能低下症と嗅覚異常を特徴とする疾患であるが，*KAL1*，*FGF8*や*FGFR1*，*CHD7*などの遺伝子異常によって生じる．また原発性性腺機能低下症が*SF-1*，*SRY*，*SO9*などの性分化に関連する遺伝子の異常により生じることがわかっている．

異常ホルモンについては，GHやACTHに関し生物学的に不活性または活性の低いホルモンが産生されることが知られている．

ホルモンの受容体の異常としてはGHRの異常により作用不全が生じるLaron症候群，TRβの異常による甲状腺ホルモン不応症，*GNAS*の変異や*GNAS*の転写調節領域のメチル化異常による偽性副甲状腺機能低下症（pseudohypoparathyroidism：PHP）I型が知られている（表1）．

ホルモン分泌低下症の診断

ホルモン分泌低下症の診断は，症状・身体徴候，機能検査および画像検査により総合的に行う．

症状のみから分泌低下症を疑うことはむずかしい場合が多いが，専門医として，どういったホルモンの分泌低下症でどういった症状が生じるか，ということを理解し，疾患が疑われる場合には必要な病歴の聴取や検査のオーダーを行うことが重要である．

ホルモン分泌低下症を疑った場合には，ホルモンの機能検査を行う．機能検査を行う際には，まず多くのホルモンがその下位のホルモンの分泌を刺激すると同時に下位のホルモンからそのホルモン自身の分泌の抑制を受ける，ネガティブフィードバックの機構があることを理解する必要がある．ホルモン分泌が低下する場合はネガティブフィードバックが減少し，脱抑制が生じることで上位のホルモンが増加する．たとえば下垂体前葉から分泌されるホルモンのうちACTHは副腎におけるコルチゾール（F）分泌を，GHは肝臓におけるIGF-Iを，TSHは甲状腺における甲状腺ホルモンを，LH，FSHは性腺におけるエストロゲン，プロゲステロンなどの性腺ホルモンの分泌を促進するが，同時にこれらの下垂体前葉ホルモンはそれぞれの下位ホルモンからの分泌抑制を受けている．下位のホルモンの分泌が低下する場合はそれぞれに対応した上位の下垂体ホルモンの分泌が増加する．

甲状腺ホルモンのように半減期が長く変動が少ないホルモンでは基礎値を調べることで機能低下の診断を行うことができる．甲状腺に問題があって甲状腺ホルモンの分泌が低下する場合（原発性甲状腺機能低下症）は甲状腺ホルモンは低下し，上位ホルモンであるTSHが脱抑制により上昇する．下垂体に問題があってTSH産生が低下する中枢性甲状腺機能低下症ではTSHとともにTSHの下位ホルモンである甲状腺ホルモンが低下した状態である．甲状腺ホルモンが高値であるにもかかわらずTSHが正常または高値となる状態を不適切TSH分泌症候群（syndrome of inappropriate secretion of TSH：SITSH）というが，原因疾患の1つである甲状腺ホルモン不応症は甲状腺ホルモン受容体の異常により甲状腺ホルモンが高値であるにもかかわらずホルモン作用が低下した状態である．

半減期が短く，濃度の変動が大きい大部分のホルモンでは，基礎値を調べるだけでは分泌低下の判断ができないため，ホルモン分泌を促進させる刺激試験を行い，ホルモン分泌の予備能を調べる．代表的な試験は下垂体前葉機能低下症の診断に用いる三者負荷試験であり，視床下部ホルモンであるCRH，TRH，GnRH投与に対する下垂体ホルモン（ACTH，

TSH, LH, FSH, PRL）の絶対値のみならず反応の時間的経過を診断の参考とする．

なお，副腎皮質ホルモンの合成酵素が欠損する先天性副腎過形成，例えば21-水酸化酵素欠損症はFに関しては分泌低下であるが，プロゲステロン，17α-ヒドロキシプロゲステロン，アンドロステンジオンは分泌過剰となり，それぞれのホルモンの状態に応じた身体症状（副腎不全症状と男性化徴候）が現れる．このように同一病態の中にホルモンの分泌低下症と分泌過剰症が混在する場合があることに注意すべきである．

ホルモン分泌低下症の治療

ホルモン分泌低下症の治療はおもに補充療法である．欠乏したホルモン自体を補う場合と，下位の安定なホルモンを補う場合がある．前者の例は成長ホルモン分泌不全症におけるGH補充や1型糖尿病におけるインスリン投与，原発性甲状腺機能低下症におけるレボチロキシンNa投与であり，後者の例は中枢性甲状腺機能低下症におけるレボチロキシンNa投与やACTH分泌低下症におけるヒドロコルチゾン投与である．

補充療法を行う場合の適正な補充量の指標はそれぞれのホルモンによって異なる．たとえば成長ホルモン分泌不全症におけるGH補充の場合はIGF-I値を，1型糖尿病におけるインスリン投与は血糖値を，原発性甲状腺機能低下症においてはTSH値を，中枢性甲状腺機能低下症においては甲状腺ホルモン値を指標に補充量の調節を行う．この際に，たとえば原発性甲状腺機能低下症のように治療の指標となる値（TSH）がネガティブフィードバックを介して調節されている場合は，実際の甲状腺ホルモン量を反映するまでに一定の時間（6週間程度）が必要で，短期間投与後のTSH値では判断してはいけないことに注意が必要である．

補充療法は永続的に必要な場合と一時的に行う場合がある．たとえば両側の副腎を摘出した場合には永続的な副腎皮質ホルモンの補充が必要となるが，Cushing症候群の治療として患側の副腎腫瘍を摘出したあとは，術後しばらくは健側の副腎が委縮しており，ヒドロコルチゾンの補充が必要である．しかしながら多くの場合術後半年～1年程度でヒドロコルチゾン補充を中止することができる．専門医としては漫然と不必要なホルモン補充を続けることのないよう注意する必要がある．

甲状腺ホルモン，副腎皮質ホルモンのようにステロイド骨格をもつホルモンは安定であり，経口投与が可能な場合が多いが，インスリン，GH，AVPのように半減期が短く不安定なペプチドホルモンでは経口投与ではなく皮下注射や経鼻投与が行われる．AVPは長年経鼻投与が行われていたが，近年は口腔内崩壊錠が採用されている．今後技術の進歩により，経口投与薬の増加や投与間隔が延長された薬剤の開発が期待される．

ホルモン受容体の異常により作用が低下する疾患に関しては，ホルモン自体の投与を行っても機能しないため，より下流の因子の投与を行う．GHRの異常であるLaron型低身長症においてはGHの下位ホルモンであるIGF-Iを投与する．TRの異常である甲状腺ホルモン異常症の場合は，大部分の症例において甲状腺ホルモンの上昇により受容体の異常が代償されており，一般的に治療は不要である．PHPにおいては下位のホルモンである活性化ビタミンD_3の投与を行う．

表1 ホルモン分泌低下症をきたす代表的な疾患と治療法

原因		疾患	治療法
ホルモン分泌低下	免疫異常	橋本病（慢性甲状腺炎），1型糖尿病，リンパ球性下垂体炎，自己免疫性副腎皮質炎など	補充療法
	遺伝子変異	結核，下垂体卒中，胚細胞腫瘍，Rathke囊胞，Cushing症候群術後，Basedow病の放射性ヨウ素治療後など	
	感染，出血，腫瘍，外傷，術後，放射線照射後など	先天性複合型下垂体ホルモン欠損症（*PIT1*, *PROP1*などの異常），Kallmann症候群（*KAL1*, *FGF8*や*FGFR1*, *CHD7*などの異常），原発性性腺機能低下症（*SF-1*, *SRY*, *SO9*などの異常）など	
異常ホルモン産生		成長ホルモン（GH），副腎皮質刺激ホルモン（ACTH）など	下位のホルモン補充
ホルモン受容体の異常		Laron症候群（GH受容体異常），甲状腺ホルモン不応症（TRβ異常），偽性副甲状腺機能低下症I型（*GNAS*の変異や*GNAS*の転写調節領域のメチル化異常）	下位のホルモンを補充*

*：甲状腺ホルモン不応症では大部分の症例において甲状腺ホルモンの上昇により受容体の異常が代償されており，一般的に治療は不要．

第2章 総論

4 内分泌疾患の病因
(2) ホルモンの分泌過剰

POINT

- ホルモン分泌過剰症の診断では，ホルモン値の基準範囲からの逸脱高値という絶対的評価による診断のみならず，ホルモン分泌の正常な調節制御からの逸脱(脱抑制)という相対的評価による診断も重要である．
- ホルモン分泌過剰症の原因は，ホルモン産生腫瘍がおもであり，ほかにホルモン分泌刺激作用を有する液性因子や物理的因子もあげられる．
- ホルモン分泌過剰症の治療には，原因を排除する根治療法とホルモン作用過剰による身体障害を防ぐための対症療法が存在する．

ホルモン分泌過剰症の診断

ホルモンにはそれぞれ特有の生理作用があるが，その作用過剰によってもたらされる臨床徴候には，疾患特異的なものと非特異的なものがある．中心性肥満・腹部皮膚線条や眉弓隆起突出・鼻翼肥大などは，その身体徴候があれば，それぞれCushing症候群(Cushing病を含む)および先端巨大症という特定の疾患を想起できる．一方，高血圧や動悸などは，その臨床徴候が必ずしもホルモン分泌過剰症に1対1で結びつかず，そのなかからホルモン分泌過剰症を拾い上げることは困難な場合も少なくない．ホルモン分泌過剰症の診断を学ぶにあたり，まず重要なことは，どのような臨床徴候がきっかけとなり各疾患が診断されていくか，疾患特異的な徴候・非特異的な徴候に分け，しっかり整理しておくことである．

ホルモン分泌過剰症を疑った場合，診断のファーストステップはホルモン値の測定である．一般に，外来にて血中/尿中ホルモン基礎値を測定することになるが，多くのホルモンは基準範囲が広く設定されており，測定結果を基準値に照らしあわせるだけでは診断がつかないことが多い．上限値と下限値の幅が10倍くらい開いているホルモンも決してまれではない．そのため，測定値が基準範囲内であるからといって，安易にホルモン分泌に異常なしと断定してはならない．多くのホルモンは，その分泌を調節する上位ホルモンが存在する．ホルモン分泌過剰症を診断する際には，必ずその上位ホルモン(ネガティブフィードバックループを考える場合は下位ホルモン)も測定し，不適切な分泌動態になっていないかの評価も行う．ホルモン分泌調節因子は必ずしもホルモンとは限らない．ADH分泌過剰症(syndrome of inappropriate secretion of ADH)の診断では，血漿浸透圧が上位の分泌調節因子となる．近年，高血圧患者において広くスクリーニングを行うことが勧められている原発性アルドステロン症(primary aldosteronism：PA)は，上位ホルモンであるレニンに対して不適切にアルドステロン分泌過剰がみられる疾患であり，アルドステロン値そのものは基準範囲内に収まっていることも少なくないため，スクリーニングには，アルドステロン値ではなく，アルドステロン/レニン比が使用される．上位ホルモンとの関係性から，ホルモン分泌過剰症が疑われた場合，その診断を確定するためには，負荷試験が行われる．多くの負荷試験は，上位の分泌調節因子に非依存的にホルモン分泌過剰がみられるかを評価する試験となっている．このように，ホルモン分泌過剰症の診断には，ホルモン分泌が正常な調節制御から逸脱しているか(脱抑制状態)という相対的評価を行う必要があり，この点が専門医としてのスキルを求められる点と心得てほしい．

ホルモン分泌過剰症の診断では，このように上位の分泌調節因子との相対的な関係など，わずかな異常も捉え評価することになるため，正常との境界領域の病態としてホルモン異常が同定されることも少なくない．このような病態は，ホルモンの潜在性機能亢進という概念で捉えられている．近年，多くの内分泌疾患で，この潜在性機能異常の概念が提唱されてきているが，これらの病態に対する治療指針は，まだ未確立のものも多い．専門医としては，これらの動向についても今後注目していく必要がある．

ホルモン分泌過剰症の原因

本項「ホルモン分泌過剰症の診断」で述べた検査により，ホルモン分泌過剰症が確認されたあとは，次のステップとして，その原因が何であるかを評価する．ホルモン分泌過剰症の多くは，原因により治療方針が異なるため，非常に重要なステップである．ホルモン分泌過剰症の原因の代表は，ホルモン産生腫瘍である．適切なモダリティの画像検査(CT，MRI，超音波検査など)により，そのホルモン産生臓器に腫瘍が存在するか否かを確認する．

Cushing病やPAのように，腫瘍径が比較的小さいホルモン産生腫瘍もあり，その場合は，解像度を上げた画像検査が必要になる．さらに注意すべき点として，画像検査において当該臓器に腫瘍の存在が確認されたとしても，短絡的にその腫瘍がホルモン分泌過剰症の原因と断定してはいけない．その腫瘍が，ホルモン分泌過剰の原因（産生源）になっていることを確認する検査としては，シンチグラフィやサンプリング検査がある．

ホルモン分泌過剰症の原因としては，ホルモン産生腫瘍のほかに，自己抗体や物理的刺激なども知られている．Basedow病は，甲状腺に対しホルモン分泌刺激活性を有する自己抗体がその原因となる．また，続発性（二次性）アルドステロン症をきたす腎血管性高血圧は，腎動脈狭窄による腎血流低下という物理的刺激が原因となる．

ホルモン値が基準範囲を超えて明らかに分泌過剰がある場合でも，下位ホルモンの機能低下（分泌低下症）によりネガティブフィードバックの欠如が原因となってホルモン値が高値となっていることもあり，この病態は，ホルモン分泌過剰症には含まれない．ホルモン分泌過剰症に伴う臨床徴候がむしろ正反対となることがほとんどであり，鑑別に迷うことは少ない．たとえば，副腎皮質ホルモンの合成酵素欠損が原因となる先天性副腎過形成では，ACTHが異常高値となるが，コルチゾール過剰によるCushing徴候は伴わず，むしろコルチゾール欠乏による機能低下症状が前面に出るため，区別は容易である．

また，厳密な意味ではホルモン分泌過剰症にあたらないが，ホルモン分泌過剰を呈する疾患として，破壊性甲状腺炎（亜急性甲状腺炎や無痛性甲状腺炎）がある．甲状腺の破壊により，甲状腺内に蓄えられていたホルモンが甲状腺外に放出され，ホルモン高値となる．正常のホルモン分泌制御機構を逸脱して高値となる点では，Basedow病やPlummer病などのホルモン分泌過剰症と共通の病態となる．さらに，もう一つ，厳密な意味ではホルモン分泌過剰症にあたらないが，共通の臨床徴候・ホルモン高値を呈し，ホルモン過剰症と鑑別を有する病態がある．ホルモン剤の過量服薬による中毒症である．ステロイドホルモンの過量服薬による医原性Cushingはよく知られた病態であるが，中心性肥満などのCushing徴候に加え，ACTH値の抑制など，コルチゾール産生腫瘍によるCushing症候群とほぼ共通の病態を呈する．ただし，治療薬として用いられるステロイドホルモンは，コルチゾールとして測定されない（コルチゾール測定キットに対する交差性が低い）合成ステロイドも多く，コルチゾールが高値を示さない場合は，容易に診断が可能である．そのほかにも，高齢者の高カルシウム血症でビタミンD中毒症が原因となっている例など，ホルモン剤の過量服薬によるホルモン分泌過剰症類似の病態は，日常診療において決してまれではないため，専門医としては，ホルモン分泌過剰症の原因を考えるにあたって，常に念頭に入れておかなければならない．

ホルモン分泌過剰症の治療

ホルモン分泌過剰症の治療の目的は，そのホルモン作用の過剰によって生じている有害性（身体障害）を除去あるいは緩和することにある．ホルモン産生腫瘍が原因の場合は，その腫瘍の外科的切除を行うことにより，ホルモン値は正常化し，それによる有害性も除去できる．すなわち根治治療が可能である．腎血管性高血圧（腎動脈狭窄）による続発性アルドステロン症のように，ホルモン分泌過剰症の原因がホルモン産生腫瘍以外にある場合も，血管形成術という根治治療が存在する．

一方，Basedow病のように，過剰となっているホルモンが内分泌臓器全体から分泌されている場合は，根治治療を目指す外科的治療は行いにくい．ホルモン量を低下させる抗甲状腺薬を使用するのがわが国では一般的であり，そのほかの治療，甲状腺亜全摘術やアイソトープ治療（内照射療法）なども含め，できる限り治療後の機能低下を回避する方向性の治療が選択される．抗甲状腺薬のように，ホルモン量を低下させる薬物治療としては，そのほかにも，先端巨大症に対するソマトスタチン誘導体製剤，プロラクチノーマに対するドパミン作動薬などがあるが，いずれも内服を中止するとホルモン値が上昇してきてしまうことが多く，根治治療とは捉えにくい．

また，PAの病型の1つである特発性アルドステロン症も，両側副腎全体からアルドステロンが過剰分泌される病態であり，外科的治療は通常行われない．この場合，高アルドステロン血症による心血管系の有害性を緩和する目的で，アルドステロン拮抗薬（ミネラロコルチコイド受容体拮抗薬）による薬物治療が行われる．このように，ホルモン作用に拮抗する薬物治療としては，他に先端巨大症に対するGHR拮抗薬がある．ホルモン受容体拮抗薬は，ホルモン量を低下させる薬物治療ではないため，ホルモン値の推移が治療効果の判定に利用できない点に留意が必要である．ホルモン分泌過剰症の原因と治療のまとめを表1に示す．

以上のように，ホルモン分泌過剰症の治療は，外科的治療と薬物治療に大別され，前者は根治治療を目的としたものが多い．一方，後者では根治を得ることがむずかしいことも多く，対症治療として捉えられる場合がほとんどである．Basedow病のように自然寛解する疾患でない場合は，永続的な内服を余

表1 ホルモン分泌過剰症をきたす代表的な疾患と治療法

原因		疾患	治療法*
ホルモン合成亢進	内分泌腫瘍	先端巨大症，Cushing病，Cushing症候群（コルチゾール産生腺腫），原発性アルドステロン症（アルドステロン産生腺腫），褐色細胞腫，原発性副甲状腺機能亢進症など	外科的摘除
		プロラクチノーマ	薬物治療（ホルモン産生低下）
	外的刺激因子	Basedow病	薬物治療（ホルモン産生低下）
		腎血管性高血圧	血管形成術または薬物治療（受容体拮抗薬）
		SIADH	飲水制限（対症療法）
	原因不明	原発性アルドステロン症（特発性アルドステロン症）	薬物治療（受容体拮抗薬）
逸脱性ホルモン分泌		無痛性甲状腺炎，亜急性甲状腺炎	薬物治療（対症療法）

*：多くのホルモン分泌過剰症は，複数の治療選択肢を有するが，この表ではおもにファーストラインの治療を記す．

表2 ホルモン分泌過剰症の管理において専門医として求められる点

- 疾患特異的な臨床徴候・非特異的な臨床徴候，どちらからもホルモン分泌過剰症を見逃さない目を養う．
- 測定したホルモン値が基準範囲内に入っている場合でも，正常な調節制御から逸脱していないか評価することにより，ホルモン分泌過剰症の存在を見抜くことができる．
- 潜在性機能異常の概念と治療指針に関するエビデンスを把握し，未確立のものに関しては，今後の動向にも注目して知識を得ていく．
- ホルモン剤の過量服薬による医原性（あるいは詐病による）ホルモン分泌過剰症（類似病態）の可能性も日常診療のなかで常に念頭に置き，適確なアセスメントをすることができる．
- ホルモン分泌過剰症に対する治療として，外科的治療・薬物治療の原理およびメリット・デメリットを理解し，個々の症例に応じて最適の治療選択肢を提示することができる．

儀なくされる．根治という点では，外科的治療のほうが優れるが，年齢や合併疾患の要素から手術リスクが高い症例では，薬物治療のほうが優れる点もある．ホルモン分泌過剰症によっては，外科的治療・薬物治療どちらも確立されているものもあり，その間に治療効果の差を示すエビデンスがない場合は，どの治療を選択するか慎重に検討する必要がある．この点も，専門医としての視点と経験が強く求められよう．本項の内容について，専門医として求められる点を表2にまとめた．

4 内分泌疾患の病因
(3) 異常ホルモンの分泌：プロセシング異常等

POINT
▶ 異所性 ACTH 産生腫瘍や silent corticotroph adenoma(SCA)では，PC1/3 の発現低下のため，生物活性の低い big ACTH が産生される．
▶ *PC1* 遺伝子異常症は，肥満をきたす．
▶ *PC1* 遺伝子異常症は，高プロインスリン血症，低インスリン血症をきたす．

プロホルモン変換酵素遺伝子異常症

ペプチドホルモンは，遺伝子の転写，RNAのプロセシング，翻訳，翻訳後のプロセシングの過程を経て産生される．翻訳後のプロセシングにおいて，プロホルモンは特異酵素(prohormone convertase：PC)によりプロセシングされて最終的にホルモンが完成する．

下垂体では POMC に PC1/3，PC2 が作用し，ACTH，α-メラノサイト刺激ホルモン(alpha-Melanocyte-stimulating hormone：α-MSH)が分泌される．

膵臓の Langerhans 島では，プログルカゴンに PC2 が作用しグルカゴン，プロインスリンでは PC1/3，PC2 が作用しインスリンが分泌される．

PC1 遺伝子変異では，プロオピオメラノコルチン(Pro-opiomelanocortin：POMC)やプロインスリンなどのホルモン前駆体でのプロセシング異常をきたす．

PC1 プロセシングによる ACTH 産生

ACTH は POMC から PC1/3 によるプロセシングで産生される．

POMC は，PC1/3 および 2 によるプロセシングを受けて ACTH，MSH(α，γ)，βエンドルフィンなどの生理活性ペプチドを同時に産生する．PC1/3，PC2 では切断部位が異なっており，下垂体前葉では PC1/3 が，下垂体中葉では PC1/3 と PC2 が存在する．前葉から ACTH が産生されるのに対し，中葉では ACTH は PC2 でさらにプロセシングを受け，α-MSH とコルチコトロピン様中葉ペプチド(Corticotropin-like intermediate peptide：CLIP)が産生される(図1)[1]．

1) *PC1* 遺伝子異常と silent corticotroph adenoma

Cushing 病(Cushing's disease：CD)は microadenoma であるのに対し，silent corticotroph adenoma(SCA)の多くは macroadenoma である．SCA は免疫組織学的に ACTH および ACTH 関連ペプチド(+)であるが，CD に認められるホルモン異常や臨床症状が認められない．主要症状は，頭痛，視野障害，下垂体機能異常などの腫瘍圧迫症状であり自覚症状がないことも多く，下垂体偶発腫瘍として発見されることもある．

免疫組織学的検討において，SCA では，ACTH(+)を認めるが，PC1/3(−)であり，SCA は POMC のプロセシング障害による生物学的活性の乏しい bigACTH 分泌により無症候性である可能性が示唆される．

2) *PC1* 遺伝子異常と異所性 ACTH 産生腫瘍

下垂体以外の腫瘍組織より ACTH が産生・分泌され Cushing 症候群の臨床症状や検査所見を呈するものを異所性 ACTH 産生腫瘍という．正常下垂体より分泌される ACTH は POMC がプロセシングを受けて産生されるが，非下垂体腫瘍より産生される ACTH も POMC 遺伝子由来である．異所性 ACTH 産生腫瘍では，PC1/3 の活性が低下しており，POMC が正常下垂体と異なるプロセシングにより bigACTH や通常の下垂体ではみられない小ペプチドの産生を認める．

Cushing 病と異所性 ACTH 産生腫瘍の鑑別診断として海面静脈サンプリングや画像検査を行うが，両者の鑑別，局在診断は難渋することが少なくない．POMC 関連蛋白の bigACTH などの POMC 関連ペプチドのサイズの違いにより，非侵襲的な Cushing 病と異所性 ACTH 産生腫瘍の鑑別診断の有用性が報告されている[2]．

PC1 遺伝子異常による肥満

レプチンは，満腹シグナルを視床下部に伝達しエネルギーの恒常性と体重制御を調節している．レプチンの異化経路には食欲不振誘発性ペプチドである POMC とコカインおよびアンフェタミン関連転写因子(cocaine-and amphetamine-regulated transcript：CART)が含まれ，レプチン分泌により POMC と CART が産生され，食欲と食事摂取が低下する．POMC はレプチン受容体(reptin receptor：LEPR)を有する視床下部の弓状核に存在するプロ

ホルモンであり，PC1 の変換により，POMC から α-MSH を含むメラノコルチンが産生される．α-MSH はメラノコルチン 4 レセプター（MC4R）のアゴニストである．MC4R は脳と中枢神経に発現しており，MC4R の活性化は食欲を抑制し，エネルギー活性消費を増大させる．PC1 遺伝子異常では，POMC から α-MSH が産生されないため肥満の原因になると考えられている．PC1 遺伝子異常では，小児期からの肥満，低インスリン血症，高プロインスリン血症および POMC の高値などが認められる．1995 年に O'Rahilly は，43 歳女性で早期発症の肥満症，糖代謝異常（食後低血糖），性腺機能低下症，副腎機能異常，小腸吸収機能不全の症例を報告し，1997 年 Jackson らは PC1 遺伝子異常によるプロセシング障害であることを報告した．PC1 障害では肥満のリスクが上昇することが知られている[3]．PC1 遺伝子変異を有するヨーロッパ人では，変異を有さないものの 8.7 倍の肥満リスクを有し，重症肥満者の 0.83% に認められるとの報告がある[4]．

異常プロインスリン症と *PC1* 遺伝子異常

膵 β 細胞の粗面小胞体で合成されたプレプロインスリンは N 端の 24 個のアミノ酸が切断されプロインスリンに変換される．プロインスリンは分泌顆粒内で PC1/3 と PC2 のプロセシングにより，インスリンと C ペプチドに変換される（図 2）[5]．PC1 遺伝子異常ではプロセシングの障害により構造異常のインスリンやプロインスリンと正常インスリンの両者が合成，分泌される．異常インスリンの受容体結合能や生物活性は正常インスリンの数 % 程度であり，半減期は延長するため血中のインスリンは高値となる．C ペプチドの半減期は正常ある．そのため，異常インスリン血症では，高インスリン血症とインスリン/CPR モル比の上昇を認める．

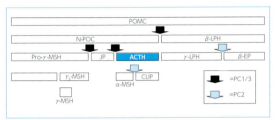

図1 POMC のプロセシング
〔(1) Shlomo M, *et al*.: Williams Textbook of ENDOCRINOLOGY. 12th ed, In shlomo M, *et al*.(eds), Saunders 2011 ; 199. より〕

◆ 文 献 ◆
1) Shlomo M, *et al*.: Williams Textbook of ENDOCRINOLOGY. 12th ed, In shlomo M, *et al*.(eds), Saunders 2011 ; 199.
2) Pritchard LE, *et al*.: *Endocrinology* 2007 ; **148** : 4201-4207.
3) Creemers JW, *et al*.: *Diabetes* 2012 ; **61** : 383-390.
4) Choquet H, *et al*.: *PLoS One* 2013 ; **8**(2) : e57857.
5) O'Rahilly S, *et al*.: *N Engl J Med* 1995 ; **333** : 1386-1390.

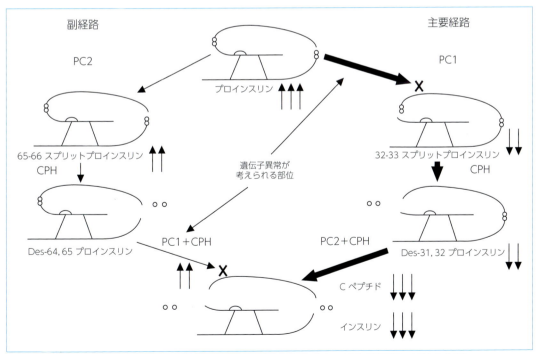

図2 プロインスリンプロセシングの過程とプロホルモン変換酵素 1 遺伝子異常における病態
〔(5) O'Rahilly S, *et al*.: *N Engl J Med* 1995 ; **333** : 1386-1390. より〕

第2章 総論

4 内分泌疾患の病因
（4）ホルモンの異所性産生

> **POINT**
> - ホルモン過剰症を呈し，正所性の産生腫瘍が認められない場合は異所性産生腫瘍を疑って精査する．
> - 異所性ホルモン産生腫瘍の特徴を理解する．

定義と概念

異所性ホルモン産生とは，本来そのホルモンを産生しない組織・臓器からホルモンを産生する場合を指す．しかし，最近，高感度にホルモン測定や遺伝子発現の検討がなされることにより，本来そのホルモンを産生する組織・臓器（正所性）以外の正常組織においてもホルモンが微量に産生，分泌されていることが明らかにされ，ホルモン産生の異所性と正所性の区別を厳密にすることはむずかしくなってきた．臨床的に，異所性ホルモン産生が問題となるのは，腫瘍が生物活性のあるホルモンを過剰に産生・分泌して，それに基づく内分泌異常の症状・症候・検査所見を呈する，異所性ホルモン産生腫瘍（ectopic hormone-producing tumor）である．異所性ホルモン産生腫瘍による内分泌異常（異所性ホルモン産生症候群）は腫瘍随伴症候群（paraneoplastic syndrome）の1つである．

本項では異所性ホルモン産生腫瘍の総論について概説する（個々の異所性ホルモン産生腫瘍に関しては各論を参照）．

異所性ホルモン産生腫瘍

1）分類

おもな異所性ホルモン産生腫瘍について，表1に示す[1~4]．このうち小細胞癌や気管支カルチノイド，消化器カルチノイド腫瘍は，もともと気管支や消化器粘膜に点在する神経内分泌細胞（neuroendocrine cell：NEC）に由来することから，神経内分泌腫瘍（NET）とよばれる．これらのNECは従来 amine-precursor uptake and decarboxylation（APUD）細胞ともよばれてきた．

異所性に産生されるホルモンは，そのほとんどはペプチドホルモンである．非ペプチド産生のものとしては，1,25-ジヒドロキシビタミン D_3 を産生するリンパ腫があるが，複数の律速酵素による合成経路が必要なステロイドや甲状腺ホルモンの異所性産生は奇形腫の一部にみられるのみである．

2）ホルモン産生機序

1つの産生機序としてはAPUD説である．活性アミンやペプチドホルモン産生能をもつ胎生期の神経外胚葉（神経堤）由来のAPUD細胞が腫瘍化することにより異所性ホルモン産生腫瘍を生ずるとするものである．小細胞癌，カルチノイドはNEC起源によるNETによる異所性ホルモン産生の基本となる考え方である．しかし，NET以外の腫瘍でも異所性ホルモン産生が認められるためAPUD説のみで，すべての異所性ホルモン産生機序を説明できない．

NET以外の腫瘍での異所性産生機序として脱分化・異分化説がある．脱分化説とは，腫瘍化の過程で退行が生じ，胎児性蛋白（αフェトプロテインなど）やホルモンを産生するものである．異分化説とはホルモン産生能を有する原始細胞が腫瘍化により，異なった方向へ分化する結果，多彩なホルモンを分泌するというものである．これら脱分化・異分化の過程において，遺伝子再構成あるいはエピジェネティックな修飾が考えられている．

また，腫瘍化に伴い各種遺伝子プロモーターの脱メチル化が生じ，本来発現が微量または無に制御されていたホルモン遺伝子の転写が活性化するというエピジェネティックな機序が考えられている．この例としては腫瘍に伴う高カルシウム血症の原因として副甲状腺ホルモン関連蛋白（PTHrP）遺伝子プロモーターの脱メチル化や肺小細胞癌の副腎皮質刺激ホルモン（ACTH）産生にプロオピオメラノコルチン（proopiomelanocortin：POMC）遺伝子プロモーターの脱メチル化が関与することがあげられている．腫瘍化に伴うエピジェネティックな変化はNETおよび非NETでのホルモン産生に関与すると考えられている．

3）ホルモンの産生・分泌の特徴

正常の内分泌臓器からのホルモン産生・分泌と比較し，異所性ホルモン産生腫瘍においては以下の共通した特徴を認める．

❶ 成熟ホルモン産生能の不全

腫瘍から産生されるホルモンのプロセッシング・翻訳後修飾が不十分で未熟なペプチドホルモンあるいは前駆体として分泌される．異所性ACTH産生腫瘍によるACTH前駆体（大分子量ACTH）やフラグメント，インスリン様成長因子（IGF）-II産生低血糖

表1 おもな異所性ホルモン産生腫瘍

腫瘍随伴内分泌症状・症候	腫瘍産生ホルモン	おもな腫瘍型	頻度*
Cushing症候群(ACTH依存性)	ACTH	肺小細胞癌, 気管支/胸腺カルチノイド 膵島癌, 甲状腺髄様癌, 褐色細胞腫など	1
	CRH	肺小細胞癌, 気管支/胸腺カルチノイド 膵島癌など	3
SIADH	AVP	肺小細胞癌, 膵癌	1
高カルシウム血症	PTHrP	肺癌(扁平上皮癌), 頭頸部癌, 腎癌など	1
	1,25-dihydroxyvitamin D	悪性リンパ腫	3
低血糖	IGF-II	中胚葉腫瘍(中皮腫, 線維肉腫など), 肝細胞癌, 胃癌など	2
女性化, 性早熟	hCG	精上皮腫, 胚細胞腫, 肺癌, 肝細胞癌	2
先端巨大症	GHRH	カルチノイド, 膵ラ島癌, 肺小細胞癌など	3
骨軟化症	FGF-23	内・中胚葉腫瘍(血管腫, 線維腫, 骨芽腫など), 前立腺癌	3
高血圧・低カリウム血症	レニン	肺癌, 腎癌, 卵巣癌	3

*：頻度は異所性ホルモン産生腫瘍としてよくみられるものを1, たまにみられるものを2, まれなものを3と表記した. 非常にまれなものとしては, PRL産生腫瘍(肺癌, 腎癌), PTH産生腫瘍(肺癌, 卵巣癌)などがある.

を呈する膵外腫瘍における糖鎖構造の変化したIGF-II前駆体(大分子量IGF-II)などがこれにあたる.

❷ ホルモン産生の非効率性

個々の腫瘍細胞によるホルモン産生能は一般的に低い. ホルモン過剰による症状は腫瘍が巨大となって(巨大な良性腫瘍), あるいは進行癌で出現することが多い. しかし, 一部の分化度の高いNETでは微小でも異所性ACTH症候群を呈することがある.

❸ フィードバック機構の不全

ネガティブフィードバックによるホルモン産生抑制は通常生じ難い.

4) 診断

ホルモン過剰の症状があり, 血中・尿中のホルモンの過剰分泌を認め, 画像検査で腫瘍が正所性に認められない場合に検査を進める. 検査を進めるうえで①前述のホルモン前駆体やフラグメントの検出などホルモン動態の異常, ②腫瘍を栄養する動静脈間のホルモン濃度較差を認めることは診断上有用であり, 腫瘍摘出により臨床症状およびホルモンの正常化認めることは診断上重要である. 腫瘍がホルモン産生をしているかの最終の証明は腫瘍組織中にホルモンの産生(定量, 免疫染色陽性, mRNA発現)を認めることである.

5) 治療

腫瘍に対する手術, 放射線および化学療法とホルモン過剰に対する対症療法がある.

◆ 文 献 ◆

1) Jameson JL, et al.：Harrison's Principle of Internal Medicine. 19th ed, In：Kasper DL, et al.(eds), McGraw-Hill Inc. 2015；608-613
2) 吉本貴宣, 平田結喜緒：日本臨床 2011；**69**(増刊2)：697-699.
3) 平田結喜緒：日本臨床 2011；**69**(増刊2)：700-705.
4) Fukuda I, et al.：Growth Horm IGF Res 2006；**16**：211-216.

第2章 総論

4 内分泌疾患の病因
(5) ホルモン不活性化酵素の異常

POINT

▶ ホルモン不活性化酵素，11β-水酸化ステロイド脱水素酵素（11β-HSD）は組織においてアルドステロンやコルチゾール（F）の作用を調節している．
▶ 11β-HSD1 は肝臓，脂肪組織や膵臓に存在し肥満症や糖尿病の病態に関係している．
▶ 11β-HSD2 は腎臓以外に血管や腸管，汗腺に存在し血圧や電解質調節に関与している．
▶ 11β-HSD2 は AME 症候群や偽アルドステロン症，高血圧の病因に関係している．

はじめに

コルチゾール（F）不活化酵素として 11β-HSD2 の異常により家族性の低カリウム血症を伴った高血圧症（apparent mineralocorticoid excess〈AME〉症候群）や食塩感受性高血圧を呈し，甘草による偽アルドステロン症も 11β-HSD2 が原因である．11β-HSD1 は肥満症や糖尿病の病態に関与し 11β-HSD1 阻害薬は血糖降下薬として開発が進んでいる．

構　造

11β-HSD は，グルココルチコイドホルモン（glucocorticoid hormone：GC）である F（齧歯類ではコルチコステロン〈corticosterone：B〉）を，活性を有しないコルチゾン（cortisone：E）（齧歯類では 11-デヒドロコルチコステロン）に変換する酵素である．11β-HSD にはニコチンアミドアデニンジヌクレオチドリン酸（nicotinamide adenine dinucleotide phosphate：NADP）を補酵素とする 1 型とニコチンアミドアデニンジヌクレオチド（nicotinamide adenine dinucleotide：NAD）を補酵素とする 2 型が存在し，1 型は両方向性であるが生体内ではリダクターゼ作用を有し，2 型はデヒドロゲナーゼ活性のみを有する．

作　用

循環血中の F の濃度はアルドステロンの約 1,000 倍である．ミネラロコルチコイド受容体（MR）は F，アルドステロンともに同等の親和性を有する．そのため，図 1 に示すように 11β-HSD2 は F を不活化し，アルドステロンを MR に選択的に作用させるために重要な役割を有する．11β-HSD2 は MR が存在している腎臓，腸管，汗腺，胎盤，血管などに存在している．それに対し 11β-HSD1 は幅広く組織に存在しているが，内臓脂肪や骨格筋においてはインスリンの作用を調節し糖代謝に関与している．特異的 11β-HSD1 阻害薬は血糖降下薬として開発されている．

作用機構・情報伝達系

本項「作用」で述べたように 11β-HSD2 はアルドステロンの MR に対する作用を調節しているので，図 1 に示したように MR を介した Na^+/K^+ ATPase や上皮型 Na チャネル（epithelial sodium channel：ENaC）による作用を調節していることになる．また図 2 に示すように，血管においてはグルココルチコイド受容体（glucocorticoid receptor：GR）の活性化および MR の活性化による酸化ストレスの増加により高血圧や臓器傷害を引き起こすことが考えられる．

11β-水酸化ステロイド脱水素酵素 2 型の異常

1) AME 症候群

1970 年代に，ミネラロコルチコイド過剰によると考えられる臨床症状（高血圧，低カリウム血症，低レニン血症を伴い MR 拮抗薬により症状の改善が得られる）を呈するにもかかわらずアルドステロンが増加していない症例が，AME 症候群として報告された．Mune ら[1]はこの疾患が 11β-HSD2 の遺伝子異常により発症することを報告し，以後多くの遺伝子異常個所が報告されている．11β-HSD2 遺伝子ノックアウトマウスが AME 症候群と同様の病態を生じ，さらに AME 症候群の患者が腎移植を受けると腎における 11β-HSD2 活性が正常化し血圧，K も正常化することが報告され，本疾患の病因として腎臓の 11β-HSD2 の役割が確立した．AME 症候群患者の長期予後は早期の MR 拮抗薬による治療が重要である．軽症の AME 症候群では 11β-HSD2 遺伝子のメチル化の関与が報告されている[2]．

2) 甘草による偽アルドステロン症

甘草（カンゾウ）は古来多くの漢方薬のなかに含まれ，わが国や中国のみならずヨーロッパにおいても広く使用されてきた．その薬効の主たる成分がグリチルリチン（ないしはその水解産物であるグリチル

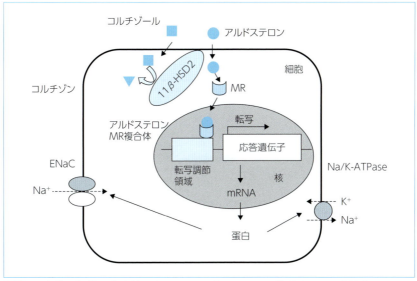

図1 腎遠位尿細管，集合管におけるアルドステロンの作用と11β-水酸化ステロイド脱水素酵素2型との関係

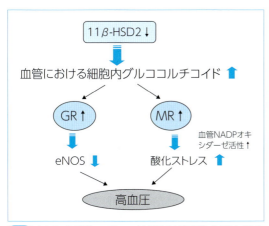

図2 11β-水酸化ステロイド脱水素酵素2型と高血圧，臓器傷害との関係
eNOS（内皮型一酸化窒素合成酵素）

リチン酸）であることが知られている．甘草の摂取により高血圧，低カリウム血症といったミネラロコルチコイド過剰の症状を呈する．甘草の作用は服用後数日から1週間ほどで現れ，服用中止後数週間で回復するが，レニン-アンジオテンシン系の抑制は数か月続くことが知られている．甘草による偽アルドステロン症はAME症候群と同様F依存的で，エプレレノンなどのMR拮抗薬により改善することから，腎臓における11β-HSD2活性の低下によるものと考えられる．甘草による偽アルドステロン症発症には個人差が大きいが，主として甘草に対する11β-HSD2酵素活性の反応の差によるものと考えられる．

3) 11β-水酸化ステロイド脱水素酵素2型と本態性高血圧

　本態性高血圧の成因は現在のところ不明であるが，高血圧の約10%は原発性アルドステロン症（primary aldosteronism：PA）である．低レニン性高血圧は30〜40%を占めるが，そのなかで11β-HSD2の関与が動物実験や臨床研究で明らかにされている．血管内皮細胞には11β-HSD1および11β-HSD2の両酵素が存在するが，*11β-HSD2*遺伝子ノックアウトマウスでは血管内皮機能の障害が観察され高血圧と関連することが報告されている．また著者らは高血圧モデル動物において腎や血管における11β-HSD2活性が抑制されていることを報告した[3]．*11β-HSD2*遺伝子異常により生ずるAME症候群にも低カリウム血症を示さない軽症の症例が存在することが報告されているが，一部の本態性高血圧患者のなかに腎臓における11β-HSD2が低下していることが報告され，また尿中の11β-HSD2阻害物質が増加していることも報告されているが，近年までその構造式などはまだ解明されていない．脳内の11β-HSD2を欠損させたマウスでは塩分嗜好が高まり高血圧を発症することが報告され食塩感受性高血圧の成因に本酵素が関与している可能性も考えられる[4]．

11β-水酸化ステロイド脱水素酵素1型の異常

1) 肥満

　メタボリックシンドロームや2型糖尿病では組織におけるグルココルチコイド作用の増加が病態に関

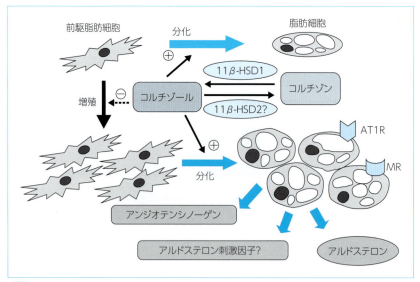

図3 脂肪組織におけるグルココルチコイド，11β-HSD1およびレニン-アンジオテンシン-アルドステロン系の関係
脂肪細胞にはグルココルチコイド受容体が強く発現しているが，1型アンジオテンシンⅡ受容体(AT1R)，MRの発現も認められる．

与している．メタボリックシンドロームでは循環血中のFは高くないが内臓脂肪における11β-HSD1が活性化しており組織におけるF濃度が増加している．

11β-HSD1遺伝子を脂肪組織に過剰発現させたマウスではメタボリックシンドロームの病態を生じる．11β-HSD1遺伝子欠損マウスでは肥満や脂質代謝異常に対して予防効果が認められ，肝臓における過剰発現モデルではインスリン抵抗性，脂肪肝，脂質代謝異常を生じる．11β-HSD1の組織での活性化により局所でのFの作用が増強され，病態に関与してくるものと考えられる(図3)．

2) 糖尿病

肥満を伴う2型糖尿病患者における脂肪組織での11β-HSD1活性は亢進している[5]．数々の特異的11β-HSD1阻害薬が開発され，その主たる作用は血糖低下作用であることから11β-HSD1が糖尿病(diabetes mellitus)の病態に関係していることは明らかである．11β-HSD1の血糖降下作用は内臓脂肪や肝臓，骨格筋における11β-HSD1を阻害することにより組織でのFを低下させ，糖新生やインスリン抵抗性を改善することによりものである．膵臓からのインスリン分泌に関与している可能性も報告されている．

◆◆ 文 献 ◆◆

1) Mune T, et al.: *Nat Genet* 1995; **10**: 394-399.
2) Pizzolo F, et al.: *J Clin Endocrinol Metab* 2015; **100**: E1234-E1241.
3) Takeda Y: *J Steroid Biochem Mol Biol* 2003; **85**: 443-447.
4) Evans LC, et al.: *Circulation* 2016; **133**: 1360-1370.
5) Dube S, et al.: *J Clin Endocrinol Metab* 2015; **100**: E70-E76.

第2章 総論

4 内分泌疾患の病因
(6) ホルモン結合蛋白の異常

> **POINT**
> ▶ 甲状腺ホルモン，コルチゾール(F)，性ホルモンなどは，特異的な結合蛋白と結合して血液中に存在するものがある．
> ▶ 結合蛋白から分離した遊離型ホルモンが生物活性を示す．

一般的に，生体内で産生されるホルモンは，内分泌臓器で産生されて血中に放出される．ホルモンは血流によって全身に輸送され標的臓器の各ホルモン特異的受容体に結合して，作用を発揮する．ホルモンは血中に存在する際に，ホルモンそのものの形態で存在する場合と，各ホルモンに特有の結合蛋白と結合して，存在する場合がある．いずれにしても，ホルモンは蛋白などに結合していない遊離の形態によって，受容体と結合可能となる．ホルモンは，微量で作用を発揮するが，血中に溶解困難な化学構造の場合，リザーブとして血中に保持する必要がある場合，受容体との競合的に作用する場合などは，結合蛋白と結合して循環しているものも少なくない．サイロキシン結合グロブリン(thyroxine binding globulin：TBG)，コルチゾール結合グロブリン(corticosteroid binding globulin：CBG)，性ホルモン結合蛋白(sex hormone binding protein：SHBP)，成長ホルモン結合蛋白(growth hormone binding protein：GHBP)，インスリン様成長因子結合蛋白(insulin like growth factor binding protein：IGF-BP)などが知られている．

サイロキシン結合グロブリン

サイロキシン結合グロブリン(TBG)は，分子量54 kDaであり，その遺伝子はXq22に存在する[1]．おもに肝臓で産生される．TBGは，セリンプロテアーゼで分解され，半減期は5日間である．その血中濃度は，1.1〜2.1 mg/dLである．血中において，サイロキシンはトランスサイレチンやアルブミンにも結合する．TBGはトランスサイレチンやアルブミンに比して，血中濃度は低いが，T_4およびT_3の75%が結合している．これらすべての結合蛋白に，血中甲状腺ホルモンの95%が結合している．T_4はT_3に比して約10倍のTBG結合親和性があり，TBGの約25%にT_4は結合している．甲状腺ホルモン以外にもフェニトイン，ジクロフェナク，ジアゼパム，サリチル酸，ミルリノンなどTBGと結合する薬剤がある．

先天的あるいは後天的にTBGの欠損や低下が認められる．先天性(遺伝性)のTBG欠損症は，5,000人に1人と比較的多く認められる．TBG遺伝子はX染色体上にあり，男性例ではTBGが測定感度以下となる．保因者の女性では，約半分の濃度となる．TBG欠損症では，総T_4，総T_3の測定値が低下するが，FT_4，FT_3は正常であり，明らかな臨床症状を認めない．総T_4濃度が低値にもかかわらずFT_4濃度が正常であり，その乖離からTBG欠損症が疑われたが，近年ではおもに遊離型甲状腺ホルモンを測定するため，TBG欠損症は見出しにくくなっている．TBG欠損症でも，血中FT_4，FT_3は正常域にあり，血中TSHも正常であるため，特に治療の必要はない．

コルチゾール結合グロブリン

血中に存在するコルチゾール(F)の90%以上はα2グロブリンのCBGに結合している[2]．通常，おもに肝臓で産生され，Fに対して高親和性を有する．プレドニゾロンはFの約半分の親和性でCBGに結合するが，ほかの多くの合成ステロイドはCBGに結合しない．血中CBGは700 nmol/L程度であり，エストロゲンや慢性活動性肝炎によって増加する．実際，エストロゲンが増加する妊娠女性においてCBGは増加する．一方，CBGはグルココルチコイドによって減少し，肝硬変・ネフローゼ症候群・甲状腺機能亢進症によっても減少する．

先天性のCBG欠損症患者を認めるが，TBG欠損症患者に比べてまれと考えられている．一見，血中F濃度は極めて低値であるが，尿中遊離コルチゾール(urinary free cortisol：UFC)排泄量や唾液F濃度の低下は認められない．現在用いられている血中Fの測定は，酸性条件下でCBGからFを分離させた後に測定しているため，総Fの測定となっている．

性ホルモン結合蛋白

精巣のLeydig細胞から血中に分泌されるテストステロンの多くは血中蛋白特に性ホルモン結合グロブリン(sex hormone binding globulin：SHBG)やアルブミンと結合している．テストステロンは前者と

は30〜44%，後者とは54〜68%が結合し，3%未満が遊離型として存在する[3]．SHBGはおもに肝臓で産生され，血中に放出されている．SHBGはテストステロンと強く結合する（親和性1.6×10^{-9}mol/L）．一方，テストステロンはアルブミンとも結合するが，親和性は低く，容易に遊離型となる．遊離型テストステロンがアンドロゲン受容体（androgen receptor：AR）と結合し，生理活性を示す．

極めてまれではあるが，SHBG欠損症例が報告されており，総テストステロンは低値であるが，遊離型テストステロンは正常である．また，Gnも正常である．

ホルモン結合蛋白は，各ホルモンの血中濃度測定に影響する．遊離甲状腺ホルモンや遊離テストステロンは，その生理活性をよく反映する．しかし，現時点において遊離Fの測定法は確立しておらず，Fについては，生理的な条件（ストレス，日内変動）や血中ACTH濃度などとあわせて，判断する必要がある．各ホルモン結合蛋白の低下症あるいは欠損症によっては，明らかな臨床症状を認めず，原則としてホルモン補充療法（hormone replacement therapy：HRT）などの治療は必要ない．

◆◆ 文献 ◆◆
1) Mori Y, et al.：*Hum Genet* 1995；**96**：481-482.
2) Hammond GL：*Endocr Rev* 1990；**11**：65-79.
3) Dunn JF, et al.：*J Clin Endocrinol Metab* 1981；**53**：58-68.

第2章 総論

4 内分泌疾患の病因
(7) ホルモン受容体異常症

> **POINT**
> - ホルモン受容体異常症はまれな疾患であるが，その解析によりホルモン受容体の生理機能が明らかになってきた．
> - ホルモン機能の亢進または低下を示し，血中ホルモン濃度の変化がその逆を呈している場合に鑑別の1つとして本症を考える．

病態

ホルモンは，標的臓器に発現している特異的な受容体を介してその作用を発揮するシグナル伝達物質である．シグナル伝達系のどの部分の異常でもホルモン作用の異常が生じうるが，このうち受容体レベルの異常によって惹起されるホルモン作用の異常をホルモン受容体異常症という．理論的にはホルモン受容体の数だけその受容体の変異による異常症が存在すると考えられるが，現在までに明らかになっているホルモン受容体異常症はごくわずかな受容体に関してのみである．

疫学

本症は，受容体の種類によっても異なるが，非常にまれな疾患である．一般に不活性型変異の報告が多い．

主要症候

機能から分類すると，ホルモン受容体異常症は，機能亢進性の変異 (activating mutation/gain of function) と機能喪失性の変異 (inactivating mutation/loss of function) に分けられる．前者ではホルモン作用過剰の症状，後者ではホルモン作用不足の症状を呈する．現在までにヒトで見つかっている古典的なホルモン受容体異常症には表1のものがある[1,2]．

メカニズム

1) G蛋白共役受容体

❶ 機能喪失性変異

機能を喪失するメカニズムとして，①蛋白発現低下(合成低下，分解促進)，②フォールディング異常による細胞膜発現低下，③リガンド結合能の低下，④G蛋白との共役障害，⑤脱感作・内在化の亢進，などに分類できるが，多くがフォールディング異常を主因とした機能喪失を呈する．機能喪失の原因として，上記の障害を複数合併していることもある．

a) フォールディング異常による細胞膜発現低下の例

先天性腎性尿崩症の原因となるバソプレシン V_2 受容体変異体の多くが，フォールディング異常による細胞膜へのトラフィッキング異常を呈する．

b) リガンド結合能の低下の例

Caの感受性低下をきたすCaSR変異は家族性低カルシウム尿性高カルシウム血症(familial hypocalciuric hypercalcemia：FHH)の原因となる(Caが高いところでセットされる)．

c) 脱感作・内在化の亢進による機能喪失の例

膜色素変性症の原因となるロドプシンの変異の多くが活性型変異であり，ロドプシンのリン酸化の亢進に伴う脱感作の結果，機能喪失の表現型となる．

先天性腎性尿崩症の原因となるバソプレシン V_2 受容体の変異のうち，恒常的脱感作によって機能を喪失するものもある．

メラノコルチン4型受容体，グレリン受容体は野生型が構成的活性(constitutive activity)を有する．機能喪失性の変異の中には，その基礎活性(basal activity)の低下が主因となって肥満症や低身長などの病態をきたすものが報告されている．

❷ 機能亢進性変異

①ほとんどがリガンド非依存的な構成的活性化変異(constitutively active mutation)であるが，②脱感作の抑制，③リガンドの感受性亢進，④リガンドの特異性低下の機序もある．

a) 脱感作の抑制の例

キスペプチン1(kisspeptin 1：KISS1)受容体の変異による思春期早発症(1例報告あり)は，脱感作の抑制による．

b) リガンドの感受性亢進の例

常染色体優性副甲状腺機能低下症の原因となるCaSRの変異は，細胞外Caに対する感受性が上昇している(重症例では，生理的な血中カルシウム濃度で最大限活性化される)．

c) リガンドの特異性低下の例

TSH受容体には親和性は低いがhCGも結合し，多胎などでhCGが高値となると妊娠時一過性甲状

表1 ホルモン受容体異常症：受容体の変異と疾患

	受容体	機能亢進性変異	機能喪失性変異
膜受容体	GPCR オレキシン2受容体(OX2R)		ナルコレプシー(AR)
	GHRH受容体		家族性GH欠乏症(GH単独欠損症の一部)，低身長(AR)
	TRH受容体		先天性中枢性甲状腺機能低下症(AR)
	KISS 1受容体(GPR54)	思春期早発症(1例報告)	低ゴナドトロピン性性腺機能低下症(AR)
	GnRH受容体，タキキニン3受容体(TACR3)		低ゴナドトロピン性性腺機能低下症(AR)
	PROKR2		Kallmann症候群
	グレリン受容体		肥満症と特発性低身長(AD)
	TSH受容体	家族性甲状腺機能亢進症(AD) 妊娠中甲状腺機能亢進症	TSH不応症(家族性潜在性甲状腺機能低下症)(AD/AR)
	LH受容体	家族性男性思春期早発症(AD)	Leydig細胞無形性(AR)，発性無月経(AR)
	FSH受容体	卵巣過剰刺激症候群(AD)，Sertoli細胞過形成(AD)	高ゴナドトロピン性性腺機能低下症
	バソプレシンV_2受容体	腎性不適切抗利尿症候群(XD)	先天性腎性尿崩症(XR)
	PTH1受容体	Jansen型骨幹端軟骨異形成症(AD)	Blomstrand型軟骨異形成症(AR)
	カルシウム感知受容体(CaSR)	常染色体優性副甲状腺機能低下症(AD)	家族性低カルシウム尿性高カルシウム血症(AD) 新生児重度副甲状腺機能亢進症(AR)
	ACTH受容体(MC2R)		家族性グルココルチコイド欠損症(AR)
	メラノコルチン4受容体(MC4R)		肥満症(共優性)
	エンドセリンB受容体		Hirschsprung病(AR)
	ロドプシン		網膜色素変性症(AD) ※変異体がドミナントネガティヴに作用する
受容体型チロシンキナーゼ	インスリン受容体		インスリン受容体異常症A型(AD)
	レプチン受容体		肥満症＋低ゴナドトロピン性性腺機能低下症(AR)
サイトカイン受容体	GH受容体		Laron型小人症(AR)
核内受容体	グルココルチコイド受容体		グルココルチコイド抵抗症(AR)
	ミネラロコルチコイド受容体		偽性低アルドステロン症I型(AR)
	アンドロゲン受容体		アンドロゲン不応症(精巣性女性化症候群)(AR)
	エストロゲン受容体		エストロゲン受容体欠損症(骨粗鬆症＋高身長)(AR)
	ビタミンD受容体		ビタミンD依存症II型(AR)
	TRβ		甲状腺ホルモン不応症(AD/AR) ※TRαの異常はSITSHを呈さない.
	PPAR-γ		インスリン抵抗症＋脂肪異栄養症
	DAX1(核内オーファン受容体)		X連鎖性低ゴナドトロピン性性腺機能低下症＋先天性副腎低形成

GPCR(G蛋白質共役受容体)，GPR54(G蛋白結合受容体54)，TACR3(タキキニン受容体3)，PROKR2(プロキネシチン受容体2)，MC2R(メラノコルチン2型受容体)，MC4R(メラノコルチン4型受容体)，PPAR-γ(ペルオキシゾーム増殖因子活性化受容体-γ).

腺機能亢進症となる．hCG の親和性がより高い TSH 受容体変異は，hCG 上昇が通常の妊娠程度であっても妊娠中に甲状腺機能亢進症を起こす．

　FSH 受容体は FSH 特異的に活性化されるが（基礎活性は完全に抑制），hCG に高親和性を示す FSH 受容体変異は，妊娠初期に卵巣過剰刺激症候群をきたす．

2）核内受容体
　機能亢進性核内受容体変異によるヒト疾患の報告はない．

　先天性副腎低形成の原因として，DAX-1 異常症（X 連鎖性劣性遺伝〈X-linked recessive：XR〉）（低ゴナドトロピン性性腺機能低下症を伴う），SF-1（steroidogenic fado 1）異常症（常染色体劣性遺伝〈autosomal recessive：AR〉）（性分化異常を伴う）があるが，DAX-1，SF-1 ともにオーファン核内受容体である．

❶ 甲状腺ホルモン受容体
　甲状腺ホルモン受容体 β（TRβ）の異常による甲状腺ホルモン不応症のほとんどが T3 結合部位の変異によるもので，RXR とのヘテロダイマー形成，DNA との結合，転写抑制因子のリクルートには問題なく，正常な TRα，TRβ に対して優性阻害（ドミナントネガティヴ）に作用する（優性遺伝）．TRβ の発現が全くない家系もあり，病態は重症となる（劣性遺伝）．

❷ ビタミン D 受容体
　リガンドである 1,25-ジヒドロキシビタミン D の結合異常，RXR とヘテロダイマーの形成異常，活性化共役因子の結合異常などがある．結果として受容体の核への移行，DNA との結合が障害される．

検査・診断

　ホルモン機能の亢進または低下を示し，血中ホルモン濃度の変化がその逆を呈している場合に本症を考える．たとえば，ADH 作用過剰と考えられる新生児の低ナトリウム血症で，ADH の抑制を認める場合にはバソプレシン V_2 受容体の構成的活性変異を鑑別として考え，遺伝子検査を行う．一方，ADH 作用不足と考えられる新生児の尿崩症（高ナトリウム血症合併）で，ADH の上昇を認める場合にはバソプレシン V_2 受容体の機能喪失性変異を考え，家族歴聴取（X 連鎖性劣性遺伝），遺伝子検査を行う．

治　療

　受容体の種類，変異の種類によって大きく異なる．

1）不活性型の場合
❶ 一部は末梢ホルモン補充で治療可能
　例：TSH 受容体機能喪失性変異による甲状腺機能低下症
❷ folding 異常を示す受容体の場合，薬理学的シャペロンによるフォールディング異常の是正
　臨床応用されているものはないが，バソプレシン V_2 受容体，GnRH 受容体，MC4R，FSH 受容体，CaSR などに対する薬理学的シャペロン（pharmacological chaperone，pharmacochaperone）の研究がある．
❸ アロステリックモジュレーター
　例：CaSR 機能喪失性変異による FHH に対するシナカルセト

2）活性型の場合
❶ ホルモン合成阻害薬
　例：TSH 受容体活性型変異による家族性甲状腺機能亢進症
❷ インバース・アゴニスト
　臨床応用されているものはないが，バソプレシン V_2 受容体の構成的活性化変異に対してトルバプタンの効果が期待できる．

予　後

　過剰，あるいは障害されるホルモンシグナルによる．

まとめ

　ホルモン受容体異常症のメカニズムの解析により，ホルモン受容体の生理的機能が明らかになってきた．一方で，ホルモン受容体のみに注目するのではなく，ホルモン-ホルモン受容体系におけるシグナル分子異常症と捉えることで，病態の全体像を理解しやすくなる．

　例：常染色体優性副甲状腺機能低下症：受容体異常（CaSR 活性型変異），G 蛋白質の異常（G11 活性型変異）

　例：家族性グルココルチコイド欠損症：ACTH 受容体（MC2R）異常，修飾蛋白の異常（MC2R 修飾蛋白〈MC2R-accessory protein〉）の異常による MC2R のトラフィッキング障害

◆◆ 文　献 ◆◆
1) Vassart G, et al.：Nat Rev Endocrinol 2011；**7**：362-372.
2) Tao YX, et al.：Endocrine Reviews 2014；**35**：602-647.

第2章 総論

5 内分泌疾患の診断，鑑別
(1)医療面接，病歴，臨床症状―概論：ポイント，注意点

> **POINT**
> ▶ 内分泌疾患は全身疾患であり，内科疾患に対する基本的な問診と身体所見の取り方となんら変わるものではない．常に基本的な医療面接，身体所見をとっていれば，内分泌疾患を見落とすことはない．
> ▶ 内分泌疾患は全身疾患である．局所にある症状にのみ着目しすぎると疾患の病態がみえなくなる．医療面接のなかで主訴，臨床症状に着目して診断の糸口につなげることが重要である．

医療面接，病歴，臨床症状

主訴，既往歴，家族歴，現病歴，社会歴を聞くことはいうまでもない．

1) 主訴
主訴は受診の動機を聞くことから始まる．必ずしも1つでないこともある．

既往歴は患者がこれまでに体験した身体的，精神的な問題をまとめるようにする．病気や外傷で病院にかかった体験，服薬歴，アレルギーに関する問題，妊娠，出産の経験と問題，健康診断の結果，悩みなどの精神的問題などである．患者が述べる病名は必ずしも正しくないことがあり，症状や経過なども聞き，確認する．"不定愁訴"とされる症状に注意を払う．

2) 家族歴
家族歴では患者の両親をはじめとした親族がどのような病気，問題をもっているかを確認する．典型的な遺伝疾患だけでなく，癌，糖尿病，高血圧，脂質異常症などの遺伝が部分的にかかわっているとされる疾患について情報を十分に得る．一般的にはある病気を想定して，同じような症状，病気の人がいるかと聞いても，ないと答えることが多く，父母，祖父母がどのような病気で亡くなったかを聞く方が正確に答えることが可能である．

3) 社会歴
社会歴は患者プロフィールであり，家庭や職場での生活や活動，人間関係についての変化，育った生活環境，職場でのストレスなどの心理的問題，日常生活における食事，睡眠，便通，運動，休息の習慣を聞いて患者の生活全体を把握するように努める．喫煙，飲酒の習慣についても聞く．内分泌疾患は精神症状を伴うことが多い．特にグルココルチコイド，甲状腺ホルモンの分泌過剰や低ナトリウム血症はうつ，躁，不安感などの精神症状を呈していることが多い．女性であれば必ず医療面接すべき妊娠出産の経験，初潮，生理の周期（期間，規則性），閉経の時期などがあげられる．

4) 既往歴
既往歴では病院に通院した体験，服薬歴は特に大切である．薬剤の副作用により起こる低ナトリウム血症（症状は不安感，精神症状）も注意すべきポイントである．さらに抗甲状腺剤によるANCA関連血管炎，抗腫瘍薬ニボルマブ投与による劇症1型糖尿病，チロシンキナーゼ阻害薬による夜間高血糖なども注意すべき点である．アレルギーに関することでは抗ヒスタミン薬とステロイドホルモンの乱用による副腎不全の症状（食思不振，低血圧，低ナトリウム血症），女性については出産後の大量出血や血圧低下，輸血歴ではSheehan症候群を考えるが，妊娠・出産・授乳期を含む周産期外のトラブルや既往歴は別に詳細に確認する．

5) 現病歴
現病歴は主訴に焦点を絞って話を聞き，症状，徴候を経時的に見て関連性を捉える．内分泌疾患に関連する症状，徴候を表1に示す．以下，具体例を示す．

❶妊娠していないのに生理が止まってしまった

妊娠していないのに生理が止まってしまった場合，女性の男性化徴候の有無をみる．すなわちひげが濃くなる，筋肉質の体型，男性型陰毛（血中テストステロンの増加）である．乳汁分泌，出産後の痩せ，痩せ願望などの症状では，卵巣，副腎のテストステロン産生腫瘍，多嚢胞性卵巣症候群（PCOS），プロラクチノーマ，汎下垂体機能低下症，Sheehan症候群などを鑑別する．

❷妊娠していないのに乳汁分泌がある

妊娠していないのに乳汁分泌がある場合，胃腸薬（スルピリド，メトクロプラミド，ドンペリドン，シメチジン）や中枢神経に作用する薬剤の服用の有無を聞く．無月経に視野異常を伴えば，下垂体のプロラクチノーマを疑う．浮腫，寒がりなど代謝機能低下があれば原発性甲状腺機能低下症によるTSH増加に伴うPRLの増加による乳汁分泌を考慮する．GH産生下垂体腺腫はPRL分泌増加を伴う．

表1 内分泌疾患と症状

症状	内分泌疾患
顔貌の変化	先端巨大症顔貌：先端巨大症，満月用顔貌：Cushing 症候群 粘液水腫様顔貌：甲状腺機能低下症
色素沈着	Addison 病，Cushing 病
皮膚線条	Cushing 症候群，単純性肥満
肥満	Cushing 症候群，甲状腺機能低下症，多嚢胞性卵巣症候群
痩せ	甲状腺機能亢進症，褐色細胞腫，副腎不全，下垂体機能低下症
食欲低下，全身倦怠感	副腎不全・甲状腺機能低下症，電解質異常（低ナトリウム，高カルシウム血症）
下痢，軟便	甲状腺機能亢進症，VIP 産生腫瘍，Zollinger-Ellison 症候群
便秘	甲状腺機能低下症
精神症状	甲状腺機能亢進症，低下症，副甲状腺機能亢進症・低下症，下垂体機能低下症，Cushing 症候群，Addison 病
寒がり	甲状腺機能低下症
動悸，振戦，頻脈	甲状腺機能亢進症，褐色細胞腫
多尿	尿崩症，心因性多尿，糖尿病，低カリウム血症，高カルシウム血症
尿路結石	原発性副甲状腺機能亢進症
高血圧	原発性アルドステロン症，Cushing ク症候群，褐色細胞腫，甲状腺機能亢進症
低血圧	副腎不全，甲状腺機能低下症，電解質異常，下垂体機能低下症
耐糖能異常，糖尿病	Cushing 症候群，褐色細胞腫，甲状腺機能亢進症，先端巨大症
低血糖	インスリノーマ，副腎不全，成長ホルモン分泌不全
無月経，月経異常	プロラクチノーマ，下垂体機能低下症，性腺機能低下症，多嚢胞性卵巣症候群
勃起不全	糖尿病自律神経障害，プロラクチノーマ，LOH（late-onset hypogonadism）症候群
多毛	多嚢胞性卵巣症候群，副腎皮質過形成，男性化腫瘍（卵巣，副腎） 神経性食思不振症，先端巨大症

❸肥満を主訴に来院した

肥満を主訴に来院した場合，多忙，ストレスによる過食がはっきりしない場合には後述する身体所見も加味して，上下肢に比べて体幹が太くなっているか（Cushing 病および症候群：コルチゾール（F）過剰分泌），浮腫を伴っているか（甲状腺機能低下症），四肢末端，全身が大きくなっているか（先端巨大症），女性かつ多毛，肥満ならば PCOS を考える。

❹いくら食べても太らない

いくら食べても太らない場合，消化器疾患（特に膵疾患），痩せ薬の服用（しばしば甲状腺ホルモンを含有している），または甲状腺機能亢進症，インスリン分泌の枯渇した糖尿病などを考える。

❺男性であるが女性のような声である

男性であるが女性のような声である場合，二次性徴の欠如であれば原発性性腺機能低下症（LH，FSH 高値），下垂体機能低下症，低ゴナドトロピン（性腺刺激ホルモン）性性腺機能低下症，Kallmann 症候群を考える。

❻太い声，低い声が出る

女性であるが太い声，低い声が出る場合，女性の声変わり，男性化徴候（筋肉体質，陰核の肥大）がテストステロンの増加を，声が太く，低くなり，手足指の巨大化があれば GH 過剰分泌である先端巨大症を疑う，しわがれ声で，うつ症状，浮腫状顔貌あれば甲状腺機能低下症を疑う。以上より，女性のテストステロン産生腫瘍（卵巣，副腎），多嚢胞性卵巣症候群，先端巨大症，甲状腺機能低下症を考える。

❼女性でひげが濃くなる

女性でひげが濃くなる場合，これも男性化徴候と考え，女性のテストステロン産生腫瘍（卵巣，副腎），PCOS，Cushing 症候群を疑う。

トイレが近い，夜間トイレに起きて冷水を飲む場合，高齢者で経験する夜間頻尿は少量の尿が少しず

つ出るが，夜間多量に出ているときは腎尿細管へのバソプレシン（AVP/ADH）の分泌障害で低張尿が出ていることより，中枢性尿崩症を疑い，常に大量の尿が出るときは糖尿病を疑う．

❽腰痛や繰り返す尿路結石，血尿がある

腰痛や繰り返す尿路結石，血尿があれば，副甲状腺機能亢進症を疑う．手足がひきつったり，助産婦手位といわれるテタニー発作を起こせば，副甲状腺機能低下症，過換気症候群を考えるが，糖尿病性神経障害（diabetic neuropathy：DN）の初期やスタチン系の薬の服用も調べるが，おもにはカルシウム代謝異常である．

❾手足が麻痺して動かないことが一過性である，もしくは繰り返す

手足が麻痺して動かないことが一過性であるか繰り返す場合は周産期四肢麻痺（periodic paralysis）という．脳血管障害ではなく代謝異常を考え，低カリウム血症があればミネラロコルチコイド過剰症（原発性アルドステロン症，Bartter-Gitelman 症候群）そして糖質過剰摂取後に起これば，高インスリン血症による筋肉脱分極が甲状腺機能亢進症に起こったことを推察する．

❿消化器症状では下痢，腹痛，悪心など内分泌疾患の関連性

消化器症状では下痢，腹痛，悪心など内分泌疾患の関連性に注目する．代謝回転亢進による下痢は甲状腺機能亢進症でみられ，代謝回転低下による甲状腺機能低下症，逆にFの絶対的，相対的不足でも下痢，体重減少はある（ACTH単独欠損症，下垂体機能低下症，Addison病，ステロイドホルモン離脱症候群），大量の水溶性下痢では消化管ホルモン過剰分泌によるZollinnger-Ellison症候群（胃潰瘍の合併），WDHA症候群（waterydiarrhea, hypokalemia, and hypochlorhydria and achlorhydria syndrome）を疑う．

⓫眼の周囲の違和感や痛み

眼の周囲の違和感や痛みの場合，眼科的疾患やぶどう膜炎を，強膜炎以外の内分泌疾患であれば下垂体腫瘍や，眼球突出を伴ったBasedow病を考える．

⓬髪の毛が抜ける眉毛の外側が抜ける

髪の毛や眉毛の外側が抜ける場合，年齢とともに生じるが，膠原病疾患，甲状腺機能低下症（橋本病，抗甲状腺薬服用中），汎下垂体機能低下症（Sheehan症候群）を考える．

⓭人に会いたくないなどのうつ症状がみられる

人に会いたくないなどのうつ症状がみられる場合，精神科や心療内科を受診していることが多く，甲状腺機能低下症，汎下垂体機能低下症，Cushing症候群，低ナトリウム血症（ADH分泌過剰症〈syndrome of inappropriate secretion of ADH：SIADH〉，薬剤性）

⓮空腹感と冷汗

空腹感と冷汗の場合，低血糖を疑い，既往で胃の手術を受けていないかを聞き，そうであればダンピング症候群を考え，最近，太ってきていればインスリノーマを頭に入れるが，糖尿病発症前のインスリン分泌過剰な病態も考える．この場合はインスリン，CPRの値はもちろんであるが75 g OGTTの180分値の血糖，インスリンの値が参考になることがある．

以上，内分泌疾患と関連性のある訴えを列挙したが，これらは患者が自ら言わない場合もあり，関連性のある症状の有無を聞くことも必要である．これらの臨床症状は，「(2) 身体診察，所見（p.47）」とも関連する．

◆◆ 参考文献 ◆◆

- 内科診断学．第2版，奈良信雄，他（編），医学書院 2008.
- 内科診断学．第9版，吉利和，他（編），金芳堂 2004.
- 内科診断学．第17版，武内重五郎，他（編），南江堂 2011.
- Bates' Guid to Physical Examination and History Taking. 10th ed, In：Lynn S. Bickley（ed），Lippincott Williams & Wilkins 2009.
- 内科学．第9版，杉本恒明，他（編），朝倉書店 2007.
- Harrison's Principle of Internal Medicine, 18th ed, In：Longo DL, et al.（eds），2012.
- Williams Textbook of Endocrinology. 13th ed, In：Shlomo Melmed, et al.（eds），ELSEVIER 2016.

5 内分泌疾患の診断，鑑別
(2) 身体診察，所見

> **POINT**
> - 内科学の診断で使われる視診が極めて重要となってくる．触診に関しては今日の内科診断学の手法が基本となることはいうまでもない．
> - 全身の身体所見をとる必要があるが，内分泌疾患に関連のある所見について述べるにとどめる．
> - 身体診察では，見落とさないように頭頸部，上肢，胸部，腹部，下肢へと進める．
> - グルココルチコイド過剰の身体所見は特徴的である．浮腫，満月様顔貌，中心性肥満，皮膚の萎縮，出血斑，筋肉の萎縮，高血圧，電解質異常に関連する症状(全身倦怠感，不安感)，精神症状(躁になったりうつになったり)など極めて多彩な所見である．

全身状態

1) 顔貌

疾患によって特徴のある顔貌(countenance)を示すことがある．患者の顔貌を観察することは，重篤な疾患であることを判断したり，特有な顔貌から疾患を特定したりするのに有意義である．顔貌の観察は視診のなかでも重要．

❶ 満月様顔貌

Cushing症候群，あるいは副腎皮質ステロイド薬を大量に長期間服用している患者では，副腎皮質ステロイドホルモンの影響で顔全体が丸くなり，赤く，かつ多毛になる．顔が満月のように丸みを帯びることから，満月様顔貌(moon face)とよばれる(図1)．

❷ 粘液水腫顔貌

粘液水腫顔貌(myxedematous face)は，甲状腺機能低下症でみられる．毛髪が薄くなり，顔面は蒼白で表情に乏しく，皮膚は乾燥して粗ぞうである．眉毛の外側1/3の脱毛も特徴的である．

❸ 先端巨大症顔貌

先端巨大症顔貌(acromegalic face)では，前額，特に眉弓部，頬骨，下顎が突出し，鼻や口唇が肥大している(図2)．

2) 体格，栄養状態

短期間に変化することはないが，身長，体重，BMI (body mass index)，腹囲，体脂肪率は診察ごとにチェックしたい．標準体重＝身長(m^2)×22 で計算できる．肥満度＝(実測体重−標準体重)/標準体重×100(％) 20％以上を肥満とするがBMIでは26.4となる．BMIが25以上を日本では肥満として取り扱う(ただし，WHOでは25～30を前肥満，30以上を肥満として扱う)．

3) 皮膚

通常は視診のしやすい部位から見にくい部分へと

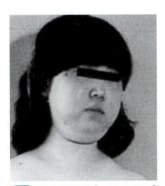

図1 満月様顔貌【口絵1参照】
副腎腺腫によるCushing症候群．

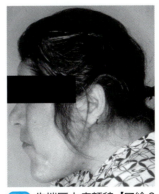

図2 先端巨大症顔貌【口絵2参照】

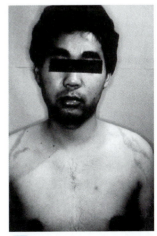

図3 皮膚線条，多毛，色素沈着【口絵3参照】
下垂体腺腫によるCushing病．

進める．両上肢，顔面頭部，胸腹部，背部，殿部，両下肢，外陰部へと進める．

❶ 皮膚線条

赤から赤紫色皮膚線条は幅が広く（5 cm 以上），陥凹しておりグルココルチコイド過剰の症状であり，皮膚の菲薄化，出血斑があれば Cushing 症候群（病）を考える．白い皮膚線条は単純性肥満，周産期にみられるやや赤い皮膚線条は隆起し，経過とともに退色する（図 3）．

❷ 色素沈着

全身の皮膚が黒褐色となり，日光に当たりやすい部位，外的に刺激を受けやすい部位が黒くなる．瘢痕，歯肉，口腔粘膜にも黒色の色素沈着がみられるのは Addison 病である．ヘモジデリンが沈着すると青みを帯びた黒ずんだ灰色となり，ヘモクロマトーシスが該当する．

❸ 浮腫

浮腫（edema）は，皮下組織に水分が過剰にたまった状態で，"むくみ"ともよばれる．足背部や脛骨前面などに浮腫が生じやすく，指で圧迫すると指の圧痕が残り，すぐには消えない．これを圧痕性浮腫（pitting edema）とよぶ．甲状腺機能低下症や強皮症患者では，浮腫の部位を押しても圧迫痕がみられず，非圧痕性浮腫（non-pitting edema）という．心疾患，腎疾患，肝硬変，栄養不良，高度の貧血，内分泌疾患などでは全身性に浮腫がみられる．これに対し，局所的な感染や外傷では，局所の皮膚に浮腫が起こり，発赤，熱感，疼痛も伴う．血管神経性浮腫（Quincke 浮腫）は，血管の透過性が亢進して発作性あるいは一過性に出現する限局性の浮腫である．顔面，四肢，外陰部などに出現しやすい．

4) 毛髪，体毛の異常

円形性脱毛症は境界鮮明な円形または不規則に起こる脱毛で，原因不明．悪性貧血では年齢以上に白髪が目立つ．体毛が異常に多い状態を多毛症（hirsutism）とよび，Cushing 症候群，卵巣腫瘍でみられる．無毛症（atrichia）は甲状腺機能低下症，下垂体機能低下症，Klinefelter 症候群，Turner 症候群でみられる．抗腫瘍薬，免疫抑制薬使用では，脱毛により，貧毛となる．

頭部の診察

1) 頭髪

脱毛は個人差が大きく，遺伝的素因，内分泌性因子の影響を受ける．年齢に不相応，もしくは限局性の脱毛に注意する．限局性の脱毛は，円形脱毛症（alopecia areata）や頭部白癬（tinea captitis）でみられる．不規則に限局した頭髪の脱落がある．長期の消耗性疾患，下垂体前葉機能不全症，甲状腺機能低下症，慢性消化器疾患，重金属中毒などではびまん性

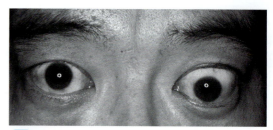

図4　von Graefe 徴候【口絵 4 参照】

に脱毛が起き，症候性脱毛症（symptomatic alopecia）をきたす．これらでは，全身状態の改善とともに回復する．抗腫瘍薬投与でもびまん性に脱毛が起こる．

眼の診察

1) 眼球

眼球（eyeball）の形状と運動を観察する．

❶ 眼球突出

眼球突出（exophthalmos）とは眼球が異様に前方に突出している状態をいう．顔をわずかに下に向かせ，前上方から見て左右の眼球の突出をまず判断する．正確には眼球突出計で計測し，眼窩外縁から角膜頂点までの距離を測定する．健常者では 10～15 mm である．片側性の眼球突出は，眼窩内の炎症，腫瘍，嚢胞，血管病変などで起こる．頻度としては副鼻腔の嚢胞が多い．眼窩内腫瘍，多発血管炎性肉芽腫症，内頸動脈海綿静脈洞瘻，小児では神経芽腫，眼窩内神経膠芽腫などに注意する．両側性の眼球突出は，内分泌疾患，代謝異常，先天性の場合がある．ことに甲状腺機能亢進症（Graves 病）に伴うものが多い．これは眼窩内容の増殖によるもので，ときに片側性のこともある．眼裂が大きくて瞬目運動が少なく（Stellwag 徴候），患者の眼前 20～30 cm で検者の指をゆっくりと上から下へ移動して眼で追わせると，上眼瞼の運動が眼球運動よりも遅れるので上眼瞼縁と角膜上縁の間に白い強膜がみられることがある（von Graefe 徴候）（図 4）．また，近くを見るときに両眼の輻輳ができず，これを Moebius 徴候という．

❷ 眼球運動障害

安静時の眼球の位置をまず観察する．次いで検者の指を患者の眼前で左右上下に動かし，眼球の動き，複視の有無をチェックする．眼球運動（eye movements）は，動眼神経（第〔Ⅲ〕脳神経），滑車神経（第〔Ⅳ〕脳神経），外転神経（第〔Ⅵ〕脳神経）で支配され，これらの神経に麻痺が起こると眼球運動に支障が出る．一側の麻痺では，物が二重に見えてしまい，複視（diplopia）とよぶ．糖尿病神経障害のときにみられることがあるが，可逆性である．

2）結膜

結膜（conjunctiva）は，眼瞼結膜と眼球結膜を観察する．眼瞼結膜は眼瞼の内面を覆う部分で，眼球結膜は眼球強膜（sclera）の前面を覆っており，正常状態では透明なので強膜の白色がみえる．両側下眼瞼を軽く下方へ引くとともに上方を見つめさせると，眼球結膜と下眼瞼結膜が同時に観察できる．

3）瞳孔

瞳孔（pupil）は，大きさと形を観察したのち，対光反射と調節反射を調べる．大きさと形，対光反射と調節反射などをみるが，糖尿病神経障害で瞳孔不同（anisokolia）をみることがある．

4）水晶体

加齢で起こるほか，糖尿病，外傷，副甲状腺機能低下症でみられたり，先天性のことがある．水晶体の脱臼は，Marfan症候群でみられる．

5）眼底（各論参照）

高血圧症，糖尿病，腎疾患，神経疾患などでは眼底（ocular fundus）に種々の変化が生じることがあり，これらの疾患の診断では眼底を観察することが重要である．また，頭蓋内圧亢進を判断するうえでも重要な手段となる．

口の診察

1）口臭

口内炎，口腔内清浄不良，歯周病，鼻腔内炎症などでは，口を開いたり，会話の際に悪臭がする．肺化膿症，気管支拡張症などでは，口臭（fetor ex ore/halitosis）もしくは呼気臭が悪臭となる．このほか，疾患と結びつく特徴的な臭いのすることがある（表1）．

2）口唇

先端巨大症，粘液水腫，Cretin病などでは，口唇が腫大し，肥厚している．

3）舌

舌（tongue）は，局所疾患だけでなく，種々の全身疾患に伴って変化が起こる．舌の大きさ，表面と側面の性状，偏位の有無，異常運動の有無などを観察する．先端巨大症，粘液水腫，Cretin病，アミロイドーシスでは舌が大きく，巨大舌（large tongue）とよばれる．アミロイドーシスの場合には，舌の肥厚だけでなく，触診すると硬度の増加も確認できる．健常者の舌は，赤みを帯びて，適度に湿潤している．脱水状態では舌は乾燥してくる．舌の表面が白色や褐色，黒色の層で覆われることがあり，舌苔（coating）とよぶ．たとえば，高熱が続いたり，抗菌薬を長く服用して真菌が感染したりすると，舌苔が現れる．舌を口の外へ出させると，舌全体が小刻みにふるえる振戦（tremor）をみることがある．精神的緊張，甲状腺機能亢進症，アルコール依存症などで認められる．

表1 特徴ある口臭

口臭	臭いの特徴	関連する主な疾患
アルコール臭	アルコールの臭い	アルコール多飲
尿臭	アンモニアの臭い	尿毒症
アセトン臭	やや甘酸っぱい	糖尿病
	果実臭	アシドーシス
肝性口臭	やや甘味の糞臭	肝性昏睡
腐敗臭	野菜の腐った臭い	肺化膿症

〔奈良信雄，他（編）：内科診断学．第2版，医学書院，2008．より引用〕

4）口腔

❶ Addison病

舌や口腔内粘膜に黒褐色または青褐色の点状ないし斑状の色素沈着をみるのが特徴的である．

頸部

頸部では，皮膚，リンパ節，唾液腺，気管，甲状腺，血管などを視診および触診で診察する．頸部の異常所見は，頸部局所の疾患だけでなく，口腔・咽頭などの感染や腫瘍の波及，全身性疾患の一部分症状，遠隔臓器からの腫瘍の転移などがあり，常に他部位や他臓器，あるいは全身との関連を意識しながら診察を進める．

1）頸部の診察

座位の状態で，患者と向き合ってまず視診を行う．全身の緊張をとり，背筋を伸ばして両手を大腿部に軽く置いた状態で，まず患者の正面から皮膚の状態，気管の位置，甲状腺腫脹の有無などを観察する．

2）甲状腺の診察

甲状腺（thyroid gland）は頸部の正中にあり，峡部は輪状軟骨の下方にあり，右葉や左葉の上端は甲状軟骨斜線の高さにまで達している．甲状腺は種々の疾患で腫脹するので，慎重に視診，触診，場合によっては聴診を行って鑑別診断を行う．

❶ 視診

座位で正面を向かせ，前頸下部を観察し，甲状腺の腫脹の有無を確認する．このとき，頭を軽く後屈させて前頸部をゆるやかに伸展させると，軽度の腫脹を発見しやすくなる．前頸下部に腫脹を認めたときには，嚥下運動を行わせる．甲状腺は甲状軟骨や輪状軟骨とともに嚥下運動によって上下するので，甲状腺腫とリンパ節腫大などとの鑑別が可能である．

❷ 触診

視診のあと，触診を行う．ごく軽度の甲状腺腫は視診では発見できず，触診して初めて確認できることもあるので，触診を怠ってはならない．触診は，患者の前面から行う方法と，背面から行う方法がある．いずれの場合でも，触診するとき，頭部をやや

前屈して触診しようとする側へ少し傾けると，胸鎖乳突筋が弛緩して触診しやすくなる．

・**前面からの触診**

右葉と峡部の触診は，検者の右手母指を甲状軟骨の左側に当てて外側から軽く押すようにして右方へ少し偏位させる．一方，左手母指を胸鎖乳突筋の内面に，示指と中指をその外面に沿って当て，この母指と示指および中指の間で甲状腺を触診する．左葉の触診には，検者の左母指で甲状軟骨を左方へ押し，右手母指と示指および中指を使って触診する．

❸ **聴診**

甲状腺機能亢進症では，血管の増生を伴い，収縮期雑音もしくはブランコ雑音(to-and-fro bruit)を聴取することがある．このときには軽く触診すると振戦を触れる．甲状腺腫の上部で広く聴取できる．頸動脈の血管雑音は，コマ音と区別する必要がある．コマ音の場合，頸静脈を圧迫すれば消失するので，鑑別は容易である．

❹ **先天異常**

頸部では，個体発生の過程で生じた先天的な異常を認めることがある．たとえば，鰓管や甲状舌管の一部が残存し，なかに液体が貯留して囊胞を形成して，半球状の腫瘤として触知したりする．波動があり，圧痛はない．ただし，二次感染を起こすと，圧痛や発赤を生じる．

四肢の変形

外反肘は Turner 症候群に特徴的である．

1) 手の変形

❶ **鋤手**

先端巨大症の患者で，手が大きく，広く角ばった手掌と太い指のために，あたかも鋤のような形状を示す．

❷ **くも状指**

クモの脚のように指が細長くなった状態で，Marfan 症候群でみられる．

◆◆ **参考文献** ◆◆

- 奈良信雄, 他(編)：内科診断学. 第 2 版, 医学書院 2008.
- 吉利和, 他(編)：内科診断学. 第 9 版, 金芳堂 2004.
- 武内重五郎, 他(編)：内科診断学. 第 17 版, 南江堂 2011.
- Bates' Guid to Physical Examination and History Taking. 10th ed, In：Lynn S. Bickley(ed), Lippincott Williams & Wilkins 2009.
- 杉本恒明, 他(編)：内科学. 第 9 版, 朝倉書店 2007.
- Harrison's Principle of Internal Medicine, 18th ed, In：Longo DL, et al.(eds), 2012.
- Williams Textbook of Endocrinology. 13th ed, In：Shlomo Melmed, et al.(eds), ELSEVIER 2016.

第2章 総論

5 内分泌疾患の診断，鑑別
（3）小児の問診・病歴・身体診察・臨床症状（注意点）

POINT
- "子ども"と"成人"の違いは，"子どもは成長・発達する"ことである．
- 子どもの成長の評価として成長曲線をつけることが重要であり，有用である．
- 身長発育は infant（乳児期）："栄養"，child（小児期）："成長ホルモン"が関与，そして puberty（思春期）には"性ホルモン"が関与し成長が完了する．
- 子どもの成長障害の原因は内分泌異常だけでなく消化器・栄養問題や，社会・精神的問題など多様である．

子どもの特徴，成人との違い

「子ども」と「成人」の違いは，「子どもは成長・発達する」ことである．小児期は器官形成形の時期にあるため，染色体異常や遺伝子異常に伴ういわゆる先天的な疾患を多く含むことになる．「成長」とは身体の大きさの変化を指す．Scammonの発育発達曲線（図1）に示されるように成人に達するまで様々な臓器が大きくなり機能を獲得する．その成長のスピードは臓器により異なる．

1) 神経系型（脳，脊髄，視覚器，頭径）
   出産直後から急激に発達し，4，5歳で成人の約80％にも達する．
2) リンパ系型（胸腺，リンパ節，同質性リンパ組織）
   免疫力を向上させる扁桃，リンパ節などのリンパ組織の発達．
   生後〜12，13歳頃までにかけて急激に成長し，大人のレベルを超えるが，思春期すぎから大人のレベルに戻る．
3) 一般型（全身の計測値〈頭径を除く〉，呼吸器，消化器，腎，心大動脈，脾，筋全体，骨全体，血液量）
   一般型は身長・体重や肝臓，腎臓等の胸腹部臓器の発育を示す．
   幼時期までに急速に発達し，その後は次第にゆるやかになり，二次性徴が現れる思春期に再び急激に発達する．発育スパートがみられ大人のレベルに達する．
4) 生殖器系型（睾丸，卵巣，副睾丸，子宮，前立腺など）
   生殖器系型は男児の陰茎・睾丸，女児の卵巣，子宮などの発育．
   小学校前半まではわずかに成長するだけで，14歳あたりから急激に発達する．生殖器系の発達で男性ホルモンや女性ホルモンなどの性ホルモンの分泌も多くなる．

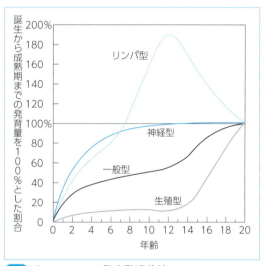

図1 Scammonの発育発達曲線

「発達」は，神経系の成長に伴い運動や知的な機能を加齢とともに獲得することである．したがって，脳の成長がうまくいかなければDNAが減少し頭囲の増加を抑制し知能の低下をまねく．

子どもと成人のもう1つの違いは，小児は受動的な状態にあることである．出生後1〜2年という長い授乳期離乳期をもっており，その間は親（保護者）から食物を与えられなければ生存できない．その後も食べ物の入手や調理などを自分で行えるようになるまで10年以上に渡って保護者からの「受動的」な養育期間をもつ．このように子どもは周囲の環境に大きく影響を受けながら成長・発達していく．

さらに妊娠前の母体のBMIが低いほど低出生体重児の出生率が上がる．出生体重が低いと児が将来メタボリックシンドロームになるリスクが上がるという「DOHaD」(Developmental origins of health and disease) が打ち出され，現在，広く支持されている．胎児期から新生児乳児期（発達期）の栄養障害で不可逆的な反応が生じ，生後の環境とミスマッチが

起これば将来メタボリックシンドローム発症にかかわる．したがって若年女性の痩せはこの点においても問題である．

発育段階は，年齢的に，新生児期（生後28日まで），乳児期（29日から1歳まで），幼児期（1歳から小学校入学まで），学童期（満6歳から12歳の小学校在籍期間），思春期（二次性徴の始まりから完成まで〈男児は11～20歳，女児は9～18歳〉）に区分され，それぞれの時期の栄養法と注意すべき病態がある．

成長曲線

文部科学省は「学校保健統計調査」として毎年満5歳から17歳（4月1日現在）の幼児・児童の，厚生労働省は10年ごとに生後14日以上小学校就学前の乳児・幼児の，性別年齢別小児身体計測値データを発表している．10年に1回小児全年齢にわたる男女別，年齢別身体測定値を入手できる．成長を時間軸でとらえたのが成長曲線である．身長は正規分布し平均からどの程度離れているか，－2SD～＋2SDまでの間に約95％の人が入るように線を引いてあり，基本的にはこの線の内側は医学的に正常範囲と考える目安となっている．一方，体重は正規分布しないのでパーセンタイル値，あるいはSD換算で表している．成長曲線の軌道を外れる状態として低身長・高身長，やせ・肥満，思春期遅発症・思春期早発症がありどの要素も原因究明し軌道修正が必要であり，栄養も密接な関係がある．WHOは特に発展途上国における低体重を急性栄養障害，低身長を慢性栄養障害の指標として用いている．わが国のような先進国においても同様の指標となる．

なお，現在も日本人小児の体格を評価するときは，2000年度に厚生労働省および文部科学省が発表した身体測定値データ（以下，2000年度データ）から算出した基準値を標準値として用いられている．そのおもな理由は世代間の体格差がなくなってきたことと，肥満増加傾向が明らかとなる以前の年度であるためである（小児内分泌学会HPより）．

低身長をきたす病態として，ホルモン分泌の異常（成長ホルモン分泌不全性低身長症〈GHD〉，甲状腺機能低下症，性早熟症，副腎皮質ホルモンの過剰など）のほかに，染色体異常（Turner症候群，Prader-Willi症候群〈Prader-Willi syndrome：PWS〉など），小さく生まれたこと（SGA性低身長症など），内臓疾患（代謝異常，脳腫瘍，心疾患，肝疾患，慢性腎不全など），軟骨や骨の異常（軟骨異栄養症など），特発性（体質性低身長，家族性低身長），腸疾患・栄養障害（吸収不全症候群，亜鉛欠乏，胃食道逆流症，摂取不足〈就寝時刻が遅いと朝食の摂取量が減り，その結果栄養障害を起こし成長障害を起こす〉，摂食障害，Crohn病など），社会・精神的要因（愛情遮断性低身長）がある．したがって低身長を診る時には，ホルモンの異常だけでなくさまざまな病態を考える必要がある．

子どもの成長とそれを規定する要素

1) ICPモデル：栄養・成長ホルモン・性ホルモンの役割（図2）[3]

Karberg（Eur J Clin Nutr, 1994）が身長発育パターンを数学的分析し三期に分かれることを示した[1]．Infant（乳児期）：成長スピードが最も大きい胎児期後半から乳児期の成長でこれを支えている大きな要素は「栄養」，Child（子ども期）：1歳ごろから穏やかに成長する時期で「成長ホルモン」が関与，そしてPuberty（思春期）には「性ホルモン」が関与しスパートをかけ成長が完了する．このうちどれが欠けても順調な成長はできない．

2) 成長ホルモン作用のメカニズム

IGF-I（ソマトメジンC）は成長ホルモン（GH）に反応して肝臓あるいは軟骨細胞から分泌される成長因子で，長管骨の伸長，筋肉の成長を通して成長を促す．IGF-Iの作用は睡眠・栄養により促進され，ストレス・低栄養により作用を抑制する．小児の発育に影響する因子として，栄養，生活リズム，内分泌ホルモン，精神的ストレス，社会的環境，疾病などがあげられるが，なかでも栄養の質と量は成長発達に大きく影響する．

まとめ

以上を踏まえて，小児初診時の診察においては特に以下の情報を得るようにする．

1) 診察所見

プロポーションが正常であるか，二次性徴の有無，外反肘や翼状頸，特異的な顔貌があるか．

2) 集める情報

集める情報は，①出生時の身長・体重・頭囲，②周産期情報：骨盤位・仮死，黄疸（GHD，甲状腺機能低下のサイン）手背足背に浮腫み（Turner症候群），③その後の身長・体重・頭囲を測定し成長曲線を作成する，④両親の身長（MPF* ＝（F** ＋M***）/2），両親の思春期発来の時期（体質性思春期遅発症の可能性），⑤筋緊張の低下（PWS），⑥栄養摂取量，嘔吐や下痢による栄養素の喪失，栄養摂取状況，⑦親子関係，⑧生活リズム：睡眠時刻，運動状況などである．

3) 特異的な検査に加えて必ず成長の評価をする

初診時検査は甲状腺機能，IGF-I，LH，FSH，検

---

*midparental height, **fatherの身長, ***motherの身長．

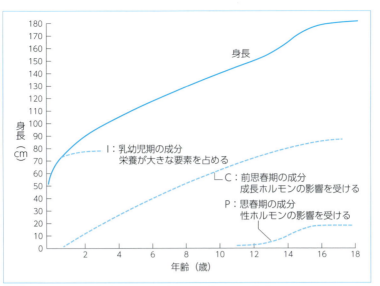

図2 小児の身長発育にかかわる成長因子（ICPモデル）
〔1）Karlberg J, et al. Eur J Clin Nutr 1994；**48** Suppl 1：S25-S44. より〕

尿，血算，血液生化学，栄養評価としてアルブミンやプレアルブミン，亜鉛の測定，左手手根骨X線撮影などを行う．

◆ 文 献 ◆

1) Karlberg J, et al. Eur J Clin Nutr 1994；**48** Suppl 1：S25-S44.

第2章 総論

5 内分泌疾患の診断，鑑別
（4）一般検査所見，胸腹部単純写真，心電図

- ▶一般検査所見の異常から想起すべき内分泌疾患の鑑別について概説する．
- ▶内分泌疾患の鑑別・病態把握に必要となる血液異常・電解質異常を中心に概説する．

血液検査（全血算・分画）

内分泌疾患における血球分画の異常として，Cushing症候群での好中球増加，リンパ球・好酸球の減少，Addison病でのリンパ球・好酸球の増多，褐色細胞腫での白血球増多が代表的である（表1）．また甲状腺疾患では種々のパターンの貧血を呈し，Basedow病では小球性から大球性まで多様な貧血となるが，甲状腺機能低下症ではエリスロポエチンの低下により正球性貧血，悪性貧血を合併した橋本病では大球性貧血となる（表1）．褐色細胞腫やCushing症候群では赤血球増加を呈する．Basedow病の抗甲状腺薬治療時には，無顆粒球症の発症に注意する．副腎クリーゼなどの内分泌性緊急症の病態把握においても，全血算・血液分画の評価が重要となる．

生化学検査（肝機能・腎機能）

内分泌疾患に伴う肝機能異常としては，Basedow病・褐色細胞腫・Cushing症候群のほか，成長ホルモン分泌不全症に伴う脂肪肝によるものを認識しておく（表2）．甲状腺機能亢進症および抗甲状腺薬の副作用としての肝酵素や胆道系酵素・ビリルビン値の上昇もありうる．ALP（GPT）については肝胆道由来ALPのみならず骨由来ALPにも注意すべきであり，甲状腺中毒症・副甲状腺機能亢進症・腫瘍性骨軟化症・くる病などで上昇がみられるため血清Ca・PとあわせてALP分画を考慮する（表2）．BUN・Crは腎機能の指標であるが，脱水の程度や電解質異常をきたす体液過剰の指標となる．甲状腺機能亢進症では血中Cr値は低下となるが，甲状腺機能低下症・粘液水腫ではCKが上昇するため，筋疾患やスタチンなどの薬剤によるCK上昇との鑑別を要する．副甲状腺機能亢進症に伴う高カルシウム血症では腎機能障害に留意する．

電解質および代謝・尿検査

1）Na

尿崩症（diabetes insipidus：DI）に伴う水の喪失による高ナトリウム血症，原発性アルドステロン症では電解質コルチコイド作用過剰によりNa貯留をきたすが，高ナトリウム血症は水分補給のできない脱水や渇中枢の異常があれば生ずる（表3）．また，ACTH単独欠損症などの副腎皮質機能低下症，SIADHや甲状腺機能低下症による低ナトリウム血症を鑑別する（表3）．また，尿中Na排泄の多寡は

表1 血液所見の異常から想起する内分泌疾患

赤血球系			
貧血		小球性	Basedow病
		正球性	Addison病，下垂体機能低下症，甲状腺機能低下症，Basedow病
		大球性	橋本病（悪性貧血合併），Basedow病
	赤血球増加		褐色細胞腫，Cushing症候群
	ヘマトクリット・ヘモグロビン濃度の高値		Cushing症候群，尿崩症
白血球系			
	白血球増加		Cushing症候群，褐色細胞腫
白血球分画異常		好中球増加，リンパ球・好酸球減少	Cushing症候群
		好中球減少，リンパ球・好酸球増加	Addison病
		顆粒球減少	Basedow病

表2 肝機能・脂質・心電図異常から想起する内分泌疾患

肝・胆道機能検査	ALP 高値	副甲状腺機能亢進症, Basedow 病
	AST 高値	Basedow 病, 甲状腺機能低下症, 成長ホルモン分泌不全症
	ALT 高値	Basedow 病, 甲状腺機能低下症, 成長ホルモン分泌不全症
	LDH 高値	Basedow 病, 甲状腺機能低下症, Cushing 症候群
	ZTT 高値	橋本病
脂質・その他	CK 高値	甲状腺機能低下症, 副甲状腺機能低下症
	高コレステロール血症	甲状腺機能低下症, 褐色細胞腫, Cushing 症候群, 多嚢胞性卵巣
	低コレステロール血症	Basedow 病
	高トリグリセリド血症	Cushing 症候群, 甲状腺機能低下症, 先端巨大症
	低トリグリセリド血症	Basedow 病
心電図異常		甲状腺機能異常, 副甲状腺機能異常, アルドステロン症, Cushing 症候群, 副腎不全, 褐色細胞腫

LDH(乳酸脱水素酵素), ZTT(硫酸亜鉛混濁試験).

表3 電解質・血糖値異常から想起する内分泌疾患

電解質検査	高ナトリウム血症	尿崩症
	低ナトリウム血症	SIADH, ACTH 単独欠損, 低アルドステロン症, Addison 病, 下垂体不全
	高カリウム血症	原発性副腎皮質機能低下症, 低アルドステロン症
	低カリウム血症	原発性・偽性アルドステロン症, Cushing 症候群, Bartter 症候群, Basedow 病
	高クロール血症	副甲状腺機能亢進症
	低クロール血症	Cushing 症候群, 二次性アルドステロン症, Bartter 症候群
	高カルシウム血症	副甲状腺機能亢進症, 副腎皮質機能低下症, 悪性腫瘍, Basedow 病
	低カルシウム血症	副甲状腺機能低下症, Cushing 症候群
	高リン血症	副甲状腺機能低下症, 先端巨大症, 甲状腺機能低下症
	低リン血症	副甲状腺機能亢進症, Basedow 病
血糖	高血糖	Cushing 症候群, 先端巨大症, 褐色細胞腫, アルドステロン症
	低血糖	ACTH 単独欠損症, Addison 病, インスリノーマ, 下垂体機能低下症

随時の Na 濃度で検査可能であり,低ナトリウム血症をみた場合には必ず評価する.

2) K

低カリウム血症をきたす疾患は多岐に渡るが,高血圧の有無がまず重要な鑑別点である.高血圧をきたす疾患には,原発性アルドステロン症・腎血管性高血圧・レニン産生腫瘍が代表的であり,アルドステロン分泌過剰を伴う.DOC 過剰をきたす先天性副腎皮質過形成(塩類喪失型)や腎遠位尿細管での 11β-HSD2 の作用低下による AME(apparent mineralocorticoid excess)症候群,偽性アルドステロン症,Cushing 症候群も高血圧を伴う低カリウム血症となる.Henle 上行脚における $Na^+ \cdot Cl^-$ の再吸収障害に起因する K^+ 排泄の増加による Bartter 症候群,サイアザイド感受性 Na-Cl 輸送体の機能喪失による Gitelman 症候群では正常血圧であるが,Na^+ チャネルの遺伝子変異による Liddle 症候群では遺伝性の高血圧を呈する.Gitelman 症候群では低マグネシウム血症や低カルシウム尿症を合併する.インスリノーマや甲状腺機能亢進症でも,K^+ の細胞内移行による低カリウム血症をきたしやすい.低カリウム血症の鑑別においては,酸塩基平衡の評価と尿中 K 排泄の蓄尿検査が重要である.アルドステロンの腎作用評価には,尿細管空内 K 濃度と血中 K 濃度の比である TTKG(transtubular potassium gradient =(尿中 K×血漿浸透圧)/(血中 K×尿浸透圧)

3) K・P

　高カルシウム血症については血清Pを同時に評価すること，血清アルブミン(Alb)値による補正　補正 Ca(mg/dL) = 実測 Ca(mg/dL) + 4−Alb(g/dL) が必要であることを忘れない．高カルシウム・低リン血症を呈する代表的な疾患は，PTHの自律性分泌をきたす原発性副甲状腺機能亢進症であるが，悪性腫瘍に関連して PTHrP 産生に伴う液性悪性腫瘍性高カルシウム血症(humoral hypercalcemia of malignancy：HHM)や腫瘍細胞による TNF-α・IL-1 などサイトカインによる破骨細胞の分化誘導に伴う局所骨融解性高カルシウム血症(local osteolytic hypercalcemia：LOH)も重要である．高カルシウム血症では，CaSR の不活性化変異による家族性低カルシウム尿性高カルシウム血症(familial hypocalciuric hypercalcemia：FHH)，サルコイドーシス・結核などの肉芽腫性疾患や，サイアザイド系利尿薬・ビタミンD過剰摂取，長期臥床による不動性，甲状腺機能亢進症・副腎皮質機能低下症も鑑別する．低カルシウム血症の鑑別にも血清P値が重要であり，低カルシウム・低リン血症を呈する場合はビタミンD欠乏，ビタミンD依存症の鑑別を行い，低カルシウム・高リン血症を呈する場合は特発性副甲状腺機能低下症，DiGeorge 症候群などの先天性副甲状腺形成不全，PTH作用不全に伴う偽性副甲状腺機能低下症(pseudohypoparathyroidism：PHP)について鑑別し，PHP では Ellsworth-Howard 試験を行って病型を決定する．その他，高リン血症を呈する疾患としては腎機能障害や先端巨大症が知られる．高カルシウム・低リン血症の病態鑑別において，カルシウム排泄率(fractional excretion of calcium：FE_{Ca})(%) = 〔尿中Ca(mg/dL)×血清Cr(mg/dL)〕/〔血清Ca(mg/dL)×尿中Cr(mg/dL)〕×100〔正常1〜2%〕および　尿細管リン再吸収率(tubular reabsorption of phosphate：%TRP) = {1−(尿中P×血清Cr)/(血清P×尿中Cr)}×100〔正常>80%〕の算出が有用である．

糖・脂質代謝

　糖代謝において内分泌臓器は多様なかかわりがあり，グルココルチコイド・カテコールアミン・GH・グルカゴンなどの血糖上昇ホルモンとインスリン(IRI)とのバランスにより血糖値が調節されている．Cushing 症候群・褐色細胞腫・先端巨大症による高血糖・耐糖能異常はこれらの内分泌疾患の発見の契機となりうる．低血糖の鑑別では，インスリノーマのほか副腎不全・成長ホルモン分泌不全症(growth hormone deficiency：GHD)・甲状腺機能低下症・ダンピング症候群・抗インスリン抗体の存在などにも留意する．脂質代謝では，甲状腺機能低下症や GHD において LDL-コレステロールの上昇がみられるほか，褐色細胞腫では約半数に脂質異常症を認める．甲状腺中毒症では LDL-コレステロール低下がみられる．また，インスリン抵抗性の指標として　HOMA-R 指数(homeostasis model assessment for insulin resistance：HOMA-R) = 〔空腹時血糖値(mg/dL)〕×〔空腹時インスリン値(μU/mL)〕/405〔インスリン抵抗性>2.5〕，内因性インスリン分泌能の指標として　HOMA-β 指数(homeostasis model assessment for β cell function：HOMA-β) = 360×〔空腹時インスリン値(μU/mL)〕÷〔空腹時血糖値(mg/dL)−63〕〔インスリン分泌低下<30%〕の算出が有用である．

尿所見

　電解質異常や尿細管障害について尿定性・尿沈渣は簡便な検査であり，腎疾患・糖尿病のスクリーニングとして忘れない．必要に応じて尿中電解質・尿中Crも測定することが病態の把握に重要である．尿比重は，DI の診断および DDAVP 治療における体液管理の目安となる．尿pH は尿細管性アシドーシスの診断に，尿ケトン体は糖尿病性ケトーシスの鑑別に重要である．尿中 N-acetyl-β-D-glucosaminidase(NAG)・$β_2$-microglobulin(BMG)測定は，高カルシウム・低カリウム血症などの電解質異常を伴う近位尿細管障害の検出に有用である．また，Basedow 病における PTU 投与例では，ANCA 関連血管炎による血尿の早期発見のため定期的な尿検査が望ましい．

胸腹部単純写真・心電図

　甲状腺中毒症では心房細動(atrial fibrillation：Af)や頻脈性心不全から心拡大をきたすことがあり，甲状腺機能低下症でも心不全・溢水・肺水腫・胸水貯留を認めることがある．褐色細胞腫や先端巨大症も，長期罹患により心肥大をきたすため胸部単純写真によるスクリーニングを行う(図1)．Turner 症候群では大動脈瘤・大動脈弁拡張を合併しうるため，必要性に応じて胸部単純写真の評価の施行が望ましい．Cushing 症候群では日和見感染を考慮して，胸部単純写真による肺感染症のスクリーニングを行う．また，糖尿病・肥満・高脂血症に伴う虚血性心疾患には12誘導心電図でのスクリーニングや負荷心電図が重要だが，内分泌疾患では種々の電解質異常(高カルシウム・低カリウム血症)の合併により心電図異常をきたしうるため，心電図異常と電解質異常の両面から内分泌疾患の鑑別が必要となる．甲状腺中毒症では Af や洞性頻脈をきたし，甲状腺機能低下症では洞性徐脈を呈する．褐色細胞腫ではカテコールアミン過剰に伴う頻脈性不整脈のほか，たこ

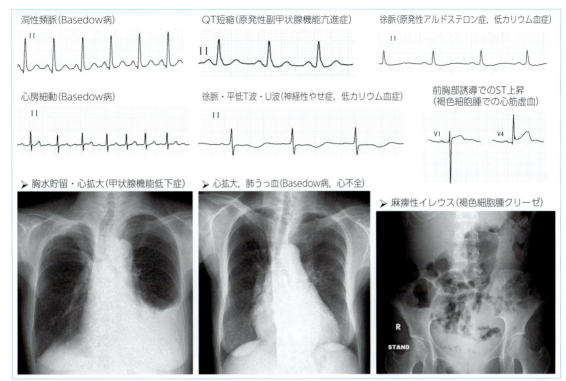

図1 内分泌疾患にみられる心電図およびX線所見

つぼ型心筋症や虚血性心疾患による心電図異常がみられる．腹部単純写真は，腸管の癒着・低K・カテコールアミン過剰・ソマトスタチン投与などが誘因となるイレウスや腸管ガス貯留の評価，原発性副甲状腺機能亢進症やCushing症候群にみられる尿路結石の発生を検出するうえで有用である(図1)．実際の臨床現場では，腎・副腎・膵臓など腹腔内臓器のスクリーニングとして，腹部CTに代用される場合が多い．

◆◆ 参考文献 ◆◆

- 下澤達雄，他：認定医・専門医のための輸液・電解質・酸塩基平衡，下澤達雄，他(編)，中山書店 2013.
- 高久史麿，他：新臨床内科学．第9版，高久史麿，他(編)，医学書院 2009.
- 井村裕夫，他：わかりやすい内科学．第3版，井村裕夫，他(編)，文光堂 2008.
- 小川晋，他：内分泌・糖尿病内科学，小川晋，他(編)，シュプリンガー・ジャパン 2011.

5 内分泌疾患の診断，鑑別
(5) ホルモン濃度の測定法，結果の解釈

POINT

- 血中のホルモンの寡多は内分泌疾患を反映し，診断に直結するため，微量の血中ホルモンの濃度（10^{-12} M～10^{-9} M）を正確に測定する必要がある．ホルモンは種類も多く，それらの血中濃度は大きく変動するため，感度と特異性にすぐれた免疫学的測定法，サンドイッチ法，が主として用いられている．
- 測定時間の短縮と均質化・高感度化のため，各ホルモンの測定法は全自動化・キット化され，ブラックボックス化している．検査値と臨床所見とに乖離が生じた場合，内分泌専門医は各測定法の陥穽（pitfalls）を知って，測定値を吟味・再検討する必要がある．
- 各種の内分泌疾患の診断あるいは治療基準には，それぞれ対応するホルモン測定値（基準値）が策定されている．測定キット間のバラツキに対して，世界共通の標準品を採用し（測定の standardization），さらに，実検体（血液検体）を測定する際に生ずる各キット間の誤差を最小にするため，標準血液検体を用いて各キット間の補正（測定の harmonization）を行っている．
- 注意すべきは，他のバイオマーカー測定と同様に，ホルモン測定法（platform あるいは測定の system：測定キット＋測定の全自動機器）に基づくエラー（システムエラー）は各ホルモンの測定課程全体の 5～30% を占めるに過ぎず，他は検体ラベルの誤貼付，不適切な採血管や誤った検体処理などの測定前のエラーや測定結果の取り違えなどの測定後のエラーが，ヒューマンエラーとして全体の 70～95% を占める．
- （※本項ではヒト GH の測定を例に概説する）
- （※本項下線は図 2，図 3 の番号・アルファベットに対応している）

はじめに

ホルモンとは標的臓器の機能を調節することを目的とする血中（体液中）を流れる微量の生理活性物質である．種類は成長ホルモン（GH）やインスリンなどのペプチドホルモン，コルチゾール（F）などのステロイドホルモン，アドレナリンなどのアミンに大別される（図1）[1]．血中のホルモンの寡多は内分泌疾患を反映し，診断に直結するため，各ホルモンの測定は臨床内分泌学において最重要課題の1つである．その血中濃度はおおむね 10^{-12} M（pM）～10^{-7} M（0.1 μM）（図1）[1] と微量で，かつ，大きな変動幅を示す．従来から，その測定には生物学的測定法（bioassay），免疫学的測定法（immunoassay），レセプターアッセイ（receptor assay），競合的蛋白結合測定法（competitive protein binding assay），化学的測定法（chemical assay）などが用いられてきた[2]．初期のころは標的臓器（組織）の機能を指標とした生物学的測定法が主体であったが，感度と特異性のよりすぐれたラジオアイソトープ（radioisotope：RI）標識抗原とその抗体を用いたラジオイムノアッセイ（radioimmunoassay：RIA），さらには最近では LC-MS/MS 法[1]，免疫複合体転移 EIA による超高感度測定法[3] やホルモン遺伝子発現量を定量する real time PCR 法へと，それぞれの時代の科学技術を反映した測定法が次々と開発され，今日に至っている．

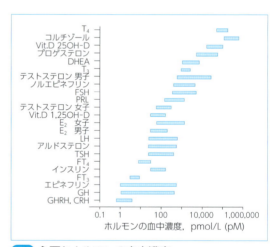

図1 主要なホルモンの血中濃度
〔1〕Sluss PM, et al.: Williams Textbook of Endocrinology. 13th ed. In: Melmed S et al.(eds), Elsevier, 2016；77-107. より引用改変

ホルモンの測定法（サンドイッチ EIA 〈enzyme immunoassay〉を中心に）

一定量の標識（RI）物質（例：^{125}I-ヒト GH）（図2上段）と非標識標準物質（抗原，既知濃度の非標識標準物質，ヒト GH）あるいは測定物質（試料中の未知濃度のヒト GH）が1種類の抗体（1次抗体：家兎ある

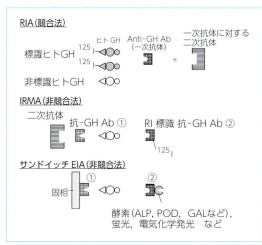

図2 ホルモンの免疫学的測定法の比較
文献と文中を参照.
〔(2)片上秀喜,他:日本内科学会雑誌 2002;91:1110-1116. より〕

いはヤギ血清,もしくはマウスモノクローナル抗体)と競合して結合することを利用するRIA法(競合法)(図2上段)が半世紀以前に開発された.

しかし,GHなど,多くのペプチドホルモンの血中濃度は0.1 pMから1n M(10^{-9})と低濃度で,かつ,変動幅も大きい.たとえば,1 pM(10^{-12})は分子量1,000のペプチド,1gが東京ドーム1個分(124万トン,約$1×10^9$ L),の水に溶けた濃度である.比較的高濃度の低分子ホルモン,たとえば甲状腺ホルモンなどは,簡便性のため,RIA法で,多くの代謝産物が生理活性をしめすステロイドホルモンはRIA法からより正確なLC-MS/MS法で測定され始めている.そして,GHRHやCRHなど,血中のペプチドホルモンの多くはpMと低濃度をしめすため,競合法では測定できない,より低濃度のホルモン濃度を測定するため,抗原上の2種類の抗原決定基(epitope)を別々の特異抗体(補足抗体①+標識抗体②)で認識する非競合法,免疫放射量法(immunoradiometric assay:IRMA)(図2中段)やサンドイッチEIA(図2下段)を用いている.うち,ラジオアイソトープを用いない(non RIA)サンドイッチ法は現在のホルモン測定法の主流となっている.さらに,抗体②の標識をアイソトープではなく,酵素(EIA)や蛍光,電気化学発光基材に置換されている(図2下段).

そして,現在,多くのホルモン測定はサンプル処理から測定・データ報告までが自動化・時間短縮化・キット化され,その過程が見えにくい"black box"となっている.その結果,ホルモン測定結果と臨床所見との乖離を示場合,問題点がわかりにくくなっている.

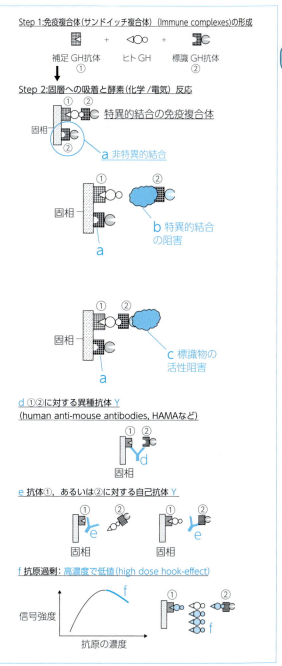

図3 非競合法(サンドイッチ法あるいは免疫複合体測定法:ヒトGH EIAの場合)の各pitfall
文中を参照.

ホルモン測定法のpitfallsと課題

感度と特異度にすぐれたサンドイッチ法には少なくも図3a〜fに示すように原理上の陥穽(pitfalls)がある.測定キットの結果と臨床症状との乖離がある場合,各ホルモン測定キットの原理と手順に内在している問題点を解決する.

a 非特異結合(ノイズ)

固層(試験管壁,固層ビーズなど)へ標識抗体(図3a)が吸着し,非特異的結合(noise:N)の増大し,相対的に信号強度(signal:S)が弱まる(S/N比の低下).サンドイッチ法に内在する原理的なpitfallであるため,別の固層へサンドイッチ複合体(免疫複合体)を転移し,飛躍的にS/N比を増大させる(免疫複合体転移法[3]の導入).

b 抗原と抗体①あるいは②との結合を阻害する物質の存在

血中蛋白質による干渉や交叉反応物,高脂血症や溶血などにより,免疫反応が阻害される.より親和性の高い抗体あるいは高感度な測定系をもちいて,検体量を少なくし,干渉物質の影響を抑える.

c 標識体(酵素,化学電気発光,蛍光発光や錯体形成)の活性を低下させる物質の存在

たとえばビオチン含有薬剤の投与中など.

d サンドイッチ抗体①②に対する異種抗体

たとえばマウスIgGに対する自己抗体(human anti-mouse antibodies:HAMA)がヒト血中に存在すると,抗原の有無にかかわらず,HAMAによって捕捉抗体①と標識抗体②が結合し,高値をしめす(偽性異常高値).TSH測定系など,マウスモノクローナル抗体を利用するいずれの測定系でも生じうる.マウスからの抗体①と②に対する自己抗体が原因であるため,マウスIgGを測定系に添加すると異常高値が劇的に改善する.

e 用いる抗体①あるいは②に対する自己抗体

抗原抗体反応を阻害する(偽性低値).dと同様に,各抗体①あるいは②のIgGあるいはF(ab')₂を過剰に測定系に添加する.

f high dose hook-effect(抗原過剰による抗原抗体反応の阻害)

サンドイッチ法は抗体①と抗体②の両者の濃度比は一定である.抗原が過剰になると,いずれか一方の抗体あるいは両抗体が過剰な抗原で飽和し,ある一定濃度以上では逆に,低値を示す(高濃度での偽性低値,図中の赤色の標準曲線).検体を希釈するか,抗体①②の割合を変えず,各抗体の濃度を高め,高濃度抗原による抗体飽和を回避する.a〜fともに,測定キットを変えることにより,解決されることがある.

免疫学的測定法に内在する問題点と臨床検査

1) 標準化と各測定キット・プラットフォーム間の誤差

各ホルモンの測定結果は各キットごとに,測定値が異なることが多い.標準品として世界共通のもの,たとえば,ヒトGHの場合はリコンビナントGHで補正しているが,血中のヒトGHは分子多型が存在する.22 kDa以外に20 kDaなど多種類の分子が存在し,各キットにより,認識するヒトGH分子が異なる.そしてACTH測定[4]やコルチゾール(F)測定ではbig ACTHとの交叉率や合成ステロイド(例:プレドニゾロン)との交叉性は各キット間で異なる.さらに,hCGやTSHなどの糖鎖ホルモンは標準品を準備しても,病態により糖鎖附着が異なり,抗体ごとに,認識epitopeが異なるため,standardizationやharmonizationを行っても,各キット間で測定値が異なる場合がある[5].

2) 臨床検査の問題点,システムエラーとヒューマンエラー

検査法(測定キット+全自動化測定機器=プラットフォーム)に由来するエラー(システムエラー:機器の不具合,測定キット試薬の失活・取り違え)は各ホルモン測定課程の約5〜30%を占めるに過ぎず,測定エラーの70〜95%はホルモン測定依頼時の誤発注,ストレス条件下での採血,不適切な採血管(例:ACTH測定にはEDTA-2Na添加試験管が必須)や検査室への運搬,検体の取り違えなどの測定前に,あるいは,検査結果の報告時やその解釈などの測定後に生ずるヒューマンエラーに由来する[1].

おわりに

内分泌疾患の診療に必須のホルモン検査の現況と,多くのホルモン測定で用いられている免疫学的測定法の問題点を述べた.ホルモン測定結果と実臨床とに乖離を見出した際,内分泌専門医は各ホルモン測定法の原理のみならず,用いた測定キットの特徴を知り,問題解決の方策を示すことが求められている.

◆◆ 文 献 ◆◆

1) Sluss PM, et al.: Williams Textbook of Endocrinology. 13th ed. In: Melmed S et al.(eds), Elsevier, 2016; 77-107.
2) 片上秀喜, 他: 日本内科学会雑誌 2002; 91: 1110-1116.
3) 橋田誠一, 他: 臨床化学 2014; 43: 121-136.
4) 片上秀喜: 臨床検査ガイド2015年改訂版. 三橋知明(編), 文光堂, 2015; 357-369.
5) 小田桐恵美: 内分泌・糖尿病科 2006; 22: 589-595.

第2章 総論

5 内分泌疾患の診断，鑑別
(6) 内分泌・代謝機能検査—総論

> **POINT**
> - ホルモン分泌異常の有無や分泌予備能を評価する目的で，刺激試験や抑制試験などの機能検査が行われる．
> - ガイドラインに準拠した適切な検査を選択し，患者の負担軽減を心がける．
> - 検査条件（食事，安静，時間など），検査による副反応，検体処理法には細心の注意をはらう．

なぜ機能検査が必要なのか

疾患の診断は局在診断と機能診断を併用して行われる．内分泌・代謝領域の疾患でも，局在診断にはCT，MRIなどの画像診断が，機能診断はホルモンや代謝マーカー（血糖値など）の測定値が用いられる．またシンチグラフィ，フルオロデオキシグルコース（fluorodeoxyglucose：FDG）-PETなど，局在診断と機能診断を兼ね備えた検査もある．内分泌系が生体機能を維持・調節するうえで重要な役割を果たしていること，その機能異常が疾患の発症に直結していることを考慮すると，内分泌・代謝領域の疾患における機能検査の臨床的意義は極めて高い．

内分泌疾患の機能検査には，ホルモン（あるいは関連物質）の基礎値を測定する方法と，何らかの"負荷"に対するそれらの応答で評価する方法がある．甲状腺ホルモンのように短期的な変動が少ない物質は，基礎値の測定で十分なことが多い．一方，内分泌・代謝臓器の多くは，ホルモン作用や代謝状態を短時間で臨機応変に変動させることにより，環境の変化に対応している．それゆえ，内分泌・代謝系の機能が保たれているか否かは，多くの場合，血中ホルモンや代謝パラメータの"基礎値"のみでは判断できないことが少なくない．このため何らかの"負荷"を与え，それに対する応答をみることで，臓器の予備力低下や機能障害の有無を判定する方法が用いられる．糖尿病の診断における75g OGTTでは，空腹時血糖値が正常な場合でも，本試験時の血糖変動やホルモン分泌反応を評価することにより，潜在的なインスリン分泌能低下やインスリン抵抗性の有無を判定することが可能となる．

内分泌機能検査では，"負荷試験"という用語が古くから用いられてきた．しかし語感が"被験者に何らかの負担を強いる"というネガティブな印象を与える面もあることから，近年では，使用する物質名のみを用いる方法（甲状腺刺激ホルモン放出ホルモン〈TRH〉試験など），あるいはホルモン分泌を促進する検査を"刺激試験"，抑制する検査を"抑制試験"という用語で表現する方法が好んで用いられつつある．

機能検査の原理

内分泌・代謝機能検査では，以下の3つの観点から疾患の識別を行う．

1）刺激（または抑制）物質に対する反応の量的変化

一般にホルモンは，特定の刺激にのみ反応して特異的に分泌が促進ないし抑制される．したがって，調節物質を投与した際に生じるホルモン変動の量的な変化をみることにより，分泌予備能の程度や抵抗性の評価が可能となる．代表的な例として，下垂体前葉機能検査のゴールドスタンダードであるCRH，TRH，GnRH，GHRH試験におけるACTH，TSH，LH，FSH，GH，PRLの反応をみる検査が，これに相当する．

2）刺激（または抑制）物質への反応の時間的変化

応答自体が保たれていても，その反応の時間的なパターンが異常な場合，それが疾患の診断につながることがある．たとえば75g OGTTでは，全体としてのインスリン分泌反応が保たれていても，初期分泌が低下している場合（インスリン分泌指数〈insulinogenic index：II〉＜0.5）は耐糖能障害の素因を有する分泌異常と判断される．また下垂体前葉機能検査において，刺激物質に対する下垂体ホルモン分泌反応のピークが15〜30分ではなく，60分，120分と時間とともに徐々に上昇していく場合（遅延反応）は，通常，視床下部性の下垂体機能低下症が疑われる．

3）刺激（または抑制）物質に対する反応の質的変化

あるホルモンが，本来の調節因子以外の因子に反応して分泌される場合は"奇異性反応"とよばれ，診断的価値を有する．たとえば先端巨大症の原因となるGH産生腺腫では，正常下垂体では反応しないはずのTRHやGnRHに反応してGHが分泌されることがある[1]．またDDAVPに対するACTH分泌反応は，下垂体性Cushing病で特異的かつ高頻度に認められるため，診断基準にも含まれている[2,3]．

機能検査の選択

一般に機能低下症が疑われる場合は刺激試験が，機能亢進症が疑われる場合は抑制試験が選択される．すなわち生理的な分泌刺激ないし抑制刺激に対する反応の有無や程度を評価することで，疾患の存在や重症度を判定する．刺激試験は，特異的な刺激物質を用いる方法と，ネガティブフィードバックを遮断して分泌を刺激する方法に亜分類される．下垂体・副腎系を例にとれば，前者としてCRH試験，後者としてメチラポン試験（メトロピン®）が該当する．抑制試験としては，下垂体・副腎系におけるデキサメタゾン抑制試験，GH・IGF系における75g OGTTが代表的である．抑制試験は，「腫瘍性分泌」が生理的な抑制物質による調節を受けにくいという事実に基づいて開発されたものが多く，ホルモン産生腫瘍の診断に用いられる．

例外的に，機能亢進症でも刺激試験が選択されることがある．下垂体性ACTH産生腺腫（Cushing病）では，CRH試験に対しACTHの分泌反応を認めることが多いが，異所性ACTH症候群では多くの場合無反応で，鑑別に有用である．このように，ホルモン産生腫瘍では各々の腫瘍の特性に基づいた各種機能検査が考案されており，必要に応じて選択される．

疾患ごとに必要な検査はほぼ確立され，厚生労働省間脳下垂体機能障害に関する調査研究班ホームページで閲覧可能である[2]．各疾患の診断基準を参照のうえ，必要な検査を選択する．

機能検査を実施する際の注意

ホルモンや代謝パラメータは多くの生理的因子によって変動する．特に食事や水分の摂取状況，運動，検査を行う時間，ストレスの有無などは，検査結果に大きな影響を与える．したがって機能検査を行うにあたっては，必要な前処置や検査条件を事前に確認しておく必要がある．また採取時や採取後の検体処理にも細心の注意をはらう．たとえば血中プロテアーゼで分解されやすい小型ペプチドホルモンは，分解酵素阻害薬の入った特定の採血管が指定されていることが多い．また尿中カテコールアミンの測定には，酸性蓄尿が必須である．適切な前処置と検体の処理を行うことにより，再現性かつ信頼性のある検査結果を得ることが可能となる．

機能検査の種類によっては副反応の発生にも留意する．インスリン低血糖試験では，過大な低血糖に対処するため高濃度ブドウ糖液を準備しておく．また下垂体腫瘍患者（特にマクロ腺腫）に対するTRH試験やGnRH試験は時に下垂体卒中を誘発することが知られているため[4]，必要な場合のみの施行にとどめるとともに，あらかじめインフォームドコンセントの取得ならびに脳外科との連携を行っておくことが望まれる．なお，各機能検査の具体的な実施法は「内分泌検査」の専門書を参照されたい[5,6]．

一般的に行われている検査でも，特定の病態下においては施行が禁忌の扱いにされている検査が存在する．その主要な例を以下にあげる．

1）糖尿病

OGTTは糖尿病の診断に用いられる検査である．しかしすでに持続的な高血糖状態にある患者では，血糖コントロール状態をさらに増悪させたりケトアシドーシスを誘発する可能性があるため施行しない．

2）褐色細胞腫（非発作期）

グルカゴン試験やプリンペラン試験が，カテコールアミン分泌刺激試験として診断に用いられたことがある．しかし重症の高血圧発作を誘発する危険性がある．またフェントラミン（レギチーン®）試験がα遮断作用による血圧低下の有無をみる目的で行われていたが，急激な降圧によるショックを誘発する可能性を有する．いずれも現在では行われない．

3）下垂体前葉機能低下症

メチラポン（メトピロン®）試験は下垂体・副腎系のフィードバック調節の有無を評価する目的で行われる検査である．しかしすでに副腎皮質機能低下が存在する状態では副腎クリーゼを誘発する危険があり，行うべきでない．またインスリン低血糖試験は下垂体ACTH，GH分泌障害の診断や障害部位の鑑別（下垂体性か視床下部性か）を目的として現在でも行われているが，虚血性心疾患患者では冠れん縮を，てんかんをもつ患者ではけいれん発作を誘発する危険があり，禁忌である．

4）薬物過敏症の既往を有する患者

機能検査に用いられる薬物，特にペプチド類の経静脈投与はまれに薬物過敏によるショックを引き起こすことがある．代表的な例ではEllsworth-Howard試験におけるPTH(1-39)製剤，ACTH刺激試験におけるACTH(1-24)の投与後に，ショック状態に陥った症例などが報告されている．過去に既往のある患者で禁忌となることはいうまでもないが，薬物過敏症やアレルギー体質を有する患者においてやむをえず刺激試験を行う際は，アドレナリンやステロイド薬などを準備し，不測の事態に備えておくことが重要である．

検査結果の解釈

血中半減期が長く変動の少ない甲状腺ホルモンなどでは，基礎値のみで機能亢進か機能低下かを判定できる．またTSHを同時に測定してネガティブフィードバックの状態を把握することにより，潜在的な機能異常を見出すことも可能である．もしホルモン高値の状態でTSHが抑制されていなければ，

不適切TSH分泌症候群(syndrome of inappropriate secretion of TSH：SITSH)としてTSH産生腫瘍や甲状腺ホルモン不応症が鑑別の対象となる[7]．また，自己抗体の干渉によるマクロTSH血症にも注意すべきである．PRLにも同様の病態(マクロプロラクチン血症における見かけ上の上昇)が知られている．

一方，血中半減期の短い大多数のホルモンでは，必要に応じて刺激試験ないし抑制試験を行い，得られた結果をホルモン分泌応答の有無・程度，時間経過，奇異性反応の有無，などの観点から解釈する．すなわち，機能亢進か低下か，潜在的な分泌予備力の低下はあるか，腫瘍性分泌は存在するか，などの点に留意しつつ，臨床症候や画像診断の結果などとあわせて総合的に解釈する．

内分泌・代謝機能検査は適切に施行すれば病態の把握や診断・治療に極めて有益な情報をもたらす．反面，無意味な検査法の選択や誤った実施法で解釈不能な検査結果を得てしまう可能性もあり，施行にあたっては細心の注意をはらうことが重要である．

◆◆ 文 献 ◆◆

1) Irie M, *et al.*：*J Clin Endocrinol Metab* 1972；**35**：97-100.
2) 厚生労働省科学研究費補助金難治性疾患克服研究事業　間脳下垂体機能障害に関する調査研究班ホームページ http://square.umin.ac.jp/kasuitai/doctor/guidance.html (2017年12月確認)
3) Rollin GA, *et al.*：*Clin Endocrinol*(*Oxf*) 2015；**82**：793-800.
4) Yoshino A, *et al.*：*Acta Neurochir*(*Wien*) 2007；**149**：557-565.
5) 内分泌臨床検査マニュアル，肥塚直美(編著)，日本医事新報社 2017.
6) 内分泌機能検査実施マニュアル，第2版，成瀬光栄，他(編)，診断と治療社 2011.
7) 日本甲状腺学会ホームページ：甲状腺ホルモン不応症(RTHβ)診断基準　http://www.japanthyroid.jp/doctor/img/hormone03.pdf(2018年3月確認)

第2章 総論

5 内分泌疾患の診断，鑑別
(7) 静脈サンプリング

> **POINT**
> ▶ 内分泌疾患におけるホルモン分泌病変の局在診断のための手法である．
> ▶ 原発性アルドステロン症（PA）に対する副腎静脈サンプリング（AVS），神経内分泌腫瘍（NET）に対する選択的動脈内刺激薬注入法（SASI test），Cushing 病に対する下垂体選択的静脈洞血サンプリング，腫瘍性骨軟化症に対する線維芽細胞増殖因子 23（FGF23）サンプリングなどがあげられる．

副腎静脈サンプリング

原発性アルドステロン症の局在診断と病型診断のための検査である．大腿静脈からカテーテルを挿入し，下大静脈（①）と左右副腎静脈（③⑤）のアルドステロン値およびアルドステロン/コルチゾール比（A/C比）を比較検討する（図1）【前述①，③，⑤は図1の番号に対応】．ACTH を負荷することにより挿入成功の判定が容易となる．ACTH 負荷には静注（1回注入）法，点滴法，静注+点滴法があり，静注法では 250 μg 静注，点滴法では 250 μg を 3～5 時間で点滴，静注+点滴法では両者の併用を行う．サンプリングに時間がかからない場合は静注法，サンプリングに時間を要する場合は点滴法あるいは静注+点滴法が推奨される[1]．サンプリングの結果が片側性の場合は片側副腎摘除術の適応となり，両側性の場合は一般的には薬物療法の適応となる．

1) 採血場所
下大静脈，左右の副腎静脈．

2) 採血項目
アルドステロン，コルチゾール．

3) 判定方法
副腎静脈のコルチゾール値/下大静脈のコルチゾール値（selectivity index：SI）でカテーテルの挿入成功を判定する．

患側の副腎静脈のアルドステロン/コルチゾール比（A/C比）と健側の副腎静脈の A/C 比の左右比（lateralized ratio：LR），健側のアルドステロンと下大静脈のアルドステロンの比（contralateral ratio：CR），副腎静脈のアルドステロンの絶対値などで左右どちらに病変があるかを判定する．

4) 判定基準
❶ 挿入の成否
ACTH 負荷後で SI≧5 で挿入成功と判定する．ACTH 負荷なしでは SI≧2 で判定されることが多いが，挿入成功していても SI2 未満のこともある．コルチゾール濃度絶対値を用いる場合は，明確なエビデンスはないが ACTH 負荷後は 200 μg/dL 以上で，

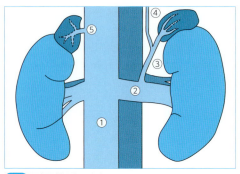

図1 副腎静脈の走行
①下大静脈，②左腎静脈，③左副腎静脈，④左下横隔静脈，⑤右副腎静脈．

負荷なしでは 40 μg/dL 以上で陽性と判定されることが多い[1]．

❷ 片側性か両側性か
LR≧2～4 で片側性と判定する．欧米では特異度を重視し LR≧4 で判定されることが多いが，わが国では LR≧2.6 が用いられることもある．CR＜1 で対側は正常と判定．わが国では ACT 負荷後の副腎静脈アルドステロン絶対値≧14,000 pg/mL で過剰分泌と判定する手法も用いられる[1]．

5) 検査に際しての注意点
・左右副腎静脈の解剖学的相違点に注意する．右副腎静脈は下大静脈に流入しているが，左副腎静脈は腎静脈に流入している．
・失敗の原因として最も多いのは右副腎静脈の挿入不成功であり，事前に造影（multi detector-row CT：MDCT）で副腎静脈の位置を確認することで成功率の向上が期待できる．
・右副腎静脈と肝静脈は位置的に近く，取り違えないようカテーテル造影でも血管走行を確認する．
・左副腎静脈は腎静脈に流入するまでに下横隔膜静脈と合流しており，カテーテルの先端が下横隔膜静脈に入り込まないように注意する．
・近年，わが国において，左右副腎静脈の分枝にまでカテーテルを進め，副腎の中でさらに細かく病変

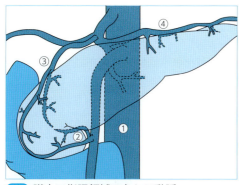

図2 膵十二指腸領域の主たる動脈
①腹部大動脈，②上腸間膜動脈，③胃十二指腸動脈，④脾動脈．

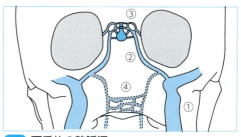

図3 下垂体の静脈洞
①内頸静脈，②下錐体静脈洞，③海綿静脈洞，④脳底静脈叢．

部位を同定する手法も開発されている．

選択的動脈内刺激薬注入法

　選択的動脈内刺激薬注入法(selective arterial secretagogue injection test：SASI test)は，機能性神経内分泌腫瘍(NET)の栄養動脈を同定することにより腫瘍の局在を診断する手法である[2]．外科的切除領域の決定に有用であり，原発巣のみならず転移巣の診断にも用いられる．膵十二指腸領域を栄養する主たる動脈は，上腸間膜動脈(②)，胃十二指腸動脈(③)，脾動脈(④)であり(図2)【前述②〜④は図2の番号に対応】，これらの動脈にカテーテルを挿入して，刺激薬を注入し，(右)肝静脈に留置したカテーテルより静脈血を採取しホルモン濃度を測定する．採血用カテーテルは左鼠径部の大腿静脈から，刺激用カテーテルは右鼠径部の大腿動脈から挿入されることが多い．NETが存在する領域の栄養動脈に刺激薬を注入した際には40秒後前後に肝静脈のホルモン濃度が上昇するので，NETがその動脈の支配領域に存在すると同定できる．刺激薬としては，ガストリノーマにおいては原法ではセクレチンが用いられていたが，わが国では現在は製造が中止され入手困難なため，インスリノーマ，グルカゴノーマ，VIPオーマ(vasoactive intestinal peptide oma：VIPoma)と同様にグルコン酸カルシウムが用いられることが多い．

1) 採血時間
　刺激前，刺激後20秒，40秒，60秒，90秒後．

2) 採血項目
　インスリン，ガストリン，グルカゴン，VIPなど．

3) 判定方法

❶ インスリノーマ

　インスリンが前値の100%以上の上昇(前値の2倍以上に上昇)を認めた場合に陽性と判定．

❷ ガストリノーマ

　ガストリンが前値より80 pg/mL以上の上昇かつ前値の20%以上の上昇を認めた場合に陽性と判定．

4) 検査に際しての注意点
・刺激薬が他の動脈に流れ込まないように注意する．
・刺激の順序は，画像検査などからNETが存在しないであろうと思われる動脈から行い，各動脈間で5〜10分の間隔を空ける．
・脾動脈を3つに分けて刺激することで，膵体尾部の近位部，中央部，近位部を区別することができ，より正確な局在診断も可能とされている．

下垂体選択的静脈洞血サンプリング

　Cushing病と異所性ACTH産生腫瘍との鑑別を目的とした検査である[3]．カテーテルを大腿静脈より挿入し，透視下で左右下錐体静脈洞(②)あるいは海綿静脈洞(③)へとそれぞれ進め，造影剤にてカテーテルの配置と静脈走行の確認を行う(図3)【前述②，③は図3の番号に対応】．適切な位置に入ったら，末梢静脈(肘静脈/大腿静脈)と，左右下錐体静脈洞あるいは海綿静脈洞より同時に採血を行う(2回採取が一般的)．下垂体からのACTHの分泌は律動的であり，CRH負荷を行った方が感度，特異度とも改善する報告が多いことから，その後CRH負荷を実施する施設が多い．CRH 100 μgを静注すると，負荷後3〜5分後にACTHのピークがくるため，そこで判定する．サンプリング後2〜4時間は安静にする．

1) 採血時間
　CRH負荷2〜3分前，負荷直前，負荷後1分後，3分後，5分後，10分後，15分後(1分後，15分後は省略することも多い)．

2) 採血項目
　ACTH，PRL．

3) 判定方法
　負荷前の下錐体静脈または海綿静脈洞ACTH/末梢静脈ACTH(中枢/末梢〈central/peripheral：C/P〉比)≧2，CRH負荷後のC/P≧3でCushing病と判定し，それ未満の場合は異所性ACTH産生腫瘍と判断

する(下垂体の静脈還流を反映するPRLに着目し，ACTH/PRL比を用いて判定する方法もある)．

FGF23サンプリング

腫瘍性低リン血症性骨軟化症(tumor-induced hypopshpatemic osteomalaia：TIO)の原因となる液性因子であるFGF23が分泌されている病変の局在診断のための手法である．TIOの原因病変は，PMTMCT(Phosphaturic mesenchymal tumor, mixed connective tissue variant)など良性の間葉系腫瘍が多く，一般に成長が遅い小腫瘍で骨中に存在することもあり画像検査では発見困難なことも多い．報告例は下肢や頭頸部に多い．

鼠径部の大腿静脈からカテーテル挿入を行い，全身20～30か所の静脈主幹，静脈分枝から採血を行い，それぞれの箇所でのFGF23濃度を測定しステップアップする位置からFGF23産生腫瘍の局在を判定する[4]．すでに画像診断で腫瘍が認められている場合はその還流静脈でFGF23がステップアップするかどうかを確認する．

◆◆ 文献 ◆◆

1) わが国の原発性アルドステロン症の診療に関するコンセンサス・ステートメント，日本内分泌学会(編)，診断と治療社，2016
2) Imamura M：*World J Gastroenterol* 2010；**16**：4519-25.
3) Lynnette K, *et al*.：*J Clin Endocrinol Metab* 2008；**93**：1526-40.
4) Takeuchi Y, *et al*.：*J Clin Endocrinol Metab* 2004；**89**：3979-82.

6 内分泌疾患の治療—総論
(1) 腫瘍：手術，放射線，薬物療法（治療アルゴリズム）

> **POINT**
> ▶ 非機能性内分泌腫瘍，機能性内分泌腫瘍ともに治療の中心は手術であるが，一部の腫瘍は薬物療法で治療が可能である．
> ▶ 機能性内分泌腫瘍では，過剰に産生されるホルモンを減少させる治療が必要となることがある．

はじめに

様々なホルモンを分泌する内分泌臓器あるいは組織から発生する腫瘍を内分泌腫瘍とよぶ．具体的には下垂体，甲状腺，副甲状腺，副腎，膵内分泌腺，ならびに全身に分布する神経内分泌細胞から発生する腫瘍が含まれる．これらの内分泌腫瘍の治療を考えるうえで重要なことは，内分泌腫瘍は腫瘍による臓器の圧排症状や転移による臓器障害以外にも，腫瘍から過剰にホルモンが分泌されている場合は，それらの過剰ホルモンによる諸症状の改善も念頭においた治療が必要となる．また，腫瘍の圧排や転移等により正常なホルモン分泌が低下している場合，特に副腎皮質ホルモンは，腫瘍治療の開始前に補充療法が必要となる．各腫瘍の詳細な治療方法は，別項や全米総合がん情報ネットワーク（National Comprehensive Cancer Network）にあるガイドライン[1]に譲るが，本項では，非機能性や機能性内分泌腫瘍に分けて，治療アルゴリズムの概略について述べる．

非機能性内分泌腫瘍

非機能性内分泌腫瘍の治療アルゴリズムを図1に示す．良性と悪性ともに基本的には手術が中心となるが，経過観察する場合や化学療法と放射線治療など集学的治療が必要になることもある．

1) 良性非機能性内分泌腫瘍

良性非機能性内分泌腫瘍の治療は，基本的に手術をするかあるいは経過観察するかである．手術を考慮する因子として，大きな腫瘍や腫瘍の進展状況，増大傾向，周囲臓器の圧排症状，整容性，年齢などがあるが，単独で手術適応が決まるものではなく，総合的な判断が必要となる．たとえば，非機能性副腎腫瘍は，画像検査で悪性腫瘍の特徴的な所見が得られない場合でも，4 cmを超えると悪性の可能性が

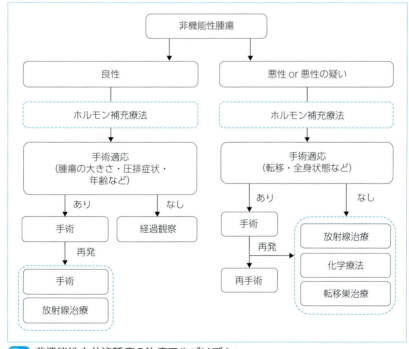

図1 非機能性内分泌腫瘍の治療アルゴリズム

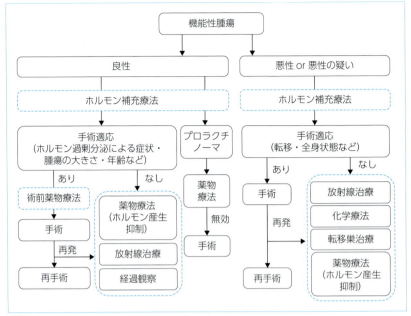

図2 機能性内分泌腫瘍の治療アルゴリズム

高くなるため，外科的治療が推奨されている．また，非機能性下垂体腫瘍では，経過観察となることも多いが，視神経障害が明らかな場合に手術が適応されるが，全摘出が困難な場合には，症状の改善状況により放射線療法が行われることもある．

2）悪性あるいは悪性が疑われる非機能性内分泌腫瘍

増大傾向を伴う，あるいは生検で悪性と診断された内分泌臓器を原発とする非機能性腫瘍の治療の第一選択は原則手術である．遠隔転移の有無などステージングと全身状態などにより手術適応が決定されるが，たとえば甲状腺分化癌では，遠隔転移があっても放射性ヨウ素(^{131}I)によるアブレーション治療が可能であることから手術の適応となる．また，非機能性膵内分泌腫瘍において，肝転移が存在しても，治癒切除可能である場合は，原発巣を含めて外科的切除を目指す．手術によって根治が得られない内分泌腫瘍では，全身的な化学療法（殺細胞性あるいは分子標的治療薬），あるいは放射線治療単独や併用が行われる．時に，腎細胞癌の膵臓への転移は多血性の腫瘍であり，膵内分泌腫瘍と鑑別を要する場合や，肺癌，胃癌などからの転移性副腎腫瘍や，腎癌，肺癌などからの転移性甲状腺腫瘍を認めることがあるが，これらの転移性悪性腫瘍では，原発腫瘍の治療方針に従い治療が行われる．

機能性内分泌腫瘍

機能性内分泌腫瘍の治療の流れを図2に示す．非機能性と同様に治療の中心は手術となるが，過剰に産生されるホルモンに対する対処が必要となる場合がある．

1）良性機能性内分泌腫瘍

機能性内分泌腫瘍は，過剰に分泌されるホルモンにより健康が脅かされる場合，治療の第一選択は手術により，腫瘍を摘出しホルモン過剰状態を解除することである．ただし，軽症例では対症療法で経過観察可能な腫瘍も存在する．たとえば，軽度の無症候性原発性副甲状腺機能亢進症では，骨塩減少例に対する経口ビスホスホネート製剤などの対症療法で経過観察も可能であり，手術適応の判断に National Institutes of Health のガイドラインが参考になる[2]．また，副腎皮質腺腫（adrenocortical adenoma：ACA）によるサブクリニカルクッシング症候群は，明確な治療適応基準がなく，高血圧，耐糖能障害，脂質異常症等の合併症を重複して有する症例では腫瘍摘出を考慮することになる．一方で，下垂体プロラクチノーマは薬物療法によって治癒が期待できるため，治療の第一選択はドパミン作動薬による薬物療法となる．効果があれば，少なくとも2年間は薬物療法を継続することが勧められている[3]．画像検査で下垂体腫瘍が消失すれば，投与量を漸減し中止できることもある．ドパミン作動薬が無効，あるいは副作用のために服薬できない場合などには手術療法が選択される．

また，一部の機能性腫瘍では，手術適応となった場合に，術前に過剰ホルモンに対して薬物治療が必

要となる場合がある．たとえば，褐色細胞腫では，術前に過剰カテコールアミンへの対策としてα遮断薬の投与により，循環血漿量を十分に増加させておくことが必要である．また，先端巨大症では，術前に過剰な成長ホルモン分泌抑制と腫瘍縮小効果を狙って，ソマトスタチンアナログ製剤が使用されることがある．さらに，Cushing病，Cushing症候群では高コルチゾール血症を是正するのには副腎皮質ステロイド合成阻害薬であるメチラポンが有効なこともある．

手術の適応とならない機能性腫瘍では，ホルモン分泌を阻害する薬剤，あるいはホルモン作用を阻害する薬剤を使用する．先端巨大症に対するソマトスタチンアナログ製剤，ペグビソマント，ドパミン作動薬，ガストリノーマに対するプロトンポンプ阻害薬，インスリノーマに対するジアゾキシド，Cushing症候群，Cushing病に対するメチラポン，ミトタンアルドステロン産生腺腫に対する抗アルドステロン薬等がその例である．また，下垂体機能性腫瘍では，局所腫瘍制御のため定位放射線照射（ガンマナイフ，サイバーナイフなど）が行われることがある．

2) 悪性あるいは悪性が疑われる機能性内分泌腫瘍

悪性あるいは悪性が疑われる機能性内分泌腫瘍の治療の基本は，摘出可能であれば手術が第一選択であり，早期に発見診断し手術することが生命予後の改善に直結する．しかし，初診時にすでに，転移のある症例も多く，手術適応とならない場合も多い．原発巣に対する治療としては，機能性腫瘍で症状が臨床的に問題になり，原発病変の切除で症状の改善が得られると考えられる場合は外科的切除が第一選択となる．転移がある場合でも治癒切除可能である場合は，原発巣を含めて外科的切除が行われる．切除不能例では，化学療法，放射線療法等の集学的治療が必要となる．また，膵・消化管神経内分泌腫瘍の肝転移では化学塞栓術，ラジオ波焼灼術による治療が行われている．近年では，膵神経内分泌腫瘍に対しては分子標的薬であるエベロリムス（アフィニトール®）やスニチニブが使用可能となっている．遠隔転移を有する悪性褐色細胞腫では，α遮断薬およびβ遮断薬を併用し，高カテコールアミン血症の対策を行い，可能な場合は腫瘍の減量手術も検討する．MIBGシンチグラフィの腫瘍への取り込みがある場合は，^{131}I-MIBGの内照射の適応となるが，国内では未承認である．陰性の場合は，シクロホスファミド，ビンクリスチン，ダカルバジン併用化学療法が検討される．

また，悪性であっても機能性腫瘍のため，過剰に産生されるホルモンに対する対策が必要となる．良性機能性内分泌腫瘍と同様に，ホルモン分泌を阻害する薬剤，あるいはホルモン作用を阻害する薬剤を使用するが，切除不能の悪性機能性腫瘍では，病状の増悪とともに過剰産生されるホルモンの影響を抑えることはしばしば困難となることが多い．

◆ 文 献 ◆

1) NCCN Clinical Practice Guidelines in Oncology(NCCN Guidelines®) https://www.nccn.org/professionals/physician_gls/f_guidelines.asp（2018年1月確認）
2) Bilezikian JP, et al.：*J Clin Endocrinol Metab* 2009；**94**：335-339.
3) Dogansen SC, et al.：*Pituitary* 2016；**19**：303-310.

第2章 総論

6 内分泌疾患の治療—総論
(2) 機能性腫瘍における薬物療法

> **POINT**
> ▶ 様々な機能性内分泌腫瘍に対する薬物療法が開発されている．
> ▶ 薬物療法の代表は，ドパミン作動薬，ソマトスタチン誘導体（SSA），ホルモン合成阻害薬，ホルモン拮抗薬およびカルシウム感知受容体作動薬である．
> ▶ それぞれの薬理作用，臨床的有用性および副作用を十分理解したうえで，機能性内分泌腫瘍の治療に活用する．

機能性内分泌腫瘍の治療方針

　機能性内分泌腫瘍のほとんどは，腫瘍としては良性であり，その治療目的はホルモン分泌の正常化もしくは過剰分泌の解消となる．一般的には，治癒を目指すうえで，責任病巣の全摘出は確実な治療方針である．しかしながら，外科的切除は侵襲的治療であるのみならず，場合によっては術後にいくつかのホルモン分泌不全をもたらす可能性がある．そのため，疾患，病態あるいは病状によっては外科的治療以外の選択肢を積極的に考慮する場合もありうる．また，外科的治療では内分泌学的に治癒（あるいは寛解）に至らない場合は，当然，薬物療法を含めた内科的治療が考慮されることになる．
　下垂体疾患においては，厚生労働省の「間脳下垂体機能障害における診療ガイドライン作成に関する研究班」により治療のアルゴリズムが作成されている．その他の疾患については，「間脳下垂体機能異常症の診断と手引き（http://square.umin.ac.jp/kasuitai/doctor/guidance.html）」を参照されたい．
　薬物療法を考慮する際には，その治療効果をある程度予測することが重要となる．それぞれの薬剤の薬理作用はおおむね解明されており，ドパミン作動薬やSSAなどのように，腫瘍細胞における標的受容体の発現の有無が治療効果に大きく影響する場合には，事前に特定の薬剤に対する反応性を評価することが重要である．一方で，メチラポンなどのホルモン合成酵素阻害薬においては，反応性の有無よりも用量調節が重要となる．本項では，疾患別ではなく，薬剤群ごとに機能性内分泌腫瘍における薬物療法を概説する．

ドパミン作動薬

　ほとんどのプロラクチン産生下垂体腺腫はドパミンD_2受容体を発現しており，ドパミン作動薬によりPRL分泌が強力に抑制される．臨床的には大半のプロラクチノーマにおいて，ドパミン作動薬のみで内分泌学的には十分な治療効果が得られる．また，本症ではドパミン作動薬により腫瘍サイズの明らかな縮小効果も認められることが多い．そのため，ほとんどの症例で外科的治療は不要である．
　一部のGH産生下垂体腺腫や少数例のACTH産生下垂体腺腫ではドパミンD_2受容体の発現が認められ，このような症例ではドパミン作動薬によりホルモン分泌抑制効果が得られることもある．
　臨床的なドパミン作動薬の有効性については，短時間作用薬であるブロモクリプチンの単回投与後の経時的な血中ホルモン測定により評価される．ブロモクリプチンでは悪心やふらつきなどの副作用が高率に認められるため，初回投与後半日程度は転倒防止のため自由歩行を禁じるなど安全面での十分な配慮を行う．近年では，副作用が少なく，長時間作用するカベルゴリンを週1～2回投与する方法が第一選択として推奨されている．
　ドパミン遮断薬（スルピリドを含む）が治療に使用されている症例では，ドパミン作動薬の投与により両者の作用が減弱することから，内分泌疾患に対する治療方針は慎重に検討する必要がある．

ソマトスタチン誘導体

　多くのペプチドホルモン分泌細胞にはSSTRが発現している．SSTRには5つのサブタイプがあり，ホルモン分泌腫瘍細胞には，腫瘍の特性に応じてこのなかのいくつかが発現する．またサブタイプの発現パターンは症例ごとにも異なることがある．SSTRを活性化することでホルモン分泌は抑制されるため，その作動薬が治療に利用されている．2018年3月時点で，オクトレオチド，ランレオチドおよびパシレオチドの3種類が治療薬として使用可能である．それぞれ，選択的に特定の組み合わせでSSTRサブタイプを活性化するため，症例ごとに薬剤の適切な使い分けが可能である．
　2018月3月時点では，添付文書上の適応の有無によらず，SSAが治療に用いられる可能性のある疾患

としては，先端巨大症，Cushing 病，TSH 産生下垂体腺腫，ガストリノーマなどの消化管ホルモン産生腫瘍および消化管神経内分泌腫瘍があげられる．

腫瘍性骨軟化症の原因となる FGF23 産生腫瘍は，高頻度に SSTR を発現しており，その局在診断には SRS が有用とされる．しかしながら，腫瘍性骨軟化症において SSA が有効であったとする報告は極めてまれであり，その臨床的有用性は疑問視されている．

SSA は，腫瘍細胞以外のホルモン分泌細胞にも作用するため，実際の使用にあたっては注意が必要である．一般的には，膵 β 細胞からのインスリン分泌抑制が臨床的に問題となることが多い．とりわけ，パシレオチドはインスリン分泌抑制作用が顕著であり，多くの患者で投与後早期から血糖値の上昇が認められるため，薬剤添付文書を参考に十分な注意と対策が必要である．

ホルモン合成阻害薬

ホルモン合成阻害薬には，副腎皮質におけるステロイドホルモン合成酵素に作用するものと，甲状腺ホルモン合成を抑制するものとがある．

副腎皮質ホルモン合成阻害薬には，CYP11B1 を特異的かつ可逆的に阻害するメチラポンと 3β-ヒドロキシステロイド脱水素酵素を特異的かつ競合的に阻害するトリロスタンがある．

メチラポンは，コルチゾール（F）合成を最終段階で阻害することから，Cushing 病や Cushing 症候群あるいは異所性 ACTH 産生腫瘍における高コルチゾール血症の治療に用いられる．メチラポンはアルドステロン合成も阻害するが，CYP11B1 反応の上流の DOC もミネラロコルチコイド作用を有するため，ミネラロコルチコイド作用はメチラポンによって抑制されない．一方，メチラポンにより副腎男性ホルモン合成が促進される傾向が生じるため，女性においては男性化徴候を認めることがあり注意が必要である．

トリロスタンは，ステロイド合成経路の上流を阻害することから，F のみならず，アルドステロンを含むミネラロコルチコイド合成が抑制される．そのため，添付文書では，原発性アルドステロン症（primary aldosteronism：PA）も適応症にあげられている．しかしながら，臨床的には Cushing 病，Cushing 症候群や異所性 ACTH 産生腫瘍の治療以外にトリロスタンを使用することはまれである．トリロスタンはメチラポン（メトピロン®）と作用点が異なるため，両者が併用されることもある．

機能性甲状腺腺腫の治療において，手術や放射性ヨウ素内用療法の前治療として抗甲状腺薬が選択されることがある．また，患者の状況によっては，抗甲状腺薬のみで治療を継続する場合もありうる．

ホルモン拮抗薬

鉱質コルチコイド受容体拮抗薬が PA の治療に用いられている．PA には多様な病型が存在するが，過形成性の特発性アルドステロン症以外に，自律的なアルドステロン産生能を有する機能性腫瘍に対しても，受容体拮抗薬であるスピロノラクトンやエプレレノンが用いられることがある．

スピロノラクトンはエプレレノンと比べてホルモン選択性が低いため，性腺ホルモン作用に対する影響により様々な副作用（男性では女性化乳房や性機能低下，女性では月経異常など）を生じることがある．一方で，これまでの臨床的知見は圧倒的にスピロノラクトンのほうが豊富であり，PA に対する治療効果や有用性についても多数の研究成績が報告されている．

PA に対する薬物療法により血圧と血清 K 値が適切にコントロールされた場合の心血管障害や腎障害を含めた長期的な予後について，手術療法と比較検証されることが望まれる．

カルシウム感知受容体作動薬

カルシウム感知受容体（CaSR）を活性化することにより PTH の分泌が抑制される．アロステリック作用により Ca^{2+} 存在下で CaSR を活性化するカルシウム感知受容体作動薬（calcimimetics）は，副甲状腺ホルモン分泌過剰の病態に対して有効である．現在，カルシウム感知受容体作動薬（calcimimetics）としてシナカルセトとエテルカルセチドが承認されている．特にシナカルセトは，高カルシウム血症の改善を目的として副甲状腺癌を含む原発性副甲状腺機能亢進症の治療に用いられている．また，次世代のカルシウム感知受容体作動薬（calcimimetics）の開発が進められている．

第2章 総論

6 内分泌疾患の治療―総論
(3)内分泌機能低下症におけるホルモン補充療法

> **POINT**
> ▶ ホルモン補充療法(HRT)の絶対的適応は副腎機能低下症と顕性甲状腺機能低下症である.
> ▶ 思春期,若年期における成長ホルモン(GH)分泌不全に伴う低身長症,性腺機能低下症に対するHRTは,相対的適応であるが,積極的施行が望ましい.

補充療法の基本的な考えかたや注意点

内分泌機能不全症におけるホルモン補充療法の概略を表1に示す.補充をしなければ生命の危機につながるものが,副腎機能低下症と顕性甲状腺機能低下症である.機能不全の程度にもよるが,両者は補充療法の絶対的適応といえる.また,それ以外の内分泌機能低下症は,年齢や病態を考慮した治療選択が重要となる.

1) 副腎皮質機能低下症

副腎皮質機能低下症におけるグルココルチコイドの過剰投与の弊害として,相対的な死亡率の上昇,易感染性,健康観の障害,種々の代謝異常症,骨密度の低下等が報告されており,現在の補充療法は,副腎クリーゼのリスクには配慮しつつも,できるだけ必要最少量のヒドロコルチゾン(コートリル®)を継続補充していくという考えかたが一般的であり,生理的コルチゾールの分泌量と日内変動(朝高く,夕から夜にかけて低下)に近い至適補充療法が望まれている[1].しかしながらグルココルチコイドに対する反応性や日常活動量には個人差があり,個々の症例で,投与量,投薬タイミング,投与する糖質コルチコイドの種類(場合によっては,コートリル®より作用時間がやや長いプレドニゾロンへの変更など)を考慮して柔軟に対応することも重要である.また,通常投与では有効性を発揮できない場合に,他剤の併用による薬物代謝酵素誘導(リファンピシン,抗てんかん薬など)を疑うことも重要である.併用薬剤の中止が不可の場合は,コートリル®の投与量を通常投与量の2~3倍に増加する.また,感染症や身体負荷の増量などストレス時には,同様にコートリル®の投与量を通常投与量の2~3倍に増加する.

2) 甲状腺機能低下症

顕性甲状腺機能低下症に対しては,T_4からT_3への転換を介して緩徐に作用するレボチロキシンNaである(チラージン®S)の投与が一般的である.高齢者では,狭心症や心筋梗塞などの冠動脈疾患の誘発があり得ることから,これらの疾患の既往や存在を除外したうえで,少量投与から開始する.また,副腎皮質機能低下症を合併している場合には,糖質コルチコイドの補充を先に行ってから,甲状腺ホルモンを補充する.甲状腺ホルモンの補充を先に行うと,急性副腎不全を誘発する場合がある.甲状腺ホルモン正常,TSH高値のいわゆる"潜在性甲状腺機能低下症"に対するT_4補充の是非については,少なくとも補充が不妊リスクの軽減や流早産リスクの軽減,出産児の知能低下リスクの軽減等につながる可能性が指摘されるようになり,妊娠希望女性や妊婦では,積極的治療適応とみなされている.中高齢者においてはいまだ見解の一致をみないが,"潜在性甲状腺機能低下症"[1]が脂質異常症や動脈硬化性疾患のリスクになるとの報告もあり,血中TSH 10 μU/mL以上の症例では,補充が考慮されている.

3) GH分泌不全症,性腺機能低下症

一方,生命危機に直結する病態ではないが,小児期や思春期のGH分泌不全に伴う低身長症に対する

表1 ホルモン補充療法の概要

補充しなければ生命の危機(絶対的適応)
副腎皮質機能低下症:グルココルチコイド(保険医療)
甲状腺機能低下症:甲状腺ホルモン(保険医療)
思春期-若年期の補充療法(強い相対的適応)
GH分泌不全に伴う低身長:GH(保険医療)
性腺機能不全に伴う二次性徴障害(保険医療)
男子性腺機能低下症:テストステロン製剤,hCG+hFSH
女子性腺機能低下症:エストロゲン製剤,プロゲスチン製剤,合剤
(Kaufmann療法,Pincus療法,Holmstrom療法)
成人期の補充療法(相対的適応)
成人GH分泌不全症(重症型):GH(保険医療)
性腺機能低下症に伴う二次性徴障害(保険医療):同上
更年期医療(選択医療)
女性更年期障害:エストロゲン製剤,プロゲスチン製剤(保険医療)
加齢男性性腺機能低下症(late-onset hypogonadism:LOH):テストステロン製剤,hCG製剤(保険医療外)

成長ホルモン(GH)補充療法や性腺機能低下症(二次性徴障害)に対する性ホルモン補充療法は,医学的観点のみならず,若年者の心理社会的な観点からも重要性が高く,相対的適応ではあっても QOL 改善の視点から積極的加療が望まれる.小人症の加療においては骨端線の閉鎖前の GH 補充開始を原則とする.そのため,性腺機能低下症を合併している場合には性ホルモン補充に伴う早期骨端性閉鎖のリスクを回避するために,GH 補充を優先し,身長の伸びが十分に得られるまで,性腺機能低下症の加療開始を遅らせる.

男子性腺機能低下症では,病態,年齢,患者の希望を考慮した補充を行う.原発性では精子形成能の回復は期待できないので男性ホルモン補充により男性化や性機能の発来,維持を目的に行う.続発性(視床下部・下垂体性)では,男性化と造精能の両方の機能回復を目指して,自己注射による hCG(LH 作用)製剤,hFSH 製剤によるゴナドトロピン療法を行う.これらが無効な場合,あるいは挙児を希望しない場合,男性ホルモンの補充療法を行う.女性性腺機能低下症は,障害部位と程度によって,排卵障害に対し,ドパミン製剤(高プロラクチン血症に対する)やクロミフェンを使用する場合やホルモン補充療法として第 2 度無月経や早発卵巣不全に対して行われる Kaufmann 療法,第 2 度無月経に対して行われる Pincus 療法,第 1 度無月経や多嚢胞性卵巣症候群に対して行われる Holmstrom 療法など様々である.性腺機能低下症患者では,性ホルモン製剤の補充開始前後に,女性患者では乳腺,婦人科臓器の定期的チェック,男性では多血症,睡眠時無呼吸症候群等の副作用の有無,前立腺等の定期的チェックを行う.

成人 GH 分泌不全症患者は,近年,肥満,脂質異常症などの心血管イベント発症リスクの増大による総死亡率の上昇や非アルコール性脂肪性肝炎のリスクなどが報告されている.現在,保険適用となっている重症型 GH 分泌不全症患者では GH 補充が望ましいが,高薬価に伴う患者負担や除外適用疾患(糖尿病,癌など)の併存などの問題もあり,選択医療の現状といえる.

4) 更年期診療

加齢変動を示すホルモンとそれに伴う症候を図1に示す.女性更年期障害に対するエストロゲン補充や加齢男性性腺機能低下症候群(late onset hypohonadism:LOH)に対するテストステロン補充療法は,年齢,合併症,副作用,本人の意向等を総合的に判断して行われている.乳癌,子宮癌,前立腺癌を加療中もしくはその可能性のある患者では,性ホルモン補充療法は禁忌である.なお,GH も思春期をピークに加齢で減少するが,アンチエイジング医療としての GH 補充療法は保険診療上,また医学的にも浮腫や関節痛等の副作用の発現の多さに比して効果が乏しいとの観点から,現状としては推奨されていない.また,加齢に伴い低下する副腎性アンドロゲンの DHEA や DHEA-S の補充療法はサプリメントとしての補充は可能であるが,一般医療の段階ではない.

◆◆ 文 献 ◆◆

1) Hak AE, *et al*.:*Ann Intern Med* 2000;**132**:270-278.

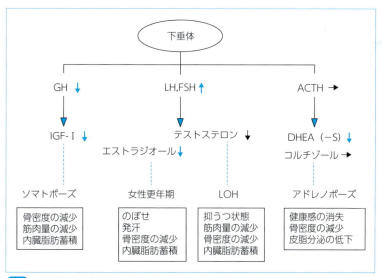

図1 更年期・老年期における主要な内分泌変動系

第2章 総論

6 内分泌疾患の治療—総論
(4) 水・電解質代謝異常：診断と治療のポイント

POINT
- Naバランスの異常は常に細胞外液量と関連し，浮腫あるいは脱水となって表れる．
- 水バランスの異常はNa濃度異常となって表れ，必ずバソプレシン（AVP）の異常が存在する．
- K代謝異常は腎機能とアルドステロン，Ca代謝異常は副甲状腺ホルモン-ビタミンD系の異常が重要である．
- 治療は原疾患への対応とともに，常に急性・慢性の区別，ホルモンの状態と体液量を考慮して行う．
- 輸液の際は必ず体液量を評価し，補充分がどのように細胞外液，細胞内液に分布するかに留意する．

はじめに

内分泌疾患は，しばしば水・電解質代謝異常を合併する．基本的に水および電解質代謝はそれぞれの調節ホルモンの作用と腎尿細管での再吸収・分泌に依存するため，異常症の際には溶質（あるいは水）の多寡とともに，それを調節しているホルモンないし腎尿細管機能の異常が存在すると考えられる．以下にそれぞれについて概説する．

Na・水代謝

1) Naバランスの異常

Na・水代謝異常は，日常臨床で最も多く遭遇する水・電解質異常の病態である．Naバランスの異常は常に細胞外液量と関連し，浮腫あるいは脱水となって表れる（図1）．すなわち，絶対的Na量の増加は浮腫（組織間液増加による）あるいは高血圧（血管内増加による）となって表れ，一方，絶対的Na量の減少は脱水（dehydration，細胞内液量減少を意味する）または循環血漿量低下（hypovolemia，細胞外液量減少を意味する）となって表れる[1]（表1）．これは，腎尿細管でのAVPの作用により，細胞外液Na量（血清浸透圧）に応じて水の最終調節が逐一厳密に行われることによる．

絶対的Na量の増加をきたす要因として，①Na摂取量の増加，②Na排泄の減少（腎不全など），③Na再吸収の増加（レニン―アンジオテンシン―アルドステロン〈renin-angiotensin-aldosterone：RAA〉系亢進を伴うすべての病態）のいずれかが存在する．一方，Na量減少の要因には，①Na摂取量の減少（過度の塩分制限），②腎性Na喪失（尿細管異常，利尿薬，RAA系の異常や阻害など），③腎外性Na喪失（嘔吐，下痢，発汗過多など）がある．

Na量過剰に伴う浮腫の診断は比較的容易であり，基本的に全身性（前脛骨部など下からはじまる），圧痕性，左右対称である．圧痕を残さない場合はリンパ浮腫，血管透過性亢進，静脈閉塞，粘液水腫を考える．Na量減少による細胞外液量減少の診断には，①体重減少，②眼球陥没，③腋窩・口腔粘膜乾燥，④頻脈や起立性低血圧，⑤前胸部皮膚ツルゴール低下，⑥毛細血管再充満時間の延長（>4 sec）などを用いるが必ずしも容易でなく，⑦尿所見（Na排泄分画〈fractional excretion of sodium：FE_{Na}〉<1％，尿素排泄分画〈fractional excretion of urea：FE_{UN}〉<35％，尿Na<20 mEq/L），⑧血液所見（ヘマトクリット上昇，BUN/Cr比増加，脳性ナトリウム利尿ペプチド〈BNP〉低値）も参考にする．

2) 水バランスの異常

これに対して，水バランスの異常は相対的なNa濃度異常となって表れ，低ナトリウム血症，高ナトリウム血症をきたす[1]（図1）．血清Na濃度は通常135 mEq/L〜145 mEq/Lの間に厳密に維持されており，血液中（細胞外液中）のNa量に比較して相対的に水が過剰な状態が低ナトリウム血症（<135 mEq/L），その逆が高ナトリウム血症（≧146 mEq/L）である．

通常，水バランスとNaバランス（浸透圧調節系と容量調節系）の制御は，RAA系，AVP系およびナトリウム利尿ペプチド系の連関を介した厳密な調節によっている[2]（図2）．すなわち，血清Na濃度異常の際にはAVPの分泌ないし作用の異常が必ず存在し，決して体内全体でのNaの絶対量の多寡を意味しないことに留意する必要がある．臨床的に最も頻度の高い低ナトリウム血症の鑑別には，血清浸透圧測定，尿浸透圧・Na濃度の評価，細胞外液量の判定などから，フローチャートに沿って行うのがよい[1]〔「7 低ナトリウム血症」(p.98)参照〕．

3) 治療

Na・水代謝異常症の際は，いずれの過剰症，欠乏症であるかの鑑別を行ったのち（図1），それに合わせた治療を行う．Na過剰による浮腫の治療は，塩分制限，利尿薬，血液浄化（限外濾過）などを行う．脱水症の場合は，どのような体液（低張，高張）が喪失しているか，どのコンパートメントが不足している

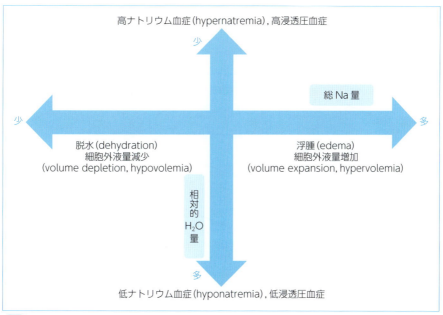

図1 NaバランZ異常と水バランス異常

体内総Na量の増加は浮腫，細胞外液量増加をきたし，総Na量減少は脱水，細胞外液量減少をきたす．一方，相対的水過剰は低ナトリウム血症を，相対的水不足は高ナトリウム血症を呈する．たとえば，下痢による低ナトリウム血症は第3象限に，心不全に伴う低ナトリウム血症は第4象限に位置する．

表1 水・電解質代謝異常とその臨床所見

	過剰	欠乏
H_2O	**低ナトリウム血症**（中枢神経症状）	**高ナトリウム血症**（中枢神経症状）
Na^+	**浮腫，高血圧**	**脱水症，低血圧**
K^+	**不整脈**	**筋脱力，四肢麻痺，不整脈**
Ca^{2+}	石灰化，多尿，神経症状	筋テタニー，不整脈，骨軟化症
Pi	動脈硬化，石灰化	骨軟化症/くる病，筋症状
Mg^{2+}	神経筋症状	神経筋症状，不整脈
H^+	アシドーシス	アルカローシス

太字は比較的高頻度にみられる病態．

かにより輸液内容を決定するが，ショック状態ではまず生食（生理食塩液）を急速に投与する[1]．

Na濃度異常の治療のポイントは，常に①急性か慢性か，②症候性か無症候性か，③進行性か非進行性かを考慮して行う．低ナトリウム血症治療の基本は，可能な原因除去（薬剤や低張輸液中止）とともに，相対的に低張液の摂取抑制（水制限）ないし高張液（3％NaCl液）の投与と，低張尿（自由水）の排泄促進である[3]．急性で進行性の場合は，はじめに3％NaClのボーラス投与を行う[4]．高ナトリウム血症の治療は逆で，相対的に低張な液体投与（飲水励行や生食投与など）を行う．症候性ではいずれも中枢症状が主で（表1），発症が急激で高度の場合は，

それぞれ脳浮腫や浸透圧性脱髄症候群（osmotic demyelination syndrome：ODS）の発症に注意する[5]．一方，治療では過補正の予防が極めて重要であり，特に慢性経過の場合は8 mEq/L/day程度に留め，ODSないし脳浮腫を予防する[4,5]．

K代謝

1) 概　要

Kは生体内では細胞内に98％存在している陽イオンであり，特に静止膜電位の維持に重要である．Kの細胞内濃度は140 mEq/L，細胞外濃度は4 mEq/Lであり，その比が静止膜電位を形成する．K濃度勾配の維持は，細胞膜のNa^+/K^+-ATPaseが能

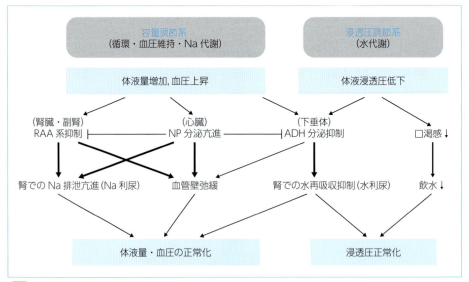

図2 容量・Na調節系および浸透圧・水調節系にかかわるホルモンとそれらの相互作用
容量調節系と浸透圧調節系は，3種類のホルモン系を介して密接に連携し，健常時での体液恒常性維持に働いている．体液量減少ないし体液浸透圧上昇の際は，この図と全く逆の変化が起こる．体液量増加の代表的病態である心不全や肝硬変では，NPによるRAA系やADHの抑制不十分となってすべての系の不適切な活性化が生じ，Na貯留，相対的水貯留と低ナトリウム血症をきたす．
ホルモン．太い矢印は主要経路を示す．
〔(2)向山政志，他：日内会誌 2006；**95**：899-907．より引用〕

動的に2個のK^+を細胞内に取り込み3個のNa^+を放出して，細胞内の陰性荷電を保つことで行われる．

体内総K量の調節は腎機能とアルドステロンが規定する．一方，細胞内外におけるK移動には，①インスリン，②カテコールアミン(β2)，③pHが関与するが，①が最も重要である[3]．インスリンはNa^+/H^+交換輸送体を活性化し，細胞内へ流入したNa^+はNa^+/K^+-ATPaseを介してK^+と交換される．カテコールアミンもNa^+/K^+-ATPaseを刺激してK^+の細胞内移動を促す．代謝性アシドーシスではH^+と引き換えに細胞内からK^+を放出し(pHが0.1低下するごとに血清Kは0.4~0.5 mEq/L上昇)，代謝性アルカローシスではK^+が細胞内に移動する[1]．

2) K代謝の異常

血清K濃度を決める要因には，①K摂取量，②尿中(ないし腎外)K排泄，③細胞内外のKシフトがある．K濃度異常の原因として，急性変化では③も関与しうるが，Naの場合と異なり基本的に体内K量の増減と並行する．特に，K摂取量が極端に変化しない状況では，②のK排泄異常，特に腎(尿細管)機能とアルドステロン作用が鑑別の基本となる．

高カリウム血症(≧5.5 mEq/L)ではまず，インスリン欠乏，β2遮断薬，アシデミアの有無を確認し，K摂取過剰と筋肉からの遊出を除外できれば，腎尿細管機能とRAA系の評価を行う[1]．尿中K排泄と血漿アルドステロン濃度測定は特に重要であり，尿細管K濃度勾配(transtubular potassium gradient：TTKG)も参考になる．しばしば薬剤性があるので注意する．

低カリウム血症(≦3.5 mEq/L)では，細胞内シフトとK摂取不足を除外したのち，K喪失が腎性か腎外性(下痢・嘔吐・third space)かの鑑別を行う．尿K排泄亢進で腎性と判断されたら，血圧，RAA系評価，酸塩基評価を行いフローチャートに沿って鑑別する[1]．

3) 治療

高カリウム血症は致命的になりうるので，迅速な対応が必要である．心電図変化(テント状T波，QRS拡大，P波消失，心室性不整脈)があったり，著しい高値(≧7 mEq/L)では直ちに治療を開始する．すなわち，①グルコン酸カルシウム静注，②グルコース・インスリン(GI)療法，③炭酸水素ナトリウム投与，緊急時は④血液透析を行い，中等度以下あるいは慢性の場合は⑤生食+ループ利尿薬，⑥Kキレート剤内服などを行う[1,3]．

低カリウム血症では，神経・筋麻痺による脱力・呼吸不全，腸閉塞，不整脈が生じる．特にジギタリス投与中は致死的不整脈が起こりうる．慢性では，多尿，耐糖能異常，横紋筋融解症に注意する．K補給は内服または静脈注射で行うが，急速投与は厳禁であり，基本的には20 mEq/h以下(緊急時には60 mEq/hまで)，末梢投与では20~40 mEq/L以下の

濃度で使用する．内服は KCl が基本(代謝性アルカローシスや細胞外液減少など)であるが，細胞内欠乏や代謝性アシドーシスでは有機酸カリウム(アスパラギン酸カリウムなど)も有用である[1]．RAA 系亢進の場合はアルドステロン拮抗薬が用いられるが，浮腫を伴う二次性の RAA 系亢進時には慎重に投与する．アシドーシスを伴う高度低カリウム血症の際，アルカリ投与は K 低下を助長するため，必ず K 補充を先に行う．

Ca 代謝

1) 概 要

体内総 Ca 量の 99% は骨に貯蔵され，約 0.1%(1,000 mg)のみが細胞外液に分布する．細胞外液中の Ca は約 50% がイオン化 Ca として生理機能に関わり，残りはアルブミンを主とする蛋白と結合して存在する．骨と細胞外液では 1 日で 500 mg が出入りし，100〜200 mg が腸管からおもにビタミン D 依存性に吸収される．腎では濾過された Ca(〜10 g/day)の 70% が近位尿細管，20% が Henle ループ上行脚，8% が遠位尿細管で再吸収され，残り 2% の 100〜200 mg が排泄される[1]．この再吸収のほとんどは受動輸送であり，Ca 排泄の能動的調節は遠位以降で副甲状腺ホルモン(PTH)依存性に行われる．

PTH と活性型ビタミン D は骨・腸管・腎臓で作用して血清 Ca 濃度を調節している．PTH は近位尿細管の 1α 水酸化酵素を活性化して活性型ビタミン D 産生を促進，尿細管 Ca 再吸収と P 排泄を亢進させ，骨では骨吸収により Ca を上昇させる．ビタミン D は腸管での Ca と P の吸収促進，腎での Ca 再吸収促進と，PTH 分泌抑制を行う．なお，Ca 測定においてはアルブミン値と P 値を測定しておく．

2) Ca 代謝の異常

Ca 代謝異常の基本は PTH，ビタミン D と骨である．高カルシウム血症の原因は大部分が①原発性副甲状腺機能亢進症と②悪性腫瘍(骨転移，PTH 関連蛋白産生腫瘍)，および③薬剤性(ビタミン D，カルシウム製剤，サイアザイド系利尿薬)であり，1α 水酸化酵素を産生する④肉芽腫性疾患(サルコイドーシス，結核)にも注意する．症状は全身倦怠・食欲不振・便秘など非典型的なものが多いが，AVP 作用不全による多尿や，尿路結石，腎不全を呈することもある．

低カルシウム血症では，まず低アルブミン血症の際は補正 Ca 濃度〔C_{Ca} =(4−アルブミン)+Ca〕で評価する．そしてビタミン D(腎不全を含む)と PTH で鑑別し，すなわち，①慢性腎不全，②ビタミン D 不足(低栄養，肝不全)を除外したら，③副甲状腺機能低下症(特発性・続発性・偽性)，④薬剤性(ビスホスホネートや RANKL 阻害薬，ループ利尿薬，シナカルセト)を考える．症状として筋症状(テタニー・けいれん)，心電図異常(QT 延長・徐脈)，慢性では骨軟化症がみられる．

3) 治 療

原因疾患の治療がまず優先される．症候性の高カルシウム血症の治療として，Ca 摂取制限とともに，輸液(2 L/day 以上の大量の生食)による体液量補正とループ利尿薬投与，さらにビスホスホネート静注を行うこともある．カルシトニン製剤は効果発現が数時間で早いが，一過性のことが多い．高度で心不全・腎不全合併の場合は透析による Ca 除去も考慮する．

低カルシウム血症は症候性では静注 Ca 製剤，軽度・無症候性の場合はカルシウム製剤とビタミン D の経口投与を行う．低マグネシウム血症合併の際は，PTH 作用・分泌障害により治療抵抗性なので同時にマグネシウムの補正も行う．慢性低カルシウム血症では目標を補正で 8.0〜8.5 mg/dL 程度とし，これ以上の是正は尿路結石などを起こすので避け，尿 Ca/Cr 0.3 以下にする[1,3]．

輸液療法のポイント

輸液製剤には非常に多くの種類があるが，基本となるのが生食(0.9% 生理食塩液)と 5% ブドウ糖液である．この混合比で種類が分かれ，さらに K や Ca，アルカリ化剤(乳酸など)などが追加されると考えてよい(表 2)[1]．輸液の基本的考え方は，細胞内，細胞外に Na や水が不足しているのか，余っているのか，他の電解質の不足がないかを把握し，不足分を適切に補うことである．大切なことは，投与された NaCl が細胞外液に分布するのに対し，ブドウ糖は体内で速やかに代謝されて水と CO_2 になるため，5% ブドウ糖液投与は同量の水として振舞うことである．すなわち，末梢輸液製剤は多くが等浸透圧だが張度(有効浸透圧)は様々であり，低張性輸液は水が細胞内にも分布するため，投与した液が血管内，間質，細胞内のどこへ行くか意識すべきである[1]．細胞内液：間質液：血漿は 8：3：1 なので，たとえば生食 1 L の輸液は血管内に 250 mL 残るが，5% ブドウ糖液 1 L では 1/12 の 83 mL しか残らない．したがって，生食は細胞外液減少に，5% ブドウ糖液は細胞内脱水に向いている．

輸液の原則は，①循環血漿量(Na バランス)の補正，②酸塩基・電解質バランスの補正と維持，③栄養の補給，の順で考える．補正には欠乏量の推定式も有用である(表 2)[1]．通常初日は欠乏量の 1/2 以内を補正の目安とする．そして，尿量・不感蒸泄・代謝水を考慮しながら，経時的に患者の状態，データを見つつ，きめ細かくフィードバックしていくことが何よりも重要である．

表2 細胞内液・外液の不足・過剰と輸液療法

病態	体液不足の場所	適切な輸液
血圧低下，頻脈	細胞外液の不足	等張液
口渇感，高ナトリウム血症かつ循環動態安定	細胞内液（＞外液）の不足	低張液，K補充
長期飢餓，著しい高血糖	細胞内液＋外液の不足	等張液，K(P)補充
脳浮腫	細胞内液過剰	輸液制限，グリセオール®
浮腫性疾患＋低ナトリウム血症	細胞外液過剰，血管内脱水	輸液制限 場合によりアルブミン（＋フロセミド） またはトルバプタン

輸液の種類：
等張液：0.9％生理食塩液，乳酸リンゲル液（ソルラクト®など），酢酸リンゲル液（ヴィーンFなど）
1号液：3/5等張液，Kを含まない
2号液：2/3等張液，K・Pを含む
3号液：1/3等張液，維持輸液
5％ブドウ糖液：投与時は等張液だが実質は自由水を投与

欠乏量の求め方：
　水分欠乏量(L) ＝ 健常時体重－現在の体重(kg)
　　　　　　　　＝ 健常時体重(kg)×0.6×(Ht－健常時Ht)/Ht　（Htの代わりに総蛋白でも可）
　Na欠乏量(mEq) ＝ 体重(kg)×0.6×(140－血清[Na])
　HCO_3^-欠乏量(mEq) ＝ 体重(kg)×0.5×(24－[HCO_3^-])
　維持輸液量(水分) ＝ 尿量＋不感蒸泄－代謝水 ＝ 尿量＋800－300 ＝ 尿量＋500 (mL) を目安
　電解質維持にはNa 100 mEq/day，K 40〜60 mEq/day（腎機能正常の場合）程度を目安

Ht（ヘマトクリット）．
〔1）向山政志，他：病態から学ぶ新腎臓内科学．診断と治療社，2011：71-83．より改変〕

◆ 文献 ◆

1) 向山政志，他：病態から学ぶ新腎臓内科学．中尾一和（監），向山政志（編），診断と治療社 2011：71-83．
2) 向山政志，他：日内会誌 2006；**95**：899-907．
3) 今井圓裕　編：腎臓内科レジデントマニュアル　改訂第7版．診断と治療社，2015：2-57．
4) Hoorn EJ, et al：J Am Soc Nephrol 2017；**28**：1340-1349．
5) Sterns RH：N Engl J Med 2015；**372**：55-65．

7 遺伝カウンセリング
(1)総合的遺伝医療の立場から

第2章 総論

POINT
- 遺伝学的検査・日本医学会「医療における遺伝学的検査・診断に関するガイドライン」を遵守する.
- 遺伝情報の特性を理解する.

はじめに

遺伝カウンセリングは，罹患者のみでなく，血縁者に大きく影響を及ぼすので，家族構成員である成人も小児もすべて1つの問題として配慮することが重要である.

1) 遺伝子関連検査の分類

遺伝カウンセリングは遺伝子検査を実施するときだけに行われるものではないが，遺伝子検査に伴う遺伝カウンセリングはますます増加している．しかし，一言で"遺伝子検査"といってもその意味するところには幅があり，明確に区別，定義することが必要となっている．表1に示すうち，生殖細胞系列の遺伝子構造を調べるいわゆる"遺伝学的検査"が遺伝カウンセリングの対象となるものである.

2) 日本医学会「医療における遺伝学的検査・診断に関するガイドライン」(2011年)とその対象について

遺伝子変異には生殖細胞系列変異と体細胞変異がある．前者は個体を形成するすべての細胞に共通して存在し，遺伝情報として子孫に伝えられうる変異である．この変異を明らかにするためには，末梢血，皮膚線維芽細胞，毛髪，爪，口腔粘膜など，人体を構成するどの細胞を用いても検査することが可能である．後者は受精後もしくは出生後に体細胞において後天的に獲得される遺伝子変異であり，原則として次世代に受け継がれることはない．主として悪性腫瘍などにみられる変異である．この変異を明らかにするためには直接，その腫瘍化した細胞，もしくは組織を用いて検査することが必要である．本ガイドラインは，原則として前者の生殖細胞系列変異に関する遺伝学的検査を対象としている[1].

癌細胞などで後天的に起こった次世代に受け継がれることのない遺伝子変異・遺伝子発現の差異・染色体異常を明らかにするための検査においても，生殖細胞系列の遺伝情報が関係する可能性がある場合は本ガイドライン[1]を参照する必要がある.

表1 遺伝子関連検査の分類と定義

特定非営利活動法人日本臨床検査標準協議会(Japanese Committee for Clinical Laboratory Standards : JCCLS)に設置された「遺伝子関連検査標準化専門委員会」の提言に基づき，これまで一般的に用いられてきた「遺伝子検査」の用語を次のように分類・定義する.
1) 病原体遺伝子検査(病原体核酸検査)
　ヒトに感染症を引き起こす外来性の病原体(ウイルス，細菌等微生物)の核酸(DNAあるいはRNA)を検出・解析する検査
2) ヒト体細胞遺伝子検査
　癌細胞特有の遺伝子の構造異常等を検出する遺伝子検査および遺伝子発現解析等，疾患病変部・組織に限局し，病状とともに変化し得る一時的な遺伝子情報を明らかにする検査
3) ヒト遺伝学的検査
　単一遺伝子疾患，多因子疾患，薬物等の効果・副作用・代謝，個人識別に関わる遺伝学的検査等，ゲノムおよびミトコンドリア内の原則的に生涯変化しない，その個体が生来的に保有する遺伝学的情報(生殖細胞系列の遺伝子解析より明らかにされる情報)を明らかにする検査

1)〜3)を総称して「遺伝子関連検査」とし，一般的にはそれぞれ，1)病原体遺伝子検査，2)体細胞遺伝子検査，3)遺伝学的検査の用語を用いる.

〔(1)日本医学会：医療における遺伝学的検査・診断に関するガイドライン．2011　http://jams.med.or.jp/guideline/genetics-diagnosis.pdf より引用〕

3) 遺伝学的検査を実施する際の遺伝学的検査・診断を実施する際に考慮すべき遺伝情報の特性

遺伝情報には次のような特性があり，遺伝学的検査およびその結果に基づいてなされる診断を行う際にはこれらの特性を十分考慮する必要がある.

① 生涯変化しないこと.
② 血縁者間で一部共有されていること.
③ 血縁関係にある親族の遺伝型や表現型が比較的正確な確率で予測できること.
④ 非発症保因者(将来的に発症する可能性はほとんどないが，遺伝子変異を有しており，その変異を次世代に伝える可能性のある者)の診断ができる場合があること.

⑤発症する前に将来の発症をほぼ確実に予測することができる場合があること．
⑥出生前診断に利用できる場合があること．
⑦不適切に扱われた場合には，被検者および被検者の血縁者に社会的不利益がもたらされる可能性があること．

4) 遺伝カウンセリングの定義

遺伝カウンセリングは，疾患の遺伝学的関与について，その医学的影響，心理学的影響および家族への影響を人々が理解し，それに適応していくことを助けるプロセスである．このプロセスには，①疾患の発生および再発の可能性を評価するための家族歴および病歴の解釈，②遺伝現象，検査，マネージメント，予防，資源および研究についての教育，③インフォームド・チョイス（十分な情報を得たうえでの自律的選択），およびリスクや状況への適応を促進するためのカウンセリングなどが含まれる．

現在，わが国には，遺伝カウンセリング担当者を養成するものとして，医師を対象とした「臨床遺伝専門医制度」(http://www.jbmg.jp/)と非医師を対象とした「認定遺伝カウンセラー制度」(http://plaza.umin.ac.jp/~GC/)があり，いずれも日本人類遺伝学会と日本遺伝カウンセリング学会が共同で認定している．

遺伝カウンセリングに関する基礎知識・技能については，すべての医師が習得しておくことが望ましい．また，遺伝学的検査・診断を担当する医師および医療機関は，必要に応じて，専門家による遺伝カウンセリングを提供するか，または紹介する体制を整えておく必要がある．

わが国における初めて本格的な遺伝カウンセリングのテキストとして「遺伝カウンセリングのためのコミュニケーション論」[2]が参考となる．

◆ 文 献 ◆

1) 日本医学会：医療における遺伝学的検査・診断に関するガイドライン．2011 http://jams.med.or.jp/guideline/genetics-diagnosis.pdf（2018年1月確認）
2) 小杉眞司，ほか：遺伝カウンセリングのためのコミュニケーション論．メディカルドゥ 2016．

第2章 総論

7 遺伝カウンセリング
(2) 小児科の立場から

> **POINT**
> ▶ 小児期の大多数の内分泌代謝疾患は，広義の遺伝性疾患に分類される．
> ▶ ライフステージと治療法を考慮しながら遺伝学的検査の適応を考える．

はじめに

小児期の内分泌代謝疾患を専門とする医師において，遺伝性疾患に向き合う機会は少なくない．そして診療のなかで遺伝カウンセリングの手法が必要とされる場面に遭遇することもある．疾患の特徴を理解し説明することはもとより，患者と家族の背景と心理社会的問題を汲み取り，解決に向けてどのような道筋を示すのか，ベテランの医師にとっても必ずしも容易ではない．本項では，臨床遺伝専門医による遺伝カウンセリングのための専門的な知識は最小限にとどめ，内分泌代謝専門医が診療において遭遇する可能性が高い疾患の遺伝学的検査を中心に概説する．

遺伝性疾患の頻度

遺伝要因が病気の発症原因にかかわる疾患は，染色体異常症，単一遺伝子病，多因子遺伝病の3つに分類される．染色体異常症の頻度は，生産児1,000人あたり約7名(0.7％)，単一遺伝子病は生涯にわたると約1〜2％，多因子遺伝病は小児期のみでも約5％の罹患率と推定されている[1]．

小児期の内分泌代謝疾患における対象疾患

小児期の遺伝性内分泌代謝疾患には多因子遺伝病の範疇に含まれる疾患や体質も多い．一方で単一遺伝子病については，各疾患の頻度は高くなくともその種類は非常に多い．また染色体異常に伴う症候群が内分泌疾患を合併する場合も少なくなく，また診断を確定することにより治療介入ができる疾患もある．このように，外傷後やビタミン欠乏症などのほぼ環境要因のみで起こる疾患を除き，大多数の内分泌代謝疾患は，広義の遺伝性疾患に分類されることになる．

内分泌代謝科診療のなかで扱う遺伝性疾患

1) 単一遺伝子病と染色体異常症

日常診療のなかで遺伝学的検査を考慮する場合に小児が成人の疾患と大きく異なる点は，年齢(日歳・月齢)の要素を考慮する必要があることである．また遺伝学的検査が，疾患の確定のみならず治療に直結する検査もある．そこで，小児の年齢と検査時期，遺伝学的検査の臨床検査のなかの位置づけ，遺伝学的検査が直結する治療法，の3つの側面から疾患を分類した表1を示す．いずれの疾患も診察による身体所見と，内分泌学的検査を含む系統的な臨床検査により診断を進めることが原則であり，遺伝学的検査がこれらに先行する場合(発症前診断や胎内診断など)では，臨床遺伝専門医などによる遺伝カウンセリングが必要である．なお，この表1に記載している疾患と遺伝子名は代表的な疾患と遺伝子のみであること，患者の重症度により検査の時期は前後することには注意が必要である．

2) 多因子遺伝病

小児期の内分泌代謝性疾患においては，多因子遺伝病に分類される疾患や体質，たとえば体質性思春期遅発や家族性低身長，家族性肥満などは小児科の診療でも日常的に経験する．また自己免疫性内分泌疾患，たとえばBasedow病や橋本病などの甲状腺疾患は遺伝率が高い疾患として知られている．このように遺伝因子が家族集積の原因そのものである疾患もあるが，食習慣や感染症などの家族内の"共通の環境因子"が家族性発症にかかわる病態にも留意が必要である．また診療の現場では，病気や体質が家族に伝達されてしまうというネガティブな側面を強調するよりも，家族は似ている点をポジティブに伝えることが遺伝の説明として大切な場合がある．

◆ 文 献 ◆

1) 福嶋義光(監訳)：トンプソン&トンプソン遺伝医学(第2版)．エルゼビアジャパン 2017；157-158．

表1 小児期の内分泌代謝性疾患の診療にかかわるおもな遺伝学的検査

主な診断時期	遺伝学的検査の目的	疾患	対象の遺伝子・染色体等	遺伝学的診断により可能となる医療介入
新生児期～乳児期	1. 診断確定と治療介入に必須な検査	性分化疾患	SRY, WT1, DAX1, SF1, AR, SRD5A2 など	性別の決定
		持続性高インスリン低血糖症	KCNJ11, ABCC8	オクトレオチド（治験中）、膵臓亜全摘
		新生児永続型糖尿病	KCNJ11, ABCC8, INS など	スルホニル尿素薬（保険適用外使用）
		Prader-Willi 症候群	染色体 15q11-q13 父親アレル欠失・メチル化異常など	成長ホルモン製剤
		脂肪萎縮症	BSCL2, AGPAT2, CAV1, PTRF など	メトレレプチン, ソマトメジンC製剤
	2. 診断確定に必須な検査	Silver Russel 症候群	染色体 11p15, 7番染色体メチル化異常など	
		Kagami-Ogata 症候群	14番染色体父親性ダイソミー・メチル化異常など	
		新生児一過性糖尿病	染色体 6q24 領域父親性ダイソミー・メチル化異常など	
		MIRAGE 症候群	SAMD9	
	3. 診断の補助となる検査	先天性副腎皮質酵素欠損症	CYP21A2, StAR, POR など	
		Antley-Bixler 症候群	POR	
		先天性複合型下垂体機能低下症	CHD7, HESX1, LHX3, LHX4, OTX2, PAX6, POU1F1, PROP1 など	
		Pallister-Hall 症候群	GLI3	
		遺伝性中枢性尿崩症	AVP	
		腎性尿崩症	AQP2, AVPR2	
		一過性高インスリン血症低血糖症	GCK, GLUD1, HNF4A, HADH など	
		黒色表皮腫	INSR, PPARG など	
		低ホスファターゼ症（重症型）	ALPL	
		副甲状腺機能低下症	TBX1, CASR, GNA11, GATA3, GCM2 など, 22q11.2 欠失	
		Beckwith-Wiedemann 症候群	染色体 11p15.5 領域メチル化異常など	
		Sotos 症候群	NSD1	
幼児期～学童期早期	1. 診断確定と治療介入に必須な検査	Turner 症候群	X染色体	成長ホルモン製剤，女性ホルモン製剤
		Noonan 症候群	PTPN11, SOS1 など	成長ホルモン製剤（学童期以降）
		成長ホルモン不応性症候群	GHR	ソマトメジンC製剤
	2. 診断確定に必須な検査	Leri-Weill 症候群	SHOX	
		自己免疫性内分泌症候群	AIRE	
	3. 診断の補助となる検査	低リン血症くる病	PHEX, FGF23, SLC34A3 など	
		骨形成不全症	COL1A1, COL1A2 など	
		McCune-Albright 症候群	GNAS（体細胞変異）	
		偽性甲状腺機能低下症	GNAS メチル化異常など	
		先天性中枢性甲状腺機能低下症	DUOX2, DUOXA2, FOXE1, GLIS3, TSHR, Tg, TPO など	
		Allan-Herndon-Dudley 症候群	MCT8	
		副甲状腺機能亢進症	CASR	
		軟骨無形成症・軟骨低形成症	FGFR3	
		甲状腺ホルモン不応症	THRB など	
学童期以降	1. 診断確定と治療介入に必須な検査	Klinefelter 症候群	Y染色体過剰	男性ホルモン製剤
	2. 診断確定に必須な検査	多発性内分泌腫瘍症	MEN1, RET	
	3. 診断の補助となる検査	若年発症成人型糖尿病（MODY）	HNF4A, GCK, HNF1A, IGF1, HNF1B, NEUROD1 など	
		家族性高コレステロール血症	LDLR, PCSK9 など	
		中枢性思春期遅発症	KAL1, FGFR1, PROKR2 など	
		中枢性思春期早発症	KISS1R, LHCGR, MKRN3 など	
		Wolfram 症候群	WFS1	
		重症肥満	LEP, LEPR, POMC	
すべての時期	3. 診断の補助となる検査	ミトコンドリア病	ミトコンドリア DNA 点変異・欠失など	

MODY（若年発症成人型糖尿病）．

第3章

主要症候，病態からの鑑別診断

第3章 主要症候，病態からの鑑別診断

1 意識障害

POINT

- ▶意識障害を呈する内分泌・代謝疾患は"AIUEOTIPS"のInsulin（血糖関連疾患），Endocrinopathy（内分泌障害），Electrolytes（電解質異常）に含まれる．
- ▶糖代謝異常に関係する意識障害は低血糖症と高血糖症のいずれでも起こりうる．
- ▶内分泌障害に関係する意識障害はまれな病態ではあるが，致死的な疾患であり疑診であっても速やかな治療をすることが重要である．

はじめに

内分泌・代謝疾患は，ホルモンやその受容体の量的，質的異常により引き起こされる疾患群である．生体で産生されるホルモンは様々な作用を呈するが，それらの欠乏状態や過剰状態では生体の恒常性維持機構に障害をきたす．内分泌・代謝疾患では様々な症状を呈するが，非特異的な症状のみがみられることがしばしばであり，このような非特異的症状から内分泌疾患を想起して，診断治療を行うことは極めて重要なことである．

意識障害とは

意識障害とは大脳皮質，または網様体賦活系の障害により昏睡や昏迷，傾眠傾向を呈する状態を指す．意識障害を呈する疾患は，いわゆる"AIUEO-TIPS"（表1）で表わされ，医師であればすべてのものを暗記しておかなくてはならない．意識障害を呈する内分泌・代謝疾患は表1のInsulin（血糖関連疾患），Endocrinopathy（内分泌障害），Electrolytes（電解質異常）に含まれる．内分泌・代謝疾患の多くは何らかの電解質異常を伴っており，症状の主体が電解質異常であることは少なくない．すなわち，電解質異常により引き起こされる症状や症候を意識し，電解質異常がみられるときには内分泌・代謝疾患を常に疑う習慣をつけておく必要がある．

意識障害を呈する内分泌疾患の診断

一般に内分泌疾患の診断にはターゲットとなるホルモン値の確認が重要であるが，ホルモン検査は一部を除きその結果が出るまでに時間を要し，意識障害などの緊急性を要する症候の場合には病歴や身体診察所見，一般検査の結果から病態を考え，診断する必要がある．表2，3に意識障害を呈する疾患とその特徴を示す．

糖代謝異常に関係する意識障害

経口血糖降下薬やインスリンの過剰使用やインスリノーマによる低血糖症とインスリンの極度の作用不全に伴う高血糖症（糖尿病性ケトアシドーシスと非ケトン性高浸透圧性昏睡）に大別される（表2）．

低血糖症[1]の場合，経口摂取が可能な患者であれば，5～20 gのブドウ糖やショ糖の経口投与を行う．しかし，意識障害を伴う経口摂取不可能な患者では，非経口的治療が必要であり医療機関への緊急搬送が必要である．50％ブドウ糖液20～40 mLの静脈投与後，5％ブドウ糖液の持続点滴静注を行う．また，1型糖尿病患者ではグルカゴン1 mgの筋肉注射や皮下注射が有効である．治療が遅れると不可逆的な脳障害を引き起こすことがあるので，注意が必要である．

糖尿病性ケトアシドーシスや非ケトン性高浸透圧性昏睡といった高血糖による意識障害では補液による脱水・電解質の補正，インスリン投与による高血糖の是正が治療の中心となる．血清Kは血糖の改善とともに低下することがしばしばみられ，3.5 mEq/Lを切らないように注意を払う必要がある．糖尿病性ケトアシドーシスでは，補液とインスリン投与により改善するため重炭酸塩によるアシドーシス補正は一般的には行わない．しかし，pH7.0未満となるような高度のアシドーシスの場合には補正を行うことがある．

内分泌障害に関係する意識障害

意識障害は様々な内分泌疾患により惹起される（表3）．

甲状腺クリーゼ[2]では大量の抗甲状腺薬と無機ヨードの投与による甲状腺ホルモン産生の抑制，β阻害薬による甲状腺ホルモン作用の減弱，補液と電解質補正，副腎皮質ホルモン薬などによる全身管理が治療の中心となる．

粘液水腫性昏睡[3]は，重度で長期間に及ぶ甲状腺

表1 意識障害の鑑別（AIUEOTIPS）

A	Alcohol	急性アルコール中毒 アルコール離脱症状 ビタミンB_1欠乏症	Wernicke脳症
I	Insulin	低血糖 高血糖	非ケトン性高浸透圧性昏睡 糖尿病性ケトアシドーシス
U	Uremia	尿毒症	
E	Encephalopathy	肝性脳症 高血圧性脳症	
E	Endocrinopathy	甲状腺クリーゼ 粘液水腫（甲状腺機能低下症） 副甲状腺クリーゼ 副腎クリーゼ（急性副腎不全）	
E	Electrolytes	電解質異常	Na, K, Ca, Mgの異常
O	Opiate/Overdose	薬物中毒	
O	$O_2/CO_2/CO$	低酸素血症 一酸化炭素中毒 CO_2ナルコーシス	肺炎，気管支喘息，気胸，心不全，心疾患，肺塞栓，高山病，肺挫傷
T	Trauma	脳挫傷 急性・慢性硬膜下血腫 急性硬膜外血腫	
T	Tumor	脳腫瘍	
T	Temperature	低体温，高体温	
I	Infection	脳炎，髄膜炎，脳膿瘍 敗血症 呼吸器感染症	
P	Psychogenic	精神疾患	
S	Seizure	てんかん	
S	Stroke	脳梗塞，脳出血 くも膜下出血 急性大動脈解離	
S	Senile	高齢者特有の病態	脳循環不全，脱水 感染 心不全
S	Shock	各種のショック	
S	Syncope	失神の原因疾患	

表2 血糖関連疾患による意識障害を呈する疾患とその特徴

	症候・疾患名	注意すべき病歴, 症状	注意すべき診察所見	注意すべき検査所見
Insulin	低血糖症(糖尿病, インスリノーマなどによる)[1]	経口血糖降下薬, インスリンの使用歴の有無		低血糖(交感神経症状:70 mg/dL未満, 中枢神経症状:30 mg/dL未満)
		交感神経症状の有無		
		不安, 神経質, 動悸, 冷汗など	顔面蒼白, 冷汗, 低体温, 振戦, 頻脈など	
		中枢神経症状の有無		
		頭痛, かすみ目, 異常知覚, 空腹, 嘔気, 倦怠感, 眠気など	意識障害, 錯乱, 傾眠, 興奮, 奇異行動, 嘔吐など	
	高血糖症(1型, 2型糖尿病などによる)		糖尿病性ケトアシドーシス	
		激しい口渇, 多飲, 多尿, 体重減少強い全身倦怠感, 消化器症状(悪心, 嘔吐, 腹痛)清涼飲料水の飲水など	脱水, アセトン臭, Kussmaul呼吸, ショック症状, 神経症状は乏しい	高血糖(300〜1,000 mg/dL)尿中アセトン(+)〜(+++)pH7.3未満
			非ケトン性高浸透圧性昏睡	
		倦怠感, 頭痛, 消化器症状など	脱水, ショック症状, けいれん, 振戦などの神経症状	高血糖(600〜1,500 mg/dL)尿中アセトン(-)〜(+)pH7.3〜7.4

ホルモン欠乏状態に由来する意識障害であり, 適切な治療を行わないと生命にかかわる病態である. 甲状腺ホルモン薬(レボチロキシンNa)の補充が治療の主体であり, 経口摂取不可能な場合には経鼻胃管から投与を検討する. 注射製剤が有効との報告がみられるが, わが国では未認可薬であり, 臨床的には一般的には使用は不可である.

副腎クリーゼ[4]はNaの低下と体液量の減少, カテコールアミンの合成と作用の低下による循環不全, 低血糖が病態の中心である. 非特異的な悪心嘔吐, 体重減少, 腹痛, 筋・関節痛, 倦怠感などの症状が複数みられるときには本症を考える必要がある. 本症を疑ったときには検体保存をした後に, 躊躇せずにヒドロコルチゾンと生理食塩水(もしくは5%ブドウ糖液)の投与を行う.

褐色細胞腫クリーゼ[5]では, 第一選択としてフェントラミン(α阻害薬)の持続投与を行う. 血圧コントロールが不十分な場合にはCa拮抗薬や硝酸剤を併用する.

副甲状腺機能亢進症[6]では, 血中Ca濃度の上昇速度に依存して症状が発現する. 意識障害を伴う高カルシウム血症では, 一般に原疾患を有する症候性高カルシウム血症がほとんどであり, 原疾患の治療と併行してCaのコントロールを行う. 十分な補液とループ利尿剤, カルシトニン製剤, ビスホスホネート, グルココルチコイドの投与を適宜組みあわせて行う. 一方, 副甲状腺機能低下症での意識障害は, 多くの場合小児でみられ全身性のけいれんを伴う. 成人ではテタニー症状が中心となる. 低カルシウム血症であることが判明したときには, グルコン酸カルシウムの投与を行う. 活性型ビタミンD製剤の経口投与も併行して行う.

中枢性尿崩症(central diabetes insipidus:CDI)による高ナトリウム血症や下垂体機能低下症, ADH不適切分泌症候群(SIADH)などによる低ナトリウム血症でも意識障害が引き起こされることがある. 急速な低ナトリウム血症の補正は浸透圧性脱髄症候群を引き起こすことがあるので注意を要する.

まとめ

内分泌・代謝疾患による意識障害はまれな病態ではあるが, 致死的な疾患が隠れていることが少なくない. 慎重な病歴や既往歴の聴取を行うとともに, 疑診であっても適切な治療を行うことが重要である.

◆ 文献 ◆

1) 島津章:日内会誌 2016;105:683-689.
2) 日本甲状腺学会;甲状腺クリーゼの診断基準(第2版) http://www.japanthyroid.jp/doctor/img/crisis2.pdf(2018年1月確認).
3) 小西美絵乃, 他:日内会誌 2010;99:769-775.
4) 柳瀬俊彦, 他:日内分泌会誌 2015;91(Suppl):1-78.
5) 立木美香:日内会誌 2016;105:647-652.
6) 竹内靖博:日内会誌 2016;105:658-666.

表3 意識障害を呈する内分泌障害とその特徴

	症候・疾患名	注意すべき病歴，症状	注意すべき診察所見	注意すべき検査所見
Endocrinopathy	甲状腺クリーゼ(Basedow病，甲状腺炎などの甲状腺機能亢進症)[2]	甲状腺中毒症状（動悸，振戦，多汗，など），消化器症状（下痢，嘔吐，黄疸など）	高体温（38℃以上），頻脈（130 bpm以上），中枢神経症状（不穏，せん妄，けいれんなど），心不全症状	肝機能障害，ビリルビン，ALP高値，腎機能障害，総コレステロール低値　心電図にて頻脈，心房細動
	粘液水腫（慢性甲状腺炎などによる甲状腺機能低下症）[3]	甲状腺機能低下症状（除脈，発汗低下，活動性低下など）	低体温（35.7℃以下），除脈（60 bpm以下），低換気，中枢神経症状	低ナトリウム血症，総コレステロール，LDL，CK値，LD高値，貧血　ECGにて徐脈，低電位
	副腎クリーゼ（ACTH単独欠損症，Addison病，医原性副腎不全などによる急性副腎不全）[4]	消化器症状（悪心，嘔吐，軽度の腹痛），体重減少，関節痛，発熱など　低血糖症状（動悸，冷汗，頭痛，倦怠感，眠気など）	血圧低下，色素沈着（Addison病の場合），体毛の脱落，耳介軟骨の石灰化，ショック症状など，Cushing徴候（ステロイド薬長期連用による医原性副腎不全の場合）	低ナトリウム血症，高カリウム血症，低血糖　貧血，好酸球増多症
	褐色細胞腫クリーゼ（褐色細胞腫）[5]	頭痛，動悸，発汗（カテコールアミン過剰症状）　悪心，嘔吐（血圧上昇によるもの）　胸痛，尿量減少	皮膚のツルゴール低下，粘膜乾燥，頻脈，心不全，肺水腫，ショック症状など	UN/Crの上昇，ヘマトクリット値の上昇
	副甲状腺機能亢進症	便秘，悪心・嘔吐，腹痛，食欲不振，口渇，多飲，多尿など　重度では，錯乱，情動障害，せん妄，幻覚，昏睡など	皮膚のツルゴール低下，粘膜乾燥	高カルシウム血症，低リン血症　心電図にてQT時間の短縮
	副甲状腺機能低下症	成人ではテタニー発作（有痛性のけいれん），筋肉のこわばりや痛み，錯乱，記憶喪失，せん妄，うつ，幻覚など　小児では全身のけいれん	Chvostek徴候　Trousseau徴候　Lust徴候	低カルシウム血症，高リン血症　心電図にてQT時間の延長
	中枢性尿崩症	口渇，多飲，多尿	尿量は3,000 mL/day以上	高ナトリウム血症，尿浸透圧（尿比重）低下
	下垂体機能低下症			低ナトリウム血症，高カリウム血症，低血糖　心電図にて徐脈，低電位
	SIADH	中枢神経疾患や胸腔内病変歴がない	脱水，浮腫がない	あっても軽度の低ナトリウム血症，尿中Na排泄増加

LD（乳酸脱水素酵素），UN（尿素窒素）．

2 視力障害

POINT

▶ 視力障害に加え視野障害，色覚障害，光覚障害をあわせて視覚障害という．
▶ 内分泌疾患は高血圧症・糖尿病を合併する疾患が多く視力障害の有無に対する検索が必要である．

視力障害とは

　視覚障害は，視力障害，視野障害，色覚障害，光覚障害で構成されるが，本項においては視力障害および視野障害をきたす内分泌疾患について論ずる．視力・視野障害は視覚伝導路(視路)，すなわち，網膜，視神経，脳のいずれかあるいは複数に病変が存在する場合に生じる．その障害には，①片眼性・両眼性，②中心性・辺縁性，③急性・緩徐性，など複数の発症形式があるため，これらについて問診を行う．ついで視野障害にも，①求心性視野狭窄(視野が全周にわたり周辺部から中心に向かって障害される—網膜色素変性症，緑内障，頭蓋内圧亢進状態など)，②中心暗点(視野の中心部が障害される—視神経炎や遺伝性，栄養障害性，薬物中毒などによる視神経萎縮など)，③鼻側視野欠損(視野の鼻側が障害される—緑内障など)，④両耳側半盲(視野の耳側が障害される—視交叉を圧迫する腫瘍や動脈瘤など)，⑤同名半盲(両眼ともに同側の視野が障害される—視交叉より中枢の脳内病変により生ずる)，などが存在するため眼科的検査を含め精査する．また，急激に視野障害や視力障害を生じた場合には網膜剝離や眼底出血に加え下垂体卒中も念頭においておく必要がある．

視力・視野障害を呈する内分泌疾患

　内分泌疾患には糖尿病と高血圧症を合併する疾患が多く存在する．高血圧症は従来から視力低下を呈する高血圧性網膜症がよく知られているし，糖尿病性網膜症はわが国における視覚障害の原因疾患として2番目に多い(20.0%，緑内障24.6%，網膜色素変性症13.7%，黄斑変性症9.8%，平成17年度厚生労働省難治性疾患克服研究事業報告)．したがって内分泌疾患に遭遇した際には高血圧症および糖尿病合併の有無を検索するとともに眼科的検索を行う必要がある．一方，視力・視野異常を契機に内分泌疾患が発見される場合もあり，代表的疾患を次に示す[1]．

1) 甲状腺疾患

　Basedow病は眼症状を呈する代表的内分泌疾患である．外眼筋および眼窩内脂肪組織の炎症による腫脹により眼球突出を呈し，症状には複視，視力低下，流涙過多，羞明などがある．von Graefe徴候，Dalrymple徴候，Stellwag徴候，Moebius徴候などが有名である．一方，甲状腺機能低下症では白内障を合併しやすいことが知られている[2]．

2) 下垂体疾患

　下垂体内の占拠性病変により視交叉を圧迫する大きさに至れば両耳側半盲を生ずる．さらに海綿静脈洞進展までいたれば動眼神経麻痺により複視を訴える場合もある．Cushing病(Cushing症候群も同様)や先端巨大症は糖尿病および高血圧症を高頻度に合併するため，適切な治療がなされない場合糖尿病性および高血圧性網膜症により視力・視野が障害される．また，前者においては白内障を合併しやすい．非機能性下垂体腫瘍の場合，発見が遅れ腫瘍が大きくなり下垂体卒中を発症する場合がある．その際には突然の頭痛，嘔吐に加え視力低下や動眼神経麻痺を生ずる場合がある．

3) その他の内分泌疾患

　副甲状腺機能低下症では50～60%の頻度で白内障が合併することが知られており，McCune-Albright症候群(皮膚カフェオレ斑，線維性骨異形成症，ゴナドトロピン非依存性思春期早発症が三主徴)では頭蓋顔面の骨異形成による視神経圧迫を生じ視力・視野障害を呈することがある．原発性アルドステロン症および褐色細胞腫については高血圧性網膜症の合併に注意する．Chopraらは視力・視野障害を呈するまれな内分泌疾患についてレビューしている[3]ので，深く学びたい方は参照されたい．

◆ 文献 ◆

1) Urrets-Zavalia JA, et al.: *Clinics Dermatol* 2016；**34**：151-165.
2) Mahto RS: *Br J Ophthalmol* 1972；**56**：546-549.
3) Chopra R, et al.: *Indian J Endocrinol Metab* 2012；**16**：331-338.

第3章 主要症候，病態からの鑑別診断

3 筋力低下

POINT

- 神経・筋疾患を鑑別するための詳細な問診および身体診察が必要である．
- 筋力低下の発症形式，経過，分布，随伴症状などにより原因部位を推定し，筋原性が考えられる場合は内分泌・代謝疾患を考慮して鑑別を進める．
- 甲状腺疾患（ホルモン過剰と不足），グルココルチコイド過剰，成長ホルモン（GH）不足，糖尿病，糖原病，種々の電解質異常に伴うものなどを見落とさない．

病態

筋力低下は1つ以上の筋肉の収縮力低下と定義される．正常な筋肉運動は中枢神経系，末梢神経系などの部分の異常によっても障害される．また運動系の機能障害によっても筋力低下や運動麻痺を起こす．筋力低下の発症形式，経過，分布，随伴症状などにより原因部位が示唆される．筋力低下は3つの基本的なパターンに基づいて分類される．①上位運動ニューロン障害，②下位運動ニューロン障害，③筋原性である．

神経原性を除外したうえで，筋力低下，筋萎縮，筋痛などを複合して呈する病態をミオパチー（myopathy）と称する．ミオパチーの原因別では，遺伝性，内分泌性，代謝性，免疫不全，炎症性など多岐に渡る．内分泌・代謝疾患領域における筋力低下・ミオパチーの病態は主として③筋原性である．

主要症候

1）甲状腺領域

❶ 甲状腺中毒性周期性四肢麻痺

突然発症する低カリウム血症と近位筋優位の重篤な筋力低下のため四肢麻痺を呈する．Basedow病が大部分であるが，その他の甲状腺中毒症（破壊性甲状腺炎，過機能性甲状腺結節など）でも発症する．甲状腺中毒症の重症度との相関は必ずしもみられない．東アジア人男性（20～40歳）に多いことが特徴的であり，甲状腺中毒症患者の約2％に発症するとの報告がある．一方，北米では0.1～0.2％である．また甲状腺機能亢進症罹患の男女比が1：9であるにもかかわらず，本症の男女比は17：1～70：1と報告されている．鑑別疾患として甲状腺中毒症を伴わない遺伝性周期性四肢麻痺がある．

❷ 甲状腺中毒性ミオパチー

近位筋優位（大腿部，腕，背筋など）の筋力低下をきたし，時に筋痛を伴う．まれではあるが呼吸筋も障害される．女性に多い．CKの上昇はない．

❸ 甲状腺機能低下症性ミオパチー

筋力低下に加えて有痛性の筋硬直や筋膨隆現象（Hoffman症候群）がみられ，CKは上昇する．また粘液状の物質が蓄積することによる手根管症候群などの単神経障害，また多発神経障害をきたして四肢末梢優位の感覚低下や筋力低下を生ずることもある．

2）副腎領域

❶ Cushing症候群

コルチゾール過剰症による四肢の近位筋萎縮と筋力低下を生ずる．グルココルチコイドの蛋白異化亢進作用によるものと考えられる．体幹に比し四肢が細くなるため，中心性肥満を呈する．

❷ ステロイドミオパチー

グルココルチコイド療法によって誘発される副作用である．特に高齢者，栄養不良の患者，担癌患者に発生しやすい．発症様式は亜急性で，近位筋の萎縮と筋力低下をきたす．筋痛を伴うことはまれである．通常CKの上昇はない．呼吸筋にも起こる可能性がある．フッ素化された製剤（デキサメタゾン，ベタメタゾン，トリアムシノロン）を投与中の場合は非フッ素化製剤（プレドニゾロン）に変更する．

3）下垂体領域

❶ 成人成長ホルモン分泌不全症

成人期に成長ホルモンが欠乏すると体組成の異常などの種々の変化が生ずる．除脂肪体重の低下，骨量減少などとともに，筋力低下が認められる．視床下部・下垂体の腫瘍性疾患に続発する場合が多い．その他に特発性もある．

4）電解質失調

❶ 低カリウム血症

種々の疾患に続発する低カリウム血症が原因で近位筋の筋力低下を生じ，重度の場合はミオパチーを発症する．代表的な疾患として，原発性アルドステロン症，偽アルドステロン症（グリチルリチンを含有する漢方薬などに誘発される二次性AME症候群〈secondary apparent mineralocorticoid excess syndrome〉），Bartter症候群，Gitelman症候群，アル

コール依存症，低栄養，消化管からの喪失（嘔吐，下痢），利尿薬や下剤の乱用がある．

❷ 高カルシウム血症

中等度の高カルシウム血症（血清 Ca 値 12～14 mg/dL）が急性に生じた場合，神経・筋障害による筋力低下をきたす．PTH 産生過剰，悪性腫瘍（PTHrP 産生），癌の骨転移，腎機能低下者における活性型ビタミン D とカルシウム製剤の併用などが原因となる．

❸ 低リン血症

慢性の低リン血症（血清 P 値 2.0 mg/dL 未満）では食欲不振，筋力低下，骨軟化症が生じうる．また急性の重度低リン血症（血清 P 値 1.0 mg/dL 未満）では近位筋優位の著明な筋力低下をきたし，横紋筋融解症を付随する場合もある．低リン血症性骨軟化症，アルコール依存症，リフィーディング症候群などを背景とする．

5）代謝性疾患

❶ 糖尿病性筋萎縮

血糖コントロール不良の糖尿病患者にみられるまれな病態である．急性～亜急性に発症する．疼痛を伴い，腰大腿部近位筋の筋力低下と筋萎縮，腱反射低下を主徴とする症候群である．ミオパチーではなく，腰仙部神経根・神経叢障害（ニューロパチー）が主因であると考えられる．

❷ 筋型糖原病

ミオパチー以外に，肝症状，心筋症状，中枢神経症状などを合併する場合もある．筋力低下症状は，筋収縮の際のエネルギー（ATP）供給不全によるものと，蓄積した中間代謝物（おもにグリコーゲン）による筋細胞障害によるものの 2 つに分類できる．14 種類の病型の報告があり，II 型（Pompe 病），III 型（Cori 病），V 型（McArdle 病）が多い．

◆◆ 参考文献 ◆◆

- Okinaka S, et al.：*J Clin Endcrinol Metab* 1957；**17**(12)：1454-1459.
- Kelley DE, et al.：*Arch Intern Med* 1989；**149**(11)：2597-2600.
- Ko GTC, et al.：*QJM* 1996；**89**(6)：463-468.

4 過食

> **POINT**
> - DSM-5の刊行に伴い、食行動障害および摂食障害群の日本語訳が変更されている.
> - 摂食は、視床下部を中心に全身が関連してコントロールされる. 過食が起こる原因は、精神的なものを含め様々である.

過食とは

過食（bulimia, hyperphagia, polyphagia, overeating）とは、広辞苑では"食べ過ぎること、暴食"であり、日本医学会医学用語辞典WEB版では同義として"多食、大食"があげられている[1]. また2013年に刊行されたアメリカ精神医学会による「Diagnostic and Statistical Manual of Mental Disorders, 5th Edition：DSM-5」において、食行動障害および摂食障害群に含まれる疾患として、bulimia nervosa, binge-eating disorderなどがあり、日本精神病学会により神経性過食症、過食性障害と訳されている[2].

摂食の調節

摂食は視床下部を中心に、消化器・脂肪組織など全身が関連してコントロールされている. 視床下部腹内側核は満腹中枢であり、満腹中枢を破壊すると摂食の必要がなくても動物は摂食を続け、一方、視床下部外側核は摂食中枢であり、同部位の電気刺激により、食事摂取にかかわらず食欲を生じる. その他、視床下部室傍核、視床下部弓状核も摂食に関与する. またNPY、アグーチ関連蛋白（agouti related protein：AGRP）、オレキシン、グレリンなどが視床下部で摂食を亢進させる神経伝達物質・ホルモン（摂食因子）として知られており、さらに食欲抑制因子も作用し食欲・摂食を調整している. 胃壁伸展など機械的刺激を介した求心性迷走神経からの情報、血液中のブドウ糖・アミノ酸・脂肪酸などの濃度、消化器・脂肪組織からのホルモン、大脳皮質からの視覚・嗅覚・味覚の情報なども視床下部に働いて食欲・摂食を調節する[3].

過食症状の認められる疾患

DMS-5では過食を伴う精神疾患として、神経性過食症および過食性障害がある. 神経性過食症は、反復する過食エピソードと体重増加を防ぐための不適切な代償行為（嘔吐、下痢や利尿薬などの乱用、過剰な運動）と自己評価が体型および体重の影響を過度に受けることを特徴としている. 一方過食性障害の特徴は、抑制のできない過度の食物消費を繰り返すことである. また神経性やせ症では過食と排出行動を伴う場合がある. その他、抑うつ障害、双極性障害、統合失調症、境界性パーソナリティ障害、不安症などでも過食が認められることがある[2]. また、摂食の中枢である視床下部障害により、過食が認められる. たとえば頭蓋咽頭腫など脳腫瘍、視床下部性肥満をきたすPrader-Willi症候群などがあげられる. Cushing症候群では、コルチゾールの増加によりNPYの発現が増加し、食欲抑制作用のあるCRHが抑制され、摂食がさらに促進される. インスリノーマでは低血糖を避けるため過食となり、体重増加をきたす症例がある. 薬剤としては、経口避妊薬の中枢作用で過食を認める場合があり、向精神薬の一部も摂食亢進をもたらす. 肥満の発症には多因子が関与すると考えられるが、過食もその1つであり、過食が肥満症の増悪因子であることは間違いない. また糖尿病においても、過食は増悪因子であるといえる[4].

◆ 文 献 ◆

1) 日本医学会 医学用語辞典 WEB版　http://jams.med.or.jp/dic/mdic.html（2018年3月確認）
2) DMS-5® 精神疾患の診断・統計マニュアル、高橋三郎、他（監訳）、医学書院 2014；323-354.
3) Guyton and Hall Textbook of Medical Physiology. 13th ed, In：Hall JE, et al.(eds), Elsevier 2016；887-902.
4) 最新肥満症学—基礎・臨床研究の最前線—. 初版、中尾一和、他、日本臨牀社 2014；1-728.

5 低血圧

> **POINT**
> - 低血圧の診療においては，内分泌疾患による低血圧の鑑別診断が重要である．
> - 副腎皮質機能低下症（視床下部性，下垂体性，原発性）の低血圧症状を見逃さない．
> - 副腎クリーゼ，粘液水腫性昏睡，カルチノイドクリーゼは，急激かつ重篤な低血圧を呈するため，適切かつ迅速な治療開始が必須である．

病態と主要症候

低血圧は，収縮期血圧 90 mmHg 未満または拡張期血圧 60 mmHg 未満（アメリカ国立衛生研究所〈National Institutes of Health：NIH〉）とされ[1]，頭痛，めまい，全身倦怠感，食欲不振，悪心，下痢，便秘，腹痛，動悸，冷えなど多彩な症状を呈するが，無症状のこともある．原因疾患の有無により本態性と症候性に，発症経過から急性と慢性に分類することもある．自律神経障害，循環血液量の減少，心拍出量の減少，薬剤性などによる低血圧が否定されれば，内分泌疾患を考えねばならない．本項では内分泌疾患に伴う低血圧を中心に述べる．

低血圧をきたす内分泌疾患と治療（表1）

1）慢性副腎皮質機能低下症（原発性）(Addison病)

コルチゾール（F），アルドステロン，副腎性アンドロゲンの脱落症状を呈し，ACTH高値による色素沈着をきたす．易疲労感，脱力感，体重減少，低ナトリウム血症に加えて低血圧を呈する．女性ではDHEA低下により腋毛・恥毛が脱落するので，本態性低血圧との鑑別診断所見となる．ヒドロコルチゾンの補充治療により低血圧は改善する．

2）ACTH単独欠損症

ACTH分泌障害に伴う続発性副腎不全症状の全身倦怠感，易疲労感，食欲不振，低血糖，低ナトリウム血症による意識障害，低血圧が主症候である．血中F低値でもACTH高値にならないため色素沈着は伴わない．ヒドロコルチゾンの補充治療により低血圧も改善する．

3）下垂体機能低下症

ACTH欠落症状としてのF低下による低血圧をきたす．下垂体卒中や腫瘍，炎症など各種下垂体・視床下部・トルコ鞍近傍の原因疾患の治療が基本である．

4）副腎クリーゼ

急激にグルココルチコイドの絶対的・相対的欠乏

表1 低血圧を呈する内分泌疾患

1. コルチゾール低下による
   下垂体前葉機能低下症
   ACTH単独欠損症
   副腎皮質機能低下症（原発性）
   自己免疫性多内分泌腺症候群（APS）1，2，4型
2. 甲状腺機能低下による
   粘液水腫性昏睡
3. 低カルシウム血症による
   副甲状腺機能低下症
4. 腫瘍が産生する生理活性物質による
   カルチノイド症候群
5. 内分泌治療薬の副作用による
   ブロモクリプチン（パーロデル），ケトコナゾール，リファンピシン，フェニトイン，バルビツール酸，メチラポン，オペプリム，エストロゲン製剤，ドパミン作動薬など
6. その他
   Gitelman症候群
   糖尿病性神経障害による起立性低血圧　など

が生じたことによる低血圧，脱水，ショックを呈し，食欲低下，体重減少，悪心・嘔吐，腹痛，下痢，発熱，関節痛，低血糖，低ナトリウム血症，高カリウム血症，貧血，好酸球増多など多彩で複数の症状や検査値異常を伴う．前述1)～3)などの慢性副腎不全患者にストレスなどでステロイド需要が急増した場合と，副腎皮質ステロイドホルモン薬を長期内服中に不適切な減量・中止に至った場合が多い．放置されると致命的となるため迅速にヒドロコルチゾンが投与されねばならない．

5）粘液水腫性昏睡

甲状腺機能低下症と多臓器不全により，低体温，徐脈，低ナトリウム血症，低血糖，低換気とともに低血圧がみられる．重症甲状腺機能低下から心筋収縮力や心拍出量が低下したことによる低血圧で，全身管理とともに副腎皮質ステロイドと甲状腺ホルモンの投与が必要である．

6）副甲状腺機能低下症

低カルシウム血症によるテタニー，各種神経徴

候，精神症状，皮膚症状に加え，低血圧や心不全も呈することがある．低カルシウム血症の是正により低血圧も改善する．

7) Gitelman 症候群

低カリウム血症，代謝性アルカローシス，低カルシウム尿症，低マグネシウム血症をきたす遺伝性疾患であるが，血圧は正常～低血圧を呈する．

8) カルチノイド症候群

神経内分泌腫瘍が産生する複数の生理活性物質による多彩な症状の1つとして低血圧が起こる．発汗を伴わない皮膚紅潮，激しい下痢と腹痛，右心不全，喘鳴や喘息，ペラグラ様皮疹に低血圧，高体温，頻脈などが併発するカルチノイドクリーゼは，重篤な病態で直ちに治療開始が必要である．カルチノイド症状に対してはソマトスタチン誘導体が有効である．

9) 薬剤性（内分泌疾患治療薬の副作用としての低血圧）

ケトコナゾール，リファンピシン，フェニトイン，バルビタール，メチラボン，op' DDD よる副腎不全やエストロゲン製剤，ドパミン作動薬による下垂体卒中では低血圧をきたしうる．ブロモクリプチンによる起立性低血圧も知られる．

10) 糖尿病神経障害の自律神経障害症候としての起立性低血圧*

血糖コントロール不良期間の長い糖尿病患者の自律神経障害では，発汗異常，胃・胆嚢無力症，便通異常，排尿障害，勃起障害などの多彩な症状とともに起立性低血圧を呈する．血糖コントロールが治療の基本であるが，起立性低血圧に対しては弾性ストッキング着用を含めた生活指導も必要である．

◆ 文 献 ◆

1) NIH：What is Hypotension？ https://www.nhlbi.nih.gov/health-topics/health/hypotension（2018年3月確認）
2) 日本自律神経学会：自律神経機能検査 第5版．文光堂，2015；142

---

*起立性低血圧（orthostatic hypotension：OH）は，initial OH，classical OH，delayed OH の3つに分類される．もっとも代表的なものは classical OH で "起立3分以内に持続性の 20 mmHg 以上の収縮期血圧低下または 10 mmHg 以上の拡張期血圧低下を示すもの（ただし臥位収縮期血圧が 160 mmHg 以上では，30 mmHg 以上の低下）" と定義される．initial OH は，"起立15秒以内の 40 mmHg 以上の収縮期血圧低下または 20 mmHg 以上の拡張期血圧低下（あるいは両方）を示すもの，"delayed OH は "起立3分以降に OH の基準を無たすもの" と定義される[2]．

第3章 主要症候，病態からの鑑別診断

6 高血圧

POINT

- 高血圧は国民の1/3が罹患している数多い疾患であり，心血管病，脳卒中，慢性腎臓病の原因となる．
- 二次性高血圧症は原因が特定できる高血圧であり，特に原発性アルドステロン症（PA），睡眠時無呼吸症候群（SAS）は頻度が高く，早期診断が重要である．
- 減塩は高血圧の診療において最も重要であるが，最近は肥満治療の介入も必要である．

病態と疫学

血圧は循環血漿量と血管抵抗により決定され，影響する様々な因子の異常により，それらの上昇により高血圧が惹起される．日本高血圧学会の高血圧治療ガイドライン[1]に明記されているように，わが国の高血圧者数は，約4,300万人（男性2,300万人，女性2,000万人）と推定され，至適血圧（収縮期血圧120 mmHg未満かつ拡張期血圧80 mmHg未満）を超えて血圧が高くなるほど，全心血管病，脳卒中，心筋梗塞，慢性腎臓病などの相対罹患リスクと死亡リスクは高くなる．わが国の高血圧に起因する死亡者数は喫煙に次いで多く，年間約10万人と推定され，心血管病死亡と脳卒中罹患の50%が高血圧に起因すると推定される．心血管病罹病リスクは収縮期血圧がより強く予測し，糖尿病，脂質異常症等の他の危険因子の合併により，罹病リスクはさらに高くなる．わが国の食塩摂取量は依然と高く，イギリスやオーストラリアで国民平均血圧の低下と医療費削減に成功した国家的減塩プロジェクトのように，わが国で国民の食塩摂取量を減らすことは，国民の血圧水準を低下させるうえで重要であり，医療費を削減することにつながると考えられる[2]．最近，若年から中年の高血圧者には肥満を合併する患者が増加しており，多くは難治性高血圧や治療抵抗性高血圧を呈する．

二次性高血圧

血圧上昇している原因が特定できる高血圧は二次性高血圧であり，原因が特定できない本態性高血圧とは病態も治療方針も全く違ってくる．二次性高血圧の頻度は以前高血圧全体の10%程度と考えられていたが，最近内分泌高血圧症の最多疾患である，原発性アルドステロン症（primary aldosteronism：PA）と，睡眠時無呼吸症（sleep apnea syndrome：SAS）の推定頻度の上昇とともに高くなり，現在は全体の約20%程度にもなるのではないかと推定される．PAとSASに加え，腎実質性高血圧症（renal parenchymal hypertension：RPH），腎血管性高血圧症（renovascular hypertension：RVH）などが比較的頻度が高い．RPHは慢性糸球体腎炎や糖尿病性腎症等の糸球体疾患，慢性腎盂腎炎等の間質性腎疾患や多嚢胞性腎なども原因となる．慢性腎臓病（chronic kidney disease：CKD）ではその50%〜70%に高血圧の合併が報告され[3]，腎機能低下が進行するとともに高血圧を呈する頻度が高くなる．二次性高血圧の実数の把握が困難である理由としては，その診断に専門的知識が必要であることと，二次性高血圧それぞれが相互に合併する頻度が高いことによる．PAの約3割がCKDであり[4]，重症化すればRPHの合併が多くなる．またPAの約18%にSASが合併する[5]が，SASの36%がPAである[6]．これら3つの二次性高血圧症は最近わが国において高齢化と男性における肥満の増加とともに頻度が増えており，相互に合併するので特に注意すべき病態である．

高血圧の管理計画

日本高血圧学会の高血圧治療ガイドライン[1]では初診時の高血圧管理計画が提示され，血圧測定，病歴聴取，身体所見，一般検査の実施，次に二次性高血圧の除外が明記されている．その後は，危険因子（高血圧，喫煙，糖尿病，脂質異常症，肥満（特に内臓脂肪型肥満），CKD，高齢，若年発症の心血管病の家族歴等），高血圧性臓器障害，心血管病として，脳・心臓・腎臓・血管・眼底病変の有無を評価し，生活習慣病の修正を指導し，リスクを層別化して必要に応じた治療を行うようになっている（図1）．初診時に血圧が高くても，通常日を改めて複数回血圧を測定し血圧高値であることを確認する．その間に，家庭血圧の測定を指導し，白衣高血圧，白衣現象，仮面高血圧の有無を確認する．診察室血圧値と家庭血圧値あるいは24時間自由行動下血圧測定（ambulatory blood pressure monitoring：ABPM）による血圧測定値との乖離が大きい場合，治療方針は，家庭血圧やABPM値を重視して決定すること

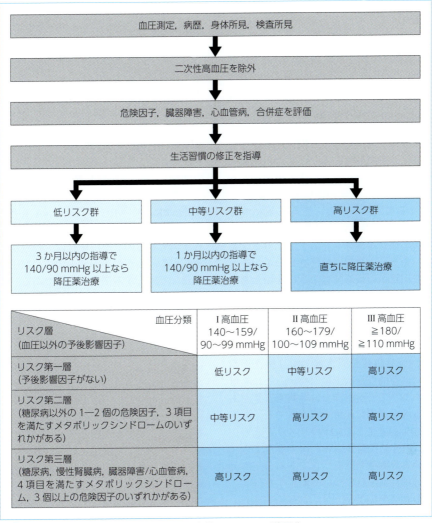

図1 初診時の高血圧管理計画と高血圧患者のリスクの階層化
〔高血圧治療ガイドライン2014, 日本高血圧学会高血圧治療ガイドライン作成委員会(編), ライフサイエンス出版 2014：33. より改変〕

が妥当と考えられる．二次性高血圧の除外は治療前または治療初期に行われるべき重要なステップにもかかわらず，実臨床ではしばしば軽視されがちで治療を優先することが多いが，二次性高血圧の可能性は頻度の増加傾向も理解して常に心に留め置かなければならない．

最近の Systolic Blood Pressure Intervention Trial (SPRINT)研究[7]では，＜120 mmHg の強化治療群が，＜140 mmHg の通常治療群と比較して，心筋梗塞とそれ以外の急性冠症候群，脳卒中，心不全，心血管死等の発生の相対リスクを25％も下回った．これを受けて，米国心臓学会/米国心臓協会(ACC/AHA)が改訂した2017年米国公式高血圧ガイドライン(2017 Hypertension Clinical Practice Guidelines)[8]では血圧分類の変更があり，高血圧の定義は「130/80 mmHg 以上」に引き下げられた．JNC7では「Prehypertension」の一部だった「130～139/80～89 mmHg」が「ステージ1高血圧」となったためである．「130～139/80-89 mmHg」では正常血圧である「120/80 mmHg 未満」と比べ，心血管系死亡リスクが50％以上高いことが明らかになったため，「高血圧」に分類された．なお，「120～129/80 mmHg 未満」には新たに「上昇(Elevated)血圧」という名がついた．降圧目標は，余命の限られている高齢者など一部の例外を除き，一律「130/80 mmHg 未満」とされた．年齢，frailty の程度，合併症の有無・種類による細分化はない．現在日本高血圧学会は2019年改訂高血圧診療ガイドラインを作成中であり，日本人の実情に合ったものが作成されるだろうが，この米国の大幅な改訂を全く無視する訳にもいかな

だろう．3種類の降圧薬でコントロールされない高血圧は治療抵抗性高血圧となるが，米国の高血圧の降圧目標が130/80 mmHg未満となれば，当然治療抵抗性高血圧の頻度も増加することになる．治療抵抗性高血圧に遭遇した内科医は二次性高血圧のスクリーニングの必要性を当然留意しなければならないだろう．

内分泌性高血圧症の診断のすすめ

内分泌臓器の腫瘍や過形成による機能亢進が原因で血圧上昇をきたす疾患群である．おもな疾患を次に示す．原因の適切な治療により治癒も可能である一方，診断の遅れにより，長期の治療抵抗性高血圧，重症高血圧となる可能性がある．さらに耐糖能異常，脂質異常症等の代謝障害を合併する疾患もあり，血圧以外の心血管イベントリスクを上昇させる可能性もある．さらに，過剰に分泌されたホルモンの直接作用で心血管系の臓器障害をきたす場合もある．高血圧の初期治療では，安易に降圧薬の増量や他剤併用を選択する前に，内分泌高血圧の可能性を十分考慮することが必要である．特にこの疾患群を見逃して血圧コントロールの不良が続いた場合，腎機能障害や心血管合併症を引き起こすリスクが高い．発病初期は典型的な症状を呈しないことにも留意する必要がある．この疾患群では罹病率に差があるので，医療資源を適切に使用する意味でも，罹病率が高く，心血管病合併とCKDのリスクが高い，前述のPAは，内分泌代謝学の専門医でなくても，特に見逃さないよう気をつけるべきであろう．

代表的な内分泌高血圧症について概説する．

1）原発性アルドステロン症

PAは高血圧患者全体の10％と推定され，はじめ尿中のカリウム排泄が増加し，次第に高血圧を発症し，進行すると低カリウム血症となる．約70％は正常域カリウム値であると報告されている．早朝高血圧と夜間頻尿が伴うことが多い．血漿アルドステロン濃度（PAC）と血漿レニン濃度（PRA）ないし活性レニン濃度（active renin concentration：ARC）を測定してスクリーニングする．PACの単位がpg/mLの場合はPAC/PRA＞200（pg/mL per ng/mL/h），またはPAC/ARC＞40（pg/mL per pg/mL），もしPAC単位がng/dLの場合は，PAC/PRA＞20（ng/dL per ng/mL/h），またはPAC/ARC＞4（ng/dL per pg/mL）であり，さらにPAC＞120 pg/mL（12 ng/dL）である場合はPAを疑う．最近，PACとARCの酵素抗体法による高感度10分間迅速同時測定法が保険適応となり，特に迅速ARC測定法は，感度に問題があった従来法のラジオイムノアッセイによるARC測定法の最小検出濃度の20分の1まで測定できるため，今後PAのスクリーニングと確定試験は，将来PRAより迅速ARCが診断に頻用される可能性がある[9]．

PAの確定試験として，カプトプリル負荷試験と生理食塩水負荷試験がわが国と世界で汎用されている．患者の身体的負担がやや多いフロセミド立位試験は以前ほど行われなくなった．おもに，50 mgのカプトプリル負荷後60～90分安静臥床後にPAC/PRA＞200 pg/mL per ng/mL/h（20 ng/dL per ng/mL/h），ARCを用いる場合は，PAC/ARC＞40 pg/mL per pg/mL（4 ng/dL per pg/mL）ならPAと確定診断する．または，生理食塩水を4時間で2 L点滴静注後に坐位で採血しPAC＞60 pg/mL（6 ng/mL）ならPAと診断している．PAは慢性腎臓病の合併が多く，PRAやARCが高めのPAも存在し，カプトプリル負荷試験やフロセミド立位試験では陰性となる症例もあるのでその場合は生理食塩水負荷試験を考慮する．しかし心不全の合併や血圧上昇には十分留意して施行することが重要である．アメリカのメイヨークリニックでは経口食塩負荷試験，オーストラリアではフルドロコルチゾン負荷試験でPAの確定診断をしている．局在診断にはもはや感度・特異度に問題が多い副腎アドステロールシンチグラフィは使用されないので無駄な被曝と医療資源使用は控えるべきであろう．副腎CTで副腎腫瘍が確認できてもできなくても手術治療を検討する場合は副腎静脈サンプリング（adrenal venous sampling：AVS）を考慮することがわが国とアメリカの内分泌学会作成のガイドラインで推奨されている．AVSで片側病変と診断されれば鏡視下副腎摘出術の適応となる．両側病変と手術を希望しない患者にはミネラロコルチコイド受容体拮抗薬（スピロノラクトンとエプレレノン）含む薬物治療を行うが，十分な降圧と低カリウム血症の是正が重要である．アルドステロン産生腺腫（aldosterone producing adenoma：APA）の場合，病態の進行とともに降圧は困難となってくることが多く，腫瘍性病変が疑われ降圧が不十分な場合は，手術療法を想定し，早急に患者を説得して専門病院に紹介すべきである．

2）Cushing症候群

典型的な身体所見として中心性肥満，皮膚線条，円月様顔貌，皮膚の菲薄化，皮下出血，顔面紅潮，下腿浮腫，皮下出血，筋肉の萎縮，水牛様肩等を呈するが，身体的所見が軽微な症例もあり，注意を要する．若年での骨粗鬆症，うつ，耐糖能異常，爪白癬等の合併する高血圧はこの疾患を疑うべきである．診断のための一般検査としては，血算の白血球分画で好中球分画が増加し，好酸球分画が減少する．低カリウム血症を呈することも多い．内分泌検査としては，この疾患群を疑ったらコルチゾール（F）とともに副腎皮質刺激ホルモン（ACTH）を必ず測定する．両者とも高値傾向があれば，下垂体性あ

るいは異所性のACTH産生腫瘍を疑い，ACTHが抑制されていれば副腎腫瘍を疑い，デキサメタゾン抑制試験，ACTHとコルチゾールの日内変動，副腎皮質刺激ホルモン放出ホルモン（CRH）負荷試験，下垂体MRI，副腎や全身のCT・MRI等の検査を行う．ACTH産生下垂体腺腫は小腺腫であることも多く，下垂体MRIの撮像は，できれば3テスラ以上のMRIで，撮像条件も十分工夫して行いたい．副腎偶発腫瘍で発見され特徴的な身体的所見を欠くsubclinical Cushing症候群も含め診断基準に基づき診断する．副腎性Cushing症候群は通常鏡視下副腎摘出術を行うが，副腎癌を疑う所見があれば開腹手術を考慮する．下垂体性Cushing症候群は経蝶形骨洞腫瘍摘出術を通常行う．異所性ACTH産生症候群はACTH産生腫瘍が同定されれば腫瘍摘出術を行うが，同定できない場合もある．手術で寛解しないCushing症候群の薬物治療にはメチラポン投与を考慮するが，少量から開始して漸増するが，副腎不全や感染症に十分注意し，Fの定期的モニタリングが必要である．

3）傍神経節腫

特に副腎髄質由来の腫瘍は褐色細胞腫とも呼ぶ．カテコールアミン産生腫瘍であり，過剰に分泌されたアドレナリンとノルアドレナリンによる高血圧であり，かつて発作性の血圧上昇や動悸，発汗，頭痛，代謝亢進等の臨床症状から診断されていたが，最近，わが国においては，ドック検診や腹部超音波検査での後腹膜の偶発腫瘍の発見が診断の契機になることが多くなった．副腎外，両側性，悪性，家族性が10%腫瘍といわれたが，現在は，副腎外が30%，悪性が20%，家族性が20〜30%程度存在すると考えられている．

診断は，内分泌検査としては，わが国の保険診療上，半減期の長い尿中のメタネフリン（MN），ノルメタネフリン（NMN）測定が有用であるが，欧米においてはわが国で保険適用外の血中のメタネフリン，ノルメタネフリン測定がより有用性が高いと報告されている．画像診断では，MRIのT2強調画像で腫瘍内部が高信号であること，^{123}I-mataiodobenzylguanidine（MIBG）シンチグラフィが有用であり，限局性の^{123}I-MIBG集積，不均一な集積を伴う副腎肥大，肝臓より高い副腎への集積（スコア3〜4）が認められた場合に陽性であり，感度，特異度，陽性適中率，陰性適中率，正診率は，それぞれ91.5%，100%，100%，83.3%，94%であった．

治療は，手術前に経口降圧薬は，できる限り早期にα_1選択的遮断薬とβ_1選択的遮断薬に切り替えて，体液量の回復をはかる．十分なα_1選択的遮断薬の投与前のβ遮断薬の使用や，メトクロプラミド等の制吐剤投与でクリーゼを惹起することがあるので注意．クリーゼにはフェントラミンメシル酸塩（レギチーン注）とβ遮断剤であるランジオロール塩酸塩の点滴静注を用いる．外科手術が困難な悪性傍神経節腫にCVD（Cycrophosphamide, Vincristine, Dacarbazine）療法が適応であり，2012年10月に保険収載された．奏功率は80%という報告もあるが，わが国では50%程度である．

◆◆ 文 献 ◆◆

1) 高血圧治療ガイドライン2014，日本高血圧学会高血圧治療ガイドライン作成委員会（編），ライフサイエンス出版2014．
2) 三浦克之（研究代表者）．厚生労働省科学研究費補助金循環器疾患・糖尿病等生活習慣病対策総合研究事業「2010年国民健康栄養調査対象者の追跡開始（NIPPON DATA2010）とNIPPON DATA80/90の追跡継続に関する研究」平成24年度総括・分担研究報告書．2013．
3) Whaley-Connell AT, et al.：Am J Kidney Dis 2008；**51**：S13-20.
4) Iwakura Y, et al.：J Clin Endocrinol Metab. 2014；**99**：1593-1598.
5) Sim JJ et al.：Hypertens. 2011, **29**：1553-1559.
6) Calhoun DA, et al.：CHEST 2004；**125**：112-117.
7) Wright JT, et al.：N Engl J Med 2015；**373**：2103-2116.
8) Nishimura RA, et al.：Circulation 2017；**135**：e1159-e1195.
9) Morimoto R, et al.：Hypertens 2017；**70**：334-341.

第3章 主要症候，病態からの鑑別診断

7 低ナトリウム血症

POINT

- 細胞外液(ECF)量を評価し，病態を把握することが重要である．
- ADH不適切分泌症候群(SIADH)の診断には副腎不全などの除外診断を要する．
- 低ナトリウム血症の治療においては，浸透圧性脱髄症候群の発症を防ぐため，Na補正速度に留意する．

病態，原因

血清Na濃度が135 mEq/L未満の病態を低ナトリウム血症と定義する．

低ナトリウム血症の病態は，①細胞外液(extracellular fluid：ECF)量が減少している低ナトリウム血症，②ECF量が正常の低ナトリウム血症，③ECF量が増加している低ナトリウム血症の3型に分けて考えられることが多い．それぞれの具体的な原因については図1を参照．ECF量は浸透圧調節系と容量調節系により調整されている．血漿浸透圧の上昇は視床下部の浸透圧受容体によって感知され口渇中枢を刺激するとともに，下垂体後葉から抗利尿ホルモンであるAVP分泌を促進し，腎集合管での水再吸収に働く．有効循環血漿量の低下は容量受容体，圧受容体により感知されAVP分泌，またレニン-アンジオテンシン-アルドステロン系(renin-angiotensin-aldosterone axis：RAA axis)を亢進させ有効循環血漿量の保持に働く．

1) ADH不適切分泌症候群(SIADH)の病態

AVPの過剰分泌に基づく抗利尿効果により体内水分量が増加し希釈性低ナトリウム血症，低浸透圧血症を呈する疾患である．通常，体内水分量が増加し血漿浸透圧が低下すると，AVPの分泌が抑制され，水利尿が増加し，血漿浸透圧は回復する．しかし，SIADHでは低浸透圧血症の状態であるにもかかわらずAVP分泌が十分に抑制されない．浮腫を認めずECF量が正常の低ナトリウム血症に分類されるが，発症時にはECF量は軽度増加している．

主要症候

低ナトリウム血症は脳浮腫を引き起こすため，中枢神経症状を主体とする神経学的症状を呈する．症状は，低ナトリウム血症の重症度と低ナトリウム血症の進行速度による．一般的に血清Na濃度が125 mEq/L以上では無症状，時に頭痛，悪心，記銘力低下，120〜124 mEq/Lではさらに錯乱，食欲不振，より低下すると不穏，傾眠，けいれん，昏睡などの症状をきたす．

鑑別診断

図1に低ナトリウム血症の鑑別診断，および代表的な原因疾患を示す．心因性多飲症，水中毒は低ナトリウム血症の原因となる．多尿および尿浸透圧の低下が鑑別のポイントである．

1) ECF量の評価について

鑑別診断において，ECF量の評価は重要である．皮膚の張り(ツルゴール)の低下，皮膚・口腔粘膜・舌の乾燥，腋窩乾燥，体重減少，バイタルサインでは頻脈，起立性低血圧などがECF量減少の所見である．また，下肢浮腫，腹水，頸静脈の怒張などはECF量増加の所見である．血液所見では，ヘマトクリット，総蛋白，尿酸，BUN，Crの推移は参考になる．またECF(量)減少ではレニン活性の上昇，ECF量増大では脳性ナトリウム利尿ペプチド(brain natriuretic peptide：BNP)の上昇が認められる．さらに超音波検査での下大静脈径の測定がECF(量)の評価に有用である．

治療

低ナトリウム血症の原因，中枢神経学的症状の重症度，血清Na濃度の値，急性か慢性か，などにより補正方法，補正速度を決定する．すべての低ナトリウム血症の患者を治療する際に，低ナトリウム血症の補正速度について考慮する必要がある．補正方法，速度については「2)SIADHの治療」を参照．

1) 低ナトリウム血症を呈する代表的原因疾患における治療のポイント

❶ **副腎不全**

低ナトリウム血症の鑑別診断において，副腎不全の除外は必須である．副腎不全と診断された場合は速やかにステロイド補充を行う．ステロイド補充後，水分制限を行ってはいけない．

❷ **中枢性塩類喪失症候群，塩類喪失性腎症**

ECF量が正常と考えられるまで生理食塩水投与を行う．生理食塩水投与によって血清Na濃度が上昇しない場合は高張食塩水投与に変更，または食塩摂取を追加する．水分制限は脱水を増悪するので行

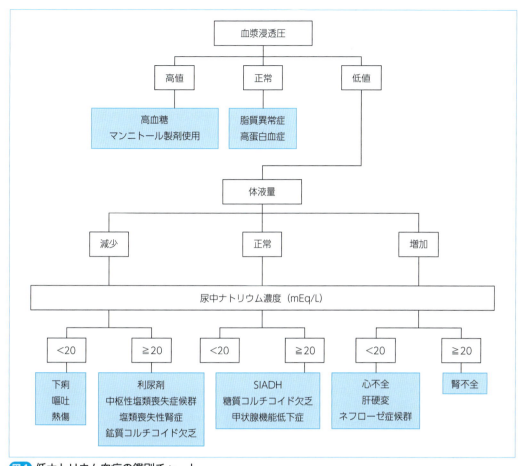

図1 低ナトリウム血症の鑑別チャート

わない.

2) SIADH の治療

SIADH の診断については「18 SIADH, 表2 (p.262)」を, 治療については次を参照.

次のいずれか(組み合わせも含む)の治療法を選択する.
(1) 原疾患の治療を行う.
(2) 1日の総水分摂取量を体重 1 kg 当り 15〜20 mL に制限する.
(3) 食塩を経口的または非経口的に 1 日 200 mEq (12 g) 投与する.
(4) 重症低ナトリウム血症 (120 mEq/L 以下) で中枢神経系症状を伴うなど速やかな治療を必要とする場合は 3% 食塩水を点滴にて投与する. また, フロセミドの静脈内注射 (10〜20 mg) も適宜併用する. その際, 浸透圧性脱髄症候群の出現を防止するために血清 Na 濃度を頻回に測定し, 血清 Na 濃度上昇を 24 時間で 10 mEq/L 以下, 48 時間では 18 mEq/L 以下とする. また, 血清 Na 濃度が 120 mEq/L に達するか低ナトリウム血症に伴う神経症状(痙攣など)が改善した時点で 3% 食塩水の投与は中止する.

補正前の血清 Na 濃度が 110 mEq/L を下回る低ナトリウム血症, あるいは低カリウム血症, 低栄養, アルコール中毒, 肝障害などの危険因子を伴う場合は, より緩やかに血清 Na 濃度を補正する.
(5) 異所性バソプレシン産生腫瘍に原因し, 既存の治療で効果不十分な場合に限り, 成人にはバソプレシン V_2 受容体拮抗薬モザバプタン塩酸塩錠 (30 mg) を 1 日 1 回 1 錠食後に経口投与する. 投与開始 3 日間で有効性が認められた場合に限り, 引き続き 7 日間まで継続投与することができる.

◆ 参考文献 ◆

- Verbalis JG, et al.: Am J Med 2013; **126**: 1-42.
- Adrogué HJ, et al.: N Engl J Med 2000; **342**: 1581-1589.
- Robinson AG, et al.: Williams Textbook of Endocrinology, 13th ed. In: Melmed S, et al. (eds), Elsevier 2015; 300-332.
- 島津 章, 他: 厚生労働科学研究費補助金 難治疾患政策研究事業 間脳下垂体機能障害における診療ガイドライン作成に関する研究 バソプレシン分泌過剰症(SIADH)の診断と治療の手引き(平成26年度改訂)
- 内分泌臨床検査マニュアル, 肥塚直美(編), 日本医事新報社 2017, 81-86.

8 低カリウム血症

POINT

- 低カリウム血症ではKの細胞内への移行，腎外性喪失，腎性喪失に大別して鑑別を進める．
- 腎性K喪失は，皮質集合管でのアルドステロン作用の亢進，もしくはNa到達量の増加に伴うK排泄の亢進の鑑別が重要．
- Kの補充は緩徐に行う（点滴中のK濃度は，末梢〈40 mEq/L以下〉，中心静脈〈60 mEq/L以下〉，投与速度〈20〜40 mEq/h以下〉）

病態

体内中のK^+は，そのほとんど（98%）が細胞内に分布している．血清K濃度は，Kの細胞内への移行と腎からの排泄により調節され，3.5〜5.0 mEq/Lに維持されている（図1）．腎糸球体で濾過されたKはおもに近位尿細管（70〜80%）とHenleの太い上行脚で再吸収され，遠位尿細管（皮質集合管）の主細胞から排泄される．主細胞血管側のNa-K-ATPase（ポンプ）と管腔側の上皮型Naチャネル（ENaC）によるNa再吸収，Kチャネル（腎髄質外層カリウムチャネル〈renal outer medullary K^+ channel 1：ROMK1〉）によるK排泄はいずれもアルドステロンにより調節されている（図2）．低カリウム血症（<3.5 mEq/L）の原因として，①偽性低カリウム血症（白血病など），②細胞内へのKの移行（インスリン，アルドステロン，カテコールアミン，アルカローシスなど），③Kの摂取不足，④Kの喪失（腎性，腎外性），がある（表1）【前述①〜④は図1の番号に対応】．

主要症候

低カリウム血症（2.5〜3.5 mEq/L）では消化器症状（嘔吐，腹痛），骨格筋症状（脱力，筋力低下，テタニー），重症（K<2.5 mEq/L）では四肢麻痺，呼吸筋麻痺，横紋筋融解，イレウスが出現．尿濃縮障害による多飲・多尿，インスリン分泌障害による耐糖能異常（impaired glucose tolerance：IGT）も認める．心電図では，（K 3.0〜3.5 mEq/L）T波の平低化や陰性化，U波，ST低下が出現，（K<3.0 mEq/L）ST低下や逆転，U波の増大，PR間隔延長，低電位，QRSの拡張が出現する．

鑑別診断（図3）

低カリウム血症を認めた場合，摂取不足，偽性，細胞内への移行（インスリン，アルカローシス，交感神経亢進，周期性四肢麻痺，バリウム中毒など）を除外する．次にKの喪失を尿中K排泄により，腎外

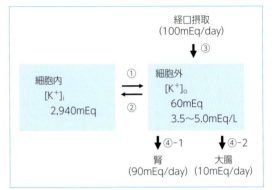

図1 Kバランスと低カリウム血症
①：偽性低カリウム血症，②：細胞内へのKの移行，③：K摂取不足，④-1：腎性K喪失，④-2：腎外性K喪失．

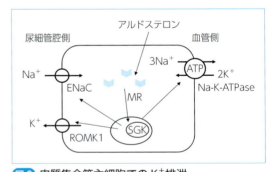

図2 皮質集合管主細胞でのK^+排泄
SGK（serum and glucocorticoid-dependent kinase, 血清，グルココルチコイド調節キナーゼ1）．

性（<20 mEq/day）と腎性（≧20 mEq/day）に鑑別する．腎外性K喪失では代謝性アシドーシス（下痢など），代謝性アルカローシス（嘔吐など）を鑑別する．腎性K喪失では代謝性アシドーシスを伴う場合は尿細管性アシドーシス，ケトアシドーシス，ペニシリン投与等を疑い，代謝性アルカローシスを伴う場合は血圧の有無により鑑別を進める．皮質集合管でのアルドステロン作用の指標として皮質集合管での血管内と尿細管腔内のK濃度差を表す細管カリウ

表1 低カリウム血症の原因

(1) 偽性低カリウム血症(採血後，採血管内でKが移動)：白血病など
(2) 細胞内へのKの移行
　インスリン
　ブドウ糖負荷(高カロリー輸液)
　アルカローシス
　交感神経亢進(β_2作用)(虚血性疾患急性期，ストレス時)
　周期性四肢麻痺
　バリウム，テオフィリン
　血液中の細胞数の増加(悪性貧血治療後，白血病)
(3) K摂取不足
(4) K喪失
　腎外性：下痢，嘔吐
　腎性：
　1) 遠位尿細管到達量の増加
　アシドーシスを伴う
　　尿細管性アシドーシス(Ⅰ型，Ⅱ型)　ケトアシドーシス
　　ペニシリン
　アルカローシスを伴う
　　浸透圧利尿
　　利尿剤(サイアザイド・ループ利尿薬)
　　Bartter症候群，Gitelman症候群
　　Mg欠乏
　いずれか
　　間質性腎炎
　2) ミネラルコルチコイド作用の過剰
　レニン産生過剰
　　腎血管性高血圧，レニン産生腫瘍
　アルドステロン産生過剰
　　原発性アルドステロン症
　グルココルチコイドのミネラルコルチコイド作用発現
　　Cushing症候群，
　DOCの産生過剰
　　DOC産生腫瘍
　先天性副腎皮質過形成
　　　　17α-水酸化酵素欠損
　　　　11β-水酸化酵素欠損
　11β-HSD2酵素活性阻害
　　AME症候群
　　偽性アルドステロン症(グリチルリチン)
　ENaCの活性亢進型変異
　　Liddle症候群

表2 ミネラルコルチコイド過剰による低カリウム血症の鑑別

レニン	アルドステロン	疾患
↑	↑	腎血管性高血圧，レニン産生腫瘍
↓	↑	原発性アルドステロン症
→	→↓	Cushing症候群
↓	↓	DOC産生腫瘍 CAH(17α-水酸化酵素欠損，11β-水酸化酵素欠損) 偽性アルドステロン症(甘草，グリチルリチン) apparent mineralocorticoid excess (AME)症候群 Liddle症候群

CAH(congenital adrenal hyperplasia，先天性副腎過形成).

ム勾配(transtubular potassium gradient：TTKG)が有用とされていたが，集合管で尿素が再吸収されることが判明し現在は用いられなくなった．

1) 高血圧を伴う場合

ミネラルコルチコイド作用の過剰が原因である．レニン，アルドステロン値により鑑別する(表2)．

❶ 高レニン，高アルドステロン

レニン産生腫瘍，腎血管性高血圧．

❷ 低レニン，高アルドステロン

原発性アルドステロン症．

❸ 低レニン，低アルドステロン

デオキシコルチコステロンDOC過剰(DOC産生腫瘍，先天性副腎過形成のうち17-α水酸化酵素欠損症，11β-水酸化酵素欠損症)，11β-水酸化ステロイド脱水素酵素2(11β-hydroxysteroid dehydrogenase2：11β-HSD2)の作用低下，AME症候群(apparent mineralcorticoid excess syndrome：AME syndrome)，偽性アルドステロン症，Cushing症候群)，ENaCの活性亢進型変異(Liddle症候群)．

2) 高血圧を伴わない場合

浸透圧利尿，利尿薬(サイアザイド系利尿薬，ループ)投与，遺伝性尿細管疾患(Bartter症候群，Gitelman症候群)など．

ループ利尿薬はHenleの太い上行脚(Think ascending limb of loop of Henle：TAL)に，サイアザイド系利尿薬は遠位曲尿細管に作用し，Na再吸収機構を阻害する．Bartter症候群はTALにおけるNa，Cl再吸収障害を，Gitelman症候群は遠位曲尿細管のサイアザイド感受性Na-Cl共輸送体(thiazide-sensitive sodium-chloride co-transporter：NCCT)の機能異常をきたす遺伝性尿細管疾患である．これらの病態では，皮質集合管へのNa到達量が増加し主細胞でのNa再吸収の亢進に伴いK排泄が促進され低カリウム血症をきたす．

また低マグネシウム血症では遠位尿細管でのATPが枯渇するため同部位のK$^+$チャネルの機能低下によりK利尿が亢進し，低カリウム血症をきたす可能性が考えられている．

治療

緊急性のない場合はカリウム製剤の経口投与．通

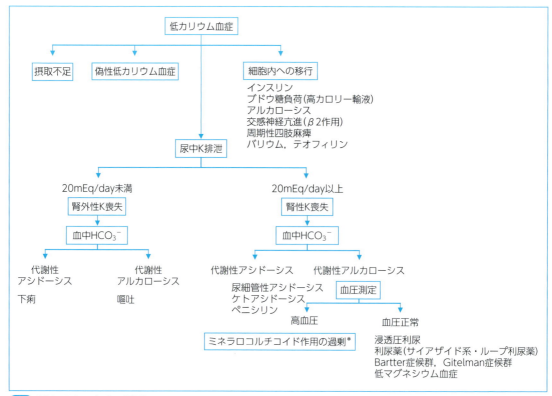

図3 低カリウム血症の鑑別
*表2参照.

常はKClを用いる．代謝性アシドーシスを伴う場合はクエン酸カリウムまたはアスパラギン酸カリウムを，低栄養状態など低リン血症を伴う場合はリン酸二カリウムを用いる．

低カリウム血症が高度な場合は点滴投与による補充を行う．血中K濃度の急速な上昇は心筋伝導障害，心室細動・心停止をきたすので注意．点滴中のK濃度は，末梢（40 mEq/L 以下），中心静脈（60 mEq/L 以下），投与速度（20〜40 mEq/h 以下）．

9 高カルシウム血症

POINT
- 副甲状腺ホルモン（PTH）と1,25水酸化ビタミンD 1,25$(OH)_2D2$より血清Ca濃度は厳密に調節されている．
- 高カルシウム血症のうち，90％以上が原発性副甲状腺機能亢進症，または悪性腫瘍に伴うものである．

病態

血清Ca濃度はおもに腸管からの吸収，骨からの動員および腎からの再吸収によって決定される．副甲状腺ホルモン（PTH）と1,25水酸化ビタミンD 1,25$(OH)_2D$は，これら標的臓器への作用を介してカルシウム濃度を維持する主要なホルモンである．したがって，PTHおよび1,25$(OH)_2D$の作用過剰は高カルシウム血症をもたらす．一方，それ以外の原因による高カルシウム血症では両者ともに抑制される．高カルシウム血症のうち，90％以上が原発性副甲状腺機能亢進症，または悪性腫瘍に伴うものである．

1）PTH作用の過剰によるもの

❶ 原発性副甲状腺機能亢進症

副甲状腺の腺腫（80〜90％），過形成（10〜15％），癌（〜5％）が原因となる．慢性的なPTH過剰により，高カルシウム血症とともに，尿中P排泄閾値の低下による低リン血症，1,25$(OH)_2D$高値となる．副甲状腺過形成の場合は多発内分泌腺腫症（MEN：multiple endocrine neoplasia）を原因とすることが多い．

❷ PTHrP産生腫瘍

悪性腫瘍に伴う高カルシウム血症は，局所での骨吸収促進作用に基づくもの（LOH：local osteolytic hypercalcemia）と副甲状腺ホルモン関連蛋白（parathyroid hormone related protein：PTHrP）過剰産生による全身性液性機序に基づくものとに分類され，後者が大部分を占める．PTHrPは生理的にはPTHとその受容体を共有する局所性因子であるが，悪性腫瘍により循環血中に過剰分泌されると原発性副甲状腺機能亢進症類似の病態を示す．しかし，1,25$(OH)_2D$が低下することや骨吸収が著明に亢進するにもかかわらず骨形成が抑制されること，代謝性アルカローシスを呈することなどが原発性副甲状腺機能亢進症とは異なる．PTHrP産生腫瘍には，頭頸部，肺，皮膚などの扁平上皮癌や腎尿路系，生殖器系腫瘍，成人T細胞白血病（adult T cell leukemia：ATL）などが多い．

2）ビタミンD作用の過剰によるもの

生理量，薬理量のビタミンDは腸管でのCa吸収促進が主作用であるが，中毒量では骨吸収も亢進する．サルコイドーシスや結核などの肉芽腫性疾患や一部のリンパ腫などは1α水酸化酵素を発現して1,25$(OH)_2D$を産生することにより，高カルシウム血症をもたらす．

3）その他

❶ 骨吸収の亢進

LOHは乳癌の骨転移や多発性骨髄腫で高頻度に見られ，腫瘍から産生されるIL-6や腫瘍壊死因子（tumor necrosis factor：TNF）-α，マクロファージ炎症性蛋白（macrophage inflammatory protein：MIP）-1などの因子によって骨吸収が亢進し，高カルシウム血症を呈する．骨局所の悪性腫瘍細胞が同時にPTHrPを発現することもある．また，脳卒中などで不動に伴う骨吸収の著しい亢進が高カルシウム血症をもたらすこともある．

❷ 腎尿細管Ca再吸収の亢進

家族性低カルシウム尿性高カルシウム血症（familial hypocalciuric hypercalcemia：FHH）は，尿中Ca排泄の低下に伴い軽度の高カルシウム血症をきたす遺伝性疾患である．カルシウム感知受容体（calcium-sensing receptor：CaSR）遺伝子のヘテロ不活性化変異が主要な原因である．PTH分泌の軽度上昇も認められることから原発性副甲状腺機能亢進症との鑑別が問題となる．

主要症候

高カルシウム血症の主要症候を表1にまとめた．ほとんどが非特異的な症状であるが，Ca値の上昇が高度もしくは急速に起こった場合には症候性となりやすい．

検査・診断

細胞外Caの約半分はアルブミンと結合しているため，低アルブミン血症がある場合は，次のように補正して評価する．

Payneの式：補正Ca濃度（mg/dL）＝血清Ca（mg/dL）＋〔4－血清アルブミン（g/dL）〕

その他，血清P，尿中Cre，尿中Caを測定する．高カルシウム血症の鑑別フローチャートを図1に示

表1 高カルシウム血症の主要症候

一般症状	食欲不振，易疲労，全身倦怠
中枢神経系	情緒不安定，記憶障害，傾眠，昏迷，昏睡
循環器系	高血圧，心電図上のQTc短縮，ジギタリス中毒の誘発
消化器系	便秘，消化性潰瘍，膵炎
腎尿路系	腎機能障害，多飲・多尿，腎石灰化，尿路結石
筋骨格系	近位筋力低下，偽痛風，骨粗鬆症
その他	皮膚瘙痒感（皮下石灰化による），角膜石灰化

す．まず，ビタミンDやビタミンAなどの過剰摂取を問診により除外する．高カルシウム血症にもかかわらず，カルシウム分画排泄率（fractional excretion of calcium：FE_{Ca}）が1%未満の場合は，FHHの可能性を考慮する．しかし，尿中Ca排泄のみでは鑑別は不完全であり，家系内発症の証明と遺伝子診断が診断確定に必要となる．

高カルシウム血症でintactまたはwhole PTHが正常〜高値であれば原発性副甲状腺機能亢進症と診断できる．高カルシウム血症にもかかわらずPTH低値の場合には，PTHrP，$1,25(OH)_2D$などの過剰病態を鑑別する．

治 療

意識障害や進行する腎障害を認める場合には，積極的な治療が早急に必要である（「7．高カルシウム血症性クリーゼ（p.358）」参照）．生理食塩水による脱水の改善が基本であり，ループ利尿薬や血液透析も考慮する．骨吸収抑制薬であるカルシトニンも有効だが，反復投与で効果が減弱するため，3〜7日間が使用の目安である．

その他，原疾患により治療法は異なる．原発性副甲状腺機能亢進症では病的副甲状腺の外科的切除が基本である[1]．シナカルセトは一部の原発性副甲状腺機能亢進症で保険適応がある．コントロール不良な高カルシウム血症の場合は，シナカルセトの使用を考慮する[2]．FHHは一般に治療の必要はないが，症候性の高カルシウム血症に対してはシナカルセトが有効と報告されている[3]．悪性腫瘍や肉芽種性疾患では原疾患の治療が優先されるが，著明に骨吸収が亢進した悪性腫瘍に伴う高カルシウム血症に対してはゾレドロン酸の点滴静注が有効かつ標準的治療である．ビスホスホネート製剤でコントロールできない高カルシウム血症に対しては，強力な骨吸収抑制作用をもつ抗RANKL抗体（デノスマブ）も有効であり[4]，明らかな癌骨転移が存在する場合には使用可能である．

◆ 文 献 ◆

1) Udelsman R, et al.：J Clin Endocrinol Metab 2014；**99**：3595-3606.
2) Peacock M, et al.：J Clin Endocrinol Metab 2009；**94**：4860-4867.
3) Mayr B, et al.：Eur J Endocrinol 2016；**174**：R189-208.
4) Hu MI, et al.：J Natl Cancer Inst 2013；**105**：1417-1420.

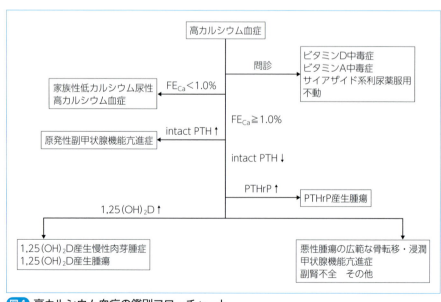

図1 高カルシウム血症の鑑別フローチャート

第3章 主要症候，病態からの鑑別診断

10 低カルシウム血症

POINT

- 低カルシウム血症は主として副甲状腺ホルモン（PTH），1,25水酸化ビタミンD（1,25(OH)$_2$D）のいずれか，あるいは両者の作用が低下した場合に発症する．
- 「低カルシウム血症の鑑別診断の手引き」[4]に従って鑑別診断を行うのが簡便である．
- ただし，フローチャートのみでは不十分なこともある．

定義

低カルシウム血症とは，血清Ca値もしくはイオン化カルシウム（Ca^{2+}）が正常下限未満と定義される．血清中Caは50%がCa^{2+}として存在し，40%は蛋白（そのうち90%はアルブミン〈Alb〉），10%は陰イオン（リン酸，炭酸，クエン酸，乳酸，硫酸など）と結合している．したがって，低アルブミン血症が存在する場合，以下の式により血清Ca値を補正する．補正Ca（mg/dL）＝測定Ca（mg/dL）＋4－Alb（g/dL）

病態

血清CaのうちCa生理活性をもつのはCa^{2+}であり，生体の恒常性維持のためにPTH，活性型ビタミンDである1,25(OH)$_2$D，カルシトニンにより1.00〜1.25 mmol/Lに厳密に調節されている．このうちPTHはおもに骨吸収と腎におけるCa再吸収を促進することによって，1,25(OH)$_2$Dはおもに消化管からのCa吸収と骨吸収を促進することによって血清Ca濃度を上昇させる．低カルシウム血症は主としてPTH，1,25(OH)$_2$Dのいずれか，あるいは両者の作用が低下した場合に発症する．表1に低カルシウム血症の原因を示す[1〜3]．

主要徴候

低カルシウム血症の症状の重症度は，低カルシウム血症の程度，およびCaの低下速度に依存する．したがって，慢性の低カルシウム血症では血清Caが低値にもかかわらず無症状のこともある．最も頻繁に認められるのは神経筋の易刺激性に起因する症状であり，テタニー，手足れん縮，筋れん縮・けいれん，口周囲のピリピリ感，腹部疝痛などである．Chvostek徴候やTrousseau徴候が誘発されることもある．重症であれば喉頭けいれん，気管支けいれん，けいれん発作，昏睡をきたす．カルシウム・リン積高値が長期間持続すると白内障，良性頭蓋内圧亢進症をきたしやすい．また，長期間の低カルシウム血症により心筋症，うっ血性心不全を発症することもある．中枢神経症状としては上述のけいれん，昏睡以外に，うつ，倦怠感，脱力感，知覚鈍麻などが知られている．

心電図ではQTc延長が認められ，頭部CTでは基底核など頭蓋内の石灰化を認めることがある．

鑑別診断

低カルシウム血症が確定すれば，Fukumotoらの作成した「低カルシウム血症の鑑別診断の手引き」*に従って鑑別診断を行うのが簡便である（図1，図2）[4]．遺伝性低マグネシウム血症（hereditary hypomagnesemia：HOMG）については表2に示す．

図1[4]のフローチャートでは，最初に血清P値によりビタミンD欠乏症の除外を行うが，ビタミンD欠乏性低カルシウム血症はしばしば血清P値高値を示すため，intact PTH高値とあわせて偽性副甲状腺機能低下症（pseudohypoparathyroidism：PHP）と誤診される可能性があるので注意を要する．したがって，まず腎機能障害を除外後，25(OH)D値を測定し，ビタミンD欠乏症を除外したうえで副甲状腺機能低下症の鑑別診断を行うほうが実際的であろう．詳細は小児内分泌学会の「ビタミンD欠乏性くる病・低カルシウム血症の診断の手引き」[5]，およびOkazakiらによる「ビタミンD不足・欠乏の判定指針」[6]を参照されたい．

ビタミンD欠乏症などを除外後，副甲状腺機能低下症をintact PTH値からPTH分泌不全性とPTH不応性に大別し，鑑別診断を進める．PTH分泌不全性副甲状腺機能低下症（図2）[4]のうち，特に常染色体優性低カルシウム血症（autosomal dominant hypocalcemia：ADH）は，通常の副甲状腺機能低下症よりも尿中Ca排泄が多いため，より厳密な管理が必要である．そのため，孤発性の副甲状腺機能低下症で尿中Ca排泄が多い場合は，*CASR*遺伝子および*GNA11*遺伝子検査も考慮する[2,3]．

*簡易版は日本内分泌学会のホームページ（https://square.umin.ac.jp/endocrine/tebiki/003/003001.pdf）よりダウンロード可能

表1 低カルシウム血症の原因

			疾患	遺伝形式	遺伝子	遺伝子座
PTH作用不全（副甲状腺機能低下症）	PTH分泌不全性	奇形症候群などに伴う副甲状腺発生・機能の異常	DiGeorge症候群1型	常優	TBX1	22q11.21
			DiGeorge症候群2型	常優	NEBL?	10p14-p13
			HDR症候群/Barakat症候群	常優	GATA3	10p14
			HRD症候群/Sanjad-Sakati症候群	常劣	TBCE	1q42.3
			Kenny-Caffey症候群1型	常劣	TBCE	1q42.3
			Kenny-Caffey症候群2型	常優	FAM111A	11q12.1
			Tubular Aggregate Myopathy 2	常優	ORAI1	12q24.31
			CHARGE症候群	常優	CHD7, SEMA3E	8q12.2, 7q21.11
			Dubowitz症候群	常劣	不明	
			ミトコンドリア病（Kearns-Sayre症候群，MELAS，三頭酵素欠損症）	母系		
		副甲状腺自体の発生あるいはPTHの異常	家族性孤発性副甲状腺機能低下症	常優，常劣	GCM2, PTH	6p24.2, 11p15.3
			X連鎖性副甲状腺機能低下症	伴劣	SOX3発現調節領域？	Xq27.1
		カルシウム感知機構の異常	常染色体優性低カルシウム血症1型	常優	CASR	3q13.3-q21.1
			常染色体優性低カルシウム血症2型	常優	GNA11	19p13.3
			CaSR活性化型自己抗体			
			高マグネシウム血症			
			低マグネシウム血症			
		二次性（続発性）副甲状腺機能低下症	自己免疫性多内分泌腺症候群1型	常優，常劣	AIRE	21q22.3
			放射線照射後			
			頸部手術後			
			癌の浸潤，肉芽腫性疾患			
			全身性疾患（ヘモクロマトーシス，サラセミア，Wilson病など）			
			熱傷後			
	PTH不応性		偽性副甲状腺機能低下症	常優	GNAS	20q13.32
			Blomstrand骨異形成症	常劣	PTH1R	3p21.31
			先端異骨症1型	常優	PRKAR1A	17q24.2
			先端異骨症2型	常優	PDE4D	5q11.2-q12.1
			低マグネシウム血症			
ビタミンD作用不全	ビタミンD欠乏症					
	ビタミンD依存症1A型（1α-水酸化酵素欠損症）			常劣	CYP27B1	12q14.1
	ビタミンD依存症1B型（25-水酸化酵素欠損症）			常劣	CYP2R1	11p15.2
	ビタミンD依存症2型（VDR機能喪失型変異）			常劣	VDR	12q13.11
カルシウム欠乏症						
その他	高リン血症		腎不全			
			腫瘍崩壊症候群			
			横紋筋融解（筋損傷，3-ヒドロキシアシルCoA脱水素酵素欠損症など）			
	カルシウム沈着・結合		骨形成性骨転移			
			急性膵炎（アルコール，胆石，有機酸代謝異常症（イソ吉草酸血症，メチルマロン酸血症，プロピオン酸血症））			
			飢餓骨症候群			
	腎性高カルシウム尿症					
	低アルブミン血症（ネフローゼ症候群など）					
	薬剤性		ビスホスホネート薬			
			デノスマブ			
			イマチニブ			
			化学療法薬（シスプラチン，アスパラギナーゼ，ドキソルビシン，シタラビン）			
			ホスカルネット			
			利尿薬（フロセミド）			
			大量輸血・輸液（クエン酸血/アルカリ）			

〔(1) Schafer AL, et al.: Primer on the Metabolic Bone Diseases and Disorders of Mineral Metabolism. 8th ed, In: Rosen CJ, et al.(eds), John Wiley & Sons 2013；579-589. 2) 難波範行：小児内分泌学．第2版，日本小児内分泌学会(編)，診断と治療社 2016；473-480. 3) Clarke BL, et al.: J Clin Endocrinol Metab 2016；**101**：2284-2299．より作成〕

表2 遺伝性低マグネシウム血症

	OMIM 番号	遺伝子	機能	発現部位
HOMG1	602014	TRPM6	カチオンチャネル	大腸，十二指腸，空腸，回腸，遠位曲尿細管
HOMG2	154020	FXYD2	Na^+, K^+-ATPase γ サブユニット	近位尿細管，遠位曲尿細管
HOMG3	248250	CLDN16	タイトジャンクション	Henle 係蹄の太い上行脚
HOMG4	611718	EGF	TRPM6 活性化	遍在性
HOMG5	248190	CLDN19	タイトジャンクション	Henle 係蹄の太い上行脚
HOMG6	613882	CNNM2	二価金属イオントランスポーター	Henle 係蹄の太い上行脚，遠位曲尿細管

〔7〕Online Mendelian Inheritance in Man(OMIM). https://www.omim.org/より作成〕

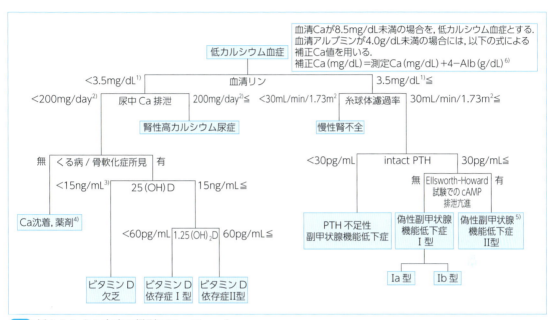

図1 低カルシウム血症の鑑別フローチャート

1) 乳児では 5.5 mg/dL，小児では 4.5 mg/dL を用いる．
2) 小児では 4 mg/kg/day を用いる．
3) 特に小児では，血清 25(OH)D が 15 ng/mL を超えていても，ビタミン D 欠乏が否定できない場合がある．このような場合には，まずビタミン D の補充が薦められる．
4) 副甲状腺手術後の飢餓骨症候群，骨形成性骨転移，急性膵炎，ビスホスフォネートなどの薬剤が含まれる．
5) 報告されている偽性副甲状腺機能低下症 II 型患者には，尿細管障害を伴う例や抗けいれん薬による治療中の例が含まれている．これらの Ca 代謝に影響する原因を有さない偽性副甲状腺機能低下症 II 型患者が存在するかどうかは，明らかではない．
6) クエン酸などのキレート剤は，総 Ca 濃度を変化させずに Ca^{2+} 濃度を低下させる．

〔Fukumoto S, et al.: Endocr J 2008；**55**：787-794. より引用〕

PHP の確定診断および病型診断のためには Ellsworth-Howard 試験を行う（表3）．PHP1 では cAMP 反応ならびにリン反応はともに低い．PHP2 では cAMP 反応は認められるもののリン反応は認められない．同様の反応はビタミン D 欠乏症，低マグネシウム血症などで認められることから，近年ではむしろ PHP2 の存在自体が疑問視されている．最近 PHP1B の一部で，軽度の Albright 遺伝性骨異栄養症（Albright hereditary osteodystrophy：AHO）やホルモン抵抗性が報告されており，表現型のみでの PHP1A と PHP1B の鑑別はむずかしくなった．遺伝カウンセリングなどのため診断を確定する必要がある場合，DNA メチル化解析を含む GNAS 遺伝子検査を考慮する[2,3]．

◆ 文献 ◆

1) Schafer AL, et al.: Primer on the Metabolic Bone Diseases and Disorders of Mineral Metabolism. 8th ed, In：Rosen CJ, et al.(eds), John Wiley & Sons 2013；579-589.
2) 難波範行：小児内分泌学．第2版，日本小児内分泌学会（編），診断と治療社 2016；473-480.
3) Clarke BL, et al.: J Clin Endocrinol Metab 2016；**101**：2284-2299.

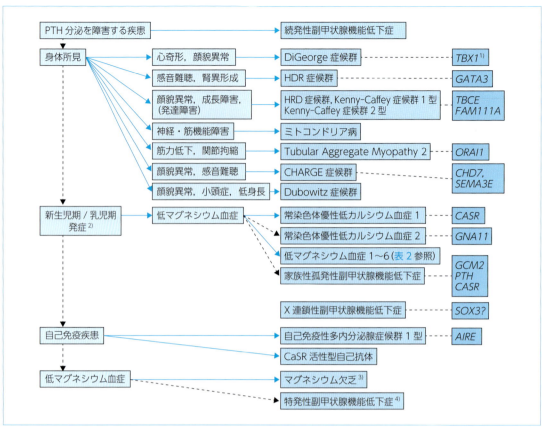

図2 PTH分泌不全性副甲状腺機能低下症の鑑別フローチャート
──▶：あり，┄┄▷：なし．
1) *TBX1*変異が副甲状腺機能低下症の原因であるかどうかは確定していない
2) 新生児期，あるいは乳児期に発現していても，小児期以降に診断される場合がある
3) マグネシウム欠乏患者は，PTH作用障害から高PTH血症を示す場合がある
4) 近年，特発性副甲状腺機能低下症と分類される疾患のなかから将来的に新たな病因，病態が発見されるものと考えられる
〔4) Fukumoto S, et al.：*Endocr J* 2008；**55**：787-794. より改変〕

表3 偽性副甲状腺機能低下症の分類

	AHO	Ellsworth-Howard 試験		血清Ca	PTH以外のホルモン抵抗性	Gsα活性	遺伝子異常	遺伝形式
		尿cAMP反応	尿P反応					
PHP1A/1C	あり	低下	低下	低下	あり	低下	*GNAS*（変異）	常優（母由来）
PPHP	あり	正常	正常	正常	なし	低下	*GNAS*（変異）	常優（父由来）
PHP1B	なし（一部軽度）	低下	低下	低下	なし（一部軽度）	正常	*GNAS*（インプリンティング異常）	一部常優（母由来）
PHP2	なし	正常	低下	低下	なし	正常	不明	不明

PPHP（偽性偽性副甲状腺機能低下症）．

4) Fukumoto S, et al.：*Endocr J* 2008；**55**：787-794.
5) 日本小児内分泌学会：ビタミンD欠乏性くる病・低カルシウム血症の診断の手引き．http://jspe.umin.jp/medical/files/_vitaminD.pdf（2018年3月確認）
6) Okazaki R, et al.：*J Bone Miner Metab* 2017；**35**：1-5.
7) Online Mendelian Inheritance in Man（OMIM）．https://www.omim.org/（2018年3月確認）

11 低リン血症

POINT

- 低リン血症の原因には、腸管からのP吸収の減少、腎からのP排泄増加、細胞内や骨へのシフトがある。
- 原因疾患の鑑別には、食生活や服薬、飲酒歴の問診が重要である。
- 腎からのP排泄増加は、クレアチニンクリアランスを勘案したリン排泄率（FE_P）および尿細管リン最大吸収閾値（Tmp）/糸球体濾過率（GFR）により評価する。

病態

低リン血症は、血清P濃度が基準値下限（成人では 2.5 mg/dL）未満となることである。低リン血症の原因となるのは、腸管からのP吸収の減少、腎からの排泄増加、細胞内や骨へのPのシフトである。低リン血症では、赤血球内における2,3-diphosphoglycerate の低下を介してヘモグロビンと酸素の親和性が上昇することから、組織における酸素供給が障害される。また、重度の低リン血症では、細胞内エネルギー代謝の中心を担うアデノシン三リン酸（ATP）が低下することから、様々な細胞の機能障害が起こりうる。

主要症候

低リン血症による症候の出現は、低リン血症の程度とその持続時間に依存する。通常、軽度の低リン血症（成人では 2〜2.5 mg/dL 程度）では無症候であることが多い。さらに血清P濃度が低い状態が持続すると、近位筋の筋力低下がみられる。同時に骨軟化症が進行し、徐々に骨痛や胸郭の変形、脆弱性骨折なども生じてくる。より重度の低リン血症（1 mg/dL 未満）では、代謝性脳症による意識障害やけいれん、心不全、横紋筋融解症、呼吸筋障害による換気不全、平滑筋障害によるイレウス、溶血性貧血、白血球および血小板機能低下なども起こりうる。

検査・診断

血清P濃度の評価は早朝空腹時採血で行うのが望ましい。低リン血症が明らかとなれば、次に腎からのP排泄量を評価する。血液およびスポット尿のP、Cr測定を行い、

$FE_P = [尿P \times 血清Cr \times 100] / [血清P \times 尿Cr]$

を算出するとともに、Pの再吸収閾値である Tmp/GFR をノモグラムで求める（図1）[1]。低リン血症の存在下で FE_P が 5%以上であれば腎からの排泄増加が、一方、5%未満であれば腎以外が原因の低リン血症と考えられる。また、Tmp/GFR が 2.5 mg/dL

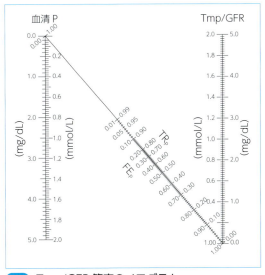

図1 Tmp/GFR 算定のノモグラム

1. 血清と尿のリン、クレアチニンから FE_P、あるいは TR_P を求める。
 FE_P (fractional excretion of phosphate)
 $= \dfrac{尿中リン \times 血清クレアチニン}{尿中クレアチニン \times 血清リン}$
 TR_P (tubular reabsorption of phosphate) $= 1 - FE_P$
2. 血清リンと EF_P（TR_P）を結ぶ線を外挿し、交点から Tmp/GFR の値を求める。

〔1）Walton RJ, et al.: Lancet 1975；**2**：309-310 より〕

未満であれば、やはり腎からのP排泄増加があると判断できる。表1に低リン血症の原因疾患を示す。本項「病態」で述べたように低リン血症は、腸管からのP吸収の減少、腎からのP排泄増加、細胞内や骨へのシフトが原因となる。

腸管からのP吸収の減少については、食生活や服薬に関する問診が重要となる。たとえば、ビタミンD代謝促進作用を示す抗けいれん薬（フェニトイン、カルバマゼピンなど）やPの腸管吸収抑制作用のあるリン吸着剤あるいは制酸剤投与の有無、アルコール依存症や神経性やせ症を含むP摂取の低下などは患者からの聴取により診断が可能である。また、ビタミンD欠乏症は血清25(OH)D濃度の測定を行

表1 低リン血症の原因

1. 腸管からのP吸収の減少
    - ビタミンD作用不全
        - ビタミンD欠乏症・依存症, 抗けいれん薬投与など
    - 低栄養
        - アルコール依存症, 神経性やせ症, 飢餓など
    - リン吸着剤や制酸剤の投与
2. 腎からのP排泄増加
    - PTH1受容体作用の亢進
        - 原発性副甲状腺機能亢進症, humoral hypercalcemia of malignancy*, 家族性低カルシウム尿性高カルシウム血症
    - FGF23関連低リン血症性疾患(表2)
    - Fanconi症候群
    - 薬剤性
        - グルココルチコイド過剰, シスプラチン, バルプロ酸など
    - ナトリウム・リン共輸送体遺伝子変異に伴う疾患(HHRH**など)
3. 細胞内や骨へのシフト
    - インスリン上昇
        - ケトアシドーシスの回復期, refeeding
    - 糖負荷
    - 呼吸性アルカローシス
    - 敗血症
    - 腫瘍による消費
        - 白血病による芽球性クライシス, 悪性リンパ腫, 骨形成性転移など
    - ハングリーボーン症候群

*: 液性悪性腫瘍性高カルシウム血症(HHM)
**: Hereditary hypophosphatemic rickets with hypercalciuria: 高カルシウム尿症を伴う遺伝性低リン血症性くる病・骨軟化症.

い, 20 ng/mL未満で診断する[2]. ビタミンD依存症は先天性の疾患であり, ビタミンDを活性化する1α水酸化酵素の遺伝子異常によるビタミンD依存症1型とビタミンD受容体遺伝子異常による2型がある.

腎からのP排泄増加の評価には本項「検査・診断」で述べたFE_PおよびTmp/GFRを用い, さらにintact PTHあるいはPTHrPの上昇を伴う血清補正Ca値の上昇があれば, PTH1受容体作用亢進に関連する疾患の鑑別・診断ができる. Tmp/GFRの低下とともに, 低リン血症に不釣り合いな低$1,25(OH)_2D$血症が認められた場合には, FGF23関連低リン血症性疾患が疑われる. FGF23関連低リン血症性疾患は, 近年, 多くの遺伝子異常やその病態, 疫学が明らかとなりつつある(表2)[3,4]. なお, 残念ながら本症の診断に必須の血清FGF23濃度測定は保険適用外である. また, Fanconi症候群やシスプラチンなどの投与による尿細管障害やグルココルチコイド過剰においても尿中へのP排泄増加がみられる. さらに, 近年ではナトリウム・リン共輸送体遺伝子変異による, まれな低リン血症性疾患も複数同定されている.

細胞内へのPのシフトに関しては, ケトアシドーシスの回復期, 低栄養状態患者への炭水化物の投与(refeeding), 糖質負荷, 呼吸性アルカローシス, 敗血症, 悪性腫瘍の急速な細胞増殖に伴う腫瘍内へのPの取り込みなどが知られている. 骨へのシフトは, 骨形成性転移や原発性副甲状腺機能亢進症術後などにみられるハングリーボーン症候群がある. これらの病態では, 低リン血症をきたす原因疾患の診断が重要であること, その原因疾患には生命予後を規定する重篤なものが含まれることを認識する必要がある.

表2 FGF23関連低リン血症性疾患

疾患	病因
X染色体優性低リン血症性くる病/骨軟化症(XLH)	PHEX変異
常染色体優性低リン血症性くる病/骨軟化症(ADHR)	FGF23変異
常染色体劣性低リン血症性くる病/骨軟化症(ARHR1)	DMP1変異
常染色体劣性低リン血症性くる病/骨軟化症(ARHR2)	ENPP1変異
McCune-Albright症候群/線維性骨異形成症に伴う低リン血症性くる病	GNAS変異
線状皮脂腺母斑症候群	HRAS, NRAS変異
歯の異常, 異所性石灰化を伴う低リン血症疾患	FAM20C変異
骨空洞性骨異形成症	FGFR1変異
Jansen型骨幹端軟骨異形成症	PTHR1変異
腫瘍性骨軟化症: TIO	腫瘍からのFGF23産生
含糖酸化鉄投与による低リン血症	

[3) Fukumoto S, et al.: J Bone Miner Metab 2015; 33: 467-473, 4) Endo I, et al.: Endocr J 2015; 62: 811-816. を改変]

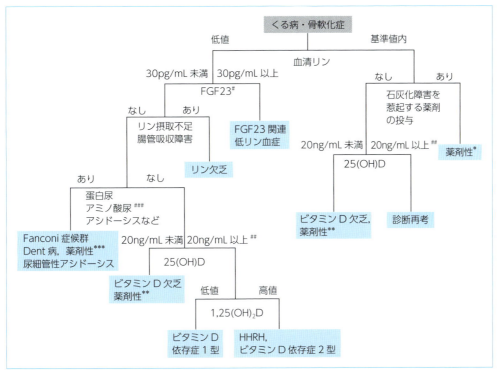

図2 くる病・骨軟化症の原因診断のためのフローチャート
*アルミニウム，エチドロネートなど．**ジフェニルヒダントイン，リファンピシンなど．***イホスファミド，アデホビルピボキシル，バルプロ酸など．#保険適用外検査．##小児ではより高値であってもくる病の原因となることがある．###ビタミンD代謝物作用障害でも認められる場合がある．
〔3）Fukumoto S, et al.：J Bone Miner Metab 2015；**33**：467-73 より作成〕

なお，低リン血症性疾患において臨床的に最も重要である，くる病・骨軟化症の原因診断のためのフローチャートが日本内分泌学会の事業として作成されている（図2)[3]．是非参考にされたい．

治 療

原因疾患の治療が可能なものはまずその治療を行うとともに，特に血清P濃度が1 mg/dL未満のものは静注用リン製剤の投与を検討する必要がある．また，血清P濃度が2.0 mg/dL以下の低リン血症が持続する状態においては，無症候性であっても潜在性に筋症や骨軟化症が進行している可能性があるので，経口リン製剤（ホスリボン®）の投与を考慮する．FGF23関連低リン血症においては，ビタミンDの活性化障害が病態としてあるため，リン製剤に加えて活性型ビタミンD製剤を併用するのが一般的であるが，これらの併用によっても血清P値の正常化は困難なことが多い[4]．近年，XLHに対する抗FGF23抗体の臨床試験が進行しており，その結果が期待される．抗FGF23抗体は他のFGF23過剰による低リン血症性疾患にも特効薬となる可能性があり，今後の展開に期待したい．

予 後

疾患ごとに経過や予後は様々である．低リン血症の原因疾患を含め，正しい診断に基づいて適切な治療を行うことが重要である．アルコール依存症や神経性やせ症，悪性腫瘍が基礎にある場合は，これらの疾患が生命予後の規定因子になると考えられる．

◆ 文 献 ◆

1) Walton RJ, et al.：Lancet 1975；**2**：309-10.
2) 厚生労働省難治性疾患克服事業ホルモン受容機構異常症に関する調査研究班，日本骨代謝学会，日本内分泌学会：日本内分泌学会雑誌 **91**：1-11，2015.
3) Fukumoto S, et al.：J Bone Miner Metab 2015；**33**：467-73.
4) Endo I, et al.：Endocr J 2015；**62**：811-6.

第3章 主要症候，病態からの鑑別診断

12 高リン血症

POINT
- Pの細胞内外の移動を含む供給源と排泄経路を知る．
- Pの尿中排泄量低下の原因を知る．

病態

Pは食事から摂取されて，全身で細胞骨格形成，細胞内シグナルなど生理的に多岐に渡る役割を果たしている．各種ホルモンにより生体内外ならびに骨―細胞外液間の出納が一定に保たれ，血中の濃度は3.0～4.5 mg/dLで安定しているが，P濃度が>5 mg/dLになると高リン血症とよばれる．腎は通常約4 g/dayのP排泄能があるため，慢性腎臓病（chronic kidney disease：CKD）ステージG4以上（推定糸球体濾過量：〈estimated glomerular filtration rate：eGFR〉<30 mL/min/1.73 m²）の腎機能低下がないと高リン血症にならない．

CKDがない場合には，P利尿作用が低下する別の原因を検索する必要がある．

1）副甲状腺ホルモンの作用不全

P利尿ホルモンとして腎からの排泄をおもに司るのがPTHと線維芽細胞成長因子23（FGF23）である．これらは近位尿細管におけるNa-Pi共輸送体を減少させることで尿中へのP排泄を促進する．PTHの分泌量不足，もしくは分泌されていても不応性（受容体減少，細胞内シグナル低下など）があると高リン血症をきたす．FGF23が減少する疾患として家族性腫瘍状石灰沈着があげられる．

2）成長ホルモンやインスリン様成長因子-Iの過剰分泌

近位尿細管におけるP再吸収が亢進することが知られているが，詳細なメカニズムは判明していない．

3）薬剤

ビタミンDは腸管からのCa, Pの再吸収を促す．活性型ビタミンD製剤の不適切な使用などによるビタミンD作用の過剰は高リン血症をきたす．P含有下剤は急速なP負荷となって急性リン酸腎症をきたす．

4）細胞破壊

全身の細胞膜，細胞内蛋白などには豊富なPが含まれているため，腫瘍崩壊症候群，横紋筋融解症などによって体内のPが大量に血中に放出されると，高リン血症をきたす．

疫学

日本における保存期CKDの患者のうちeGFR<30 mL/min/1.73 m²の数は29万人（2011年，日本腎臓学会）にのぼり[1]，透析患者の数は32万人を超えている（2015年，日本透析医学会）[2]．多くの患者が高リン血症のリスク，もしくは顕在化した高リン血症をかかえているといえる．

主要症候

高リン血症に特異的な症状は乏しい．症状は低カルシウム血症による症状（テタニー，強直性けいれん，Trousseau徴候，Chvostek現象，QT延長症候群など）が多い．急激なP負荷があると尿中でリン酸塩が結晶化して急性腎不全となる．Ca, Pの双方の負荷が大きいと血管石灰化を誘発して，長期的には心血管イベントの原因となる．

検査

① 血清Cr，eGFRなど腎機能を調べる．
② 腎機能が正常の場合には，intact PTHを測定する．低マグネシウム血症による二次性の分泌不全がないことも確認する．
③ PTHの分泌が保たれている場合には尿中P排泄分画（fraction excretion：FE_P）や尿細管P再吸収率（tubular reabsorption of phosphate：%TRP），TmP/GFRでP排泄の状態を調べ，Ellsworth-Howard試験でPTHに対する尿細管の反応を確認する．

$FE_P = CL_P/CL_{Cr} =$（尿中P/血清P）÷（尿中Cr/血清Cr）（正常値：0.05～0.20）
　　（CL：クリアランス）
%TRP = $1-FE_P$（正常値：0.80～0.95）
Tmp/GFR =（%TRP≦0.86の場合）血清P値×%TRP （正常値：2.5～4.5）
　　　　　（%TRP>0.86の場合）血清P値×0.3×%TRP/{1－(0.8×%TRP)}（正常値：2.5～4.5）

診断

フローチャートを示す（図1）．急性であれば悪性

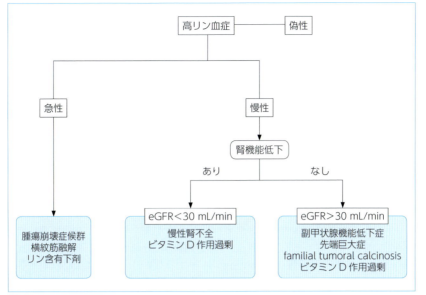

図1 高リン血症の原因鑑別のためのフローチャート

腫瘍などの基礎疾患や薬剤の使用を検索する．慢性の場合はまず腎機能低下の有無を判断する．腎機能低下がなければホルモン異常，特にPTH作用低下を疑う．さらにPTHの分泌不全なのか，受容体より下流の伝達の不具合なのかを鑑別する．腎機能低下，PTH，Ca値に問題がなければ高グロブリン血症などによる偽性高リン血症を除外する．

治療

慢性の高リン血症の場合，おもに問題となるPの供給源は飲食であり，経口のP摂取量を減らすよう栄養指導を行う．食事制限のみでコントロールが困難な場合にはリン吸着薬が必要となる．ただしCa含有リン吸着薬は生命予後を悪化させる可能性もあり[3]，使用量に注意をはらう必要がある．急性の高リン血症の場合には腫瘍崩壊症候群であれば腫瘍量，横紋筋融解症であれば融解した筋肉量など，Pの供給量次第ではあるが腎不全に至ることも多く，一時的な腎代替療法を要する．その他，低カルシウム血症による症状に対する対症療法としてCa補充，ビタミンD製剤補充などが必要となる．

予後

CKD患者において血清P値が上昇するにつれて，生命予後悪化[4]，腎死のリスクが高まる[5]ことなどが報告されている．CKDがなくてもPの摂取量が多いと生命予後と関連することが疫学研究で報告されている[6]．

まとめ

病歴や経過，腎機能低下の有無，血清Ca，PTH，尿中P排泄量を検討することで鑑別を行うことができる．

◆ 文献 ◆

1) 厚生労働省：平成26年患者調査の概況　http://www.whlw.go.jp/toukei/saikin/hw/kanja/14/（2018年1月確認）
2) 日本透析医学会：図説わが国の慢性透析療法の現状　http://jsdt.or.jp（2018年1月確認）
3) Jamal SA, *et al*.：*Lancet* 2013；**382**：1268-1277.
4) Palmer SC, *et al*.：*JAMA* 2011；**305**：1119-1127.
5) Tangri N, *et al*.：*JAMA* 2011；**305**：1553-1559.
6) Chang AR, *et al*.：*Am J Clin Nutr* 2014；**99**：320-327.

13 浮腫

> **POINT**
> ▶ 浮腫の原因疾患は様々であるが，浮腫をみた際に内分泌疾患の可能性を想起することが重要である．
> ▶ 内分泌疾患による浮腫は特徴的な徴候を示すことがあり，それぞれの疾患に特異的な身体徴候や症候を呈することが多い．

浮腫

　浮腫とは，顔や手足などの末端が体内の水分により痛みを伴わない形で腫れる症候である．浮腫は，圧痕浮腫（pitting edema）と非圧痕浮腫（non-pitting edema）に分けられる．浮腫のある部分を押さえつけたあとに放置しても圧痕を残すものを圧痕浮腫，圧痕が残らず弾性をもつものを非圧痕浮腫とよぶ．

甲状腺機能亢進症

　甲状腺機能亢進症の初期症状として，浮腫以外に心不全徴候がない非特異的な浮腫をきたすことがあり，甲状腺機能亢進症が改善すると消失する．また，通常は甲状腺機能亢進症のみで心不全をきたすことはまれであるが，基礎疾患をもつ高齢者や若年者でも心房細動や長時間持続する洞性頻脈の合併症として高心拍出性心不全を引き起こし浮腫をきたす．
　Basedow病眼症も特徴的な浮腫を呈する．眼窩内の脂肪組織の炎症やそれに伴う脂肪組織の浮腫による眼球突出，外眼筋の炎症による眼球運動障害のほかに，上眼瞼外側部の浮腫も大きな特徴である．眼症の発症は甲状腺機能亢進症の発症とほぼ時期を同じくする場合が多いが，Basedow病治療中に生じることもある．
　Basedow病患者では，ごくまれに脛骨部前面の皮膚に限局性浮腫（non-pitting edema）を認めることがある．比較的境界明瞭な隆起性病変で，時間を経ると色素沈着を伴い赤から褐色調に変化する．皮膚は全体的に分厚くなり，夏みかんの皮のような外観を呈する（図1）．頻度は1%以下とされるが，非常に特異な病変であり，一度診ておけば比較的容易に診断できる．本症状を呈する患者では，TRAbが強陽性である場合が多い．

甲状腺機能低下症

　甲状腺機能低下症は，しばしば浮腫をきたす．甲状腺機能低下症で生じる浮腫は粘液水腫（myxedema）といわれる特徴的な浮腫で，指圧痕を残さないnon-pitting edemaである．甲状腺ホルモン不足により，臓器の組織間隙にムコ多糖類が蓄積する．顔では粘液水腫様顔貌，声帯では嗄声，心囊に貯留すれば息切れ（心不全症状），中耳なら難聴などの特徴的な症状を示す．

Cushing症候群

　浮腫をきたす内分泌疾患のなかで甲状腺機能異常の次に頻度の高いのは，Cushing症候群であり，下腿のpitting edemaが特徴的である．初期のアキレス腱部の左右の腫脹のみから全身の難治性の浮腫まで，程度は様々である．特に，易出血性，創傷治癒の遷延などを合併している場合には，Cushing症候群に特徴的な身体所見を合併していないか，注意深く身体診察を行うことが重要である．

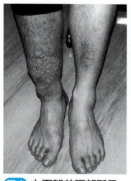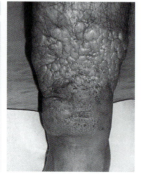

図1 右下腿前脛部所見

第3章 主要症候，病態からの鑑別診断

14 口渇，多飲，多尿

POINT

- 尿浸透圧を測定し浸透圧利尿と水利尿に大別し鑑別を進める．
- 渇中枢異常を合併する場合は，体液量を多角的に評価し治療を進める．

病態

飲水は血漿浸透圧や細胞外液量などにより調節される．高血糖や高ナトリウム血症により血漿浸透圧が高まると前視床下部に存在する浸透圧受容器が感知し，飲水が刺激される．細胞外液量が減少するとレニン—アンジオテンシン系が賦活化し，アンジオテンシンIIが脳弓下器官や終板脈管器官の渇きに関与するニューロン野を刺激する．また，精神社会的な因子や咽頭粘膜の乾燥により口渇を自覚する場合もある．血清 Na 140 mEq/mL 以上でバソプレシン（AVP）分泌が刺激され，血清 Na 145 mEq/mL 以上で渇中枢が刺激される[1]．

多尿の機序は，ブドウ糖やマンニトール，尿素の尿排泄に伴う尿量増加（浸透圧利尿）と AVP の作用不足に伴う腎集合管での水再吸収低下（水利尿）に大別される．

主要症候

一般的に1日3L以上を多尿とする．多尿と頻尿を区別するため，口渇感，残尿感の有無や1回尿量，夜間尿，飲水量を聴く．口渇感を伴わない多尿のほとんどは頻尿であるが，渇中枢異常の合併を忘れてはならない．"ペットボトル何本分くらい飲みますか？""夜間に何回トイレに行きますか？""排尿ごとに水分摂取しますか？""お茶やジュースなど，どのような種類の飲料で水分補給しますか？"などと具体的に聴取する．ソフトドリンクを多飲している場合は，高血糖を疑う．また，尿崩症では冷水を強く好む傾向にある．

原因を鑑別するため，薬剤歴，外傷歴など口渇，多尿になったきっかけがないかを聴く．特に抗精神病薬や抗てんかん薬が原因となることが多く薬剤歴を聴取することが重要である．副腎不全に対するステロイド投与後に顕在化した口渇多尿であれば仮面尿崩症を疑う．尿崩症の一部に遺伝性を認めるため家族歴も確認する．

検査・診断

多尿をきたす疾患を表1に示す．まず，舌，腋下の乾燥や胸部X線写真，心臓超音波検査などで体液量について評価する．また尿量，血液検査，尿検査（血糖，電解質〈Na, K, Cl, Ca, P, Mg〉，腎機能，一般検尿，尿沈渣，尿中電解質濃度，尿細管障害マーカー）を確認する．フローチャート（図1）[2~4]に従い鑑別診断を進める．

① まず尿浸透圧が最も鑑別に有用である．
② 水利尿の場合には，大きくは心因性多飲と尿崩症を念頭に鑑別を進める．「バゾプレシン分泌低下症の診断と治療の手引き」[3]を参照し，水制限試験，高張食塩水負荷，DDAVP負荷などに進む．
③ 下垂体 MRI も重要である．AVP分泌顆粒貯蔵を反映する下垂体後葉 T1 強調画像高信号は，中枢性尿崩症では消失し，サルコイドーシスなど下垂体茎障害の場合は異所性後葉として描出される．また，その他の視床下部下垂体の器質的疾患の除外も行う．
④ 尿浸透圧が高値であれば溶質利尿と判断する．尿中 Na と K を測定し尿浸透圧と比較し，Na 排泄を

表1 多尿をきたす疾患

水分摂取過剰
- 心因性多尿
- 薬剤性（クロルプロマジン，抗コリン薬）

AVP 分泌低下
- 中枢性尿崩症
- 薬剤性（アルコール，αアドレナリン作動薬，フェニトイン）

腎における AVP 反応性低下
- 腎性尿崩症
- 低カリウム血症
- 高カルシウム血症
- 慢性腎不全
- 両側尿管閉塞
- アミロイドーシス，Sjögren 症候群
- 鎌状赤血球症
- 薬剤性（リチウム，デメチルクロルテトラサイクリン，アムホテリシン B，ビンクリスチン）

腎髄質の浸透圧勾配
- 急性腎不全，慢性腎不全
- 慢性腎盂腎炎
- 囊胞腎
- 糖尿病
- 膠原病に伴う腎病変
- 多発性骨髄腫

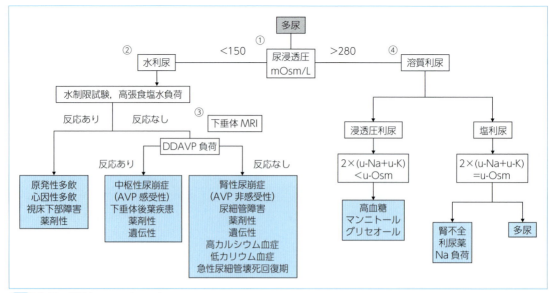

図1 多尿の鑑別フローチャート
①〜④は本項「検査・診断」の①〜④に対応している.
u-Na(尿中ナトリウム), u-K(尿中カリウム), u-Osm(尿中浸透圧).
〔2)福井次矢,他:ハリソン内科学.第4版,MEDSi 2013;288-290. 3)大磯ユタカ,他:バゾプレシン分泌低下症(中枢性尿崩症)の診断と治療の手引き(平成22年度改訂).厚生労働省科学研究費補助金難治性疾患克服事業 間脳下垂体機能障害に関する調査研究班.平成22年度総括・分担研究報告書 http://square.umin.ac.jp/kasuitai/doctor/guidance/diabetes_insipidus.pdf 4)大磯ユタカ,他:自己免疫性視床下部下垂体炎の診断と治療の手引き(平成21年度改訂).厚生労働省科学研究費補助金難治性疾患克服事業 間脳下垂体機能障害に関する調査研究班.平成21年度総括・分担研究報告書 http://square.umin.ac.jp/kasuitai/doctor/guidance/jiko_meneki.pdf を参考に作成〕

中心とする塩利尿とブドウ糖やマンニトールなどの尿排泄に伴う浸透圧利尿に分けそれぞれの原因に応じた治療を行う.

治療

身体所見,胸部X線写真,心臓超音波検査など体液量を多角的に評価し,脱水であれば電解質に留意しつつ補液を行う.高血糖など浸透圧利尿による多尿であれば,それぞれの原因に対する治療を行う.中枢性尿崩症であっても大量に水分摂取し体液量を保っていれば直ちに治療が必要なわけではないが,渇中枢異常を伴う場合や他疾患を合併し経口摂取困難な状況では輸液を行う.一般的に脱水に対する輸液としては細胞外液が適切であるが,著明な高ナトリウム血症を呈する場合は5%ブドウ糖液を選択することもある.治療開始後,血清尿浸透圧,電解質,体液量,尿量をモニタリングする.DDAVP製剤を使用する際には,低ナトリウム血症に留意する.

トピックス

AVP測定は検査キットの販売中止に伴い2012年に一時中止となった.旧法のAVP測定は測定下限0.2 pg/mLであったが,現行の測定法は0.8 pg/mLであり,低濃度での解釈には注意を要する.また,現行のAVP測定はDDAVPと交差性があり,DDAVP投与患者では偽性高値となる.近年AVPに代わる検査としてコペプチンが注目されている[5].コペプチンは39アミノ酸残基の糖ペプチドで,プロAVPのC末端側から生成されるためAVPと等量である.血中での安定性が高く,尿崩症のみならず,心疾患などの検査への応用も考えられている.

◆ 文献 ◆

1) ガイトンAC,他:ガイトン生理学.原著第11版,ガイトンAC,他(編),エルゼビア・ジャパン 2010;246-251.
2) 福井次矢,他:ハリソン内科学.第4版,MEDSi 2013;288-290.
3) 大磯ユタカ,他:バゾプレシン分泌低下症(中枢性尿崩症)の診断と治療の手引き(平成22年度改訂).厚生労働省科学研究費補助金難治性疾患克服事業 間脳下垂体機能障害に関する調査研究班.平成22年度総括・分担研究報告書 http://square.umin.ac.jp/kasuitai/doctor/guidance/diabetes_insipidus.pdf(2018年3月確認)
4) 大磯ユタカ,他:自己免疫性視床下部下垂体炎の診断と治療の手引き(平成21年度改訂).厚生労働省科学研究費補助金難治性疾患克服事業 間脳下垂体機能障害に関する調査研究班.平成21年度総括・分担研究報告書 http://square.umin.ac.jp/kasuitai/doctor/guidance/jiko_meneki.pdf(2018年3月確認)
5) Christ-Crain M, et al.: Nat Rev Endocrinol 2016; **12**: 168-176.

15 多汗症

POINT
- 多汗症は，医療機関で症状を訴える症例が少ないとされており，積極的に問診を行うことが勧められる．
- また，更年期症状，自律神経失調症状による発汗との鑑別も重要となる．

病態

発汗は体温調節を主たる目的とするため，多汗は体温の上昇を反映することが多い．多汗症は，全身の発汗量が増加する全身性多汗症と体の一部のみ発汗量が増加する局所性多汗症に分類される．全身性多汗症には特に原因のない原発性（特発性）全身性多汗症と他の疾患に合併して起きる続発性全身性多汗症がある．特に慢性的な多汗症は，甲状腺中毒症で認められるような基礎代謝量の増加を反映している可能性がある．内分泌疾患のなかで，著しい多汗をきたす疾患として，そのほか褐色細胞腫，低血糖発作，先端巨大症，カルチノイド症候群が知られている．

疫学

各原因疾患の頻度に準じる．

診断

表1に続発性多汗症の原因疾患を示す[1]．基本的には基礎疾患の診断基準により，診断を行う．日本皮膚科学会の「原発性局所多汗症診療ガイドライン」では，原発性（特発性）多汗症の診断基準として①25歳以下で発症，②左右対称性に発汗がみられる，③睡眠中は発汗が止まっている，④週1回以上の多汗のエピソードがある，⑤家族歴がある，⑥それらにより日常生活に支障をきたす，の6項目をあげているが，この診断基準をあてはめる前に，まず続発性多汗症の基礎疾患を除外することを求めている[1]．内分泌疾患を基礎疾患とする場合，最も緊急性が高いのは低血糖症であり，交感神経刺激症状に基づく振戦や，異常な空腹感，意識障害などの中枢神経症状の合併の有無が臨床診断に重要である．甲状腺中毒症では，同時に頻脈，手指振戦，脈圧の増大などが認められ，Basedow病を原因とする場合には甲状腺腫，眼症の存在などが参考所見となる．甲状腺クリーゼにおける多汗は，時に"滝が流れるような"と表現されるほど著しい．褐色細胞腫は，交感神経刺激症状として高血圧，頭痛，動悸などとともに発汗がみられるが，発作型の場合には診察時に症状が明らかでないこともある．先端巨大症では，GHの働きにより汗腺，毛根，皮脂腺が発達するために，約70％の患者で発汗過多が起きるといわれており，同時に皮膚の肥厚による皺の増加，多毛や皮脂分泌の増加を認める．特徴的な外見が参考所見となる．カルチノイド症候群では，セロトニン，ヒスタミンなどの生理活性物質の過剰分泌による皮膚紅潮，下痢，腹痛，喘鳴，心不全などの症状の合併が参考となる．

表1 続発性多汗症の原因

全身性	内分泌・代謝疾患（甲状腺機能亢進症，低血糖，褐色細胞腫，先端巨大症，カルチノイド腫瘍） 神経学的疾患（パーキンソン病） 薬剤性，薬物乱用，循環器疾患，呼吸不全，感染症，悪性腫瘍
局所性	脳梗塞，末梢神経障害，中枢または末梢神経障害による無汗からおこる他部位での代償性発汗（脳梗塞，脊椎損傷，神経障害，Ross syndrome） Frey syndrome, gustatory sweating，エクリン母斑，不安障害，片側性局所性多汗（例：神経障害，腫瘍）

〔1）藤本智子，他：日皮会誌 2015；125：1379-1400．より一部改変〕

治療・予後

各原疾患の治療に準じる．

◆ 文 献 ◆
1) 藤本智子，他：日皮会誌 2015；**125**：1379-1400．

第3章 主要症候，病態からの鑑別診断

16 乳汁分泌

POINT

▶ 男性や産褥期以外の女性に乳汁分泌がみられた場合には，まず血中プロラクチン（PRL）の測定を行う．
▶ 高プロラクチン血症を認めた場合には，服薬歴の聴取，甲状腺機能の測定，下垂体の画像検査を考慮する．
▶ 片側性，血性の乳汁分泌を認めた場合には，乳癌を見逃さないように注意する．

病態

妊娠中は高濃度の血中エストロゲンやプロゲステロンにより，乳腺細胞におけるプロラクチン受容体発現が抑制されるため，通常乳汁分泌は起こらない．分娩で胎盤が娩出されると血中エストロゲンやプロゲステロンが急激に低下するため，プロラクチン作用が発揮され乳汁分泌が起こる．一方で，男性や産褥期以外の女性に乳汁分泌がみられる場合を乳汁漏出症といい，疾患の鑑別が重要となる．

主要症候

乳汁漏出がある場合，約2/3の症例で月経異常の合併が認められる．なかでも，両側性で乳汁様の場合には高プロラクチン血症によるものが多い．一方で，片側性，血性で乳腺腫大や腫瘤を認めた場合には，悪性腫瘍（乳癌）の鑑別が必要になる．

鑑別診断

高プロラクチン血症を呈する場合[1,2]，臨床的に重要な病態は以下の3つである（「5 高プロラクチン血症／プロラクチノーマ（p.215）」参照）．

1) プロラクチン産生下垂体腫瘍／プロラクチノーマ

乳汁漏出性無月経に，高プロラクチン血症を認めた場合には，プロラクチノーマを疑う．血中PRL値が200 ng/mL以上ではプロラクチノーマの可能性が高い[3]．

2) 原発性甲状腺機能低下症

甲状腺ホルモンの分泌低下はフィードバック機構により視床下部からのTRHの分泌亢進をきたす．そのため，血中TSHともに血中PRL値も上昇する．過剰なTRHにより下垂体腫大が認められることもあるが，この際の血中PRL値は100 ng/mL以下にとどまることが多い．

3) 薬剤性

ドパミン受容体拮抗作用を有する薬剤やセロトニン作動性薬剤により高プロラクチン血症をきたす．代表的な薬剤として，抗潰瘍薬・制吐薬，降圧薬，向精神薬，エストロゲン製剤（経口避妊薬〈oral contraceptives：OC〉）があり，服薬歴の聴取は極めて重要である．薬剤では血中PRL値が200 ng/mL以上になることはまれである[3]．

片側性，血性で腫瘤を触知した場合には，分泌物の細胞診，癌胎児性抗原（carcinoembryonic antigen：CEA）の測定．マンモグラフィや乳腺超音波検査，さらにMRI，乳管造影，乳管内視鏡検査，必要に応じて穿刺吸引細胞診などを実施し，乳癌の鑑別を行う．

治療

高プロラクチン血症を認め，その原因として薬剤性が疑われる場合には，可能な限り当該の薬剤を減量，あるいは中止する[1,2]．また甲状腺機能低下症が判明すれば，甲状腺ホルモン補充療法を行う[1]．プロラクチノーマであれば，ドパミン作動薬が第一選択となる．一方で，薬物治療に抵抗性を示したり，副作用が強い場合，あるいはマクロ腺腫による圧迫症状が継続する症例では，手術も考慮する[1〜3]．また乳癌の場合には，手術療法が基本となる．

◆ 文献 ◆

1) プロラクチン（PRL）分泌過剰症の診断と治療の手引き（平成22年度改訂）：厚生労働科学研究費補助金 難治性疾患分泌か克服研究事業 間脳下垂体機能障害に関する調査研究班 平成22年度総括・分担研究報告書 http://square.umin.ac.jp/kasuitai/doctor/guidance/prolactin_surplus.pdf（2018年3月確認）
2) Melmed S, et al.：J Clin Endocrinol Metab 2011；**96**：273-288.
3) 下垂体性PRL分泌亢進症（指定難病74） http://www.nanbyou.or.jp/entry/4046（2018年3月確認）

第3章 主要症候，病態からの鑑別診断

17 低身長

> **POINT**
> - 現在の身長および成長率の両者から身長を評価する．
> - 現在の身長を一般集団および遺伝的素因と比較する．
> - 成長曲線を作成し，成長率を確認する．
> - 現在の身長からのみ低身長の疑いと判断したすべての症例に成長ホルモン分泌負荷試験を行うことは慎むべきである．

低身長の定義・概念

現在の身長（表1），および成長率（表2）の両者から身長を評価すべきである．すなわち，第一に現在の身長を一般集団および遺伝的素因と比較する．第二に標準成長曲線[1]を用いて必ず成長曲線を作成し，成長率を確認する．現在の身長および成長率から"病的低身長"（表3）の可能性を検討する．本項では，精査あるいは遺伝相談をすべき低身長を"病的低身長"と定義する．

鑑別診断の進めかた：問診と身体的所見

1）問診
問診ではルチンに以下を聴取する．
【現病歴】
低身長以外の症状，特に多飲・多尿，頭痛，悪心・嘔吐，視野狭窄．
【既往歴】
周産期情報（在胎週数，出生時の身長，体重および頭囲，分娩または新生児期の異常〈経腟骨盤位分娩，低い Apgar スコア，新生児低血糖，黄疸の遷延など〉），精神運動発達遅滞の有無，その他（慢性疾患，薬剤，特に副腎皮質ステロイドホルモン剤使用）．
【家族歴】
血族結婚の有無，身長（実測が望ましい）．
【思春期発来時期】
【社会歴】
家庭環境（家庭内暴力など）．

2）身体的所見
理学的所見では必ず以下を確認する．
① 身体計測（身長，体重，頭囲，座高，指端距離〈arm span〉）．
② プロポーション（四肢短縮あるいは体幹短縮の有無）．
③ BMI あるいは肥満度．
④ 体表奇形（体型の左右差など）．
⑤ 外陰部所見（男児：小陰茎，停留精巣など／女児：陰核肥大など）．
⑥ 思春期徴候（男児：精巣容積および Tanner 分類，女児：Tanner 分類）．
⑦ 甲状腺腫．
⑧ 外傷あるいは皮下出血．

表1 現在の身長の評価

低身長	一般集団との比較，および遺伝的素因との比較の両者において低身長と評価されるとき
低身長の疑い	正常集団との比較，または遺伝的素因との比較のどちらかにおいて低身長と評価されるとき
正常集団との比較における低身長	身長＜3 パーセンタイルあるいは＜平均－2 SD のとき
遺伝的素因との比較における低身長	身長のパーセンタイル値あるいは SD 値が TR 下端（下記参照）のパーセンタイル値あるいは SD 値を下回るとき
TH	男児：{PH＋(MH＋13)}/2(cm) 女児：{(PH－13)＋MH}/2(cm)
TR	男児：TH±9(cm) 女児：TH±8(cm)

SD（標準偏差），TR（目標範囲），TH（目標身長），PH（父親の身長），MH（母親の身長）．

表2 成長率の評価

成長率低下	2 歳以上かつ思春期年齢前において成長曲線上 2 チャンネル*を超える下向きのシフトあり
成長率低下の疑い	2 歳以上かつ思春期年齢前において成長曲線上 2 チャンネルを超えない下向きのシフトあり，または 2 歳以下または思春期年齢後において成長曲線上 2 チャンネルを超える下向きのシフトあり

*チャンネル：標準成長曲線上の 1 本 1 本の曲線のこと．

表3 病的低身長の可能性

		現在の身長	
		低身長	低身長の疑い
成長率	低下	極めて高い	高い
	低下の疑い	高い	あり

スクリーニング検査

スクリーニング検査としてルチンに以下を行う．
①一般検査(血算，炎症反応，血液ガス分析，電解質，腎機能，肝機能)．
②甲状腺機能検査(TSH，FT_4，FT_3)．
③成長ホルモン分泌スクリーニング検査(IGF-I)．
④一般検尿．
⑤左手単純 X 線写真(骨年齢の評価)．
⑥腰椎正面骨 X 線検査(椎弓根間距離狭小の有無)．
⑦G-バンド法による染色体検査(女児で必須)．

成長ホルモン分泌不全性低身長症を疑う際の検査

現在の身長から病的低身長の疑いあり(表3)と判断したすべての症例に以下の検査を行うことは慎むべきである．病的低身長の可能性が極めて高い，あるいは高いとき，かつ他の原疾患(表4)は否定的なときに以下の検査を考慮する．
①頭部 MRI．
②成長ホルモン分泌負荷試験(1種類あるいは2種類のみ行い，3種類以上行うことはしない)．

診 断

低身長の鑑別疾患を表4にまとめる．

治 療

一般集団と比較して低身長の疑いと判断した症例のおよそ90%は治療対象とはならない[2]．

◆ 文 献 ◆
1) 日本小児内分泌学会：成長評価用チャート・体格指数計算ファイル ダウンロードサイト http://jspe.umin.jp/medical/chart_dl.html(2018年2月確認)
2) 横谷 進：小児内科 2001；**33** 増刊；30-31．

表4 低身長の鑑別診断

1. 内分泌疾患
    1) 成長ホルモン分泌不全性低身長症
        a. 特発性
        b. 器質性
    2) 甲状腺機能低下症
        a. 先天性
        b. 後天性
    3) 偽性副甲状腺機能低下症
    4) 先天性副腎皮質過形成症
    5) Cushing 症候群
    6) 思春期早発症
    7) 思春期遅発症
2. 染色体異常，あるいは奇形症候群
    1) Turner 症候群
    2) Down 症候群
    3) Prader-Willi 症候群
    4) Noonan 症候群
    5) Silver-Russell 症候群
    など
3. 単一遺伝子疾患
    1) SHOX 異常症
    2) NPR2 異常症
    など
4. いわゆる "体質"
    1) SGA*性低身長
    2) 家族性低身長
5. 環境要因による
    1) 虐待
    2) アレルギーに対する極端な食事制限
    など
6. 骨系統疾患，あるいは骨の病気
    1) 骨系統疾患
        軟骨無形成症，軟骨低形成症，骨形成不全症，頭蓋鎖骨異形成症，脊椎骨幹端異形成症など
    2) くる病
    3) その他(脊柱側彎，後彎)
7. 代謝性疾患
    1) 極端にコントロール不良の糖尿病
    2) 先天性代謝異常症
        糖原病，ムコ多糖症，腎尿細管性アシドーシス，アミノ酸代謝異常など
8. 慢性疾患，あるいは栄養障害
    1) 心不全
    2) 肝不全
    3) 腎不全
    4) 呼吸不全
    5) 反復する慢性感染症
    など
9. 特発性低身長
    上記1～8を除外した原因不明の低身長の一群

SHOX(short stature homeobox containing gene)，NPR(ナトリウム利尿ペプチド受容体2)，SGA(small-for-gestational age)
*SGA：在胎週数に相当する標準的な身長・体重に比して小さく生まれること．

18 肥満

POINT
- 肥満とは脂肪が過剰に蓄積された状態でBMI 25以上である.
- ほとんどは単純性肥満であるが,二次性肥満の鑑別も必要である.
- 肥満では良性,悪性を含め,様々な疾患が併存しやすい.
- 肥満度が増すほどに死亡のリスクが上がる.

病態

肥満とは,脂肪が過剰に蓄積された状態であり,わが国ではBMI 25以上を肥満,35以上を高度肥満と定義している.また,肥満に加えて表1「1.肥満症の診断基準に必須な健康障害」に示す健康障害を有するか,臍レベルの腹部CTで測定した内臓脂肪面積が100 cm^2以上の内臓脂肪型肥満を認める場合は肥満症と診断する[1].

疫学

2015年の年国民健康栄養調査による肥満者の割合は,20歳以上の男性では29.5%,同じく女性では19.2%であった.男性の肥満者は40歳代が36.5%と最多で,20歳代から60歳代までは4人に1人以上が肥満者であった.女性では40歳代の18.8%から高齢になるほど肥満者の割合が漸増して,70歳以上では23.8%であった(図1).2005年から2015年までの肥満者の割合は,男性では変化なく,女性では約3%低下していた.

検査

肥満の診断にはBMIを計算すればよいが,特に内臓脂肪型肥満では糖尿病,高血圧,脂質異常症などの併存疾患の合併率が高いため,鑑別することが望ましい.単純性肥満(原発性肥満)が95%を占めるが,表2に示す症候性肥満(二次性肥満)を疑う場合には各疾患に応じた検査が必要になる.

治療

二次性肥満では,原疾患の治療により肥満も改善する場合があるので,原疾患の治療を優先する.単純性肥満では食事療法,運動療法,グラフ化体重日記などの行動療法を基本とする.最も重要なのは食事療法で,一般的には標準体重1 kgあたり25～30 kcal/dayのエネルギー量とし,栄養素のバランスが偏らないようにする.高度肥満者では,使用に諸条件はあるものの食欲抑制作用をもつ抗肥満薬マジン

表1 肥満に起因ないし関連し,減量を要する健康障害

1. 肥満症の診断基準に必須な健康障害
   ① 耐糖能障害(2型糖尿病・耐糖能異常など)
   ② 脂質異常症
   ③ 高血圧
   ④ 高尿酸血症・痛風
   ⑤ 冠動脈疾患:心筋梗塞,狭心症
   ⑥ 脳梗塞:脳血栓症,一過性脳虚血発作
   ⑦ 脂肪肝(非アルコール性脂肪肝疾患/NAFLD)
   ⑧ 月経異常,妊娠合併症(妊娠高血圧症候群,妊娠糖尿病,難産)
   ⑨ 睡眠時無呼吸症候群(SAS),肥満低換気症候群
   ⑩ 整形外科的疾患:変形性関節症(膝,股関節),変形性脊椎症,腰痛症
   ⑪ 肥満関連腎臓病

2. 肥満に関連する健康障害
   ① 悪性疾患:大腸癌,食道癌(腺癌),子宮体癌,膵臓癌,腎臓癌,乳癌,肝臓癌
   ② 良性疾患:胆石症,静脈血栓症・肺塞栓症,気管支喘息,皮膚疾患,男性不妊,胃食道逆流症,精神疾患

NAFLD:nonalcoholic fatty liver disease, SAS:sleep apenea syndrome.
〔(1)日本肥満学会(編):肥満症診療ガイドライン2016,ライフサイエンス出版 2016;4-11. より引用〕

ドールが使用可能である.また,6か月以上の内科的治療が行われているにもかかわらず,BMI 35以上で糖尿病,高血圧,脂質異常症のうち1つ以上を有していれば,保険診療として腹腔鏡下スリーブ状胃切除術が適応となる.

予後

肥満では表1に示す肥満症の診断に含まれる健康障害や,同診断基準には含まれないが関連する疾患の発症率が非肥満者よりも高い.その結果として,医療費の増加とともに,寿命が短くなる.最近の報告では,東アジア人においてBMI 20～25の死亡リスクが最も低く,BMI 25～27.5で7%,27.5～30で

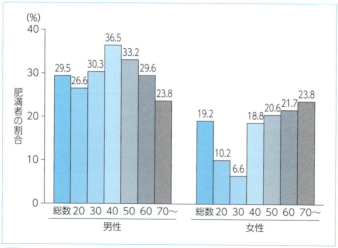

図1 性・年齢別の肥満者の割合
平成27年国民健康栄養調査よりBMI 25以上の肥満者の割合を示す．20は20歳代，30は30歳代，70〜は70歳以上を示す．
〔(3)厚生労働省：平成27年国民健康・栄養調査報告 http://www.mhlw.go.jp/bunya/kenkou/eiyou/dl/h27-houkoku.pdf より改変〕

表2 成因による肥満の分類

1．単純性肥満(原発性肥満)
2．症候性肥満(二次性肥満)
　1）内分泌性肥満
　　①Cushing 症候群
　　②甲状腺機能低下症
　　③偽性副甲状腺機能低下症
　　④インスリノーマ
　　⑤性腺機能低下症
　　⑥Stein-Leventhal 症候群
　2）遺伝性肥満(先天異常症候群)
　　①Bardet-Biedl 症候群
　　②Prader-Willi 症候群
　3）視床下部性肥満
　　①間脳腫瘍
　　②Frölich 症候群
　　③empty sella 症候群
　4）薬物による肥満
　　①向精神薬
　　②副腎皮質ホルモン

28％，30〜35で54％，35〜40で101％，40以上で138％死亡リスクが増加していた[2]．

◆ **文 献** ◆

1) 日本肥満学会(編)：肥満症診療ガイドライン2016，ライフサイエンス出版 2016；4-11.
2) Di Angelantonio E, *et al.*：*Lancet* 2016；**388**：776-786.
3) 厚生労働省：平成27年国民健康・栄養調査報告 http://www.mhlw.go.jp/bunya/kenkou/eiyou/dl/h27-houkoku.pdf(2018年2月確認)

19 食欲不振

POINT
- 下垂体機能低下症, 副腎皮質機能低下症では食欲が低下する.
- 神経性やせ症では, 血中コルチゾール(F)と成長ホルモン(GH)の上昇が特徴である.

食欲不振とは, 食べ物を食べたいという生理的欲求の低下した状態で, 食事を摂取しなくても食欲を感じない. 食欲不振は消化器疾患をはじめ患者の訴えとして多い(表1). ストレスなどの精神的要因や, 心臓, 肝臓, 腎臓などの慢性疾患, 悪性腫瘍に伴うものが否定されるときには, 内分泌疾患を疑って検査する[1]. 上部・下部消化管検査, 腹部CTや超音波検査などは絶食で行われるため, 副腎皮質機能低下症の患者では, 脱水や低ナトリウム血症が助長されて副腎クリーゼを誘発しかねない.

内分泌疾患を疑わせる症状・徴候

1) 下垂体機能低下症
やせがあり, 活力低下などの甲状腺機能低下症状, 性腺機能低下症状(女性では月経異常, 無月経;男性では性欲低下, インポテンス〈impotence〉)などがあるかどうかがポイントとなる. 分娩時に大出血をした既往や分娩後の授乳, 月経再来の状況などを聴く. 分娩を機会に発症した場合は, Sheehan症候群や自己免疫性下垂体疾患を示唆する. また, 下垂体手術の既往, 頭部の放射線照射の既往, その後のフォローアップの状況を問診する.

2) 甲状腺機能低下症
甲状腺腫, 皮膚乾燥, 脱毛, 眉毛外側1/3の脱落, アキレス腱反射の弛緩相の遅延などの身体所見が重要である. 体重は浮腫のために増加することが多い. 一般検査では, 高コレステロール血症や, 筋肉由来の酵素(GOT, LDH, CK)の上昇を認める.

3) 副腎皮質機能低下症
易疲労感, 悪心・胃もたれなどの消化器症状は副腎不全で認められる. 皮膚(特に関節背側面), 口腔粘膜, 乳輪の色素沈着があればAddison病を疑う. ACTH単独欠損症では特異的な症状に乏しく, 症状や徴候からは診断がむずかしい. 血糖低値, 低ナトリウム血症/高カリウム血症, 好酸球増加などは副腎皮質機能の低下を示唆する所見である.

4) 高カルシウム血症
食欲不振以外に, 口渇・多飲・多尿, 脱水などの症状がある. Ca上昇, P下降かつPTHが高ければ原発性副甲状腺機能亢進症, 低ければPTH-rP産生の悪性腫瘍や癌の骨転移などが考えられる.

5) 神経性やせ症
ゴナドトロピンと性ホルモン, 甲状腺ホルモンは低下する一方で, ACTH-コルチゾール系は亢進し, IGF-I産生低下により血中GHは上昇する[2]. 著明なやせの患者でコルチゾールやGHが低い場合には, 下垂体機能低下を疑い, 下垂体〜視床下部の精査(下垂体MRIなど)を行うべきである.

表1 摂食調節物質

食欲亢進	食欲抑制
・ニューロペプチドY (neuropeptide Y:NPY) ・オレキシン ・メラニン凝集ホルモン (melanin-concetrating hormoney) ・グレリン	・α-メラノサイト刺激ホルモン (α-melanocyte stimulating hormone:α-MSH) ・レプチン ・ウロコルチン ・ニューロメジンU ・グルカゴン様ペプチド-1 (glucagon-like peptide(GLP)-1) ・セロトニン ・ヒスタミン ・内因性マリファナ様物質 (endocannabinoids)

数多くの生理活性物質が食欲に関連しているが, どの物質がどういった病態で食欲を低下させているかは, 臨床的には十分解明されていない. GLP-1受容体作動薬であるリラグルチドやエキセナチドは, 消化管運動を抑制して食欲を低下させ, 体重が減少する. 神経性やせ症で, 治療意欲はあるが胃腸障害で摂食困難な患者に対し, 食欲を亢進させる目的でグレリン投与が試験的に行われている.

文献
1) 河上 洋, 他:内科診断学第3版, 福井次矢, 他(編)医学書院. 2016:252-255.
2) 鈴木(堀田)真理:内分泌代謝専門医ガイドブック第4版, 成瀬光栄, 他(編). 治療と診断社 2016:155-159.

20 体重減少

POINT

▶ 6〜12か月の期間において5%以上体重が減少した場合は，器質的疾患を疑う必要がある．
▶ 副腎皮質機能低下症や電解質異常では食欲低下によって，コントロール不良の糖尿病ではエネルギー利用障害によって，甲状腺中毒症，褐色細胞腫・傍神経節細胞腫（PGL）では代謝亢進によって，体重が減少する．

概念

体重減少とは，"個人が維持している体重が，6〜12か月の期間に5%以上減少すること"と定義される．類似の用語に"るい瘦"や"低体重（やせ）"があるが，これらは体重変化の有無によらず，体重が標準体重の20%以下のものやBMIが18.5未満のものと定義されている．下記の内分泌代謝疾患で体重が減少することがある．

病因・病態生理

体重減少は，エネルギー供給と消費のバランスがマイナスに傾くことによって生じ，その原因は，①食事摂取量の減少，②吸収不良，③エネルギー利用障害，④エネルギー代謝亢進に大別できる．

1）食事摂取量が減少する内分泌代謝疾患
❶ 視床下部症候群
脳腫瘍やその治療（外科治療や放射線治療など）によって視床下部に存在する摂食中枢が障害を受けると，摂食量が低下する．下垂体前葉機能低下症や尿崩症などの内分泌異常を伴うことが多い．
❷ 神経性やせ症
心理的原因で食行動を制限する疾患で，著しいやせと無月経を呈する．低IGF-I血症，低T_3症候群，ACTH/コルチゾールの増加など内分泌異常を伴うことが多い．
❸ 副腎皮質機能低下症
悪心・嘔吐や食欲低下によって体重減少をきたす．
❹ 電解質異常
副腎皮質機能低下症，甲状腺機能低下症，SIADHなどの内分泌疾患や利尿剤の使用などにより低ナトリウム血症になると，食欲が低下する場合がある．副甲状腺機能亢進症や悪性腫瘍などによる高カルシウム血症でも食欲が低下し体重が減少することがある．

2）吸収不良をきたす内分泌代謝疾患
❶ Zollinger-Ellison症候群
ガストリノーマから過剰産生されたガストリンは，胃酸分泌を亢進させ，難治性の消化性潰瘍や水溶性下痢を引き起こし，消化吸収障害が生じる．過剰な胃酸による小腸の炎症も吸収不良の一因となる．
❷ WDHA症候群
血管作動性腸管ペプチド（vasoactive intestinal polypeptide：VIP）産生腫瘍と同義であり，過剰分泌されたVIPが腸管における電解質や水の分泌を亢進させ，水溶性下痢，低カリウム血症を引き起こす．吸収不良のため体重が減少する．また，VIPには胃酸分泌抑制作用もあり，無胃酸症も合併する．

3）エネルギー利用障害が生じる内分泌代謝疾患
コントロール不良の糖尿病では，インスリンの作用不足のためグルコースの利用障害が生じる．そのため，脂肪酸やアミノ酸をエネルギー源として利用する必要性が生じ，筋肉の蛋白異化や脂肪分解が亢進することによって体重が減少する．

4）エネルギー代謝が亢進する内分泌代謝疾患
❶ 甲状腺中毒症
甲状腺ホルモンは，酸素消費を高め基礎代謝を亢進させる作用を有する．また，β3アドレナリン受容体を増加させ，カテコールアミン作用を増強する．
❷ 褐色細胞腫・傍神経節細胞腫
カテコールアミンはβ3アドレナリン受容体に作用し，脂肪分解を亢進させる．また褐色脂肪細胞の熱産生を亢進させ基礎代謝が高まる．1℃の体温上昇は，10〜15%のエネルギー消費の亢進をまねく．

高齢者における生理的な体重減少

加齢に伴って食事摂取量が減少することが知られており，加齢性食欲不振とよばれている．味覚や嗅覚の衰退，歯牙の減少，コレシストキニン（cholecystokinin：CCK）やレプチンなど摂食に関連する神経内分泌系の変化などが原因にあげられる．高齢者の体重減少は，理由の如何にかかわらず死亡率の上昇につながる[1]．

◆ 文献 ◆

1) Livererse RJ, et al.：Gut 1994；36：176-179.

第3章 主要症候，病態からの鑑別診断

21 低血糖

POINT

- 冷汗，動悸，脱力，意識障害など低血糖症状があるとき，または血糖値が 70 mg/dL 未満の場合，低血糖と診断し対応する．
- 低血糖時，速やかにブドウ糖（10～20 g）の投与を行う．低血糖が遷延，再発することがあるため，経過観察が必要である．

病態

生理的条件下では，中枢神経系はエネルギー源をブドウ糖に依存している．ブドウ糖の欠乏は，中枢神経の機能を低下させ，その結果，死に至ることもある．これを防ぐため，低血糖時には種々のインスリン拮抗ホルモンが分泌され，低血糖の進行を抑制している．したがって，健常者では低血糖は起こり難いものであるが，薬物治療，特にインスリン・インスリン分泌促進薬を投与された糖尿病患者では発症しやすい．また，敗血症，末期肝腎疾患など重症疾患，インスリン拮抗ホルモンの分泌不全，血糖降下薬以外の薬物（シベンゾリンなどの抗不整脈薬，ニューキノロン抗菌薬，β遮断薬，アンジオテンシン変換酵素〈angiotensin-converting-enzyme：ACE〉阻害薬など）により生じることがある．

血糖値が 80～85 mg/dL に低下すると，インスリン分泌が抑制され，65～70 mg/dL まで低下すると，グルカゴン，カテコールアミンが分泌される．カテコールアミン分泌が亢進すると，交感神経症状が生じる．これは，低血糖がさらに進行すると出現する中枢神経症状の警告症状である．また，成長ホルモン，コルチゾールも分泌されるようになる．50 mg/dL になると中枢神経症状が出現し，30 mg/dL に至るとけいれん，意識消失，昏睡などの重篤な症状が出現する．

主要症候

低血糖症状は 2 つに大別される．1 つは低血糖に反応したカテコールアミン分泌亢進による交感神経症状であり，もう 1 つはブドウ糖欠乏による中枢神経系の機能低下による症状（中枢神経症状）である．交感神経症状として，顔面蒼白，冷汗，振戦，動悸，不安感，悪心などがある．中枢神経症状として，眠気，脱力，疲労感，集中力低下，霧視，けいれん，昏睡，意識障害，錯乱などが出現する[1]．

低血糖に頻回曝露した患者では，低血糖がありながら明確な交感神経症状を示さず，中枢神経症状が出現する無自覚性低血糖が生じることがあり，注意を要する．

検査・診断

Whipple 三徴（空腹時低血糖症状，低血糖の確認，ブドウ糖投与による症状の改善）が認められるとき，低血糖の診断は容易であるが，さらにその原因を明らかにする必要がある（図1）．インスリン，インスリン分泌促進薬を投与されている場合，投与量の減量により低血糖が消失するか確認する．インスリノーマを疑うとき，血漿インスリン，C ペプチドが血糖に比べ相対的に高いか確認する．低血糖誘発のため絶食試験が必要となることも多い．インスリン自己免疫症候群では，インスリン値が著しく高値である．

インスリン，インスリン分泌促進薬で治療されている糖尿病患者では，血糖値が 70 mg/dL 未満の場合，低血糖症状が認められなくても，低血糖が進行する可能性を考慮すべきである[2]．特に，過度に厳格にコントロールされた糖尿病患者では，無自覚性低血糖が生じることがあり，注意が必要である．

治療

低血糖が疑われる場合，直ちに治療する必要がある．経口摂取が可能な場合，ブドウ糖を 10～20 g 摂取させる．経口摂取不可能な場合，50％ ブドウ糖液を 20～40 mL 静注する[1,2]．

文献

1) 日本糖尿病学会：糖尿病診療ガイドライン 2016，日本糖尿病学会（編著），2016；455-456．
2) Seaquist ER, et al.：J Clin Endocrinol Metab 2013；98：1845-1859．
3) Philip EC, et al.：ハリソン内科学．第 2 版，福井次矢，他（監），MEDSi 2006；2246．

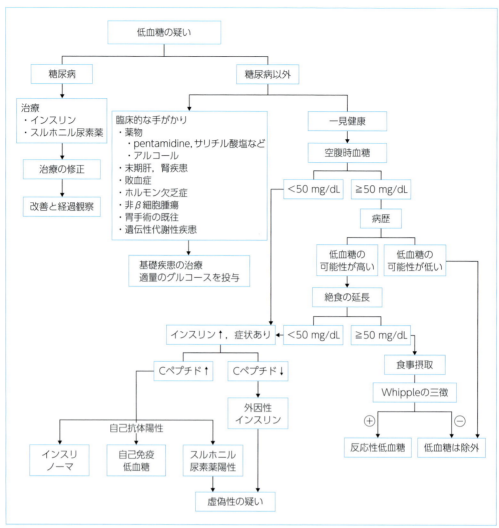

図1 低血糖が疑われる患者への診断的アプローチ
〔3）Philip EC, et al.：ハリソン内科学．第2版，福井次矢，他（監），MEDSi 2006；2246．より〕

第3章 主要症候，病態からの鑑別診断

22 脱毛

POINT
- 脱毛の部位が重要な情報である．
- 脱毛のみが症状であることはまれ．脱毛から内分泌疾患を疑ったら，それ以外の症状も検索する．

病態

脱毛を手がかりに内分泌疾患を疑うとき，どの部位の脱毛であるかが重要な情報となる．

頭髪の維持には甲状腺ホルモンや成長ホルモン（GH）が重要であり，男性型の体毛（髭，胸毛，四肢の体毛）には高濃度のアンドロゲンが，性毛（陰毛，腋毛）には低濃度のアンドロゲンが必要とされる．男性では精巣からアンドロゲンが大量に分泌されるため，副腎皮質由来のアンドロゲンはあまり影響しない．女性では卵巣と副腎皮質から分泌される少量のアンドロゲンが性毛の維持に寄与している．そのため，副腎不全においては女性の場合にのみ性毛の脱落がみられる．過剰な濃度のアンドロゲンは，頭髪の男性型脱毛（男性ホルモン関連脱毛症：前額の生え際の脱毛）の原因となる．

頭髪の脱毛

1）頭髪の脱毛症の分類

頭髪の脱毛症（alopecia）は，瘢痕性（cicatricial alopecia/scarring alopecia）と非瘢痕性（non-scarring alopecia）に分けられる．瘢痕性脱毛では炎症，線維化，毛包の消失がみられる．非瘢痕性脱毛では毛幹は失われているが毛包は保存されている．

2）頭髪の脱毛症の原因

瘢痕性脱毛の原因は，皮膚（円板状）ループス，扁平苔癬，脱毛性毛嚢炎，線状強皮症，外傷といった一次性皮膚疾患が多く，まれに全身性エリテマトーデス（systemic lupus erythematosus：SLE）やサルコイドーシスなどの全身性疾患の一部や悪性腫瘍の皮膚転移でみられることがある．それに対して，非瘢痕性脱毛の原因には，毛嚢発育休止期脱毛，円形脱毛，頭部白癬，外傷，薬物（各種抗腫瘍薬，ワーファリン，ヘパリン，プロピルチオウラシル，カルビマゾール，リチウム，コルヒチン，ビタミンA，イソトレチノイン，アシトレチン，アンフェタミン，β遮断薬など），SLE，第二期梅毒，ヒト免疫不全ウイルス（human immunodeficiency virus：HIV）感染，栄養障害（蛋白，Fe，Zn，ビオチン欠乏）のほか，アンドロゲン過剰（男性ホルモン関連脱毛症），甲状腺機能低下症，甲状腺機能亢進症，成長ホルモン分泌不全症（growth hormone deficiency：GHD）を含む下垂体機能低下症，副甲状腺機能低下症といった内分泌疾患や，コントロール不良の糖尿病などがある．

❶ 男性ホルモン関連脱毛症

遺伝素因のある男性に通常よくみられる現象である．女性においては，多嚢胞性卵巣症候群（PCOS），先天性副腎過形成，男性化副腎腫瘍などの疾患でみられるアンドロゲン過剰産生の徴候として，他の男性化徴候とともに現れることがある．

❷ 甲状腺機能低下症

易疲労性，寒がり，便秘，粘液水腫（myxedema）などとともに，頭髪，体毛は乾燥し，もろくなり，つやを失い，脱落しやすくなる．頭髪の脱毛とともに眉毛の外側1/3の脱毛がみられる．頭髪，体毛の伸びは遅くなり，散髪や髭剃りの間隔が長くなる．

❸ 甲状腺機能亢進症

多汗，暑がり，動悸，頻脈，振戦，体重減少，下痢，甲状腺腫などとともに，頭髪は細く軟らかくなり，脱毛をきたす．比較的若年時から患者や親族に白髪がみられることもある．

❹ 成長ホルモン分泌不全症

小児期では成長ホルモン分泌不全性低身長症を，成人においては筋力低下，肥満，脂質異常症，抑うつ状態などのGHDをきたす．頭髪のびまん性の脱落がみられる．

❺ 汎下垂体機能低下症

GHDやTSH分泌不全による甲状腺機能低下症により，頭髪の脱毛がみられる．同時に，ACTH分泌不全症による副腎不全に伴って副腎アンドロゲンが減少すること，また，ゴナドトロピン分泌不全症による性腺機能低下症のため精巣・卵巣からのアンドロゲン分泌が減少することにより，性毛，体毛の減少がみられる．

❻ 副甲状腺機能低下症

低カルシウム血症によるテタニーなどの症状とともに，頭髪は乾燥し脱落しやすくなり，不規則な脱毛斑がみられる．

❼ 糖尿病

脱毛は比較的まれな症状であるが，血糖コント

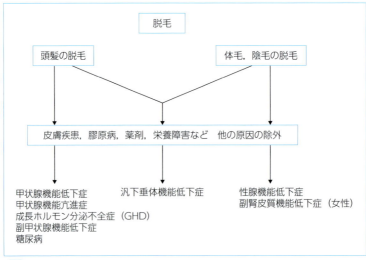

図1 脱毛をきたす内分泌疾患の鑑別診断

ロール不良の場合，時にびまん性の脱毛がみられることがある．

体毛，性毛の脱毛

前述のように，体毛，性毛の脱落はアンドロゲンの産生低下を示唆する所見であり，頭髪の脱毛以上に特異的に内分泌疾患の存在する可能性を示す．

男性の場合，視床下部(GnRH)―下垂体(Gn)―精巣のaxisのどこが障害されてもテストステロンの産生低下を生じるため，髭，胸毛，四肢の体毛が薄くなり，また，腋毛，陰毛も脱落する．陰毛は全体に薄くなるだけでなく上半分の脱落が顕著で，分布（陰毛の形）が男性型から女性型に変化する．同時に勃起障害をはじめとする男性機能障害や筋肉量の減少などの症状がみられる．

女性の場合，総アンドロゲンのうち副腎アンドロゲンがかなりの部分を占める．よって，視床下部(GnRH)―下垂体(Gn)―卵巣と，視床下部(CRH)―下垂体(ACTH)―副腎のどちらのaxisが障害されても性毛の脱落を生じうるが，副腎皮質機能障害の影響のほうがより顕著である．卵巣機能障害では，思春期前に発症すると二次性徴が認められず，陰毛，腋毛の発育遅延が生じる．二次性徴発来後に発症すると身体的徴候はあまり著明でなく，無月経，不妊が主訴であることが多い．鑑別が問題となる神経性やせ症（摂食障害）では，無月経を伴うが性毛の脱落は通常みられない．副腎皮質機能不全ではコルチゾール産生低下による副腎不全症状（脱力感，全身倦怠，悪心，嘔吐，腹痛，耐寒性の低下，重篤な場合は意識障害など）が前面に立つことが多い．

鑑別診断

鑑別診断のフローチャートを図1に示す．どの部位の脱毛であるかが重要な情報である．いずれの内分泌疾患においても，脱毛が唯一の症状であることはまれである．脱毛を手がかりに内分泌疾患を疑ったなら，それぞれの疾患が示すべきであろう他の症状・徴候を再確認してみることが必要である．同時に血中，尿中のホルモンとその代謝産物の測定，内分泌負荷試験，画像検査などを行って確定診断を目指す．それぞれの詳細は疾患各論の項を参照されたい．

◆◆ 参考文献 ◆◆

- Williams Textbook of Endocrinology. 13th ed, In：Shlomo Melmed, et al.(eds), Saunders 2016.
- Harrison's Principles of Internal Medicine. 19th ed, In：Dennis Kasper, et al.(eds), McGraw-Hill 2015.
- Shapiro J, et al. https://www.uptodate.com/home（2018年3月確認）

第3章 主要症候，病態からの鑑別診断

23 多毛症

POINT
- 二次性徴期の多毛症は先天性副腎過形成（CAH）やインスリン抵抗性起因が多い．
- 時期明確なときはテストステロン産生腫瘍や薬剤性を疑う．
- 若年女性の多嚢胞性卵巣症候群（PCOS）は頻度が高く，小児期に診断されない先天性副腎過形成（CAH）にも留意する．
- テストステロン産生能をもつ副腎腫瘍は副腎皮質癌（ACC）の頻度が高い．

病態・疫学[1]

多毛症は通常，女性が発毛の少ない部位で自覚しFerrieman-Gallweyの多毛スコア（modified Ferriman-Gallwey hirsutism score：mFG score）[2,3]を用いて評価される．原因が特定されない原発性（特発性）と高アンドロゲン血症などの原因がある続発性に分類される．代表的アンドロゲンのテストステロンは，閉経前女性で1/3が卵巣から直接，2/3は卵巣と副腎からのDHEA（-S），Δ^4-アンドロステンジオンから末梢で生成される．さらにテストステロンは皮膚で5α還元酵素によりアンドロゲン作用の強いジヒドロテストステロンに変換され，アンドロゲン受容体（androgen receptor：AR）に結合し作用する．

多嚢胞性卵巣症候群（polycystic ovary syndrome：PCOS）は，適齢期に高頻度に診断される．21-水酸化酵素欠損症など先天性副腎過形成（congenital adrenal hyperplasia：CAH）は，生下時・幼少時に診断されるが非古典型は成人後に診断されうる．薬剤にも注意する．肥満による高インスリン血症は莢膜のアンドロゲン合成を増加する．先端巨大症はGH・IGF-Iが増加し，IGF-Iが卵巣莢膜細胞と間質の増生をきたしアンドロゲン分泌が増加する．また，甲状腺機能低下症は性ホルモン結合グロブリン（sex hormone binding globulin：SHBG）が低下し遊離テストステロンが増加するため多毛となる．

主要症候・検査・診断（図1）

二次性徴との関連，月経異常，体重変化，薬剤歴と女性では剛毛のない頬部，上腕部，胸部，上腹部の診察は重要である．前胸筋発達，頭頂部禿，陰核肥大や陰唇癒合，声の低音化はアンドロゲン依存性の発育を，黒色表皮腫はインスリン抵抗性を示す．

治療・予後[4]

1）美容的脱毛
一般的に脱毛処理を対症療法の第一選択として各原疾患に対する特異的治療と併用する．

2）抗アンドロゲン剤
E_2＋プロゲステロン製剤はLHやFSHを抑制する十分量を用いる．E_2はSHBGも増加させる．プロゲステロンはアンドロゲン作用の弱いものを選択する．GnRH誘導体はE_2も抑制するため適応は限られる．AR拮抗阻害薬のフルタミド，スピロノラクトンと5α還元酵素阻害薬のフィナステリドもある．妊孕性のある女性では経口避妊薬を併用する．シメチジンやスペアミントも抗アンドロゲン作用をもつ．

3）エフロルニチン外用薬（オルニチン脱炭酸酵素阻害薬）
活動期の発毛を抑制する．

4）腫瘍摘出術
副腎腫瘍，卵巣腫瘍で行う．

5）グルココルチコイド
CAHに対し十分量のグルココルチコイドを補充し男性化を抑制する．過剰量では成長障害をきたすことに注意する．

6）体重減量
肥満のインスリン抵抗性を改善する．メトホルミンやチアゾリジン誘導体もインスリン抵抗を改善する．イノシトールはインスリン感受性を改善し，シブトラミンは抗肥満作用によりSHBGを増加し抗アンドロゲン作用を示す．

7）卵巣切除術，クロミフェン
PCOSの血清テストステロンを低下する．ブロモクリプチンはLH分泌を，スタチンは莢膜細胞のアンドロゲン産生を抑制する．

生命予後は一般に良好であるが，原疾患により多毛症の改善度は様々である．

◆文献◆
1) Loriaux DL：J Clin Endocrinol Metab 2012；97：2957-2968.
2) Escobar-Morreale HF, et al.：Human Reproduction Update 2012；18：146-170.

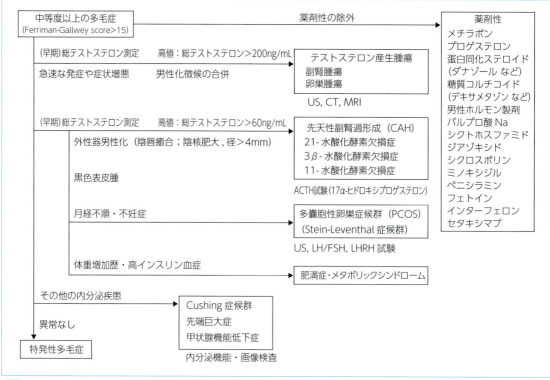

図1 多毛症鑑別診断のためのフローチャート
US（超音波検査）．
産毛・剛毛の別と mFG score[2,3]を用いて上口唇部，顎部，前胸部，上腹部，陰部，上腕部，大腿部，背部，殿部の9か所を0～4の発毛スコアで加算して評価，15点以上を中等度多毛症として鑑別診断を行う．まず薬剤性を除外し，血中総テストステロンと DHEA-S を測定し，甲状腺，副腎皮質，GH，性腺機能も評価する．総テストステロンは早朝の複数回測定が推奨され，200 ng/mL 以上はテストステロン産生腫瘍を疑う．総テストステロン＝60～200 ng/mL は，CAH，PCOS，肥満症を鑑別する．CAH は 17α-ヒドロキシプロゲステロン（17α-hydroxyprogesterone）が有用で，ACTH 負荷試験の基礎値＞5 ng/mL または peak 値（随時）＞10 ng/mL で CAH と診断する[5]．インスリン抵抗性と LH/FSH 高値，月経異常は PCOS を疑うが，肥満症も高インスリン血症による高アンドロゲン血症で多毛症の原因となる．多毛症状のみの場合，原発性（特発性）多毛症と診断する．局所のアンドロゲン感受性亢進などが考えられるが，女性近親者の発毛状態が参考になる．

3) van Zuuren EJ, et al.：*Cochrane Database Sys Rev* 2015；**14**：CD010334.
4) Hohl A, et al.：*Arq Bras Endocrinol Metab* 2014；**58**：97-107.
5) Choi JH, et al.：*Ann Pediatr Endocrinol Metab* 2016；**21**：1-6.

24 皮膚病変

POINT
- 糖尿病に伴う皮膚病変では診断のために生検が必要なこともある．
- 糖尿病に限らず，全身性代謝疾患では皮膚病変が診断の手がかりとなることも多い．
- 内分泌代謝疾患の皮膚病変は年齢・病期で差があり，すべてが揃うわけではないので，疑わしい場合はホルモン検査を行う．

代謝疾患や内分泌疾患では様々な皮膚病変が診断の手がかりとなったり，重症度を反映することがあるため注意深い観察を要する（表1）．

代謝疾患

1）糖尿病

糖尿病の皮膚病変は，従来，糖尿病の代謝異常に伴う特異的皮膚病変（直接デルマドローム）と，糖尿病患者に好発して増悪しやすい非特異的皮膚病変（間接デルマドローム）とに分類されてきた．「最新皮膚科体系第18巻全身疾患と皮膚病変」[1]では糖尿病患者診療における皮膚病変の意義により3群に分類した．実践的なので本項でもこれを採用した．

❶ 第1群：糖尿病・耐糖能障害の発見の契機となりうる病変

この群の皮膚疾患がある場合は，空腹時血糖（fasting blood glucose：FBS）が正常であっても75g経口糖負荷試験（75g OGTT）を行う．

a）汎発性環状肉芽腫

淡紅色または紅褐色調の隆起性環状皮疹，孤立性丘疹からなる定型疹と環状皮疹を欠く丘疹のみ，あるいは紅斑と丘疹が混在する非定型疹がある．環状定型疹が一解剖学的領域を超えたものを汎発性環状肉芽腫という．時に搔痒感を伴う．

b）澄明細胞汗管腫

澄明細胞汗管腫では，扁平隆起性黄褐色丘疹が女性の顔面，特に眼瞼周囲に多発する．まれに体幹，四肢に汎発する．確定診断には，生検による病理組織所見が必要である．

c）Dupuytren拘縮

Dupuytren拘縮は線維腫によって手掌腱膜の短縮が起こり，手指の屈曲拘縮をきたすもので，足底腱膜にも生じる．手掌では尺側に径2cm以下の皮下結節を平均3〜4個触知する．融合して索状を呈することもある．被覆皮膚と癒着すると皺襞を形成する．拘縮は約1/3にみられ，糖尿病歴の長い例に多い．足底では被覆皮膚や拘縮が起こらない．

d）リポイド類壊死症

リポイド類壊死症は両側，時には片側下腿伸側に生じる類円形や不整形の境界明瞭な浸潤性紅褐色局面である．中心部はやや陥没し，光沢のある黄色調に萎縮して，毛細血管拡張を伴うこともある．

❷ 第2群：糖尿病の重症度，三大合併症を反映する病変

a）糖尿病性皮膚硬化症

糖尿病性皮膚硬化症は項部から上背部に好発する限局性の浮腫性硬化が特徴で，境界不明瞭な指圧痕を残さない硬化局面である．通常はなだらかな隆起を示すが，まれに腫瘤を形成する．鑑別としては，斑状強皮症，皮膚筋炎，限局性粘液水腫がある．

b）verrucous skin lesions on the feet in diabetic neuropathy（VSLDN）

VSLDNは糖尿病患者の足に，神経障害を基盤として生じる疣贅状局面で，病理学的には表皮の偽癌性増殖を示すGottron's carcinoid papillomatosisの範疇に入る．足底の拇指球部，趾腹部，足縁などの加重や慢性刺激を受けやすい部位に，多くは片側性，時に両側性にみられる角化性疣状局面である．しばしば，中心部にびらん，潰瘍化を伴い，表面が湿軟する．確定診断には生検が必須である．疣贅癌との鑑別が重要で，ケラチノサイトのp53染色陽性率が有用である．

c）前脛骨部色素斑

前脛骨部色素斑は前脛骨部に単発または多発する褐色萎縮斑で，糖尿病三大合併症を反映する．前脛骨部に径10mm前後の類円形褐色萎縮斑が単発または多発する．表面はわずかに陥没し，軽度の鱗屑を付着することもある．虫刺などの軽微な外因が作用して生じる．

d）後天性穿孔性皮膚症

後天性穿孔性皮膚症は体幹と四肢伸展側に強い搔痒のある多発性角化性丘疹を生じ，中央が陥没し，固着性の角質または黒色痂皮を伴う病変である．ケブネル現象を呈し，個疹が線状に配列して融合することもある．丘疹が痂皮を生じ，搔痒のため搔破し

表1 主な代謝疾患および内分泌疾患に伴う皮膚病変

代謝疾患
1) 糖尿病
  ① 第1群
    a) 汎発性環状肉芽腫
    b) 澄明細胞汗管腫
    c) Dupuytren 拘縮
    d) リポイド類壊死症
  ② 第2群
    a) 糖尿病性皮膚硬化症
    b) verrucocus skin oesions on the food in diaberic neuropathy (VSLDN)
    c) 前脛骨部色斑
    d) 後天性穿孔性皮膚症
    e) Diabetic thick skin
    f) 糖尿病性黄色腫
  ③ 第3群
    a) 壊死性筋膜炎,壊死性軟部組織感染症
    b) 糖尿病性潰瘍,糖尿病性壊疽
2) 脂質異常症(高脂血症)
3) 全身性アミロイドーシス
4) 痛風
5) Fabry 病
6) 晩発性皮膚ポルフィリン症
7) ペラグラ

内分泌疾患
1) 先端巨大症
2) 下垂体機能低下症
3) 甲状腺機能亢進症
4) 甲状腺機能低下症
5) 副腎皮質機能亢進症
6) 副腎皮質機能低下症

て二次的に皮膚潰瘍や感染を生じやすい.

e) Diabetic thick skin

Diabetic thick skin は糖尿病歴の長い重症糖尿病において,手背,時に前腕にみられる浮腫性腫脹や皮膚硬化である.手指関節の可動制限のため,両手を合わせても密着しない.全身性強皮症との鑑別のために,自己抗体の検索が必要なことがある.

f) 糖尿病性黄色腫

糖尿病性黄色腫は糖尿病に合併しやすい脂質異常症(高脂血症Ⅰ,Ⅳ型)で出現する.四肢伸展側,殿部に分布し,特に機械的刺激を受けやすい肘頭,膝蓋に好発する.径2〜3 cm の黄色ないし赤褐色の孤立性丘疹または小結節が多発する.

❸ 第3群:糖尿病患者の生命予後,生活の質に影響する病変

a) 壊死性筋膜炎,壊死性軟部組織感染症

急速に発症する皮膚軟部組織の広汎な壊死をきたす重症細菌感染症である.浅筋膜を病変の主座とするものを壊死性筋膜炎,深筋膜から筋層,時に骨まで病変が及ぶ場合を壊死性軟部組織感染症という.発赤,腫脹,熱感で始まり,急速に暗紫紅色となり,紫斑,水疱,血疱,表皮剝離,潰瘍,壊死が生じる.病変部から正常に見える周辺部にも疼痛や触痛を伴う.ショック症状などの全身症状を生じる場合もある.診療の際は,触診による握雪感の有無,単純X線撮影による非クロストリジウム性ガス壊疽との鑑別が重要である.

b) 糖尿病性潰瘍,糖尿病性壊疽

糖尿病性潰瘍,壊疽は末梢神経障害,末梢血管障害,感染を基盤とした足の潰瘍形成および/または深部組織の破壊である.四肢の一部の喪失なく治癒が期待できる可逆性の病態を「潰瘍」,非可逆性の病態を「壊疽」という.神経障害性潰瘍は足底,趾腹,関節の変形部位に好発し,しばしば潰瘍周辺の角質増殖を伴う.皮膚温は温かいことが多い.潰瘍部に痛みはなく,足底,趾尖にしびれ,疼痛,知覚異常などを訴える.一方,大血管障害による虚血性潰瘍は複数の足趾や足縁に好発し,黒色壊死塊に付着する潰瘍や趾全体の黒色壊疽を呈する.皮膚は冷たく乾燥し,時に間歇性跛行を伴う.

神経障害の判定には 128 Hz 音叉による振動覚検査[2],10 g モノフラメントによる知覚検査が国際標準とされている.足背動脈を触知しない場合は下肢-上腕血圧比の測定を行う.

2) 脂質異常症(高脂血症)

黄色調の結節形成をみる(皮膚黄色腫).結節型は径1 cm 以上で高脂血症Ⅱ,Ⅲ型に,発疹型は1 cm 以下で,丘疹が多発し,Ⅰ,Ⅲ,Ⅳ,Ⅴ型に多い.眼瞼黄色腫の 2/3 は高脂血症である.手掌線条,腱黄色腫は高コレステロール血症でみられる.

3) 全身性アミロイドーシス

眼瞼などの機械的刺激で紫斑,皮膚粘膜移行部に丘疹・結節・板状硬結・蝋様の光沢を生じる.巨大舌,びまん性の網状,漣様の色素沈着などを呈する.

4) 痛風

足趾(特に第1中足趾節関節),手指,耳介,肘・膝関節周囲に数 cm までの白色,黄色結節をきたす.しばしば,自壊して白色の内容物が表皮的に排泄される.

5) Fabry 病

びまん性体幹被角血管腫とも呼ばれ,全身,特に腰部,腹部に径 2〜3 cm の暗紅色の血管拡張丘疹が多発する.

6) 晩発性皮膚ポルフィリン症

顔面,手背などの露光部に色素沈着,水疱,瘢痕を生じる.顔面の多毛が特徴的である.

7) ペラグラ

露光部に日光皮膚炎様の紅斑と褐色色素沈着がみられ,時に痂皮を伴う.V-neck の境界明瞭な首飾り様紅斑(Casal の首飾り)が特徴的である.

内分泌疾患[3]

1) 先端巨大症

GHの蛋白同化作用により皮膚,皮下組織が肥厚する.顔面では,眼瞼が浮腫状に厚くなり,鼻は幅広で長くなり,下口唇は肥大して突出する.巨大舌もみられる.手足では皺が深くなり,爪甲,手掌・足蹠が厚く,硬くなる.線維組織の過剰増殖で,約20〜30%に線維腫がみられる.その他に,代謝の亢進により,発汗・皮脂分泌物の増加,多毛,色素沈着などもみられる.

2) 下垂体機能低下症

下垂体ホルモンの欠落によって様々な皮膚症状が出現する.ACTH・β-リポトロピンの分泌低下によりメラニン量が減少し,皮膚は黄色調を帯びて蒼白化する.特に外性器周囲で目立つが,粘膜の色調に著変はない.皮膚の非薄化もきたし,顔面では小皺が目立つ.Gnの低下により体毛は減少する.最初に腋毛が脱落し,次いで陰毛の減少もみられる.小児期にGnの分泌低下をきたすと二次性徴の発現障害が起こる.頭髪は細く粗造になり,皮脂の分泌や発汗も低下する.これらの変化により,表情が乏しく年齢より老けてみえる.成長ホルモン分泌不全性低身長症では身長発育障害があり,骨年齢が遅延する.ただし,身体全体の均衡は保たれる.皮下脂肪が厚く,筋肉の発達や顎骨・歯牙の発育も悪い.

3) 甲状腺機能亢進症

皮膚は血流増加により温かく湿潤し,しばしば顔面,手掌や肘の紅潮を伴う.発汗が亢進し,特に手掌と足底で著明である.また,びまん性の脱毛もみられ,爪甲剥離や時計皿爪が特徴的である.数%の症例で前脛骨粘液水腫がみられる.脛骨全面から足背にかけて両側性に,淡紅褐色調の結節を形成し,毛孔は開大して,多毛がみられる.その他,慢性蕁麻疹,皮膚掻痒症,円形脱毛症,色素沈着,白斑などもみられる.

4) 甲状腺機能低下症

基礎代謝の低下により,耐寒性が低下し,発汗が少なく皮膚は乾燥して粗造になり,しばしば角化を伴う.脱毛が目立ち毛髪は薄くなる.粘液水腫性変性はグルコサミノグリカンの沈着によるもので,皮膚,舌,咽頭粘膜にみられる.皮膚のうち顔面,特に眼瞼と口唇に著明で,四肢にも出現するが,圧痕を残さない.舌,咽頭粘膜に変性が起こると巨大舌や嗄声をきたす.

5) 副腎皮質機能亢進症

臨床上重要な症状は,中心性肥満,赤色皮膚線条,多毛と痤瘡,色素沈着などである.

a) 中心性肥満,赤色皮膚線条

満月様顔貌,体幹の肥満(中心性肥満),項部から上背部にかけての脂肪沈着(野牛肩)などの特徴的な外観を示す.鎖骨上窩の脂肪沈着もみられる.腹部に急激な脂肪沈着きたすと皮膚の伸展が追いつかず,また,蛋白代謝障害も加わって真皮に亀裂が起こり,その皮下の血管と拡張した毛細血管が透見されて,赤色の伸展性皮膚線条を形成する.

b) 多毛,痤瘡

副腎性アンドロゲンおよび糖質コルチゾール(F)の過剰によって多毛と痤瘡が生じる.副腎皮質癌では特に著明である.女性では多毛,痤瘡に加えて頭髪の生え際の後退,男性型陰毛,陰核肥大,音声低下などの男性化症状がみられる.

c) 色素沈着

ACTHの作用により全身性色素沈着が生じるので,Cushing病,異所性ACTH産生腫瘍などのACTH依存性Cushing症候群でみられる.特に異所性ACTH産生腫瘍において顕著である.

d) その他

Fは免疫能と肉芽形成を抑制するため,細菌や真菌感染に罹患しやすく,創傷治癒は遷延し,難治性になりやすい.

6) 副腎皮質機能低下症

Fの分泌低下によるネガティブフィードバック機構でACTH・β-リポトロピン分泌が過剰となり,皮膚・粘膜のメラニン量の増加をきたし色素沈着が起こる.手背,特に指と爪囲,手掌・足掌の皺壁,顔面,乳頭,腰部に著明である.粘膜では,舌,歯肉,頬粘膜などにみられる.女性では副腎性アンドロゲンの低下により体毛の減少,腋毛の脱落がみられる.男性では性腺アンドロゲンにより体毛は保たれることが多い.

◆ 文 献 ◆

1) 末本博彦:最新皮膚科体系 第18巻 全身疾患と皮膚病変,玉置邦彦(編),中山書店 2003;42-56.
2) 姫野龍二,中山二郎:神経障害 1.感覚・運動神経障害の病態・診断・治療,糖尿病合併症,診断と治療のABC,最新医学別冊 124,2017;91-100.
3) 金蔵卓郎:最新皮膚科体系 第1巻 皮膚科診断学,内分泌疾患と皮膚病変,玉置邦彦(編),中山書店 2003;57-70.

25 動悸

POINT
▶ 内分泌代謝疾患において動悸を自覚症状とするものは，交感神経優位あるいは交感神経刺激症状によるものであり，甲状腺中毒症，褐色細胞腫，低血糖症などが原因となる．

病態

動悸とは，心臓の拍動または鼓動を強く感じる，あるいは脈の乱れを不快に感じる自覚症状である．動悸の感じ方には個人差があり，知覚神経など感受性の差などについて，その理由についてはよくわかっていない[1]．

原因について，ある報告[2]では，心臓に原因（不整脈，心不全，徐脈，弁膜症など）があるものが43％，心因性が31％，非心原性の原因によるものが10％であり，原因不明のものが16％であった．非心原性によるものには発熱，脱水，貧血，甲状腺中毒症，薬剤（アルコール，ニコチン，カフェインなど），呼吸器疾患などであった．

動悸は，多くは心疾患，心因性によるものであるが，内分泌代謝疾患の診断のきっかけになる重要な徴候でもある．

動悸をきたす内分泌代謝疾患

1）甲状腺中毒症

生体内に甲状腺ホルモンが過剰に存在し，その作用が過度に発現している状態を甲状腺中毒症とよぶ．甲状腺中毒症は，① 甲状腺機能亢進によるもの（Basedow病，Plummer病など），② 甲状腺組織の破壊により甲状腺ホルモンが血中に流出するもの（無痛性甲状腺炎，亜急性甲状腺炎など），③ 甲状腺ホルモンを含む薬剤や食品の摂取によるものの3つに大別される．本症では，上昇した甲状腺ホルモンの直接作用により心収縮力と心拍数は増加する．また代謝亢進・熱産生過剰になり，酸素消費量が増加し，血液循環需要が増大，循環血液量の増大により心拍出量が増大する．収縮期血圧は上昇するが，全身の血管抵抗は減少しているため，拡張期圧は低下し，脈圧の増大が認められる．これらにより動悸を感じ，安静時にも認められるが，労作時により強く認められる．Basedow病においては，動悸，甲状腺腫，眼球突出をMerseburgの3徴といい，頻脈，体重減少，手指振戦，発汗増加は診断の主要徴候である[3]．また，洞性頻脈以外に心房細動（atrial fibrillation：Af）も合併することがあり，Afから甲状腺中毒症が発見されることもある．

2）褐色細胞腫・パラガングリオーマ

副腎髄質や傍神経節細胞に発生するカテコールアミン産生腫瘍であり，血中のカテコールアミンが増加している．カテコールアミンのなかでもアドレナリンは，αおよびβ受容体の刺激作用を有し，特にβ₁受容体を介して心筋収縮力増大（陽性変力作用）と心拍数増加（陽性変時作用）させるため，カテコールアミン上昇により血圧上昇，頻脈により動悸を感じる．

褐色細胞腫に高頻度に認められる症状としては頭痛，発汗過多，動悸，蒼白および悪心等であり，動悸は約半数に認められる[4]．これら諸症状は，カテコールアミンの分泌量とある程度相関があり，早朝空腹時にはカテコールアミンの分泌量が多いことから，早朝に頭痛や動悸を認めやすい．

3）低血糖症

低血糖症の時に認められる症状には，ブドウ糖欠乏による中枢神経系機能低下に起因する症状（全身倦怠感，脱力，行動異常，記銘力低下，嗜眠，意識障害など）とブドウ糖低下による自律神経系の賦活化に起因する症状（動悸，頻脈，冷汗，振戦，空腹感，悪心など）がある．動悸に関しては，ブドウ糖低下により，交感神経・副腎髄質が刺激されカテコールアミンの分泌増大により心拍数の増加，心収縮力の増強によるもので，前述の褐色細胞腫と同様の機序と考えられる．

低血糖をきたす内分泌代謝疾患としては，ホルモン分泌不全によるもの（汎下垂体機能低下症，ACTH単独欠損症，GH単独欠損症，Addison病など副腎不全，褐色細胞腫の切除後など），インスリノーマ，インスリン自己免疫症候群，IGF-I産生腫瘍などがある．

◆ 文献 ◆

1) Abbtt AV：*American Family Physician* 2005；**71**：743-750.
2) Weber BE, et al.：*Am J Med* 1996；**100**：138-148.
3) 日本甲状腺学会：バセドウ病の診断ガイドライン2013
   http://www.japanthyroid.jp/doctor/guideline/japanese.html
   （2018年2月確認）
4) Ross EJ, et al.：*Q J Med* 1989；**71**：485-496.

26 思春期の徴候と発来時期

第3章　主要症候，病態からの鑑別診断

POINT
- 男子では思春期の最初の徴候は精巣容量増大（3〜4 mL以上）であり，平均的に約11〜11.5歳で開始する．
- 女子では思春期の最初の徴候は乳房腫大であり，平均的に約10歳で開始する．初経年齢の平均は12.3歳である．

病態

思春期は，上位中枢からの抑制が解除され，性ステロイドによるネガティブフィードバックに対する感受性が低下し，視床下部でGnRHの産生・分泌が増加して開始する．上位中枢からの抑制の解除には，GABAニューロンによる抑制の低下，グルタメイトニューロンによる刺激の亢進が関与している．GnRHの産生・分泌は，視床下部弓状核から放出されるキスペプチンにより制御されている．

疫学

思春期早発症（precocious puberty：PP）は女子に多く認められる．中枢性思春期早発症の原因として特発性が女子では80％程度を占めるが，男子では40％程度と少ない．特に男子のPPでは，基礎疾患の存在を強く疑う必要がある．体質性思春期遅発症は男子に多い．

主要症候

男子では，精巣容量増大（3〜4 mL以上）が思春期の最初の徴候であり，陰茎発育，陰毛発生，変声と進んでいく．精巣容量は精巣測定器（orchidometer）で測定する．女子では，乳房腫大（Tanner 2度）から始まり，陰毛発生，初経と進んでいく．表1[1,2]に日本人小児の二次性徴発現時期を示す．平均的に男子約11〜11.5歳，女子約10歳で思春期が開始する．初経年齢の平均は12.3歳である．また，平均的に男子13歳，女子11歳で成長率のピークを迎える．

診断

1) 思春期早発症

厚生労働省の診断の手引きによると，男子では精巣容量増大，陰茎発育が9歳未満，陰毛発生が10歳未満，腋毛・ひげの発生，変声が11歳未満，女子では乳房発育が7歳6か月未満，陰毛または腋毛発生が8歳未満，初経が10歳6か月未満で認められた場合に，PPを疑う[3]．

表1　日本人小児の二次性徴発現年齢

	男子		
	精巣容量≧3 mL	陰毛発生	
	10.8±2.6	12.5±1.8	
	11.5±1.5	13.5±2.2	

	女子		
	乳房Tanner 2度	陰毛発生	初経
	10.0±2.8	11.7±3.2	12.3±2.5
	9.7±1.9	11.5±2.1	12.3±2.2

（平均±2 SD）
〔1) Matsuo N：Clin Pediatr Endocrinol 1993；2(Suppl 1)：1-4．　2) 大山健司：小児内分泌学．日本小児内分泌学会（編），診断と治療社 2009；271．より〕

2) 思春期遅発症

思春期徴候の1標準偏差（SD）は約1歳に相当する．よって+2〜+3 SD以上を異常とすると，男子13歳，女子12歳までに思春期徴候が認められない場合は思春期遅発症を疑い，男子14歳，女子13歳までに思春期徴候が認められない場合は思春期遅発症と考える．思春期遅発症は，体質性思春期遅発症と性腺機能低下症に分類される．

体質性思春期遅発症では，思春期開始が遅いものの，性成熟は完了する．男子では思春期開始から外陰部が完全に成熟するまで（精巣容量が正常成人レベルである15〜25 mLに増大することも含む），女子では思春期開始から初経まで，4年以上かかる場合は性腺機能低下症を疑い，5年以上では性腺系異常の鑑別が必要となる．性腺機能低下症は，中枢性（低ゴナドトロピン性）と原発性（高ゴナドトロピン性）に分類される．

検査，治療の詳細は，「7　思春期早発症（p.483）」「8　思春期遅発症（p.487）」を参照されたい．

◆ 文献 ◆

1) Matsuo N：Clin Pediatr Endocrinol 1993；2(Suppl 1)：1-4．
2) 大山健司：小児内分泌学．日本小児内分泌学会（編），診断と治療社 2009；271．
3) 厚生労働科学研究費補助金難治性疾患克服研究事業　間脳下垂体機能障害に関する調査研究班：平成15年度総括・分担研究報告書 2004；119-120．

27 無月経

POINT

- 続発性無月経では妊娠，高プロラクチン血症の鑑別を行い，除外できれば，視床下部性，下垂体性，卵巣性，子宮性の無月経の鑑別を行う．
- 原発性無月経では先天奇形や染色体異常など妊孕性が期待できない先天的疾患が含まれる．
- 原発性無月経への治療は排卵・妊孕性を期待して行われるのみならず，骨粗鬆症や脂質代謝異常の予防，性腺悪性腫瘍の発生予防の観点より行われることもある．

病態

月経とは"約1か月の間隔で起こり，限られた日数で自然に止まる子宮内膜からの周期的出血"と定義される[1]．無月経は，初経以前，閉経以降ならびに妊娠・産褥・授乳期における無月経である生理的無月経と，性成熟期における月経の異常な停止である病的無月経に分けられる．病的無月経には満18歳を過ぎても初経が発来しない原発性無月経と，これまであった月経が3か月以上停止し，生理的無月経でない続発性無月経とがある．

正常な月経周期では視床下部（GnRH）-下垂体（FSH, LH）-卵巣（エストロゲン，プロゲステロン，インヒビン）系の協調したホルモン分泌により子宮内膜からの周期的な出血がコントロールされている．無月経はこれらのホルモンの協調的な分泌が阻害されるため発生する（視床下部-下垂体-卵巣系の異常）．特に原発性無月経では精巣決定遺伝子の欠損やアンドロゲン不応症候群（androgen insensitivity syndrom：AIS）など先天的 Müller 管の発生異常，処女膜閉鎖症および下部腟欠損などの尿生殖洞の先天的発生異常などの解剖学的な異常による場合もある．さらに無月経の診療上，妊娠との鑑別が重要である．

疫学

1997年の日本産科婦人科学会の調査[2]では，わが国での初潮年齢は12.3±1.0歳であり，15歳では99.7％が初潮を迎えている．海外の調査でも同様に15歳までに98％が初潮を迎えている[3]．わが国における原発性無月経・続発性無月経についての正確な数字は必ずしも明らかでないが，海外では，一般集団における原発性無月経は0.3％，続発性無月経は3〜4％との報告がある[4]．

主要症候

月経の停止あるいは月経の未発来が主要症候であるが，原因により特徴的な症候を呈する．高プロラクチン血症による無月経では，乳汁分泌や下垂体腫瘍による視野障害がある．多囊胞性卵巣症候群（polycystic ovary syndrome：PCOS）では肥満，痤瘡，多毛等の男性化徴候，処女膜閉鎖症では周期的な腹痛や腟口の閉鎖，性分化疾患（disorders of sex development：DSD）では外性器異常や染色体異常がみられる．

長期間の無月経では低エストロゲン状態に伴う骨粗鬆症が問題となる．

検査

問診，全身所見・性器所見，超音波検査，ホルモン検査，染色体検査などが総合的に行われる．

1）問診

二次性徴発現の有無，男性化徴候の有無，胎児・小児期のホルモン剤への曝露，薬剤服用歴（薬剤性高プロラクチン血症抗腫瘍薬），ダイエット（急激な体重減少や増加）の有無，幼少期の放射線や抗腫瘍薬による治療の有無，手術歴（卵巣手術），分娩歴（分娩時大量出血の有無），家族歴等についての問診が重要である．

2）全身所見

低身長（Turner 症候群），肥満の有無，乳房の発達（エストロゲン分泌の評価），乳汁分泌の有無や痤瘡・多毛等の男性化徴候の有無について検討する．

3）性器所見

陰毛の有無，陰核肥大の有無，外性器が女性型か男性型かを確認し，さらに処女膜閉鎖の有無，腟・子宮の存在の有無の確認を行う．子宮や内性器の確認には超音波断層法や MRI が用いられる．AIS では鼠径部停留睾丸が認められることがある．

4）超音波検査

子宮内膜の厚み，卵胞発育の有無を観察しエストロゲン分泌状態を推定する．多囊胞性卵巣では卵巣の被膜下に2〜9 mm の小卵胞を多数認める．また胎囊，卵巣腫大，子宮留血症などの有無の確認を行う[5]．

5) ホルモン検査

❶ ホルモンの基礎分泌量

FSH, LH, PRL, エストラジオール(E_2), テストステロン等の基礎分泌値を確認する. 高プロラクチン血症では, その原因疾患・原因薬剤の検索が行われる.

副腎性器症候群では DHEA-S, コルチゾール, 尿中17ケトステロイド (urinary 17-ketosteroid : 17-KS) の検索やデキサメタゾン抑制試験 (dexamethasone suppression test : DST) が行われる.

❷ ゲスターゲンテスト, Kaufmann テスト

無月経の重症度の判定, ならびに子宮性無月経との鑑別が行われる. すなわちゲスターゲンテストで消退出血を認めれば第一度無月経と診断する. ゲスターゲンテストで消退出血を認めない場合はKaufmann テストを行う. Kaufmann テストで消退出血を認めるものを第二度無月経と診断し, 認めないものを子宮性無月経と診断する.

❸ GnRH 負荷試験

視床下部性無月経と下垂体性無月経の鑑別のために行われる. GnRH試験によりゴナドトロピン (gonadotropin : Gn) (FSH, LH) の反応がある場合は視床下部性無月経, 反応を認めない場合は下垂体性無月経と診断する. PCOS 症例では LH の過剰反応がみられる.

6) 染色体検査

原発性無月経では約40%に染色体異常の存在が報告されており, X染色体異常 (多くがTurner症候

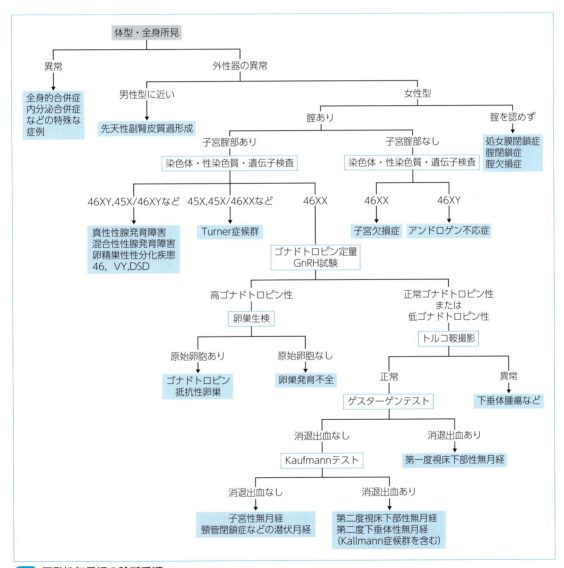

図1 原発性無月経の診断手順

〔7〕武谷雄二:月経異常. 武谷雄二(編)女性の症候学, 中山書店, 1998:15-37 より一部改変〕

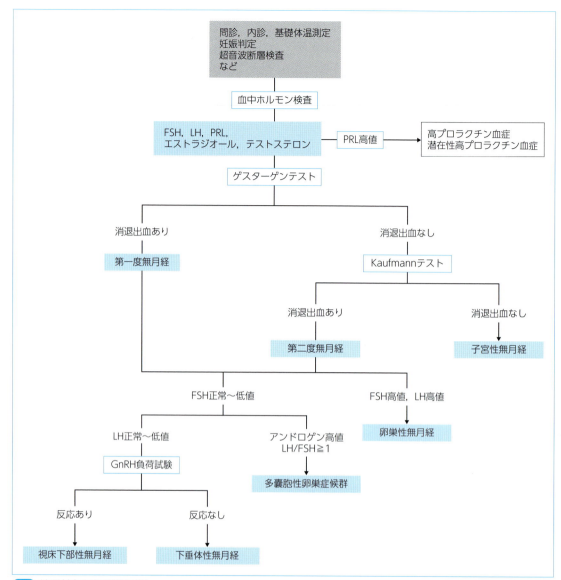

図2 続発性無月経診断手順
〔8〕田中俊誠：特集　月経不順．産婦の実際　2001；**50**；146 より一部改変〕

群）が 26％，XY 型女性（AIS，性腺形成不全症）が 11％ と報告されている[6]．

診　断

　原発性無月経ならびに続発性無月経の診断のフローチャートを示す（図1[7]，図2[8]）．

　原発性無月経では，全身所見，外性器，子宮の有無，Gn 値，染色体異常の有無等により鑑別がなされる．続発性無月経では妊娠，高プロラクチン血症の鑑別を行い，除外できれば，視床下部性，下垂体性，卵巣性，子宮性の無月経の鑑別を行う．

治　療

1）原発性無月経

　原因により多様であり，原因に応じた治療が原則となる．原発性無月経の治療は排卵・妊孕性を期待して行われることもあるが，AIS における除睾術などでは性腺の悪性腫瘍の発生の予防，性腺形成不全症に対する女性ホルモン補充療法などでは慢性的低エストロゲン状態による骨粗鬆症や脂質代謝異常の予防の観点より治療がなされる．

❶ 女性ホルモン補充療法

　Turner 症候群では，Kaufmann 療法が主体となる．Kaufmann 療法は二次性徴の発現，低身長の予

防(GH とともに)や骨粗鬆症ならびに脂質代謝異常の予防の観点より治療が行われる．

❷ 副腎ステロイドホルモン療法

副腎性器症候群症例に対しては副腎皮質ステロイドの投与が行われる．

❸ 排卵誘発療法

視床下部性無月経，下垂体性無月経症に対して適応となる．

❹ 手術療法

処女膜閉鎖症では処女膜切開術，AIS では性腺における悪性腫瘍の発生予防のための除睾術が行われる．

2) 続発性無月経

続発性無月経の原因も多種多様である．無月経の原因・誘因(ストレス，過度の体重減少や肥満，過度な運動等)の除去が重要であり，その原因に対応した治療が原則となる．

❶ 高プロラクチン血症

薬剤性の場合は原因薬剤の中止を検討する．macroadenoma の下垂体腫瘍では脳外科的手術療法が適応となる．原因薬剤が中止できない場合や外科治療適応外の症例ではブロモクリプチン，テルグリドやカベルゴリンなどのドパミン作動薬による薬物治療が行われる．

❷ 排卵誘発法

挙児希望のある場合は排卵誘発法を行う．排卵誘発法は第一度無月経にはクロミフェンあるいはシクロフェニルにより排卵誘発が行われる．第二度無月経やクロミフェン無効例に対しては hMG-hCG 療法が行われる．

❸ 手術療法

続発性無月経に対する手術療法としては，PCOS 症例に対する腹腔鏡下卵巣多孔術，Asherman 症候群に対する子宮鏡下子宮内癒着切除術や下垂体腫瘍による高プロラクチン性無月経症例に対する脳外科手術などがある．

予 後

無月経の予後はその原因により異なる．原発性無月経では先天奇形や染色体異常など妊孕性が期待できない先天性疾患が含まれる．このため診断，告知には心理カウンセリングを含め十分な配慮が必要となる．

◆ 文 献 ◆

1) 日本産科婦人科学会(編)：産科婦人科用語集・用語解説集．改訂第 3 版 2014；365．
2) 広井正彦：日本産科婦人科学会雑誌 1997；**49**：367-377．
3) American Academy of Pediatrics Committee on Adolescence, American College of Obstetrics and Gynecologists Committee on Adolescent Health Care, et al.: *Pediatrics* 2006；**118**：2245-2250．
4) Dickerson EH, et al: *BMJ* 2009；**339**：b2184．
5) 日本産科婦人科学会，他(編・監)：産婦人科診療ガイドライン婦人科外来編 2014，日本産科婦人科学会 2014；123．
6) 前田徹，他：産婦人科の世界 1998；**50**：383-391．
7) 武谷雄二：月経異常．武谷雄二(編)女性の症候学，中山書店，1998：15-37．
8) 田中俊誠：特集 月経不順．産婦の実際 2001；**50**：146．

28 女性化乳房

POINT

- 女性化乳房は生理的に思春期，老年期にみられ，多くは自然退縮する．
- 乳腺組織でのエストロゲン作用の増加やアンドロゲン作用の低下により生じる．
- 薬剤性，腫瘍性の鑑別が重要である．
- 有痛性，美容上の問題がある場合治療適応となり，慢性期のものは外科的切除が選択される．

病態

女性化乳房（gynecomastia）とは，男性で片側または両側の乳腺組織の増大をきたし，生理的範囲をこえて触知するものをいう．時に有痛性で乳汁分泌をみることもある．乳腺組織でのエストラジオール（E_2）とテストステロン（T）の濃度や作用の相対的なバランスがシフトし，E_2/T 比が上昇するために生じる．思春期や加齢による生理的なホルモン濃度の変化や，薬剤性にみられることが多く，その他，内分泌疾患，全身疾患，腫瘍，局所刺激などが原因となる（表1）．

思春期には下垂体からの黄体形成ホルモン（LH）と卵胞刺激ホルモン（FSH）の分泌が亢進し，精巣からのテストステロンに比較し E_2 の相対的増加をみる．また副腎性アンドロゲン分泌の亢進，アロマターゼ活性の上昇と相まって E_2/T 比が上昇する．

薬剤性として，合成エストロゲン製剤やエストロゲン作用をもつジギトキシンが原因となる．また植物性エストロゲンを含むスキンケア製品による女性化乳房の報告がある[1]．抗アンドロゲン作用をもつシメチジンなどの H_2 遮断薬にも注意が必要である．アンドロゲン受容体（AR）拮抗薬などの前立腺癌治療薬は高率に女性化乳房を引き起こす．その他，ビンクリスチンなどの抗腫瘍薬による精巣 Leydig 細胞障害でもテストステロンの低下を認めることがある．

内分泌性では，Klinefelter 症候群などの原発性性腺機能低下症に多くみられる．テストステロンの減少に加え，LH などの Gn 分泌の亢進，E_2 増加のため高率に女性化乳房を認める．高プロラクチン血症ではプロラクチン（PRL）による乳腺組織への直接刺激に加え，Gn 分泌低下による続発性性腺機能低下症がみられる．血中 E_2/T 比が高い若年者にプロラクチノーマを合併すると乳汁分泌がみられる．甲状腺機能亢進症ではテストステロンに対して親和性の高い性ホルモン結合グロブリンが増加する結果，遊離 E_2 が相対的に増加する．先端巨大症や成長ホル

表1 女性化乳房の原因

生理的	思春期/老年期
薬剤性	**エストロゲン作用** 　ジギタリス，ハーブ製品 **抗アンドロゲン作用** 　スピロノラクトン 　H_2 遮断薬（シメチジン，ファモチジン） 　プロトンポンプ阻害薬 　アンドロゲン受容体拮抗薬（ビカルタミド等） 　GnRH 受容体作動薬/拮抗薬 　5α 還元酵素阻害薬（フィナステリド） 　抗腫瘍薬（Leydig 細胞障害：ビンクリスチン） **プロラクチン増加作用** 　ドパミン拮抗薬（スルピリド等）
内分泌性	続発性/原発性性腺機能低下症 高プロラクチン血症 甲状腺機能亢進症 先天性副腎皮質過形成 先端巨大症 Cushing 症候群
全身疾患	慢性腎不全（血液透析） 肝硬変
腫瘍性	精巣腫瘍/副腎腫瘍
局所刺激	帯状疱疹，胸郭手術，外傷

モン補充の際にも乳腺組織が増殖する．Cushing 症候群ではコルチゾールが精巣でのテストステロン産生を抑制し，肥満による脂肪組織でのアロマターゼ活性の亢進と相まって E_2/T 比が増加する．

全身疾患である腎不全や肝硬変でも女性化乳房がみられる．腎不全では PRL，LH/FSH の腎排泄が低下し，尿毒症では精巣でのテストステロン産生が抑制される．肝硬変では肝組織でのアロマターゼ活性が亢進し E_2 が上昇する．

精巣腫瘍や副腎腫瘍など，hCG やアンドロゲンが分泌される場合にも女性化乳房を認める．

胸郭の帯状疱疹や外傷，術後などの慢性的刺激に

より，アロマターゼを含む単球が動員され，局所でのE$_2$/T比を増加させる可能性が示唆されている．

疫学

生理的に思春期男性の〜70%，老年期男性の〜65%にみられるとする報告がある[2]．しかしながら女性化乳房を主訴として医療機関を受診する患者は少なく，その約25%は思春期に伴う生理的なもので，10〜25%が薬剤性である．前立腺癌に対し抗アンドロゲン療法を行っている患者では約75%と高率にみられる．

主要徴候

片側または両側の乳腺組織が求心性に肥大し，約半数に圧痛がみられ，まれに乳汁分泌を伴う．患者の美容上，心理的な問題が生じる．

診断

病歴（服薬），身体所見（触診），内分泌学的検査，画像検査により原因別に診断していく．肥満に伴う偽性女性化乳房（pseudo gynecomastia）と癌が鑑別診断として重要である．女性化乳房は乳輪下より生じ，求心性に肥大するが，肥満ではこの求心性肥大を触知できない．超音波検査やマンモグラフィーを行い，乳腺組織と皮下脂肪を鑑別する．CT，MRIも有用である．癌の疑いがあれば吸引細胞診を行う．

治療

女性化乳房自体に病的意義は少ないが，有痛性のものや美容上，心理的に問題となる場合に治療適応となる．薬剤性の場合は薬剤の変更・中止を考慮する．甲状腺機能亢進症や精巣腫瘍などの原因疾患の治療を行う．女性化乳房に対する薬物治療としては抗エストロゲン製剤（クロミフェン，タモキシフェン）を短期使用する（保険適用外）．前立腺癌治療に伴うものではタモキシフェンの併用療法や，治療前の乳腺部位への少量X線照射による予防効果が報告されている[3]．1年以上経過し，線維化が進行した慢性期のものは外科的切除が選択される[4]．

予後

思春期女性化乳房の多くは1年以内，遅くとも3年以内に退縮する．

◆ 文献 ◆

1) Henley DV, *et al.*：*N Engl J Med* 2007；**356**：479.
2) Braunstein GD：*N Engl J Med* 1993；**328**：490
3) Di Lorenzo G, *et al.*：*J Urol* 2005；**174**：2197.
4) Narula HS, Carlson HE：*Nat Rev Endocrinol* 2014；**10**：684.

29 顔貌

- 内分泌代謝疾患診断の第一歩は顔貌観察から．

内分泌疾患の特徴の1つは，診療の基本である身体所見の観察のみで確定診断に近づく症例が少なくない点であり，特に顔貌の変化が診断の大きな手がかりとなりやすい．本項では主として公的なガイドラインに記載がある代表的な顔貌変化について述べる（表1）[1～4]．

- **先端巨大症（診断時の顔貌変化約97%）**
  眉弓部の膨隆，鼻翼の拡大，口唇の肥大，下顎の突出，鼻唇溝の明確化など．過去の検討では症状の出現後，先端巨大症と診断されるまでの期間は平均8年以上と長時間を要することが報告されている．

- **Cushing病（CD）/Cushing症候群（CS）（診断時の顔貌変化約95%）**
  満月様顔貌，頬部の潮紅，痤瘡．これらの所見はCD，CSの両者に共通するが，CDではその他に色素沈着がみられることがある．

- **中枢性思春期早発症（CPP）**
  11歳未満の男児でひげの発生．

- **Pit-1遺伝子異常による複合下垂体機能低下症**
  前頭部突出，鞍鼻，顔面正中部低形成などの出生直後の成長ホルモン欠乏症状．

- **Basedow病**
  眼球突出，眼裂開大，眼瞼浮腫，眼球運動障害などの眼症状．

- **甲状腺機能低下症**
  浮腫状顔貌，眼瞼浮腫，皮膚の乾燥，口唇の肥厚，表情の乏しさ，眉毛外側部の脱落．

- **偽性副甲状腺機能低下症Ⅰa型（PHP Ia型）**
  円形顔貌．Albright遺伝性骨異栄養症の症候を合併する．

- **副甲状腺機能低下症-発達遅滞-形成異常症候群（hypoparathyroidism-retardation-dysmorphism syndrome：HRD）**
  小顎，前頭突出，薄い口唇，落ち窪んだ眼，くちばし状の鼻，低い鼻陵．

- **Addison病**
  皮膚および口唇の色素沈着．

- **先天性副腎酵素欠損症（21-水酸化酵素欠損症，リポイド過形成症，3β-ヒドロキシステロイド脱水素酵素欠損症）**
  口唇の強い色素沈着．

これらの顔貌変化は複雑な検査手法を用いることなく適正診断を得るための糸口となるが，多くの場合，顔貌の変化は長い時間をかけて徐々に完成していく．それだけに，患者自身が顔貌の変化を主訴に受診することはむしろまれで，結果的に病気発見の機会が遅れることも多い．内分泌専門医の責任は顔貌の初期変化段階の患者をスクリーニングし，なるべく早く拾い上げることであり，そのためには日常的に患者の身体所見を注意深く観察し，少しでも多くの症例を経験することが重要である．

表1 顔貌変化のみられる主要内分泌疾患

先端巨大症[1]
Cushing病[1]/Cushing症候群
中枢性思春期早発症（男児）[1]
PIT-1遺伝子異常による複合下垂体機能低下症[1]
Basedow病[2]
甲状腺機能低下症[2]
偽性副甲状腺機能低下症1a型
副甲状腺機能低下症-発達遅滞-形成異常症候群（HRD）[3]
Addison病[4]
先天性副腎酵素欠損症（21-水酸化酵素欠損症ほか）[4]

1～4）：公的ガイドラインに顔貌変化が記載されている疾患．

◆ 文 献 ◆

1) 厚生労働省 間脳下垂体機能障害に関する調査研究班：先端巨大症および下垂体性巨人症の診断と治療の手引き（平成13～14年度版）．
2) 日本甲状腺学会：診断のガイドライン（2013年）．
3) 日本内分泌学会ホームページ：診断と治療の手引き https://square.umin.ac.jp/endocrine/tebiki/index.html（2018年3月確認）
4) 厚生労働省 副腎ホルモン産生異常に関する調査研究班：診断基準（2014年度）．

30 肝障害

POINT

- 肝障害は，甲状腺機能低下症，低 T_3 症候群，副腎不全の原因となる．
- 甲状腺機能障害，グルココルチコイド異常，エストロゲン投与は肝障害の原因となる．
- 非アルコール性脂肪性肝疾患（NAFLD）と内分泌疾患の関連が注目されている．

はじめに

肝臓は生体内の物質の代謝に携わる臓器であり，ホルモンの代謝においても重要な役割を果たしている．肝機能障害は，甲状腺機能低下症，低 T_3 症候群，副腎不全など内分泌異常の原因となる．一方で，様々な内分泌系の異常により肝障害をきたす[1]．近年，非アルコール性脂肪性肝疾患（NAFLD）の発症と内分泌疾患との関連が注目されている（表1）[2,3]．

表1 非アルコール性脂肪性肝疾患（NAFLD）と関連する内分泌代謝疾患

① Cushing 症候群
② 先端巨大症
　　成人成長ホルモン分泌不全症
③ 性腺機能低下症
④ 甲状腺機能低下症
⑤ 多嚢胞性卵巣症候群

〔2）NAFLD/NASH 診療ガイドライン 2014，日本消化器病学会（編），南江堂 2014；45-46. 3）Marino L, et al.：World J Gastroenterol 2015；21：11053-11076. より作成〕

内分泌疾患と肝障害

1）甲状腺疾患

肝臓は甲状腺ホルモン代謝に関与し，甲状腺ホルモン結合蛋白（thyroxine binding globulin：TBG，TBPA：thyroxine binding prealbumin，albumin）の合成・分泌を介して，全身の甲状腺ホルモンの調節に寄与する．肝硬変の13〜60%に甲状腺機能異常を認め[4]，甲状腺機能低下症の頻度が高いが亢進症も報告されている．また肝不全の進行に伴い肝での T_3 から T_4 への変換が障害され，低 T_3 症候群が認められる．

甲状腺機能亢進症では肝組織での代謝が亢進し相対的な虚血状態に陥り，全身状態の悪化も相まって約80%で肝障害を認める．肝酵素の上昇は軽度で，治療により可逆的に改善する．甲状腺機能低下症では胆汁のうっ滞に伴い，胆道系酵素の上昇を伴う肝機能障害を呈する．

2）副腎不全

副腎不全では肝機能障害を認めステロイド補充により改善する．一方，肝不全の30〜70% に副腎不全が認められ，その程度は，肝疾患の重症度と相関する．肝不全で副腎不全が出現するメカニズムは明らかではないが，ステロイド合成の基質となるコレステロールの肝臓での合成減少，サイトカイン上昇による ACTH 分泌障害などの機序が想定されている．

3）エストロゲン製剤

エストロゲン製剤投与により，毛細胆管側の胆汁酸トランスポーターが阻害され，胆汁うっ滞型肝障害をきたしうる．さらに凝固因子の活性化により肝静脈血栓症の原因となるほか，肝良性腫瘍や肝細胞癌の発症との関連が示唆されている．

NAFLD/NASH と関連する内分泌疾患

脂肪性肝炎（脂肪肝〈fatty liver〉）のうちアルコール性肝障害など他の原因を除外した病態を非アルコール性脂肪性肝疾患（non-alcoholic fatty liver disease：NAFLD）と総称する．肝細胞の脂肪沈着のみを認める非アルコール性脂肪肝（nonalcoholic fatty liver：NAFL）と，脂肪化に壊死・炎症や線維化を伴い，10〜20% で肝硬変や肝細胞癌に至る非アルコール性脂肪肝炎（non-alcoholic steatohepatitis：NASH）に分類する．NAFLD/NASH はメタボリックシンドロームの肝臓における表現型と捉えることができる．Cushing 症候群や先端巨大症などインスリン抵抗性，内臓肥満蓄積，耐糖能異常を呈する内分泌疾患は NAFLD の原因となる．さらに多彩な内分泌疾患と NAFLD との関連が報告されている（表1）．

1）甲状腺機能低下症

甲状腺ホルモンは，褐色脂肪組織における熱産生を促し脂肪分解を促進するとともに，肝臓での脂質合成と β 酸化を促進する．NAFLD の有病率は甲状腺機能低下症で有意に高く，その程度は FT_4 と負の相関があり，潜在性甲状腺機能低下症においても

NAFLDの頻度が上昇している[5].

2) 性腺機能低下症

NAFLDは閉経後の女性に多い．エストロゲン欠乏により，肝臓における遊離脂肪酸のβ酸化の障害により脂肪肝，インスリン抵抗性を惹起し，NAFLDの原因となる．

テストステロンはインスリン抵抗性改善作用，抗炎症作用，抗酸化作用が知られており，テストステロンの低下はNAFLDの発症に関与する．

3) 多嚢胞性卵巣症候群

多嚢胞性卵巣症候群（PCOS）は，卵巣の多嚢胞性腫大と排卵障害・月経異常をきたし，多毛症，男性化徴候，高アンドロゲン血症を呈する症候群である．PCOSではインスリン抵抗性を認め高頻度（15〜55%）にNAFLDを合併する．

4) 成人成長ホルモン分泌不全症

成人成長ホルモン分泌不全症は，成長ホルモン（GH）の分泌不全により，易疲労感や集中力の低下などの自覚症状に加え，体組成異常（体脂肪量の増加）や代謝障害（血中脂質高値）などの代謝障害をきたす．下垂体前葉機能低下症では以前よりNAFLD/NASHの発症頻度が高いことが知られていた．GH補充が行われていない汎下垂体機能低下症での標準化死亡率は1.5〜3倍と不良であることから，下垂体前葉機能低下症における心血管イベントの増加につながる代謝変化はおもにGH分泌不全により引き起こされると考えられている．

成人成長ホルモン分泌不全症を伴う下垂体機能低下症患者69名の検討では77%（男性84%，女性71%）がNAFLDと診断され，年齢性別体重をマッチさせたコントロール（12%〈男性18%，女性7%〉）と比較し有意に増加していた．さらに肝生検しえた16名中12名（21%）がNASHと診断された[6]．他の下垂体前葉ホルモン補充の有無とNAFLDの発症に相関を認めず，GH補充によりNAFLD/NASHの改善を認めたことから，GH分泌不全が下垂体機能低下症におけるNAFLDの主因と考えられた．動物実験モデルを用いた検討では肝臓内GHシグナルが肝細胞における脂質代謝に関与し，その異常がNAFLDの発症に関与していることが示唆されている．NAFLD/NASHに対するGH製剤の治療薬としての可能性を含めて，今後の検討が期待される．

◆◆ 文 献 ◆◆

1) Seike M：The Liver in Systemic Diseases. In：Hiromasa Ohira（eds），Springer 2016（電子版）．
2) NAFLD/NASH診療ガイドライン2014，日本消化器病学会（編），南江堂 2014；45-46．
3) Marino L, et al.：World J Gastroenterol 2015；**21**：11053-11076．
4) Bianchi GP, et al.：Liver 1991；**11**：71-77．
5) Chung GE, et al.：J Hepatol 2012；**57**：150-156．
6) Nishizawa H, et al.：Eur J Endocrinol 2012；**167**：67-74．

31 精神症状

> ### POINT
> ▶ 急性発症時の主症状はせん妄や昏睡などの意識障害である．
> ▶ 慢性的なホルモン過剰・欠乏の場合は，健忘，気分・欲動（食欲，性欲，睡眠欲など）の異常が多く，躁，うつ，幻覚，妄想もある．
> ▶ 障害の多くは可逆的だが，治療の遅れにより慢性化し不可逆になる場合もある．

病態

　内分泌疾患は，他の身体的疾患に比し精神症状の発現頻度が高く，精神障害が診断の契機になることも少なくない．症状精神病は，脳以外の身体的疾患を基盤として出現する精神障害で，そのなかでも内分泌疾患に伴うものは"内分泌精神症候群"とよばれる．本症候群の病態は，各種ホルモンの過不足が脳の神経組織に直接的，間接的に作用し生じると考えられているが，詳細は明らかでない[1]．内分泌精神症候群の特徴としては，①急性発症時にはせん妄・昏睡を呈する，②慢性的なホルモン過剰・欠乏の場合は障害ホルモンの種類によらず，健忘や気分，意欲および人間の基本的な欲動（食欲，睡眠欲，性欲など）の異常が高頻度，③症状は原疾患の改善に伴い通常可逆的であるが，長期間放置された場合は，不可逆的となりうる，④同じホルモンの過剰・欠乏が正反対の精神症状を呈するとは限らず，ホルモン値と精神症状に必ずしも相関はない，⑤内分泌異常が既存の精神病の増悪や発症促進因子として働く可能性もある，などがあげられる．

主要症候

　各種内分泌疾患の主要な精神障害を表1に示す．

1）甲状腺疾患

　甲状腺ホルモンは，うつ病，不安障害の発症に関与する主要な化学伝達物質であるセロトニンやノルアドレナリンの代謝を制御する[1]．甲状腺中毒症では，感情の不安定，いらだち，落ち着きのなさ，過活動をきたす．また障害が重度の場合は，躁病様の興奮状態を認めることがよく知られているが，実際に多いのは抑うつとされる．甲状腺クリーゼではせん妄，嗜眠，昏睡などの意識障害のほか，時に幻覚，妄想などの統合失調症様の精神症状を呈し，これらの症候の存在はクリーゼを示唆する．一方，甲状腺機能低下症では，精神活動の不活発さ（無気力）が目立ち，集中力低下や動作緩慢，抑うつ状態がみられる．また，認知能の低下から老人性痴呆と誤診されるこ

表1 おもな内分泌疾患による特徴

内分泌疾患	精神症状
甲状腺中毒症	不安焦燥，過活動，感情の不安定など． 躁やうつ状態，幻覚，妄想など． クリーゼではせん妄や昏睡．
甲状腺機能低下症	自発性低下（無気力），無関心，抑うつなどの精神活動の低下． 集中力の低下や認知機能障害．
原発性副甲状腺機能亢進症	抑うつ，不眠や食思不振，集中力の低下． 高カルシウム血症が重度だと，せん妄や昏睡．
副甲状腺機能低下症	テタニー，てんかん発作に加え，認知機能障害，情緒不安定，抑うつ．
Cushing 症候群	意欲低下やうつ状態，時に躁状態．
副腎皮質機能低下症	抑うつ，多幸などの気分変調． 不眠，不安焦燥． 意欲低下，健忘．
原発性アルドステロン症	不眠，食欲低下，抑うつ
下垂体機能低下症	汎下垂体機能低下症では，自発性低下，無関心，抑うつ． 時にせん妄や昏睡．
先端巨大症	無気力，精神活動の低下，記憶力低下など．

とも多い．

2）副甲状腺疾患

　副甲状腺機能亢進症では，抑うつが最も多いが，易怒性，無関心，不眠，集中力低下や記憶障害などもみられる．高カルシウム血症性クリーゼを併発すると種々の精神症状が現れ，血清 Ca 値が 16 mg/dL を超えると混迷・幻覚・妄想が現れ，19 mg/dL 以上になると傾眠・昏睡に至ることがある[2]．

　副甲状腺機能低下症では，血清 Ca 値の低下に伴

い，テタニーとてんかん発作，脳波異常が出現する．その他，認知機能障害が多く，情緒不安定，抑うつもみられる．

3）副腎疾患

Cushing症候群患者の約60〜80％に精神症状がみられ，その合併頻度は内分泌疾患のなかでは最も多い．代表的な併存疾患はうつ病で[3]，抑うつ気分や"思考が先に進まなくなる"などの思考制止が多いが，躁，不安など気分障害や，時に自殺念慮を伴う．また精神症状の発症には，高コルチゾール血症による海馬の萎縮や脳波の徐波化の関与が推測され[4]，幻覚，妄想や記憶障害，認知機能障害との関連も指摘されている．副腎皮質機能低下症（Addison病など）については，抑うつ，易疲労感，不眠，不安焦燥，欲動の低下が多く[2]，原発性アルドステロン症（primary aldosteronism：PA）での抑うつ，神経症症状，不眠の報告もある[5]．

4）下垂体疾患

下垂体機能低下症では欠乏ホルモンにより症状は異なるが，汎下垂体機能低下では副腎皮質ホルモンと甲状腺ホルモンの欠乏が精神障害の主因となる．先端巨大症では，抑うつ，感情鈍麻，記憶障害などを認める例もある．

鑑別診断

内分泌疾患に伴う精神症状は多彩で，精神症状のみで内分泌疾患を疑うのは困難である．しかし，精神症状に加えて，内分泌疾患を疑わせる身体所見，症候，電解質異常などを認める場合には積極的に精査を行うべきである．

◆ 文 献 ◆

1) 深尾篤嗣，他：心身医学 2015；**55**：1197-1207.
2) Smith CK, *et al.*：*Psychosom Med* 1972；**34**：69-86.
3) Sonino N, *et al.*：*CNS Drugs* 2001；**15**：361-373.
4) Brown ES, *et al.*：*Biol Psychiatry* 2004；**55**：538-545.
5) Künzel HE：*Horm Metab Res* 2012；**44**：202-207.

32 勃起障害，性欲低下

POINT
- 血中テストステロンの低下が勃起障害（ED）の一因となる．
- テストステロン補充療法が低テストステロン血症患者の勃起能を改善させる．
- 低テストステロン血症に関連している症状に性欲の低下がある．

はじめに

男性性機能障害は，勃起障害（erectile dysfunction：ED），性欲低下，射精障害，オルガズム障害などを含む．なかでも臨床上EDが最も遭遇する機会が多い．EDはアメリカ泌尿器科学会により"満足な性交渉をするために十分な勃起を発現できない，あるいは維持できない状態"，日本性機能学会により"性交時に有効な勃起が得られないために満足な性交ができない状態"と定義されている．世界中の成人男性の5〜20％が中等度ないし完全EDに相当するという衝撃的な報告に加え，わが国での調査でも，30〜79歳の男性の約1,130万人が中等度あるいは完全EDと推測されている[1]．この総数は糖尿病の潜在的患者数の約2倍であり，未治療高血圧患者数とほぼ同等とされる．「ED診療ガイドライン」[1]では，EDを血管性，神経性，解剖性と内分泌性の4つに分類しており，血中テストステロンの低下を中心とした内分泌バランスの乱れがEDを誘発することはよく知られている．さらにEDのリスクファクターのなかで最も関連の高いものとして加齢があげられている．陰茎海綿体そのものの老化現象に加え，加齢に伴う血中テストステロン値の低下もその一因とされており，内分泌学的な因子がEDに密接に関連しているといえる．

一方，性欲低下の定義は明確ではなく，いまだ実態がつかめていない．ただし，動物実験においてテストステロンの投与で性活動が活発化することは古くから報告がある．ヒトにおいてもテストステロンと性欲に関する報告は多数なされている．テストステロンとEDおよび性欲低下の関係を中心に解説する．

勃起障害

超音波ドプラ検査により，ヒト陰茎海綿体の血流維持に血中テストステロンが直接関与していることが明らかとなった[2]．正常男性は性的刺激を受けると陰茎海綿体神経終末や血管内皮細胞から一酸化窒素（nitric oxide：NO）が放出され，陰茎海綿体平滑筋細胞内の可溶性グアニル酸シクラーゼを刺激し，これを契機に勃起現象が誘発される．テストステロンは血管内皮機能を改善させることで，NO放出を高めるものと考えられている．

Tsujimuraらは性機能外来を受診した日本人男性130名において，血中テストステロン値と国際勃起スコア（international index of erectile function：IIEF-5）に正の相関が存在することを報告した[3]．最近，多数例を用いた同様の報告が欧米からなされ，血中テストステロン値が低下するとIIEF勃起ドメインスコアが低下することが示された[4]．ED患者を診療する際，勃起力の低下とともに問診上重要となる症状は早朝勃起（夜間勃起現象）の消失である．一般に血中テストステロン値が低下すると，早朝勃起に気付かなくなることが多い．実際，3,369名もの多数例での解析で血中テストステロン値の低下と早朝勃起の頻度減少との関連性が報告されている[5]．早朝勃起の確認は血中テストステロン値維持のバロメーターとされている．治療の側面からみれば，テストステロン補充療法が低テストステロン血症患者の勃起能を改善させることが，29研究のメタ・アナリシスにより明確になっている[6]．さらに，12研究のメタ・アナリシスで，EDに対する第一選択であるホスホジエステラーゼ5阻害薬とテストステロン補充療法の併用効果も報告されている[6]．

性欲低下

EDと比較して性欲低下は複雑で，テストステロンの関与に関する詳細なメカニズムはいまだ十分解明されていない．しかし，先天的な性腺機能低下症患者に対する研究で性活動に重要とされる左島や右前帯状回の活性化にテストステロンが必要であることが示されており[7]，性欲の惹起にテストステロンは欠かせないものと考えられている．実際，血中テストステロン値が低下すると活力が低下するとともに性欲も低下する．前立腺癌患者に対するアンドロゲン除去療法を施行した際の性欲の低下がそれを示している．欧米からの中高年男性に関する報告でも，低テストステロン血症（血中総テストステロン濃度300 ng/dL以下）に最も関連している症状とし

て活力および体力の低下(持続力の低下，運動能力の低下，食後の眠気)とともに，性欲の低下があげられている[8]．勃起力とIIEF勃起ドメインスコアの相関を認めた欧米からの報告でも，血中テストステロン値と性欲スコアの間にも同様の関係が認められている[4]．一方，低テストステロン血症患者に対するテストステロン補充療法は勃起力の改善同様，性欲が低下していた患者に対しても有効であることが示されている[9]．血中テストステロン値が低い場合に限定されるが，現在のところ性欲低下に対する唯一の治療選択肢といえよう．

さらに，高プロラクチン血症も性欲の低下を誘発すること，さらに内分泌学的な治療により血中プロラクチン値を正常化することで性欲が改善することも報告されている．なお，オキシトシンやα-メラニン細胞刺激ホルモンも性欲惹起にかかわっているとされるが[9]，その臨床的応用はいまだなされていない．

◆◆ 文 献 ◆◆

1) ED診療ガイドライン．2012年版，日本性機能学会ED診療ガイドライン2012年版作成委員会(編)，リッチヒルメディカル 2012．
2) Aversa A, et al.：Clin Endocrinol(Oxf) 2000；**53**：517-522．
3) Tsujimura A, et al.：J Urol 2003；**170**(6 Pt 1)；2345-2347．
4) Cunningham GR, et al.：J Clin Endocrinol Metab 2015；**100**：1146-1155．
5) Wu FC, et al.：N Engl J Med 2010；**363**：123-135．
6) Corona G, et al.：J Sex Med 2014；**11**：1577-1592．
7) Redouté J, et al.：Psychoneuroendocrinology 2005；**30**：461-482．
8) Ramasamy R, et al.：Urology 2014；**84**：1378-1382．
9) Corona G, et al.：J Sex Med 2016；**13**：317-337．

第4章

機能診断

第4章 機能診断

1 機能検査—総論

POINT
- 機能検査として，ホルモンの基礎分泌，分泌予備能，分泌調節機序を理解する．
- 検査の意味を理解したうえで，診断・治療に必要かつ十分な検査を選択する．
- ホルモンの生理的変動や採血条件に留意して検査結果を解釈する．

内分泌機能検査の考え方

内分泌機能検査を行うにあたって重要なのは，検査の意味を十分に理解することである．ただ単に測定すればよいのではなく，数多い機能検査法の中から，診断に必要かつ十分な検査を選択して，無駄な検査は極力避けるようにしなければならない．検査結果を解釈するときも，ホルモンの生理的変動や採血の条件に十分に注意する必要がある．

機能検査の原則

病歴や身体所見から内分泌機能障害を疑った場合には，まず該当するホルモンの基礎分泌量を評価する．基礎分泌量が増加している場合は，分泌抑制試験を行いホルモン分泌が生理的な調節機構を逸脱しているかどうかを決める．基礎分泌量が低下している場合，あるいは基準範囲にあっても臨床症状から機能低下が強く疑われる場合には，分泌刺激試験により分泌予備能が十分かどうか調べる．

ホルモン基礎分泌量

最も基本的なことは，ホルモンの基礎分泌量を測定しホルモン作用と比較することである．血中濃度や尿中排泄量の測定により，基準値を超えた分泌・排泄過剰があるか，基準範囲内にとどまっているか，基準値以下で分泌・排泄低下が疑われるか，のカテゴリーに分類される．

基礎値の解釈に当たり，いくつか注意が必要となる．

まず，第一に採血や採尿条件の確認が必要である．日内変動を示すホルモンの測定では，採血時間が重要であり，血中ACTH濃度およびコルチゾール濃度は起床時に最も高く，夕方には低下し，深夜に最も低い値を示す．したがって午後に採血した場合，朝の設定基準値を当てはめることはできない．血漿レニン活性およびアルドステロン濃度は，体位変換の影響を大きく受け，座位や立位では分泌刺激となるため，通常基礎値には30分以上の安静臥位を保ったままの採血が必要である．ホルモンによっては食事や運動，ストレスが影響することも知っておく必要がある．

第二に，測定するホルモンの分泌パターンを知っておくことが必要である．血中GH濃度やACTH濃度，コルチゾール濃度などは，脈動的または間歇的な分泌動態を示し血中濃度は刻々変化している．したがって単回の測定値に過度な信頼を置くことはできない．一方，GH作用を示す血中IGF-I濃度などは通常変動がみられず，1回の測定値でも十分に正しい情報を提供する．

第三にホルモン値とホルモン作用を比較する．下垂体の場合，下垂体前葉ホルモン濃度と標的内分泌臓器のホルモン濃度を同時に測定し，標的内分泌臓器が原発性の機能低下か，下垂体または視床下部の障害による二次性，三次性の機能低下かどうかを知ることができる．PTHの場合，血清Ca濃度を同時に測定することで病態を明らかにできる．

ホルモン分泌予備能
（ホルモン分泌低下が疑われる場合）

ホルモン分泌が低下，または機能低下症が疑われる場合は，ホルモン分泌刺激試験を行い，診断を確定する．この場合，基礎値が基準範囲内であっても，分泌刺激により反応頂値が健常人に比べて明らかに低下している場合，軽度の機能低下がすでに存在すると判断する．機能低下がさらに進行すれば，基礎値も維持できず増加反応も消失する．分泌刺激試験には，上位ホルモンを投与するか，ネガティブフィードバック機構による抑制を解除して内因性に分泌を刺激する方法がある．

分泌予備能低下の考えは重要である．下垂体ACTH分泌を具体例としてあげると，普段ストレスが少ない状態では，基礎値レベルのACTH分泌で追加分泌が少ない状況下でも生体機能を維持できる．しかし，感染などに罹患しストレス状況下では，十分な追加分泌がないと容易に副腎皮質機能低下に陥って回復に時間を要し，適切なホルモン補充が必要となる．

表1 検体の取り扱い

ホルモンの種類により，血中で速やかに分解されてしまう
- 氷冷した EDTA 入り採血管に採取し，速やかに遠心して血漿分離し，凍結保存する
- 特に分解されやすいペプチドホルモンでは蛋白分解酵素阻害剤（トラジロールなど）を添加した EDTA 入り氷冷採血管を用いる

大きなペプチドホルモンやステロイドホルモンは，血中で比較的安定である
- 通常の採血管を用いて血清分離する

表2 ホルモン測定値と臨床症状やホルモン作用との間に乖離がある場合

採血条件と検体の取り扱い確認　薬剤の影響　ホルモン測定系
- ホルモン前駆体や分解産物の交差反応性
- 非特異的な干渉物質（自己抗体など）
- ホルモン不応症（抵抗性）の可能性

ホルモン作用があるのにホルモン値が一致しない
- 抗体の特異性が非常に高く，バリアントを測りこまない
- フック現象
- ホルモン過敏症候群（感受性亢進）の可能性

ホルモン分泌調節機構（ホルモン分泌亢進が疑われる場合）

ホルモン過剰状態をみた場合，血中濃度が増加している下位ホルモンをさらに必要十分量投与してネガティブフィードバックにより，上位ホルモンを抑制する．これにより過剰ホルモンが低下しないときには，自律性に分泌されていると判断する．一方，ある程度抑制される場合には，上位内分泌腺からのホルモン過剰の場合が多い．機能亢進が疑われる場合，ホルモン分泌抑制試験を行い，生理的な調節を受けた適切（appropriate）な分泌か，それとも不適切な分泌かどうかを見極める．

内分泌腫瘍の場合，異常な分泌調節機構が存在する場合がある．正常とは質的または量的に異なる病的反応を示す場合，その異常反応を診断および治療効果の判定に用いることができる．例をあげれば，先端巨大症患者の一部において TRH や GnRH に対する異常増加反応やドパミン作動薬に対する奇異的低下反応がみられる．甲状腺髄様癌では，カルシウムやガストリン刺激に対して過剰な増加反応がみられる．

機能検査の組合せによる障害部位の同定

異なる作用機序の検査を組合せて，障害部位を想定することが可能である．

GH 分泌不全症を例にすると，GH 分泌刺激には視床下部に作用すると考えられるインスリン負荷試験（insulin tolerance test：ITT），アルギニン試験，グルカゴン試験，GHRP-2 試験などと下垂体 GH 産生細胞に直接作用する GHRH（GRH）試験がある．GH 分泌不全を疑われる患者において，ITT に対して GH 分泌刺激がみられず，GHRH 負荷に対しても GH 増加反応がみられない場合と，ITT には反応せず GHRH に対しては GH 増加反応がみられる場合がある．前者では，GHRH に対しても反応がないことから下垂体自身の障害が，後者では GHRH に反応することから下垂体レベルに大きな障害はなく，視床下部レベル以上における機能障害があると推定することができる．

検体の取り扱いと結果の解釈に関する注意点

表1 に検体の取り扱いに関する注意点を示した．適切に検体処理されないと正しい測定値が得られず，結果の解釈を誤ってしまう恐れがある．

表2 に，結果の解釈において，ホルモン測定値と臨床症状やホルモン作用との間に乖離がみられる場合に考慮すべき事柄を示した．

内分泌代謝機能検査は適切に施行されれば病態の把握や診断・治療に極めて有用な情報を与えてくれる一方，無意味な検査法の選択や誤った実施方法で解釈が困難な結果を得てしまう可能性がある．従って機能検査の実施にあたっては最新の注意を払うことが重要である．

◆ 参考文献 ◆

- 島津　章：レジデントノート 2007；**8**：1675-1678．
- 成瀬光栄，他（編）：内分泌機能検査マニュアル．改訂第2版，診断と治療社 2010．

2 視床下部・下垂体機能検査

POINT

- 下垂体機能低下症を疑った場合は，それぞれのホルモンに対する分泌刺激試験を行う．
- 過剰分泌が疑われる場合は，抑制試験やホルモン産生腫瘍に特異的または奇異的な反応を調べる検査を行う．
- 測定法，検体採取，試料の保存，基礎値の変動因子などを確認して機能検査の結果を判断する．

　視床下部は，本能および情動行動の統合中枢であると同時に，内部環境の恒常性(ホメオスターシス)の維持と外部環境への適応(ストレス反応など)を司っている．視床下部で作られたホルモンは，一部下垂体前葉に至り，下垂体ホルモン分泌を調節する(図1)．下垂体ホルモンは，さらに，末梢組織に作用する．各視床下部ホルモンによる下垂体前葉ホルモンの調節，下垂体前葉ホルモンによる末梢ホルモンの調節，さらに，末梢ホルモンによる上位ホルモンへのネガティブフィードバックなどによって，視床下部および下垂体ホルモンは調節されている(図1)．

　下垂体機能の障害は，下垂体機能低下と過剰・自律分泌に大別される．下垂体前葉ホルモンには，GH，PRL，Gn(LH，FSH)，TSH，ACTHがある．これらのホルモンの基礎分泌量や分泌予備能力が低下もしくは消失した状態を，下垂体前葉機能低下症という．原因となる病変が下垂体自体に存在する場合には，原発性下垂体機能低下症と分類する．病変が視床下部にあり，二次性に機能障害をきたしている場合には，視床下部性下垂体機能低下症と分類する．

　下垂体前葉機能低下は，種々の原因で生じる(表1)[1]．成人では，下垂体腫瘍によるものが多く，頭蓋咽頭腫や胚芽腫といった第三脳室周辺の脳腫瘍も多くみられる．女性では，分娩時の大出血に起因するSheehan症候群の頻度が高いが，産科診療の発展に伴って近年では減少傾向である．

　下垂体ホルモンの欠落症状を疑った場合は，関連する血中や尿中ホルモンの基礎値測定を行い，ホルモン基礎値の低下を確認し(実際は，正常下限の値も多い)，それぞれのホルモンに対する分泌刺激試験を行う(図2)[1]．一方，過剰分泌が疑われる場合には，そのホルモン分泌が，正常な制御機構のうえで分泌されているのか調べるために抑制試験やホルモン産生腫瘍に特異的または奇異的な反応を調べる機能検査を施行する．

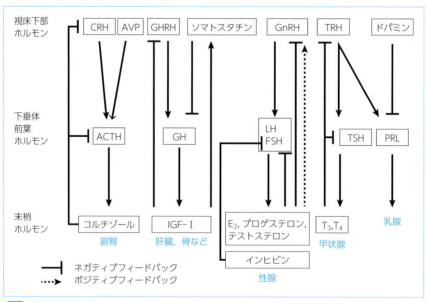

図1　視床下部—下垂体前葉系のフィードバックシステム

表1 下垂体前葉機能低下の原因

遺伝性
　遺伝子異常
　　Gh1，*Tshβ*，*Pomc*，*Pit1*，*Prop1*，*Lhx3*，*Hesx1*，*Trh* 受容体など

特発性

続発性
　腫瘍性：下垂体腺腫(成人で最多)，頭蓋咽頭腫，胚細胞腫，転移性腫瘍
　虚血性・出血・循環障害：Sheehan 症候群，下垂体卒中，海綿静脈洞血栓症，動脈瘤
　肉芽腫性疾患：サルコイドーシス，多発血管炎性肉芽腫症，Langerhans 細胞組織球症
　感染症：結核，髄膜炎，脳炎，下垂体膿瘍
　自己免疫性：リンパ球性下垂体前葉炎，抗 Pit1 症候群
　外傷：骨折，分娩時の下垂体茎断裂
　頭部手術後
　放射線治療後
　薬剤性：ステロイドホルモン
　その他：ヘモクロマトーシス，empty sella 症候群

〔(1) 蔭山和則：臨床内分泌学・代謝学．第2版，須田俊宏(編)，弘前大学出版会 2011；17-26．を改変〕

下垂体前葉ホルモンの分泌低下の症候
↓
血中，尿中ホルモンの基礎値測定
血中 ACTH，コルチゾール；尿中遊離コルチゾール；唾液コルチゾール
血中 TSH，遊離 T_3，遊離 T_4
血中 LH，FSH，(男性)テストステロン，(女性)エストラジオール
血中 GH，IGF-I
血中 PRL
↓
ホルモン分泌刺激試験
ACTH：CRH 負荷試験，インスリン低血糖試験
TSH，PRL：TRH 負荷試験
LH，FSH：LHRH(GnRH)負荷試験
GH：GHRP-2 試験，インスリン低血糖試験，(アルギニン負荷試験，クロニジン負荷試験，グルカゴン負荷試験，L-ドパ負荷試験)
↓
画像診断(MRI)

図2 下垂体前葉機能低下診断のフローチャート

〔(1) 蔭山和則：臨床内分泌学・代謝学．第2版，須田俊宏(編)，弘前大学出版会 2011；17-26．より引用〕

検査の条件，注意点

血液中のホルモン濃度は，日内リズム，運動，ストレス，睡眠，食事，性差，薬物などの影響を受けるため決して一定のものではない．パルス分泌のため，短時間で値が変動することもある．また，検査の異常値は，必ずしも疾患の異常を示すものではないので，検査結果と臨床所見を考慮して，検査値の意味するところを考える必要がある．たとえば，安静や運動によって影響されるホルモンを検査する場合には安静後(30分以上，ベッド上)に，採血される必要がある．また，内服薬が測定ホルモン値に影響することがあるので，休薬の必要があるか考慮しなければならない．休薬できない場合には，得られたデータの解釈に注意する．機能検査を施行し，測定法，検体採取，試料の保存，基礎値の変動因子などを確認して機能検査の結果を判断することが重要である．

いずれの検査も薬による副作用出現の可能性がある．よって，重大な副作用の可能性を理解し，その対応を事前に考慮したうえで施行する必要がある．特に，インスリン負荷や TRH 投与時には，十分な観察が必要である．検査においては，患者に説明と同意を得たうえで施行する必要がある．

下垂体前葉機能検査

1）成長ホルモン系

成長ホルモン（GH）はパルス分泌のため，短時間で値が変動することがある．ストレスの影響を受けて分泌が促進されるので，基礎値の測定採血のためには，ベッドにて30分以上安静後に採血する．摂食の影響を受けてGH値が変動することがあるため，早朝空腹時の採血が望ましい．

❶ 分泌刺激試験

低血糖状態はGH分泌を刺激することが知られているので，インスリン負荷試験（insulin tolerance test：ITT）はGH分泌不全症の診断におけるゴールドスタンダードである．一方で，虚血性心疾患やけいれん発作の既往患者などでは禁忌であり，低血糖の施行には注意が必要である．GH頂値が1.8 ng/mL以下であるとき，低反応とみなされる．

ほかに，GH刺激試験として，アルギニン，グルカゴン，GHRP-2試験などがある．アルギニンまたはグルカゴン負荷試験において，GHの頂値が3 ng/mL以下であるとき，インスリン負荷における頂値が1.8 ng/mL以下に相当する低GH分泌反応とみなす．GHRP-2試験は，強力なGH分泌作用を有する合成ペプチドで，頂値が9 ng/mL以下であるとき，低反応とみなされる．重症型の成人GH分泌不全症のGHRP-2試験の判定では，同様の基準で用いられる[2]．

❷ 分泌抑制試験

先端巨大症診断のため，GH分泌過剰の証明として，75 g経口ブドウ糖負荷試験で，血中GH値が正常域まで（底値0.4 ng/mL未満）抑制されないことを証明する．健常者では血糖上昇でGH分泌は抑制される．血糖悪化が危惧される糖尿病合併症例では，施行しない．

❸ その他の試験

先端巨大症では，血中GH値がTRHまたはGnRH刺激に対して奇異性に上昇反応を示すことがある．また，ブロモクリプチンなどのドパミン作動薬で，健常者では血中GHの増加がみられるが，先端巨大症では低下を認めることがある．治療を目的に，GH抑制作用を有するオクトレオチド試験を行う．GH値が前値の1/2以下に減少した場合，有効と判定する．

2）副腎皮質刺激ホルモン系

CRHはストレス下での視床下部—下垂体—副腎系の活性化において，中心的な役割を果たしている．CRHは脳内では視床下部及び扁桃核を中心に分布しており，ストレス反応の中心的役割をなしている．CRHの分泌と合成を調節する因子としてストレス，日内リズム，ネガティブフィードバックが重要である．視床下部室傍核（paraventricular nucleus：PVN）で分泌，合成されたCRHは下垂体のACTH産生細胞にあるCRH受容体1型に結合してACTHを合成，分泌する．ACTHは副腎において，副腎ホルモンの分泌を刺激する．糖質コルチコイドの増加によって，視床下部CRHの遺伝子発現および蛋白合成は抑制される．

❶ 分泌刺激試験

下垂体機能低下症の原因には，視床下部性と下垂体性があり，原発性を含めた原因局在の決定のため負荷試験が有用である．一般的には，CRH負荷試験とITTが行なわれることが多い[2]．血中ACTH頂値が前値の1.5倍以上に増加することで判定する．下垂体性の場合は，両者に反応が認められない．視床下部性ではITTには無反応で，CRH試験には障害後1年以内ならACTHの前値が低いが，過大反応を示すことが多い．しかし，障害後長期になると低反応となる．また，長期にわたる視床下部障害の場合は，CRH連続刺激により反応性が回復する．これらの評価はグルココルチコイド補充療法の開始以前に行なわれるのが理想的であるが，実際には，すでに補充療法が導入されている場合，または，副腎クリーゼ回復後や低血糖発作などでステロイドの中止が困難であることが多い．このような場合には，補充としてDex 0.25 mg/dayを用いるとよい．Dexは，現在汎用されている大部分のコルチゾール測定キットに交叉性がほとんどないため，内因性コルチゾールの分泌機能を評価するためには都合がよい．また，0.25 mg/dayの投与量は，ACTHの抑制作用は微弱であると考えられている[3]．

また，CRH試験はCushing病の確定診断に有用である．静注後の血中ACTH頂値が前値の1.5倍以上に増加することで判定すると，マイクロ腺腫では100％，マクロ腺腫では73％で反応する[4]．

❷ 分泌抑制試験

低用量デキサメタゾン抑制試験（low dose dexamethasone suppression test：LDDST）は，Cushing病のスクリーニングには，不可欠とされる．診断基準では，前日深夜に低用量（0.5 mg）のDexを内服した翌朝（8～10時）の血中コルチゾール値が5 μg/dL以上を示す（サブクリニカルでは，3 μg/dL以上）とされる[5]．感度はよいが，異所性ACTH症候群との鑑別はできない．ACTH依存性Cushing症候群のスクリーニング検査としては，わが国では，低用量デキサメタゾン抑制試験（LDDST）0.5 mgが1 mgよりもすぐれていると考えられるが[5]，副腎のスクリーニングとしては1 mg DSTが頻用されていることから，今後，1 mg DSTによる判定も基準に加えられるように検討中である．

一方，高用量デキサメタゾン抑制試験（HDDST）

では，前日深夜に高用量（8 mg）の Dex を内服した翌朝（8〜10時）の血中コルチゾール値が前値の半分以下に抑制されることを定義とする．われわれのデータでは，マイクロ腺腫では89％で抑制されたが，マクロ腺腫では45％でのみ抑制された[5]．

❸ その他の試験

DDAVP 試験は，正常人や偽性 Cushing から ACTH 依存性 Cushing 症候群の診断，鑑別に有用とされる．静注後の血中 ACTH 頂値が前値の1.5倍以上に増加することで判定する．自験例の検討では，Cushing 病では感度86％で，特にマイクロ腺腫では90％であった[5]．

3）プロラクチン

プロラクチン（PRL）は，通常，視床下部から放出抑制因子であるドパミンによる調節を受けているため，視床下部障害で分泌亢進が認められる．PRL 分泌過剰症は，下垂体の PRL 産生細胞の異常（腫瘍）や視床下部の調節機構の異常のいずれによっても起きる．原因として多いものは，ドパミン拮抗作用をもつ薬剤の影響，次に，PRL 産生下垂体腺腫（プロラクチノーマ）である．

❶ 分泌刺激試験

TRH 試験は，PRL 分泌を刺激する検査である．下垂体機能低下症では，PRL の頂値は前値の2倍未満となる．プロラクチノーマでは，PRL の基礎値が高く，頂値は前値の2倍未満となることが多い．一方で，機能性高プロラクチン血症では，頂値は前値の2倍以上と反応する．

❷ 分泌抑制試験

プロラクチノーマの治療を前提として，ブロモクリプチンなどのドパミン作動薬の内服投与で血中 PRL 値が低下することを確認する．PRL 値が前値の1/2以下に減少した場合，有効と判定する．

4）ゴナドトロピン系

ゴナドトロピン（Gn）には，LH と FSH がある．LH と FSH を総称して性腺刺激ホルモンといい，視床下部から分泌される GnRH によって分泌が促進される．GnRH のパルス増加により，下垂体からの LH および FSH の分泌が増加し，性腺を発達させる．Gn の低下による性腺機能低下症は hypogonadotropic hypogonadism とされ，視床下部や下垂体が原因の続発性性腺機能低下症を示唆する．下垂体機能低下症，Kallmann 症候群，神経性やせ症などがあげられる．続発性性腺機能低下症は，通常，GnRH 試験に対しても LH や FSH は増加反応を示さない．LH 頂値が前値の5倍以下であるとき，FSH 頂値は前値の1.5倍以下であるとき，低反応とみなされる．視床下部障害による場合は，連続 GnRH 刺激によって Gn の反応性が回復することがある．

5）甲状腺系

下垂体から分泌される TSH は，視床下部-下垂体-甲状腺系のネガティブフィードバック機構により，甲状腺ホルモンのわずかな過不足を反映して鋭敏に変化する．視床下部障害などで，長い期間 TRH の刺激を受けない下垂体では，糖鎖の異なる生物活性の低い TSH が分泌されることがある．

❶ 分泌刺激試験

TRH 試験は，TSH 分泌を刺激する．正常であれば30分後にピークがあり，TSH は 6 μU/mL 以上に増加する．T_3 は TRH 投与により，前値の130％以上に増加する．下垂体機能低下症では，TSH は低反応である．視床下部性甲状腺機能低下症では，生物活性の低い TSH が分泌されることがあり，TRH 試験で TSH は増加するが，T_3 の反応性は悪い．TSH 産生腫瘍では，無〜低反応であり，甲状腺ホルモン不応症では正常反応を示す．

❷ 分泌抑制試験

TSH 不適切分泌が疑われる場合に，甲状腺ホルモンによるネガティブフィードバックで TSH が抑制されるか調べるために，T_3 負荷による抑制試験が施行される．

◆ 文 献 ◆

1) 藤山和則：臨床内分泌学・代謝学．第2版，須田俊宏（編），弘前大学出版会 2011；17-26．
2) Chihara K, et al. : Eur J Endocrinol 2007；**157**：19-27．
3) 藤山和則，他：日内会誌 2014；**103**：832-840．
4) Suda T, et al. : Endocr J 2009；**56**(3)：469-476．
5) Kageyama K, et al. : Endocr J 2013；**60**(2)：127-135．

第4章 機能診断

3 視床下部―下垂体後葉系の機能検査

POINT
- 下垂体後葉ホルモンであるバソプレシン(AVP)の産生および分泌は血清Na濃度により厳密にコントロールされている.
- 血清Na濃度が上昇してもAVPの分泌増加を認めず低張性多尿が持続する病態が中枢性尿崩症(CDI)である.
- 中枢性尿崩症(CDI)の診断のために, 高張食塩水負荷試験, 水制限試験, AVP負荷試験, デスモプレシン(DDAVP)試験が施行される.

はじめに

抗利尿ホルモンであるバソプレシン(AVP)は9個のアミノ酸からなるペプチドホルモンで, 視床下部の視索上核(supraoptic nucleus:SON)および室傍核(paraventricular nucleus:PVN)の大細胞性ニューロンで産生され, 軸索輸送により下垂体後葉に運ばれる(「3 下垂体後葉ホルモン(バソプレシン)(p.203)」参照). 下垂体後葉に貯蔵されたAVPは, 血漿浸透圧の上昇に反応して体循環に分泌され, 腎臓の集合管主細胞に発現するV_2受容体に結合し水の再吸収を促進することで抗利尿ホルモンとしての作用を発揮する. 中枢性尿崩症(central diabetes insipidus:CDI)はAVPの産生および分泌の障害により尿濃縮力が低下し低張性多尿を呈する病態である(図1).

わが国では, 高感度のAVP測定系の存在により, AVP分泌能を評価する高張食塩水負荷試験がCDIの診断のための検査として普及しているが, 本検査に長年用いられてきたAVP測定キットAVP RIA「ミツビシ」®は抗血清の枯渇により2012年3月から使用できなくなっている. 一方, 2015年3月から新たに使用可能となったAVPキット「ヤマサ」®は, AVP RIA「ミツビシ」®と同様に定量下限値が低く, デスモプレシン(l-deamino-8-d-arginine vasopressin:DDAVP)に対する交叉性がないことから, その有用性が期待されている[1]. なお, 図1に記した血漿AVP濃度の正常範囲は従来の測定系であるAVP RIA「ミツビシ」®を用いて作成されたものであり, AVPキット「ヤマサ」®における血漿AVP濃度の正常範囲の設定は今後の課題である.

本項では, CDIの診断を目的に施行される高張食塩水負荷試験, 水制限試験, AVP負荷試験, DDAVP試験について概説する(表1).

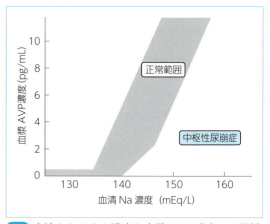

図1 血清ナトリウム濃度と血漿AVP濃度との関係
本図における血漿AVP濃度は従来の測定系であるAVP RIA「ミツビシ」®により作成されたものである. したがって, 現行の測定系であるAVPキット「ヤマサ」®での測定値をそのまま適用することはできない.

高張食塩水負荷試験

5%食塩水の負荷による血清Na濃度の上昇に対するAVPの分泌反応を調べる検査である.

1) 検査方法

①著明な多尿を呈しているCDIの患者に過度の水分制限を行えば, 脱水(高ナトリウム血症)が進行する恐れがあることから, 水分摂取は検査当日朝からとする. 検査当日の朝食は中止, 検査開始30分前からベッド上安静とする.

②10%食塩水と生理食塩水を9:11の割合で, あるいは10%食塩水と蒸留水を1:1の割合で混合して, 体重(kg)当たり6 mLの5%食塩水を準備する. たとえば体重60 kgの患者では, 10%食塩水162 mLと生理食塩水198 mLを混合, あるいは10%食塩水180 mLと蒸留水180 mLを混合して360 mLの5%食塩水を作成する(表2).

③5%食塩水を0.05 mL/kg/minの速度(たとえば体

表1 中枢性尿崩症の鑑別診断における内分泌学的機能検査

	中枢性尿崩症	腎性尿崩症	心因性多飲症
高張食塩水負荷試験	AVP分泌反応 消失および減弱	AVP分泌反応 正常および過大反応	AVP分泌反応 正常
水制限試験 ＋ AVP負荷試験	尿浸透圧 <300 mOsm/kg 負荷後上昇	尿浸透圧 <300 mOsm/kg 負荷後不変	尿浸透圧 >300 mOsm/kg 負荷後軽度上昇
デスモプレシン試験 （診断的治療）	尿量低下 尿浸透圧増加 口渇改善	反応なし	尿量低下 口渇不変 低ナトリウム血症

表2 高張食塩水負荷試験

時間(分)	前	30	60	90	120
血漿バソプレシン濃度	○	○	○	○	○
血清Na濃度	○	○	○	○	○

たとえば体重60 kgの患者の場合,
・5％食塩水 6 mL/kg＝360 mLの作製
　①10％食塩水 162 mL＋生理食塩水 198 mL
　②10％食塩水 180 mL＋蒸留水 180 mL
・5％食塩水 0.05 mL/kg/min＝3 mL/minで2時間点滴静注

重60 kgの患者では3 mL/min）で120分間点滴静注する．投与前と投与後30分ごとに2時間まで採血を行い，血漿AVP濃度と血清Na濃度を測定する（表2）．

2）検査結果

健常者では血清Na濃度の上昇に反応して血漿AVP濃度は増加する（図1）．CDIでは血清Na濃度に対して血漿AVP濃度は相対的低値を示し，血清Na濃度の上昇に対するAVP分泌反応の消失（完全型）または減弱（部分型）を認める（図1，表1）．腎性尿崩症（nephrogenic diabetes insipidus：NDI）ではAVPの分泌反応は正常もしくは過剰反応を呈し，心因性多飲症では正常反応を示す（表1）．

3）検査上の注意

著明な脱水時や全身状態が不良の際は高張食塩水負荷試験の実施を控える．本検査により血清Na濃度は約10 mEq/L上昇することから，検査開始時の血清Na濃度が150 mEq/Lを超えることは避ける必要がある．検査中に強い口渇が生じた場合は少量の水分摂取を許可し，高ナトリウム血症によると思われる頭痛，悪心などの症状が出現するようであれば検査の中止を検討する．5％食塩水の投与によって浸透圧刺激による血管痛を生じることがあるが，これに関しては冷却などで対応可能なことが多い．

高張食塩水負荷試験終了後に引き続いてDDAVP試験を行うのは避けるべきである．これは，著明な高浸透圧負荷により水分摂取の欲求が強く惹起されている状態においてDDAVPにて長時間に渡って尿流出を止めることは過剰な水分負荷につながる可能性があるからである．

水制限試験，AVP負荷試験

水制限試験は絶水による血漿浸透圧の上昇と循環血液量の低下に対する尿濃縮力を調べる検査である[2)]．CDIではAVP分泌の障害により，NDIでは腎臓におけるAVP作用の障害により尿濃縮力障害を呈する．水制限試験に引き続いて行われるAVP負荷試験により，CDIとNDIとを鑑別する．

1）検査方法

①検査前までは自由飲水とする．検査当日の朝食は中止，早朝空腹時から検査を開始し，検査終了まで絶飲食とする．

②検査開始前と開始後30分ごとに体重と尿量および浸透圧を測定する．検査前から体重が3％減少するまで，もしくは最大6時間30分後までで検査を終了する（表3）．

③水制限試験終了後に引き続いてAVP負荷試験を行う．AVP（ピトレシン®）5単位を皮下注射し，30分後，60分後に尿量と尿浸透圧を測定する（表3）．

2）検査結果

❶ 水制限試験

健常者では水制限に伴い尿浸透圧は増加するが，CDIおよびNDIでは尿浸透圧の低値（300 mOsm/kg以下）が持続する．心因性多飲症では尿浸透圧は増加するものの，腎髄質の浸透圧勾配が低下しているため軽度の尿濃縮力障害を認めることから尿浸透圧の増加の程度は健常者に比較して軽度である（表1）．

❷ AVP負荷試験

CDIでは尿浸透圧は300 mOsm/kg以上に上昇するが，NDIでは尿浸透圧の上昇は認められず300 mOsm/kg以下が持続する．心因性多飲症では，AVP負荷にて尿浸透圧は上昇するが，健常者に比較してその上昇は軽度である（表1）．

3）検査上の注意

尿崩症（diabetes insipidus：DI）では水制限により脱水が進行するため，担当医師が付き添い，症状の

表3 水制限試験・AVP 負荷試験

時間(時間)	前	0.5	1	1.5	2	2.5	3	3.5	4	4.5	5	5.5	6	6.5	0.5	1
体重	○	○	○	○	○	○	○	○	○	○	○	○	○	○		
尿量	○	○	○	○	○	○	○	○	○	○	○	○	○	○	○	○
尿浸透圧	○	○	○	○	○	○	○	○	○	○	○	○	○	○	○	○

※ 水制限は前～6.5時間まで、ピトレシン® 5単位皮下注は6.5時間後。

*：水制限開始後 6.5 時間，または体重減少が前値の 3% に達したところで水制限試験を終了とする．

有無や血圧および脈拍数の変化を観察する．水制限試験後に AVP(ピトレシン®)の代わりに DDAVP を用いることは，高張食塩水負荷後と同様に危険であり，避けるべきである[3]．なお，高感度の AVP 測定系が存在するわが国では，長期間の飲水制限という強い苦痛を DI 患者に与える本試験よりも患者負担の少ない高張食塩水負荷試験を診断に用いることが推奨されるが，高張食塩水負荷試験で AVP の分泌反応が一部認められる場合等において，DDAVP による治療の必要性を検討する際には，水制限試験による尿濃縮力の評価は有用である．

デスモプレシン試験

高張食塩水負荷試験や水制限試験の実施が何らかの理由で困難である場合に，診断的治療として DDAVP 試験を行う．

1) 検査方法
①原則入院下で，CDI の治療薬である DDAVP の最小用量(経鼻製剤 2.5 μg, 口腔内崩壊錠 60 μg)を就寝前に投与する(表4)．
②1 日の尿量や飲水量，体重，口渇の変化，血清 Na 濃度等の変化を観察する(表4)．

2) 検査結果
CDI では DDAVP の投与により尿量，飲水量は減少し，口渇は改善する．心因性多飲症では尿量は減少するが，飲水量および口渇は不変である．NDI では尿量，飲水量，口渇とも変化を認めない(表1)．

3) 検査上の注意
心因性多飲症では DDAVP 投与により低ナトリウム血症を呈する可能性があることに留意する必要がある．

表4 デスモプレシン試験

時間(日)	1	2	3	4	5
尿量	○	○	○	○	○
飲水量	○	○	○	○	○
体重	○	○	○	○	○
血清 Na 濃度	○	○	○	○	○

* は1日目と2日目の間。

*：就寝前にデスモプレシン(DDAVP) (経鼻製剤 2.5 μg, 口腔内崩壊錠 60 μg)を投与．

◆ 文 献 ◆

1) 田中誠仁，他：医学と薬学 2015；**72**：1379-1388.
2) Dashe AM, *et al*.：*JAMA* 1963；**185**：699-703.
3) Majzoub JA, *et al*.：*Pediatr Endocrinol Rev* 2006；**4**：60-65.

4 甲状腺

POINT

- 血中遊離甲状腺ホルモンと甲状腺刺激ホルモン(TSH)の同時測定により潜在性甲状腺機能亢進症や潜在性甲状腺機能低下症を含めて甲状腺機能を正しく評価することが必要である.
- 甲状腺中毒症を呈する疾患は Basedow 病以外の可能性もあり,甲状腺刺激ホルモン受容体抗体(TRAb)や甲状腺刺激抗体(TSAb)等を参考にして甲状腺疾患およびそれ以外の疾患を含めて確定診断に必要な検査を施行する.

甲状腺機能の分類

甲状腺機能は遊離甲状腺ホルモンと甲状腺刺激ホルモン(TSH)により評価可能である[1]. 潜在性甲状腺機能亢進症は遊離サイロキシン(FT_4)が基準値以内であるが TSH が $0.1\ \mu U/mL$ 未満または基準値未満である. また潜在性甲状腺機能低下症は FT_4 が基準値以内であり,TSH が基準値より上昇しているが $10\ \mu U/mL$ 未満と定義されている. 図1に示すよう甲状腺ホルモンが徐々に上昇または低下すると遊離甲状腺ホルモンは基準値以内であるが TSH が基準値より低下や上昇を示し,視床下部や下垂体レベルでは軽度のホルモンの過剰や不足を感知してその補正のために TSH の分泌を抑制や促進が生じると考えられている[2]. 近年,このような潜在性甲状腺機能低下症および潜在性機能亢進症は全死亡率,心疾患による死亡率,骨折や心房細動(atrial fibrillation:Af)の発症率,心突然死の発症,悪性腫瘍による死亡率等が報告されている. また,TSH と遊離甲状腺ホルモンの両者が基準値以内であっても FT_4 が高い群では心疾患や心突然死のリスクが高く,TSH が正常以内で高値を示す患者では長期的には死亡率が有意に増加するとの報告もあり,基準値の見直しを含めどのように対処するかが今後の課題である.

TSH の測定値で注意すべき点は,下垂体レベルでは甲状腺ホルモンの過不足に緩徐に反応するため,一過性に不適切 TSH 分泌症候群(syndrome of inappropriate secretion of TSH:SITSH)や TSH 分泌不

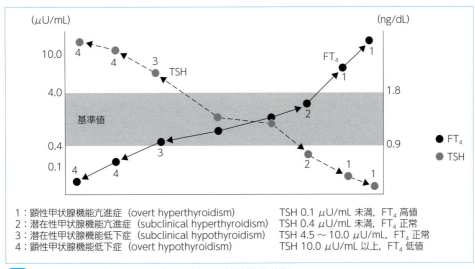

1:顕性甲状腺機能亢進症(overt hyperthyroidism)　　　TSH $0.1\ \mu U/mL$ 未満,FT_4 高値
2:潜在性甲状腺機能亢進症(subclinical hyperthyroidism)　TSH $0.4\ \mu U/mL$ 未満,FT_4 正常
3:潜在性甲状腺機能低下症(subclinical hypothyroidism)　TSH $4.5～10.0\ \mu U/mL$,FT_4 正常
4:顕性甲状腺機能低下症(overt hypothyroidism)　　　　TSH $10.0\ \mu U/mL$ 以上,FT_4 低値

図1　FT_4の変化に伴う TSH の分泌調節と甲状腺機能分類
甲状腺ホルモンが徐々に上昇または低下した場合は FT_4 が基準値以内であっても TSH が基準値より低下したり,基準値より上昇したりする. このような状態が図の中の点2で示される潜在性甲状腺機能亢進症と点3で示される潜在性甲状腺機能低下症である.
しかし,Basedow 病に対する抗甲状腺薬や甲状腺機能低下症に対する甲状腺ホルモン補充療法では,下垂体における TSH 分泌のリセッティングにタイムラグが生じるため,TSH の値は必ずしも組織における甲状腺ホルモンレベルを反映しないことがあり注意を要する.

表1 甲状腺中毒症の分類

1. 甲状腺機能亢進症を伴うもの
   （甲状腺放射性ヨウ素摂取率が高いもの）
   1) 刺激型 TSH 受容体抗体
      Basedow 病
   2) TSH の過剰
      a．下垂体 TSH 産生腫瘍
      b．下垂体型甲状腺ホルモン不応症
   3) hCG による刺激
      a．胞状奇胎，絨毛性腫瘍
         その他の hCG 産生悪性腫瘍
      b．正常妊娠に伴うもの
   4) 甲状腺細胞の自律的ホルモン産生
      a．甲状腺ホルモン産生甲状腺腺腫（Plummer 病）
      b．甲状腺ホルモン産生甲状腺癌
      c．非自己免疫性甲状腺機能亢進症
         (non-autoimmune hyperthyroidism)
      d．先天性新生児甲状腺機能亢進症

2. 甲状腺機能亢進症を伴わないもの
   （甲状腺放射性ヨウ素摂取率が低いもの）
   1) 炎症性疾患
      亜急性甲状腺炎
      無痛性甲状腺炎 (painless thyroiditis)
      薬剤性甲状腺炎（アミオダロン，インターフェロンα）
      甲状腺腫瘍の梗塞
      放射性甲状腺炎
   2) 異所性甲状腺組織
      卵巣性甲状腺腫（機能性甲状腺ホルモン産生腫瘍）
   3) 甲状腺組織または甲状腺ホルモン薬の摂取

全状態を示し正しい評価が不可能な場合もある．よって，自覚症状，および投薬歴（甲状腺ホルモン薬，抗甲状腺薬，ヨウ素製剤，ヨード造影剤），多量の海藻類の摂取の有無，体重変動を含めた病歴や身体所見を参考に経過観察を含め適切に対応する必要がある．

甲状腺機能亢進症の分類と特徴

甲状腺機能亢進症は，甲状腺ホルモンの高値すなわち甲状腺中毒症と同義語として用いられることもあるが，正しくは甲状腺ホルモン合成が過剰な状態，すなわち甲状腺放射性ヨウ素摂取率が高値の病態を指す．このような理由より甲状腺中毒症は表1のように理論的には甲状腺ヨウ素摂取率で分類されるが，全例に摂取率の施行が必須ということではない．また実施できる施設は限られており，ほかの検査を組みあわせて診断している．簡易に施行できる甲状腺超音波検査による血流量測定は有用であり，一般に血流の増加する Basedow 病と低下する無痛性甲状腺炎の鑑別に有用な場合もある．また，機能性甲状腺腺腫（Plummer 病）の場合は結節に合致した放射性ヨウ素摂取をシンチグラフィにて確認する必要があるが，血流の豊富な結節を認めるため超音波検査で疑われることもある[3]．

甲状腺機能低下症の診断

甲状腺ホルモン低下の症状を有し，甲状腺ホルモンが低値を示す場合の診断手順を図2に示す．中枢性甲状腺機能低下症，甲状腺中毒症の回復期，甲状腺ホルモンが低値を呈する重症疾患（非甲状腺疾患〈non thyroidal illness：NTI〉）との鑑別が重要となる．

また，わが国における成人発症の甲状腺機能低下症の 90％ 以上は橋本病であるが，橋本病患者の 90％ 以上は甲状腺機能が正常である．

先天性甲状腺機能低下症は新生児スクリーニングによって発見されるが，ヨウ素の取り込み障害を生じるナトリウム／ヨウ素シンポーター（Na^+/I^- symporter：NIS）異常症では母乳中にヨウ素が多く含まれるため離乳後に甲状腺機能低下症が判明することが多い．また一部の遺伝子異常による疾患は成人期に発症することがあり，注意が必要である．

甲状腺刺激ホルモン，遊離サイロキシン，遊離トリヨードサイロニン

大部分の症例では TSH と FT_4 の測定により甲状腺機能異常の診断可能であるが，特殊な場合としてトリヨードサイロニン（T_3）のみ高値を呈する T_3 トキシコーシスも存在するため診断時には遊離トリヨードサイロニン（FT_3）の同時測定が望ましい．T_4 から T_3 への変換は治療により抑制されこともある．重症疾患でも同様に FT_3 のみ低値となることもあり FT_3 の経時的測定が必要な場合もある．

遊離甲状腺ホルモンの測定にはサイロキシン結合グロブリン（thyroxine binding globulin：TBG）には結合しないが抗体には結合する標識甲状腺ホルモンの誘導体を利用した測定法が用いられることが多い．また一部のキットでは希釈された血清を平衡透析し，透析液中のホルモンを直接測定する場合もある．しかし，このような測定系ではホルモンに対する抗体や家族性異常アルブミン血症（familial dysalbunemic hyperthyroxinemia：FDH）をはじめとする血清アルブミンの変動や結合蛋白の異常の影響を強く受ける．よって，測定上の異常値から誤診され誤った治療を受けてしまった症例も報告されている．理論的には無希釈の血清を用いて限外濾過やマイクロカプセルで正確に測定することが可能性である．しかし，現在では臨床的には利用が困難である．よって，臨床症状と検査結果の乖離がある場合には他の方法で甲状腺機能の評価を行う．また，重症患者や抗けいれん剤等の服薬者では遊離甲状腺ホルモ

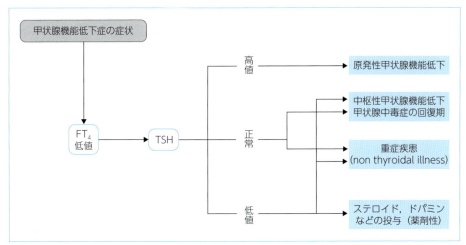

図2 甲状腺機能低下症の診断手順
〔日本甲状腺学会：甲状腺疾患診断ガイドライン 2013 http://www.japanthyroid.jp/doctor/guideline/japanese.html#teika より〕

ンが通常の測定法では低値を示すが，甲状腺ホルモン補充療法の必要性はない．ヒト TSH に対する自己抗体やマウス等の IgG に対する異好性抗体（heterophilic）により TSH 測定値が高くなるが，このような抗体による甲状腺機能自体への影響はないと考えられる．

TSH の基準値はおおむね 0.4〜4.5 μU/mL 程度であり，0.1 μU/mL 未満は抑制と判定されるが，甲状腺中毒症が持続していた Basedow 病患者では高感度法では 0.001 μU/mL 未満である．

甲状腺刺激ホルモン受容体抗体，甲状腺刺激抗体

Basedow 病の病因は甲状腺を刺激する TSH 受容体（TSH receptor：TSHR）に対する抗体であり，2 つの測定法があり，TSH と TSHR との結合阻害を指標としたものが TRAb であり，当初は標識された TSH を用いていたが抗体のほうが扱いやすく，多量に入手可能な TSHR に対するモノクローナル抗体を標識してその結合阻害を測定する第三世代の TRAb が広く利用されている．このような第三世代の基準値は Basedow 病と無痛性甲状腺炎の鑑別を考慮して 2.0 IU/L 未満とされているが無痛性甲状腺炎でも 2.8 IU/L 程度の患者は存在する．0.8 IU/L 未満の場合は Basedow 病の可能性は低く，3.0 IU/L 以上の場合は無痛性甲状腺炎の可能性は低いとされている[3]．またヒト TRAb を標識して測定しているため，生物学的作用有しないニュートラル抗体も測定されてしまい，少数例であるが橋本病や無痛性甲状腺炎でも陽性となる．しかし，標識 TSH を用いた第二世代以前の測定法では陰性となる．

特発性甲状腺機能低下症において測定される TSHR 阻害する抗体も TRAb が陽性となるがその力価は高いことが多い．

第二の方法は培養甲状腺細胞を用いて患者血清 IgG の甲状腺刺激活性であり（TSHb），現在わが国で使用されているキットは cAMP を直接測定できるプレート上でブタ甲状腺細胞とチャコール処理された患者血清を反応させて測定している．この方法では以前は問題となった TSH や hCG をはじめとするホルモンや薬剤は影響しない．

TSAb の基準値は 120% 未満である．TSAb は TRAb と同様に甲状腺病自体の診断や経過の予想に有用である．しかし，TRAb 値と乖離する症例もあり，注意が必要である．

また，TSAb は甲状腺病眼症の活動性や非活動期の重症度との相関が報告されており診断や治療効果の判定に参考となる場合もある．

特発性甲状腺機能低下症では TRAb が陽性であるとともにこのような生物学的作用を測定する系で測定される阻害型抗体，TSBAb が陽性となる．その測定は妊娠時の胎児甲状腺機能低下症発症の予想には有用であるが，現在の時点では保険適用はない．また，TSAb 自体が 500% 以上の患者では測定意義はない．

尿中ヨウ素排泄量測定

ヨウ素欠乏は中枢神経系の発育を含めて多様な中枢神経系の障害をきたすため世界的には重要な課題である．ヨウ素欠乏地域でないとされるイギリスにおいても尿中ヨウ素測定では一部の妊婦は軽度〜中等度以上の欠乏を認め，出生した児は 8〜9 歳時で認知能が有意に低下していた．わが国ではヨウ素欠乏の可能性は低いが，ヨウ素制限の確認や過剰摂取の

尿中ヨウ素排泄量はBasedow病で低下し,無痛性甲状腺炎で増加するためTRAbやTSAbが陰性であるがBasedow病が疑われた妊婦のように放射性ヨウ素摂取率の測定が不可能な場合にはBasedow病と無痛性甲状腺炎との鑑別に用いる.ヨウ素制限を1週間行い,尿中クレアチニン(creatinine：Cr)とともに測定する.Cr1g当たりの尿中ヨウ素濃度(μg/g・Cr)を求め,成人男性は1.5,成人女性は1.0の係数を乗じて1日当たりの尿中ヨウ素排泄量(μg/day)を算出する.Basedow病診断における1日当たりのヨウ素排泄量(Urinary Iodine：UI)の最適カットオフ値は260μg以下であり,陽性一致率は79%であった.また,ヨウ素制限後にFT$_4$(ng/dL)を測定してUI/FT$_4$を算出するとBasedow病診断の最適カットオフ値は82以下であり,陽性一致率は93%に上昇した.このように無痛性甲状腺とBasedow病の鑑別にも有用とされる[4].

◆ **文 献** ◆

1) 日本甲状腺学会：甲状腺疾患診断ガイドライン2013
http://www.japanthyroid.jp/doctor/guideline/japanese.html
(2018年3月確認)
2) Kamijo K：*Endocr J* 2010；**57**：895-902.
3) 磯崎収,他：内分泌臨床検査マニュアル,肥塚直美(編著),日本医事新報社 2017；97-105.
4) 紫芝良昌,他：ホルモンと臨床 2002；**50**：629-640.

第4章 機能診断

5 副甲状腺

POINT

- 副甲状腺機能の評価には同時測定の血清 Ca 濃度と intact PTH が必要である.
- 血清 Ca 濃度は低アルブミン血症が存在する場合, 補正 Ca 値を用いる.
- 血清 Ca 濃度および intact PTH が正常範囲でも原発性副甲状腺機能亢進症（PHPT）の可能性がある.

はじめに

副甲状腺は甲状腺の背側に位置し, 左右・上下に通常 4 腺存在し, 胸腺近傍に 5 腺目が存在することが 5% 程度ある. 正常副甲状腺は非常に小さな組織であり, その大きさは米粒大（縦 5 mm, 幅 2 mm 程度）で, 重量は 4 腺あわせて 100～150 g 程度である.

副甲状腺の機能異常としては, 副甲状腺機能亢進症と副甲状腺機能低下症がある. 副甲状腺機能亢進症とは, 副甲状腺ホルモン（parathyroid hormone：PTH）の慢性的分泌過剰状態により生じる代謝異常のことをいう. このうち原発性副甲状腺機能亢進症（primary hyperparathyroidism：PHPT）は, 副甲状腺に発生した腺腫や過形成あるいは癌から PTH が自律的かつ過剰に分泌され高カルシウム血症をきたす病態である. 典型的な PHPT の症候として, 骨折, 尿路結石, 腎石灰化があげられるが, 最近では血清 Ca 濃度測定が普及してきたことから, 無症候で高カルシウム血症のみを呈する症例が増えてきている. 一方, 慢性腎不全やビタミン D 作用不全（ビタミン D 不足／ビタミン D 欠乏症など）から低カルシウム血症となり PTH が二次的に過剰分泌をきたした場合を二次性副甲状腺機能亢進症（secondary hyperparathyroidism：SHPT）とよぶ. 副甲状腺機能低下症は, PTH 作用の低下による低カルシウム血症・高リン血症きたす疾患群である. 症状は, 軽いしびれからテタニーや全身性のけいれん発作まで程度は様々であり, Chvostek 徴候, Trousseau 徴候がみられることがある. 原因は副甲状腺からの PTH 分泌不全と標的臓器の PTH 不応性に大別される. 血中の PTH 濃度は PTH 分泌不全では低値または欠如しているのに対して, PTH 不応性では上昇している.

カルシウムと副甲状腺ホルモン

Ca は細胞内の情報伝達物質としての重要な役割を担っており, 正常な細胞機能の維持に必須である. 血中濃度は 8.5～10.4 mg/dL の範囲に厳密に調整されている.

PTH は副甲状腺の主細胞にのみ発現しており, ヒト PTH は糖鎖をもたない 84 個のアミノ酸からなるペプチドホルモンである. PTH 活性の最小フラグメントは, N 端の PTH1-27 であり, PTH の C 端フラグメントは古典的作用とは異なる生物活性を有する可能性が示唆されている.

血中カルシウム濃度の維持機構

血清 Ca 濃度は PTH と活性型ビタミン D [1,25 水酸化ビタミン D 〔1,25-dihydroxyvitamin D：1,25$(OH)_2D$〕] の作用によって厳密に調節されている. 副甲状腺から分泌される PTH は $1,25(OH)_2D$ と協調して骨吸収や腎遠位尿細管での Ca 再吸収および腸管 Ca 吸収に直接あるいは間接的に作用することによって血清 Ca 濃度を一定の範囲に保っている.

PTH の分泌調節は, 副甲状腺細胞膜上のカルシウム感知受容体（calcium sensing receptor：CaSR）が細胞外の Ca 濃度変化を感知して細胞内に伝達し, 秒～分単位で PTH の分泌を変動させている. 血清 Ca 濃度が上昇すると, CaSR がそれを感知して PTH の分泌を抑制する. PTH は骨吸収および腎遠位尿細管からの Ca 再吸収を促進するとともに, 腎近位尿細管の 1α 水酸化酵素活性を上昇させることにより $1,25(OH)_2D$ の産生を促進する. 活性型ビタミン D のおもな作用は腸管からの Ca 吸収の促進であるが, さらに PTH による腎遠位尿細管での Ca 再吸収促進作用の発現にも活性型ビタミン D が必要である. また, PTH は腎近位尿細管での P 再吸収を抑制することにより血中 P 濃度を低下させる. $1,25(OH)_2D$ は腸管 P 吸収の亢進から血中 P 濃度を上昇させるように作用する.

これらの調節系のいずれかに異常をきたした場合, 血清 Ca 濃度や血中 P 濃度に変化をきたす.

血清カルシウム, 血清副甲状腺ホルモン濃度の測定

血清 Ca 濃度の調節機構が破綻すれば, まず血清 Ca 濃度の異常が現れる. この場合, まず血清 Ca 濃度の測定値が正確かどうかの評価が必要になる. 採

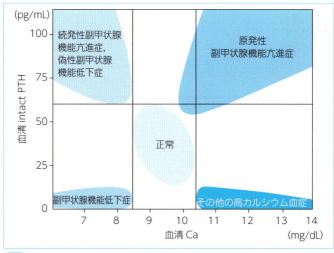

図1 血清 Ca 濃度と intact PTH 濃度との関係
〔(3) 遠藤逸朗, 他：内分泌代謝専門医ガイドブック. 第3版, 成瀬光栄, 他(編), 診断と治療社 2012. より〕

血時の条件としては，CaとPは食事の影響を受けるため空腹時採血が推奨される．生理学的あるいは病態生理学的に重要なのは血中 Ca^{2+} であるが，技術的な問題から臨床現場では蛋白質と結合した総 Ca 濃度が測定されている．血中 Ca^{2+} の約40～50%は血中のアルブミンを主体とした蛋白と結合しているため血清アルブミン低下の影響により血清 Ca 濃度が見かけ上低値になるため補正が必要となる．たとえば，消耗性疾患などの低蛋白血症で血清アルブミンが 4.0 g/dL 未満の場合には，下記の Payne の補正式[1]を用いて補正した値で評価するか，またはイオン化カルシウム濃度を測定して評価する．

Payne の補正式[1]：補正 Ca(mg/dL) ＝ 血清 Ca(mg/dL) ＋ 〔4－血清アルブミン(g/dL)〕

この補正式は血清アルブミン濃度が 4 g/dL 未満の場合のみ使用する．アルブミン濃度が 4 から離れるほど，Ca^{2+} 濃度との相関性が低くなることが知られているため，正確な評価のためにはイオン化カルシウムを実測することが望ましい．血清アルブミン濃度が 4 を超える高蛋白血症などの場合は，特殊な場合を除いて補正しないのが一般的である．また，新生児期・乳児期では血清蛋白の構成成分が成人と異なるため，上述の予測式ではなくイオン化カルシウム濃度を実測することが望ましい．

機能診断に影響を与える薬剤

血清 Ca 濃度に影響を与える薬剤投与の有無についても確認することが必要である．薬剤性高カルシウム血症の原因となる薬剤としては，活性型ビタミンD製剤，Ca 過剰摂取，サイアザイド系利尿薬，大量のビタミン A，炭酸リチウムなどがある．これらを内服していた場合は，薬剤を中止してから評価することが必要となる．臨床的に最も頻度が高い薬剤は活性型ビタミンD製剤である．代表的な活性型ビタミンD製剤であるアルファカルシドールやカルシトリオールの血中半減期は 15 時間程度であり，高カルシウム血症が改善傾向に転じるには 2～3 日程度の時間がかかる．その他の活性型ビタミンD製剤としてエルデカルシトールは血中半減期が 50 時間程度であるため，休薬後の高カルシウム血症の改善にはより時間がかかる．また，天然型ビタミンDの過剰摂取によるビタミンD中毒では，天然型ビタミンDの半減期が 15 日以上と長期であるため，活性型ビタミンD製剤による場合とは休薬後の経過が異なることに注意を要する．カルシウム製剤は，健常者では服用後 1 時間以内に血清 Ca 濃度を上昇させ，それによる PTH 濃度低下作用は数時間以内に消失する[2]．また，近年では骨粗鬆症の治療薬として用いられるテリパラチド(遺伝子組換え PTH)は薬剤性の高カルシウム血症の原因として注意が必要である．

血清カルシウム濃度・血清副甲状腺ホルモン濃度の評価

血清 Ca 濃度に異常が認められた場合には，同時採血で血清 PTH 濃度測定を行う．血清 PTH 濃度の評価には食事による Ca 摂取の影響を避けるため，早朝空腹時の採血が望ましい．PTH のアッセイ系は複数あるため，評価する場合にはどのアッセイ系を用いた測定結果であるかを確認しておく必要がある．PTH の測定法として，①C 末端 PTH，②高感度 PTH，③intact PTH，④whole PTH があるが，C

表1 Ellsworth-Howard試験の陽性判定基準

1) リン酸反応
   前後2時間の差：(U4+U5) − (U2+U3) ≧ 35 mg/2時間
2) cAMP反応
   前後1時間の差：U4−U3 ≧ 1μmol/h
   前後1時間の比：U4/U3 ≧ 10倍

※ U1〜U5は1時間ごとに採尿．合成ヒトPTH(1-34) 100単位をU3とU4のあいだで静注
※ 判定基準（リン酸反応）の適用条件
   1) リン酸欠乏状態にない：PTH投与前の尿中リン酸排泄量が10 mg/2時間以上ある
   2) 採尿が正確に行われている：PTH投与前2時間とPTH投与後2時間の尿中Cr排泄の比が0.8〜1.2である
   3) リン酸排泄の日内変動が大きくない：PTH投与前の2回の尿中リン酸排泄の差が17.5 mg/h未満である

〔4〕尾形悦郎，他：日本内分泌学会雑誌 1984；**60**：971-984. より〕

末端PTHは腎機能の影響を受けるため腎機能障害では偽高値になる．近年はN端とC端に対する2種類の抗体を用いたサンドイッチ法によるintact PTH測定が鋭敏かつ特異的であり主流となっている．

血清Ca濃度および血清PTH濃度を評価するにあたって特に重要なのは，両者の相関関係を考慮することである．たとえば，血清Ca濃度，血清PTH濃度ともに基準値内であっても，両者が基準値上限の場合には高カルシウム血症の存在下でPTH分泌が抑制されていないことを示す．そのためPHPTの可能性があることを念頭において評価を進めていくことが重要となる（図1）[3]．

PTHに関しては濃度の評価だけでなく，PTH作用を評価することが必要である．PTHの腎近位尿細管に対する作用は，cAMP依存性にP再吸収を抑制することであるため，PTH作用亢進の評価は，尿細管リン再吸収率（tubular reabsorption of phosphate：%TRP）の低値により確認する．PTH作用不全の評価は，Ellsworth-Howard試験により確認する（表1）[4]．

その他の検査

副甲状腺機能亢進症を疑った場合の画像診断として，異常副甲状腺の局在診断にはカラードプラを用いた超音波検査とシンチグラフィが有用である．

超音波検査では，正常副甲状腺は甲状腺との間にコントラストを生じないため描出されにくいが，病的な腫大をきたした副甲状腺では甲状腺との間に高輝度線状エコーを認め，境界明瞭で内部が均質な低エコーの腫瘤として描出される．カラードプラでは腫瘍内部の血流が豊富に描出されることが多い．

副甲状腺を描出する機能的画像診断としてはテクネシウム99m（technetium-99m：^{99m}Tc）-methoxy-isobuty-isonitrile（MIBI）シンチグラフィが有用である．超音波で描出できない縦隔内の異所性副甲状腺の描出には特に威力を発揮する．副甲状腺腫大の補助的診断としてCTやMRIを施行する場合もある．CTでは超音波で検出できない縦隔内異所性腺を診断できる場合があるが解像度に問題がある．MRIでは副甲状腺はT1強調画像で低〜等信号で描出され，T2強調画像では高信号として描出される．部位診断により，副甲状腺に多腺性の病変が疑われる場合は多発性内分泌腫瘍症（multiple endocrine neoplasia：MEN）の合併を疑い精査する必要がある．

◆ 文 献 ◆

1) Payne RB, et al.：J Clin Pathol 1979；**32**：56-60.
2) Reginster JY, et al.：Osteoporos Int 1993；**3**：271-275.
3) 遠藤逸朗，他：内分泌代謝専門医ガイドブック．第3版，成瀬光栄，他（編），診断と治療社 2012．
4) 尾形悦郎，他：日本内分泌学会雑誌 1984；**60**：971-984.

第4章 機能診断

6 副腎

POINT

- グルココルチコイド分泌過剰症の診断にはデキサメタゾン抑制試験が必要である．
- ミネラロコルチコイド分泌過剰症の診断にはフロセミド立位試験，カプトプリル試験，生理食塩水負荷試験が有用である．
- 副腎皮質機能低下症の診断には迅速ACTH試験，CRH試験，インスリン誘発低血糖試験が有用である．
- カテコールアミン分泌過剰症に対するグルカゴン負荷試験，メトクロプラミド試験，フェントラミン試験は高血圧クリーゼや過度の血圧低下を誘発する危険がある．

副腎皮質機能

1）副腎皮質機能亢進症が疑われる際の機能診断

❶ グルココルチコイド分泌過剰症
【必須検査項目】
　早朝空腹時，30分安静臥床後の血漿ACTH，血漿コルチゾール（F），血漿ACTHおよび血漿Fの日内変動（早朝および深夜）の有無を確認する．

a）デキサメタゾン抑制試験
　Fの自律分泌能の確認のため，デキサメタゾン抑制試験（dexamethazone suppression test：DST）（低用量および高用量）を施行する．健常者ではDex 1 mgあるいは8 mg投与後翌朝のFが基準値（5.0 μg/dL）未満に抑制されるが，Cushing症候群では抑制されない．

b）CRH試験
　健常者では血漿ACTH，F分泌が増加する．副腎性Cushing症候群および異所性ACTH産生腫瘍では血漿ACTH，Fは無反応，Cushing病では増加反応を示す．

c）メチラポン試験（迅速法）
　健常者では血漿Fが減少し，下垂体からのACTH分泌が亢進する．その結果，血漿11-デオキシコルチゾールが増加する．副腎性Cushing症候群および異所性ACTH産生腫瘍では血漿Fが減少するものの，血漿ACTH，11-デオキシコルチゾールは無反応である．また，Cushing病では増加反応を示す．

d）DDAVP試験
　DDAVPは下垂体ACTH産生細胞のバソプレシン受容体V2（vasopressin 2 receptor：AVRR 2）を介してACTH分泌を刺激するため，健常者では血漿ACTH，血漿Fが増加する．副腎性Cushing症候群および異所性ACTH産生腫瘍では血漿ACTH，Fは無反応である．また，Cushing病では増加反応を示す．

❷ ミネラロコルチコイド分泌過剰症
【必須検査項目】
　早朝空腹時，30分安静臥床後のPAC，PRAを測定する．PAC，PRAの基礎値とともに，PAC/PRA比（ARR）が原発性アルドステロン症（primary aldosteronism：PA）の診断に有用である．血清K濃度，尿中K排泄量測定も診断の参考となる．
　レニン－アンジオテンシン（renin-angiotensin：RA）系の機能検査としてフロセミド立位試験，カプトプリル試験，生理食塩水負荷試験，経口食塩負荷試験を施行する．グルココルチコイド反応性高アルドステロン症の鑑別にはDSTを施行する．

a）フロセミド立位試験
　低レニン性本態性高血圧症とPAの鑑別に用いる．低レニン性本態性高血圧症ではPRAが増加反応を示す．PAではPRAの増加反応が認められない．

b）カプトプリル試験
　低レニン性本態性高血圧症とPAの鑑別に用いる．低レニン性EHではPACが低下，PRAが増加反応を示す．PAでは刺激後のPACの低下反応および刺激後のPRAの増加反応が認められない．続発性アルドステロン症である腎血管性高血圧ではPRAの基礎値が高値で過大反応を示す．

c）生理食塩水負荷試験，経口食塩負荷試験
　アルドステロンの自律性分泌の有無や程度を評価するために行う．本態性高血圧症ではPACが低下反応を示す．PAではPACが抑制されない．

❸ 副腎アンドロゲン分泌過剰症
　副腎皮質男性化腫瘍や副腎癌が疑われる場合は血漿デヒドロエピアンドロステロンサルフェート（dehydroepiandrosterone sulfate：DHEA-S）を測定する．先天性副腎皮質過形成が疑われる場合は副腎皮質ホルモンの中間代謝産物測定，迅速ACTH試験を施行する（本項「① 迅速ACTH試験」を参照）．

2）副腎皮質機能低下症が疑われる際の機能診断
【必須検査項目】

早朝空腹時，30分安静臥床後の血漿 ACTH，血漿 F，PAC，PRA，DHEA-S，蓄尿による24時間尿中遊離コルチゾール（urinary free cortisol：UFC）などを測定する．

副腎皮質予備能の評価のため迅速 ACTH 試験，CRH 試験，インスリン誘発低血糖試験（insulin-induced hypoglycemia test：ITT）などを施行する．

血漿 ACTH 高値の場合は原発性副腎皮質機能低下症であり，副腎疾患を考える．血漿 ACTH 低値の場合は続発性副腎皮質機能低下症であり，視床下部―下垂体疾患，外因性ステロイド投与（医原性）を考える．

❶ 迅速 ACTH 試験
健常者では血漿 F，PAC が増加する．原発性副腎皮質機能低下症では血漿 F，PAC ともに低～無反応，続発性副腎皮質機能低下症では F は低～無反応，PAC は増加反応を示す．罹病期間が短い続発性副腎皮質機能低下症では血漿 F が正常反応を示すことがある．

❷ CRH 試験
健常者では血漿 ACTH，F，PAC が増加する．副腎皮質機能低下症では原発性，続発性ともに血漿 F，PAC が低～無反応を示す．

❸ インスリン誘発低血糖試験（ITT）
健常者では血漿 ACTH，F，PAC が増加する．副腎皮質機能低下症では血漿 F，PAC ともに低～無反応を示す．インスリン投与により著しい低血糖となり急性副腎不全を誘発する可能性があるので，検査の要否の判断，検査中の観察は慎重に行う．

3）先天性副腎皮質過形成が疑われる際の機能診断
【必須検査項目】

早朝空腹時，30分安静臥床後の血漿 ACTH，血漿 F，PAC，PRA，DHEA-S，テストステロン，副腎皮質ホルモンの中間代謝産物，蓄尿による24時間 UFC などを測定する．

副腎皮質ホルモンの中間代謝産物の基礎値，迅速 ACTH 試験での 17-ヒドロキシプロゲステロンや 17-ヒドロキシプレグネノロンの反応を参考にして病型の診断を行う．

❶ 迅速 ACTH 試験
先天性副腎皮質過形成のうち，21-水酸化酵素欠損症では 17-ヒドロキシプロゲステロンが過大増加反応を示す．

4）機能確認検査に影響を与える薬剤
❶ グルココルチコイド
a）測定系に影響を及ぼす薬剤
・各種合成ステロイド薬

内因性グルココルチコイド値を評価する際には必ず外因性グルココルチコイドの有無を確認する[1]．薬剤の種類，投与期間により影響の程度が異なるため，推奨休薬期間は異なる．

b）ステロイド代謝に影響を及ぼす薬剤

代謝を促進する薬剤にはフェニトイン，カルバマゼピン，リファンピシン，ピオグリタゾンなど，代謝を阻害する薬剤にはジルチアゼム，シメチジンなどがある．これらの薬剤は1週間以上の休薬が望ましい．

❷ ミネラロコルチコイド
PAC，PRA に影響する薬剤としてスピロノラクトン，エプレレノン，グリチルリチン，甘草，アンジオテンシン変換酵素（angiotensin converting enzyme：ACE）阻害薬，アンジオテンシンⅡ受容体拮抗薬（angiotensin Ⅱ receptor blocker：ARB），直接レニン阻害薬（direct renin inhibiter：DRI），交感神経β遮断薬，利尿薬，メチルドパ，ジヒドロピリジン系カルシウム拮抗薬などがある[2]（表1）．スピロノラクトン，エプレレノン，グリチルリチン，甘草は4週間以上，ACEI，ARB，DRI，交感神経β遮断薬，利尿薬，ジヒドロピリジン系カルシウム拮抗薬は2週間以上の休薬が望ましい．

副腎髄質機能

1）カテコールアミン分泌過剰症（褐色細胞腫）が疑われる際の機能診断
【必須検査項目】

血漿アドレナリン（A）・ノルアドレナリン（NA），24時間尿E・NE排泄量，24時間尿メタネフリン（metanephrine：MN）・ノルメタネフリン（normetanephrine：NMN）排泄量，24時間尿バニリルマンデル酸（vanillylmandelic acid：VMA）排泄量，随時尿MN・NMN排泄量（Cr補正値）などを測定する．

褐色細胞腫が疑われカテコールアミン値や画像検査で確定診断が困難な場合はカテコールアミン分泌抑制試験としてクロニジン負荷試験を施行する．以前はカテコールアミン分泌刺激試験としてグルカゴン負荷試験，メトクロプラミド試験，カテコールアミン作用抑制試験としてフェントラミン試験が施行された．しかし，褐色細胞腫では致死的な高血圧クリーゼや低血圧性ショックが誘発される危険が高いため，カテコールアミン値や画像検査から褐色細胞腫が強く疑われる場合には施行は勧めない．

❶ クロニジン負荷試験
クロニジンは中枢神経の α2 受容体を刺激して交

表1 PAC，PRAに影響する薬剤および因子

	血漿アルドステロン濃度 (PAC)	血漿レニン活性 (PRA)	PAC/PRA比 (ARR)
アンジオテンシン変換酵素阻害薬	↓	↑↑	↓
アンジオテンシンⅡ受容体拮抗薬	↓	↑↑	↓
直接レニン阻害薬	↓	↓↓	↑
交感神経β遮断薬	↓	↓↓	↑
ジヒドロピリジン系カルシウム拮抗薬	→↓	↑	↓
利尿薬（フロセミド，サイアザイド系利尿薬など）	→↑	↑↑	↓
抗アルドステロン薬（スピロノラクトン，エプレレノン）	↑	↑↑	↓
非ステロイド系消炎鎮痛薬	↓	↓↓	↑
減塩，立位，脱水	↑	↑↑	↓
低カリウム血症	↓	→↑	↓
加齢	↓	↓↓	↓

表2 カテコールアミン分画およびメタネフリン分画偽陽性の原因となる因子

薬剤	病態
三環系抗うつ薬 α遮断薬 レボドパ メチルドパ ベンゾジアゼピン エタノール ソタロール塩酸塩 MAO阻害薬 　　　　　　など	甲状腺機能亢進症 カロチノイド症候群 肥満細胞症 低血糖 閉経期症候群 虚血性心疾患 閉塞性無呼吸症候群 パニック障害 　　　　　　など

感神経を抑制する．健常者やEHではカテコールアミン分泌が抑制され降圧効果がみられるが，褐色細胞腫では降圧効果はみられない．ノルアドレナリン濃度が前値の50％以下に抑制される場合を正常反応とする．

❷ グルカゴン負荷試験
グルカゴン投与により血漿ノルアドレナリンが増加した場合を褐色細胞腫陽性と判定する．

❸ メトクロプラミド試験
褐色細胞腫ではメトクロプラミド投与後に有意な血圧上昇，血中・尿中カテコールアミンの著明な増加が認められる．

❹ フェントラミン試験
フェントラミン投与後，直ちに有意な血圧低下が認められれば褐色細胞腫の疑いが強い．

2）機能確認検査に影響を与える薬剤
アセトアミノフェン，交感神経作動薬，三環系抗うつ薬，ベンゾジアゼピン，モノアミン酸化酵素（monoamine oxidases：MAO）阻害薬，レボドパ，メチルドパなど[3]（表2）．これらの薬剤は1週間以上の休薬が望ましい．

◆ **文献** ◆

1) Nieman LK, *et al*.：*J Clin Endocrinol Metab* 2008；**93**：1526-1540.
2) Funder JW, *et al*.：*J Clin Endocrinol Metab* 2016；**101**：1889-1916.
3) Lenders JW, *et al*.：*J Clin Endocrinol Metab* 2014；**99**：1915-1914.

第4章 機能診断

7 女性性腺

POINT
- 女性性腺の評価には，脳下垂体ホルモンと性ステロイドの評価が必要である．
- 負荷試験により性腺機能が評価できる一方，卵巣予備能をみる検査方法が増えてきている．

女性性腺の二次性徴以降の変化における視床下部―下垂体―卵巣系の役割

男女の卵胞刺激ホルモン(FSH)および黄体化ホルモン(LH)値は小児期においては中枢のGn分泌抑制機構があることにより低値であるが，思春期に入り生殖機能が成熟すると，中枢のGn分泌抑制機構が解除され，視床下部―下垂体―卵巣系が作動するようになり，心身において大きな発達がみられるようになる(第二次発育急進期)．このようにして思春期発来時には周期的なGn分泌が開始する．女性の場合，第二次性徴の発来とともに視床下部から分泌されるGnRHは約60〜90分間隔のパルス状に分泌されるが，GnRH分泌に約2〜3分遅れて下垂体からLHが同期的に分泌される．FSHは卵巣内において卵胞発育を促進するが，卵胞発育すると，卵胞に含まれる顆粒膜細胞からインヒビンが分泌されFSH産生を遮断するというフィードバック機構がある．また卵巣顆粒膜細胞はLHに反応してエストラジオール(E_2)分泌を促進される(two cell-two gonadotropin theory)，というポジティブフィードバック機構により排卵期にはLHサージが起こり排卵に至る(図1)．LHは排卵後の卵巣顆粒膜細胞および莢膜細胞にも作用し，黄体形成とプロゲステロン(progesterone：P_4)分泌を促進する．また閉経後および両側卵巣摘出時には卵胞の消失とともにエストロゲンレベルが著しく低下することから，そのネガティブフィードバックによりFSHとLHレベルが高くなる．LHおよびFSHの分泌は視床下部GnRH産生細胞から，下垂体前葉細胞へのシグナル伝達が順調に行われていることと，それに伴う卵巣機能を反映しており，さらには性腺からのフィードバック機構をも反映している．よってLHおよびFSHの分泌は性腺機能の評価において重要となるが，結果の解釈は，年齢により大きく異なる．

性成熟期女性の性腺機能を評価する方法として，下垂体および性腺から産生される脳下垂体ホルモンLH, FSH, プロラクチン(PRL), E_2, P_4, テストステロン(testosterone)基礎値の測定，卵巣予備能検査(後述)が行われ，ほかにはプロゲステーゲンを投

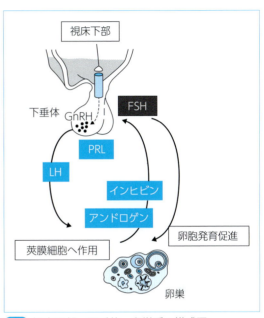

図1 視床下部―下垂体―卵巣系の模式図

与して子宮出血の有無により第一度無月経を診断するゲスターゲンテスト，第二度もしくは子宮性無月経を診断するエストロゲン・ゲスターゲンテスト，そしてGnRH(ゴナドトロピン放出因子＝LHRH)負荷試験(またはLHRH負荷試験)が用いられる．

脳下垂体ホルモン(卵胞刺激ホルモン，黄体化ホルモンおよびプロラクチン)

下垂体前葉にあるゴナドトロピン産生細胞は，GnRHシグナルを受けLHおよびFSHを産生する．LHとFSHはともに二量体の糖蛋白であり，αおよびβサブユニットからなるが，FSH, LH, TSH, hCGは92アミノ酸のαサブユニットを共有している．一方LHおよびFSH βサブユニットはそれぞれ固有のものを有しており，LH βサブユニットは121アミノ酸，FSH βサブユニットは118アミノ酸からなり，この独自のサブユニットが特異的な生物学的作用をもたらす．FSHの半減期は3〜4時間である．LHの半減期は20分であり，FSHと比較して短い．

表1 脳下垂体ホルモンおよび性ステロイドホルモン基準値

採血時期	FSH 正常参考値 (mIU/mL)	LH 正常参考値 (mIU/mL)
卵胞期	4.5〜11.0	1.7〜13.3
排卵期	3.6〜20.6	4.1〜68.7
黄体期	1.5〜10.8	0.5〜19.8
閉経後	36.6〜168.8	14.4〜62.2

PRL 正常参考値(ng/mL) 4.1〜28.9.

採血時期	E_2 正常参考値 (pg/mL)	P_4 正常参考値 (ng/mL)
卵胞期	40.7〜220.4	2.05 以下
排卵期	209.0〜424.6	
黄体期	50.7〜242.1	14.86 以上
妊娠前期		2.82〜82.55
妊娠中期		27.07〜148.93
妊娠後期		82.73〜606.49
閉経後	77 以下	0.73 以下

T 正常参考値(ng/dL) 9〜56(平均値 28).
〔1〕ST Eテスト「TOSOH」II http://www.diagnostics.jp.tosohbioscience.com/immunoassay/aia-reagents/ から抜粋〕

　性成熟期女性において FSH, LH を測定するのは月経周期における 2 つの時期での検査がある．一つは月経期初期(月経 2〜5 日目)の FSH, LH の基礎値を測定する目的であり，排卵障害の有無，多嚢胞性卵巣症候群の診断，卵巣予備能検査などの目的において測定され，排卵期近辺に LH を測定することで，LH サージの検出が可能となる．周閉経期以降の女性において FSH, LH を測定すると，閉経期診断に有用である(表1)[1]．PRL は 198 アミノ酸からなる分子量約 22 kDa の下垂体前葉ホルモンであり，TRH により分泌が刺激され，ドパミンおよびゴナドトロピン関連ペプチドにより分泌が抑制される．PRL は乳汁産生促進作用，ステロイド産生，卵胞発育促進，黄体機能維持などの生理作用があり，下垂体腫瘍，薬剤などの原因で高プロラクチン血症になると，乳汁漏出，排卵障害などになりうる[2]．

性ステロイドホルモン（エストラジオール，プロゲステロンおよびテストステロン）

　E_2，P_4およびテストステロンなどの性ステロイドホルモンは，炭素数27のコレステロールを前駆体とし，ペルヒドロシクロペンタノフェナトレン核を基本骨格としてもつ化合物である．E_2は炭素数18のエストラトリエン骨格をもつ分子量約 272 の性ステロイドホルモンである．黄体ホルモン P_4 は，炭素数21個からなるプレグナン骨格をもつ分子量314の性ステロイドホルモンである．P_4は子宮内膜の脱落膜化，着床制御，乳管上皮の発育や GnRH ホルモンパルス分泌の制御などといった生殖機能を司り，排卵後の卵巣顆粒膜細胞およびその周囲の莢膜細胞から構成される黄体や，胎盤から分泌される．性腺機能をみるという観点では，おもに排卵後の卵巣，胎盤機能の指標として E_2 とともに測定されることが多い(表1)．テストステロンは炭素数19のアンドロスタン骨格をもつ分子量 228 の性ステロイドホルモンであり，女性では副腎および卵巣から産生されるのに対し，男性では，おもに精巣から分泌される．男性においては精巣機能不全や前立腺癌内分泌療法による男性ホルモンの抑制効果をみるために測定される一方，女性では，テストステロンは多嚢胞性卵巣症候群(PCOS)の診断において用いられることが多い．また女性の男化徴候がある場合には，男性化卵巣腫瘍，男性化副腎腫瘍などが考えられる．

卵巣予備能検査

　卵巣に存在する卵子の大まかな量を推定または表現する意味で卵巣予備能(ovarian reserve)という言葉が用いられており，卵巣予備能検査は卵子の量を予想し調節性卵巣刺激の反応を予測する客観的指標として考えられている．一方，卵巣に存在する卵子の質を表現し得る検査は現在までのところ存在しない．卵巣予備能を表現する検査値としては月経初期 FSH 値，E_2値，抗 Müller 管ホルモン(anti-Müllerian hormone: AMH)などの生化学的指標や，胞状卵胞数(antral follicle count: AFC)などの画像的指標，クロミフェンチャレンジテスト(chlomifen citrate challenge test: CCCT)などの臨床的指標が用いられている[3]．単一の検査でほかのものよりも決定的にすぐれている検査は存在しない．検査の正常値が定義されている訳ではないため，結果の解釈と適用については十分な注意が必要である(表2)．

1) 卵胞刺激ホルモン

　月経初期(2〜5 日目)，FSH 値は体外受精(in vitro fertilization: IVF)妊娠が不成功になるかどうかの予測因子として知られている．閾値は報告によっても異なるが，10〜25 mIU/mL 以上と考えられているものの，月経周期ごとに数値が大きく変動すること，アッセイ間での誤差が大きいことに留意すべきである．

2) エストラジオール

　月経初期(3〜5 日目)E_2値は FSH と同様に IVF の予後不良因子の一つとして知られているが，E_2値も FSH 値と同様にアッセイ間変動が大きいことが知

表2 卵巣予備能検査の評価基準

	結果	
	よい	悪い
以前の調節性卵巣刺激周期	生産	妊娠不成立
年齢（歳）	<35	≥35
FSH(mIU/mL)	<10	≥10
day 3 E_2 (pg/mL)	<75	≥75
day 10 P_4 (ng/dL)	≤0.9	≥1.1
AMH(pmol/L)	15.7～48.5	<15.7
day 3インヒビンB(pg/mL)	>45	≤45
AFC	≥5	<5
卵巣血流	PI 低値	PI 高め
卵巣容積(cm^3)	≥3	<3
CCCT(FSH mIU/mL)	12	≥12

〔3〕Sills ES, et al.: Eur J Obstet Gynecol Reprod Biol 2009；**146**, 30-36. より改変〕

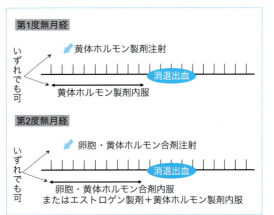

図2 ゲスターゲンテストおよびエストロゲン・ゲスターゲンテスト反応パターン

られている．ただ，FSH値やE_2値は後述のAMHなどと比較して簡易に測定可能であり，費用対効果にもすぐれているという利点はあることから，医療現場ではFSH値とE_2値をセットとして採取することが多い．

3) 抗Müller管ホルモン

AMHはTGFβスーパーファミリーに属する分泌型蛋白であり，別名Müller管抑制因子（Müllerian inhibitory substance：MIS）であり，胎生期のミュラー管退縮をもたらす因子として知られていた．AMHは径6～8 mm以下の一次卵胞や二次卵胞の顆粒膜細胞から分泌されることから，その測定値は卵巣に存在する小卵胞の数を反映するものとして知られるようになった．近年普及が目覚ましく月経周期に依存せずに測定できることが知られており，アッセイ間誤差が存在すること，中枢性無月経患者においては実際の卵巣予備能より低値になり得ること，調節性卵巣刺激の反応性の指標にはなるが生産のよい指標にはならないなど，その解釈は十分注意する必要がある．

4) 胞状卵胞数

AFCは経腟超音波で測定される．前者は月経初期時に10 mm大以下の小卵胞数を測定するものであり，調節性卵巣刺激に対する反応をみる指標としては，卵巣容積のみならずほかの生化学的な指標である月経初期FSH, E_2, インヒビンBなどよりも有用であるものと考えられている．しかし，観察者間での誤差，時期により異なってみえることが問題であるため，AMHのほうが卵巣刺激に対する反応性をみるという点ではよりよい指標とされている．

5) 卵巣容積

卵巣の容積は年齢とともに縮小してくることを活用した検査であるが，ほかの画像検査同様にこれ単独で用いることは一般的ではない．

6) 卵巣血流検査

経腟超音波機器の進歩により卵巣血流がパルスドップラ法にて計測できるようになったため用いられている検査である．機器が多数存在することと，検者間誤差が存在することによりいまだ一般的な検査ではない．

7) クロミフェンチャレンジテスト

CCCTは月経初期FSHとE_2を測定してから月経5～9日目までクエン酸クロミフェンCCを100 mg/day内服，月経10日目にFSHとE_2値を測定し卵巣予備能を推定する手法である．現在ではFSH基礎値のほうがCCCTよりすぐれていると結論付けられている．

無月経診断法およびGnRH負荷試験

無月経および性腺の機能の診断という観点で，ゲスターゲンテスト，エストロゲン・ゲスターゲンテスト[4]（図2）およびGnRH負荷試験[5]（図3）が行われる．

1) ゲスターゲンテスト

プロゲストーゲンを投与して子宮出血の有無により第一度無月経を診断する．これで消退出血がみられる場合には，内因性のE_2がある程度分泌されていることを意味し，E_2の血中濃度としては50～70 pg/mL以上が保たれていることになる（図2）．

2) エストロゲン・ゲスターゲンテスト

プロゲストーゲンの投与のみでは消退出血が得られない場合におこなわれる．第二度もしくは子宮性無月経を診断する目的でおこなわれ，これで消退出

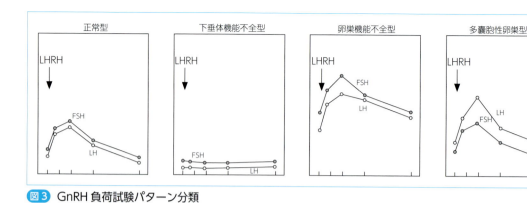

図3 GnRH負荷試験パターン分類

血が得られない場合には子宮そのものに月経血が生じない（子宮内の癒着である Asherman 症候群など）病態か，月経血流出路障害が考えられる（図2）．

3）GnRH 負荷試験

GnRH 負荷試験は合成 LHRH を投与することにより視床下部，下垂体，性腺の異常部位と程度を，下垂体から分泌されるFSHとLHを経時的に測定することにより評価する方法である．反応パターン（図3）により卵巣機能不全型，多嚢胞性卵巣型，視床下部不全型，下垂体不全型に分類される．

❶ 卵巣機能不全型

FSHとLHの基礎値が上昇しており，ピーク値もさらに高い反応を示す場合は，性腺の障害である卵巣機能不全型が考えられる．このパターンを示す病態としては，閉経後，原発性卵巣不全（primary ovarian insufficiency：POI），両側卵巣摘出術後，Turner 症候群などの染色体異常などが考えられる．卵巣機能が低下している場合には通常 E_2 低下も伴う．原発性卵巣機能不全には，40歳未満で卵巣内の卵胞が枯渇し自然閉経を迎えた早発閉経（premature menopause）と，卵巣内にまだ卵胞が存在するにもかかわらず下垂体から分泌される Gn への反応性が低下し無排卵・無月経を呈するゴナドトロピン抵抗性卵巣症候群（gonadotropin resistant ovary syndrome）の両方が含まれる．

❷ 多嚢胞性卵巣症候群型

多嚢胞性卵巣症候群（PCOS）は，卵巣の多嚢胞性腫大，排卵障害，高アンドロゲン状態をきたす症候群であり疾患概念として一般化している．

現在では PCOS の診断に対し GnRH 負荷試験そのものは用いられなくなってしまったが，典型的な PCOS の場合，LH の基礎値が上昇していて GnRH に対して過剰反応を示す一方，FSH は基礎値が正常もしくは低値で GnRH 負荷に対する反応も正常範囲であり，LH/FSH＞1 と LH 高値の状態を維持する．

❸ 視床下部不全型

LH，FSH の基礎値は正常または低値を示すが，軽症型の場合には下垂体から下流は正常のため，GnRH 負荷に対して良好な反応を示す．視床下部不全型は第一度無月経，神経性食欲不振症，体重減少性無月経などがある．

❹ 下垂体機能低下

ホルモン分泌部位自身の障害があるため，FSH，LH の基礎値は低く，GnRH 負荷に対しても低反応を示す．下垂体不全型の原因としては，Sheehan 症候群，Kallmann 症候群，empty sella，下垂体腫瘍，ゴナドトロピン欠損症などがある．長期の神経性食思不振症や体重減少性無月経の重症型の場合，二次的に下垂体機能の障害が生じるために下垂体不全型のパターンを示す場合もある．

高プロラクチン血症

TRH 試験の前値 15 ng/mL 以上は高プロラクチン血症と定義されるが，TRH による増加反応に乏しい場合は，プロラクチノーマの可能性がある．PRL値 60 ng/mL 以上では下垂体腺腫を疑って検査を行う．潜在性高プロラクチン血症では明らかな高プロラクチン血症とは別に，黄体機能不全などの軽度の卵巣機能障害を示すことがあり，この検査では頂値が高くなる．

◆◆ 文献 ◆◆

1) ST Eテスト「TOSOH」II http://www.diagnostics.jp.tosohbioscience.com/immunoassay/aia-reagents（2018年3月確認）
2) 平池修：臨床検査ガイド2015年改訂版，三橋知明，他（編著），文光堂 2015；337-342．
3) Sills ES, et al.：Eur J Obstet Gynecol Reprod Biol 2009；**146**，30-36．
4) 武谷雄二，他：プリンシプル産科婦人科学 1 婦人科編．第3版，武谷雄二，他（監修），メジカルビュー社 2014；240-252．
5) 平池修，他：産科と婦人科 2010；**77**；128-136．

第4章 機能診断

8 男性性腺

POINT
- 精巣は，男性ホルモン産生と精子形成の2つの機能を有する．
- 男性の性腺機能低下症は，男性ホルモン産生能かつ/もしくは精子形成能の低下と定義づけられる．
- 男性の性腺機能低下症は，低ゴナドトロピン性と高ゴナドトロピン性に大別される．

男性性腺機能

性腺とは配偶子形成を行う組織であり，男性においては精巣である．精巣は，男性ホルモン産生と精子形成の2つの機能を有する．精巣機能は視床下部—下垂体—性腺系（HPG axis）により調節されている．

男性の性腺機能低下症は，精巣機能すなわち，男性ホルモン産生能かつ/もしくは精子形成能の低下により定義づけられ，視床下部あるいは下垂体に原因を有する低ゴナドトロピン性性腺機能低下（症）（hypogonadotropic hypogonadism：HH）と，精巣に原因を有する高ゴナドトロピン性性腺機能低下（症）（hypergonadotropic hypogonadism）に大別される．低ゴナドトロピン性は必ず男性ホルモン産生能および精子形成能の両者の障害を示す．一方，高ゴナドトロピン性は男性ホルモン産生能および精子形成能の両者，あるいは精子形成能の障害のみを示す．

視床下部—下垂体—精巣系

視床下部から分泌されるゴナドトロピン放出ホルモン（GnRH）は下垂体前葉に作用し，黄体形成ホルモン（LH）と卵胞刺激ホルモン（FSH）の分泌を調節する．GnRHニューロンは視床下部，下垂体でネットワークを形成しGnRHのパルス状分泌を制御している．

精巣において，LHはLeydig細胞での男性ホルモン（テストステロン）産生を促進し，FSHはSertoli細胞で，テストステロン存在下で精子形成を促進する．

テストステロンは下垂体レベルでエストラジオール（E_2）に変換され，エストロゲン受容体を介してLH分泌を抑制する．Sertoli細胞から分泌されたインヒビンは下垂体レベルでFSH分泌を抑制する．

精巣機能を確認する際に特に注意する問診・理学的所見

1）問診
- 勃起障害

表1 ホルモン基礎値

必ず測定すべきホルモン
LH
FSH
テストステロン（あるいは遊離テストステロン）

可能であれば測定すべきホルモン
エストラジオール（E_2）
AMH（anti-Müllerian hormone）
インヒビン

- 基礎疾患
- 既往歴：特に抗悪性腫瘍薬の使用歴，精巣への放射線治療歴など
- 現在使用中の薬剤

2）身体的所見
- 身体プロポーション：特に指端距離（arm span）と身長の差
- 女性化乳房
- 陰毛，体毛
- 精巣容積
- 嗅覚

精巣機能検査

1）ホルモン基礎値
表1に示す血中ホルモン基礎値を測定し，年齢別基準値をもとに評価する．LHおよびFSHは明確な脈動的分泌を示すため，複数回測定することが望ましい．

2）内分泌負荷試験
表2に示すGnRH負荷試験およびhCG負荷試験が代表である．GnRH負荷試験における無反応あるいは過大反応，hCG負荷試験における無反応の判断は容易である．しかし，両負荷試験ともに信頼性の高い年齢別基準値は確立していない．

3）画像検査

❶ 精巣超音波
精巣超音波で微小石灰化を認めた際には精巣機能低下を示唆する．

表2 内分泌負荷試験

GnRH 負荷試験 　GnRH 100 μg を静注 　0, 30, 60, 90, 120 分に血中 LH および FSH を測定 hCG 負荷試験 　hCG 3,000 単位/m² (最大量 3,000 単位) を 3 日間筋注 　投与前, 最終投与後 24 時間に血中テストステロンを測定

表3 WHO による精液検査の基準値

精液量 　最低基準値：1.5 mL (全体での下位 5% の値) 　95% 信頼区間　1.4〜1.7 mL 精子濃度 　最低基準限界値：15×10⁶精子/mL (5 パーセンタイル値) 　95% 信頼区間　12〜16×10⁶精子/mL 運動性 　標準値下限：40% (5 パーセンタイル) 　95% 信頼区間　38〜42%

[1) WHO laboratory manual for the examination and processing of human semen. 5th ed, In：World Health Organization, Department of Reproductive Health and Research (eds), Cambridge UK：Cambridge Unversity Press 2010. より引用]

❷ 頭部 MRI

男性低ゴナドトロピン性性腺機能低下症を疑う際には, 視床下部下垂体周辺の病変, 嗅球および嗅溝の形成などを確認する.

4) 精液検査

精液検査は精巣機能検査として必須であり, 世界保健機関 (World Health Organization：WHO) が推奨する方法で行うべきである[1]. すなわち, 最低 2 日間以上かつ最高 7 日間以内の禁欲ののち, マスターベーションにより精液を採取する. 原則として検査施設近くのプライベートルームで採取されるべきであるが, 現実的には自宅で採取し直ちに医療機関に持参してもらわざるをえないことも少なくない. コンドームを用いる際には, 精液採取用の特別なコンドームのみ使用可能である. 精子総数および精子濃度ともに日差変動が大きいため 2〜3 回以上行うことが望ましい. 表3[1] に WHO による精液検査の基準値を示す.

5) 染色体検査

臨床的に Klinefelter 症候群が疑われる際には G-バンド法による染色体検査で診断を確定すべきである. 無精子症の際には Y 染色体微小欠失による AZF (azoospermia factor, 無精子症因子) 欠失の有無を蛍光 in situ ハイブリダイゼーション (fluorescence in situ hibridization：FISH) で確認する.

6) 遺伝子検査

無精子症の際には Y 染色体微小欠失による AZF 欠失の有無をポリメラーゼ連鎖反応 (polymerase chain reaction：PCR) で確認することも可能である. 臨床的に Kallmann 症候群を含む男性低ゴナドトロピン性性腺機能低下症と診断した際には, 責任遺伝子の遺伝子解析で診断を確定しうる.

7) その他

臨床的に Kallmann 症候群が疑われる際には嗅覚検査, およびその他の合併症 (片腎など) の有無を確認する検査を行う.

◆ 文 献 ◆

1) WHO laboratory manual for the examination and processing of human semen. 5th ed, In：World Health Organization, Department of Reproductive Health and Research (eds), Cambridge UK：Cambridge Unversity Press 2010.

第4章 機能診断

9 膵・消化管（内分泌機能検査）

POINT
- 検査の準備は前日に行い，複数回の採血が必要な場合は，採血ルートを事前に確保することが望ましい．
- 機能検査は食事の影響を強く受けるため10時間以上絶食した早朝空腹時に行う．
- 機能検査や画像検査で得られた結果を総合的に評価検討し最終診断する．

膵・消化管ホルモンは歴史的にセクレチン，ガストリンが有名で多数存在する（表1）が，インスリン（IRI）分泌促進作用を臨床応用したGLP-1もその1つである．これらのホルモンは消化管の内分泌細胞のみならず多くは中枢神経系の神経細胞にも存在する．これらの細胞が腫瘍化したものは胃・腸・膵（gastroenteropancreatic：GEP）のNET，すなわち膵消化管神経内分泌腫瘍（gastroenteropancreatic neuroendocine tumor：GEP-NET）と呼称され，特定のホルモンが過剰分泌されると様々な臨床症状が出現する．GEP-NETはインスリノーマを除いて悪性頻度が高く，早期診断および腫瘍の局在診断が重要となるため的確な機能検査が有用である．

機能検査

1) インスリン

❶ 経口ブドウ糖負荷試験（OGTT）

10～14時間絶食後の早朝空腹時に，ブドウ糖（75g）またはトレーラン®G液75g（225mL）を5分以内に服用，採血（0～120分：30分ごと）．

【測定】
IRI・血漿血糖（plasma glucose：PG）・CPR

【判定】
- 健常者：負荷前（IRI：9～11 μU/mL，CPR：1.0～1.6 ng/mL）
  負荷後max（IRI：52～62 μU/mL，CPR：5.8～10.4 ng/mL）

表1 膵・消化管ホルモン

部位		ホルモン	おもな作用
膵	A細胞	グルカゴン	血糖上昇，肝グリコーゲン分解
		ペプチドYY	インスリン・グルカゴン分泌抑制
	B細胞	インスリン	血糖低下
		アミリン	膵ラ氏島アミロイド沈着成分
		パンクレアスタチン	インスリン分泌抑制・グルカゴン分泌促進
	D細胞	ソマトスタチン	普遍的な抑制ホルモン
	F細胞	膵ポリペプチド	胆囊弛緩，膵外分泌抑制，肝での糖新生抑制
胃	G細胞	ガストリン	胃酸分泌促進
	X細胞	グレリン	GH分泌促進・食欲促進・インスリン分泌抑制
上部小腸	K細胞	GIP	インスリン分泌促進
	I細胞	CCK	胆囊収縮・胆汁排泄促進・膵外分泌刺激
	S細胞	セクレチン	膵・胆・Brunner腺からのHCO$_3^-$分泌促進
	EC細胞	モチリン	胃・十二指腸の空腹時収縮運動亢進
		セロトニン	腸管収縮亢進
下部小腸	L細胞	GLP-1	インスリン分泌促進
腸管Auerbach・Meissner神経叢や神経線維		VIP	腸管および血管の平滑筋弛緩作用

GIP（胃酸分泌抑制ポリペプチド/グルコース依存性インスリン分泌刺激ポリペプチド），CCK（コレストキニン）．

・インスリノーマ：IRI, CPR 増加（>10 倍）
（ブドウ糖反応性インスリノーマは低血糖発作誘発）

❷ 絶食試験
絶食後 6 時間ごとに採血，血糖値<60 mg/dL となったら 1～2 時間ごとに採血（72 時間まで），血糖値<45 mg/dL で終了（通常 48 時間以内に低血糖症状出現することが多い）．
【測定】
BS・IRI・CPR
【判定】
・インスリノーマ：低血糖発作時，IRI（>6 μU/mL），CPR（>0.6 ng/mL）

❸ カルシウム刺激試験
全身投与：$CaCl_2$（5.55 mg/kg，Ca として 2 mg/kg または 0.1 mEq/kg）を 10 分で静脈注射，採血（0～30 分：10 分ごと）．
選択的動脈内カルシウム刺激（selective arterial calcium injection：SACI）試験：グルコン酸カルシウム（0.025 mEq/kg）を胃十二指腸動脈，脾動脈，上腸間膜動脈，固有肝動脈に注入し，肝静脈より採血（0～120 秒：30 秒ごと）．
【測定】
IRI
【判定】
・全身投与：健常者：IRI 増加（<1.5 倍），インスリノーマ：IRI 増加（>5 倍）
・SACI 試験：IRI 増加（>2 倍）の場合，その血管支配領域に腫瘍が存在

❹ グルカゴン刺激試験
早朝空腹時にグルカゴン（1 mg）を静脈注射，採血（0・3 分・6 分）．
【測定】
IRI・PG
【判定】
・インスリノーマ：IRI, CPR 増加（>10 倍）
（GH，カテコールアミンの分泌刺激作用もある）

❺ 正常血糖高インスリンクランプ（hyperinsulinemic-euglycemic clamp）法を用いた検査
ブドウ糖とインスリンを経静脈的に持続投与．血糖値を一定に設定し，インスリン注入下での血中 CPR の抑制を評価．採血（0～120 分，30 分ごと）．
【測定】
CPR
【判定】
インスリノーマで CPR の抑制（－）

❻ インスリン抑制試験
インスリン（0.1 U/kg/h）を 60 分間点滴静脈注射，採血（0～60 分：10 分ごと）．
血糖値<40 mg/dL なら直ちに中止，採血．

【測定】
PG・CPR
【判定】
・インスリノーマ：低血糖時 CPR（>3 ng/mL）

2）ガストリン
❶ カルシウム刺激試験
インスリン分泌機能検査に準じる．
【測定】
血中ガストリン値（serum immunoreactive gastrin concentration：IRG）
【判定】
・全身投与：ガストリノーマ：IRG 増加（>2 倍）（健常者：IRG 増加<1.5 倍）
・SACI 試験：IRG 増加（>2 倍）の場合，その血管支配領域に腫瘍が存在

❷ オクトレオチド抑制試験（図 1）
オクトレオチド（サンドスタチン®）（100 μg）を皮下注，採血（0・2・4・6・8・12・24 時間）．
【測定】
IRG
【判定】
・ガストリノーマ：4～8 時間後に IRG 抑制（<50%）
（陽性の場合，オクトレオチドシンチグラフィでの局在診断率が高い）

❸ セクレチン刺激試験（わが国では発売中止）
全身投与：セクレチン（セクレパン® ※わが国では発売中止）（3 U/kg）を 30 秒で静注，採血（0・2・5・10 分）．
選択的動脈内セクレチン刺激（SASI）試験：胃十二指腸動脈，脾動脈，上腸間膜動脈，固有肝動脈にセクレパン®（30 U）を注入し，肝静脈より採血（0・20・40・60・90・120 秒）．
【測定】
IRG
【判定】
・全身投与：ガストリノーマ：IRG 増加（>1.2 倍）（健常者では IRG 抑制）
・SASI 試験：ガストリノーマ：IRG 増加（>2.2 倍，または ΔIRG>80 pg/mL）

画像検査

膵内分泌腫瘍ではホルモン過剰分泌時，すでに腫瘍が大きい（>3～5 cm）場合が多く腹部超音波検査・CT・MRI・血管造影検査で容易に局在診断可能である．しかし，インスリノーマ・ガストリノーマでは腫瘍が微小にもかかわらず臨床症状が出現することがあり，しばしば局在診断に難渋する．
膵内分泌腫瘍では SSTR サブタイプ（2・3・5）を高率に発現することが知られており（表 2）[1]，SSTR2・3・5 に親和性の高いオクトレオチドシンチ

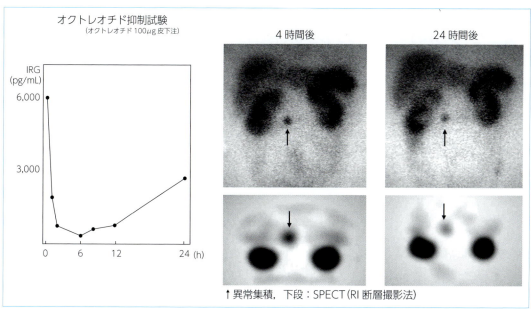

図1 リンパ節原発ガストリノーマ

表2 膵内分泌腫瘍におけるSSTRサブタイプ（1〜5）の発現頻度（%）

	SSTR1	SSTR2	SSTR3	SSTR4	SSTR5
インスリノーマ	33	100*	33	100	67
ガストリノーマ	33	50	17	83	50
グルカゴノーマ	67	100	67	67	67
VIPoma	100	100	100	100	100
非機能性	80	100	40	100	60

*：悪性インスリノーマ
〔1）Oberg K, et al.：Ann Oncol 2004；15：966-973. より〕

グラフィが局在診断あるいは転移巣の有無に有効である．特に，機能性NETにおけるオクトレオチド抑制試験陽性例ではシンチグラフィでの検出率が高い（図1）．

検査に影響を与える薬剤

インスリン検査では糖尿病治療薬（インスリンあるいはインスリン分泌促進薬），ステロイド薬があげられる．休薬期間はその種類によって異なり1日ないし1〜2週間必要な場合がある．ガストリン検査では胃酸分泌抑制薬が有名で，H_2遮断薬では血中濃度の低下により効力を急速に失うので1〜2日の休薬で十分である．プロトンポンプ阻害薬はプロトンポンプにいったん結合すると遊離しないため，新たなプロトンポンプが作り出されるまで胃酸の分泌を抑制し内服を中止しても数日〜1週間程度は胃酸分泌抑制が持続するので1週間以上の休薬が必要である．グルカゴン検査ではインクレチン関連薬があげられる．半減期が長いものもあり数日の休薬が必要で，長時間作用型のGLP-1受容体作動薬では数週間の休薬が必要な場合もある．ただし，腎排泄型薬剤では腎機能低下により休薬期間の延長が必要である．

◆ 文献 ◆
1) Oberg K, et al.：Ann Oncol 2004；15：966-973.

第4章 機能診断

10 小児期の内分泌機能検査

POINT

▶小児期の機能評価の原則，注意点として，①臨床情報と機能評価の結果は整合性を示す，②機能検査は，臨床症状に応じ選択され，解釈される，③機能検査の結果を診断に適応する場合，感度，特異度が100%を示すことはない，④機能検査の種類によっては，小児の基準値が存在しない．
▶個別のホルモン測定では，成長段階ごとに注意を要する．

臨床現場での内分泌検査データは，各内分泌臓器の機能評価に利用される．ここでは，内分泌臓器の機能検査の評価の原則，注意点を特に小児科年齢に注目して述べる．

評価の原則

1) 臨床情報と機能検査の結果との整合性

内分泌疾患の診断は臨床情報と機能検査の組合せによりなされ，その両方が矛盾しない場合，診断はより容易である．両者に矛盾がある場合，臨床情報が優先して判断される．たとえば，身長が－1 SDと病的に低くなく，成長率が0 SDと正常の6歳児の血中IGF-I濃度が－2.5 SDと低い値をとった場合でも，GH分泌低下とは診断されない．

また，全く無症状の場合は原則として検査の対象にならない．たとえば，両親とも低身長（target heightが－2.0 SD）であり身長増加率の低下のない9歳の身長が－2.0 SDの男児は血中IGF-I濃度を検査する対象ではない．無症状のときに検査の適応となりうるのは家族歴のあるMEN2などが例外的状況である．

2) 機能検査の選択

臨床情報がどの程度，疾患特異的であるかによって機能検査の量・質が異なる．臨床症状が典型的であればあるほど，より単純かつ少ない機能検査を行う．たとえば，骨盤位分娩で生まれ低血糖の既往があり，徐々に身長増加率が低下している，身長が－4.0 SDの3歳男児では成長ホルモン分泌不全症（growth hormone deficiency：GHD）の確認のためには血中IGF-I値の異常低値のみで十分である．また，典型的なCushing徴候を伴い身長増加率が低下し，肥満傾向のある10歳の症例では，内因性ステロイド過剰の証明に尿中コルチゾール（F）濃度測定，基礎値の血中ACTH-F値といった比較的簡易な検査により，Cushing症候群の診断ができる可能性が高い．

3) 臨床情報に応じた検査値の解釈

臨床情報がどの程度典型的であるかにより，検査の解釈が決まってくる．たとえば，本項「2)機能検査の選択」で述べた低身長児ではIGF-I値が－2 SDであれば，GHDと診断できる．一方，臨床的には身長が－2 SD，家族性低身長であることが否定できない低身長児では，IGF-I値が－2 SDであってもGHDと診断できない．

臨床情報は1つでは通常，疾患特異性が高くないが，組み合わさった場合は診断特異的である可能性が高い．たとえば，低身長は様々な疾患でみられ，低血糖の原因も多岐に渡るが，両者の組合せは，GH分泌不全症あるいはそれを含む下垂体前葉機能低下症，糖原病に代表される糖代謝異常症を強く示唆する．

4) 検査値の正常と異常

この正常と異常の線引きは，人為的な面が存在すると同時に，検査値は疾患以外の影響を受けることが少なくない．基準値として，正規分布しているものでは±2 SD以内，していないものでは5〜95パーセンタイル以内などが通常，用いられるが，いかなる機能検査でも偽陽性，偽陰性が存在する．たとえば，GH依存性因子として知られるIGF-Iは栄養状態・肝疾患の影響を受けるため，GHDの診断に用いると偽陽性が生じうる．

5) ホルモン産生の評価

ホルモン産生の過剰，低下を評価するには，分泌刺激との関係（血中Ca値とPTH値など），より上位の下垂体前葉ホルモンとその下部の末梢のホルモン濃度との関係（ACTH値とF値など）が重要となる．たとえば低カルシウム血症の存在下でのPTH値基準内低値はPTH産生低下を疑う根拠となる．またF値が著しい高値でなくともACTH値が感度以下を午前8時に示した場合はF産生過剰を示唆する．

なお，ホルモン濃度を基礎値だけで評価できることもあるが，基礎値では判断がつかない場合も少なくない．この場合には，ホルモン分泌過剰を疑うときには，ホルモン産生・分泌を抑制するような刺激（F分泌におけるデキサメタゾン）を用いる検査，逆にホルモン産生低下を疑うときには，ホルモン分泌を促進するような刺激（GH分泌におけるアルギニン）を用いる検査が行われる．

6）ホルモン測定系による値の違い

測定値では，発表されている基準値をそのまま利用するのではなく，その基準値が発表されている測定系と自分が利用している測定系との違いを考慮する必要がある．ほとんどすべての測定系について成人の基準値が発表されている，あるいは測定系関連先に問いあわせることができる．したがって，自分の利用する測定系の（小児科領域では重要な）年齢別の基準値が発表されていない場合でも，たとえば，年齢別の基準値が発表されている別の測定系の成人正常値と現在の測定系での成人基準値が2倍違うことを利用することができる．

個別のホルモン測定での注意点

1）性腺系：LH，FSH，E_2，テストステロン

LH，FSHの測定上の注意点として，①乳児期早期と思春期年齢に基準値が高いが，それ以外のときでは基準値が測定感度と比較し低値である，②脈動的に分泌される（LHがより脈動的な変動を示す），の2点があげられる．そのため乳児期後期以降から思春期開始年齢以前では特に，1回の採血による基礎値だけでの判断はむずかしいことがまれではない．このため，しばしば黄体形成ホルモン放出ホルモン（luteinizing hormone releasing hormone：LHRH）を用いた負荷試験が行われる．たとえば，LHRH負荷試験でのLH，FSH頂値の高いときは，LH，FSH産生の過剰を示唆する．

E_2は新生児期には母体からの胎盤移行のため閉経前女性の値と比べても著しい高値をとる．E_2の測定感度は近年の国内の測定系では高くなく，乳腺発達がみられ始めた女児（思春期に入って間もない健常女児，早発乳房の児，思春期早発症の初期の女児など）でも測定値が感度以下（8～10 pg/mL以下）となることがまれではない．E_2に関しては日内変動が少なく，1回の採血による基礎値だけでの判断が可能なことが多い．

テストステロンは生後1～3か月くらいまで思春期初期に匹敵する高値を示す．テストステロンに関しては早朝に高い日内変動が思春期年齢にみられるが，通常の外来採血時間帯では日内変動に対する考慮は不要であり，1回の採血による基礎値だけでの判断が可能である．

2）成長ホルモン系：GH，IGF-I

小児科領域ではこれらの測定値はもっぱら低身長児におけるGHDの診断，除外の目的で測定される．血中GH濃度は脈動的に変化し，1回の採血では1日の多くの時間で低値をとる．このため，GH分泌状態を把握するためには，日内変動がないIGF-Iが利用される．年齢ごとの正常値下限より低いときは，GH分泌低下を疑う1つの材料となる．

3）甲状腺系：TSH，FT_3，FT_4

これらのうちFT_3，FT_4の値は1歳以下，特に生後1か月くらいまでに高値となることを認識しておく．甲状腺機能低下症では血中濃度が高く，いわば貯蔵体のFT_4がFT_3より先に低下する．機能亢進であるBasedow病ではFT_4に比べFT_3がより高値をとり，TSHは感度以下のような低値となるのは小児でも成人と同様である．

4）副腎系：17α-ヒドロキシプロゲステロン，ACTH，コルチゾール

17α-ヒドロキシプロゲステロンは生後数日でスクリーニング検査されている項目の1つである．新生児期，乳児早期の17α-ヒドロキシプロゲステロンの意味については「13　先天性副腎過形成症（p.424）」を参考にされたい．幼児期以降，特に思春期年齢では非古典型21-水酸化酵素欠損症を除外する目的で検査される．

ACTH，Fに関しては，副腎不全の診断・除外のために検査されることが多い．副腎不全に関しては，状態の悪い患者でその原因が特定できない場合には一度は否定すべきことを強調したい．副腎不全の症状は非特異的であり，5歳以上では電解質異常，低血糖をきたさない症例も少なくなく，ACTH，Fの測定なしに診断がむずかしい．ストレス時にFの値で15～20 μg/dL以下の場合は副腎不全があると考え治療をすべきである．20～30 μg/dLの値をとるときには，患者の状態によっては治療を考慮する．30 μg/dL以上のときは原則治療が不要である．

5）Ca系：intact PTH，25(OH)D

小児科領域ではintact PTHは，Ca欠乏状態の原因検索のために測定される．PTHは，Ca値とあわせて評価される必要がある（「10　ビタミンD欠乏症（p.366）」「13　くる病・骨軟化症（p.374）」参照）．25(OH)DはビタミンD欠乏の評価に重要であり，12 ng/mL未満のときに欠乏と評価される．

6）糖代謝系：HbA1c，インスリン

これらは糖尿病の診断・病態把握，低血糖症の際にインスリン過剰分泌が関与しているかどうかを判断するために測定される．新生児，乳児早期をのぞき，HbA1c（NGSP値）が6.5%以上の高値は糖尿病と診断する基準の1項目となっている．新生児，乳児早期にはHbA1cではなく，グリコアルブミンが糖尿病診断に意味をもつ．新生児，乳児のインスリン過剰分泌は低血糖（典型的には50 mg/dL未満）時の血中インスリンが3 μU/mL以上のときに疑われる．

◆◆ 参考文献 ◆◆

- 長谷川行洋：はじめて学ぶ小児内分泌，診断と治療社 2011；163-168.
- 長谷川行洋：たのしく学ぶ小児内分泌，診断と治療社 2015；68-83.

第5章

画像検査

第5章 画像検査

1 視床下部—下垂体系

> **POINT**
> - 下垂体疾患の画像診断の第一選択は，MRI である．
> - 下垂体微小腺腫の描出には，造影検査が最も有用である．
> - 正常下垂体後葉は，T1 強調画像において特徴的な高信号を示し，中枢性尿崩症（CDI）で高信号が消失する．

はじめに

現在，視床下部—下垂体系の疾患の画像診断において，MRI が第一選択となる．本項では，視床下部—下垂体系の MRI について概説する．

正常下垂体像

MRI では，すぐれた空間分解能・骨からのアーチファクトがないことにより，視床下部—下垂体系，および，その周囲組織の解剖学的構造が明瞭に描出される．

特に T1 強調画像において，下垂体後葉は特徴的な高信号を呈するため，脳実質と同程度の中等度の信号強度をもつ前葉とは明瞭に識別できる[1]．矢状断 T1 強調画像は，図 1 に示すように，第三脳室・正中隆起・下垂体茎・下垂体前葉および後葉という視床下部—下垂体系の全体像を一断面に描出することが可能であり，基本画像といえる．

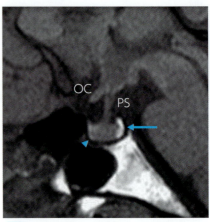

図1 正常下垂体 矢状断 T1 強調画像
下垂体前葉は脳実質と同程度の信号強度を呈している（▶）．後葉は特徴的な高信号で描出される（→）．下垂体茎（PS），視交叉（OC）．

前葉の信号強度

前葉の信号強度は，生理的および病的な状況により変化することが知られている．新生児や妊娠後期女性では，正常前葉が高信号を呈することが報告され[2]，旺盛なホルモン産生を示すものと考えられている．慢性肝機能障害では，Mn の沈着により，T1 強調画像で前葉が高信号化する．

一方，信号の低下はヘモクロマトーシスで認められる．Fe の沈着により組織の T2 値が短縮され，信号が低下する．Fe 沈着の描出は T2 強調画像が鋭敏であるが，沈着が高度になると T1 強調画像でも前葉は低信号化する．

下垂体腺腫と Rathke 嚢胞

前葉の腫瘍は腺腫がほとんどを占める．大きな腺腫の場合，MRI では断層面が自由にとれるため，視交叉の圧排・海綿静脈洞や蝶形骨洞への進展の描出が容易である．一方，1 cm 以下の腺腫は微小腺腫とよばれる．機能性腺腫の場合，小さくてもホルモン過剰による様々な障害が生じるため，微小腺腫の描出が重要である．

微小腺腫の描出には造影剤が非常に有用である．正常前葉は造影剤によって，著しく染まり高信号となる．一方，微小腺腫は造影を受けるが，前葉ほど強くは染まらないため，前葉内に低信号領域として描出される（図 2）．微小腺腫の描出には，造影後短時間に撮像を繰り返す dynamic study が一般的に用いられている．しかしながら，dynamic study では，撮像時間の短縮に伴う空間分解能の低下や画質の劣化により，Cushing 病などの極小の腺腫の描出には難渋することがある．dynamic study で描出できない際には，通常の造影 T1 強調画像を施行してもよい．

成長ホルモン産生腺腫において，T2 強調画像で低信号を示す腫瘍は，densely granulated adenoma を示す[3]．densely granulated adenoma と sparsely granulated adenoma は性質が異なっている．治療法選択の際，T2 強調画像における信号強度が重要視されつつある．

Rathke 嚢胞（Rathke cleft cyst：RCC）は，Rathke 嚢の遺残から発生すると考えられる嚢胞性病変で，

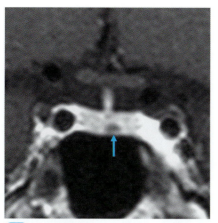

図2 微小腺腫（Cushing病）造影冠状断T1強調画像
下垂体前葉は非常に良く造影される．微小腺腫も造影を受けるが，前葉ほどは染まらないため，低信号域として描出される（→）．

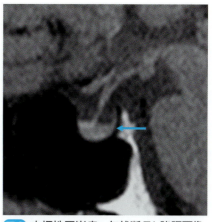

図3 中枢性尿崩症 矢状断T1強調画像
中枢性尿崩症では，後葉の特徴的な高信号が消失する（→）．

まれに症状を惹起する．内容により，様々な信号強度を呈することが知られている．RCCの特徴的な画像所見として，waxy noduleがあげられる．waxy noduleはT2強調画像で特徴的な低信号で描出されるが，真の結節ではなく嚢胞内容が局所的に凝縮したことにより生じるものと考えられている．

T1強調画像における後葉の信号強度

正常下垂体後葉のT1強調画像での特徴的な高信号は，後葉系の正常機能を反映している．T1強調画像における信号強度は後葉内のバソプレシン（AVP）濃度と相関することが，動物実験により確認されている．すなわち，後葉の信号を測定することにより，後葉内のAVP貯蔵を半定量的に測定することが可能である．

血中のAVP濃度が極短時間に変化するのに対し，後葉内のAVP貯蔵は膨大であり，信号強度は緩徐に変化する．MRIは，視床下部―後葉系の機能評価の一助となり，内分泌学的なデータとは異なった情報を付加することができる．

中枢性尿崩症・涸渇後葉

後葉の信号低下は，中枢性尿崩症（central diabetes insipidus：CDI）と涸渇後葉（depleted posterior lobe）とよばれる病態で生じる．

中枢性尿崩症で多飲多尿が生じる際には，AVP貯蔵が著減するため，後葉の高信号が消失している（図3）．MRIの最も重要な役割は腫瘤性疾患の描出・鑑別である．中枢性尿崩症は微小な病変によっても生じることがあるため，初回のMRIで形態変化がなくても，慎重なフォローアップが必要である．加えて，下垂体茎の腫脹のみの病変の鑑別は画像診断だけでは困難なことが多い．中枢性尿崩症をきたす疾患は，リンパ球性漏斗神経下垂体炎・神経下垂体ジャーミノーマ・Langerhans細胞組織球症（Langerhans cell histiocytosis：LCH）・転移・IgG4関連下垂体炎など多彩であり，血液・髄液データや他部位の画像診断などを詳細に検討しなければならない．特に，IgG4は，ステロイド投与により速やかに低下するため，IgG4関連下垂体炎の疑いがあれば投与前に測定しておく必要がある．

涸渇後葉は，脱水などにより，AVP放出亢進が持続することにより生じる．視床下部でのAVP生成が後葉からの放出に追いつかないために貯蔵量が徐々に減少し，遂には後葉のAVPが涸渇する．すなわち，後葉系の機能亢進状態でも後葉の高信号が消失することがある．涸渇後葉は，老人やコントロール不良の糖尿病・神経性食欲不振症・腎不全患者などで報告されている[4]．

異所性後葉・せき止め現象

下垂体柄を機械的に切断した際，断端中枢側に下垂体後葉と同様の組織が新たに形成されることが知られている．この新しく形成された後葉は異所性後葉（ectopic posterior lobe）とよばれ，正常後葉と同様，後葉ホルモンを貯蔵・放出する．この現象は，神経内分泌学の草創期から行われた実験により，よく知られている．臨床的にも，腫瘍や糖尿病のコントロールのため，柄切断や下垂体摘除術が行われた時期があった．

異所性後葉が注目されているのは，成長ホルモン分泌不全性低身長症との関連である．MRIでは，下垂体柄が途絶し，断端中枢側に正常後葉と同じく，T1強調画像で特徴的な高信号を呈する小結節が摘出される（図4）．

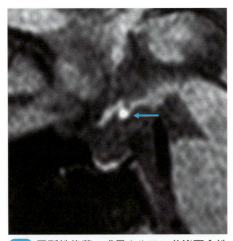

図4 異所性後葉　成長ホルモン分泌不全性低身長症　矢状断T1強調画像
下垂体茎は正中隆起直下で途絶し，断端側に小さい高信号結節が描出されている（→）．

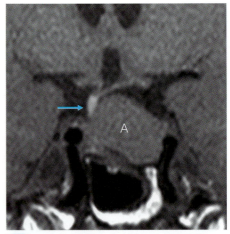

図5 せき止め現象　矢状断T1強調画像
下垂体茎が正常後葉と同様の特徴的な高信号を呈している（→）．茎が腺腫（A）と鞍隔膜に挟まれ狭窄している．

　成長ホルモン分泌不全性低身長症は，骨盤位分娩との関連が従来から指摘されている．異所性後葉の成因として，骨盤位分娩時の柄損傷と推察された．現在，わが国においては異所性後葉の新規発生はほとんどみられなくなった．骨盤位分娩がほとんど施行されなくなったためであろう．一方，異所性後葉の原因として発生異常説も提唱されている．

　下垂体腺腫やRCCなどの腫瘍性病変において，下垂体柄が後葉と同様，T1強調画像で高信号を呈することがある（図5）．この高信号は，下垂体柄が圧迫され圧迫中枢側にAVPを含む神経分泌顆粒が貯留していることを示すと推測されている．この現象は神経分泌顆粒のせき止め現象（damming-up phenomenon）として報告された[5]．せき止め現象が認められる例では，後葉系の機能は保たれている．視床下部―後葉系は異所性後葉にみられるように可塑性に富む組織であり，貯留したAVPが柄から放出されているものと考えられる．

後葉系のMRパターン

　図6に，後葉系のMRパターン（正常・中枢性尿崩症・涸渇後葉・異所性後葉・せき止め現象）の模式

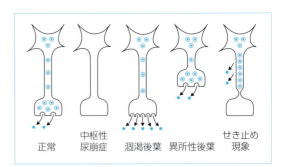

図6 下垂体後葉系のMRパターン

図を示す[6]．現時点では，この5つのパターンが後葉系のMR像を代表するものと考えている．

◆ 文　献 ◆

1) Fujisawa I, et al.：J Comput Assist Tomogr 1987；**11**：214-220.
2) Kitamura E, et al.：AJNR Am J Neuroradiol 2008；**29**：1257-1260.
3) Hagiwara A, et al.：Radiology 2003；**228**：533-538.
4) Fujisawa I, et al.：J Clin Endocrinol Metab 1996；**81**：2805-2809.
5) Fujisawa I, et al.：Endocr J 2002；**49**：165-173.
6) Fujisawa I：J Neuroendocrinol 2004；**16**：297-302.

第5章 画像検査

2 甲状腺・副甲状腺

POINT
- 甲状腺・副甲状腺の診療において，中心的な役割を果たす画像検査は超音波検査である．
- CT・MRIは，おもに超音波検査で観察できない部位の評価に利用される．
- 甲状腺診療に用いられるシンチグラフィには複数の種類があり，目的に応じて使い分ける．

はじめに

甲状腺・副甲状腺の臨床で行われる画像検査には，超音波検査・CT・MRI・シンチグラフィなどがある．この中で第一選択は超音波検査である．そのおもな理由としては，簡便に行えること，甲状腺・副甲状腺は皮下の浅い位置に存在する臓器であるため高い周波数成分を含む広帯域プローブが使用可能で高解像度の画像が得られること，放射線被曝などの侵襲がないことなどがあげられる．超音波検査は，触診で甲状腺に結節を認めた場合に適応となるだけでなく，他の画像検査で甲状腺に結節を偶発的に認めた場合も極めて有用である[1]．また超音波検査は，結節に対する穿刺吸引細胞診（fine needle aspiration cytology：FNAC）や，経皮エタノール注入などの治療を行う際にも用いられる．一方で診断が検者の技能に少なからず左右されることは短所ともいえ，検者には十分な研鑽を積むことが要求される．

超音波検査は，7～12 MHz以上の周波数を含む広帯域プローブを用いて行う．患者は仰臥位をとり，肩の下に枕を置くなどして頸部を後屈（前頸部が伸展する）ことで，甲状腺の下極やさらに尾側まで広範囲の観察が可能になる．ただし頸部後屈は，頸椎疾患などを有する患者や検査が長時間に及ぶ場合に苦痛になることがあるので，過度にならないように配慮する．観察は，横断像及び縦断像で行い，画面の左側が横断像では患者の右側，縦断像では患者の頭側になるようにする．

CT・MRIは，超音波検査を補完する検査という位置付けであるが，疾患・症例によっては有用な情報を得ることができる．

甲状腺

1）超音波検査

甲状腺を超音波で観察する際は，まず甲状腺全体の評価として表1にあげるような項目を観察・計測する．また結節を認めれば，その大きさや性状を評価する．甲状腺の外部では，リンパ節腫大の有無も

表1 超音波検査での，甲状腺全体の観察・評価項目

峡部の厚さ
右葉・左葉それぞれの縦径・横径・厚さ
境界の凹凸の有無
内部エコーレベル（低下の有無，および均質か不均質か）
内部血流の程度（ドプラ法を用いて）

観察する．

❶ びまん性疾患（非結節性疾患）の鑑別

臨床的に，甲状腺中毒症の原因としてのBasedow病と無痛性甲状腺炎の鑑別は極めて重要である．両疾患の診断基準ともに超音波検査は含まれていない（Basedow病では付記に甲状腺血液測定が有用との記述あり）[2]が，実臨床では大いに参考になる情報が得られる．Basedow病ではドプラ法で内部血流の亢進がみられ，一方無痛性甲状腺炎では境界不明瞭な低エコー域とその領域の血流消失が観察される（図1）．またパルスドプラ法による上甲状腺動脈の流速の測定により，定量的に両者を鑑別する方法も行われている．Basedow病の確定診断には，甲状腺中毒症の存在，TRAb陽性，シンチグラフィでの摂取率高値が必要である[2]．しかし施設によっては，いずれも結果が判明するまでに日数を要することがある．症状や身体所見からBasedow病を強く疑った場合，超音波検査はすぐに行うことが可能で，その結果血流亢進が認められればBasedow病の診断が支持され，治療を早期に開始する根拠となる．

また，亜急性甲状腺炎では超音波検査が確定診断に必要であり[2]，無痛性甲状腺炎と同様な低エコー域（その部位に圧痛を伴う）と血流低下を認める．

❷ 結節性疾患の鑑別

甲状腺は高率に結節が生じる臓器である．自覚する，あるいは触診で発見される結節の頻度は1～7%であるが，超音波検査では7～35%とはるかに高率とされている[3]．さらに超音波技術の向上に伴い，より小さな結節まで同定できるようになったため，近年ではその頻度は60～80%に達するとも報告されている[1]．

臨床的には良悪性の鑑別が重要である．超音波検

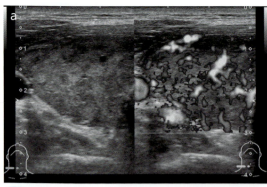
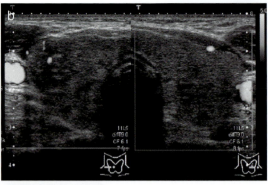

図1 超音波検査によるBasedow病と無痛性甲状腺炎の鑑別【口絵5参照】
a：Basedow病，b：無痛性甲状腺炎．
甲状腺が腫大し，内部が不均質な点は両者に共通している．しかし内部血流は，Basedow病で亢進しているのに対し，無痛性甲状腺炎では低下している．

表2 甲状腺結節（腫瘤）超音波診断基準

	主所見				副所見	
	形状	境界の明瞭性・性状	内部エコー		微細高エコー	境界部低エコー帯
			エコーレベル	均質性		
良性所見	整	明瞭 平滑	高～低	均質	（－）	整
悪性所見	不整	不明瞭 粗雑	低	不均質	多発	不整 無し

〔4〕日本超音波医学会用語・診断基準委員会：超音波医学 2011；**38**：667-670．より転載〕

査は極めて強力なツールであるが，これだけで良悪性の診断を確定することはできず，FNACを行って病理学的に診断する必要がある．FNACは侵襲を伴う検査であり，また前述した甲状腺結節の頻度を考えても全例に行うことは非現実的である．つまり超音波検査の目的は，個々の結節のFNACの適応を判断することにある．

充実性結節の超音波所見において，悪性を示唆するものがいくつかあげられる（表2）[4]．1つの所見だけでは十分な診断精度はないものの，複数の所見を呈するものは悪性の可能性がより高くなる．これらの所見の有無に，結節の大きさも加味して，FNACの適応を判断する[5]．表2の項目以外には，"taller-than-wide shape"，頸部リンパ節腫大の存在も悪性を示唆する[1]．また結節内部に貫通血管が認められる場合もFNACが推奨される[5]．

組織弾性イメージング（エラストグラフィ）による結節の硬さの評価も良悪性の鑑別に資するものであるが，囊胞や石灰化を伴う結節では正確な評価が困難になるなどの難点があり，従来のBモード画像の所見（表2）による診断精度をさらに改善するかは明らかでない[6]．

自律性機能性甲状腺結節（autonomously function-ing thyroid nodule：AFTN）の診断は，超音波検査のみでは行えない．また転移性甲状腺腫瘍も特異的な画像所見は示さない．

2）CT・MRI

甲状腺結節の画像診断において，CTやMRIは超音波検査で観察できない部分を補完するという位置付けである．具体的には，石灰化のために深部が描出できない結節の観察，縦隔内など超音波ビームが届かない部位の観察，気管・食道といった周辺臓器への浸潤の評価，遠隔転移の検索などである[3]．画像は冠状断や矢状断も構成するのがよい[1]．周辺臓器への浸潤の評価の目的ではMRIがより有用であり，T1強調画像は脂肪組織への浸潤，脂肪抑制画像は気管・食道への浸潤（内腔の不整や，粘膜肥厚）の評価に適している．CTは可能であれば造影条件でも撮影すべきだが，ヨウ素シンチグラフィも予定している場合は，その後で施行する必要がある．

びまん性疾患の鑑別のためにCT・MRIを撮影する意義はほぼない．

3）シンチグラフィ

❶ ヨウ素シンチグラフィ（^{123}I，^{131}I）

ヨウ素は甲状腺に取り込まれ，有機化を受けて甲状腺ホルモン合成に用いられる．このため放射性ヨ

ウ素を用いたシンチグラフィは、甲状腺機能を反映する。したがって甲状腺中毒症を呈するBasedow病，無痛性甲状腺炎，AFTNの鑑別に有用である。Basedow病では甲状腺機能は亢進しており，ヨウ素は甲状腺にびまん性に取り込まれ，その摂取率も高値となる。一方無痛性甲状腺炎では甲状腺でのホルモン合成は低下しているため，甲状腺の描出は弱まる。またAFTNでは，結節のみでホルモン合成が亢進しているので，局所的な取り込み亢進がみられる．

ヨウ素シンチグラフィは，乳頭癌や濾胞癌などの再発や遠隔転移の診断にも用いられる。ただし甲状腺への取り込みがあると腫瘍への取り込みは低下するため，対象は甲状腺全摘後の症例に限られる．ヨウ素は甲状腺由来の組織にほぼ特異的に取り込まれるため，甲状腺が全摘されたにもかかわらず集積が認められれば，それは甲状腺由来の組織，すなわち腫瘍の存在を意味する．検査の際は感度を上げるために，甲状腺ホルモン製剤の内服一時中止や組み換えヒトTSH製剤の投与により，血中TSH濃度を上昇させる．

さらに他の検査目的としては，先天性甲状腺機能低下症の病態診断における異所性甲状腺の検索などがある[1].

放射性ヨウ素は，検査目的にはγ線放出核種である^{123}Iがおもに用いられ，β線を放出する^{131}IはBasedow病や甲状腺癌の放射性ヨウ素内用療法に用いられる．ただ^{131}Iも，甲状腺癌の治療に用いる際にシンチグラフィを行って，再発や遠隔転移の検索に利用できる．検査の際は，投与した放射性ヨウ素を効率的に甲状腺に取り込ませる目的で，検査前1週間程度のヨウ素摂取制限が必要である．

❷ テクネシウムシンチグラフィ(^{99m}Tc)

^{99m}Tc-O_4^-もヨウ素と同様に甲状腺に取り込まれる．ただし有機化はされないので，甲状腺機能を反映するという点では，ヨウ素シンチグラフィがより本質的である[1]．しかし事前のヨウ素制限が不要，検査は投与20分～1時間後の撮影1回で終了，という簡便さを長所としてもつ．検査の目的は，ヨウ素シンチグラフィと同じくおもに甲状腺中毒症の原因鑑別である（図2）．

❸ タリウムシンチグラフィ(^{201}Tl)

乳頭癌や濾胞癌などに集積がみられるが，良性の甲状腺結節にも取り込みを認めるため良悪性の鑑別はむずかしく，おもに転移の検索に用いられる．FDG-PETが広く使われるようになったこともあって，甲状腺癌の診療で使われることは少なくなった．

❹ ガリウムシンチグラフィ(^{67}Ga)

悪性リンパ腫や未分化癌に取り込まれるため，それらの病期診断のために全身への広がりを評価する目的で行われる．ただし慢性甲状腺炎でもびまん性

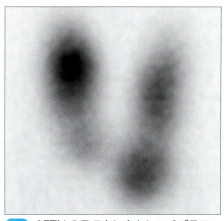

図2 AFTNのテクネシウムシンチグラフィ
甲状腺への集積は不均一であり，右葉上極に強い集積を認める．この部位にAFTNが存在すると診断できる．

の集積がみられることがある[3]．

4）FDG-PET

フルオロデオキシグルコースポジトロン断層撮影（fluorodeoxyglucose-PET：FDG-PET）は多くの悪性腫瘍の診断で用いられており，甲状腺癌もそれに含まれる．注意すべきことは，慢性甲状腺炎のようなびまん性疾患でも取り込みが亢進することであり，甲状腺へのびまん性の集積なのか，局所的な集積なのかを見極めることが大事である（ただし悪性腫瘍でも，リンパ腫はびまん性の集積を示すことがある[3]）．

非甲状腺疾患の診断目的で行われたFDG-PETで，偶発的に甲状腺に局所的集積を認める頻度は1～2%で，超音波検査・CT・MRIでの結節発見頻度よりも低い．しかし悪性である頻度は5～50%と高い（超音波検査で見つかったものでは2～8%[3]，CT・MRIで見つかったものでは9～15%[1]）ため，超音波検査やFNACで鑑別する必要がある（なおSUV maxの値では，高い精度で良悪性を鑑別することはできない）．

FDG-PETで集積を認める甲状腺癌は，ヨウ素シンチグラフィでの陽性率が低い．これには腫瘍の分化度が関係しており，FDG-PETで検出される腫瘍は分化度が低い，つまり悪性度が強い傾向があり，臨床的に重要である[1]．

5）咽頭造影

急性化膿性甲状腺炎の誘因となる下咽頭梨状窩瘻を検出するために行われる．

副甲状腺

1）超音波検査

副甲状腺は甲状腺の背面に存在する内分泌腺である．正常では長径約5 mmであり，高周波数プロー

と，大きくなるだけでなく主細胞の割合が増えて均質性が増す(低エコーになる)ことにより，描出されるようになる[5]．3 cm を超えるものでは副甲状腺癌の可能性も念頭において，周囲組織への浸潤を疑う所見がないかを評価する[1]．

上副甲状腺は，80% が甲状腺の頭側 2/3 の範囲の高さに存在する．下副甲状腺も多くは甲状腺下極付近に存在するが，上副甲状腺よりも分布が広く，頭側は下顎角，尾側は胸腺内や縦隔にまで及ぶ[1]．さらに副甲状腺は 5 腺以上が存在することや，甲状腺内に埋没していることもあるため，副甲状腺を検索する際は，広範囲を丁寧に観察する必要がある．

2) CT・MRI

腫大した副甲状腺を検出することが可能である(図3)．しかし優先して行われるべきは超音波検査やシンチグラフィである．これらの検査で責任病変が同定できない症例などで行われる．CTやMRIは超音波検査と比較して分解能が低く，検出率は高くはないが，近年，腫大副甲状腺の局在診断にダイナミックCTの有用性が報告されている．

3) シンチグラフィ

副甲状腺機能亢進症の診断のために^{99m}Tc-methoxy-isobutyl-isonitrile(MIBI)シンチグラフィが行われる．^{99m}Tc-MIBI は，ミトコンドリアの膜に吸着する性質があり，その働きが活発な細胞に取り込まれる．

撮影は 15 分後(早期相)と 2 時間後(後期相)に行う．副甲状腺の腺腫や過形成では後期相でも取り込みの低下が少なく，集積が残存したままとなる．超音波検査と異なり，縦隔内などの異所性の病変も検出可能である(図3)．感度は 70〜90% とされており，超音波検査と同等である．甲状腺結節や慢性甲状腺炎を合併した症例，手術後に寛解しなかった症例や再発した症例では，検出感度は低下する．

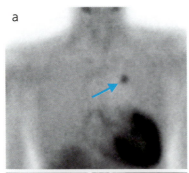
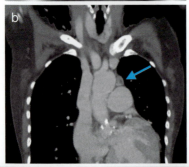
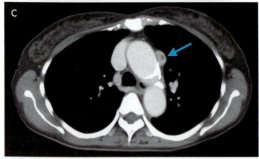

図3 シンチグラフィおよび CT による異所性腫大副甲状腺の検出
a：^{99m}Tc-MIBI シンチグラフィ(後期相)，b：造影 CT 冠状断，c：造影 CT 軸位断．
慢性腎不全に伴う二次性副甲状腺機能亢進症の症例．超音波検査では頸部に副甲状腺腫大を同定できなかった．しかし^{99m}Tc-MIBI シンチグラフィでは胸部に集積を認め(a，→)，CT で大動脈弓の左側，肺動脈の頭側に接する結節を同定した(b および c，→)．縦隔内の異所性副甲状腺による二次性副甲状腺機能亢進症と診断し，手術を実施，病理所見で副甲状腺過形成と確定診断された．

ブで検出できる大きさだが，主細胞と脂肪細胞が混在した臓器であり，隣接する甲状腺や脂肪組織と音響インピーダンスの差が小さいため，観察できないのが通常である[5]．

副甲状腺疾患で頻度が高いのは機能亢進症(原発性，および二次性)であり，その責任病変の検索のために超音波検査が行われる．腺腫や過形成になる

◆ 文献 ◆

1) Lee JH, et al.：Semin Roentgenol 2013；48：87-104.
2) 日本甲状腺学会診療ガイドライン http://www.japanthyroid.jp/doctor/guideline/japanese.html(2018 年 3 月確認)
3) 甲状腺結節取扱い診療ガイドライン 2013, 日本甲状腺学会(編), 南江堂 2013.
4) 日本超音波医学会用語・診断基準委員会：超音波医学 2011；38：667-670.
5) 甲状腺超音波診断ガイドブック．改訂第三版，日本乳腺甲状腺超音波学術会議甲状腺用語診断基準委員会(編)，南江堂 2016：49-50.
6) Cosgrove D, et al.：Ultrasound Med Biol 2017；43：4-26.

第5章 画像検査

3 副腎・性腺

POINT
- 副腎病変診断の第一選択はCTであり，単純CTに加え，造影ダイナミックCTやMRI，シンチグラフィなどを補助的診断に用いる．
- 子宮や卵巣は，内因性・外因性ホルモンの影響により変化する．
- 性腺にはホルモンを過剰分泌する腫瘍とホルモン異常により生じる疾患がある．

はじめに

副腎はホルモン産生を行う臓器である．副腎疾患の診断は良悪性の鑑別のみならずホルモン異常の有無も重要になってくる．最近ではCTやMRIの普及に伴い健康診断などで偶然に発見される副腎腫瘍，すなわち副腎偶発腫が増えている．診断には内分泌機能検査のほか，画像検査も重要になってくる．

性腺疾患では，ホルモン異常をきたすものに骨盤内疾患を多く認める．

本項では副腎腫瘍と骨盤内臓器を中心とした画像診断について述べる．

副腎の画像検査

1) 副腎の解剖

副腎は後腹膜臓器であり，第十一から十二胸椎のレベルに位置し両側の腎周囲筋膜の前方内側面および上面に接して存在する．CTやMRIの横断像では右副腎は肝右葉の内側，下大静脈の背側に細長く描出され，左副腎は左腎上極の前面に位置し，横断像では内側に凸の三角形を呈する．CT，MRIの水平断面像，冠状断面像ともに逆Y字状に描出される．Y字の左右に分かれた部分はそれぞれ外側脚，内側脚とよばれる（図1）．

副腎の長径は4～6 cm，横径は2～3 cm，厚みは3～6 mm，重さ4～8 gである．左副腎は右副腎よりやや大きい傾向である．

副腎の動脈は3本あり，下横隔膜動脈より分岐する上副腎動脈，大動脈から直接分岐する中副腎動脈，腎動脈から分岐する下副腎動脈がある．静脈では右副腎静脈から直接下大静脈に，左の副腎静脈は左腎静脈を経て下大静脈に流入する．

2) 超音波

非侵襲性であり，簡便かつ容易に行えることが超音波検査の利点である．欠点としては検査者間で診断能力が異なることや再現性が欠けてしまう．

正常副腎は小さく，特に左側副腎の描出が困難なことが多い．また，1 cm以下の小さい副腎腫瘍の検出能は低いため，ある程度大きい副腎腫瘍の検出に有用である．

副腎皮質腺腫（adrenocortical adenoma：ACA）は辺縁平滑で内部が均一な円形の腫瘍として認める．

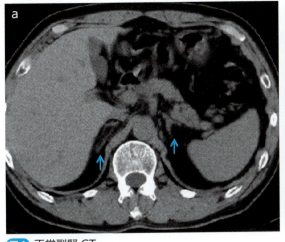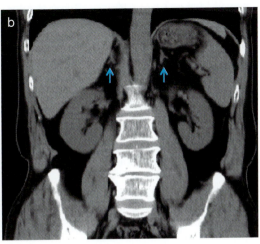

図1 正常副腎CT
水平断面像，冠状断面像とも逆Y字状に描出され，aでは肝右葉の内側（→），bでは左腎上極の前面（→）に位置する．

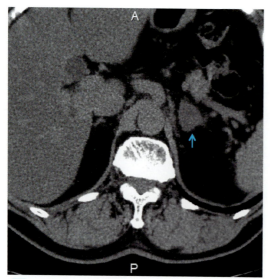

図2 非機能性副腎腺腫
左副腎に低吸収値の円形の腫瘤を認める(→).

3) CT

CTの利点は簡便かつ侵襲性が低く検査時間も比較的短い.さらに空間分解能は高く画像の再現性もあるため副腎疾患の画像診断の中心的役割を果たす.欠点は放射線被曝があげられる.

単純CTは副腎腫瘍の吸収値を評価するためには必須であり,造影CTのみの検査は避ける.単純CTに造影CTを加えることで,腫瘤の性状評価が容易になりうる.また,造影剤を使用する際には検査直前の食事は控えさせる.

副腎は小さい臓器のため,thin slice (1 mm程度の薄いスライス)で撮影することが正確な診断に必要である.さらに腫瘍内の脂肪を検出するために適宜ピクセル値(pixel value)の表示を行い,カットオフ値を求める.

非機能性腺腫の多数は組織学的に脂肪を多く含む淡明細胞(clear cell)主体のためCT上は低吸収を示す場合が多い.単純CTでCT値≦10 HU(HU: housfield unit)は臨床的に有用な指標とされる(感度71%,特異度98%)[1](図2).また,塊状の脂肪濃度(≦30 HU)を認める場合は骨髄脂肪腫が疑われる.

腺腫内の脂肪含有量が少なくなるほど,褐色細胞腫,副腎皮質癌,癌の副腎転移などが疑われる.

造影CTでは造影早期相と遅延相(平均9分)を比較して,腫瘍内造影剤のwashout率が50%以上は良性病変であり,悪性病変は50%以下のwashout率を示し,鑑別に有用であるという報告もある[2].

その他の副腎腫瘍の良悪性の鑑別点として,悪性病変は比較的に大きいものが多く5 cm以上を悪性とすると,感度93%,特異度64%である.さらに悪性の場合は辺縁不整,内部は出血や壊死等により不均一に描出されることが多い(表1).

また,原発性アルドステロン症(primary aldosteronism:PA)の腺腫は小さく1 cm未満の小結節腺腫ではthin sliceで再構成したCTでも検出されないことがある.

4) MRI

MRIの利点は放射線被曝がなく撮像方向が多様であり,コントラスト分解能が高い.欠点は検査時間が長い,骨変化がわかりにくく動きに弱く画像が劣化するなどがあげられる.

正常副腎はT1およびT2強調画像のいずれも肝臓と同程度の信号強度を示す.副腎腺腫はT1・T2強調画像で,肝臓および正常副腎組織と比較し等信号~低信号を呈し均一に造影される.副腎腺腫は脂肪を含むのでchemical shift imagingではin-phaseと比較しopposed-phasedで信号が低下する.

核医学

核医学の利点は存在診断とともに機能診断が行えることである.欠点は妊婦・授乳婦は禁忌であり,18歳未満の症例は原則投与はしないこと,また偽陽性・偽陰性になる症例も含まれることがあげられる.

副腎皮質と副腎髄質ごとに使用核種は異なる.

1) 副腎皮質シンチグラフィ

6β-ヨードメチル-19-ノル-コレスト-5(10)-エン-3β-オール(^{131}I)(^{131}I-アドステロール®)を用いる.^{131}I-アドステロール®はコレステロール類似体であり,ステロイドホルモンの合成体として副腎皮質細胞内に取りこまれる.このため,取り込みは副腎皮質機能と代謝を反映することからACTH非依存性Cushing症候群の機能および局在診断目的にて施行する.

ACTH非依存性Cushing症候群では腺腫に集積を認め,対側はACTH分泌が抑制されるため描出されない.ACTH依存性Cushing症候群では両側副腎の集積亢進を認める.

前処置として,甲状腺の被曝を避けるためヨウ化カリウム丸1錠,またはルゴール液1 mLを^{131}I-アドステロール®静注1~2日前から7日間内服させる.

また,^{131}I-アドステロール®は便中に排泄されるため,良好な画像を得る目的で,便秘のある患者に緩下剤を投与する場合もある.

なお^{131}I-アドステロール®は含有する微量のエタノールにより一過性の顔面紅潮や動悸,気分不良もあり,ショック例の報告もあるため,薬剤投与中や投与後は注意深く観察をする.

2) 副腎髄質シンチグラフィ

^{131}I-MIBGまたは^{123}I-MIBGを使用する.MIBGはグアニジン類似体のヨウ素標識体であり,神経外胚葉由来の細胞に選択的に取り込まれ,褐色細胞腫

表1 画像検査における副腎腫瘍の特徴

疾患	非機能性副腎腺腫	ACTH非依存性Cushing症候群	原発性アルドステロン症	褐色細胞腫	副腎癌	悪性腫瘍の転移
性状大きさなど	片側性	片側性（両側性もある）	片側性（両側性もある）	片側性（両側性もある）	片側性	両側性が多い
	直径4cm未満 辺縁不整 円形	直径2〜4cm 辺縁平滑 円形または類円形	直径2cm以下 辺縁平滑 円形	直径3cm以上 辺縁平滑 類円形	直径5cm以上 辺縁不整	大小さまざま 辺縁不整 大きいものは分葉状で内部不均一 （3cm未満は辺縁平滑で円形，内部均一だが脂肪は含まない）
	境界明瞭 内部均一	境界明瞭 内部均一 （大きいものは不均一） 対側副腎は萎縮	境界明瞭 内部均一	境界明瞭 内部不均一（出血，壊死，多発性嚢胞，石灰化）	境界不明瞭 内部不均一（出血，壊死）	境界不明瞭
CT	単純：CT値≦10 HU 造影CT：wash-out率>50%	単純：CT値≦10 HU	単純：CT値≦10 HU	単純：CT値≧10 HU 造影：原則禁忌	単純：CT値≧10 HU 造影：wash-out率<50%	単純：CT値≧10 HU 造影：wash-out率<50%
MRI	T1・T2強調画像：肝臓と正常副腎と比して等〜低信号 内部均一	T1強調画像：低信号 T2強調画像：肝臓と比して低〜等信号	T1・T2強調画像：肝臓と比して等信号	T1強調画像：低信号 T2強調画像：高信号 （切除後の再発褐色細胞腫はT2強調画像で高信号）	T1強調画像：低信号 T2強調画像：高信号 （小さな癌ではT2強調画像：高信号で均一に造影）	T1強調画像：低信号 T2強調画像：高信号 （副腎癌と似たような信号強度を認めるため，担癌患者には注意を要する）

に代表される神経内分泌腫瘍に特異的な画像診断である．

MIBGシンチグラフィは全身を撮影し病巣が陽性描出されるため，副腎外病変や転移巣の診断に有用である．しかし，空間分解能が低いため，小さい病巣の検出能は偽陰性となりやすい．また肝臓では正常でも軽度の集積を認めるため，肝転移巣の診断には劣る．

前処置として，^{131}I-MIBG，^{123}I-MIBG両者とも甲状腺ブロックを実施する．

MIBG投与1〜3日間前から3日間程度にヨウ化カリウム丸1錠，またはルゴール液1 mLを内服させる．

三環系抗うつ薬などの向精神薬などはMIBGの病巣集積を阻害しうるため，可能ならば当該薬剤は検査1〜2週間前に休薬とする．

副腎静脈サンプリング

副腎静脈サンプリング（adrenal venous sampling：AVS）は副腎ホルモン過剰分泌部位の診断法であり，PAの局在診断において確診度の高い検査である．ただし，手術希望がない症例や手術困難症例には行わない．

PAの腺腫は5 mm以下であると，CT，MRIでは腫瘍の検出ができないことがある．また，加齢や高血圧に副腎結節が合併する例や過形成による特発性アルドステロン症（idiopathic hyperaldosteronism：IHA）も存在するため，この場合は両側のAVSを用いて副腎ホルモンの測定を行うことにより診断が可能となる．

局在診断の指標は日本内分泌学会からのコンセンサス・ステートメントでは，"ACTH負荷後の副腎静脈中アルドステロン/コルチゾール比の高値側/低

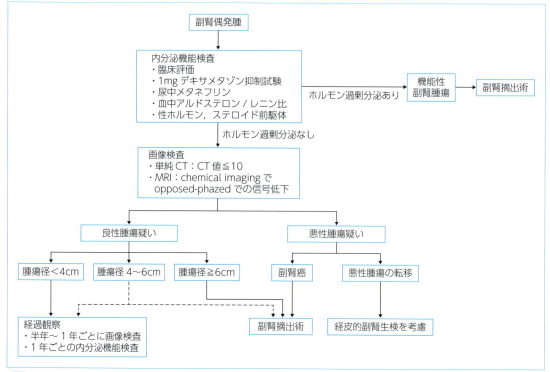

図3 副腎偶発腫の取り扱いフローチャート
〔4〕柴田洋孝：内分泌画像検査・診断マニュアル．成瀬光栄，他（編），診断と治療社 2011；132-134． 5）Fassnacht M, et al：Euro J Endo 2016；**175**：G1-G34．より改変〕

値側比（lateralized ratio）＞4かつ低値側/下大静脈比（contralateral ratio）＜1を認めたときに，高値側の片側性病変と判定する"としている．境界域の判定やACTH負荷前後で局在判定が乖離した場合には，副腎静脈中アルドステロン値や臨床所見をなどを考慮して総合的に判断する[3]．

副腎腫瘍の画像診断アルゴリズム

副腎偶発腫を認めた場合，まずは内分泌的にホルモンの過剰分泌があるか確認し，陽性例であれば各疾患の診断アルゴリズムに従う．内分泌的に非機能性と考えられた場合には，単純CTでのCT値測定に加え造影CT，MRIを組み合わせて診断を進める（図3）[4,5]．

性腺の画像検査

若い女性では常に妊娠の可能性を念頭におき，放射線被曝にも考慮する．このため婦人科領域においては，用いられる画像診断法は第一に非侵襲的な超音波であり，次いでMRIがあげられる．

女性骨盤は腸管の存在により複雑な信号を呈するが，まずは子宮および卵巣の同定を試み，さらに全体を見渡して評価を行う．また，子宮・卵巣は年齢，月経周期，ホルモン剤投与など，内因性・外因性のホルモン環境によって大きく変化するために，これらの情報も入手する．

性腺疾患には，顆粒膜細胞腫や莢膜細胞腫など腫瘍がホルモンを過剰分泌する場合や，先天性疾患（男性仮性半陰陽，女性仮性半陰陽）や多囊胞性卵巣症候群などホルモン異常の結果で生じる場合がある．また，妊娠に関連したホルモン変動や形態の変化も生じることがある．

性腺の解剖

男子・女子性腺の解剖は「1 女性性腺の構造と作用の基礎知識（p.462）」，「2 男性性腺の構造と作用の基礎知識（p.466）」を参照．

1）前立腺

前立腺の腺組織は辺縁域，移行域，中心域からなり，大きさは横径4cm以下，縦径3cm以下である．

❶ 超音波検査

辺縁域は微細高エコー像，移行域は不均一低エコー像を呈する．

❷ CT

単純CTでは，ほぼ均一な濃度の構造として描出される．移行域は辺縁域にくらべてやや強く造影される．

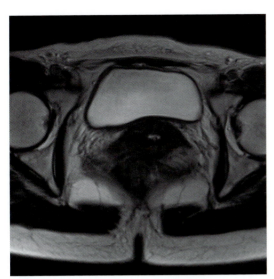

図4 30歳代　正常子宮　T2強調画像
水平断面像．子宮体部は内側から高信号の子宮内膜，低信号のjunctional zone, 中等度信号の筋層の層構造を認める．

❸ MRI
　T1強調画像で均一な低信号を呈する．T2強調画像では辺縁域は高信号，移行域は低信号を呈する．

2) 精巣
　大きさは個人差があるが，長径3～4cm，短径2cm程度である．
❶ 超音波
　楕円形で内分均一な低エコー像を呈する．

3) 子宮
❶ 超音波
　成熟子宮は膀胱後方に3×5×8cm程度の充実性組織として観察される．月経周期によって子宮内膜のエコー輝度と厚さは変化する．
❷ MRI
　T1強調画像では全体が中等度の信号を呈し，T2強調画像で子宮体部，頸部は明瞭な層構造を呈し，体部は内側から高信号の子宮内膜，低信号のjunctional zone, 中等度信号の筋層の3層構造からなる（図4）．
　閉経により子宮体部は小さくなり，junctional zoneは不明瞭化となる．また，閉経後は内膜の厚さは3～4mm以下になる．閉経後でも子宮体部が大きくjunctional zoneが明瞭化し，内膜が肥厚していたらホルモン産生腫瘍やホルモン補充療法，タモキシフェンなどの外因性ホルモン投与を疑う．

4) 卵巣
　卵巣は生理周期に従って，卵胞発育，排卵，黄体形成を繰り返す．この過程で卵巣嚢胞（ovarian cyst）を認める．
❶ 超音波
　年齢などで異なるが，体積は2×3×4cm以下とされている．卵胞を目安にすると卵巣の位置が確認しやすくなる．
❷ MRI
　T1強調画像で全体が中等度の高信号を呈する．T2強調画像では間質は比較的低信号であり，卵胞が明瞭な高信号を呈する．造影にて間質は軽度濃染され，卵胞周囲を縁取る濃染を呈する．機能性嚢胞は通常2か月以内に消褪する．閉経後は卵巣が委縮し卵胞形成もなくなるため，卵巣の同定は困難になる．

◆◆ 文献 ◆◆

1) Boland GW, et al.：*Radiology* 1997；**202**：693-699.
2) Pena CS, et al.：*Radiology* 2000；**217**：798-802.
3) 日本内分泌学会：わが国の原発性アルドステロン症の診療に関するコンセンサス・ステートメント；日本内分泌学会雑誌 2016；**92**（Suppl. Sep）：12-14.
4) 柴田洋孝：内分泌画像検査・診断マニュアル，成瀬光栄，他（編），診断と治療社 2011；132-134.
5) Fassnacht M, et al：Euro J Endo 2016；**175**：G1-G34.

第6章

視床下部・下垂体疾患

第6章 視床下部・下垂体疾患

1 視床下部・下垂体(前葉,後葉)の発生,形態,解剖

> **POINT**
> - 視床下部は,間脳の腹側かつ第三脳室周囲の領域である.
> - 下垂体は,Rathke嚢を原基とする腺性下垂体(下垂体前葉)と神経性下垂体(下垂体後葉)からなる.
> - 視床下部を構成する諸神経核は,下垂体ホルモン分泌調節や自律神経系の上位中枢として生体の恒常性維持に重要な役割を果たす.

視床下部の発生

中枢神経系の発生では,神経板から派生して神経管を形成した後,その頭方に一次脳胞(前脳胞,中脳胞および菱脳胞)を生じる.前脳胞は終脳と間脳に,中脳胞は中脳に,そして菱脳胞は後脳および髄脳に分化する.間脳は,視床上部,背側視床,腹側視床および視床下部からなる.視床下部は,間脳の腹側かつ第三脳室周囲の領域である.発生の進行とともに多数の神経核に分かれる.

下垂体の発生

下垂体は,発生学的に起源の異なる2つの部分(前葉および後葉)からなる.下垂体前葉は,胎児期に咽頭部(原始口腔)の外胚葉性天蓋粘膜が背側に陥入して生じた凹みのRathke嚢を原基とする(図1).前葉細胞の増殖によりRathke嚢は狭くなり,その後壁は中間部となる.前葉細胞は,ホルモンを産生・分泌する内分泌細胞に分化することから腺性下垂体ともよばれる.pit-1,prop1などの多くの下垂体発生の初期および下垂体前葉の分化に関与する転写調節因子が時間的,空間的,特異的に発現し重要な役割を果たしている.最近,in vitroにてヒト胚性幹(embryonic stem:ES)細胞から下垂体を分化誘導できることが報告された[1]).

一方,間脳の底部は,腹側へ漏斗状に伸びて正中隆起,漏斗茎,そして後葉を形成し,その部位へ視床下部に局在する神経細胞の軸索(無髄線維)が伸長してくる.後葉は,グリア細胞に相当すると考えられるpituicyte(後葉細胞)と後葉ホルモン(AVPおよびOXT)を分泌する神経終末からなり,神経性下垂体ともよばれる.

視床下部の形態,解剖

視床下部は,視床の前下方および下垂体の背側に位置し,第三脳室の側壁と底部を囲んだ部位である.視床下部は脳の各部位と密に線維連絡しており,構成している諸神経核はそれぞれ異なった生理

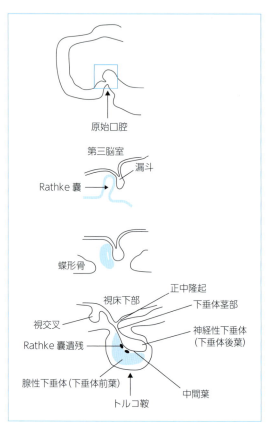

図1 下垂体の発生

機能をもつ.

Sawnsonは,視床下部を吻~尾側に視束前野,視索上域,灰白隆起域,乳頭体領域の4 region(領域)に分け,さらに内~外側に室周囲帯,内側帯,外側帯の3 zone(帯)の4×3=12に区分することを提唱した[2]).

たとえばこの区分けでは,終板器官(organum vasculosum laminae terminalis:OVLT)は視束前野室周囲帯に,室傍核(paraventricular hypothalamic nucleus:PVN)および視交叉上核(suprachiasmatic nucleus:SCN)は視索上域室周囲帯に,弓状核

(arcuate nucleus：ARC)は灰白隆起域室周囲帯に，視床下部腹内側核(ventromedial nucleus：VMH)は灰白隆起域内側帯に，視索上核(supraoptic nucleus：SON)は視索上域外側帯に，視床下部外側野(lateral hypothalamic area：LHA)は視索上域，灰白隆起域および乳頭体領域の外側帯に位置する．

下垂体の形態，解剖

下垂体は，蝶形骨体のトルコ鞍とよばれる凹みに納まった小指頭大(重さ 0.4〜0.9 g，平均 0.6 g)の内分泌器官で，その上部は硬膜(鞍隔膜)で被われており，下垂体茎部を介して視床下部とつながっている．下垂体は腺性下垂体(下垂体前葉)，退化した中間部および神経性下垂体(下垂体後葉)からなり，下垂体前葉が下垂体全体の約 75％ の重量を占めている．

下垂体前葉には，異なったホルモン産生細胞(GH 産生細胞〈somatotroph〉，乳腺刺激ホルモン産生細胞〈mammotroph〉，ACTH 産生細胞〈corticotroph〉，甲状腺刺激ホルモン産生細胞〈thyrotroph〉，ゴナドトロピン産生細胞〈gonadotroph〉)が存在し，6 種類のホルモン(GH，PRL，ACTH，TSH，LH/FSH)を合成・分泌している．また，ホルモン非産生細胞(濾胞細胞，濾胞星細胞)の存在も知られているが，その役割の詳細は不明である．

下垂体後葉には，PVN および SON に局在する大細胞性神経分泌ニューロンの細胞体から軸索終末が投射する．細胞体で産生された下垂体後葉ホルモン(AVP および OXT)は，分泌顆粒として軸索流によって下垂体後葉の神経終末まで運ばれ(途中の数珠上の瘤を Herring 小体とよぶ)，活動電位依存性に細胞間隙に開口放出され，洞様毛細管から循環血液中に入る．

視床下部―下垂体系の形態，解剖

視床下部の下方に下垂体が位置し，視床下部が下垂体の上位中枢として働いている(図 2)．

1) 視床下部―下垂体前葉系

視床下部には，下垂体前葉ホルモン分泌を調節する神経分泌ニューロンの細胞体が存在する．これらの細胞体から伸びた軸索終末からそれらのホルモンが正中隆起外層の一次毛細血管網に分泌され，下垂体門脈を経て二次毛細血管網を介して下垂体前葉細胞に作用する．

おもな視床下部ホルモン(機能)と産生部位は，①CRH(ACTH 分泌促進)【産生部位：PVN 小細胞群】，②TRH(TSH 分泌促進)【PVN 小細胞群】，③GHRH

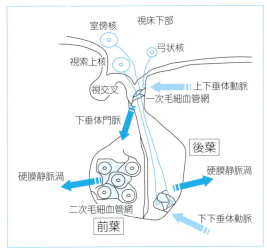

図2 視床下部―下垂体系の解剖(模式図)

(GH 分泌促進)【ARC】，④ソマトスタチン(GH 分泌抑制)【第三脳室壁周囲】，⑤ドパミン(プロラクチン分泌抑制)【ARC】，⑥GnRH(LH/FSH 分泌促進)【ARC】である．なお，GnRH 分泌制御に働くキスペプチンは，ARC および前腹側室周囲核(antero-ventral periventricular nucleus：AVPV)に局在するニューロンで産生される．

2) 視床下部―下垂体後葉系

視床下部後葉系では，下垂体後葉ホルモン(AVP および OXT)が視床下部 PVN および SON に局在する大細胞性神経分泌ニューロンの細胞体で合成され，分泌顆粒として下垂体後葉に伸びた軸索内を軸索流によって運ばれる．

下垂体後葉で分泌された下垂体後葉ホルモン(AVP および OXT)は，上および下下垂体動脈から洞様毛細血管へ流入した血液を介して下垂体静脈へ，そして循環血液中に入る．

◆◆ 引用文献 ◆◆

1) Suga H, et al. : Nature 2011；**480**：57-62.
2) Swanson LW：Brain Maps, 3rd ed：Structure of the Rat Brain. Elsevier, New York. 1992.

◆◆ 参考文献 ◆◆

・佐野　豊：神経科学―形態学的基礎　間脳 [1] 視床下部. 佐野　豊(著)，医学書院，2003；26-53.
・Ross 組織学．原書第 5 版，内山安男，他(監訳)，南江堂 2010；686-698.
・Low MJ：Williams Textbook of Endocrinology. 12th ed, In：Kronenberg IM, et al.(eds), Saunders, 2011；103-174.

第6章 視床下部・下垂体疾患

2 下垂体前葉ホルモン

POINT
▶ 下垂体前葉ホルモンの特性を理解するために，蛋白構造，転写因子，血中動態，分泌調節，生理作用，受容体と情報伝達系に注目する．
▶ 下垂体前葉ホルモンの分泌調節因子の理解は，内分泌疾患の病態や検査所見を解釈する際に有用である．

はじめに

6つの下垂体前葉ホルモンは，5つの下垂体前葉細胞より産生され，血行性に標的器官に達し，特異的受容体に結合して生理作用を発揮する．本項では，内分泌疾患の病態を理解しやすくするために，下垂体前葉ホルモンの血中動態や分泌調節[1]を中心に概説する（表1）．

副腎皮質刺激ホルモン

1）構造，合成

副腎皮質刺激ホルモン（ACTH）は，39アミノ酸残基からなるペプチドホルモンである．前駆蛋白のプロオピオメラノコルチン（proopiomelanocortin：POMC）より，プロホルモン転換酵素（prohormone convertase：PC）1によるプロセッシングでACTHが合成される．ACTHを合成するACTH産生細胞（corticotroph）は，下垂体前葉細胞の20％を占め，おもに下垂体中央部に位置する．corticotrophは胎生期8週と下垂体前葉細胞のなかで最も早く出現し，T-box transcription factor（TPIT〈TBX 19〉）がcorticotrophの分化やPOMC遺伝子のmRNA転写活性に重要である．

2）血中動態，分泌調節

ACTH分泌は視床下部の視交叉上核（suprachiasmatic nucleus：SCN）により制御され，血中のACTH濃度は概日リズム（circadian rhythm）と，1日に40回出現するACTHの律動的分泌（ultradian pulsatility）の振幅の大きさにより規定される．血中ACTH値は，午前4時から分泌が増加し始め，午前7時前にピーク，午後11時〜午前3時に最低値となる．ACTHの血中半減期は10〜30分である．

CRHは視床下部室傍核（paraventricular nucleus：PVN）小細胞群のニューロンで産生され，corticotrophのCRH受容体1型（CRHR1）に結合する．AVPはPVN大細胞群のニューロンで産生され，corticotrophのAVP$_{1b}$受容体に結合する．CRHはPOMC遺伝子発現と蛋白合成を促進するが，AVPにはその活性はない．AVPはCRHよりもACTH分泌活性が弱く，CRHと協調して相乗的にACTH分泌を促進する．

グルココルチコイドは，最も強力にACTH分泌を抑制する．グルココルチコイドによるネガティブフィードバックは，下垂体レベルでは，ACTHの分泌，POMC遺伝子転写活性やCRH受容体発現を抑制する．視床下部レベルでは，CRHとAVPの分泌抑制とCRH遺伝子発現を抑制する．ソマトスタチンは，corticotrophに発現するSSTR2とSSTR5を介してACTH分泌を抑制する．ドパミンD2受容体はヒトcorticotrophには発現していないが，ACTH産生腫瘍で異常発現すればドパミン製剤が治療に用いられる．

3）生理作用，受容体，情報伝達系

ACTHの受容体であるメラノコルチン2型受容体（melanocortin 2 receptor：MC2R）は，G蛋白質共役型受容体（G protein-coupled receptor：GPCR）ファミリーに属し，ACTH刺激で増加したcAMPがcAMP依存性プロテインキナーゼA（cAMP-dependent protein kinase A：PKA）系を活性化させ，コルチゾール（F），DHEA-Sの分泌を促進する．ACTHは副腎皮質増殖作用を有するため，ACTH依存性Cushing症候群では両側副腎が腫大する．

黄体形成ホルモン，卵胞刺激ホルモン

1）構造，合成

ゴナドトロピン（Gn）であるLHとFSHは，α・βヘテロダイマーからなる糖蛋白である．LH，FSH，TSH，hCGのα鎖は共通であり，β鎖はLH，FSHで異なる．翻訳後のN-結合型グリコシル化が，LHやFSHの生物活性やクリアランスに関与する．gonadotropin産生細胞（gonadotroph）は機能性下垂体前葉細胞の10％を占め，前葉内に散在性に分布し，LHとFSHの2つのホルモンを合成する．gonadotropin産生細胞の細胞分化には，GATA2，SF1（steroid factor 1）が関与する．

2）血中動態，分泌調節

血中半減期は，LHが20〜30分，FSHが2〜3時間である．LHは硫酸化糖鎖付加のために肝臓網内

表1 下垂体前葉ホルモンの種類と特徴

	ACTH	LH	FSH	TSH	GH	PRL
1 構造, 合成						
産生下垂体細胞	corticotroph	gonadotroph	gonadotroph	thyrotroph	somatotroph	lactotroph
細胞分化の主な転写因子	TPIT (TBX19)	GATA2 SF1	GATA2 SF1	GATA2, PIT1 PROP1	PIT1 PROP1	PIT1 PROP1
下垂体内の比率	20%	10%(注1)	10%(注1)	5%	50%	15%
染色体	2p	6q(α鎖) 19q(β鎖)	6q(α鎖) 11p(β鎖)	6q(α鎖) 1p(β鎖)	17q	6p
遺伝子	POMC	αサブユニット(α鎖) LHβ(β鎖)	αサブユニット(α鎖) FSHβ(β鎖)	αサブユニット(α鎖) TSHβ(β鎖)	hGH1 (hGH-N)	PRL
蛋白	ポリペプチド	糖蛋白	糖蛋白	糖蛋白	ポリペプチド	ポリペプチド
アミノ酸	39AA	92AA(α鎖) 121AA(β鎖)	92AA(α鎖) 111AA(β鎖)	92AA(α鎖) 112AA(β鎖)	191AA (176AAが10%)	199AA
2 血中動態, 分泌調節						
血中半減期	10～30分	20～30分	2～3時間	50分	10分	26～47分
分泌様式	概日リズム (早朝高値, 夜間低値)	脈動的分泌 加齢で増加 排卵前上昇 (LHサージ)	脈動的分泌 加齢で増加 排卵前上昇 (FSHサージ)	夜間高値だが, 睡眠に誘発されず, 加齢で軽度高値	超日リズム 睡眠で誘発され徐波睡眠時高値加齢で減少	概日リズム 夜間に高値 性周期 (妊娠, 授乳)
促進因子	CRH AVP サイトカイン セロトニン ストレス 強度の強い運動 低血糖	男性：GnRH 女性：GnRH, 　　　E₂(急性効果)	男性：GnRH 女性：GnRH, 　　　E₂(急性効果), 　　　アクチビン(下垂体由来)	TRH ノルアドレナリン (寒冷曝露)	GHRH GHS(グレリンなど) 低血糖, 飢餓 アミノ酸 ストレス 運動 睡眠 α2アドレナリン刺激 エストロゲン	TRH エストロゲン セロトニン オピオイド 妊娠 吸啜刺激 性的行動 睡眠, 食後 ストレス
抑制因子	グルココルチコイド ソマトスタチン	男性：テストステロン, インヒビン 女性：E₂(長期効果) 　　　プロゲステロン	男性：テストステロン 女性：E₂(長期効果), インヒビン(卵巣由来) フォリスタチン(下垂体由来)	T₃, T₄ グルココルチコイド ソマトスタチン ドパミン hCG	ソマトスタチン IGF-I ブドウ糖 NEFA	ドパミン
3 生理作用						
	コルチゾールと副腎アンドロゲンの合成・分泌 副腎皮質の増殖	男性：精粗細胞分化促進 テストステロンの合成・分泌 女性：アンドロゲン合成(莢膜細胞) プロゲステロン合成, 黄体化促進(黄体顆粒膜細胞) 莢膜・間質細胞分化 排卵惹起	男性：精子の形成・維持 インヒビン合成誘導 女性：アンドロゲンからE₂合成(顆粒膜細胞) 卵胞の発育・成熟の促進 インヒビン合成誘導	T₄(T₃)の合成・分泌の促進 濾胞細胞のヨウ素取り込み促進 サイログロブリンの合成促進 甲状腺の増殖	IGF-Iの合成・分泌の促進 成長促進 抗インスリン 脂肪分解促進 アミノ酸利用 骨リモデリング刺激 筋肉の蛋白同化 抗ナトリウム利尿 卵胞発育	乳腺発達の促進 (妊娠中) 乳汁産生・分泌促進 (分娩後)
4 受容体, 情報伝達系, 末梢ホルモン						
受容体	GPCR(MC2R)	GPCR	GPCR	GPCR	サイトカイン受容体	サイトカイン受容体
受容体分布	副腎皮質	精巣：Leydig細胞 卵巣：莢膜細胞 　　　間質細胞 　　　顆粒膜細胞	精巣：Sertoli細胞 卵巣：顆粒膜細胞	甲状腺濾胞細胞	肝臓, 骨 その他(脂肪, 筋肉, 腎臓など)	乳腺 その他(前立腺, 精巣, 卵巣など)
細胞内伝達系	AC/cAMP	AC/cAMP	AC/cAMP	AC/cAMP PIP2/Ca²⁺	JAK2/STAT5b	JAK2/STAT5 a/b
末梢ホルモン	コルチゾール DHEA-S	男性：テストステロン 女性：E₂(注2) プロゲステロン, インヒビン(黄体期の顆粒膜細胞由来)	男性：インヒビン 女性：E₂(注2) 　　　インヒビン	T₄, T₃	IGF-I	なし

(注1) LHとFSHを産生するgonadotropin産生細胞が10%, (注2) 2-cell 2-gonadotropin theoryにより産生.
AA(アミノ酸), GHS(GH分泌促進因子), NEFA(遊離脂肪酸), P(プロゲステロン), GPCR(G蛋白質共役型受容体), MC2R(メラノコルチン2型受容体), AC/cAMP(アデニル酸シクラーゼ/サイクリックAMP), PIP2(ホスファチジルイノシトール二リン酸), JAK/STAT(The Janus kinase/signal transducers and activators of transcription).

系に取り込まれやすくなり，FSHよりも半減期が短いとされる．LH，FSHはともに脈動的に分泌されるも，FSHは半減期が長いため血中濃度に反映されない．LH，FSHの分泌を刺激するGnRHの血中半減期は2〜4分で，脈動的に分泌される．GnRHのパルス状分泌間隔が短い場合はLH優位に，間隔が長い場合はFSH優位に分泌され，1つのGnRHがLH，FSHの分泌を制御している．GnRHを持続投与するとgonadotropin産生細胞のGnRH受容体がダウンレギュレーションされ，FSH，LHの分泌は低下する．この機序を臨床応用して，GnRHスーパーアゴニストが前立腺癌や閉経前乳癌で投与される．

男性では，FSH，LHの分泌はGnRHにより促進され，テストステロンにより抑制される．FSH刺激で精巣から分泌されたインヒビンBは，下垂体に血行性に移行してFSH分泌を抑制する．去勢や加齢によるテストステロン低下で，LH，FSHは上昇する．

女性では，エストロゲンがフィードバック機構の中心で，ポジティブフィードバック・ネガティブフィードバックの両方がある．長期的なエストラジオール（E_2）刺激は，視床下部弓状核からのキスペプチン分泌を抑制し，KISS1R（GPR54）を介したGnRHのパルス状分泌を低下させる．一方，卵胞期後半の急激なエストロゲンサージは，GnRHサージパルスジェネレーターである前腹側室周囲核（auterovental periventricular nucleus；AVPV）のキスペプチンニューロンを刺激して，GnRH/LHサージを惹起する．プロゲステロンは，GnRH分泌抑制を介してLH分泌を低下させる．下垂体gonadotropin産生細胞から傍分泌されるアクチビンは，GnRHを介さずにFSHの合成と分泌を促進する．卵巣由来のインヒビンA，Bは，血行性に下垂体に到達し，下垂体のアクチビン受容体へ結合することでアクチビンシグナル伝達を遮断し，FSH分泌のみを抑制する．下垂体濾胞星状細胞（folliculo-stellate cell：FS cell）から傍分泌されるフォリスタチンは，アクチビンに結合することでアクチビンの受容体への結合を阻害し，FSHの合成・分泌を抑制する．

3）生理作用，受容体，情報伝達系

GPCRであるLH受容体（LH receptor：LHR）（LH/hCG受容体〈LH/hCG receptor：LHCGR〉），FSH受容体（follicle stimulating hormone receptor：FSHR）を共役する蛋白はGsであり，アデニル酸シクラーゼ（adenylate cyclase：AC）-cAMP系を介して情報が伝達される．

男性のLHはLHCGRが発現するLeydig細胞に作用して，テストステロンの合成・分泌を刺激し，精祖細胞の分化を促進する．男性のFSHは，FSHRが発現するSertoli細胞に作用して，テストステロンと共同して精子形成を促進し，インヒビンとアンドロゲン結合蛋白の合成を誘導する．

LHは，卵胞期には卵巣莢膜細胞に作用し，コレステロールからのアンドロゲン合成を促進する．エストロゲンは，2-cell 2-gonadotropin theoryとよばれる莢膜細胞と顆粒膜細胞の相互作用とLHとFSHの2つの刺激で合成される．黄体期には，黄体（成熟卵胞）の顆粒膜細胞に発現したLHCGRを介して，LHがコレステロールからプロゲステロンへの合成・分泌を促進し，黄体維持に機能する．LHは成熟卵胞の顆粒膜細胞に作用して，LHサージ開始の36時間後，LHピークの12時間後に排卵を惹起する．女性のFSHは，卵巣顆粒膜細胞のみに発現するFSHRに結合して，卵胞の発育・成熟を促進する．

甲状腺刺激ホルモン

1）構造，合成

TSHは，分子量28万の糖蛋白ホルモンである．α鎖とβ鎖が非共有結合によりヘテロダイマーを形成し，二量体として生物活性を有する．翻訳後の糖鎖付加は，TSHの生物活性や代謝クリアランスに重要である．TSHを産生するTSH産生細胞（thyrotroph）は，下垂体前葉細胞の5％で，下垂体前葉の前方中央に散在する．GATA-2とpituitary-specific transcriptional factor1（PIT1）がthyrotrophへの分化に重要で，PIT1は*TSHβ*遺伝子発現を促進する．

2）血中動態，分泌調節

TSHは，脈動幅は小さいが2〜3時間ごとにパルス状に分泌される．血中TSH値は，午後11時〜早朝5時にピークとなり，午前11時に最低で深夜の半分となる．TSH分泌パルスの頻度増加と脈動幅増大で夜間高値となる概日リズムを有するが，睡眠では誘発されない．TSHの血中半減期は50分である．飢餓や消耗性疾患で夜間のTSHサージは減少・消失し，加齢によりTSH基礎値は軽度高値となる．

TRHはおもなTSH分泌促進因子であり，αサブユニット（*α subunit*：*αSU*）と*TSHβ*遺伝子発現を促進し，TSHの糖鎖構成を変化させてTSHの生物活性を調節している．寒冷曝露による延髄からのαアドレナリン経路の刺激は，ノルアドレナリン，TRHを介してTSH分泌を促進するとされる．

甲状腺ホルモンがおもなTSH抑制因子であり，血中T_3やT_4の変化に対してTSHは鋭敏に反応する．下垂体レベルでは，T_4から2型ヨードサイロニン脱ヨウ素酵素（D_2）により転換されたT_3がTRと結合し，*TSHβ*遺伝子発現を抑制する．視床下部レベルでは，PVNのグリア細胞や伸長上衣細胞（tanycytes）でのD_2によるT_3合成亢進により，*TRH*遺伝子発現が抑制される．特にTRβ2が下垂体からのTSH分泌に重要であり，*TRβ2*遺伝子ノックアウト

マウスでは聴覚障害はないが不適切TSH分泌症候群（syndrome of inappropriate secretion of TSH：SITSH）をきたす．グルココルチコイドはTSH分泌を抑制するため，合成ステロイド薬の大量療法，Cushing症候群の患者では血中TSHは軽度低値となる．グルココルチコイド，ソマトスタチン（somatostatin），ドパミン（dopamine）はTSH分泌を抑制するが，外来性に長期投与しても甲状腺機能低下症にはならない．妊娠初期の胎盤由来hCGは，TSH受容体（thyrotropin receptor：TSHR）に結合し甲状腺ホルモン分泌を刺激するため，TSH分泌は抑制される．

3）生理作用，受容体，情報伝達系

TSHは，甲状腺濾胞細胞膜のTSHRに結合し，甲状腺ホルモンの合成・分泌，甲状腺濾胞細胞へのヨウ素取り込み，サイログロブリンの合成，甲状腺の増殖を促進する．TSHRはロドプシン様GPCRファミリーに属し，TSHによりAC-cAMP系とホスファチジルイノシトール（4,5）二リン酸（phosphatidylinositol 4,5-bisphosphate：PIP2）-Ca^{2+}系などが活性化される．

成長ホルモン

1）構造，合成

成長ホルモン（GH）は，サイトカインと類似した構造をもつペプチドホルモンである．GHは，親水性アミノ酸が外側に位置する4つのα-ヘリックスからなる束状構造を有する．GHを合成するGH産生細胞（somatotroph）は，下垂体前葉細胞の50％を占め，下垂体の両外側に分布する．血中GHの90％は，191アミノ酸残基からなる22 kDaの22 kDa GHである．10％はスプライシングにより15アミノ酸が欠失した176アミノ酸残基からなる20 kDaの20 kDa GHで，22 kDa GHと同等の生理活性を有する．PROP paired-like homeobox 1（PROP1），PIT1がsomatotrophの分化に関与し，*GH*遺伝子発現にはPIT1が重要である．

2）血中動態，分泌調節

GHは，日照とは関係のない超日リズム（ultradian rhythm）で脈動的に分泌される．GHのパルス状分泌は1日に7〜11回みられ，最大のピークは最初の徐波睡眠時である．GHの血中半減期は10分で，GH結合蛋白（growth hormone binding protein：GHBP）と約50％結合する．GH分泌量は思春期前後に最大となり，加齢とともに減少する．GH分泌には性差があり，成人女性ではGH基礎値が高く，成人男性に比較して昼間も分泌ピークがみられ，エストロゲンの影響と考えられている．

GHRHがおもなGH分泌促進因子（growth hormone secretagogue：GHS）で，視床下部弓状核で産生され，GH合成と分泌を促進する．グレリン（ghrelin）などのGHSは，GPCRであるGH分泌促進因子受容体（growth hormone secretagogue receptor：GHS-R）を介してGH分泌を促進する．栄養・代謝因子はGH分泌に影響を与え，低血糖や飢餓状態でGH分泌は亢進する．アルギニンなどのアミノ酸は，視床下部のソマトスタチン分泌を抑制することでGH分泌を促進する．ソマトスタチンはおもなGH分泌抑制因子で，GH産生細胞に発現するSSTR2とSSTR5を介してGH分泌を抑制する．IGF-Iは下垂体に直接作用し，GH分泌を抑制する．

3）生理作用，受容体，情報伝達系

1回膜貫通型のサイトカイン受容体ファミリーに属するGHRは，The Janus kinase/signal transducers and activators of transcription（JAK/STAT）系（特にSTAT5b）を介して，IGF-Iの合成や分泌を促進する．血中IGF-Iの75％は肝臓由来で，GH作用の大部分はIGF-Iを介して機能する．GHは，小児では成長板での軟骨細胞の分化を促進し，局所IGF-I合成亢進により，骨の長軸方向への成長を促進する．成人では，身体組成や種々のエネルギー代謝に機能し，抗インスリン，脂肪分解促進，抗ナトリウム利尿（腎遠位尿細管のGHRを介する）などの作用を有する．GHはPRLやヒト胎盤性ラクトゲン（human placental lactogen：hPL）と類似した構造を有するためPRL受容体に結合し，先端巨大症では女性化乳房をきたすことがある．GHには受容体との結合部位が2か所（site1, site2）あり，1分子のGHが2分子のGHRと結合する．SOCS（suppressors of cytokine signaling）はGHのシグナル伝達を抑制し，*SOCS2*遺伝子欠損マウスでは巨人症となる．

プロラクチン

1）構造，合成

PRLは，199アミノ酸残基からなるペプチドホルモンである．血中の22 kDaの単量体PRLが生物活性を有し，マクロプロラクチンである48 kDaの多量体big prolactinと150 kDaの免疫グロブリンG（immunoglobulin G：IgG）結合体big big prolactinは生物活性を有さない．PRLを合成するプロラクチン産生細胞（lactotroph）は，下垂体前葉細胞の15％を占め，下垂体前葉内にびまん性に分布する．加齢により細胞数は変化しないが，妊娠や授乳で肥大化する．lactotrophはPROP1，PIT1が関与してGH産生細胞と同じ細胞系譜から分化し，PIT1は*PRL*遺伝子発現に重要である．

2）血中動態，分泌調節

PRL分泌は，概日リズムと性周期（妊娠，授乳）で変動する．PRLは脈動的に分泌され，1日に4〜14回のピークがみられる．PRLの血中半減期は，26〜

47分である．血中PRL濃度は，食後に軽度上昇し，夜間睡眠後60～90分後にピークとなり，覚醒後は徐々に低下し，午前10時～昼12時に最も低値となる．血中PRL値は，妊娠週数とととともに増加し，産後の吸啜刺激でさらに上昇する．吸啜刺激がなくなるとPRL分泌は減少し，GnRH分泌抑制が解除されることで月経が再来する．加齢で血中PRL基礎値は低下するが，女性では加齢によるエストロゲン減少が原因とされる．

PRLの分泌調節は，他の下垂体前葉ホルモンと異なり，ドパミンにより抑制的に支配されている．視床下部弓状核から下垂体門脈に分泌されたドパミンは，lactotrophのドパミンD2受容体に結合し，PRL分泌を抑制する．

PRL分泌促進因子であるTRHは，甲状腺機能低下時のPRL上昇に関与する．エストロゲンは*PRL*遺伝子の転写を活性化し，妊娠中にはlactotrophを増大させる．セロトニンはPRLの夜間分泌亢進と吸啜刺激によるPRL分泌亢進に関与し，オピオイドはドパミン分泌を抑制することでPRL分泌を促進する．

3) 生理作用，受容体，情報伝達系

PRLは，サイトカイン受容体ファミリーに属するプロラクチン受容体(prolactin receptor：PRLR)に結合し，JAK2/STAT5および分裂促進因子活性化蛋白質キナーゼ(mitogen-activated protein kinase：MAP kinase)経路などを活性化する．妊娠中の乳腺発達には，エストロゲン，プロゲステロン，IGF-Iなどと協調して作用する．妊娠中はエストロゲンとプロゲステロンによりPRLによる乳汁産生・分泌は抑制され，分娩後のエストロゲン，プロゲステロンの急激な分泌低下により，乳汁は産後に分泌される．分娩後授乳中の無月経と妊孕性低下は生理的高プロラクチン血症によるGnRHパルス消失に，弓状核由来のキスペプチン分泌低下が関与する．男性でのPRLの生理作用は不明である．

◆ 文 献 ◆

1) Kaiser U, *et al*.：Williams Textbook of Endocrinology. 13th ed, In：Melmed S, *et al*.(eds), Elsevier Saunders, 2016；176-231.

3 下垂体後葉ホルモン（バソプレシン）

POINT
- バソプレシン（AVP）は腎臓に発現する V_2 受容体を介して水の再吸収を促す．
- AVP は血管に発現する V_{1a} 受容体を介して血圧を上昇させる．
- 悪心・嘔吐やある種の薬剤は AVP の分泌を促すことから SIADH の原因となりうる．

バソプレシン遺伝子から転写，翻訳まで

3つのエクソンと2つのイントロンより構成される arginine vasopressin（AVP）遺伝子から翻訳されるプレプロバソプレシンは，シグナルペプチド，AVP，ニューロフィジン，グリコプロテインから構成される（図1）．19個のアミノ酸からなるシグナルペプチドは粗面小胞体上のリボゾームで翻訳された前駆体が小胞体内腔に入る際のマーカーであり，シグナルペプチドはこの過程で切断され，プレプロバソプレシンはプロバソプレシンとなる．そしてプロバソプレシンはゴルジ装置を経て分泌顆粒に入る軸索輸送の際に AVP，ニューロフィジン，グリコプロテインにクリベージされる．なお，AVP とニューロフィジンの間には3個のアミノ酸残基（グリシン，リジン，アルギニン）が，ニューロフィジンとグリコプロテインの間には1個のアミノ酸残基（アルギニン）が存在する．

AVP は9個のアミノ酸からなる分子量約 1,000 のペプチドであり，1位のシステインと6位のシステインがジスルフィド結合（S-S 結合）に結ばれている結果，環状構造を呈する（図2）．また AVP の C 端のアミノ酸残基であるグリシンはアミノ化されている．93個のアミノ酸からなるニューロフィジンは細胞内輸送における AVP の安定化に寄与していると考えられ，α ヘリックス構造を挟んで存在する4対のβストランドに加えて7個の S-S 結合によって立体構造を呈する．家族性中枢性尿崩症ではこのニューロフィジン領域の遺伝子に変異を認めることが多く〔「17 中枢性尿崩症（p.257）」参照〕，ニューロフィジンの立体構造が変化することで AVP の細胞内輸送が障害され，AVP の分泌不全につながると考えられている．なお39個のアミノ酸からなるグリコプロテインの生理的な役割に関しては明らかではない．

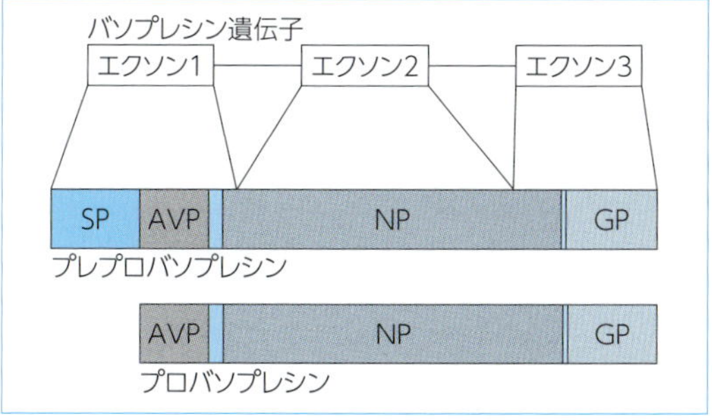

血清ナトリウム濃度によるバソプレシンの分泌制御

視床下部の視索上核（supraoptic nucleus：SON）と室傍核（paraventricular nucleus：PVN）の大細胞において合成される AVP は，軸索輸送により下垂体後葉に運ばれる．下垂体 MRI T1 強調画像で認められる下垂体後葉の高信号（図3）は下垂体後葉に蓄積された AVP を反映していると考えられている[1]．下

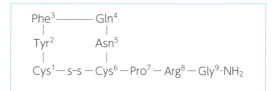

図2 バソプレシンの構造

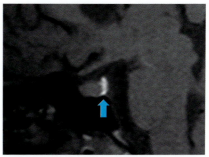

図1 バソプレシン遺伝子とその翻訳
SP（signal peptide，シグナルペプチド），NP（neurophysin，ニューロフィジン），GP（glycoprotein，グリコプロテイン）

図3 下垂体 MRI（T1 強調画像）
→は後葉の高信号を示す．

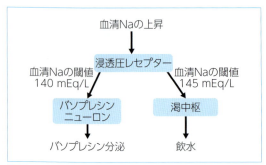

図4 バソプレシンと飲水による水バランスの制御

垂体後葉から血液中に分泌された AVP は抗利尿ホルモンとして腎臓の V_2 受容体に作用して水の再吸収を促すが，その分泌は血清 Na 濃度により精密に制御されている．すなわち，わずか 1 mEq/L の血清 Na 濃度の上昇であっても AVP の分泌は有意に増加し〔「3 視床下部―下垂体後葉系の機能検査(p.156)」参照〕，腎臓からの水の再吸収が増加する結果，血清 Na 濃度は速やかに元の値まで低下する．逆に血清 Na 濃度が低下すれば AVP の分泌は低下し，腎臓からの自由水の排泄が増加する結果，血清 Na は元の値まで上昇する．このように血清 Na 濃度によってその分泌が精密に制御される AVP の抗利尿作用により，血清 Na 濃度は AVP の分泌閾値である 140 mEq/L 前後に維持される(図4)．なお，血漿 AVP 濃度は血清 Na 濃度の上昇に比例して上昇するが，AVP の抗利尿作用はその濃度が 5 pg/mL 程度で最大となり，尿浸透圧は 1,000～1,200 mOsm/kg となる．すなわち，AVP 濃度が 5 pg/mL 以上になっても尿のさらなる濃縮は生じない[2]．

血清 Na の増加は第三脳室前壁の終板器官に存在すると考えられている浸透圧受容体で感知され，AVP ニューロンにそのシグナルが送られる．血清 Na 濃度が 145 mEq/L まで達すると口渇が生じるため(図4)，AVP 分泌が障害された中枢性尿崩症(central diabetes insipidus：CDI)では血清 Na 濃度はこの口渇の閾値(145 mEq/L)の前後で推移することになる．なお，脳腫瘍などにより浸透圧受容体が傷害を受けると，AVP 分泌のみならず渇感も障害され，高度の脱水を生じることがある〔「17 中枢性尿崩症(p.257)」参照〕．

循環血液量によるバソプレシンの分泌制御

循環血液量の減少や血圧の低下は心房に存在する容量受容体や頸動脈や大動脈弓に存在する圧受容体でそれぞれ感知され，その情報はまず迷走神経を介して脳幹部の孤束核に伝えられ，その後に孤束核から視床下部の AVP ニューロンに伝達される．ただ，血漿浸透圧による AVP 分泌調節が非常に精密であるのに対し，生理的な範囲での循環血液量の低下は AVP 分泌に有意な影響を与えない．一方，循環血液量の低下が 10～20% 以上にも達し，血圧も低下するような状況では AVP 分泌は著明に亢進し，AVP 濃度は最大の抗利尿作用を示す 5 pg/mL をはるかに超える値を示す．このように循環血液量の減少あるいは血圧低下に反応して分泌された AVP は，血管に発現する V_{1a} 受容体を介して血管を収縮させる事により血圧を上昇させる．

その他の分泌刺激

血清 Na 濃度の上昇や循環血液量の減少(血圧の低下)以外の AVP 分泌刺激としては，悪心・嘔吐がまずあげられる．臨床の場では悪心・嘔吐などの症状を呈する患者にしばしば補液が行われるが，このような患者では血漿浸透圧とは無関係に AVP 分泌が亢進しているため，補液によって低ナトリウム血症を呈しやすい．悪心・嘔吐の情報は延髄背側の脳室周囲器官である最後野で統合されたあとに視床下部に情報が伝えられ，AVP 分泌を促すと考えられている．

さらに，炭酸リチウムやシクロフォスファミド，ビンクリスチン，パロキセチンなどの薬剤も AVP 分泌を刺激することが報告されている．これらの薬剤は SIADH の原因としても知られている〔「18 SIADH(p.261)」参照〕．なお炭酸リチウムに関しては腎臓での AVP の働きを阻害する作用もあり，腎性尿崩症(nephrogenic diabetes insipidus：NDI)の原因にもなる．

◆◆ 文 献 ◆◆

1) Fujisawa I：*J Neuroendocrinol* 2004；**16**：297-302.
2) Robertson GL：Endocrinology and Metabolism, In：Philip Felig, *et al.*(eds), New York：McGraw-Hill, Inc. 1995；385-432.

第6章 視床下部・下垂体疾患

4 視床下部腫瘍・鞍上部腫瘍・下垂体腫瘍―総論

POINT

- 多種多様な腫瘍が発生するが，下垂体腺腫，頭蓋咽頭腫で約90%を占める．
- 臨床症状，画像所見で，多くは術前鑑別が可能であるが，鞍内に発生するまれな腫瘍では，下垂体腺腫と術前鑑別診断を行うことは一般に困難である．
- 治療法は手術療法，薬物療法，放射線療法からなるが，腫瘍の種類・状況により最適の治療法を選択する必要がある（テイラーメイド医療）．
- 腫瘍への外科的アプローチは経蝶形骨洞手術（TSS）が最も一般的であるが，腫瘍の状況で異なる．
- 手術を選択するときには術中・術後に生じうる合併症の予測と，それに対する予防法，対策を立てておくことが重要である．
- 確定診断と予後判定，術後の補助療法の決定のためには詳細な病理学的検査が重要である．

はじめに

トルコ鞍部およびその近傍には中枢神経，髄膜，間葉系組織由来の種々の腫瘍性病変が生じる（表1）．これらのトルコ鞍部病変の大半は極めてまれなもので，通常下垂体腺腫（80%），頭蓋咽頭腫（10%）で約90%を占める．近年の10年間の間脳下垂体疾患手術自験例3,525例では，下垂体腺腫（83%），頭蓋咽頭腫（7%）で90%を占め，その他の腫瘍は全体の数パーセント程度であった[1]．そのまれな腫瘍としては神経下垂体部胚細胞腫，視床下部神経膠腫，鞍結節部髄膜腫，脊索腫や後葉から発生する腫瘍等が含まれる[1,2]．本項ではこれら視床下部（鞍上部）および下垂体腫瘍についてその鑑別，診療上の注意点，治療法とその適応，合併症などを中心に概説する．各疾患の病態，疫学，治療法についてはそれぞれの各論にその詳細が記載されているのでここでは総論として重要な事項以外は割愛する．

鑑別診断の手順

1) 機能性腺腫の鑑別

下垂体腺腫は，下垂体の前葉細胞より生ずる良性腫瘍で，原発性脳腫瘍の約18%を占める．その症状は，占拠性病変として，周辺組織への機能障害（頭痛，視力視野障害や下垂体機能低下症）を呈する．一方下垂体腺腫は他の脳腫瘍と異なり，内分泌腫瘍という側面をもつ．腺腫が前葉ホルモンを過剰産生する場合，機能性（ホルモン産生）腺腫とよばれ，過剰に産生されるホルモンにより特有の臨床症状を呈する（表2）．確定診断時に注意すべきことは，①軽微な機能性GHやACTH産生腺腫を見落とさないこと，②まれな機能性TSHやLH/FSH産生腺腫を見

表1 下垂体とその近傍の腫瘍

下垂体前葉細胞由来	**神経膠細胞由来**	**血管性腫瘍**
下垂体腺腫	視神経・視床下部神経膠腫	海綿状血管腫
下垂体癌	他の神経膠腫とその悪性形	血管芽細胞腫
下垂体後葉由来	**Schwann 細胞由来**	グロムス腫瘍
下垂体細胞腫	神経鞘腫	**血液細胞由来**
下垂体顆粒細胞腫	**髄膜由来**	リンパ腫
紡錘形細胞オンコサイトーマ	髄膜腫	形質細胞腫
トルコ鞍部上皮腫	**間葉組織由来**	多発性骨髄腫
（非前葉）上皮細胞由来	脊索腫	**胚細胞由来**
頭蓋咽頭腫	巨細胞腫	胚細胞性腫瘍
類上皮腫・類皮腫	血管外皮細胞腫	**その他**
唾液腺腫瘍	粘液腫	転移性腫瘍
神経細胞由来	線維腫とその肉腫	メラノーマ
神経節細胞腫	骨・軟骨腫とその肉腫	鼻咽頭癌
視床下部過誤腫		
神経内分泌腫瘍		

表2 機能性下垂体腺腫の種類と過剰ホルモンの産生による臨床症状とその頻度

GH産生腺腫(巨人症, 先端巨大症)	19%
プロラクチン産生腺腫(無月経・乳汁漏出症)	31%
ACTH産生腺腫(Cushing病)	12%
TSH産生腺腫(SITSH)	1〜2%
ゴナドトロピン産生腺腫(卵巣嚢腫, 思春期早発症, 睾丸の腫大)	まれ

落とさないことである．このためには下垂体基礎値の測定は必ずIGF-I, FT$_4$, 性ホルモン(男性ではテストステロン, 女性ではE$_2$)などそれぞれの下垂体前葉ホルモンの末梢標的のホルモンを同時に測定し, 疑わしい場合(軽度IGF-I高値や不適切TSH分泌症候群〈syndrome of inappropriate secretion of TSH：SITSH〉など)には, 必ずそれぞれの機能性腺腫の診断に準じた内分泌検査を施行し, その鑑別診断を行うことが重要である．下垂体腺腫を前葉ホルモンの転写因子の観点からグループ分けし, さらに各グループにおける機能性, 非機能性腺腫の枠組みを図1に示した[1]．

2) 臨床的に非機能性腺腫と他の下垂体および近傍腫瘍の鑑別

これに対し非機能性(ホルモン非産生)腺腫(25〜30%)は, 前述した占拠性症候を主訴とし, したがってその他の下垂体近傍腫瘍(疾患)との鑑別が問題となる．これら非機能性腺腫を含めた下垂体近傍腫瘍の発見のきっかけとその後の診断の進めかたを図2に記載した．患者の症状にもよるが, 内分泌検査(負荷試験を含む), 眼科的検査などで占拠性症候の状態をまずできるだけ正確に評価する必要がある．同時に視床下部症候群, 海綿静脈洞症候群(眼球運動障害, 三叉神経障害)の有無等にも注意をはらう必要がある．検査は内分泌検査, 神経眼科的検査, MRIを主とした画像検査が基本となる．臨床的には, 下垂体前葉ホルモンの基礎値およびその標的器官のホルモンの評価にて下垂体機能低下症のおおよその評価は可能である．神経眼科的評価も必須の検査で, 視野については動的視野検査のみならず静的視野検査による評価が重要である．内分泌機能障害の有無やその程度, 他の占拠性症候の有無, そして患者の発症年齢や性を考慮すると, 多くはそれらの疾患の鑑別診断は可能である．そして最も重要な検査は画像検査である．なかでも腫瘍の局在・性状および周辺組織との関係を評価するにはMRIが最もすぐれている．特に1cm以上の大きなトルコ鞍病変ではトルコ鞍を中心とした冠状断, 矢状断の単純, 造影T1強調MRI, T2強調MRIがその中心的撮影

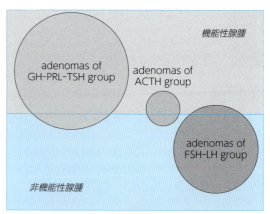

図1 下垂体腺腫における機能性, 非機能性腺腫の枠組

下垂体ホルモンは転写因子により3つのグループに分類される(Pit-1関連のGH, PRL, TSH group, T-pit, NeuroD1関連のACTH group, SF-1, ER関連のLH/FSH group)それぞれのgroupで臨床的に機能性, 非機能性に分類されるが, その境界は必ずしも明確ではない．それぞれの円の面積は各groupの腺腫の頻度, および機能性, 非機能性に占める割合を示したものである．

方法で, 同時にMRAを施行しておく．その他, 病変そのものの描出が困難な微小腺腫では, 上述したような撮影をthin slice(1〜2mm)で行う以外に, 1mmスライスのSpoiled Gradient Echo(SPGR)(General Electric Company)や, 場合によってはダイナミック撮影を追加する．非機能性腺腫では, 正常下垂体が腫瘍の周辺(特に後上方)に薄く圧迫されているのが特徴である．これに対し, 他の鞍上部腫瘍では正常下垂体(あるいは前葉)は腫瘍により下方(頭蓋咽頭腫や視床下部神経膠腫), 下後方(鞍結節髄膜腫), 前方(胚細胞腫・後葉の腫瘍)に圧迫変位しており, この下垂体と腫瘍の位置関係の評価は下垂体腺腫との鑑別点として極めて重要な点である．頭蓋咽頭腫は鞍上部(supradiaphragmatic type)あるいは鞍内から鞍上部にかけて(subdiaphragmatic type)分葉状の嚢胞性腫瘤(多くは実質性部分も混在)として認められる．また高率に石灰化を伴うがこの評価にはCTスキャンがすぐれている．視床下部神経膠腫は一般に浸潤性でその正確な局在の同定は時に困難で, T1で等〜やや低信号で不規則な造影効果を呈する．神経下垂体部の胚細胞腫は, 後葉から下垂体柄, 視床下部, 第三脳室底にかけ発生する腫瘍であるが, 鞍上部の小病変ではLangerhans細胞組織球症(Langerhans cell histiocytosis：LCH), サルコイドーシス, リンパ球性(漏斗)下垂体後葉炎等との鑑別が必要となる．鞍結節髄膜腫は造影効果の強い, 境界が明瞭な腫瘍として鞍結節部を基底に上方に半球状に隆起し, 下垂体, 下垂体柄を後下方に圧迫している．通常下垂体機能障害を合併することはまれである．代表的な疾患の画像およびその所見を

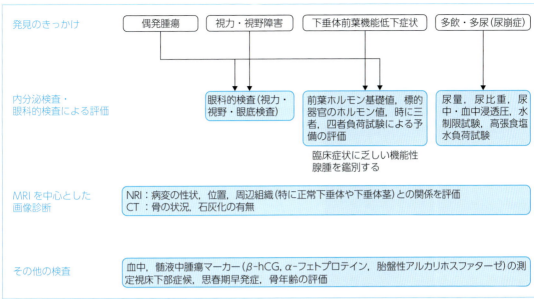

図2 明らかな機能性腺腫以外の下垂体腺腫・その近傍疾患の診断手順

鑑別診断の観点を中心に図3に記載した．その多くは典型的な画像所見と臨床所見を総合的に判断すればその鑑別は可能である[1~3]．ただし鞍内腫瘍では囊胞性下垂体腺腫と鞍内型のRathke囊胞（Rathke cleft cyst：RCC），頭蓋咽頭腫の鑑別，下垂体腺腫と後葉から発生する腫瘍（下垂体細胞腫や顆粒細胞腫など）や，極めてまれな腫瘍（転移性下垂体腫瘍，鞍内型髄膜腫や同神経鞘腫）との鑑別は，臨床所見はもちろん，最新の画像検査でも術前に正確に鑑別することが困難で，病理診断で初めて確定診断が可能となることもまれではない．図4にいずれも術前の内分泌，画像検査からは非機能性下垂体腺腫と診断された4例の術前画像とその最終病理診断名を提示した．

臨床症状，年齢，内分泌所見，画像所見から代表的下垂体および近傍腫瘍の鑑別診断の要点を表3にまとめた．

治療方針

下垂体腺腫およびトルコ鞍近傍腫瘍の治療方針の原則を表4にまとめた．トルコ鞍部腫瘍の多くは手術のみで終止することなく，薬物療法，放射線療法等，それぞれの症例に即した複合的な治療が必要となる．したがって腫瘍の種類，大きさ，位置，形状，薬剤感受性の有無など個々の症例の特徴を十分に把握したうえで，最善の治療法を選択するいわゆるテイラーメイド医療が重要となる．そのうえで，代表的な疾患の基本的治療方針の要点を以下にまとめた．

- 腫瘍の大きさに関らず，PRL産生腺腫の治療の原則はドパミン製剤である．
- その他の機能性腺腫では経蝶形骨洞手術（transsphenoidal surgery：TSS）を第一選択とし，腫瘍は可能な限り被膜外全摘を試みる[4]．GH，TSH産生腺腫では腫瘍の縮小，周術期の合併症の軽減を目的に術前薬物療法を考慮する．
- 非機能性腺腫をはじめ，トルコ鞍近傍腫瘍（頭蓋咽頭腫，鞍結節髄膜腫，脊索腫，後葉から生じる腫瘍等）で，症候性のものは原則手術適応とする．その際腫瘍の位置，大きさ，下垂体との関係などをもとに最も適切な手術アプローチを選択する[4,5]．
- 手術で寛解が得られない場合には機能性腺腫では薬物療法を行う．薬物が効果不十分な機能性腺腫，非機能性腺腫，その他の多くの近傍腫瘍では残存腫瘍に対しradiosurgery（ラジオサージェリー）を考慮する．
- 胚細胞性腫瘍では経脳室的に内視鏡下に生検を施行するか，困難ならTSSにて後葉に相当する部分の生検を行う．治療は化学療法と全脳室系への低線量照射が基本である．
- 視床下部〜第三脳室神経膠腫はその組織型により好発年齢が異なる．また治療方針も全く異なる．小児期に発症するものは視路視床下部毛様細胞性星細胞腫（optic pathway/hypothalamic pilocytic astrocytoma）とよばれ，視機能障害，下垂体機能低下，間脳症候群などで発症する．治療の基本は化学療法（シスプラチン，カルボプラチン，ビンクリスチンなど）である．

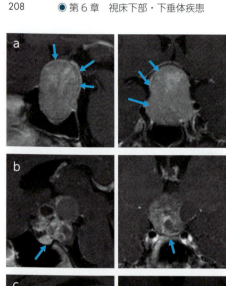

34歳男性例．両耳側半盲を主訴に精査．より造影される正常下垂体が周囲特に右側外側，上後方に圧迫されている（→）．

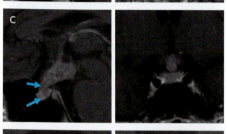

14歳女児例．両耳側半盲と汎下垂体機能低下症，尿崩症を主訴に精査．正常下垂体は下方に圧迫され（→），腫瘍は一部実質性，一部嚢胞性の典型的なsupradiaphragmatic typeの頭蓋咽頭腫．

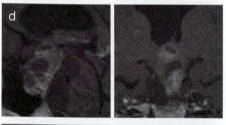

20歳女性例．尿崩症で発症し精査．腫瘍は視床下部から下垂体茎，後葉のいわゆる視床下部から神経下垂体部を障害する胚細胞腫瘍．正常前葉細胞から下垂体茎の一部が腫瘍により前方に圧迫され（→）ている典型的な胚細胞腫のMRI画像．

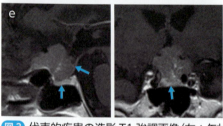

24歳，男性．10歳ごろから過食，肥満，性機能障害を認めだした．頭部外傷時のCTで鞍上部偶発腫瘍と診断，精査となった．画像上鞍上部に不規則に造影される，多房性の病変を認める．頭蓋咽頭腫瘍とは異なり，腫瘍と視床下部との境界がより不明瞭で，髄内から発生した腫瘍を疑わせる．生検の結果，毛様細胞性星細胞腫との病理診断であった．

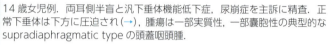

83歳女性，両耳側半盲を主訴に精査．画像上鞍結節部分を中心に腫瘍を認め正常下垂体は後下方に，下垂体茎は腫瘍により同様に後方に圧迫，変位している（→）．典型的な鞍結節髄膜腫のMRI画像である．

図3 代表的疾患の造影T1強調画像（左：矢状断，右：冠状断）

- 腫瘍切除のための手術アプローチは通常のTSSが最も汎用されるが，腫瘍の大きさ，位置関係（鞍上部に主座する頭蓋咽頭腫等）によっては拡大TSSが施行される．拡大TSSでも腫瘍の切除が困難な大きな浸潤性腫瘍等では開頭術と経鼻手術の併用や，両者を一期的に行う開頭，経鼻同時手術（simultaneous combined approach）が施行される[4,5]（図5）．

手術合併症とその対策

術中の合併症としては下垂体機能障害，視機能障害やその悪化，内頸動脈損傷，眼球運動障害がある．可能な限り選択的腫瘍切除を行い，術中モニター（ナビゲーション，眼球運動モニター，マイクロドプラ，visual evoked potential〈視覚誘発電位〉など）を用い，合併症をできるだけ予防することが重要である．術後は術後出血，髄液漏，髄膜炎，尿崩症（diabetes insipidus：DI），遅発性低ナトリウム血症，鼻腔内合併症（遅発性鼻出血，嗅覚障害，鼻閉感）などがある．できるだけ愛護的な鼻腔内操作に努め，髄液漏が術中みられた場合等は大腿筋膜や鼻中隔粘膜等を使用した髄液漏閉鎖方法を行うことが肝要である[4,5]．

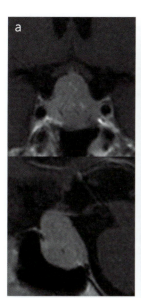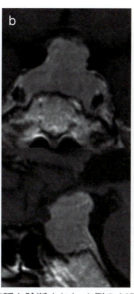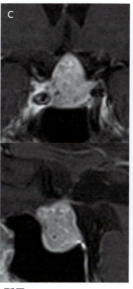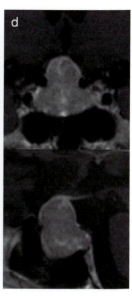

図4 術前非機能性下垂体腺腫と診断された4例のMRI所見

術前造影T1強調冠状断(上段), 矢状断(下段)撮影.
a：60歳男性, 腎癌の転移.
b：58歳男性, 神経節細胞腫.
c：65歳男性, 下垂体細胞腫.
d：73歳男性, 鞍内発生髄膜腫.

表3 おもな下垂体, その近傍疾患の鑑別のポイント

	年齢・性	視力・視野障害	下垂体前葉機能障害	尿崩症	視床下部症候群	血中・髄液中マーカーの上昇*	画像所見	正常下垂体・石灰化
非機能性下垂体腺腫	成人	±	±	−	−	−	腫瘍周囲へ圧迫	−
頭蓋咽頭腫	小児〜成人	±	±	±	±	−	通常下方へ圧迫	±
胚細胞腫瘍	小児〜青年成人	±	±	+(初発, ほぼ必発)	±	+	通常前方へ圧迫	−
鞍結節部髄膜腫	中高年成人(女>男)	±	−	−	−	−	後下方へ圧迫	−
視神経・視床下部神経膠腫	小児	±	±	±	±	−	下方へ圧迫	−

*：β-hCG, α-フェトプロテイン, 胎盤性アルカリホスファターゼ.

表4 下垂体腺腫・その他のトルコ鞍, その近傍腫瘍に対する基本的治療戦略

	GH産生腺腫 ACTH産生腺腫 TSH産生腺腫	プロラクチン産生腺腫	非機能性腺腫 頭蓋咽頭腫等 その他の腫瘍	胚細胞性腫瘍 視床下部神経膠腫
治療の第一選択 (first line)	手術	薬物	手術	化学療法 放射線
補助療法 (second line)	薬物	手術	放射線	手術
補助療法 (third line)	放射線	放射線		

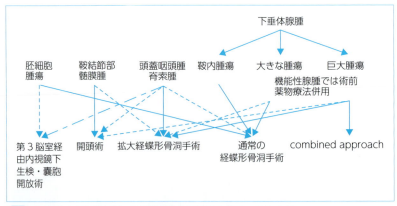

図5 代表的な下垂体部，近傍腫瘍の手術アプローチの方法
胚細胞性腫瘍は生検術の場合．- - ▶ 頭蓋咽頭腫のごく一部（70歳以上の高齢で，腫瘍がretroinfundibular typeで，視野異常や下垂体機能低下がない大きな単房性腫瘍）の場合．
combined approach：TSSと開頭術を同時に行う方法．

術後の病理診断

　病理診断は術後の治療法・予後を決める意味からも極めて重要で，これが最終的な診断名となる．下垂体腺腫においてはさらに細分化された組織型（densely〈分泌顆粒が密な〉typeかsparsely〈分泌顆粒が疎な〉typeか．臨床的に非機能性腺腫ではどのタイプの組織型かなど）を検討する必要がある．また細胞核のKi67蛋白の免疫染色は，腫瘍の生物学的活性を評価するためには必須の検査である．その他，症例によって薬物感受性の予測判定としてのソマトスタチン受容体（somatostatin receptor：SSTR）2, 5の発現状況，悪性腫瘍，難治性腫瘍におけるテモゾロミド（temozolomide：TMZ〈テモダール®〉）の効果を予測する意味からO6-methylguanine-DNA-methyltransferase（MGMT）の発現の状況を免疫染色法にて検討しておくことも重要である[1]．

◆ 文　献 ◆

1) 山田正三：腫瘍病理鑑別診断アトラスNET・下垂体・副甲状腺/副腎，笹野公伸，他（編），文光堂 2017；158-166.
2) 高野晋吾：下垂体疾患診療マニュアル．第2版，平田結喜緒，他（編），診断と治療社 2016；70-74.
3) Evanson J et al.：Endotext［Internet］. South Dartmouth（MA）：MDText.com, Inc. 2016 PMID：25905384.
4) Louis RG, et al.：*Int Arch Otorhinolaryngol* 2014；**18**（Suppl 2）：S136-S148.
5) 山田正三：下垂体疾患診療マニュアル．第2版，平田結喜緒，他（編），診断と治療社 2016；5-6.

第6章 視床下部・下垂体疾患

5 先端巨大症

POINT

- 先端巨大症の原因のほとんどはGH産生下垂体腺腫である．
- GH/IGF-I過剰により，特有の顔貌，四肢末端の肥大，骨関節症状，発汗過多，睡眠時無呼吸症候群などの症状を示す．
- 合併症として，糖尿病，高血圧，脂質異常症，甲状腺腫や大腸ポリープ，悪性腫瘍(特に大腸癌)を伴いやすい．
- 下垂体腺腫により，頭痛，視力・視野障害を呈する．
- GH分泌過剰の診断には糖負荷に対するGH分泌抑制の欠如，IGF-Iの高値が必要である．

病態

成長ホルモン(GH)/IGF-Iの過剰により特有の顔貌や体型および代謝異常をきたす疾患である[1]．骨端線が閉鎖する以前に発症すると，身長の著明な増加をきたし下垂体性巨人症を呈し，骨端線が閉鎖した後では，先端巨大症となる．

先端巨大症の97%以上はGH産生下垂体腺腫によって引き起こされる[2]．約半数にGNAS(Gsα)の体細胞変異が見つかっている．ごくまれに気管支や膵の神経内分泌腫瘍による異所性成長ホルモン放出ホルモン(GHRH)産生に伴う下垂体過形成によるものがある．また，膵癌および悪性リンパ腫で異所性GH産生の報告例がある．まれに家族性のものとして，多発性内分泌腫瘍症I型(MEN1変異)，Carney複合(PRKAR1A変異)，家族性先端巨大症や家族性下垂体腺腫(一部にAIP変異)がある．さらに，McCune-Albright症候群に伴う場合がある．

高プロラクチン血症を伴う場合，下垂体茎の圧迫によるものと下垂体腺腫細胞からGHとともにプロラクチン(PRL)が同時産生される場合がある．電顕ではdensely granulatedとsparsely granulated somatotroph adenomaに大別され，後者はfibrous bodyが光顕レベルでサイトケラチン(CAM5.2)染色によりドット状に染色される．

主要症候

GH過剰による全身症状と下垂体腺腫としての局所症状に分けられる．

顔貌変化(97%)，手足の容積増大(97%)，巨大舌(75%)，発汗増多(70%)，女性において月経異常(43%)が多く認められる．このほか，頭痛，高血圧，手足のしびれ，心肥大，性欲低下，視力障害が認められる．

診断にあたっては，発汗過多，軽い顔貌の変化や先端部の肥大などに注目する．顔貌変化の自覚はあまりなく，以前の写真と見比べる必要があり，発病初期や非典型例では顕著でないことがある(通常，診断までに4～10年を経過していることが多い)．

靴や指輪のサイズの変化を尋ねる．歯間解離，咬合障害，がんこな頭痛，視力障害，いびき，鼻声，睡眠時無呼吸症候群などにも着目する．難治性高血圧やインスリン抵抗性の糖尿病が発見契機となることもある．

検査

一般検査では，血清無機リン濃度上昇，尿糖陽性(33%)，空腹時血糖高値(39%)，ブドウ糖負荷試験で境界型または糖尿病型の耐糖能異常(74%)を認める．

内分泌検査では，GHとともにインスリン様成長因子(IGF)-Iを測定する．GHは脈動的分泌のため，単回の測定では健常者でも10 μg/L以上になることがある．したがって結果の解釈には注意が必要である．IGF-Iは健常者の年齢，性別基準範囲に照らして判定する．栄養障害，肝疾患，腎疾患，甲状腺機能低下症，コントロール不良の糖尿病などが合併すると高値を示さないことがある．

ブドウ糖負荷試験で，健常者ではGHは0.4 μg/L未満に抑制されるが，活動性先端巨大症ではほぼ全例で抑制されない．感度が高い検査のため，疑わしい場合には必須であるが，空腹時血糖が200 mg/dLを超えるような糖尿病患者では行わない．糖尿病，肝疾患，腎疾患，若年者では糖負荷でGHが正常域まで抑制されないことがあることに注意する．

下垂体前葉ホルモンの分泌予備能(特に二次性副腎不全など)，高プロラクチン血症の有無を調べる．補助的に甲状腺刺激ホルモン放出ホルモン(TRH)やゴナドトロピン放出ホルモン(GnRH)，L-DOPA，ブロモクリプチンに対するGHの異常分

表1 「先端巨大症」診断の手引き

I 主症候[注1]
  1) 手足の容積の増大
  2) 先端巨大症様顔貌（眉弓部の膨隆，鼻・口唇の肥大，下顎の突出など）
  3) 巨大舌

II 検査所見
  1) 成長ホルモン(GH)分泌の過剰
    血中 GH 値がブドウ糖 75 g 経口投与で正常域まで抑制されない[注2]
  2) 血中 IGF-I(ソマトメジン C)の高値[注3]
  3) MRI または CT で下垂体腺腫の所見を認める[注4]

III 副症候および参考所見
  1) 発汗過多
  2) 頭痛
  3) 視野障害
  4) 女性における月経異常
  5) 睡眠時無呼吸症候群
  6) 耐糖能異常
  7) 高血圧
  8) 咬合不全
  9) 頭蓋骨および手足の単純 X 線の異常[注5]

注1) 発病初期例や非典型例では症候が顕著でない場合がある
注2) 正常域とは血中 GH 底値 0.4 μg/L（現在の GH 測定キットはリコンビナント GH に準拠した標準品を用いている．キットにより GH 値が異なるため，成長科学協会のキットごとの補正式で補正した GH 値で判定する）未満である．糖尿病，肝疾患，腎疾患，青年では血中 GH 値が正常域まで抑制されないことがある．また，本症では血中 GH 値が TRH や LHRH 刺激で増加（奇異性上昇）することや，ブロモクリプチンなどのドパミン作動薬で血中 GH 値が増加しないことがある．さらに，腎機能が正常の場合に採取した尿中 GH 濃度が正常値に比べ高値である
注3) 健常者の年齢・性別基準値を参照する．栄養障害，肝疾患，腎疾患，甲状腺機能低下症，コントロール不良の糖尿病などが合併すると血中 IGF-I が高値を示さないことがある
注4) 明らかな下垂体腺腫所見を認めないときや，ごくまれに GHRH 産生腫瘍の場合がある
注5) 頭蓋骨単純 X 線でトルコ鞍の拡大および破壊，副鼻腔の拡大，外後頭隆起の突出，下顎角の開大と下顎の突出など，手 X 線で手指末節骨の花キャベツ様肥大変形，足 X 線で足底部軟部組織厚 heel pad の増大＝22 mm 以上を認める
附1) ブドウ糖負荷で GH が正常域に抑制されたり，臨床症候が軽微な場合でも，IGF-I が高値の症例は，画像検査を行い総合的に診断する

[診断の基準]
  確実例：I のいずれか，および II をみたすもの

〔3〕島津 章，他：先端巨大症および下垂体性巨人症の診断と治療の手引き（平成 26 年度改訂）．厚生労働科学研究費補助金難治性疾患政策研究事業 間脳下垂体機能障害における診療ガイドライン作成に関する研究班．平成 26 年度総括・分担研究報告書．2015 より〕

泌反応を診断および治療効果判定に用いることがある．

MRI による下垂体画像検査で下垂体腺腫の存在と鞍外進展の程度，特に側方の海綿静脈洞への浸潤を調べる．腺腫内出血による囊胞形成，empty sella となる場合がある．GH 産生腺腫は下方へ進展することが多い．T2 強調画像で低信号を呈しやすい．頭蓋単純 X 線撮影側面像でトルコ鞍の拡大，手足の X 線で手指末節骨の花キャベツ様肥大変形や足底軟部組織の肥厚（22 mm 以上）を認める．

診 断

厚生労働省間脳下垂体機能障害に関する調査研究班により策定された「先端巨大症および下垂体性巨人症の診断の手引き（平成 26 年度改訂）」を表1 および表2 に示す[3]．先端巨大症の診断に際しては，GH 過剰の症候をつかみ，GH 過剰分泌を証明することが重要であり，MRI 検査で下垂体腺腫の存在を確認する．

治 療

治療の目的は，GH の過剰分泌を是正して軟部組織の肥大など可逆的な臨床症状を軽減し合併症の進展を防ぐこと，下垂体腺腫に基づく症状を改善することにある．図1 に，治療の流れ[3]を示す．年齢，活動性，合併症の程度，腫瘍の大きさと位置，治療の持続性，費用対効果，副作用などを十分に考慮したうえで，個々の症例に応じた治療を選択することが重要である．

表2 「下垂体性巨人症」診断の手引き

Ⅰ 主症候
 1）著明な身長の増加
  発育期にあっては身長の増加が著明で，最終身長は男子185 cm以上，女子175 cm以上であるか，そうなると予測されるもの注）
 2）先端巨大
  発育期には必ずしも顕著ではない
Ⅱ 検査所見　先端巨大症に同じ
Ⅲ 副症候　先端巨大症に同じ
Ⅳ 除外規定
  脳性巨人症ほかの原因による高身長例を除く
 注）年間成長速度が標準値の2.0 SD以上。なお両親の身長，時代による平均値も参考とする
[診断の基準]
 確実例：ⅠおよびⅡを満たすもの
  ただし，Ⅳ（除外規定）を満たす必要がある

〔3〕島津　章，他：先端巨大症および下垂体性巨人症の診断と治療の手引き（平成26年度改訂）．厚生労働科学研究費補助金難治性疾患政策研究事業　間脳下垂体機能障害における診療ガイドライン作成に関する研究班．平成26年度総括・分担研究報告書．2015より〕

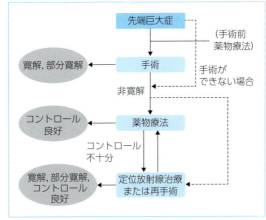

図1 先端巨大症：治療の流れ図

年齢，活動性，合併症の程度，腫瘍の大きさと位置，治療の持続性，費用対効果，副作用などを十分に考慮したうえで，個々の症例に応じた治療を選択する．

〔3〕島津　章，他：先端巨大症および下垂体性巨人症の診断と治療の手引き（平成26年度改訂）．厚生労働科学研究費補助金難治性疾患政策研究事業　間脳下垂体機能障害における診療ガイドライン作成に関する研究班．平成26年度総括・分担研究報告書．2015より〕

❶ 手術療法

禁忌がない限り手術療法が治療の原則である．経蝶形骨洞下垂体腺腫摘出術（transsphenoidal adenomectomy）が第一選択で，熟練した脳神経外科専門医に依頼する．最近では内視鏡手術が行われている．手術の成功率は下垂体腺腫の大きさと海綿静脈洞浸潤の程度による．若年者では長期間GH過剰に曝される可能性が高いことから，摘出可能な残存腺腫があれば再手術も勧める．

❷ 手術療法ができない，または手術療法で完治しない場合

手術禁忌例や手術療法の効果がなかった症例にはオクトレオチドやランレオチド（ソマトスタチンアナログ），ペグビソマント（GH受容体拮抗薬），ブロモクリプチンやカベルゴリン（ドパミン作動薬）による薬物療法を行う．治療開始前に薬剤に対するGH抑制効果（持続時間や抑制度）をあらかじめ調べておくのがよい．残存腺腫に対する永続的効果は通常期待できない．いずれの薬物治療でも長期投与に伴う副作用に注意する．
局所腫瘍制御のため定位放射線照射（ガンマナイフ，サイバーナイフ）が行われ，従来の外照射に比べ良好な治療成績が得られているが，放射線障害による下垂体機能低下症が問題となる．

❸ その他

尿崩症や下垂体前葉機能低下症を伴う場合には，それぞれに応じた薬剤による補充を行う．糖尿病，高血圧症，脂質異常症，心疾患，変形性関節症，悪性腫瘍（特に大腸癌，甲状腺癌）のような合併症を伴い予後に影響することが多いので積極的に評価を行い適切に治療する．悪性腫瘍については標準的スクリーニングが行われるが，先端巨大症の診断時に，上部および下部消化管の精密検査を実施しておく．

治療効果の判定

欧米の大規模臨床疫学調査から，先端巨大症の治療目標として糖負荷後GH抑制値を1（0.4）μg/L未満，IGF-Ⅰ濃度を年齢性別基準範囲内とすることが提唱されている[4]．間脳下垂体機能障害に関する調査研究班では治療効果の判定基準（治癒基準）を表3のように定めている．

ブドウ糖経口負荷により健常者ではGHが非常に低い値に抑制される．

臨床的活動性は，頭痛（先端巨大症に起因すると思われる頭痛を指し，典型的な血管性頭痛〈偏頭痛〉や筋緊張性頭痛は除く），発汗過多，感覚異常（手根管症候群を含む），関節痛から，2つ以上の臨床症状がみられる場合に臨床的活動性があると判断する．IGF-Ⅰ値の評価には年齢別性別基準値を用いる．2012年，日本人の全年齢における血中IGF-Ⅰ濃度の基準範囲が設定し直された[5]．

◆ 文 献 ◆

1) 千原和夫, 他（監修）：改訂版 Acromegaly Handbook. メディカルレビュー社, 2013；1-176.
2) Melmed S：*J Clin Invest* 2009；**119**：3189-3202.
3) 島津　章, 他：先端巨大症および下垂体性巨人症の診断と治療の手引き（平成26年度改訂）．厚生労働科学研究費補助金

表3 先端巨大症—治療効果の判定(治癒基準)

治療効果の判定はまず血中 IGF-I が年齢・性別基準範囲内となったか否か[注1]で判定し(IGF-I 正常化,非正常化),治療法によってブドウ糖 75 g 経口投与後抑制された血中 GH 底値の値とともに判定する

手術の治癒基準[注2]
1. 寛解
   IGF-I 値が年齢・性別基準範囲内であり,かつブドウ糖 75 g 経口投与後抑制された血中 GH 底値が 0.4 μg/L 未満[注3]である.臨床的活動性を示す症候[注4]がない
2. 部分寛解
   1 および 3 のいずれにも該当しないもの
3. 非寛解
   IGF-I 値が年齢・性別基準範囲を超え,かつブドウ糖 75 g 経口投与後抑制された血中 GH 底値が 0.4 μg/L 以上である.臨床的活動性を示す症候がある

薬物治療のコントロール基準
1. コントロール良好
   IGF-I 値が年齢・性別基準範囲内であり,臨床的活動性を示す症候がない
2. コントロール不良
   IGF-I 値が年齢・性別基準範囲を超え,臨床的活動性を示す症候がある

放射線治療のコントロール基準
   手術の基準に準ずる

注 1) 健常者の年齢・性別基準値を参照する.栄養障害,肝疾患,腎疾患,甲状腺機能低下症,コントロール不良の糖尿病などが合併すると血中 IGF-I 値は低値を示すことがあるので,判定に注意を要する
注 2) 術後すぐには IGF-I は正常化しないことがあるので,IGF-I の判定は術後 3～6 か月で行う
注 3) 寛解のカットオフ値は便宜的に 0.4 μg/L(現在の GH 測定キットはリコンビナント GH に準拠した標準品を用いている.キットにより GH 値が異なるため,成長科学協会のキットごとの補正式で補正した GH 値で判定する)に設定する
注 4) 頭痛(本症に起因すると思われる頭痛〈発症時期,頑固さ,酢酸オクトレオチド著効などから判断する〉を指す.典型的な血管性頭痛〈偏頭痛〉や筋緊張性頭痛は除く),発汗過多,感覚異常(手根管症候群を含む),関節痛のうち 2 つ以上の臨床症状がみられる場合に臨床的活動性ありと判断する

〔(3)島津 章,他:先端巨大症および下垂体性巨人症の診断と治療の手引き(平成 26 年度改訂).厚生労働科学研究費補助金難治性疾患政策研究事業 間脳下垂体機能障害における診療ガイドライン作成に関する研究班.平成 26 年度総括・分担研究報告書.2015 より〕

難治性疾患政策研究事業 間脳下垂体機能障害における診療ガイドライン作成に関する研究班.平成 26 年度総括・分担研究報告書.2015.

4) Giustina A, et al.:*J Clin Endocrinol Metab* 2010;**95**:3141-3148.
5) Isojima T, et al.:*Endocr J* 2012;**59**:771-780.

6 高プロラクチン血症／プロラクチノーマ

POINT
- 高プロラクチン血症により乳汁分泌，性腺機能低下症，骨粗鬆症をきたす．
- 高プロラクチン血症の病因を同定してから治療を考慮する．
- プロラクチノーマは若い女性に多く，治療の第一選択はドパミン作動薬である．
- 妊娠した場合にはドパミン作動薬は一旦中止し，臨床症状の経過を観察する．

病態

下垂体前葉ホルモンの PRL は乳腺の分化，乳汁の合成，分泌を促進する．PRL の分泌は拍動性で，ストレス，授乳，性周期，妊娠，TRH などにより生理的に変動する．PRL の分泌は他の下垂体前葉ホルモンとは異なり，おもに視床下部からのドパミンにより抑制的に調節され，エストロゲン，セロトニン，TRH などにより促進的に調節されている．PRL 受容体異常症の患者で高プロラクチン血症がみられることから PRL 自身によるフィードバック調節機構も存在すると考えられている．高プロラクチン血症の原因には上記の生理的要因に加え，プロラクチノーマ（プロラクチン産生腫瘍），ドパミン分泌障害（頭蓋咽頭腫，Rathke 嚢胞〈Rathke cleft cyst：RCC〉，胚細胞腫，非機能性下垂体腫瘍，下垂体炎，サルコイドーシス，Langerhans細胞組織球症〈Langerhans cell histiocytosis：LCH〉など），薬剤などがある（表1）[1]．

疫学

機能性下垂体腫瘍のなかでプロラクチン産生腫瘍は最も多く，50％ 前後を占める．発症率は成熟女性で高く，25〜34 歳がピークで，その頻度は 10 万人に対して 30 人程度である．頻度は低いが，高齢者にも発症し，男性患者は少なく，10 万人に対して 10 人程度の発症頻度といわれているが，診断時の下垂体腫瘍は大きいことが多い[2]．その理由の1つとして女性は月経異常で受診するが，男性は症状に乏しいため受診が遅れることがあげられている．多くのプロラクチン産生腫瘍は散発性であり，PRL 単独，PRL と GH 同時産生腫瘍であるが，一部に家族内発症として多発性内分泌腫瘍1型（MEN 1）が知られている．最近，aryl hydrocarbon interacting protein（AIP）遺伝子の変異による GH，プロラクチン産生腫瘍が明らかとなった．

表1 高プロラクチン血症をきたす病態

1. 薬物服用（腫瘍以外で最も多い原因は薬剤である．代表的な薬剤を挙げる）
   1) 抗潰瘍剤・制吐剤（シメチジン，スルピリド，メトクロプラミド，ドンペリドン等）
   2) 降圧剤（メチルドパ，ベラパミル等）
   3) 向精神薬（パロキセチン，パロペリドール，カルバマゼピン，イミプラミン等）
   4) エストロゲン製剤（経口避妊薬等）
2. 原発性甲状腺機能低下症
3. 視床下部・下垂体病変
   1) 機能性
   2) 器質性
      (1) 腫瘍（頭蓋咽頭腫・ラトケ嚢胞・胚細胞腫・非機能性腫瘍など）
      (2) 炎症，肉芽腫（下垂体炎・サルコイドーシス・ランゲルハンス細胞組織球症など）
      (3) 血管障害（出血・梗塞）
      (4) 外傷
4. 下垂体病変
   1) PRL 産生腫瘍
   2) その他のホルモン産生腺腫
5. マクロプロラクチン血症
6. 他の原因
   1) 慢性腎不全
   2) 胸壁疾患（外傷，火傷，湿疹など）
   3) 異所性 PRL 産生腫瘍

〔(1) 島津章，他：プロラクチン（PRL）分泌過剰症の診断と治療の手引き（平成 26 年度改訂）．厚生労働科学研究費補助金難治性疾患政策研究事業　間脳下垂体機能障害における診療ガイドライン作成に関する研究班．より〕

主要症候

高プロラクチン血症により乳汁分泌，視床下部の GnRH 分泌が抑制され性腺機能低下症を生じ，乳汁漏出無月経症候群とよばれるが，必ずしも乳汁分泌があるわけではない．女性では月経が不規則，無月経となり，妊孕性が低下し，男性では性欲の低下，女性化乳房，勃起障害（erectile dysfunction：ED）などを訴える．性腺機能低下症は BMD の低下をきたし，骨粗鬆症の原因となる．プロラクチン産生腫瘍

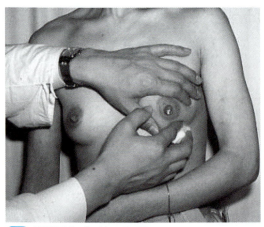

図1 乳汁漏出【口絵6参照】

が病因の場合は下垂体腫瘍の圧迫による視力・視野障害，頭痛，他の下垂体前葉ホルモンの分泌障害が加わる．視床下部，下垂体茎の障害による高プロラクチン血症では下垂体後葉ホルモンの分泌障害による尿崩症(diabetes insipidus：DI)を合併することが多い．その他，原因が不明な特発性があるが，高プロラクチン血症の原因は(表1)のようなセロトニン作動薬，ドパミン拮抗作動薬などの薬剤性が多い[1]．腎不全はPRLのクリアランスが関係し，胸壁疾患は求心性神経路を介してPRLが増加する．したがって，診断のためには身体所見(視力・視野障害，乳汁漏出，甲状腺腫，胸壁疾患など)，病歴(月経，性欲，薬剤歴など)の聴取が重要である．

検査

血中PRL濃度を複数回測定し，いずれも20 ng/mL(測定法により30 ng/mL)以上を確認する．血中PRLは睡眠，ストレス，性交や運動などに影響されるため，複数回測定する[1]．性腺機能低下症が疑われればLH，FSHに加えてE$_2$，プロゲステロンを，男性の場合にはテストステロンを測定してみる．乳房を多方向から圧迫，乳輪を圧迫して乳頭から白色の乳汁分泌の有無を検査する(図1)．下垂体―視床下部の造影MRIを施行し，腫瘍の有無を検索する．甲状腺機能低下症では下垂体全体の腫大を認めることがあるが，血液検査で甲状腺機能低下症，腎不全による高プロラクチン血症を鑑別する．

診断

プロラクチン分泌過剰症は本項「主要症候」で述べた性腺機能低下症の症状と高プロラクチン血症を認めれば診断できる．女性では妊娠を除外しておく必要がある．薬剤性，甲状腺機能低下症，腎不全による高プロラクチン血症は100 ng/mL以下が多い[2]．薬剤性が疑われた場合には可能ならば3日以上休薬して再検してみる．一般的にPRL値とプロラクチン産生腫瘍の大きさには相関があり，血清PRL値が250 ng/mL以上，かつ下垂体の腫瘍径が1 cm以上のマクロ腺腫であればプロラクチン産生腫瘍と診断できる[2]．プロラクチン産生腫瘍ではTRHに対するPRLの反応性が低いことが診断に有用であるとの報告もあるが，特異的ではない．

下垂体腫瘍は大きいが，PRL値が軽度の上昇にとどまる場合には2つの可能性がある．非機能性下垂体腫瘍による下垂体茎の圧迫により視床下部由来のドパミンが低下する場合とプロラクチン産生腫瘍によるPRL過剰のため，測定エラーにより偽低値を呈するhook effectの可能性を考える必要がある．このような場合には血清を希釈して再測定すると正しい値が得られる[2]．

逆に，血清PRL値は高値だが，臨床症状に乏しく，病因が明らかでない場合にはマクロプロラクチン血症(表1)[1]の可能性を考える．高プロラクチン血症の15～25%に存在し，血液中にPRLに対する自己抗体が存在するため偽高値を呈する[2]．このような場合には高分子化したPRLを証明するためにポリエチレングリコール(polyethylene glycol：PEG)などで自己抗体を沈降させ，上清を再測定すると正しい値が得られる．

下垂体性プロラクチン分泌亢進症は難病に指定されており，血清PRL濃度(ng/mL)により軽症(20≦PRL<50)，中等症(50≦PRL<200)，重症(200≦PRL)に分類されている[1]．

治療

薬剤性の場合には当該薬の中止が原則であるが，中止できない場合がしばしばある(表2)[1]．甲状腺機能低下症には甲状腺ホルモンの補充療法を，視床下部・下垂体茎病変には原疾患の治療に加えてドパミン作動薬を考慮する．病因を必ず同定して治療を開始すべきであり，高プロラクチン血症に対して安易なドパミン作動薬の使用は慎むべきである．

プロラクチン産生腫瘍の治療の目標は高プロラクチン血症，性腺機能低下症の回復と腫瘍の縮小である．したがって，高プロラクチン血症にもかかわらず，マイクロ腺腫で性腺機能低下症や骨粗鬆症を認めない例，閉経後の患者に対しては治療の適応をよく考える[2,3]．治療はドパミン作動薬による薬物療法が第一選択で，ブロモクリプチンやカベルゴリンが用いられる(表2)．具体的にはブロモクリプチンは0.625～1.25 mg/dayから開始し，最大7.5 mg/dayまで投与できる．カベルゴリンは週1～2回(0.25～0.5 mg/week)で開始し，最大1 mg/weekとなっているが，しばしば，これ以上の投与量を要することもある．ドパミン作動薬はPRL分泌抑制作用と腫瘍縮

表2 プロラクチン(PRL)の分泌過剰症の治療の手引き

病因となる病態によって治療方針は異なる
1. 薬剤服用によるもの
   当該薬を中止する．中止できない場合は十分な informed consent を得る．
2. 原発性甲状腺機能低下症
   甲状腺ホルモン製剤を投与する．
3. 視床下部・下垂体病変
   1) 機能性
      cabergoline，bromocriptine または terguride を投与する．
   2) 器質性
      各々の疾患の治療を行う．
4. 下垂体病変
   1) PRL 産生腺腫(prolactinoma)
      薬物療法(cabergoline，bromocriptine または terguride)が基本である．
      場合に応じて手術を要する．
   2) 他のホルモン産生腺腫
      各々の腺腫の治療を行う．
5. 他の原因
   各々の疾患の治療を行う．

〔(1)島津章，他：プロラクチン(PRL)分泌過剰症の診断と治療の手引き(平成26年度改訂)．厚生労働科学研究費補助金難治性疾患政策研究事業 間脳下垂体機能障害における診療ガイドライン作成に関する研究班．より〕

小効果があるが(図2)，消化器症状，起立性低血圧，鼻閉などの副作用があるため，少量より開始し漸増する．強力なカベルゴリン治療により不妊女性のプロラクチン産生腫瘍の縮小，妊娠率が向上することが報告されているが[4]，頭蓋底に浸潤するような大きな腫瘍の場合には髄液鼻漏(髄膜炎)をきたす可能性があることに留意する．

カベルゴリンやブロモクリプチンは妊娠の経過，胎児にほとんど影響しないことが明らかにされてきたが，治療中に妊娠した場合には原則ドパミン作動薬は一旦中止する．妊娠中(薬物療法中断中)に腫瘍が急性憎悪する可能性があることに注意し，血清 PRL 値は指標にはならいので臨床症状(頭痛，視野異常など)の経過を注意深く観察する必要がある．ドパミン作動薬開始後，無月経のまま妊娠することがあるので月経の再開を確認するまで避妊を指示する．

手術は薬物療法に抵抗する場合，あるいは副作用などで服用できない場合に適応となる．マクロ腺腫の場合，反応性が良好ならば，薬物療法を継続する．効果が不十分な場合には短期間で薬物を中止し，手術によって腫瘍容積を可及的に減じたうえで，再度薬物療法を行う．高用量のカベルゴリンを長期間投薬された Parkinson 病患者の一部に心臓弁膜症が報告されており，マクロ腺腫に対してカベルゴリンを

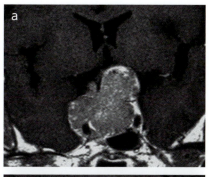
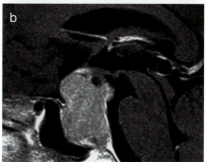
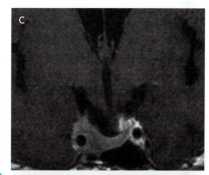
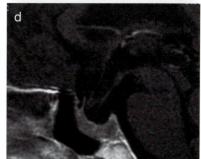

カベルゴリン 投与前
PRL 21694.7 ng/mL

カベルゴリン 投与後
PRL 12.6 ng/mL

図2 薬物療法(カベルゴリン)による PRL の低下と腫瘍の縮小(56歳男性例)
(日本医科大学脳神経外科 田原重志先生のご厚意による)

高用量で長期間投与する際は心臓超音波検査などで心弁膜症の評価が必要である．ドパミン作動薬を2年以上服薬し，血中PRLの正常化や下垂体腫瘍の消失が得られた場合には減量や中止を検討する[2,3]．マイクロ腺腫（トルコ鞍内に限局し，非浸潤性）の場合，熟達した脳神経外科医が手術すれば治癒する可能性が十分あることを治療の選択肢として説明する[1]．

プロラクチン産生腫瘍が薬剤，手術でコントロールできない場合，悪性の場合には放射線療法を行うが，効果が遅く，下垂体機能低下症，腫瘍発生，脳神経麻痺などの副作用がある．薬剤，手術，放射線療法で治癒が得られない悪性のプロラクチン産生下垂体腺腫の治療においてアルキル化剤のテモゾロミドの有効性が報告されているが，抵抗性を生じることもあり，個人差がある[2]．

予 後

治療なしで自然に高プロラクチン血症が改善することがある[5]．一般的にマイクロ腺腫の成長は遅く，大部分はマクロ腺腫に進行しない．プロラクチン産生腫瘍に対するドパミン作動薬の効果には個人差があり，薬剤中止後の治癒率は20％前後[5]，再発率は26～69％と幅広く[2]，治療期間が不明確で，寛解，再発率に関連する因子が明らかにされていない．今後，予後について明らかにするために，症例の集積，長期のフォローによる成績の解析が必要である．

まとめ

高プロラクチン血症により乳汁分泌，性腺機能低下症，骨粗鬆症をきたす．病因の多くは薬剤性であり，身体所見，病歴の聴取が重要である．血清PRL値の測定において偽高値，偽低値を示すことがある．プロラクチン産生腫瘍は若い女性に多く，高プロラクチン血症による症状と下垂体腫瘍による症状を把握し，治療の第一選択はドパミン作動薬を，特別な場合には手術療法を考慮する．妊娠した場合には原則ドパミン作動薬は一旦中止し，臨床症状の経過を観察する．ドパミン作動薬の治療は少なくとも2年間は継続し，腫瘍が消失すれば減量，中止を考慮する．

◆ 文 献 ◆

1) 島津章, 他：プロラクチン（PRL）分泌過剰症の診断と治療の手引き（平成26年度改訂）．厚生労働科学研究費補助金難治性疾患政策研究事業　間脳下垂体機能障害における診療ガイドライン作成に関する研究班.
2) Melmed S, et al.：*J Clin Endocrinol Metab* 2011；**96**：273-288.
3) Casanueva FF, et al.：*Clin Endocrinol*（*Oxf*）2006；**65**：265-273.
4) Ono M, et al.：*J Clin Endocrinol Metab* 2010；**95**：2672-2679.
5) Colao A, et al.：*Nat Rev Endocrinol* 2011；**7**：267-278.

7 Cushing病(異所性ACTH症候群を含む)

POINT

- Cushing病の大部分は微小腺腫(microadenoma)である．特異的なCushing様徴候(満月様顔貌，中心性肥満，野牛肩，皮膚線条，皮膚の菲薄化や皮下溢血など)を見逃さない．
- 内分泌検査において副腎皮質刺激ホルモン(ACTH)・コルチゾール(F)は高値〜正常，日内変動消失，高用量(8 mg)デキサメタゾン抑制試験で抑制，CRH試験で反応．異所性ACTH症候群(特に気管支カルチノイド腫瘍)との鑑別がしばしば困難である．
- 頭部MRIで下垂体腫瘍の検出率は60〜80%である．異所性ACTH症候群との鑑別のためには下錐体静脈洞(海綿静脈洞)サンプリングでの血中ACTHの中枢側/末梢側比が重要である．
- Cushing病の治療の第一選択は経蝶形骨洞下垂体腺腫摘出術で，放射線および薬物治療は補助治療である．高コルチゾール血症の是正は副腎皮質ステロイドホルモン合成阻害薬(特にメチラポン)が有効である．いずれも無効な場合，副腎摘出術を考慮する．

病態

慢性のコルチゾール(F)過剰分泌により特有の徴候(Cushing様徴候)を呈する病態をCushing症候群とよぶ．Cushing症候群はACTH過剰分泌によるもの(ACTH依存性)，ACTHとは関係なく副腎からのF過剰分泌によるもの(ACTH非依存性)とに分けられる．ACTH依存性Cushing症候群は下垂体腫瘍からのACTH分泌異常によるCushing病および非下垂体由来腫瘍からのACTH(まれにCRH)分泌異常による異所性ACTH(CRH)症候群からなる．

Cushing病の大部分(>90%)は下垂体微小腺腫(microadenoma)(径<1 cm)である．まれには，腺腫が異所性にトルコ鞍近傍(海綿静脈洞，下垂体茎など)にみられる．異所性ACTH産生腫瘍の組織型は肺小細胞癌，カルチノイド腫瘍(気管支，胸腺など)，胸腺腫，膵神経内分泌腫瘍(膵ラ氏島腫)，甲状腺髄様癌，褐色細胞腫などがある(表1)．

下垂体腫瘍からのACTHは自律的な分泌のため，日内リズム(朝方高く，夜低い)が消失する．

下垂体ACTH産生腺腫ではFによるネガティブフィードバックに対してACTH分泌は部分的抵抗性を示すため，合成グルココルチコイドのDexの低用量では抑制されないが，高用量Dexで抑制される．またCRH受容体が過剰発現しており，CRHに対する反応性は正常または亢進し，さらにAVP受容体も発現するため，AVPV$_2$受容体作動薬(デスモプレシン®，DDAVP)に反応する．一方，異所性ACTH産生腫瘍では一般にDexやCRHに無反応であるが，DDAVPには反応するものもある．

表1 わが国での異所性ACTH産生腫瘍の組織型

肺癌	49%
小細胞癌	(37.3)
その他	(11.7)
カルチノイド腫瘍	15.7
気管支	(7.8)
その他	(7.9)
悪性上皮性胸腺腫	9.8
膵ラ氏島腫	5.9
甲状腺髄様癌	5.9
褐色細胞腫	2.0
その他	11.7

疫学

わが国でのCushing症候群の全国推定患者数(1997年度)は1,250人(1,100〜1,400人)であり，ACTH依存性は半数以下(Cushing病36%，異所性ACTH症候群3.6%)である．発症年齢は40〜50歳代で女性に多い(男女比1:4〜5)．

主要症候

Cushing症候群ではF過剰分泌に基づく特異的症候(満月様顔貌，中心性肥満，野牛肩，皮膚線条，皮膚の菲薄化と皮下溢血など)と非特異的症候(高血圧，多毛，骨粗鬆症，月経異常，耐糖能異常など)を呈する(表2)[1]．

検査

1) 一般検査

白血球増多(好中球増多，リンパ球・好酸球減少)，低カリウム血症，代謝性アルカローシス，高コレステロール血症，高血糖などを認める．

2）内分泌検査

血中 ACTH と F は高値〜正常，尿中遊離コルチゾールは高値を示す．スクリーニング試験では，一晩法低用量（0.5 mg）Dex 抑制試験で翌朝血中 F は抑制されない（≧5 μg/dL）．他に日内変動の消失（深夜血中 F ≧5 μg/dL），DDAVP 試験で血中 ACTH が 1.5 倍以上に増加（ただし，わが国でのデスモプレシン®は検査薬として未承認），深夜唾液中コルチゾールが 1.5 倍以上に増加（唾液中 F 測定は欧米ではスクリーニングに広く用いられているが，わが国では未承認）のうちいずれかが（+）である．異所性 ACTH 症候群との鑑別を目的とした確定診断検査では，Cushing 病は CRH 試験において ACTH が 1.5 倍以上に増加し，一晩法高用量（8 mg）Dex 抑制試験で翌朝血中 F は抑制される（＜前値の 1/2）．

3）頭部 MRI 検査

MRI〔1.5 テスラ（tesla：T）〕において下垂体腫瘍の検出率は 60〜80% である．病変が発見できない場合，3 T の MRI 検査が推奨される．腫瘍の存在が証明できれば，本症の診断はほぼ確実である．ただし，健常者でも約 10% に下垂体偶発腫瘍がみられる．

4）下錐体静脈洞・海綿静脈洞サンプリング

下錐体静脈洞（inferior petrosal sinus：IPS）サンプリング，海綿静脈洞（cavernous sinus：CS）サンプリングは Cushing 病と異所性 ACTH 症候群を鑑別するためのゴールドスタンダード検査である．血中 ACTH の中枢側/末梢側（C/P）比≧2，CRH 刺激後≧3 であれば，Cushing 病と診断できる．C/P 比がそれ未満であれば，全身の画像検査にて下垂体以外の異所性 ACTH 産生腫瘍の検索を行う．

診 断

診断の手順を図 1[2]に示す．ACTH 依存性・非依存性 Cushing 症候群の鑑別は血中 ACTH の基礎値によって容易である（ACTH 依存性≧10 pg/mL，ACTH 非依存性＜10 pg/mL）．下垂体腫瘍の存在と血中 ACTH の分泌異常があっても Cushing 様徴候が欠如するサブクリニカルクッシング病もある．偽性 Cushing 症候群（アルコール多飲，うつ病）との鑑別は病歴に加えて，DDAVP 試験が役立つ[3,4]．すなわち Cushing 病では反応（+），偽性 Cushing 症候群では反応（−）とされる．また周期性 Cushing 症候群では 1 週間〜数か月間隔でホルモン分泌が亢進するので，検査の判定には注意を要する．

異所性 ACTH 症候群との鑑別を表 3 に示す．異所性 ACTH 症候群では，低カリウム血症や皮膚の色素沈着が高頻度にみられる．気管支カルチノイド腫瘍のような小さな腫瘍が潜在する場合，Cushing 病との鑑別がしばしば困難である．画像検査（CT，MRI）のほかにソマトスタチン受容体シンチグラ

表 2 Cushing 病の診断の手引き（平成 21 年度改訂）

1．主症候
 (1) 特異的症候
  満月様顔貌
  中心性肥満または水牛様脂肪沈着
  皮膚の伸展性赤紫色皮膚線条（幅 1 cm 以上）
  皮膚の菲薄化および皮下溢血
  近位筋萎縮による筋力低下
  小児における肥満を伴った成長遅延
 (2) 非特異的症候
  高血圧，月経異常，痤瘡（にきび），多毛，浮腫，耐糖能異常，骨粗鬆症，色素沈着，精神異常
上記の(1)特異的症候および(2)非特異的症候のなかから，それぞれ一つ以上を認める

2．検査所見
 (1) 血中 ACTH とコルチゾール（同時測定）が高値〜正常を示す
 (2) 尿中遊離コルチゾールが高値〜正常を示す
 上記のうち(1)は必須である

上記の 1，2 を満たす場合，ACTH の自律性分泌を証明する目的で，3 のスクリーニング検査を行う

3．スクリーニング検査
 (1) 一晩低用量デキサメタゾン抑制試験：前日深夜に少量（0.5 mg）のデキサメタゾンを内服した翌朝（8〜10 時）の血中コルチゾール値が 5 μg/dL 以上を示す
 (2) 血中コルチゾール日内変動：複数日において深夜睡眠時の血中コルチゾール値が 5 μg/dL 以上を示す
 (3) DDAVP 試験：DDAVP（4 μg）静注後の血中 ACTH 値が前値の 1.5 倍以上を示す
 (4) 複数日において深夜唾液中コルチゾール値が，その施設における平均値の 1.5 倍以上を示す
(1)は必須で，さらに(2)〜(4)のいずれかを満たす場合，ACTH 依存性 Cushing 症候群を考え，異所性 ACTH 症候群との鑑別を目的に確定診断検査を行う

4．確定診断検査
 (1) CRH 試験：ヒト（CRH 100 μg）静注後の血中 ACTH 頂値が前値の 1.5 倍以上に増加する
 (2) 一晩高用量デキサメタゾン抑制試験：前日深夜に大量（8 mg）のデキサメタゾンを内服した翌朝（8〜10 時）の血中コルチゾール値が前値の半分以下に抑制される
 (3) 画像検査：MRI 検査により下垂体腫瘍の存在を証明する
 (4) 選択的静脈洞血サンプリング（海綿静脈洞または下錐体静脈洞）：本検査において血中 ACTH 値の中枢・末梢比（C/P 比）が 2 以上（CRH 刺激後は 3 以上）なら Cushing 病，2 未満（CRH 刺激後は 3 未満）なら異所性 ACTH 症候群の可能性が高い

【診断基準】
確実例：1，2，3 および 4 の(1)(2)(3)(4)を満たす
ほぼ確実例：1，2，3 および 4 の(1)(2)(3)を満たす
疑い例：1，2，3 を満たす

〔(1)大磯ユタカ，他：クッシング病の診断の手引き（平成 21 年度改訂）．厚生労働科学研究費補助金難治性疾患克服研究事業　間脳下垂体機能障害に関する調査研究班．平成 21 年度総括・分担研究報告書．2010 より〕

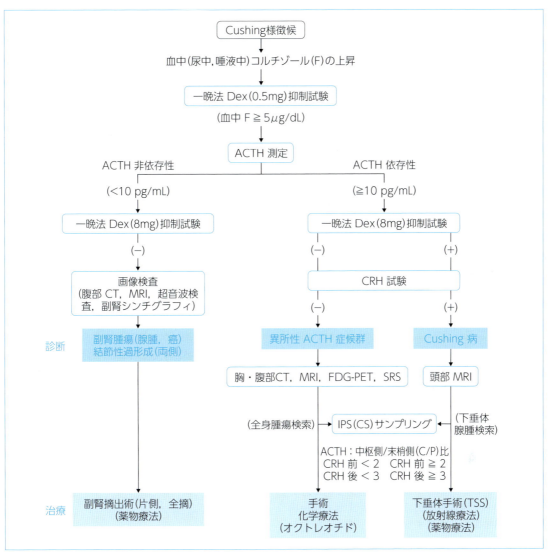

図1 Cushing 症候群の診断と治療のアルゴリズム
〔(2) 平田結喜緒：Cushing 症候群の診断と治療. 日本内科学会雑誌 2003；**92**：359-366. より改変〕

フィ（SRS）としてオクトレオスキャン®（わが国では，2015年11月に承認）やFDG（fluorodeoxyglucose）-PET が異所性 ACTH 産生腫瘍の局在診断に用いられる.

治療

治療の第一選択は経蝶形骨洞下垂体腺腫摘出術（Hardy 法）である. microadenoma のみを選択的に摘出する高度な技術が要求されるため, 熟練した下垂体専門の脳外科医へ紹介する. 長期寛解率は40〜90％と幅広いが, microadenoma（86〜92％）はmacroadenoma（31〜83％）より良好である. 完全に腫瘍が摘出されれば, 術後一週間以内に血中 ACTH（<10 pg/mL）, F（<1 μg/dL）は低値となり, F の補充療法（15〜20 mg/day）が6か月〜1年間必要となる.

しかし, 術後の血中 ACTH・F の高値や Cushing 様徴候が持続すれば, 腫瘍が残存している可能性がある.

残存腫瘍がある場合や手術不能な場合, 下垂体への定位照射（ガンマナイフ, サイバーナイフなど）を行う. 放射線治療の効果発現には長期間（数か月〜数年）かかるため薬物療法の併用が必要である. また, 晩発性下垂体機能低下症となるリスクがある.

薬物療法として下垂体に作用する薬剤（ドパミン作動薬, セロトニン拮抗薬など）が ACTH 分泌を抑制する場合があるが限定的である. 最近, 5型ソマトスタチン受容体に親和性の高い新規アナログ（パシレオチド）が開発され, 本症の治療薬としての期待がかかる（2018年2月現在, わが国では適応拡大申請中）.

表3 Cushing病と異所性ACTH症候群の鑑別

	Cushing病	異所性ACTH症候群	
		肺小細胞癌	気管支カルチノイド腫瘍
性別	女性が多い	男性が多い	男女が同じ
発現速度	緩慢	急速	緩慢
色素沈着	(−)	(+)	(−)ときに(+)
体重減少	まれ	(+)	まれ
臨床経過	数年	数日～数週	数年
死因	心血管病，感染	癌死	癌死，心血管病，感染症
低カリウム血症(K<3.3 mEq/L)	少	(+)	(+)
血中ACTH(>100 pg/mL)	少	(+)	(+)
血中コルチゾール	↑～→	↑↑	↑～↑↑
デキサメタゾン(8 mg)抑制試験	(+)	(−)	(−)ときに(+)
CRH試験	(+)	(−)	(−)ときに(+)

(→)正常，(↑)増加，(↑↑)著増．

しかし，高コルチゾール血症を是正するのには副腎皮質ステロイドホルモン合成阻害薬(トリロスタン，メチラポン，ミトタン)が有効である．特に11β-水酸化酵素の特異的阻害薬として承認されたメチラポン(メトピロン®)は速効性，可逆性であることから，Fのコントロールが可能な薬剤である．メチラポン(0.75～1.5 g)を1日3回分割投与し，副腎不全が危惧される場合，Dex(デカドロン® 0.5～1 mg)の補充をする('block and replace')．手術，放射線，薬物のいずれの治療法でも効果が十分でない場合は，副腎全摘術を考慮する[5]．

予 後

感染症，高血圧，糖尿病，脂質異常症，心血管病(心不全，脳卒中)，骨粗鬆症，精神病などの合併症がある．免疫不全に基づく日和見感染症および代謝異常に基づく血管障害(脳出血・梗塞，心筋梗塞)がおもな死因となる．手術不能例や術後再発例では放射線治療や薬物治療を行うが，十分なコントロールができず，合併症が進行すると予後不良である．

副腎摘除術はF過剰症状を是正し，生命予後をよくする．しかし，生涯にわたるFの補充の必要性，副腎クリーゼのリスク，Nelson症候群(下垂体腫瘍の増大と皮膚の色素沈着)の出現などが問題となる．

◆ 文 献 ◆

1) 大磯ユタカ，他：クッシング病の診断の手引き(平成21年度改訂)．厚生労働科学研究費補助金難治性疾患克服研究事業間脳下垂体機能障害に関する調査研究．平成21年度総括・分担研究報告書，2010．
2) 平田結喜緒：Cushing症候群の診断と治療．日本内科学会雑誌 2003；**92**：359-366．
3) Newell-Price J, *et al.*：*Lancet* 2006；**367**：1605-1617．
4) Nieman LK, *et al.*：*J Clin Endocrinol Metab* 2008；**93**：1526-1540．
5) Biller BM, *et al.*：*J Clin Endocrinol Metab* 2008；**93**：2454-2462．

第6章 視床下部・下垂体

8 非機能性下垂体腫瘍，下垂体偶発腫

POINT
- 非機能性腺腫は，腫瘍の占処性病変（mass effect）に基づく症状が一般的であり，発見時腫瘍が大きいために，経蝶形骨洞的腫瘍摘出術の適応になることが多い．
- 偶発腫の治療方針は，ホルモン産生腺腫か否かで二分され，非機能性偶発腫の場合には，ホルモン分泌能の低下，周囲へのmass effectの有無を勘案して手術方針を決定する．

非機能性下垂体腫瘍

1）疫学
原発性脳腫瘍中，第三番目に多い腫瘍である．男性に多く，青壮年期から老年期にかけて多く発生する傾向がある．高齢者例の大部分が非機能性腺腫である．発生頻度は，非機能性腺腫が下垂体腺腫中最も多く，約40〜50%を占める（図1）[1]．したがって，非機能性腺腫の好発年齢，脳ドックの受診最頻年齢を考慮する（図2）[1]と，最も偶発腫として見つかる確率が高い腺腫であるという図式がなりたつ．また，ホルモンの過剰分泌による症状がないため，症状発現時にはすでにかなり大きな腫瘍が多いことが特徴である．

2）症状
腫瘍が大きいため，腫瘍のmass effect（占拠性病変）に基づく症状が一般的である．すなわち，下垂体の上にある視神経が腫瘍により下側から直接圧迫され，両眼の外側半分が見えなくなる両耳側半盲である．視野の障害は自覚症状としては気づかれにくく，診察して初めて患者本人も気づくことがよくある．また，正常下垂体が腫瘍に圧迫されることにより生ずる，下垂体前葉機能不全症もその症状の1つである．具体的には，男性では，性欲低下や勃起不全などの性機能障害，女性では，月経不順，無月経や乳汁分泌などの症状がみられる．また，倦怠感，易疲労感等の副腎不全症状もみられることがある．また，詳細な聴取を行うことにより，意欲・持続力の低下，物忘れ，腹部脂肪の増大等の成長ホルモン分泌不全症（growth hormone deficieney：GHD）を呈する場合もしばしばみられる．

3）検査・診断
下垂体腺腫の診断は何といってもMRIが有用である．特に造影剤を用いたthin slice画像の冠状断像および矢状断像が有用である．下垂体腺腫は造影効果の少ない腫瘍として描出される．これは，下垂体腺腫と圧迫された下垂体組織のtime-intensityが異なることを利用した診断である．また，ダイナミックMRIは，造影剤の急速注入下に時間経過ととも

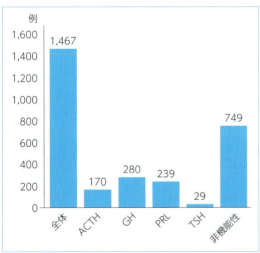

図1 2,000例のTS手術例における下垂体腺腫のホルモン産生別頻度

[1] Ikeda H：Lessons learnt from 2000 cases of pituitary surgery, In：Ikeda H(ed), Saarbrucken, Lambert Academic Publishing. 2015；5-24. より]

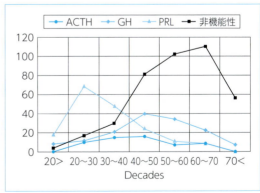

図2 1,000手術例中の年齢別下垂体腺腫の発生頻度

[1] Ikeda H：Lessons learnt from 2000 cases of pituitary surgery, In：Ikeda H(ed), Saarbrucken, Lambert Academic Publishing. 2015；5-24. より]

表1 2,000例のTS手術の合併症

合併症	池田の2,000例の研究結果 (n=2,000)	1997年アメリカの調査 (n=958)
術後大量出血	0.30%	2.90%
下垂体機能低下症	5.40%*	19.40%
内頸動脈損傷	0%	1.50%
脳脊髄液漏出	0.60%	3.90%
視力喪失	0.35%	1.80%
視床下部損傷	0.05%	1.30%
鼻血	0.20%	3.40%
眼球麻痺	0%	1.40%
術後の永続的尿崩症	0.15%	17.80%

*：2008年以降GHRP試験導入後，下垂体機能低下症＝11%
(1) Ikeda H : Lessons learnt from 2000 cases of pituitary surgery, In : Ikeda H(ed), Saarbrucken, Lambert Academic Publishing. 2015 ; 5-24. より)

表2 偶発腫の定義

偶発的下垂体腫瘍（インシデンタローマ）の診断の手引き
I. 症候，病変に基づく直接的な臨床症候を欠く．
II. 検査所見，画像診断（CT, MRI）で偶然に発見された下垂体腫瘍．
[診断]
確実例IおよびIIをみたすもの．
偶発的下垂体腫瘍（インシデンタローマ）の治療の手引き
I. 画像診断（主にMRI）上，視神経に接触あるいはこれを圧迫する実質性腫瘤には，経蝶形骨手術を行う．
II. 鞍上進展がなくとも直径2cm以上の実質的腫瘤には手術を考慮する．
III. より小さな実質性腫瘤及び囊胞性腫瘤には経過観察を行う．経過観察としては，当初半年毎2回，以後1年毎にMRIと血中下垂体前葉ホルモン測定を実施する．

〔(3)厚生労働科学研究費補助金難治性疾患克服研究事業 間脳下垂体機能障害に関する調査研究班 平成13年度 総括・分担研究報告書，2002，57. より〕

にMRIを連続して撮影するものであるが，この方法は，造影効果が均一であり，正常下垂体組織と腺腫組織のコントラストがつかない炎症性疾患（下垂体炎等）との鑑別に有用な場合がある．

4) 治療

下垂体腺腫の治療の原則は，経蝶形骨洞的腫瘍摘出術である．大きな腫瘍の場合は，2回に分けて経蝶形骨洞的手術を施行し腫瘍を摘出することもある．腫瘍の種類，存在位置，大きさ，伸展方向などによっては，開頭腫瘍摘出術が2段階手術の方法として選択される場合もある．開頭術を選ぶ明確な定義づけはないが，一般的には次のような場合に選択されることが多いと考えられる．鞍上部腫瘍が硬く，術後数か月経過してもトルコ鞍内に下降しない例，腫瘍が頭蓋内に広範囲に側方伸展している例などである．また，前頭葉への伸展（frontal extension）が強く，術直後出血が懸念される症例では，一期的に経鼻的・経頭蓋的アプローチで手術を行ったほうが腫瘍の摘出率の向上と術後合併症の予防の面から，得策な場合もある（表1）[1]．

手術的に摘出することがむずかしい海綿静脈洞（cavernous sinus：CS）内などに腫瘍が残存した場合は，経過観察しながら，もし，増大傾向があれば，定位放射線療法を施行する．この定位放射線療法は，手術により可能な限り腫瘍を摘出したあと，摘出困難な領域に残存した腫瘍に対して行うことが原則である．定位的放射線療法には，ガンマナイフとサイバーナイフとの2つの方法に大別される．このような，定位放射線療法は，照射範囲，照射量などを正確に決めることができるので，視神経障害や下垂体機能障害などの副作用も長期経過観察例でほとんど報告されていない．また，ガンマナイフは2泊3日程度の入院治療ですむし，保険の適用もある．このような理由より，最近では，術後の残存腫瘍の増殖制御には，ガンマナイフに代表される定位放射線療法が選択されているのが現状である．ホルモン産生腫瘍におけるホルモンの過剰分泌の制御という点では，いまだ，満足するものでなく，照射範囲の正確な決めかた，適正な照射線量等が，これからの課題である[2]．また，長期経過観察結果を踏まえた，さらなる検討が必要であると思われる．

薬物療法として，この腫瘍に対しては，有効な薬剤はない．

下垂体偶発腫

1) 病態

「間脳下垂体機能障害に関する調査研究班平成13年度総括研究事業報告書」[3]によれば，「偶発的下垂体腫瘍（インシデンタローマ）の診断と治療の手引き」として，表2[3]のように記載されている．

「脳ドックのガイドライン2014」[4]もおおむね表2[3]と準じた方針を打ち出している．内分泌機能の評価については，次のような補足がなされている．すなわち，下垂体前葉機能検査としては，GH, PRL, IGF-I ACTH, コルチゾール（F），TSH, T_3, T_4, FSH, LH, E_2あるいはテストステロンの基礎値を測定する．PRLの上昇は腫瘍の増大を示唆する．副腎や甲状腺の機能低下に対してはホルモン補充療法（hormone replacement therapy：HRT）を行うことが望ましい．

これらの報告書・推奨例[3,4]を基本として，その他の報告や，自験例の結果を交え少し説明を加える．

2）検査

本項「1）病態」で述べた2つのガイドライン[3,4]は，手術適応の判断基準が腫瘍の画像診断を重視したものになっており，内分泌機能の障害の程度の評価を推奨しているものの，いかに内分泌障害の程度の評価を治療効果と連動させるかについての考察がない．

「An Endocrine Society Clinical Practice Guideline」[5]では，下垂体偶発腫患者の内分泌学的な初期評価として，ホルモンの過剰分泌症候群および下垂体機能低下症の評価を行うこととしている．

❶ ホルモンの過剰分泌症候群の評価を行うことの勧告

特にプロラクチン産生腺腫の確率は39％と高いため，検査は必ず行ったほうがよいとする．また，長期の罹患率を減少させるため，成長ホルモン産生腺腫の検査を行い，早期発見に努めることを推奨している．

❷ 下垂体機能低下症の評価を行うことの勧告

下垂体偶発腫患者の10～40％の割合で下垂体機能低下がみられるとされる．

下垂体機能の評価を行い，機能亢進が確認され，プロラクチノーマと診断されれば，ドパミン作動薬による治療．それ以外であれば，手術療法での治療へとつながる．また，下垂体機能の評価を行い，機能低下が確認されれば，該当ホルモンの補充を行うことが必要とされる．

3）下垂体偶発腫治療とフォローアップ

下垂体機能評価で，非機能性と診断されれば，腫瘍のサイズにより，マイクロ腺腫またはマクロ腺腫に分けられ，マイクロ腺腫の場合は定期的なMRI検査，マクロ腺腫の場合は視野欠損および内分泌機能を調べ，異常が発見されれば手術，異常がなければ，定期的なMRI検査および内分泌検査の実施となる．

診断時における手術の適応としては，"視野異常"，"眼球運動の障害"，"下垂体卒中"，"プロラクチン産生腫瘍以外の機能性腺腫"，"視神経の近傍まで達している腫瘍があり，妊娠を希望する女性のプロラクチン産生腫瘍"があげられる．マクロ腺腫の場合，腺腫の増大は24％の割合であるという報告がある．ところが，図3[6]は，腫瘍サイズを連続変数として回帰分析を行ったところ，大きな腫瘍になればなるほど増殖能が上昇することが有意（$p=0.021$）であると示されている．そして，増殖能が0より＋に転じる点は，腫瘍径が11 mmであり，これは，マクロ腺腫であれば，将来，増殖増大が必須であることを示している（図3）[6]．

腺腫が増大すると下垂体機能低下症の発症率が上がる．そして，腺腫サイズが小さいほど，当然のことながら，下垂体機能の予備力は保たれているのが

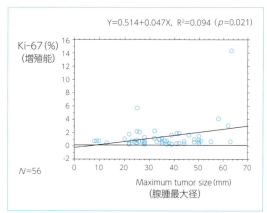

図3 下垂体腺腫の最大径と増殖能（Ki-67 L. I.）の関係

〔(6) Ikeda H, et al.: Neuropathology 1998；**18**：167-173. より〕

一般である．このように下垂体機能の予備力が，良好であるほど，術後の内分泌機能の温存は良好であるといえる．術後の下垂体機能低下症の発症率は，5～20％と報告されている[6]（表1）．成人成長ホルモン分泌不全症について調べた研究では，術前のGH頂値（成長ホルモン放出ペプチド-2〈GHRP-2〉負荷試験による）が25 mg/dL以上であれば，術後の成人成長ホルモン分泌不全症の確率は極めて少ない結果となっている[7]．したがって，マクロ腺腫であり，術後のホルモン環境の悪化を考慮するならば，GHRP-2負荷試験におけるGH頂値が25 ng/dL以下に低下する前に手術を行い下垂体機能の保全を画すという治療方針も妥当性がある[7]．急激な腫瘍の増大は下垂体機能低下症発症のリスクを高める可能性があり，サイズの増大や症状がみられる場合には，さらなる検査を行うのが望ましい．

以上から，経過中に外科治療を考慮すべき場合は，①明らかな腫瘍増大がある，②内分泌機能低下症が進展している，などの場合であるといえる．

◆ 文献 ◆

1) Ikeda H : Lessons learnt from 2000 cases of pituitary surgery, In : Ikeda H (ed), LAP Lambert Academic Publishing. 2015； 5-24.
2) Ikeda H, et al. : J Metabolic Synd S2：004, doi：10.4172/2167-0943.S2-004.
3) 間脳下垂体機能障害に関する調査研究班平成13年度総括研究事業報告書：厚生労働省厚生科学研究補助金特定疾患対策研究事業，加藤譲 2002；57.
4) 脳ドックのガイドライン2014．第4版，脳ドックの新ガイドライン作成委員会，他（編），響文社 2014.
5) Freda PU, et al. : J Clin Endocrinol Metab 2011；**96**：894-904.
6) Ikeda H, et al. : Neuropathology 1998；**18**：167-173.
7) Ikeda H, et al. : Lessons learnt from 2000 cases of pituitary surgery, In : Ikeda H (eds), LAP Lambert Academic Publishing. 2015；215-228.

第6章 視床下部・下垂体疾患

9 下垂体癌，下垂体への癌転移

POINT
- ▶下垂体癌と転移性下垂体腫瘍，いずれも下垂体部病変のみにとらわれていては診断にはたどり着けない．
- ▶通常の下垂体腺腫の臨床経過と異なる点に注目する．
- ▶すでに病態が進行している場合が多いので治療目標をどこにおくかを十分に考慮すべき．
- ▶ホルモン補充療法（HRT）で日常生活動作（ADL）や生活の質（QOL）が向上することが多い．

定 義

1）下垂体癌
頭蓋・脊髄腔への播種や他臓器への転移が確認された下垂体前葉由来の腫瘍．

2）下垂体への癌転移
頭蓋外原発癌の下垂体への転移．

下垂体癌

1）病態・疫学
すべての下垂体部腫瘍の0.1～0.2%[1]のまれな病態である．

多くの場合，鞍上部進展や海綿静脈洞（cavernous sinus：CS）への浸潤を呈するマクロアデノーマを前身とする．PRL産生ならびにACTH産生腫瘍で全下垂体癌の半数以上を占める[1,2]．PRL産生下垂体癌はACTH産生下垂体癌に比較し，早く悪性転化するとの報告がある（4.7年対9.5年）[1]．

全身臓器へのリンパ管/血行性転移が多く（47%），次いで頭蓋内転移（40%），両者へ転移あるいは播種は13%であったと報告されている[2]．PRL産生，ACTH産生腫瘍の両者では全身転移が多いのに比べ，GH産生腫瘍の場合，頭蓋内/脊髄への転移が多いとされる[2]．

2）主要症候・検査
転移巣に伴う症状が出現する．下垂体とは直接関連のない症状の検索中に転移巣が偶然発見される場合が多い．

癌への悪性転化の分子学的メカニズムはいまだ明らかでなく，有用な分子マーカーも確立されていない．機能性の場合でも，経過中のホルモンレベルから癌への悪性転化を予想することは困難である[2]．

3）診断
下垂体腺腫はその悪性度に基づき，定型腺腫，非定型腺腫，下垂体癌の3つに分類されている[3~5]．非定型腺腫はKi67>3%，p53陽性率増加，細胞分裂数増加で診断される．下垂体癌は頭蓋・脊髄腔あるいは他臓器への転移が認められるものを指す．

4）治療
治療方針についてはいまだ定まっていない．外科的摘出での完治は望めないものの，局所症状（圧迫症状）の改善は期待でき，組織診断の要からも摘出術が選択される．摘出後に追加する放射線治療や化学療法については各施設で試行錯誤の域を出ない．近年，膠芽腫に対する第一選択薬であるテモゾロミド（アルキル化剤）の有効例が報告されている[6]．一方で無効例も存在し，またテモゾロミドは下垂体癌に対する使用は保険適用外であるという問題もある．

5）予後
非定型腺腫から下垂体癌への悪性転化に要する期間については4か月～18か月と幅がある[1]．下垂体癌診断確定後の進行は早く，平均余命は中枢神経内のみでの転移症例で2.6年，全身臓器への転移例では1年と報告されている[2]．

転移性下垂体腫瘍

1）疫学
他臓器癌の下垂体への転移は全転移性癌の0.4～1.8%，全下垂体部腫瘍の1%を占める[7,8]．原発巣は肺癌，乳癌で半数占める[7,8]．

80%以上が後葉ならびに下垂体茎へ転移するが，これは同部が下垂体門脈系ではなく動脈支配であることによる[8]．

2）主要症候・検査
癌の末期ステージであり全身状態の悪化にマスクされるために下垂体由来の症状は顕在化しがたい．剖検シリーズでは生前において症候性であったものは2.5%～18.2%と報告され[8]，なかでも尿崩症（diabets insipidus：DI）の出現は特徴的とされる（27.4%[7]，45.2%[8]）．症状は突発性で急激に進行することが多い．

3）診断
その他の下垂体腫瘍との画像による鑑別は困難である．頭蓋内転移性病巣の併発（45%[7]）や，早い増殖スピードと強い浸潤能を反映した所見が参考となる．下垂体茎の肥厚あるいは腫瘤形成，トルコ鞍隔

膜による腫瘍のくびれ，トルコ鞍周囲硬膜の造影像，視神経や視索に沿った T2 高信号などが特徴的とされている．わが国の報告では，45% の症例で原発巣診断後 1 年以内に下垂体への転移が診断されている．一方で，5 年以上経過した後に下垂体転移が発見された症例や原発巣不明症例も少数ながら存在する[7]．

4) 治療・予後

下垂体転移巣が直接の死因となることは少なく，予後は原発巣コントロールに依存する．下垂体転移巣の診断後の平均余命は 6～12 か月と報告されている[7,8]．しかし原発巣コントロールが良好な例では 5 年以上の長期生存をも期待できる．したがって治療はまず原発巣のコントロールならびに全身状態管理が優先され，下垂体転移巣に対しては侵襲性の高い外科治療よりむしろ放射線治療（定位放射線治療）が選択されることが多い[7]．

下垂体癌では複数回の治療が行われていることが多く，また癌の下垂体転移は腫瘍の破壊性・浸潤性の発育のため，いずれも診断時には下垂体機能の低下が高率に認められる．必要に応じて副腎皮質ホルモン，甲状腺ホルモン，AVP の補充を行うと日常生活動作（activities of daily living：ADL）や QOL が向上することが多い．副腎皮質ホルモンと甲状腺ホルモンの両者が障害されている場合は副腎皮質ホルモンの補充を先行させる．

◆ 文 献 ◆

1) Pernicone PJ, *et al*.：*Cancer* 1997；**79**：804-812.
2) Heaney AP：*J Clin Endocrinol Metab* 2011；**96**：3649-3660.
3) Gabbert HE, *et al*.：*World Health Organization Classification of Tumours. 3rd Edition Volume 8. Pathology and Genetics of Tumours of Endocrine Organs*, In：DeLellis RA, *et al*.(eds)，IARC 2004；**12**.
4) Spechler SJ, *et al*.：*World Health Organization Classification of Tumours. 3rd Edition Volume 8. Pathology and Genetics of Tumours of Endocrine Organs*, In：DeLellis RA, *et al*.(eds)，IARC 2004；**36**.
5) DeLellis RA, *et al*.：*World Health Organization Classification of Tumours. 3rd Edition, Volume 8. Pathology and Genetics of Tumours of Endocrine, Organs*, IARC 2004；**39**.
6) Hirohata T, *et al*.：*Neurol Med Chir* 2014；**54**：966-973.
7) Habu M, *et al*.：*J Neurosurg* 2015；**123**：998-1007.
8) Komninos J, *et al*.：*J Clin Endocrinol Metab* 2004；**89**：574-580.

10 Rathke嚢胞，頭蓋咽頭腫，トルコ鞍空洞

> - Rathke嚢胞(RCC)は下垂体の非腫瘍性嚢胞性病変．大多数は無症候性に経過するが一部は嚢胞の増大・壁の炎症などにより頭痛・視障害・前葉機能障害・尿崩症(DI)などをきたし治療の対象となる．
> - 頭蓋咽頭腫はおもに鞍上部に発生し嚢胞形成と石灰化を特徴とする良性上皮性腫瘍．外科的摘出が治療の第一選択肢であり術後残存腫瘍は比較的高率に再発する．治療後内分泌機能障害を後遺することが多く，また小児では視床下部障害に伴う肥満などによる長期QOL低下が問題となる．
> - トルコ鞍空洞(empty sella)は鞍上部くも膜下腔が鞍内に陥入した状態．症候例は少ないが内分泌機能評価が必要．

病態

Rathke嚢胞(Rathke cleft cyst：RCC)は胎生期Rathke嚢の遺残から生じるとされる非腫瘍性単嚢胞性病変．前葉と後葉の間に存在することが多く，嚢胞壁は単層(部分的に重層)の繊毛を有する立方・円柱上皮，杯細胞と基底細胞からなり基底膜を有する．嚢胞内容液は粘液～キサントクロミー様と多彩だが炎症を惹起するムチン内溶液を含み，壁の部分的破綻・出血などにより壁周囲に慢性炎症(二次性下垂体炎，時に黄色肉芽腫)，上皮の扁平上皮化生をきたすことがある．大多数は無症候性に経過し特に治療を要さないが一部は嚢胞の増大・壁の炎症などにより頭痛・視障害・内分泌障害などをきたす[1]．強い頭痛で発症すると下垂体卒中との，扁平上皮化生が著明になると頭蓋咽頭腫との鑑別が各々問題となる．

頭蓋咽頭腫は胎生期頭蓋咽頭管の遺残から発生するとされる良性上皮性腫瘍(WHO grade 1)．下垂体茎(鞍上部)から発生することが多く嚢胞形成と石灰化が特徴．組織学的にエナメル上皮腫型と(扁平上皮)乳頭型に大別され，前者は歯原性上皮への分化とCTNNB1(β-カテニン)の変異，後者は口腔粘膜への分化とBRAF V600Eの変異を各々特徴とする[2](表1)．組織像に悪性所見は乏しいが術後の残存腫瘍は比較的高率に再発し局所的にはaggressiveな性格を呈する．

トルコ鞍空洞(empty sella)は鞍上部のくも膜下腔が鞍内に陥入し下垂体が鞍底に圧迫された解剖学的状態．鞍内全体が嚢胞様を呈するが鞍上部のくも膜下腔と連続しており真の嚢胞性病変ではない．原発性と二次性(術後，下垂体卒中後など)に分けられるが症候例(empty sella症候群)は少ない．

疫学

症候性RCCは全年齢層(特に20～50歳)にみられ女性に多い(1：2)．頭蓋咽頭腫は原発性脳腫瘍の約4％，小児脳腫瘍の約10％を占め，年間発生率は1.34人/100万人(15歳以下の小児では1.44人/100万人)と報告されている．性差はない．エナメル上皮腫型は二峰性の年齢分布を示しピークは5～15歳と45～60歳，(扁平上皮)乳頭型は小児にはまれである(表1)．原発性トルコ鞍空洞は多経産婦・肥満中年女性に多い[3]．

主要症候

症候性RCCは頭痛，視力視野障害，前葉機能障害，尿崩症(diabetes insipidus：DI)など多彩な症状を呈する．症状出現には嚢胞のmass effectだけでなく壁周囲の慢性炎症が関与する[1]．頭痛，特に発作性の球後・前頭部痛は局所の間欠的炎症反応を反映する所見とされ，卒中様の激しい頭痛をきたすこともある．

頭蓋咽頭腫は視機能障害，内分泌障害，閉塞性水頭症による頭蓋内圧亢進症状(小児)などで発症する．内分泌障害は小児では成長遅延，成人では性腺機能障害や成長ホルモン分泌不全症(growth hormone deficiency：GHD)が多く下垂体腺腫と比べDIも多い．腫瘍が大きくなると視床下部の障害をきたす．

empty sella症候群では頭痛，前葉機能低下症やまれだが視交叉の牽引や頭蓋内圧亢進による視機能障害を認めることがある[3]．

画像所見

RCCは鞍内を主座とし，単房性嚢胞で実質成分を欠くこと，壁は薄く造影されないこと，トルコ鞍の拡大や石灰化を欠くことなどが典型例の特徴的所

表1 頭蓋咽頭腫の組織型とその特徴

	エナメル上皮腫型	(扁平上皮)乳頭型
頻度	多い	少ない
好発年齢	小児・成人(二峰性)	成人のみ
好発部位	鞍内・鞍上部	第三脳室に多い
囊胞形成・石灰化	特徴的	少ない
組織分化	歯原性上皮	口腔粘膜
変異	$CTNNB1$ (β-catenin)	$BRAF$ V600E
悪性転化	ごくまれ(扁平上皮癌)	報告なし
典型例:MRI T1 造影矢状断		
典型例:HE 染色		

見(表2[1,4]).囊胞内の waxy nodule とよばれる球状塊の存在は本病変に特異性が高い.囊胞内容はおもに蛋白濃度を反映した様々な MR 信号強度を示し,T1 強調像で高信号なほど内容液の粘調度は通常高い.囊胞壁に慢性炎症や重層扁平化をきたすと壁の肥厚・造影・隔壁形成など非特異的な所見を呈し頭蓋咽頭腫との鑑別が困難になる.

頭蓋咽頭腫は鞍上部を主座とし石灰化と囊胞形成が特徴的.囊胞は時に多房性であり実質成分を伴うことが多く,実質部分と囊胞壁は強く造影される(表2)[1,4].囊胞内容は蛋白濃度,コレステリン,血腫成分を反映した MR 信号強度を示す.実質成分の乏しい単囊胞性病変の場合は RCC やくも膜囊胞との鑑別が問題となる.

トルコ鞍空洞は鞍内全体が囊胞様だが鞍上部くも膜下腔と連続しており,鞍内中央に下垂体茎,鞍底に圧迫された下垂体を認める.

治療

無症候性 RCC は経過観察が原則.症候例,特に視機能障害は外科治療(経蝶形骨洞的囊胞開放術)の適応.軽度・部分的な前葉機能障害は術後改善が期待できるため外科治療の適応とする報告が多い.頭痛は外科治療により著明に軽快することが多いため難治性頭痛を手術適応とする報告もあるが,自然退縮による軽快例もあるため慎重な意見が多い.術後再発率は報告により 0〜33% と大きく異なり,再発因子として扁平上皮化生や壁の造影所見などが指摘されている.

頭蓋咽頭腫治療の第一選択肢は外科的摘出.腫瘍周囲の重要構造物(下垂体茎,視交叉,動脈穿通枝,視床下部など)との癒着が摘出を阻害し,術後残存腫瘍は比較的高率に再発する.残存・再発小病変に対しては定位放射線治療が有効である.経鼻内視鏡手術の進歩もあり近年手術成績(摘出度)は著しく向上しているが治療後内分泌機能障害を後遺することが多い.

empty sella 症候群は保存的に治療されるが視機能障害例は外科治療(鞍底形成術やシャント術)の適応となることがある.

表2 下垂体嚢胞性病変の鑑別

	頭蓋咽頭腫	嚢胞性腺腫	Rathke 嚢胞	くも膜嚢胞	トルコ鞍空洞
単/多房	多/単房	単/多房	単房	単房	単房様
実質成分	+/(−)	+	−	−	−
造影効果	+	+	−	−	−
石灰化	+/(−)	−	−	−	−
嚢胞内容のMRI T1強調像	様々	様々	様々	髄液様	髄液と同一
トルコ鞍変形	+[*1]/−	+[*2]/−	−	−/+	−/+
病変の主座	鞍上部（鞍内）	鞍内→上部	鞍内（→上部）	鞍内・鞍上部	鞍内
下垂体の位置	尾側（辺縁）	辺縁（上・側方）	様々（前方）	鞍底・鞍背	鞍底

[*1]：平皿様変形，[*2]：風船状拡大（バルーニング）．
〔(4) 西岡宏：下垂体疾患診療マニュアル．第2版，平田結喜緒，他（編），診断と治療社 2016；80-82．より一部改変〕

いずれの病変も下垂体機能低下症に対しては必要十分な補充療法を行う．ただし頭蓋咽頭腫治療後のGH補充は残存・再発腫瘍を認めなくても通常治療後1年以上経過してから行う．

予　後

大多数の無症候性RCCの長期予後は良好だが，まれに炎症病態が潜行し内分泌機能障害をきたす[3]．経過観察には内分泌機能とMRI所見を長期フォローする．

頭蓋咽頭腫の長期生命予後は近年著しく向上しており，小児例の10年生存率は90％を超えている．これには手術手技・器具や放射線治療法など診断治療技術の進歩だけでなく，診断時から術後長期に渡る内分泌管理法の向上が大きく寄与している．しかし長期生存例，特に腫瘍が視床下部に進展した小児例では内分泌機能障害のほかに肥満や認知記銘力障害などによる長期QOL低下や遅発性死亡（late mortality）が問題となっている[5]．

まとめ

下垂体嚢胞性病変には治療方針・予後の異なる多彩な腫瘍性・非腫瘍性病変があり，特に頭蓋咽頭腫とRCCの鑑別が重要である[4]．診断時からの積極的な内分泌機能評価・管理が望ましく，特に頭蓋咽頭腫小児例では長期の適切な内分泌・全身管理が必要である．

◆◆ 文　献 ◆◆

1) Nishioka H, et al.：Clin Endocrinol（Oxf）2006；**64**：184-188.
2) Tihan T, et al.：Pituitary gland：Craniopharyngioma．In：WHO classification of tumours of endocrine organs. 4th ed. Lloyd RV, et al.（eds）IARC, Lyon, 2017, 46-47.
3) Guitelman M, et al.：Pituitary 2013；**16**：270-274.
4) 西岡宏：下垂体疾患診療マニュアル．第2版，平田結喜緒，他（編），診断と治療社 2016；80-82.
5) Sterkenburg AS, et al.：Neuro-Oncology 2015；**17**：1029-1038.

第6章 視床下部・下垂体疾患

11 胚細胞腫瘍

POINT
- 胚細胞腫瘍は若年者の松果体部と神経下垂体部に好発する.
- 尿崩症(DI)や下垂体機能低下症, 思春期早発症(PP)などの内分泌機能障害を呈する.
- 胚腫では化学放射線療法により良好な予後が期待できる.
- 加療後は再発を念頭におき, 画像ならびに腫瘍マーカーによる経過観察を行う.

疫 学

胚細胞腫瘍は原始生殖細胞に由来すると考えられる原発性脳腫瘍であり, わが国における全脳腫瘍の2.3%を占める比較的まれな腫瘍である[1]. 主として小児と若年成人に発症し, 松果体部(約60%)および神経下垂体部(約30%)に好発する. 脳室に沿った播種もまれならず認められ, 松果体部と神経下垂体部のいずれにも病変がある症例もしばしば経験される. 腫瘍には胚腫(germinoma), 奇形腫(teratoma), 絨毛癌(choriocarcinoma), 胎児性癌(emboryonal carcinoma), 卵黄嚢腫(yolk sac tumor)と, そのうちの複数型の腫瘍が混在して認められる混合型腫瘍(mixed tumor)とがあるが, 胚腫が全腫瘍の60%以上を占め, 最も頻度が高い. 胚細胞腫瘍のわが国での発症率は2.7/100万人/yearで, 欧米に比して2～4倍程高い[2].

主要症候

内分泌学的に様々な症状を呈する. 神経下垂体部腫瘍では高率に尿崩症を発症し, 下垂体前葉機能も高率に障害される. 腫瘍がヒト胎盤性ゴナドトロピン(β-human chorionic gonadotropin: β-hCG)を分泌するタイプでは, β-hCGの黄体ホルモン様効果により思春期早発症を発症する.

神経学的には神経下垂体部腫瘍で鞍上進展を伴う場合には視機能障害が出現するが, 視野障害の性状は様々である. 松果体部では中脳の圧迫症状により惹起される上方注視麻痺(Parinaud徴候)や対光反射が消失するにもかかわらず輻輳反射は保たれることを特徴とするArgyll Robertson瞳孔を呈することがある. 発症時に精神遅滞などの高次脳機能障害をすでに発症している症例もしばしば経験される. 松果体部腫瘍では, 腫瘍の増大により容易に中脳水道が閉塞し, 非交通性水頭症を発症することがまれでなく, それに伴い頭痛, 嘔吐, 意識障害などの頭蓋内圧亢進症状を呈する. また腫瘍細胞の髄腔内播種もまれではなく, 脊髄への播種病巣により神経根症や脊髄症などの様々な病態を呈する.

検 査

画像診断にはMRIが最も有用である. T1強調像で低～等信号, T2強調像では高信号を呈し, ガドリニウム造影T1強調像では強い造影効果を伴う[3]. 胚腫における造影効果は, 正常下垂体のそれに比しやや弱い(図1). 腫瘍内の囊胞性変化を示唆する混合信号域をみることもしばしばある. 胚細胞腫瘍の診断が得られた際には, 脊髄への播種の有無を確認するために脊髄MRI検査もあわせて行う. 胚細胞腫瘍が疑われる場合には血清中および髄液中のαフェトプロテイン(α-fetoprotein: AFP)ならびにβ-hCGを測定する. 卵黄嚢腫と非成熟奇形腫ではAFPが, 絨毛癌と一部の胚腫(germinoma with syncytiotrophoblastic giant cells)ではβ-hCGが特異的に上昇し, 診断的価値が高い. 髄液検体ではあわせて細胞診も行う. 腫瘍マーカーが有意に高値を示す際には組織診断は必ずしも必要ないとされ[2], 血清AFP 2,000 ng/mL以上では卵黄嚢腫, 血清β-hCG 2,000 mIU/mL以上では絨毛癌と診断できる. 組織診断のためには適宜生検術あるいは摘出術を行う(本項「治療」参照). わが国では組織型および予後・治療効果に基づいた3型分類が広く用いられており(表1), それぞれで治療プロトコルが異なる[4].

治 療

松果体部腫瘍で水頭症を伴う場合には神経内視鏡による第三脳室底開窓術や脳室ドレナージ手術を行い, 同時に内視鏡下生検術により組織診断を行う. 神経下垂体部腫瘍に対しては低侵襲な方法として経鼻的内視鏡下生検術あるいは経脳室的内視鏡下生検術が有用なことが多いが, 時には開頭生検術が行われる. 特に悪性度の高い腫瘍の場合や松果体部の大型腫瘍の場合には開頭腫瘍摘出術により可及的な腫瘍の摘出を目指す. 胚細胞腫瘍は放射線感受性が高いため, 従来は放射線治療のみが行われ, 治療効果も高かった(20年生存率80%程度). しかしながら

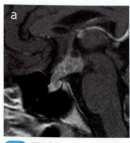 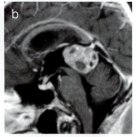

図1 胚腫のMRI（造影後T1強調像，矢状断像）
a．神経下垂体部胚腫．腫瘍の造影効果はその前方に存在する正常下垂体に比し，やや弱い．
b．松果体部胚腫．腫瘍内に囊胞変性を伴っている．閉塞性水頭症による脳室拡大所見を認める．本症例では尿崩症が初発症状であり，MRIでは下垂体茎の造影効果がやや弱く，同部にも胚腫の存在が示唆された．

表1 胚細胞腫瘍の3型分類

予後良好(good prognosis)群	胚腫(germinoma)
予後中間(intermediate prognosis)群	STGCを伴う胚腫(germinoma with STGC) 未熟奇形腫(immature teratoma) 悪性転化を伴う奇形腫(teratoma with malignant transformation) 混合腫瘍(mixed tumor)のうち胚腫や奇形腫を主体とするもの
予後不良(poor prognosis)群	卵黄囊腫(yolk sac tumor) 絨毛癌(choriocartinoma) 胎児性癌(embryonal carcinoma) 混合腫瘍(mixed tumor)のうち卵黄囊腫，絨毛癌，胎児性癌を主体とするもの

〔4）Matsutani M, et al.：J Neurosurg 1997；86：446-455 より引用〕

高線量の放射線照射により，長期生存症例において高次脳機能障害や内分泌機能障害がしばしば生じ，また放射線誘発腫瘍の発生もまれではなく，問題となった．このためわが国では組織診断に基づき，化学療法を先行させたうえで，種々の放射線障害を軽減する目的にて放射線治療の線量を減量させた治療（化学放射線療法〈表2〉）が広く行われている[5]．化学放射線療法後にも腫瘍の残存がある場合には，残存腫瘍は治療抵抗性の悪性成分と考えられるため，

表2 厚生労働省がん研究助成金研究班による胚細胞腫瘍の治療プロトコール

予後良好群	CARE 3コース 拡大局所照射*24 Gy	
予後中間群	初期治療：	CARE 3コース 拡大局所照射*30 Gy＋腫瘍部照射20 Gy
	維持療法：	CARE 5コース
予後不良群	初期治療：	ICE 3コース 全脳照射 30 Gy＋腫瘍部照射 30 Gy＋全脊髄照射 30 Gy
	維持療法：	ICE 5コース

*拡大局所照射は全脳室を含めて行う
CARE：carboplatin＋etoposide，ICE：ifosphamide＋cisplatin＋etoposide
〔4）Matsutani M, et al.：J Neurosurg 1997；86：446-455 より引用〕

必要に応じて組織診断も兼ねた再手術を行う．
　併存する下垂体機能低下症に対しては適宜補充療法を行う．この際，成長ホルモン分泌不全症に対してのGH補充療法に関しては，他の脳腫瘍と同様に，GH補充と腫瘍再発との因果関係はないとされている[6]．しかしながら投与後の再発例の報告も散見されるため，通常は少なくとも治療後1～2年程度の間に腫瘍の再発がないことを確認したうえで，臨床症状を鑑みつつ慎重に補充を開始する．

予　後

　胚腫の場合には適切な加療により良好な予後が期待でき，10年生存率が約90％程度である．加療後は内分泌障害や高次脳機能障害などの合併障害に対するケアを行いつつ，再発を念頭においた画像ならびに腫瘍マーカーによる経過観察が必要である．

◆ 文　献 ◆

1) Brain Tumor Registry of Japan：*Neurol Med Chir* 2014；54：Suppl 1：9-102.
2) Murray MJ, et al.：*Lancet Oncol* 2015；16：e470-e477
3) Fujimaki T, et al.：*J Neurooncol* 1994；19：217-226.
4) Matsutani M, et al.：*J Neurosurg* 1997；86：446-455.
5) Matsutani M, et al.：*J Neurooncol* 2001；54：311-316.
6) Swerdlow AJ, et al.：*J Clin Endoclinol Metab* 2000；84：4444-4449.

第6章 視床下部・下垂体疾患

12 成長ホルモン分泌不全性低身長

POINT

- 成長ホルモン分泌不全(GHD)性低身長症ではGHD以外にその他の下垂体ホルモンの分泌不全を伴う(下垂体機能低下症)ことがあり，その場合GHDに起因する症状に加えて，それ以外の不足ホルモンの症状が加わる．
- GHDの5～10%程度に器質的な原因は認められ，近年，小児がん経験者のGHDが注目されている．
- GHは脈動的に分泌され，そのため1回の採血ではGH分泌低下の判定はできない．GHDの診断には，GH分泌刺激試験が必須である．
- GHD性低身長症の診断と，小児慢性特定疾病(小慢)による医療費助成適応資格は異なる事に注意が必要で，特に小慢では器質性疾患以外の治療開始のための身長SDスコアが，-2.5 SD以下であることに注意する．

概念

GH分泌不全性低身長症は成長ホルモン分泌不全症(growth hormone deficiency：GHD)に起因する低身長症で，GHD以外にその他の下垂体ホルモン(TSH，ACTH，LH/FSH，PRL，AVP)の分泌不全を伴う(下垂体機能低下症)こともある．後者ではGHDに起因する症状に加えて，それ以外の不足ホルモンの症状が加わる．

病因(表1)

GHDの多く(90%以上)は，病因が明らかでない特発性GHDである．特発性GHDには骨盤位分娩，仮死，重症黄疸など周産期の障害が疑われるものもある．これらでは頭部MRI検査で下垂体茎が描出されない，あるいは異所性後葉を認める場合がある．

器質的な原因は5～10%程度に認められ，頭蓋咽頭腫や胚細胞腫など視床下部/下垂体近傍の腫瘍が原因であるものが多い．この場合，大部分の症例で他の視床下部・下垂体ホルモンの分泌不全を伴う．近年，小児がん経験者(childhood cancer survivor：CCS)のGHDが注目されている．頻度は不明であるが，頭部外傷後，くも膜下出血後の下垂体機能低下症もある．まれではあるが遺伝子異常に起因するものもあり，GH単独欠損の場合と複合型下垂体ホルモン分泌不全症の場合がある．遺伝子異常によるGHDのなかで，下垂体発生に関与する転写因子，たとえば*POU1F1*(*PIT1*)，*PROP1*，*LHX3*，*LHX4*，*SOX2*，*SOX3*，*HESX1*などの異常によるGHDは複合型下垂体機能低下症を示し，成長ホルモン放出ホルモン受容体(growth hormone releasing hormone receptor：GHRHR)遺伝子異常，成長ホルモン遺伝子(growth hormone-1：*GH-1*)異常(type I A，I B，II，III)ではGH単独欠損症をきたす[1]．

病態

GHは下垂体前葉から分泌され，その分泌は視床下部からのGHRHと抑制的に作用するSRIHによって調節され，脈動的に分泌されている．分泌には日内変動があり，入眠中，特に第一深睡眠期に最も多く分泌される．GHRは，肝臓をはじめ軟骨，骨，脂肪組織，筋肉など全身の多くの組織に存在している．GHは各組織でのIGF-Iを介して骨発育を促進する．IGF-Iは肝臓で最も多く産生され，血中IGF-Iの約80%は肝臓由来である．骨端線の軟骨組織には，GHRおよびIGF-I受容体が存在し，循環を介して運ばれた(endocrine)IGF-Iだけでなく，軟骨細胞がGH刺激により自ら産生したIGF-Iのparacrineおよびautocrine作用により細胞増殖(軟骨内骨形成)が促進される．GHDではこの軟骨内骨形成が進まないために低身長となる．GHには代謝促進作用があり，肝臓での糖新生を促進し糖の取り込みを抑制する抗インスリン的に作用する．この結果，糖代謝調節が不十分な乳幼児期のGHDでは低血糖をきたす．GHは蛋白同化ホルモン作用により，筋肉量を増加させ，脂肪組織では脂肪分解を促進する．そのためGHDでは肥満傾向を示すことがある．

症状

GHD性低身長症のおもな症状は成長障害(低身長あるいは身長増加率低下)で，幼児期以降に明らかになることが多い．身長増加率の低下が認められた場合には，GHD(特に器質性)や甲状腺機能低下症を考慮すべきである．GHDではGHの抗インスリン作用の喪失のため，十分な糖維持機構が確立し

表1 GH/IGF-I 欠損症候群(成長ホルモン分泌不全性低身長の分類)

1. 先天性 GH 欠損症
   1) 視床下部障害による GH 欠損症
      ①全前脳胞症，②中隔視神経異形成症など
   2) 下垂体障害による GH 欠損症
      ①GH 単独欠損症に関するもの
         GHRH 受容体遺伝子異常
         GH(*GH-1*)遺伝子異常(typeⅠA，ⅠB，Ⅱ，Ⅲ)
      ②複合型下垂体ホルモン欠損症
         POU1F1 (PIT1), PROP1, LHX3, LHX4, SOX2, SOX3, HESX1 など
      ③生物学的不活性化 GH
2. 後天性 GH 欠損症
   1) 器質性
      脳腫瘍(頭蓋咽頭腫，胚細胞腫など)，頭蓋放射線照射(白血病，脳腫瘍に対する)，頭部外傷，くも膜下出血(SAH)，周産期異常(骨盤位分娩，仮死などによる下垂体茎断裂)
   2) 抗 GH 中和抗体
3. 特発性 GH 欠損症
      原因不明(従来は上記の周産期異常によるものも特発性としていた)
4. 先天性 IGF-I 欠損症
   1) GH 受容体異常症(Laron 症候群)
   2) STAT5 異常症
   3) Acid labile subunit (ALS) 異常症
   4) IGF-I 異常症
   5) IGF-I 受容体異常症
5. 後天性 IGF-I 欠損症
   1) GH 受容体抗体

〔(1) Cooke DW, et al.: Normal and aberrant growth in children. In Melmed S, et al. (eds), Williams Textbook of Endocrinology. 13th ed., Elsevier, 2016: 988-999. より改変〕

ていない新生児・乳児期では低血糖が症状となることがある．また，脂質代謝促進作用の喪失により年長児の GHD では肥満傾向を示すことがある．

身体所見として重度の GHD，特に遺伝子異常に起因する GHD では前額突出や鼻根部低形成が認められることがある．

既往歴では，①周産期異常(骨盤位分娩，仮死，遷延性黄疸)，②新生児・乳児期の低血糖，③頭部放射線照射，④中枢神経感染症，頭部外傷に留意すべきである．

検 査

低身長の診断に有用な検査を表2にまとめた[2]．

1) 成長ホルモン分泌の評価

GH は脈動的に分泌され，さらに夜間第一深睡眠時に最も高値を示す日内変動がある．そのため1回の採血では GH 分泌低下の判定はできない．GH 作用を仲介する IGF-I や IGFBP-3 は GH の分泌量を反映しており，日内変動も少ないため，GH 分泌の大まかな指標として用いられている．単回採血では GH 分泌の指標として血中 IGF-I が一般に用いられるが，幼児期早期では基準値の下限が極めて低値で GHD の鑑別に苦慮することが多い．

GHD の診断には，GH 分泌刺激試験が必須であ

表2 検査項目

1. X 線検査，CT，MRI
   ①手根骨単純 X 線写真：骨年齢の評価(左手で評価する)
   ②頭部 CT，MRI：視床下部/下垂体腫瘍
   ③全身骨：骨系統疾患
2. 一般血液検査，一般生化学的検査，尿検査
3. 内分泌検査；GH 分泌刺激試験，IGF-I，FT_3，FT_4，TSH，PRL，ACTH，コルチゾール，LH，FSH，テストステロン，E_2
4. 血液ガス分析，乳酸，ピルビン酸，アニオンギャップ：腎尿細管性アシドーシス，ミトコンドリア異常症，代謝性疾患
5. 染色体検査：Turner 症候群，Prader-Willi 症候群，SHOX 異常症
6. アミノ酸・有機酸分析：代謝性疾患
7. 眼科的検査：うっ血乳頭，代謝性疾患，網膜色素変性など

〔(2) 西美和：小児科診療 2014；**77**(増刊)：560-564. より改変〕

る．分泌を刺激する薬剤として，インスリン，アルギニン，クロニジン，L-ドパ，グルカゴン，成長ホルモン放出ペプチド-2 (growth hormone releasing peptide-2：GHRP-2)が用いられる．検査は血糖高値による GH 分泌抑制を避けるために早朝空腹時に行う．一般には30分ごと120分まで採血を行うが，

グルカゴンは180分まで，GHRP-2では15分ごと60分まで採血を行う．GHRP-2ではGH頂値が16 ng/mL，それ以外では6 ng/mL以下をGH分泌が低下していると判定する．2つ以上の機能検査でGH頂値が6 ng/mL以下（GHRP-2では16 ng/mL以下）の場合にGHDと診断される．特に複数の刺激試験でGH頂値がすべて3 ng/mL以下（GHRP-2では10 ng/mL以下）は重症GHDとされる．重症GHDは成人になった後にもGH治療の継続が必要なことが多い．GH分泌刺激試験に加えて，TRH試験（TSH分泌），CRH（orインスリン）試験（ACTH分泌），GnRH試験（LH，FSH分泌）を行い，他の下垂体ホルモンの分泌を評価する必要がある．

2）画像検査
❶ 手根骨単純X線撮影
骨年齢の評価に使用する．GHD性低身長では，骨年齢が暦年齢の80％以下である．
❷ 頭部MRI検査
GHD性低身長の5〜10％は頭蓋咽頭腫や胚細胞腫など視床下部・下垂体近傍腫瘍に起因する器質的GHDであり，頭部MRI検査は不可欠である．また，周産期異常（骨盤位分娩，仮死，遷延性黄疸）に起因するGHD性低身長症では下垂体茎が見えないこと（invisible stalk）や異所性後葉を認めることがある．

診 断

GHD性低身長の診断手順は，厚生労働省間脳下垂体機能障害に関する調査研究班による「成長ホルモン分泌不全性低身長の診断の手引き（平成26年度改定）」[3]に従う（表3）．すなわち成長障害があり（①身長が標準身長の−2 SD以下，②または身長が正常範囲であっても成長速度が2年以上にわたり標準値の−1.5 SD以下であること，頭蓋内器質性疾患や他の下垂体ホルモン分泌不全がある場合には2年以上にわたるか否かは問わない），2つ以上のGH分泌刺激試験にてGHDを認めた場合にGHD性低身長と診断できる．ただし，乳幼児でGHDが原因と考えられる症候性低血糖が存在する場合，頭蓋内に器質性疾患や他の下垂体ホルモン分泌不全がある場合には，1種類のGH分泌刺激試験の低反応でGHDと診断できる．

治療・予後

1）GH治療方針[2]
身長増加を促進させ，最終身長を正常化することが第一の目標である．GHだけでなく，他の欠乏しているホルモンの補充療法も必要な場合もある．低身長や思春期遅発に伴う心理的ケアも重要である．治療早期に正常身長に達するような治療ができればよいが，実際はむずかしい．

2）治療開始年齢
GH治療は，早期治療が推奨されているが，毎日注射しなければならないので，ある程度患者の協力が必要である．一般には5〜6歳頃開始するのが望ましい．しかし，低血糖などの合併症がみられる重症GHDでは，低血糖の改善を目的に1歳未満から治療を開始することもある．

3）投与量，投与法，投与ルート
投与量は0.175 mg/kg/週を標準治療量として皮下注射する．標準の投与法として体重kg当たり0.175 mgを1週の用量とし，週6〜7回の皮下注射により分割投与する．自己注射が認められているので，患者または親に皮下注射の手技を教え自宅で自己注射を行う．半年ごとに投与量を検討するのがよい．

4）注射の実際
GH製剤は家庭で冷蔵庫（4〜6℃）に保存する．溶解後も冷蔵庫に保存しておけば，効力は長期間安定であるが，できるだけ1週間以内に使用する．溶解後冷凍すると，その効力は減弱する．

皮下注射をする部位としては，殿部・大腿部・肩甲部・腹壁が可能である．同じ場所に注射を続けると，脂肪萎縮や硬結が起こることがあるので，注射部位は毎日変える．GHは入眠後に多く分泌されるので，注射をする時間は，夜寝る前が生理的でかつ実際的である．風邪などで，熱があるときは注射を中止してもよい．また，2〜3日の旅行（修学旅行など）のときも，中止したほうが精神的な面も含めてよいと考えられる．

5）有害事象
わが国で報告されている有害事象の多くは軽微で，ほとんどの場合は治療を中断する必要がない．他の有害事象として，治療初期に頭蓋内圧亢進による頭痛がみられることがある．また軽微な血尿の出現や，Perthes病，大腿骨頭すべり症などが発症したという報告がある．

6）治療経過
副作用の早期発見のために，3〜6か月ごとに血液検査，一般生化学検査，甲状腺機能，尿検査を行う．診察時には，身長，体重，思春期の有無を必ず調べる．骨年齢を，前思春期には1年に1回，思春期には半年に1回評価する．思春期開始以降の骨年齢相当の身長SDスコアは，最終身長SDスコアと少ない誤差で一致するので，治療効果の予測に役立つ．

7）成長ホルモン分泌不全性低身長における他のホルモンの補充療法
他の下垂体ホルモンの分泌不全がある場合には，原則的にこれを補償する．ホルモンの補充は，副腎皮質ホルモン，次いで甲状腺ホルモンの補充を開始した後にGH投与を開始する．

表3 成長ホルモン分泌不全性低身長症（小児GHD）の診断の手引き（平成26年度改訂）

Ⅰ 主症候
1. 成長障害があること
   ① 通常は，身体のつりあいはとれていて，身長は標準身長（注1）の－2.0 SD以下，あるいは身長が正常範囲であっても，成長速度が2年以上にわたって標準値（注2）の－1.5 SD以下であること
   ② 通常は，身体のつりあいはとれていて，身長は標準身長（注1）の－2.0 SD以下，あるいは身長が正常範囲であっても，成長速度が2年以上にわたるか否かを問わず標準値（注2）の－1.5 SD以下で経過していること
2. 乳幼児で，低身長を認めない場合であっても，成長ホルモン分泌不全が原因と考えられる症候性低血糖がある場合
3. 頭蓋内器質性疾患（注3）や他の下垂体ホルモン分泌不全があるとき

Ⅱ 検査所見
成長ホルモン（GH）分泌刺激試験（注4）として，インスリン負荷，アルギニン負荷，L-DOPA負荷，クロニジン負荷，グルカゴン負荷，またはGHRP-2負荷試験を行い，下記の値が得られること（注5，注6）；インスリン負荷，アルギニン負荷，L-DOPA負荷，クロニジン負荷，またはグルカゴン負荷試験において，原則として負荷前および負荷後120分間（グルカゴン負荷では180分間）にわたり，30分毎に測定した血清（漿）中GH濃度の頂値が6 ng/mL以下であること．GHRP-2負荷試験で，負荷前および負荷後60分にわたり，15分毎に測定した血清（血漿）GH頂値が16 ng/mL以下であること

Ⅲ 参考所見
1. 明らかな周産期障害がある
2. 24時間あるいは夜間入眠後3～4時間にわたって20分毎に測定した血清（血漿）GH濃度の平均値が正常値に比べ低値である．または，腎機能が正常の場合で，2～3日間測定した24時間尿または夜間入眠から翌朝起床までの尿中GH濃度が正常値に比べ低値である
3. 血清（漿）IGF-I値や血清IGFBP-3値が正常値に比べて低値である
4. 骨年齢（注7）が暦年齢の80％以下である

【判定基準】
成長ホルモン分泌不全性低身長症
1. 主症候がⅠの①を満たし，かつⅡの2種類以上の分泌刺激試験において，検査所見を満たすもの
2. 主症候がⅠの2あるいは，Ⅰの①②と3を満たし，Ⅱの1種類の分泌刺激試験において検査所見を満たすもの

成長ホルモン分泌不全性低身長症の疑い
1. 主症候がⅠの①または2を満たし，かつⅢの参考所見の4項目のうち3項目以上を満たすもの
2. 主症候がⅠの①を満たし，Ⅱの1種類の分泌刺激試験において検査所見を満たし，かつⅢの参考所見のうち2項目を満たすもの
3. 主症候がⅠの①②と3を満たし，かつⅢの参考所見のうち2項目以上を満たすもの

【病型分類】
成長ホルモン分泌不全性低身長症は，分泌不全の程度により次のように分類する

重症成長ホルモン分泌不全性低身長症
1. 主症候がⅠの①を満たし，かつⅡの2種以上の分泌刺激試験におけるGH頂値がすべて3 ng/mL以下（GHRP-2負荷試験では10 ng/mL以下）のもの
2. 主症候がⅠの2または，Ⅰの①②と3を満たし，かつⅡの1種類の分泌刺激試験におけるGH頂値が3 ng/mL以下（GHRP-2負荷試験では10 ng/mL以下）のもの

中等症成長ホルモン分泌不全性低身長症
「重症成長ホルモン分泌不全性低身長症」を除く成長ホルモン分泌不全性低身長症のうち，すべてのGH頂値が6 ng/mL以下（GHRP-2負荷試験では16 ng/mL以下）のもの

軽症成長ホルモン分泌不全性低身長症（注8）
成長ホルモン分泌不全性低身長症のうち，「重症成長ホルモン分泌不全性低身長症」と「中等症成長ホルモン分泌不全性低身長症」を除いたもの

注意事項
（注1）横断的資料に基づく日本人小児の性別・年齢別平均身長と標準偏差値を用いること
（注2）縦断的資料に基づく日本人小児の性別・年齢別標準成長率と標準偏差値を用いること．ただし，男児11歳以上，女児9歳以上では暦年齢を骨年齢に置き換えて判読すること
（注3）頭蓋部の照射治療歴，頭蓋内の器質的障害，あるいは画像検査の異常所見（下垂体低形成，細いか見えない下垂体柄，偽後葉）が認められ，それらにより視床下部下垂体機能障害の合併が強く示唆された場合
（注4）正常者でも偽性低反応を示すことがあるので，確診のためには通常2種以上の分泌刺激試験を必要とする．ただし，乳幼児で頻回の症候性低血糖発作のため，早急に成長ホルモン治療が必要と判断される場合等では，この限りでない

表3 つづき

- (注5) 次のような状態においては，成長ホルモン分泌が低反応を示すことがあるので，注意すること
  - ▶ 甲状腺機能低下症：甲状腺ホルモンによる適切な補充療法中に検査する
  - ▶ 中枢性尿崩症：DDAVPによる治療中に検査する
  - ▶ 成長ホルモン分泌に影響を与える薬物（副腎皮質ホルモンなど）投与中；可能な限り投薬を中止して検査する
  - ▶ 慢性的精神抑圧状態（愛情遮断症候群など）：精神環境改善などの原因除去後に検査する
  - ▶ 肥満：体重コントロール後に検査する
- (注6) 現在のGH測定キットはリコンビナントGHに準拠した標準品を用いている．キットによりGH値が異なるため，成長科学協会のキット毎の補正式で補正したGH値で判定する
- (注7) Tanner-Whitehouse-2 (TW2) に基づいた日本人標準骨年齢を用いることが望ましいが，Greulich & Pyle法，TW2原法またはCASMAS (Computer Aided Skeletal Maturity Assessment System) 法でもよい
- (注8) 諸外国では，非GH分泌不全性低身長症として扱う場合もある

- (附1) 診断名は，1993年改訂前は下垂体性小人症．ICD-10では，下垂体性低身長または成長ホルモン欠損症となっている
- (附2) 遺伝性成長ホルモン分泌不全症 (typeⅠA，ⅠB，typeⅡなど) は，家族歴あり，早期からの著明な低身長（−3SD以下）．GHRH負荷試験を含むGH分泌刺激試験で，GH値の著明な低反応．血中IGF-I，IGFBP-3値の著明な低値などを示す．遺伝子診断により確定診断される
- (附3) 新生児・乳児早期には，分泌刺激試験の頂値が6 ng/mL (GHRP-2負荷試験では16 ng/mL) を超えていても，成長ホルモン分泌不全を否定できない
- (附4) 成長ホルモン分泌不全性低身長症のうちで，特に主症候が3を満たす重症例を中心にして，その後に成人成長ホルモン分泌不全症と診断される場合があるので，思春期以降の適切な時期に成長ホルモン分泌能および臨床所見を再評価することが望ましい

〔厚生労働科学研究費補助金難治性疾患克服研究事業間脳下垂体機能障害に関する調査研究班：成長ホルモン分泌能及び臨床所見を再評価する診断の手引き（平成26年度改訂）（研究代表者：島津 章）．平成26年度 総括・分担研究報告書．2015．より〕

❶ 甲状腺ホルモン

TSH欠損を伴っているとき，または血中遊離T_4が基準値以下の時は，GH治療開始前に甲状腺ホルモンを投与する．経過中に血中遊離T_4濃度が低下してくる場合があり，血中遊離T_4を基準値範囲に保つように務める．

❷ 副腎皮質ホルモン

ACTHの分泌不全を伴う場合はヒドロコルチゾンの投与を行う．本剤はGHの作用を抑制するので，必要最低限の投与にとどめるが，ストレス時の投与量の増量などの対応策を十分に説明しておくことが重要である．

❸ 抗利尿ホルモン

DDAVPを点鼻あるいは経口投与する．

❹ ゴナドトロピン分泌不全症を伴った場合

性腺補充療法を行う．

8) 予後

GHDに対するGH治療による成人身長の平均値は，成長科学協会のデータによる報告[4]では男子が163.3 cm，女子が147.8 cm，KIGS Japan Dateによる報告[5]では男子が161.8 cm，女子が147.8 cmと報告されている．身長SDスコアの改善度は，KIGSデータベース[6]では重症GHDで男児2.13 SD，女児1.66 SDで，それ以外のGHDでは1 SD程度と報告されている．

実地診療の注意点

GHD性低身長症の診断と，小児慢性特定疾病（小慢）による医療費助成適応資格は異なることに注意が必要である．診断基準と小慢のおもな相違点は以下の4点である．小慢の適応基準では，①器質性疾患以外の治療開始のための身長SDスコアが−2.5 SD以下であること，②IGF-Ⅰ値が200 ng/mL未満（5歳未満では150 ng/mL未満）であること，③GH分泌刺激試験のGHの頂値が，すべての機能検査で6 ng/mL以下（GHRP-2試験では16 ng/mL以下）であること，④頭蓋内器質性疾患や他の下垂体ホルモン分泌不全があっても，成長速度が2年以上にわたり−1.5 SD以下．

◆ 文 献 ◆

1) Cooke DW, et al.：Normal and aberrant growth in children. In Melmed S, et al. (eds), Williams Textbook of Endocrinology. 13th ed., Elsevier, 2016：988-999.
2) 西 美和：小児科診療 2014；**77**(増刊)：560-564.
3) 日本小児内分泌学会（編）：小児内分泌学（第2版）．診断と治療社，2016：190-196.
4) 田中敏章，他：日本小児科学会雑誌 2001；**105**：546-551.
5) 田中敏章他：日本成長学会雑誌 2010；**16**：69-76.
6) Fujieda K, et al．：J Pediatr Endocrinol Metab 2011；**24**：457-62.

第6章 視床下部・下垂体疾患

13 成人GH分泌不全症

POINT

- 成人GH分泌不全症ではQOLの低下とともに内臓脂肪増加，脂質異常症などをきたし動脈硬化関連のリスクが高まる．
- 本症の診断にはGH分泌刺激試験を施行する．
- 重症型成人GH分泌不全症ではGH補充療法が認可されており，GH補充により身体組成や代謝異常など諸症状の改善がみられる．

病態

GHは小児期の身体の成長促進には欠かせないホルモンであるが，成人期にも代謝調節ホルモンとして多彩な役割を果たす．成人期におけるGH欠乏は内臓脂肪増加と除脂肪体重の低下を主体とした身体組成の異常，脂質異常症，QOLの低下（スタミナ低下や情緒不安）など，種々の症状をもたらす．成人GH分泌不全症は1990年代以降，疾患概念が確立しThe Growth Hormone Research Society（GRS）が本症の診断と治療に関するガイドラインを提唱した[1]．わが国では，厚生労働省間脳下垂体機能障害調査研究班により「成人成長ホルモン分泌不全症の診断と治療の手引き」が作成されている[2]．

成人GH分泌不全症はGH分泌欠乏の程度により重症と中等症に分類される．また，発症時期の観点から小児期発症と成人期発症とに分類されることもある．前者は小児期に発症した成長ホルモン分泌不全症（growth hormone deficiency：GHD）が成人期にも存続している状況を示すが，小児期にGHDと診断を受けた症例は必ずしも全例が成人成長ホルモン分泌不全症に移行するわけではなく，成人年齢に到達した時点でGH分泌能の再評価を行う必要がある．GHの合成に関与する遺伝子の異常によるもの，下垂体領域の器質性疾患によるもの，GHを含めた複数の下垂体ホルモンの分泌低下がみられる症例，小児期に重症GHDと判定された症例は成人期にもGH欠乏が移行する可能性が高い．表1に成人成長ホルモン分泌不全症の原因疾患を示す[3]．下垂体とその近傍の腫瘍性疾患や炎症性疾患など種々の病態がGHDの原因となる．特に下垂体腺腫により正常下垂体が圧迫を受けるとGHとGnはTSH，ACTHに比較して早期から障害を受けやすい．

疫学

欧州の疫学調査をもとに推計されるわが国での患者総数は約36,000人である．わが国では間脳下垂体

表1 成人GH分泌不全症の病因

病因	%
下垂体腫瘍	53.9
頭蓋咽頭腫	12.3
特発性	10.2
中枢神経系腫瘍	4.4
empty sella症候群	4.2
Sheehan症候群	3.1
頭部外傷	2.4
下垂体炎	1.6
頭部外科手術（下垂体疾患以外）	1.5
肉芽腫性疾患	1.3
放射線照射後（下垂体疾患以外）	1.1
中枢神経系奇形	1.0
周産期の傷害または感染症	0.5
その他	2.5

〔(3) Abs R, et al.: *Clinical Endocrinology* 1999；**50**：703-713.〕

腫瘍により年間約1,200人の新規患者が発生すると報告されている[4]．

主要症候

自覚症状として倦怠感・易疲労感，抑うつや集中力の低下などがみられ，身体所見として皮膚の乾燥（発汗の減少），体毛の柔軟化，体脂肪（内臓脂肪）の増加と除脂肪体重の低下，骨量や筋力の低下，脂質異常症などが認められる．

検査

1）一般検査所見

脂質異常症（高LDLコレステロール血症，低

表2 おもなGH分泌刺激検査

検査名	試験薬	用量・投与経路	GH検体の採取時間
インスリン低血糖	速効型インスリン	0.1 U/kg体重*を生食(<2 mL)で希釈して静注	0, 30, 60, (90, 120)分[血糖も同時測定**]
アルギニン	L-アルギニン-HCl溶液(アルギニン注10% 300 mL)	0.5 g/kg体重,または30 g(成人)を30分間で点滴静注	0, 30(点滴終了時), 60, 90, (120)分
グルカゴン	グルカゴン	1 mg(または30 mg/kg)筋注	0, 30, 60, 90, 120, 150, 180分
GHRP-2	GHRP-2(注射用GHRP科研100®)	100 μgを生食10 mLに溶解して静注	0, 15, 30, 45, (60)分

＊：ACTH-コルチゾール欠乏の合併が疑われる場合は 0.05 U/kg 体重に減じる.
＊＊：血糖が 50 mg/dL 以下または前値の 1/2 に低下した場合を有効刺激とする.

HDLコレステロール血症,高トリグリセリド血症など),内臓脂肪の増加に由来するインスリン抵抗性指数(HOMA-R指数〈homeostasis model assessment for insulin resistance：HOMA-R〉)の増大や耐糖能異常(impaired glucose tolerance：IGT),肝機能障害(非アルコール性脂肪性肝疾患)などがみられる.

2) 内分泌学的検査所見

❶ 成長ホルモン分泌刺激試験

GHは脈動的に分泌されており健常者でもGHの血中濃度は感度以下となることがある.このためGH基礎値のみを測定しても成人成長ホルモン分泌不全症と健常者との鑑別はむずかしく,本症の診断を行う際にはGH分泌刺激試験を行いGHの反応性を確認する必要がある.わが国で本症の診断のために推奨されているGH分泌刺激試験はインスリン低血糖刺激試験(insulin tolerance test：ITT),アルギニン負荷試験(arginine test：ATT),グルカゴン負荷試験および成長ホルモン放出ペプチド-2(growth hormone releasing peptide-2：GHRP-2)試験である.国際的にはITTがゴールドスタンダードとされているが,虚血性心疾患やけいれん発作を有する症例では禁忌であり,経験ある医療スタッフのもとで十分に注意して施行する.わが国では2005年から重症成人成長ホルモン分泌不全症の診断を目的としてGHRP-2試験が認可されているが,検査の所要時間,安全性などの面から簡便に行える検査法である.機能検査(GHRP-2試験は除く)に対するGHの反応性頂値が3 ng/mL以下の場合を成人成長ホルモン分泌不全症とするが,このなかでGH反応性頂値が1.8 ng/mL以下の場合を重症成人成長ホルモン分泌不全症,それ以外のものを中等度と分類する.GHRP-2試験ではGHの反応性頂値が9 ng/mL以下の場合を重症成人成長ホルモン分泌不全症とする.なお,GHRH試験は下垂体を直接刺激してGH分泌を促進する検査法であるが,視床下部性GHDの診断を行うことが困難である一方,GH分泌正常者においてもGHの低反応を示すこともあり,成人成長ホルモン分泌不全症の診断を目的とした検査には含まれていない.おもなGH分泌刺激試験を表2に示す.

❷ 血中インスリン様成長因子-Ⅰ

血中インスリン様成長因子-Ⅰ(IGF-Ⅰ)値には大きな日内変動がなくGHの総分泌量を反映する指標として有用である.本症では低値傾向をとることが多いが,基準値内(low-normal)の症例も存在するため,IGF-Ⅰ値は本症の診断に際しては参考所見と位置づけられている.得られたIGF-Ⅰ値は年齢・性別基準値に照らして評価する[5].血中IGF-Ⅰの主たる産生源は肝臓であり,血中IGF-Ⅰ値は肝硬変,低栄養,コントロール不良の糖尿病などの病態でも低下する.

❸ その他の内分泌学的評価

本症ではGH以外の下垂体ホルモンの分泌不全を合併することが多いため,他の下垂体ホルモンについてもすべて分泌能を評価する.

3) 画像診断

成人成長ホルモン分泌不全症の原因検索のために視床下部-下垂体領域のMRIを施行する.また,本症では脂質異常症や動脈硬化症を反映して頸動脈超音波検査で頸動脈内膜中膜複合体厚(intimamedia thickness of carotid artery：IMT)の肥厚が認められることがある.

診 断

厚生労働省の間脳下垂体機能障害調査研究班による本症の診断の手引きを示す[2](表3).頭蓋内器質性疾患,周産期異常の合併や治療歴を有し,かつGHを含めて複数の下垂体ホルモンの分泌低下を呈する症例では1種類のGH分泌刺激試験でGH反応性頂値が基準を満たせば診断可能であるが,成人期にGH単独欠損症を診断する場合には下垂体病変があっても2種類以上のGH分泌刺激試験を施行してGH反応性頂値が基準を満たすかを確認する.

表3 成人GH分泌不全症の診断の手引き(一部抜粋)

成人GH分泌不全症の診断の手引き
Ⅰ　主症候および既往歴
1. 小児期発症では成長障害を伴う．
2. 易疲労感，スタミナ低下，集中力低下，気力低下，うつ状態，性欲低下などの自覚症状を伴い，QOLが低下していることがある．
3. 身体所見として皮膚の乾燥と菲薄化，体毛の柔軟化，ウェスト/ヒップ比の増加などがある．
4. 検査所見として体脂肪(内臓脂肪)の増加，除脂肪体重の減少，骨塩量減少，筋肉量減少，脂質代謝異常，耐糖能異常，脂肪肝の増加などがある．
5. 頭蓋内器質性疾患の合併ないし既往歴，治療歴または周産期異常の既往がある．

Ⅱ　内分泌検査所見
1. 成長ホルモン(GH)分泌刺激試験として，インスリン負荷，アルギニン負荷，グルカゴン負荷，またはGHRP-2負荷試験を行い，下記の値が得られること：インスリン負荷，アルギニン負荷またはグルカゴン負荷試験において，負荷前および負荷後120分間(グルカゴン負荷では180分間)にわたり，30分ごとに測定した血清(血漿)GHの頂値が3 ng/mL以下である(＊)．GHRP-2負荷試験で，負荷前および負荷後60分にわたり，15分毎に測定した血清(血漿)GH頂値が9 ng/mL以下であるとき，インスリン負荷におけるGH頂値1.8 ng/mL以下に相当する低GH分泌反応であるとみなす．
2. GHを含めて複数の下垂体ホルモンの分泌低下がある．

Ⅲ　参考所見
1. 血清(漿)IGF-Ⅰ値が年齢および性を考慮した基準値に比べ低値である(＊＊)．

[判定基準]
成人成長ホルモン分泌不全症
1. Ⅰの1あるいはⅠの2と3と4を満たし，かつⅡの1で2種類以上のGH分泌刺激試験において基準を満たすもの．
2. Ⅰの5とⅡの2を満たし，Ⅱの1で1種類のGH分泌刺激試験において基準を満たすもの．
GHRP-2負荷試験の成績は，重症型の成人GH分泌不全症の判定に用いられる．
成人成長ホルモン分泌不全症の疑い
1. Ⅰの1項目以上を満たし，かつⅢの1を満たすもの．

[病型分類]
重症成人成長ホルモン分泌不全症
1. Ⅰの1あるいはⅠの2と3を満たし，かつⅡの1で2種類以上のGH分泌刺激試験における血清(血漿)GHの頂値がすべて1.8 ng/mL以下(GHRP-2負荷試験では9 ng/mL以下)のもの．
2. Ⅰの4とⅡの2を満たし，Ⅱの1で1種類のGH分泌刺激試験における血清(血漿)GHの頂値が1.8 ng/mL以下(GHRP-2負荷試験では9 ng/mL以下)のもの．
中等度成人成長ホルモン分泌不全症
成人GH分泌不全症の判定基準に適合するもので，重症成人GH分泌不全症以外のもの．

注意事項
(＊)　次のような状態においては，GH分泌刺激試験において低反応を示すことがあるので注意を必要とする．
　◇　甲状腺機能低下症：甲状腺ホルモンによる適切な補充療法中に検査する．
　◇　中枢性尿崩症：DDAVPによる治療中に検査する．
　◇　成長ホルモン分泌に影響を与える下記のような薬剤投与中：可能な限り投薬中止して検査する．
　薬理量の糖質コルチコイド，α-遮断薬，β-刺激薬，抗ドパミン作動薬，抗うつ薬，抗精神病薬，抗コリン作動薬，抗セロトニン作動薬，抗エストロゲン薬
　◇　高齢者，肥満者，中枢神経疾患やうつ病に罹患した患者
(＊＊)　栄養障害，肝障害，コントロール不良の糖尿病，甲状腺機能低下症など他の原因による血中濃度の低下がありうる．
(附1)　GH分泌不全性低身長症と診断されてGH投与による治療歴が有るものでも，成人においてGH分泌刺激試験に正常な反応を示すことがあるので再度検査が必要である．
(附2)　成人においてGH単独欠損症を診断する場合には，2種類以上のGH分泌刺激試験において，基準を満たす必要がある．
(附3)　本手引きは原則として18歳以上で用いるが，18歳未満であっても骨成熟が完了して成人身長に到達している場合に本手引きの診断基準に適合する症例では，本疾患の病態はすでに始まっている可能性が考えられる．

〔(2) 厚生労働科学研究費補助金難治性疾患克服研究事業　間脳下垂体機能障害に関する調査研究班平成24年度総括・分担研究報告書. 2013より抜粋〕

治療

　成人期では重症GHDと診断された症例に対してGH補充療法が認可されている．GH補充療法の目的はGH欠乏に由来する易疲労感，スタミナ低下などの自覚症状の改善，身体組成，脂質異常症などの是正である．近年，本症に合併した非アルコール性脂肪性肝疾患の所見がGH補充により改善することも明らかにされている[6]．GH治療の禁忌は糖尿病，悪性腫瘍合併例，妊娠またはその可能性のある女性である．GH治療で視床下部・下垂体腫瘍の再発のリスクが高まることはないとされている[1]が，GHDの原因が間脳下垂体腫瘍性疾患である場合は，再発や増大がなく安定していることを確認してから開始することが望ましい．GH補充については他の欠乏ホルモンの補充を適切に行ったうえで各症例の症

表4 成人GH分泌不全症の治療の手引き（一部抜粋）

成人GH分泌不全症の治療の手引き
Ⅰ 治療の基本
　GHだけでなく，他の欠乏しているホルモンの補充療法が必要である．
　治療の目的は，GH分泌不全に起因すると考えられる易疲労感，スタミナ低下，集中力低下などの自覚症状を含めて生活の質（QOL）を改善し，体脂肪量の増加，除脂肪体重の減少などの体組成異常および血中脂質高値などの代謝障害を是正することである．GH治療の適応に関して，成人GH分泌不全症と診断された患者のうち重症成人GH分泌不全症の診断基準を満たした患者を当面の対象とする．中等症成人GH分泌不全症患者に対するGH治療の適応については今後の検討課題である．また小児期発症GH分泌不全症のうち一部が成人GH分泌不全症に移行するが，トランジション期に適切に診断しGH治療を継続することが重要である．一般的にGH治療においては，糖尿病患者，悪性腫瘍のある患者や妊婦または妊娠している可能性のある女性は禁忌とされている．

Ⅱ GH治療の実際
　毎日就寝前にGHを皮下注射する．GH投与は少量（3μg/kg体重/日）から開始し，臨床症状，血中IGF-1値をみながら4週間単位で増量し，副作用がみられず且つ血中IGF-1値が年齢・性別基準範囲内に保たれるように適宜増減する．GH投与上限量は1mg/日とする．GHに対する反応性には個人差が大きいことから，kg体重当たりで調整するより個体当たりで調整する方が良いとする意見もある．
　有害事象としてGHの体液貯留作用に関連する手足の浮腫，手根管症候群，関節痛，筋肉痛などが治療開始時にみられるが，その多くは治療継続中に消失する．
　治療経過中，定期的に血中IGF-1値を測定し，年齢・性別基準範囲内であることを確認する（注1）．体組成の改善，代謝障害の是正，QOLの改善などGH治療の臨床効果を評価する．

〔(2)厚生労働科学研究費補助金難治性疾患克服研究事業　間脳下垂体機能障害に関する調査研究班平成24年度総括・分担研究報告書．2013より抜粋〕

状，合併症，適応基準などを総合的に考慮して開始を検討する．厚生労働省の間脳下垂体機能障害調査研究班による本症の治療の手引きを示す（表4）[2]．実際には毎日就寝前にGHを自己皮下注射する．投与は少量から開始し，副作用がみられずかつ血中IGF-I値が基準値内に保たれるように，症例に応じて適宜調整する．GHの増量は4週間ごとのペースで行い，GH投与の上限量は1mg/dayとする．高齢者ではGHに対する感受性が高いため，より少量（0.1mg/day）から開始し，慎重に用量設定を行う．有害事象として治療開始時にGHの体液貯留作用による浮腫，関節痛などが認められることがあるが，一旦減量や増量をゆっくり行うなどの対応により治療継続中に消失する場合も多い．複合型下垂体機能低下症として他のホルモンが補充されている症例においてはGH開始に伴い，甲状腺ホルモン製剤や副腎皮質ホルモン製剤の必要量がやや増加する場合がある．また，性ホルモンとの相互作用については，男性の場合，GHはテストステロンの作用を増強する方向に作用する．女性の場合，エストロゲン薬を経口投与すると肝臓でのIGF-Iの産生に抑制的に作用するが，エストロゲン貼付製剤ではこのような影響が起こりにくく，エストロゲン補充には貼付製剤を用いた方が少ないGH補充量で血中IGF-I値を基準値内に保つことが可能とされている．

予後

　1990年代の疫学調査ではGH以外のホルモンの補充を受けている複合型下垂体機能低下症では一般人口に比較して心血管系合併症による死亡率が高いことが報告され，この死亡率増加はGH欠乏に由来する可能性が指摘されていた．成人成長ホルモン分泌不全症では原疾患が多彩である点や原疾患に対する放射線治療の有無など多様な背景の違いが生命予後に影響する可能性はあるが，近年の後方視研究においては十分なGH補充を施行することにより生命予後が改善したことを示唆する成績も報告されている[7]．

まとめ

　以上，成人成長ホルモン分泌不全症の臨床症状，診断，治療について概説した．本症は現在，下垂体前葉機能低下症として指定難病であり，認定基準を満たす場合は申請して認可されれば医療費助成の対象となる．

◆ 文献 ◆

1) Ho KK, et al.：Eur J Endocrinol 2007；157：695-700.
2) 厚生労働科学研究費補助金難治性疾患克服研究事業　間脳下垂体機能障害に関する調査研究班平成24年度総括・分担研究報告書．2013
3) Abs R, et al.：Clinical Endocrinology 1999；50：703-713.
4) 有田和徳，他：厚生労働科学研究費補助金難治性疾患克服研究事業　間脳下垂体機能障害に関する調査研究班　平成17年度　総括・分担研究報告書 2006；75-79.
5) Isojima T, et al.：Endocr J 2012；59：771-780.
6) Takahashi Y：Int J Mol Su 2017；18：1447.
7) Van Bunderen CC, et al.：J Clin Endocrinol Metab 2011；96：3151-3159.

第6章 視床下部・下垂体疾患

14 ACTH単独欠損症

POINT

- ▶ 副腎皮質刺激ホルモン（ACTH）分泌障害に伴い続発性副腎不全をきたす疾患であり，適切な診断・治療が必要である．
- ▶ 中高年の男性に好発し，全身倦怠感，食欲不振，体重減少，意識障害などの症状がみられる例では，本症を疑うことが肝要である．
- ▶ 治療としてグルココルチコイド（ヒドロコルチゾン）補充療法が必要であり，シックデイの際には増量が必要である．

病態

　下垂体前葉より複数のホルモンが分泌されるが，腫瘍，炎症，外傷，出血，虚血，壊死など種々の原因により下垂体または視床下部に障害が生じると下垂体ホルモン分泌低下症（汎下垂体機能低下症，部分型下垂体機能低下症）をきたす．なかでも1つのホルモンのみ障害されるものを単独欠損症とよび，臨床的にはACTH単独欠損症（isolated ACTH deficiency：IAD）およびGH単独欠損症（下垂体性小人症）が知られている．
　IADではACTH欠損に伴う続発性副腎皮質機能低下症をきたすため，臨床症状として全身倦怠感，食欲不振，体重減少，意識障害，低血糖症状などがみられる[1]．また本症は，①後天性に成人期に発症するIAD（成人発症IAD）と，②小児期に発症するIAD（小児期発症IAD）に大別される．
　成人発症IADは男性に多く，発症平均年齢は50歳代である．通常はCRH刺激に対するACTH分泌反応が欠如しており，大部分の症例ではACTH分泌細胞の障害により発症すると考えられる．病因は不明であるが，他の自己免疫疾患（橋本病など）を合併する場合や抗下垂体抗体が認められる症例があり，リンパ球性下垂体炎の末期像とも考えられている．また小児期発症IADの原因として，転写因子TPIT遺伝子変異やPOMC遺伝子変異が報告されている．

疫学

　片上らの検討では，宮崎県におけるIADの年間発症率0.9人，有病率19.1人（人口100万人当たり）との結果が得られており，同時に調査された先端巨大症（年間発症率5.3人，有病率85.9人／人口100万人当たり）と比較してもまれである[2]．前述のように成人発症IADは中高年の男性に多く認められる．

主要症候

　臨床症状はコルチゾール（F）欠損による副腎不全症状が主体であり，全身倦怠感，食欲不振，体重減少，意識障害などがみられる．精神機能低下が前面となる例，体重減少のため悪性腫瘍と誤診される例，低ナトリウム血症に対して長期間対症療法のみ行われる例などがあり，注意を要する．ACTH分泌がある程度保たれていれば無症状にて経過するが，感染，発熱，外傷などのストレスより副腎不全が顕性化することがある．
　小児期発症IADでは低血糖に伴う症状が主体となり，学童期では学業成績不振やてんかん発作をきたすことがある．TPIT遺伝子変異によるIADでは出生直後より副腎不全をきたし，POMC遺伝子変異によるIADでは過食，肥満や毛髪色異常も合併する．

検査

　一般検査では続発性副腎不全に伴い，低血糖，低ナトリウム血症，好酸球増加，低蛋白血症（低アルブミン血症），貧血などがみられる．
　内分泌検査では，血中ACTHは正常〜低値，血中F低値，尿中遊離コルチゾール（urinary free cortisol：UFC）排泄量の減少がみられる．なおACTH・Fには日内変動があるため，早朝空腹時の測定が望ましい．CRH負荷試験などのACTH分泌刺激試験では，血中ACTHの反応は低下する．慢性的なACTH欠乏により副腎皮質におけるホルモン合成能は低下し，ACTH負荷試験では血中Fは低反応となるが，ACTH連続負荷によりFの反応は回復する．
　本症はACTH系以外の下垂体機能障害がないことが前提であるが，実際にはGH分泌障害や，TSH上昇およびTRH負荷試験によるTSH過剰反応がみられることもある．

診断

中高年の男性に好発し，本項「主要症候」で述べた症状がみられる例では，鑑別疾患の1つとして本症を疑うことが肝要である．

一般検査にて，低血糖，低ナトリウム血症，好酸球増多などがみられ，血中F低値であれば副腎不全の可能性が考えられ，かつ血中ACTH正常～低値であれば続発性副腎不全が疑われる．確定診断のためにACTH分泌刺激試験（CRH負荷試験，インスリン低血糖試験）が行われ，ACTHは低～無反応となる[1,3]（表1，図1）．また迅速ACTH負荷試験では血中Fは低反応，ACTH連続負荷試験によりUFCの増加反応がみられる．その他の下垂体前葉機能検査（TRH・GnRH・GHRP-2負荷試験）を追加して，ACTH単独欠損に伴う続発性副腎不全と判定されれば，IADと診断される．MRI検査では下垂体は正常～萎縮傾向となり，腹部CTでは慢性的なACTH欠乏状態を反映して副腎は正常～萎縮傾向となる．

表1 ACTH分泌低下症の診断の手引き

Ⅰ．主症候
1) 全身倦怠感
2) 易疲労性
3) 食欲不振
4) 意識障害（低血糖や低ナトリウム血症による）
5) 低血圧

Ⅱ．検査所見
1) 血中コルチゾールの低値
2) 尿中遊離コルチゾール排泄量の低下
3) 血中ACTHは高値ではない（注1）
4) ACTH分泌刺激試験［CRH（注2），インスリン負荷（注3）など］に対して，血中ACTHおよびコルチゾールは低反応ないし無反応を示す（注4）．
5) 迅速ACTH（コートロシン®）負荷に対して血中コルチゾールは低反応を示す．ただし，ACTH-Z（コートロシンZ®）連続負荷に対しては増加反応がある．

Ⅲ．除外規定
ACTH分泌を低下させる薬剤投与を除く．

【診断の基準】
確実例Ⅰの1項目以上とⅡの1）～3）を満たし，4）あるいは4）および5）を満たす．

Ⅳ．注意点
（注1） 血中ACTHは25 pg/mL以下の低値の場合が多いが，一部の症例では，血中ACTHは正常ないし軽度高値を示す．生物活性の乏しいACTHが分泌されている可能性がある．CRH負荷後の血中コルチゾールの増加率は，原発性副腎機能低下症を除外できれば，生物活性の乏しいACTHが分泌されている可能性の鑑別に参考になる．
（注2） CRH受容体異常によって，血中ACTHの低値と分泌刺激試験での血中ACTHの低反応が認められることがある．
（注3） 低血糖ストレスによって嘔吐，腹痛，ショック症状を伴う急性副腎機能不全に陥ることがある．
（注4） 視床下部性ACTH分泌低下症の場合は，CRHの1回投与でACTHは正常～過大反応を示すことがあるが，コルチゾールは低反応を示す．またCRH連続投与ではACTHとコルチゾールは正常反応を回復する．

〔(1) 大磯ユタカ，他：間脳下垂体機能障害に関する調査研究：平成22年度総括・分担研究報告書：厚生労働科学研究費補助金難治性疾患克服研究事業, 2011. より〕

表2 ACTH分泌低下症の治療の手引き

Ⅰ．治療の基本
副腎皮質ホルモンによる補充療法

Ⅱ．治療の実際
▶ 特別な理由がない場合はヒドロコルチゾンまたは他のグルココルチコイドを経口投与する．
▶ 投与回数は1日1～2回，1日投与量の2/3を朝，1/3を夕に投与することが望ましい．
▶ 投与量は体重，自覚症状，生化学検査所見などを基に決定する．
▶ 血中ACTH濃度は治療効果の指標にはならない．
▶ 治療に際しては，少量（ヒドロコルチゾン5～10 mg/日）から開始し，最初は1～2週の間隔で経過を観察し，副作用がなければ段階的に増量して維持量（10～30 mg/日）とする．
▶ 手術，感染，その他のストレス時には維持量の2～3倍を投与する．
▶ 甲状腺機能低下症を合併する場合には，グルココルチコイド治療を開始後に甲状腺ホルモンを投与する．
▶ 治療を急ぐ場合にはヒドロコルチゾンを静脈注射し，大手術の際には200～300 mg/日の持続点滴投与を手術当日から開始する．
▶ ショックを伴う急性副腎機能低下を生じた場合には，ヒドロコルチゾン，生理食塩水，ブドウ糖を静脈内に投与する（例：ソル・コーテフ®注100 mg＋生理食塩水2～3 L＋ブドウ糖50 g）．

Ⅲ．注意点
1. 感冒による発熱など日常生活の中でヒドロコルチゾンの投与量を増加する必要が生じる場合に備えて，臨時使用の目的で予備的な処方をして，使用法を明確に指示することが望ましい．
2. 長期にわたって服用を継続する必要があるので，自己中断の防止や服用に伴う副作用のチェックなど経過観察が必要である．
3. 副腎不全（原発性も二次性も）患者には，意識不明時の連絡先，グルココルチコイド注射の必要性，主治医の連絡先を書いたカードを持たせるのが望ましい．

〔(1) 大磯ユタカ，他：間脳下垂体機能障害に関する調査研究：平成22年度総括・分担研究報告書：厚生労働科学研究費補助金難治性疾患克服研究事業, 2011. より〕

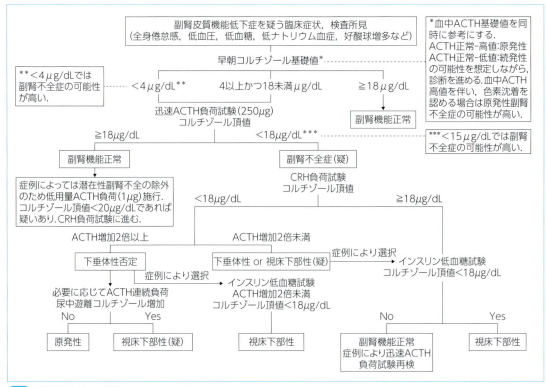

図1 副腎不全症の診断フローチャート
〔3〕柳瀬敏彦, 他:厚生労働科学研究費補助金政策研究事業 副腎ホルモン産生異常に関する調査研究班. 日本内分泌学会雑誌 2015;**91**(suppl). より一部改変〕

外因性にグルココルチコイド投与中の患者やCushing症候群術後でもACTH・Fは低値となるため, 本症を診断するうえで注意を要する.

治 療

治療はグルココルチコイド(ヒドロコルチゾン)内服による補充療法が必要である[1,4]. 投与量は体重, 自覚症状, 生化学検査をもとに決定する. 少量より開始, 漸増して維持量(ヒドロコルチゾン10〜30 mg/day)とする. 甲状腺機能低下症を合併する際には, ヒドロコルチゾン補充開始後に甲状腺ホルモンを補充する. またグルココルチコイドはシトクロムP450 3A4(CYP3A4)により代謝を受けるため, この酵素を誘導する抗けいれん薬やリファンピシンを投薬中の患者では, ヒドロコルチゾン補充を増量する必要がある. ショックを伴う急性副腎不全に対しては, ヒドロコルチゾンの静脈内投与が行われる. 大手術の際にはヒドロコルチゾン200〜300 mg/日の点滴静注を手術当日より開始する.

日常生活でヒドロコルチゾン必要量が増える場合(感染症などストレス時)に備えて予備的な処方をする. 患者には, グルココルチコイド注射の必要性, 主治医の連絡先を書いたカードを持たせる[1] (表2).

予 後

続発性副腎不全のために死亡率は増加すると考えられ, 死因として急性副腎不全や感染症があげられる. 欧米の研究では副腎不全に対するヒドロコルチゾン補充量の増加に伴って心血管関連死が増加するとの報告もあり[5], 同薬の過剰な補充は慎むべきである.

まとめ

本症は特異的な症候がみられず診断に難渋することも少なくないため, 注意を要する. 治療では生涯に渡るヒドロコルチゾン補充療法が必要であり, 個々の症例に応じた管理が求められる.

◆ 文 献 ◆

1) 大磯ユタカ, 他:間脳下垂体機能障害に関する調査研究:平成22年度総括・分担研究報告書:厚生労働科学研究費補助金難治性疾患克服研究事業, 2011.
2) 片上秀喜, 他:*ACTH Related Peptides* 2007;**18**:29-32.
3) 柳瀬敏彦, 他:厚生労働科学研究費補助金政策研究事業 副腎ホルモン産生異常に関する調査研究班. 日本内分泌学会雑誌 2015;**91**(suppl).
4) Fleseriu M, *et al*.:*J Clin Endocrinol Metab* 2016;**101**:3888-3921.
5) Sherlock M, *et al*.:*Endocr Rev* 2010;**31**:301-342.

第6章 視床下部・下垂体疾患

15 下垂体機能低下症

POINT
- 間脳下垂体部の腫瘍・肉芽腫・嚢胞・自己免疫性変化によって単独あるいは複数の下垂体ホルモンの低下を生じる.
- 早期に適切な診断治療が行われなければ, 副腎クリーゼのような重篤な状態に至る可能性がある.

病態

生体のホメオスターシスの維持や種の保存など, 重要なホルモンの司令塔あるいは中枢として視床下部・下垂体は働いている. この下垂体および近傍に腫瘍, 肉芽腫, 嚢胞, 炎症, 自己免疫性変化が生じると, 下垂体ホルモンの分泌低下を発症し, その標的臓器から分泌されるホルモンの欠落症状が出現する. 原因として遺伝子異常による先天性の下垂体機能低下症も存在する. 下垂体機能低下症の原因疾患はほとんどが良性にもかかわらず, 適切な診断や治療がなされなければ, 各ホルモンの低下によって致死的状態となり得る疾患である.

コルチゾール(F)の低下によって, 血圧低下, 低ナトリウム血症, 低血糖などをきたし, 重篤な場合には意識混濁や昏睡となる. 甲状腺ホルモン低下によって, 耐寒性低下やうつ症状などがみられる. 性腺系の低下によって無月経や不妊症の原因となり治療を要する. 成人においても, 重症成長ホルモン(GH)欠損は内臓脂肪増加など体組成の変化やQOL低下の原因となる.

原因

後天的な原因として, トルコ鞍内あるいは近傍の腫瘍性疾患, 感染症, 肉芽腫, 炎症, 自己免疫による機能障害が認められる. 先天性の疾患としては, 各下垂体ホルモンの発現に必要な, 転写因子の異常などがあげられる[1](表1).

表1 下垂体機能低下症の原因

A 新生物	C 炎症・自己免疫・代謝異常	F 薬剤性
下垂体腺腫	リンパ球性下垂体前葉炎	オピエート
頭蓋咽頭腫	ヘモクロマトーシス	糖質コルチコイド
髄膜腫	肉芽腫	メゲストロール
嚢胞(Rathke嚢胞, くも膜嚢胞, デルモイド)	Langerhans組織球症	ソマトスタチンアナログ
胚細胞腫	巨細胞肉芽腫	CTLA-4阻害薬
神経膠腫	黄色腫性下垂体炎	G トルコ鞍空洞
星状細胞腫	抗PIT-1抗体症候群	H 特発性
神経節細胞腫	D 感染症	I 遺伝子異常
傍神経節種	細菌性	KAL1
奇形腫	真菌性	DAX-1
脊索腫	寄生虫性	GH-1
下垂体細胞腫	結核性	PIT-1
上衣細胞腫	梅毒性	PROP1
下垂体癌	E 血管性・外傷性	HESX1
転移性腫瘍	頭部外傷	SOX2
B 治療によるもの	<u>Sheehan症候群</u>	SOX3
手術	トルコ鞍内頸動脈瘤	LHX3
放射線治療	くも膜下出血	LHX4

下線は妊娠に関連して発症しやすいもの.
PIT-1(pituitary specific transcription factor-1, 下垂体特異的転写因子-1), CTLA-4(cytotoxic T-lymphocyte-associated protein 4, 細胞傷害性Tリンパ球蛋白質4), KAL 1(Kallmann syndrome 1, KAL 1遺伝子), DAX-1(dosage-sensitive sex reversal, adrenal hypoplasia critical region, on chromosome x, gene 1), GH-1(growth hormone-1, 成長ホルモン遺伝子), PROP1(PROP paired-like homeobox 1), HESX1(homeobox expressed in ES cells 1), SOX2(sex determining region Y-box 2), SOX3(sex determining region Y-box 3), LHX3(LIM homeobox protein 3), LHX4(LIM homeobox protein 4).

疫 学

近年の統計はないが，1992年に行われた間脳下垂体機能障害調査研究班の調査では，5年間で下垂体前葉機能低下症848例（男女比1：1.3）と報告されている[1]．年齢分布としては男女とも60歳前後が最も頻度が高い．症例数では，特発性（318例），下垂体腫瘍（253例），妊娠分娩に続発するもの（137例），視床下部・下垂体術後または放射線照射後（100例），頭蓋咽頭腫（90例）の順であった．妊娠分娩に関するもの（Sheehan症候群など）以外は，特に男女差を認めない．その後の調査に自己免疫性（リンパ球性）視床下部下垂体炎の分類が加わり，年間170例の発症が推計されている．妊娠・分娩に関するものとしてSheehan症候群の報告が多かったが，分娩管理の進歩とともに減少している．一方，産褥期関連としてリンパ球性下垂体前葉炎（lymphocytic adenohypophysitis：LAH）の報告が増加している．

下垂体前葉細胞分化に重要な転写因子の異常により特有の組み合わせによる下垂体前葉ホルモン低下症を先天的に示すものもあるが，頻度は不明である．PIT-1遺伝子異常はGH，プロラクチン（PRL），甲状腺刺激ホルモン（TSH）の低下を，PROP-1遺伝子異常はGH，PRL，TSH，LH，FSHの低下を認める[2]．

複合下垂体機能低下症としては，ゴナドトロピン（Gn），副腎皮質刺激ホルモン（ACTH），TSH，GHのいずれも低下しているものが40％以上を占める．各下垂体前葉ホルモンの分泌障害の頻度は，GHやGnの障害頻度が高いと考えられてきたが，先の報告ではACTH 84％，Gn 76.1％，TSH 74.8％，GH 63.7％とACTHの障害頻度が高い．ACTH欠落症状が重篤であるため，受診する頻度が高いものと推測する．実際には，下垂体腺腫など腫瘍性病変による正常下垂体の圧排ではGHやGnの障害頻度が高く，LAHではACTH，次いでTSHの障害頻度が高い．

症 候

下垂体機能低下症は，下垂体ホルモン単独欠損症から複数のホルモンが低下する複合下垂体機能低下症まで種々の病態がある．ただ，PRL低下症は少なく，視床下部型下垂体機能低下症ではPRLは高値となる．下垂体および近傍の腫瘍性病変では，ホルモン欠損に伴う症状以外に，頭痛や視野狭窄・視力障害を呈する．視床下部障害を伴うものでは，尿崩症（diabetes insipidus：DI），摂食調節障害，体温調節異常をきたす．女性の場合，産褥期は好発時期であり，出産時の大量出血（Sheehan症候群）の有無についての病歴聴取が重要である．産褥期の不定愁訴については，LAHも考慮しなければならない．

1）副腎皮質刺激ホルモン欠落症状

F低下のため，全身倦怠感，食欲不振，体重減少，易疲労感，低血糖，低ナトリウム血症による意識混濁などを呈する．微熱を呈することもあり，軽微な感染症でも重篤化することが多い．水利尿不全を生じ，DI合併例でも仮面尿崩症となる．感染などのストレスが加わると，昏睡やショックに至る（副腎クリーゼ）．

2）甲状腺刺激ホルモン欠落症状

甲状腺ホルモン低下のため，耐寒性低下，活発性低下，発汗減少，皮膚乾燥，発汗減少，徐脈，便秘，うつ症状，脱毛，体重増加などを呈する．

3）ゴナドトロピン欠落症状

思春期発来以前に発症すると，性腺発育不全のため二次性徴を認めない．骨端線の閉鎖が生じず，GH欠損が合併しても徐々に身長が伸びるため，幼少時低身長でも最終身長は低くならない場合がある．成人女性では，無月経，恥毛・腋毛脱落などを呈する．成人男性では，インポテンス，恥毛・腋毛脱落，睾丸萎縮などを呈する．

4）成長ホルモン欠落症状

小児期に発症すると，低身長（short stature：SS），全身の発育不全，低血糖を呈する．成人成長ホルモン欠損症も，内臓脂肪増加，細胞外液量減少，除脂肪体重（筋肉量など）の減少，骨密度低下，高コレステロール血症，活力低下，肝機能障害などをきたし，QOLの低下がみられる．

5）プロラクチン欠落症状

PRL低下による症状は少ないが，乳汁分泌の低下や排卵障害を生じる．

検 査

1）一般検査

Fの低下によって低ナトリウム血症，低血糖，貧血（正球性正色素性が多い），相対的リンパ球増多，好酸球増多を認める．グルココルチコイドによるサイトカイン抑制が弱いため炎症所見であるCRPは陽性となりやすい．甲状腺機能低下によって筋原性酵素（CKなど）の上昇や高コレステロール血症を認める．GH欠損によってしばしば肝機能低下（非アルコール性脂肪肝炎）を認める．

2）内分泌検査

❶基礎値

下垂体前葉ホルモンの測定は，ACTHとF，TSHとFT$_3$・FT$_4$，Gn（LH/FSH）とテストステロンあるいはE$_2$，GHとIGF-Iというように常に標的ホルモンの測定を同時に行い評価する．各ホルモン値は測定試薬によって測定値が異なる場合が多いため，基準値の10％程度は幅をもって判断する必要がある．

健常者において，ACTH・Fはストレスによって増加し，ステロイド内服によって低値となる．ACTH分泌低下症でも一見血中ACTHやFが正常域内となる場合があり，必ず尿中遊離コルチゾール排泄量を同時に検討する．血中DHEA-Sは低値となる．視床下部障害の場合，TSHは低値というより正常域内やや高値となることが多い．Gnは年齢や性周期の影響を受けやすい．閉経後女性の場合は高値となるのが正常であり，閉経後にもかかわらず若年者の正常域内では分泌低下を強く疑う．GH・IGF-Iも年齢・性の影響を強く受けるため年齢・性別正常値を用いる．PRLは視床下部あるいは下垂体茎障害の場合に高値をとり，下垂体前葉障害の場合に低値となる．いずれの下垂体前葉ホルモンもその基礎値のみで判断するのは困難な場合が多く，症状などから下垂体前葉機能低下症が否定できない場合は，機能試験（負荷試験）によって確認する．

❷ **機能試験**（p.153の図2参照）

a）**副腎皮質刺激ホルモン系**

CRH試験が汎用される．CRH 100 μgを静注し，ACTHとFを測定する．健常者では静注後60分以内に血中ACTHは基礎値の2倍以上，血中Fは2時間以内に1.5倍以上となる．F頂値が18 μg/dL以上となれば，正常と判断する．視床下部障害の場合，ACTHやFはやや遅れて低いながら増加反応する場合や過剰反応する場合があり，インスリン低血糖試験で確認する．通常，レギュラーインスリン（regular insulin：RI）0.1単位/kg体重を静注し，血糖値，ACTH，Fを測定する．GHも同時に判定可能である．血糖値50 mg/dL未満に低下の場合に有効刺激とする．ACTH欠損の場合は低血糖に陥りやすいため，RI 0.075～0.05単位/kg体重に減量して施行できる．下垂体障害でも視床下部障害でも，ACTHおよびFの増加反応を認めない（F＜18 μg/dL）[3]．

b）**甲状腺刺激ホルモン系**

TRH試験が用いられる．TRH 500 μg（200 μgでも可）を静注し，TSHを測定する．静注後60分以内に血中TSHが6 μU/mL以上に増加した場合に正常と判断する．下垂体障害では低反応を認め，視床下部障害では遅延過大反応を認めることが多い．

c）**性腺刺激ホルモン系**

黄体形成ホルモン放出ホルモン（luteinizing hormone releasing hormone：LHRH）試験が用いられる．LHRH 100 μgを静注し，LHとFSHを測定する．下垂体障害で反応しない．視床下部障害でも反応しないことが多く，LHRH 400 μg/2時間を連日4～5日間点滴した後，再度LHRH試験を行い，LHやFSHの反応性が改善した場合には，視床下部障害と判定する．

d）**成長ホルモン系**

視床下部刺激であるインスリン低血糖試験を行い，血中GH頂値が3 μg/L以下でGH低下，1.8 μg/L以下で重症GH低下と判定する．アルギニン試験，グルカゴン試験も同様の判定を行う．GHRH試験（100 μg静注）は下垂体を直接刺激するが，GHの反応性に年齢や個人による差が大きく，判定に用いない．成長ホルモン放出ペプチド-2（growth hormone releasing peptide-2：GHRP-2）試験（100 μg静注）は視床下部のGHRHを介する刺激と考えられており，血中GH頂値9 μg/L以下で重症GH欠損と判定する[4]．

e）**プロラクチン系**

PRL欠損症はまれである．TRH試験で無反応の場合にPRL欠損と判定する．

3）**画像診断**（図1）

下垂体障害の最も有用な画像診断は頭部MRIである．下垂体機能低下症となる腫瘍性病変は比較的大きいことが推測される．下垂体腺腫は造影効果が弱く正常に比し遅れる．出血性病変（下垂体卒中）はT2強調画像で高信号になる．下垂体炎では下垂体前葉全体の腫大と造影効果を認める．また，下垂体炎は下垂体腫大が軽微でも，機能低下が著明である場合も少なくない．トルコ鞍内を髄液で満たされた状態をトルコ鞍空洞（empty sella）という．T1強調画像で後葉の高信号が認められない場合は尿崩症の存在を疑う．下垂体茎が確認できず，下垂体茎起始部にT1強調画像で後葉の高信号を示す異所性後葉（偽後葉）を認める場合は，下垂体茎断裂を疑う．

診 断

全身倦怠感，食欲不振，意識障害，体重減少，耐寒性低下，抑うつ，徐脈，SS，類宦官様症状などから下垂体機能低下症を疑ったら，一般検査とともに血中尿中ホルモン基礎値の測定を行う．下垂体ホルモン濃度が正常域でも，標的臓器ホルモンの低下を認め，低ナトリウム血症，低血糖，CRP陽性，CK上昇など下垂体機能低下症を否定できない検査所見を認めたら，必ず下垂体ホルモン刺激試験を行い確認する．診断基準の概略を表2にまとめる．下垂体前葉ホルモンの低下や欠損を認めたら頭部MRIを施行し，間脳下垂体病変を確認する．図2に診断のフローチャートを示す．

治 療

下垂体機能低下症の治療は，欠損するホルモンにあわせて，グルココルチコイド，甲状腺ホルモン，性ホルモン，GHから必要なものの補充療法を行う．これらのうち，まずはグルココルチコイドから開始し，約1週後から甲状腺ホルモンの順で行う．

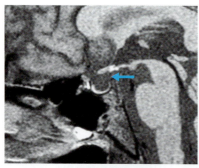 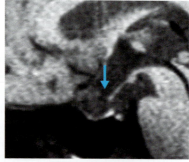 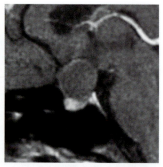
下垂体茎断裂（T1WI）　　empty sella（T1WI）　　Rathke 囊胞（T1WI 造影）

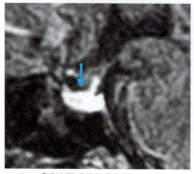 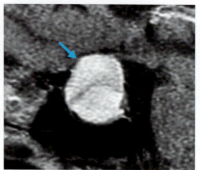 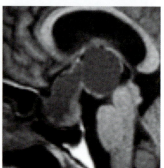
リンパ球性下垂体前葉炎（T1WI 造影）　　下垂体卒中（T1WI 造影）　　頭蓋咽頭腫（T1WI）

図1 下垂体機能低下症の頭部 MRI

ACTH および TSH 欠損患者に甲状腺ホルモンから開始すると，副腎不全を増悪させる可能性があるので注意を要する．性ホルモンや GH の補充は，年齢・性別を考慮しながら治療を開始する．

1) 副腎皮質刺激ホルモン・コルチゾール系

ヒドロコルチゾンを補充する．初期量として 10 mg/day から開始し，その後 10～20 mg/day を 1～2 分割して継続投与する．意識消失やショックなど重症副腎不全症を呈する場合は，まずヒドロコルチゾン 100 mg を静注しその後 200～300 mg/day を点滴静注する．同時に生理食塩水に 50％ブドウ糖を加えてブドウ糖濃度を約 5％とし，1 日 1,500～2,000 mL を食事摂取可能時まで点滴静注する．低血糖には 50％ブドウ糖液の静注を行う．低ナトリウム血症の治療に高張食塩水を用いて急激な改善を試みると，浸透圧性脱髄症候群を発症することがあるため注意を要する．全身状態が改善したら，電解質・血糖値・炎症所見などを参考にしながらヒドロコルチゾンを 7～10 日かけて減量し維持量とする．維持療法中も，発熱や下痢などのシックデイには，維持量の 2～3 倍量を内服させる．まれではあるが，デキサメタゾンなど長時間作用型グルココルチコイドが必要な例もあるが，糖・脂質代謝や骨粗鬆症に留意する．下垂体機能低下症に伴う副腎機能低下症ではまれであるが，ヒドロコルチゾンでも低ナトリウム血症がみられる場合に，フルドロコルチゾン 0.05～0.2 mg/day の内服を加える．

2) 甲状腺刺激ホルモン・甲状腺ホルモン系

レボチロキシン Na 12.5～25 µg/day を 1 日 1 回の内服から開始し，徐々に増量する．TSH 値は参考にならないため，FT_4 および FT_3 を正常域内にコントロールする．

3) ゴナドトロピン・性ホルモン系

年齢・性別によって方針は異なる．妊孕性回復を望む場合，男性では hCG 3,000～5,000 単位筋注とホリトロピン アルファ（r-hFSH）75～150 単位皮下注を週 2～3 回施行する．視床下部性の場合はゴナドレリン酢酸塩 10～20 µg を間歇皮下注入ポンプで 2 時間毎に投与することもできる．血中遊離テストステロンや精子検査を定期的に行う．ホルモン補充のみの場合はテストステロンエナント酸エステル 125～250 mg を 2～4 週毎に筋注する．女性では，視床下部性の場合に男性と同様のゴナドレリン酢酸塩間歇欠皮下注法を用いることができる．hCG/FSH 療法は，産婦人科管理の下で卵巣過剰刺激症候群の発症に留意する．ホルモン補充のみであれば Kaufmann 療法を行う．乳癌・子宮癌・血栓症について定期的検索が必要である．

4) 成長ホルモン系

成人の場合，重症 GH 欠損症を対象にその有益性が考えられる例に，GH 補充を行う．リコンビナント GH 0.021 mg/kg/週を週 6～7 日に分割皮下投与

表2 下垂体ホルモン分泌低下症の診断基準

		ACTH 低下症	TSH 低下症	ゴナドトロピン低下症	PRL 低下症	成人 GH 分泌不全症
I. 主要症候	1	全身倦怠感	耐寒性低下	二次性徴の欠如（男子15歳, 女子13歳以上または進行停止）	産褥期の乳汁分泌低下	小児期発症で成長障害
	2	易疲労感	不活発	月経異常（無月経, 無排卵周期症, 稀発月経など）		易疲労感, スタミナ低下, 集中力低下, 気力低下, うつ状態, 性欲低下
	3	食欲不振	皮膚乾燥	性欲低下, インポテンス, 不妊		皮膚乾燥・菲薄化, 体毛柔軟化, 体毛の増加, W/H比の増加, 除脂肪体重の低下, 骨量低下, 筋力低下
	4	意識障害（低血糖や低ナトリウム血症による）	徐脈	陰毛・恥毛の脱毛, 性器萎縮, 乳房萎縮		頭蓋内器質性疾患の合併ないし既往, 治療歴または産褥期異常の既往
	5	低血圧	脱毛	小陰茎, 停留精巣, 尿道下裂, 無嗅症 (Kallmann 症候群) を伴うことがある		
			発育障害			
II. 検査所見	1	血中コルチゾール低値	血中 TSH 高値でない	血中ゴナドトロピン (LH, FSH) は高値ではない	血中 PRL 基礎値の低下, 複数回測定し, いずれも 1.5 ng/mL 未満であることを確認する	インスリン負荷, アルギニン負荷, L-DOPA 負荷, グルカゴン負荷で GH 頂値 ≦ 3 ng/mL, これら負荷試験で GH 頂値 ≦ 1.8 ng/mL あるいは GHRP-2 負荷で GH 頂値 ≦ 9 ng/mL の場合重症とする
	2	尿中遊離コルチゾール低値	TSH 分泌刺激試験で低~無反応	ゴナドトロピン分泌刺激試験に血中ゴナドトロピン低~無反応. 視床下部性の場合, 連続投与で正常反応のことあり	TRH 試験に対し反応性の低下または欠如を認める	GH を含めて複数の下垂体ホルモンの分泌低下
	3	血中 ACTH 高値でない	血中甲状腺ホルモン (FT4, FT3 など) の低値	血中, 尿中性ステロイドホルモンの低値		
	4	ACTH 分泌刺激試験で低~無反応		ゴナドトロピン負荷で性ホルモン分泌増加反応		
	5	迅速 ACTH 試験で低反応. ACTH-Z 連続負荷で増加反応				
III. 除外規定		ACTH 低下をきたす薬剤投与を除く	TSH 低下をきたす薬剤投与を除く	ゴナドトロピン低下をきたす薬剤投与や, 高度肥満・神経性食欲不振症を除く	I と II を満たす	III. 参考所見 IGF-I, IGF-BP3 が低値 尿中 GH 排泄量が低値
診断の基準		I の 1 項目以上と II の 1~3 を満たし, 4 あるいは 4 および 5 を満たす	I の 1 項目以上と II の 3 項目を満たす	I の 1 項目以上と II の全項目を満たす	I と II を満たす	I の 1 あるいは II の 2 と 3 を満たし, かつ II の 1 で 2 種類以上の試験で基準を満たす II の 4 と II の 2 を満たし, II の 1 で 1 種類以上の試験で基準を満たす

〔厚生労働省特定疾患視床下部下垂体機能障害に関する研究班報告書（平成 21~24 年）より抜粋〕

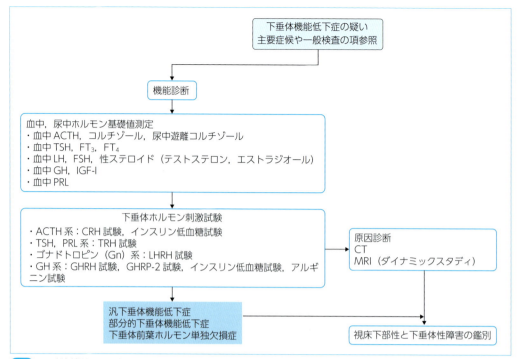

図2 下垂体機能低下症の診断フローチャート例

(通常，眠前1回)から開始する．臨床症状の改善を確認しつつ，IGF-I値が性・年齢別正常域になるように用量を調節する．1日量として1mgを超えない．適応については，QOL，内臓脂肪，脂質代謝などを検討して慎重に決定する．副作用として浮腫，手根管症候群の悪化，関節痛を認めることがある．わが国では，糖尿病や悪性腫瘍の合併患者に禁忌となっている．

5）プロラクチン系

現時点でPRL欠損に対する治療法はない．視床下部障害による高プロラクチン血症に対しては，必要性に応じてカベルゴリン0.25～1mgを週1回内服する．

予後

適切なホルモン補充療法がなされれば，比較的予後は良好である．国内の成績では，90%以上が治癒・軽快・不変に含まれる．死因としては，急性副腎不全症を除き特別な傾向はないが，GH欠損では心血管イベントの発症リスクが高いとの報告がある．

◆◆ 文献 ◆◆

1) Higham CE, et al.：*Lancet* 2016；**388**：2403-2415.
2) Giordano M：*Best Pract Res Clin Endocrinol Metab* 2016；**30**：679-691.
3) Yanase T, et al.：*Endocr J* 2016；**63**：765-784.
4) Chihara K, et al.：*Eur J Endocrinol* 2007；**157**：19-27.

第6章 視床下部・下垂体疾患

16 リンパ球性下垂体炎

POINT

- 自己免疫性機序により，リンパ球を主体とする原発性の細胞浸潤が視床下部の漏斗部から下垂体前葉に生ずるものをリンパ球性下垂体前葉炎（以下，前葉炎），下垂体後葉に生ずるものをリンパ球性神経後葉炎（後葉炎），両葉にまたがるものをリンパ球性汎下垂体炎（汎下垂体炎）と定義する．病変は通常，下垂体のみならず視床下部の漏斗部を巻き込むため，リンパ球性漏斗下垂体炎とも称される．病理学的疾患概念である．
- 典型的な前葉炎は周産期の女性に好発する．最近は悪性腫瘍に対する免疫チェックポイント阻害薬（ICIs），イピリムマブ（ヤーボイ®）やニボルマブ（オプジーボ®）などの使用後に免疫関連副作用（irAE）の1つとして，免疫チェックポイント阻害薬関連下垂体前葉炎（irH）が高頻度で発症することも知られている．
- 経過中に視床下部漏斗部から下垂体の腫大と前葉機能低下症（前葉炎）あるいは中枢性尿崩症（CDI）（後葉炎）をきたす．一部は ACTH 単独欠損症や特発性やトルコ鞍空洞（empty sella）に移行することもある．
- 特徴的な臨床経過，MRI 所見とステロイド治療に対する反応性など（soft evidence）より，典型例では生検組織所見（hard evidence）なしで，臨床診断されうる．
- 治療法は確立されていないが，症状が強い際には薬理量のステロイドを投与する．改善しない場合，非定型例や急速な腫瘤増大をきたす場合には，生検を兼ねて下垂体手術を行う．

病態

リンパ球性下垂体炎（primary hypophysitis）はリンパ球を中心とした自己免疫性の細胞浸潤が原発性に視床下部の漏斗部から下垂体に生じ，頭痛や視力・視野などの中枢神経症状と下垂体前葉機能低下症あるいは中枢性尿崩症（central diabetes inspidus：CDI）をきたす慢性炎症性疾患で，病理学的診断名である[1]．一方，Rathke 囊胞（Rathke cleft cyst）や頭蓋咽頭腫などトルコ鞍近傍の病変に伴う炎症が二次的に下垂体に波及したもの，サルコイドーシス，IgG4 関連疾患の部分症として下垂体に炎症が生じたもの，あるいは免疫チェックポイント阻害薬（immune checkpoint inhibitors：ICIs）使用後の下垂体炎[2]を二次性下垂体炎（secondary hypophysitis）として区別する（表1）．病変の主座が下垂体前葉にあるときはリンパ球性下垂体前葉炎（lymphocytic adenohypophysitis，以下，前葉炎と省略），後葉にあるときはリンパ球性下垂体後葉炎（lymphocytic neurohypophysitis），あるいはより正確に，漏斗下垂体神経葉炎（lymphocytic tuberoneurohypophysitis，以下，後葉炎と省略）と定義する．両者は病理組織学ならびに臨床学的病態が互いに異なるため，区別してきた．しかし，炎症が下垂体前葉と後葉の両葉に波及し，病理組織学ならびに臨床症候学上，両者の区別が困難な場合（リンパ球性汎下垂体炎〈lymphocytic panhypophysitis〉）や，下垂体のみならず視床下部に炎症が波及する場合が少なくない（リンパ球性視床下部―漏斗下垂体炎〈lymphocytic hypothalamo-infundibulo-hypophysitis〉）．さらに，これら原発性の下垂体前葉炎，後葉炎や汎下垂体炎はいずれも病因として自己免疫学的機序が考えられる．したがって，近年ではリンパ球性下垂体炎として，一括

表1 下垂体炎の分類

原発性下垂体炎
 リンパ球性下垂体炎（自己免疫性 autoimmune）
 肉芽腫性下垂体炎
 壊死性下垂体炎
二次性下垂体炎
 下垂体近傍の疾患
  ラトケ囊胞
  頭蓋咽頭腫
  中枢神経系胚細胞腫（神経下垂体原発胚細胞腫）
  好酸球性肉芽腫症
  Tolosa-Hunt 症候群
  肥厚性髄膜炎
  下垂体腺腫
 全身疾患
  IgG4 関連疾患
  サルコイドーシス
  Wegener 肉芽腫
  ランゲルハンス組織球症
  梅毒
  結核
  IgG4 関連（硬化性）疾患
 薬剤誘発性
  免疫チェックポイント阻害薬関連下垂体前葉炎（irH）

して診断し，治療を行っている．

形態変化は初期には腫大を，後期には萎縮を示す．一方，下垂体機能は病変の主座により異なる．前葉炎ではACTH＞TSH≒GH＞LH/FSH＞PRLの頻度で障害されやすい．しかし，ACTHやPRLなどの下垂体前葉ホルモンの単独分泌不全症，たとえばACTH単独欠損症，を早期より示すことが少なくない．他方，後葉炎ではAVP分泌不全が早期より生じ，特発性尿崩症の病因と考えられている[3]．

免疫チェックポイント阻害薬関連下垂体前葉炎（ICIs-related hypophysitis：irH）ではICIs，抗CTLA-4モノクローナル抗体（イピリムマブなど）や抗PD-1モノクローナル抗体（ニボルマブなど）/抗PD-L1モノクローナル抗体（avelumabなど）投与後にACTHの分泌不全を主体とする非可逆的・永続的副腎不全が生ずる．うち，イピリムマブ投与後のirHは典型的な下垂体前葉炎と区別できない種々の程度，necrotizing～mild hypophysits，の病理所見をしめす[2]．

疫 学

正確な有病率は不明であるが，欧米の報告では人口900万人に1人，下垂体疾患の約0.8～0.9％と概算されている[1]．男女比は下垂体前葉炎で1：6，後葉炎では同等あるいは1：1.9である．典型的な前葉炎は妊孕可能年齢で，かつ，分娩前後に好発する．発症平均年齢は前葉炎がやや若く（女性35歳），後葉炎はやや高齢である（男女ともに42歳）．わが国からの報告[4]が最多（379症例中130症例，34％）であるが，人種差は明らかではない．

一方，irHはICIsの種類により，大きく異なる[2]．抗CTLA-4抗体，イピリムマブ（ヤーボイ®）では8％，抗PD-1抗体，ニボルマブ（オプジーボ®）では0.6％程度である．いずれもACTH分泌不全を中心とする前葉炎が好発するため，薬歴も重要である．

主要症候

まず前葉炎，後葉炎ともは発症初期には頭痛が高度である．前葉炎と後葉炎は発症年齢，性別以外に，臨床徴候が異なる（表2）[1]．前葉炎では全身倦怠感と易疲労性を主体とした多彩な神経症状を呈するため，産褥期の不定愁訴と誤認されることがある．乳汁分泌異常や副腎不全症をはじめとして，種々の程度と組み合わせの下垂体前葉機能低下症の所見を呈する．分娩後の汎下垂体機能低下症としてのSheehan症候群として診断された症例のなかには本症が隠れていた可能性がある．通常は尿崩症（diabetes insipidus：DI）を合併することがない．CDIを合併する場合は，まず，二次性病変による下垂体炎（Rathke嚢胞や頭蓋咽頭腫の炎症波及，神経後葉原

表2 リンパ球性下垂体炎の臨床症状

臨床所見	前葉炎(%)	後葉炎(%)（漏斗下垂体神経葉炎）	汎下垂体炎(%)
頭痛	53	13	41
視野・視力障害	43	3	18
副腎不全	42	19	19
甲状腺機能低下症	18	0	17
性腺機能低下症	12	3	14
乳汁分泌不全	11	0	5
多飲・多尿	1	83	83
高プロラクチン血症	23	5	17

発胚細胞腫や他の肉芽腫性下垂体病変など）を疑う．あるいは腫瘍増大による漏斗部-下垂体後葉機への物理的圧迫による尿崩症を疑う．

ICIs使用後の下垂体炎（前葉炎）は頭痛，低ナトリウム得血症，全身倦怠感などの2次性副腎不全症状は原疾患（悪性腫瘍）や抗がん剤投与の副作用と誤認されうる．

一方，後葉炎の場合はCDIが必発で，発症時期を推定できる．放置すれば永続し，後年，特発性尿崩症として呈示されることがある．頭痛や視野・視力障害は病変の進展具合により異なる．注意すべき病態は，炎症が前葉あるいは視床下部漏斗部に波及し，副腎皮質ホルモン分泌低下症を合併すると，尿崩症が軽減することである（潜在性尿崩症〈masked DI〉）．副腎皮質ホルモンの補償開始により，CDIが顕現する．

検 査

1）一般検査

前葉炎では下垂体機能不全の種類と程度により，電解質異常や脂質代謝異常が出現する．副腎皮質不全では電解質異常（低ナトリウム血症など），甲状腺機能低下症では脂質代謝異常（高コレステロール血症など）を呈する．後葉炎では高ナトリウム血症などを呈することがある．潜在性尿崩症では電解質異常は明らかではない．急性期には一般炎症所見（C-反応性蛋白〈C-reactive protein：CRP〉や赤沈の亢進，白血球増多など）が現れることもあるが，頭痛の程度に比較して，検査値の異常は軽い．また，血清免疫学的検査として，他の自己免疫疾患，たとえば慢性甲状腺炎などを合併し，各種の自己抗体が陽性を示すことがあり，参考となる場合がある．

一方，本症の診断マーカーとして抗下垂体抗体は

疾患特異性が低く，その陽性所見は参考程度であった．最近，下垂体後葉炎に特異的な自己抗原としてラブフィリン(rabphilin)3a(分泌顆粒関連蛋白の1つ)が同定され，抗ラブフィリン3a自己抗体が本症の特異的診断マーカーとして注目されている[5]．

2) 内分泌学的検査

前葉炎ではACTH，TSHとLH/FSHの分泌低下が多くみられる．一方，GHやPRLの基礎値と予備能の低下は少ない．しかし，症例によっては下垂体ホルモン分泌障害の種類と程度には一定の傾向がなく，血中PRL分泌低下，TSH分泌低下など，単一下垂体ホルモン分泌障害を呈することもある．また，腫瘍による圧迫のため，高プロラクチン血症をきたし，産褥期の授乳障害の原因となる．一方，後葉炎では炎症が下垂体後葉にとどまる限り，AVP分泌予備能(高張食塩水負荷試験など)の低下を示す以外，下垂体前葉ホルモンの基礎値や分泌予備能は保たれる．

他方，下垂体腺腫などによる正常下垂体の圧迫や視床下部障害では腫瘍径が巨大になってから，下垂体前葉ホルモンの低下をきたす．その障害の経時的順番はおおむね，GH＞LH/FSH＞TSH＞ACTH＞＞PRLである[6]．したがって，典型例では特異な臨床経過に加え，ホルモン分泌障害の様子からも，下垂体炎(ACTHが障害されやすい)と下垂体腺腫(GHとLH/FSHが障害されやすい)の鑑別が可能である．

そして，下垂体前葉炎におけるACTH分泌障害が回復せず，後年，ACTH単独欠損症として呈示されることがある．後天性に生じた下垂体性ホルモン単独欠損症あるいは複合欠損症を診断した場合，病因として，リンパ球性下垂体炎を念頭におき，詳細な病歴聴取に加え，検査成績や下垂体MRI画像所見(末期では著明な萎縮)を吟味する必要がある．

3) 画像検査

頭部MRIは必須の検査である．可能であれば造影MRIを追加する．前葉炎ではその初期や活動期では下垂体はほぼ均等に左右対称性に腫大し，下垂体茎も種々の程度に腫大するが，腺腫の際にみられるような変位はない．また，トルコ鞍底部の破壊・変形はない．下垂体後葉信号がない限り，正常に描出される．さらに，造影MRI(T1)では炎症過程を反映して，早期より，海綿静脈洞と同程度に強く，充実性かつ均質に造影される．囊胞性に描出されることもあるが，まず，炎症を伴うRathke囊胞などの囊胞性疾患を鑑別すべきである．一方，後葉炎ではT1強調単純像で，後葉の高輝度信号は消失する．造影MRIでは腫大した後葉あるいは下垂体茎の輝度が亢進する(図1)．ただ，これらのsoft evidence(画像)は下垂体腺腫やRathke囊胞でもみられるため，

絶対的なものではない．なお，妊娠中のMRI検査は造影剤の使用も含め，胎児と妊婦への安全性に配慮し，慎重に適否を判断する．一方，下垂体部CTスキャンは解像度がMRIに比較して劣るため，MRI禁忌症例以外の適応はない．

注意すべきは，これら下垂体炎における下垂体あるいは下垂体茎部の腫大は経過とともに消失し，逆に萎縮を生じ，画像上，トルコ鞍空洞(empty sella)として呈示されうるので，臨床病期を考慮する必要がある．

診　断

1) 診断の手順

診断の手順を表3に示す．

まず，詳細な病歴聴取と身体所見を得たのち，頭痛をはじめとする神経症状，顕在性あるいは不顕性CDIの有無，脱水や皮膚乾燥あるいは萎縮所見，体毛の非薄化，外性器の萎縮とそれらの組合せにより，類似疾患を除外する．次に，下垂体炎を疑う．そして，一般検査と内分泌学的検査より，種々の程度と種類の下垂体前葉あるいは後葉機能不全症を診断する．さらに，下垂体病変をMRIで確認する．二次性下垂体炎や腫瘍性病変との鑑別が困難な場合や，ステロイド投与による治療的診断に至らない場合，そして，視力・視野障害が進行する場合，十分なインフォームド・コンセントを得たあと，減圧による症状軽快効果をかねて，必要かつ十分量の生検材料を得る．

2) リンパ球性下垂体炎の診断

病理診断名(hard evidence)であるため，上述臨床徴候ならびに検査・画像所見はいずれも非特異的である．総合的に判定し，時には経時的MRIを含め経過観察を行い，診断する(表3)[7]．最近は疾患概念，臨床経過やMRI所見が蓄積され，典型例では病理組織所見(hard evidence)なしで，臨床徴候，内分泌検査成績と下垂体部MRI所見(soft evidence)のみで本症と臨床診断される症例が増えている．

リンパ球性下垂体前葉炎との鑑別が必要な疾患として，表1の二次性下垂体炎をきたすものである．炎症を伴う頭蓋咽頭腫やRathke囊胞の場合はしばしば鑑別が困難となる．さらに，治療的診断のためにステロイド投与を行っても，診断困難例がある．病因により，治療が大きく異なるので，これらの診断困難症例や視力・視野障害が急速に進行する例では確定診断のために，下垂体生検を行い，同時に，トルコ鞍内圧を軽減し，視神経への圧迫を取り除く必要がある．

注意すべきは，ICIs投与時の免疫関連副作用(immune related adverse events：irAE)である．本疾患は自己免疫性多内分泌腺症候群(autoimmune

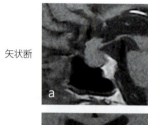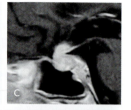
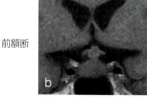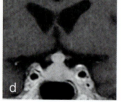

図1 汎下垂体炎のMRI画像
汎下垂体炎の症例(68歳,男性)の入院時T1強調MRI．充実性かつ均等に造影される(c, d)．

polyglandular syndrome：APS)の部分症として，異時性あるいは同時性に下垂体前葉炎が発症しうるため，投与前に症状発現時に下垂体ホルモン以外に甲状腺ホルモンや性腺ホルモンを測定し，異常値を示す場合，腫瘍内科医と内分泌内科医の連携が必要である．

近年，わが国で発見され，確立された疾患概念としてのIgG4関連硬化性病変の部分症としてのIgG4関連下垂体炎[8]は二次性下垂体炎に含まれる．発症は高齢男性に多い．しかし，その時間的ならびに空間的多発性のため，当初は下垂体後葉炎のみで発症し，HE染色のみからは病理学的にリンパ球性下垂体炎と診断されていたものが，年月を経て，下垂体以外の異なる部位にIgG4関連硬化性病変が新たに出現し，二次性下垂体炎と分類される症例が報告されつつある．その逆の病態も報告されている．したがって，下垂体炎として発症し，当初は古典的な原発性自己免疫性下垂体炎(後葉炎に多い)と診断されていたもののなかにはIgG4関連硬化性病変が含まれる可能性を念頭に置いて，経過観察と診療を行っていく必要がある．

3) 病理組織所見

下垂体にリンパ球(T細胞とB細胞)がびまん性に浸潤する．時にリンパ濾胞や胚中心を伴うことがある．そのほか，形質細胞や好酸球，まれにマクロファージや組織球，好中球の浸潤をみる．それ以外に，しばしば間質の繊維化を伴う．そのため，手術時の肉眼所見では灰白色調で固い腫瘍組織として観察される．一方，腺腫では黄白色調の柔らかい腫瘍を示すため，典型例では両者の区別は歴然としている．他方，抗CTLA-4モノクローナル抗体投与後には原発性下垂体炎と区別できない病理所見をきたす

ため[9]，薬歴聴取は重要である．

原発性下垂体炎は組織学上，リンパ球性(lymphocytic)(自己免疫性〈autoimmune〉)，肉芽腫性(granulomatous)と黄色腫様(xanthomatous)下垂体炎の3種類に分類される[1]．うち肉芽腫性下垂体炎や黄色腫様下垂体炎はまれで，それらの組織像は二次性下垂体炎との鑑別が必要である．

得られた病理組織の解釈はしばしば困難を伴う．二次性下垂体炎(胚細胞腫，頭蓋咽頭腫，Rathke嚢胞などの周辺炎症反応)との鑑別には，熟練の下垂体専門医による，必要かつ十分な組織を得る必要がある．たとえば，汎下垂体炎の診断のためにはトルコ鞍底を広く開放し，十分な視野のもとに，鞍底後方部から病変下垂体前葉と神経後葉遠位端を含む組織を一塊として生検する必要がある(図2)．生検により，永続的なCDIを引き起こすことがあり，十分な説明が必要である．

治療

厚生労働省研究班により，「自己免疫性視床下部下垂体炎の治療の手引き」が示されている[7]．現在の治療法の大勢は，前葉炎，後葉炎ならびに汎下垂体炎の診断確定症例と強く疑われる症例に対して，下垂体部腫瘤とそれに基づく症状(視力・視野障害や頭痛)を軽減する目的で，まず，薬理量のステロイドホルモン(プレドニゾロン＜プレドニン®＞ 1 mg/kg体重，経口投与，あるいはメチルプレドニゾロン＜ソル・メドロール®＞のパルス療法)を投与し，反応を観察する．有効例では漸減していく．次に，無効例では組織生検と減圧を目的として，下垂体手術を行う．それ以外の症例では，経過観察を行い，神経症状を伴わず，副腎不全があれば，補償量のステロイドを投与し，腫瘤増大時には薬理量のステロイド投与を行う．腫瘤による神経症状がない症例に対しても，前葉炎とおなじく，薬理量のステロイドを投与すべきか否かについては，結論が出ていない．症例数が少なく，また，長期予後が不明なため，グルココルチコイドの使用量，使用法と使用時期についての最終的な治療指針は確立されていない．

予後

長期予後(11年以上)は不明である[1]．ほとんどの下垂体炎では1種類以上のホルモン補償療法が必要となる(320例中233症例，73％)．下垂体前葉炎の一部(16％)では下垂体手術のみで寛解する．ごくまれに(3％)，自然寛解する例もあり，潜在性の下垂体炎があるものと考えられている．副腎不全での死亡例も少なくない(320例中25例，8％)．また，下垂体前葉炎がACTH単独欠損症に移行しうるか否かはいまだ明かではない．一方，後葉炎は前述の理由

表3 リンパ球性漏斗下垂体炎診断の手引き

			前葉炎	後葉炎	汎下垂体炎	IgG4関連漏斗下垂体炎(病変)
				文献7)より引用改変		文献8)より引用改変
I. 主症候		1	頭痛,視野障害,乳汁分泌などの下垂体腫瘍に類似の症候	頻尿,多飲,口渇などの尿崩症に特有な症候	下垂体腫瘍および下垂体機能低下症に類似の症候	1. 垂体病理所見:下垂体のリンパ球と形質細胞を中心とする単核球浸潤,うち,高視野で,10個以上のIgG4陽性細胞を認める
		2	疲労感,無月経などの下垂体機能低下症に類似の症候		尿崩症に特有な症候	2. 下垂体MRI所見:トルコ鞍の腫瘤性陰影,ならびに/あるいは,下垂体茎の腫大
II. 検査・病理所見		1	血中下垂体前葉ホルモンの1ないし複数の基礎値または分泌刺激試験における反応性が低い.	中枢性尿崩症に合致する検査所見	血中下垂体前葉ホルモンの1ないし複数の基礎値または分泌刺激試験における反応性が低い.	3. 病変の多発性:下垂体以外の生検組織でIgG4関連病変が存在すること
		2	画像検査で下垂体の腫大を認める.造影剤により強い造影増強効果を認める.	画像検査で,下垂体茎の限局的肥厚,または下垂体神経葉の腫大.造影剤による強い造影増強効果.	中枢性尿崩症に合致する検査所見(仮面尿崩症の場合がある)	4. 血清マーカー:血清IgG4濃度が140 mg/dL以上
		3	下垂体の生検で,前葉に下垂体細胞の破壊像,線維化およびリンパ球を中心とした細胞浸潤を認める(注1).		画像検査で下垂体の腫大と下垂体茎の肥厚を認める.造影剤による強い造影増強効果を認める.	5. グルココルチコイドへの反応性:下垂体腫瘤がステロイド投与により縮小し,症状が改善すること.
		4			下垂体または下垂体茎の生検で,下垂体細胞の破壊像,線維化およびリンパ球を中心とした細胞浸潤,慢性炎症を認める(注1).	
III. 参考所見		1	女性でしかも妊娠末期,産褥期の発症が多い		高プロラクチン血症を認めることがある.	
		2	プロラクチンの上昇が1/3の症例に認められる.		視床下部性と下垂体性の下垂体機能低下症が混在する場合がある.	
		3	他の自己免疫疾患(慢性甲状腺炎など)の合併例が比較的多い.			
		4	抗下垂体抗体を認める例がある.			
		5	長期経過例ではトルコ鞍空洞症(empty sella)を示すことがある.			
診断基準	確実例		IとIIを満たすもの.	IとIIを満たすもの	IとIIを満たすもの.	1のみ,2と3のみ,あるいは2,4と5のいずれも満たすとき
	疑い例		IとIIの1, 2を満たすもの(注2).	IとIIの1, 2を満たすもの(注2).	IとIIの1, 2を満たすもの(注2)	
	(注1)		下垂体生検で肉芽腫病変や泡沫化組織球の細胞浸潤を認める場合は,肉芽腫性下垂体炎,黄色腫性下垂体炎と呼称される.		下垂体生検で肉芽腫病変や泡沫化組織球の細胞浸潤を認める場合は,肉芽腫性下垂体炎,黄色腫性下垂体炎と呼称される.	
	(注2)		経過観察中に以下の疾患の鑑別に注意を要する			
		1	プロラクチン産生腺腫及び非機能性下垂体腺腫	胚細胞腫	下垂体腺腫	
		2	頭蓋咽頭腫	ラトケ嚢胞	頭蓋咽頭腫	
		3	ラトケ嚢胞	全身性肉芽腫疾患(サルコイドーシス,Wegener肉芽腫症,ランゲルハンス細胞組織球増加症など	胚細胞腫	
		4	炎症性肉芽腫(結核,真菌症など)	副鼻腔炎,海綿静脈洞炎など下垂体周囲組織からの慢性炎症の波及(傍鞍部非特異的慢性炎症)	ラトケ嚢胞	
		5	全身性肉芽腫疾患(サルコイドーシスなど)		全身性肉芽腫疾患(サルコイドーシス,Wegener肉芽腫症,ランゲルハンス細胞組織球増加症など)	
		6	胚細胞腫		炎症性肉芽腫(結核,真菌症など)	
		7			下垂体周囲組織からの慢性炎症の波及	

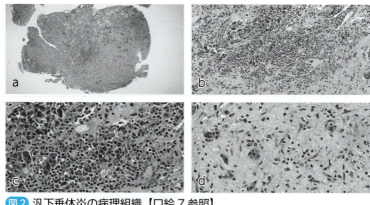

図2 汎下垂体炎の病理組織【口絵7参照】
汎下垂体炎の症例(68歳，男性，p.254の図1)の下垂体生検組織(HE染色標本)．トルコ鞍底後方より，下垂体前葉と神経葉末端部を一塊として，生検(a×40)．リンパ球(ほかに形質細胞や好酸球)の浸潤あるも，肉芽腫はなし(b×100，c×200)．下垂体腺組織ならびに後葉の破壊と間質の繊維化を認める(d×200)．

で特発性の主たる病因と考えられている．他方，ICIs使用後に生ずる下垂体炎では永続的かつ非可逆的なACTH単独分泌不全症をきたすことがあり，速やかな副腎皮質ホルモンの補充が必要となる．

◆ 文献 ◆

1) Caturegli P, *et al.*：*Endocrine Rev* 2005；**26**：599-614.
2) Byun DJ, *et al.*：*Nat. Rev Endocrinol* 2017；**13**：195-207
3) Imura H, *et al.*：*N Engl J Med* 1993；**329**：683-689.
4) Hashimoto K, *et al.*：*Endocr J* 1997；**44**：1-10.
5) Iwama S, *et al.*：*J Clin Endocrinolo Metab* 2015；**100**：E946-E954.
6) 片上秀喜：内科学．金澤一郎，他(編)．医学書院，2006；2130-2135.
7) 大磯ユタカ，他：厚生労働科学研究費補助金難治性疾患克服研究事業 間脳下垂体機能障害に関する調査研究班．「自己免疫性視床下部下垂体炎の診断と治療の手引き(平成21年度改訂)」．2010：162-165.
8) Leporati P, *et al.*：*J Clin Endocrinol Metab* **96**：1971-1980, 2011.
9) Caturegli P, *et al.*：*Am J Pathol* 2016；**186**：3225-3235.

17 中枢性尿崩症

第6章 視床下部・下垂体疾患

POINT

- 中枢性尿崩症は特発性，続発性，家族性に分類される．
- 治療はバソプレシン（AVP）のアナログであるデスモプレシンを用いる．
- 渇感障害を伴う場合は，デスモプレシンに加え，体重に応じて飲水量を規定するスケールも併用する．

病態

視床下部の視索上核および室傍核で合成されるAVPは，軸索輸送により下垂体後葉に運ばれた後に血中に分泌される．AVPは腎臓において水の再吸収を促す抗利尿ホルモンであり，中枢性尿崩症（central diabetes insipidus：CDI）はAVPの合成および分泌の障害によってAVPの抗利尿作用が失われる結果，口渇と多飲，多尿が生じる疾患である．ただし，脳腫瘍などによって視床下部の浸透圧受容体の領域も傷害されると，患者は渇感を覚えず，口渇，多飲，多尿の代わりに著明な脱水を呈することがある．

CDIは頭部MRIなどの画像検査で器質的異常を認めない特発性CDIと，脳腫瘍などの器質的異常を認める続発性CDI，さらには遺伝子異常により緩徐進行性に発症する家族性CDIに分類される．ただし，特発性CDIと診断しても，経過観察中に器質的異常が明らかになる場合もある．また，下垂体や下垂体茎生検にてリンパ球を中心とした細胞浸潤を認めるリンパ球性漏斗下垂体後葉炎（lymphocytic infundibulo-neurohypophysitis：LINH）が特発性CDIの発症に関与していることを示唆する報告もある[1]．

上記のようにCDIは特発性，続発性，家族性に分類するのが一般的であるが，それ以外にまれな病態として妊娠中に発症するCDIがある．この病態は胎盤由来のバソプレシナーゼに起因すると考えられている．また，CDIに副腎不全が合併すると尿量が減少する．いわゆる仮面尿崩症とよばれる病態であり，その機序はいまだ十分には解明されていないが，ステロイドホルモンの補充により尿量が増加し，CDIが顕在化する．

疫学

CDIの有病率は10万人当たり7〜10人と報告されている[2]．また，妊娠中に発症するCDI発症頻度は妊娠10万例に4例程度と推定されている[3]．図1ではArimaらが検討したCDI 165名の病因別分類を示すが，特発性CDIは13％であり，残りの87％が続発性CDIであった[4,5]．また，続発性CDIでは胚細胞腫瘍と頭蓋咽頭腫の頻度が高く，下垂体手術，炎症性疾患（LINHやIgG4関連疾患），癌転移，Rathke嚢胞（Rathke cleft cyst：RCC）がそれに続く．その他の原疾患としてはempty sella症候群，下垂体腺腫，心肺停止，奇形があった．なお，報告によってはLINHを特発性CDIに含める場合もあることに注意する必要がある．家族性CDIはCDIの約1％を占めるとされ，これまでに80以上の遺伝子異常が報告されている[4]．家族性CDIのほとんどは常染色体優性遺伝形式を示し，遺伝子変異の多くはAVPのキャリア蛋白であるニューロフィジン（「3 下垂

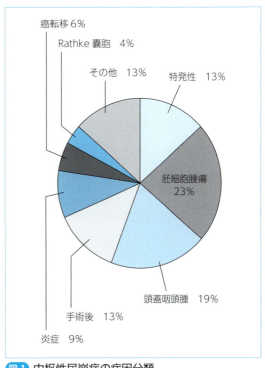

図1 中枢性尿崩症の病因分類
その他には empty sella 症候群，下垂体腺腫，心肺停止，奇形などが含まれる．
（(5)間脳下垂体機能障害に関する調査研究：平成25年度総括・分担研究報告書：厚生労働科学研究費補助金難治性疾患等克服研究事業，有馬 寛 2014；76-83．より引用）

表1 中枢性尿崩症の診断の手引き

Ⅰ．主症候
 1. 口渇
 2. 多飲
 3. 多尿

Ⅱ．検査所見
 1. 尿量は1日 3,000 mL 以上
 2. 尿浸透圧は 300 mOsm/kg 以下
 3. バソプレシン分泌が血清 Na 濃度（血漿浸透圧）に比較して相対的に低下する．
 4. バソプレシンまたはデスモプレシンに反応して尿量が減少し，尿浸透圧が上昇する．

診断基準
 Ⅰ，Ⅱを満たすもの

Ⅲ．参考所見
 1. 血清 Na 濃度は正常域の上限を示す．
 2. 下垂体 MRI T1 強調画像で後葉の高信号が消失する．

鑑別診断
 1. 心因性多飲症：高張食塩水負荷試験で血漿バソプレシン濃度の上昇を認め，水制限試験で尿浸透圧の上昇を認める．
 2. 腎性尿崩症：バソプレシン負荷試験で尿量の減少と尿浸透圧の上昇を認めない．

注意事項
渇感障害を伴う場合は主症候を認めず，著明な高ナトリウム血症（脱水）を呈することがある．

「3 視床下部─下垂体後葉系の機能検査（p.156）」を参照
〔6〕間脳下垂体機能障害に関する調査研究：平成22年度総括・分担研究報告書：厚生労働科学研究費補助金難治性疾患克服研究事業，大磯ユタカ 2011；155-157．より改変〕

体後葉ホルモン（p.198）」参照）の領域に認められる．また，CDI とともに糖尿病（diabetes mellitus），視神経委縮（optic atrophy），難聴（deafness）を呈する Wolfram 症候群（DIDMOAD 症候群）は常染色体劣性遺伝形式を示す．

主症候

主症候は口渇，多飲，多尿である（表1)[6]．CDI の患者は口渇および尿意のために夜間に何度も覚醒して水分を摂取するとともに排尿をする．大量の水分を摂取するため食欲が低下し，脱水と相まって体重が減少することもある．渇感障害を伴う場合は著明な脱水を呈することがある．

検査

1) 尿検査

CDI では尿量が 10 L/day に及ぶこともまれではない．尿の濃縮障害を反映して尿比重および尿浸透圧は低値を示す．

2) 血液検査

血清 Na 濃度および血漿浸透圧は正常上限から軽度高値を示し，血漿 AVP 濃度は血清 Na 濃度および血漿浸透圧に対して相対的に低値を示す．なお，渇感障害を伴う場合はしばしば高ナトリウム血症を呈する．

診 断

主症候である口渇，多飲，多尿を認め，AVP 分泌が血清 Na 濃度に比較して相対的に低下している場合に CDI と診断できる（表1)[6]．CDI の診断のために行う高張食塩水負荷試験，水制限試験，AVP 負荷試験，デスモプレシン（DDAVP）試験に関しては「3 視床下部─下垂体後葉系の機能検査（p.156）」を参照されたい．

画像検査としては MRI にて視床下部─下垂体後葉系の評価を行う．健常者では T1 強調画像で下垂体後葉に高信号を認めるが（「3 下垂体後葉ホルモン（p.198）」を参照），CDI の患者ではこの高信号が消失する．また，続発性 CDI では視床下部─下垂体後葉系に腫瘍や炎症を示唆する所見を認める．

心因性多飲症，腎性尿崩症（nephrogenic diabetes insipidus：NDI）との鑑別が問題になるが，心因性多飲症では血清 Na 濃度は低下傾向を示し，高張食塩水負荷試験においては AVP 分泌が保たれ，水制限試験では尿の濃縮を認める．NDI では血漿 AVP は比較的高値を示し，バソプレシン負荷にても尿の濃縮を認めないことから CDI と鑑別できる（「3 視床下部─下垂体後葉系の機能検査（p.156）」を参照）．

治 療

治療は AVP のアナログであるデスモプレシン製剤を用いる（表2)[6]．DDAVP は AVP のアミノ酸構造（「3 下垂体後葉ホルモン（p.198）」を参照）のうち，1位のアミノ酸が脱アミノ化され，8位の L-アルギニンが D-アルギニンに置換されており，AVP に比較して V1a 受容体を介した血管平滑筋収縮作用の減弱，V_2 受容体を介した抗利尿作用の増強，さらにはその作用時間の延長を認める．デスモプレシン製剤には経口製剤（口腔内崩壊錠）と経鼻製剤（点鼻液，スプレー）がある．経口製剤は室温で保存できるため，外出時の携帯が容易であり，経鼻製剤に比べて投与が簡便であるが，その吸収が食事の影響を受けることを考慮する必要がある．一方，経鼻製剤は冷所保存が必要で，投与方法も煩雑である反面，細かい用量調整が可能である．

いずれの製剤を用いる場合であっても水中毒を避ける目的で原則として DDAVP による治療は少量

表2 中枢性尿崩症の治療の手引き

1. バソプレシンアナログであるデスモプレシンの口腔内崩壊錠（ミニリンメルト® OD 錠）の最少用量である60 μg を就寝前に舌下投与し，尿量，尿浸透圧，尿比重等からその効果持続時間を判断し，投与量を調整する．
2. デスモプレシンの経鼻製剤（スプレーまたは点鼻液）を用いる場合も治療開始時には水中毒を避ける目的で原則として 2.5 μg/回から開始する．
3. デスモプレシン投与を開始後は，尿量，飲水量，血清 Na 濃度，尿浸透圧，尿比重，体重などをモニターする．
4. デスモプレシン経鼻製剤から口腔内崩壊錠に切り替える際は，これまでの経鼻製剤の投与量に関わらず最少用量（60 μg）の口腔内崩壊錠の投与から開始して用量調整を行う．

注意事項
デスモプレシンの副作用として低ナトリウム血症がある．低ナトリウム血症を予防するためにはデスモプレシンの抗利尿効果が切れている時間帯を1日1回は確保することが望ましい．
口腔内崩壊錠の吸収は食事の影響を受けるため，食前30 分，食後2 時間以内の投与は原則として避ける．

経鼻製剤の投与方法はデスモプレシンの添付文書に図解されているので参照されたい．
〔6）間脳下垂体機能障害に関する調査研究：平成 22 年度総括・分担研究報告書：厚生労働科学研究費補助金難治性疾患克服研究事業, 大磯ユタカ 2011；155-157. より改変〕

表3 渇感障害を伴う中枢性尿崩症の水管理

1. 1,000 mL/day の飲水量で血清ナトリウムが正常範囲となるデスモプレシン投与量を決定する（例えばデスモプレシン口腔内崩壊錠剤 60 μg 2 錠/day）．
2. 上記 1 のデスモプレシンの投与量を固定する．
3. 血清ナトリウムが正常範囲の際の体重を水バランスにとっての至適体重と設定する．
4. 毎日体重を測定し，体内の水分の過不足を判断する．
5. 体内の水分が不足している時は水分摂取を多めに，過剰な場合は水分摂取を控えるように指導する．

例：
水バランスにとっての至適体重を60〜62 kg である場合デスモプレシン投与量は固定し，以下の飲水スケールを使用する

体重 60 kg 未満の場合　水分摂取量　1,500 mL/day
体重 60〜62 kg の場合　水分摂取量　1,000 mL/day
体重 62 kg 以上の場合　水分摂取量　　800 mL/day

注意事項
水バランスにとっての至適体重は適宜見直す．

〔4）Arima H, et al.：Nagoya J Med Sci 2016；78：349-358. より引用〕

（経口製剤の場合は 60 μg/回，経鼻製剤の場合は 2.5 μg/回）から開始し，尿量，血清 Na 濃度などの変化をみながら投与量を調整する．なお，下垂体手術後など，CDI が一過性である可能性を考える場合は作用時間の短いバソプレシン製剤（ピトレシン®）を用いることもある（皮下または筋肉注射が保険適用であり，静脈内投与は保険適用外）．

渇感障害を伴う場合の治療

渇感障害を伴う CDI では高ナトリウム血症（脱水）になることがしばしばある．体内の水分量の変化により体重が日々2〜3 kg 変動することも珍しくない．このように渇感障害を伴う CDI 患者の水管理は極めて困難であり，渇感が保たれている CDI 患者の治療とは別に考える必要がある[4]．

まず，毎日の基本飲水量を設定する必要があるが，喉の渇きを感じていない患者にたとえば 2,000 mL/day の飲水を勧めることは適切でない．そのため毎日の基本飲水量を 1,000 mL/day 程度に設定する．次に血清 Na 濃度が正常範囲に保たれる DDAVP の投与量を設定するが，ここでは渇感が保たれている CDI 患者の平均的な投与量（例えば口腔内崩壊錠 60 μg 2 錠/day）から開始する．そして血清 Na 濃度が正常の際の体重を水バランスにとっての至適体重とする．治療開始後も，水バランスの変動を反映して血清 Na 濃度や体重は大きく変動しうるが，一度 DDAVP の投与量を決めたら原則として固定し，日々の調整は水分摂取量で行う．すなわち，体重が至適体重より減少していたら水分が不足していると判断して飲水量を増やし，体重が増加していたら飲水量を減ずる．ただし，2,000 mL/day 以上の飲水を強いることは現実的ではないため，体重減少時にも飲水可能な量（たとえば 1,500 mL/day）を設定する（表3）[4]．なお，渇感障害を伴う患者は広範囲の視床下部機能が障害されている場合が多く，しばしば肥満を呈する．したがって，肥満の改善あるいは悪化により体重も変動するので，水バランスにおける至適体重は血清 Na 濃度と照らしあわせて適宜見直す必要がある．

予　後

ほとんどの CDI は一度発症すると改善しないことが多いが，妊娠時に発症した CDI は出産後に改善する場合が多い[3]．また，下垂体手術後の CDI に関しては一過性であったり，あるいは CDI 発症後に低ナトリウム血症を呈して再び CDI になるなど，発症後の経過は多様である[7]．CDI は病型にかかわらず，渇感が保たれ，飲水が可能な状態であれば生命予後は良好であり，発症後10年以上経過して初めて診断される場合もある．一方，渇感が障害されている場合や何らかの原因で飲水が制限される場合には著明

な脱水を呈し，重篤な転機をたどる場合もある[8]．

◆ 文献 ◆

1) Imura H, et al.：*N Engl J Med* 1993；**329**：683-689.
2) Juul KV, et al.：*J Clin Endocrinol Metab* 2014；**99**：2181-2187.
3) Ananthakrishnan S：*Best Pract Res Clin Endocrinol Metab* 2016；**30**：305-315.
4) Arima H, et al.：*Nagoya J Med Sci* 2016；**78**：349-358.
5) 間脳下垂体機能障害に関する調査研究：平成25年度総括・分担研究報告書：厚生労働科学研究費補助金難治性疾患等克服研究事業，有馬寛 2014；76-83.
6) 間脳下垂体機能障害に関する調査研究：平成22年度総括・分担研究報告書：厚生労働科学研究費補助金難治性疾患克服研究事業，大磯ユタカ 2011；155-157.
7) Hensen J, et al.：*Clin Endocrinol*(*Oxf*) 1999；**50**：431-439.
8) Arima H, et al.：*Endocr J* 2014；**61**：143-148.

第6章 視床下部・下垂体疾患

18 SIADH

POINT

- ADH不適切分泌症候群(SIADH)は非内分泌疾患を基盤としてアルギニンバソプレシン(AVP, ADH)の分泌亢進が惹起された病態である.
- AVPは腎集合尿細管での水の再吸収を亢進して水利尿不全を引き起こす.
- SIADHでは体液量のほぼ正常な低ナトリウム血症(euvolemic hyponatremia)を呈する.

病態

SIADHはADH不適切分泌症候群(syndrome of inappropriate secretion of antidiuretic hormone)の略称である. 本病態はアルギニンバソプレシン(AVP, ADH)の分泌過剰により腎集合尿細管での水の再吸収が亢進して水利尿不全を引き起こす. このため体液が過剰に貯留して希釈性の低ナトリウム血症を招来する[1]. SIADHの臨床徴候は低ナトリウム血症に由来する. AVPの過剰分泌状態が長く続くと, 水とNaの代謝の代償機構により水利尿が部分的に回復して水利尿不全の病態が軽減される. これはAVP escape現象といわれ, 最終的には体液量の増加が僅かとなってSIADHは体液量のほぼ正常な低ナトリウム血症(euvolemic hyponatremia)となる.

疫学

低ナトリウム血症は最もよくみられる電解質異常である. 血清Na値135 mmol/L以下の入院中の患者は急性あるいは慢性低ナトリウム血症を含めると15%程度にのぼる. 血清Na値が130 mmol/L以下に絞ると1~4%となるが, この大部分は高齢者である. 本項「病因」で述べるが, SIADHの病因は多岐に渡り, また適切な診断が下されにくいこともあって, SIADHの発症頻度を調べた研究は国内外に見当たらない.

症候

臨床徴候は低ナトリウム血症に由来するが, おもに中枢神経系の徴候となる. 症状には, 悪心, 食欲低下, 傾眠, 無欲状態, 精神不穏, けいれんなど, 所見として腹部違和感, 深部腱反射減弱, 病的反射出現, 低体温, 仮性球麻痺, けいれん発作などがあげられる. これらの徴候は, 低ナトリウム血症の程度とその進行速度に依存する. 血清Na値が120 mmol/L以上であれば悪心, 食欲低下などの症状をみるのみであるが, 110 mmol/Lを下回ると意識障害やけいれんなど重篤な症状を起こし, 不可逆性の変化に陥る危険がある. しかし, 低ナトリウム血症が急激に進行する例では, 血清Na値が120 mmol/L程度でも意識障害やけいれん発作などの重篤な中枢神経症状をまねくことがあるので留意する.

検査

SIADHでは, AVPの分泌過剰により尿濃縮能が亢進して持続的な水利尿不全が惹起される. この変化は血液生化学, 尿検査から評価できる. 低ナトリウム血症とともに低浸透圧血症を認める. 尿は高張尿となり, 尿浸透圧は血漿浸透圧を上回る. また尿中Na排泄が増加して20 mmol/L以上に達する. 血漿AVP値は低浸透圧血症にもかかわらず抑制されない. 血清Na値が135 mmol/L以下, 血漿浸透圧が280 mmol/kg以下でも血漿AVP値は測定感度以上となる. また腎機能は基準値内で, 副腎皮質機能にも異常なく血清コルチゾールは6 μg/dL以上となることを確認する必要がある. このほか, 尿酸クリアランスが増加して血清尿酸値は5 mg/dL以下に, 体液量は正常ないしやや増加するため, 血漿レニン活性(PRA)の増加は認められない(<5 ng/mL/h).

病因

SIADHの病因は多岐にわたる(表1). その特徴は, 非内分泌性疾患を基盤としてAVPの分泌亢進が惹起されることである. AVPの分泌は, 異所性AVP産生腫瘍と下垂体後葉由来のAVP分泌亢進に分けられる. 前者の大部分は肺癌, 特に肺小細胞癌による. 腫瘍細胞自身が異所性にAVPを産生して, 血漿AVP濃度を増加させてSIADHの病態を引き起こす. 後者は, 胸腔内疾患, 中枢神経疾患, 薬剤などの原因でAVPの分泌亢進が引き起こされる. SIADHの診断に際してこの原因疾患の検索まで周到に行うことが肝要である.

診断

表2は厚生労働省難治性疾患克服研究事業間脳下垂体機能障害に関する調査研究班で作成した

表1 SIADHの病因

1. 癌腫
   - 肺癌
   - 十二指腸癌
   - 膵癌
   - 悪性リンパ腫
   - 前立腺癌
   - Ewing肉腫
2. 中枢神経疾患
   - 脳炎
   - 髄膜炎
   - 脳血管障害（脳梗塞/脳出血）
   - くも膜下出血
   - 硬膜下血腫
   - 頭部外傷
   - 急性ポルフィリア
   - 下垂体腫瘍
3. 胸腔内疾患
   - 肺炎
   - 結核
   - 肺膿瘍
   - 肺真菌症
   - 非産生肺癌
4. 薬剤
   - ビンクリスチン
   - シクロフォスファミド
   - クロフィブラート
   - カルバマゼピン
   - ニコチン

表2 SIADHの診断の手引き

Ⅰ．主症候
  1. 脱水の所見を認めない．
  2. 倦怠感，食欲低下，意識障害などの低ナトリウム血症の症状を呈することがある．

Ⅱ．検査所見
  1. 低ナトリウム血症：血清ナトリウム濃度は135 mmol/Lを下回る．
  2. 血漿バゾプレシン値：低ナトリウム血症，低浸透圧血症にもかかわらず，血漿バゾプレシン濃度が抑制されていない．
  3. 低浸透圧血症：血漿浸透圧は280 mmol/kgを下回る．
  4. 高張尿：尿浸透圧は300 mmol/kgを上回る．
  5. ナトリウム利尿の持続：尿中ナトリウム濃度は20 mEq/L以上である．
  6. 腎機能正常
  7. 副腎皮質機能正常

Ⅲ．参考所見
  1. 原疾患（表1）の診断が確定していることが診断上の参考となる．
  2. 血漿レニン活性は5 ng/mL/h以下であることが多い．
  3. 血清尿酸値は5 mg/dL以下であることが多い．
  4. 水分摂取を制限すると脱水が進行することなく低ナトリウム血症が改善する．

[診断基準]
　確実例：Ⅰの1およびⅡの1～7を満たすもの．

[鑑別診断]
　低ナトリウム血症をきたす次のものを除外する．
  1. 細胞外液量の過剰な低ナトリウム血症：心不全，肝硬変の腹水貯留時，ネフローゼ症候群
  2. ナトリウム漏出が著明な細胞外液量の減少する低ナトリウム血症：ナトリウム喪失性腎炎，中枢性塩類喪失症候群，下痢，嘔吐，利尿薬，原発性副腎皮質機能低下症
  3. 細胞外液量のほぼ正常な低ナトリウム血症：続発性副腎皮質機能低下症（下垂体前葉機能低下症）

〔厚生労働省難治性疾患克服研究事業間脳下垂体機能障害に関する調査研究班，平成22年度改訂．より一部改変〕

SIADHの診断基準である．SIADHの特徴は，理学的に脱水や浮腫の所見を認めない低ナトリウム血症，低浸透圧血症である．尿の濃縮力が保持されるため高張尿となる．また，腎機能や副腎皮質機能は基準値内に保持される．検査成績では，PRAが5 ng/mL/h以下，血清尿酸値が5 mg/dL以下となる．これは体液量の減少がないことを反映する所見である．血漿AVP値は低浸透圧血症にもかかわらず相対的あるいは絶対的高値をとる．これは，低浸透圧血症に相応する血漿AVP値の抑制がみられないことを示す．したがって，血漿AVP濃度は常に血清Na値あるいは血漿浸透圧との関係から評価することが必須となる．

SIADHの鑑別診断を的確に行う必要がある．低ナトリウム血症は体液量の増減から3病型に分けられる[2]．病態の基本は，水利尿不全から体液貯留をきたし希釈性低ナトリウム血症になるものか，あるいは腎性にNa喪失をきたし体液量の減少を伴う低ナトリウム血症を引き起こすかによる．前者は体液量の過剰な低ナトリウム血症（hypervolemic hyponatremia）と，体液量のほぼ正常な低ナトリウム血症（euvolemic hyponatremia）に分けられる．SIADHはeuvolemic hyponatremiaに属する．したがって，鑑別疾患としては，euvolemic hyponatremiaおよびこれに近似する低ナトリウム血症が相当する．下垂体前葉機能低下症（グルココルチコイド欠乏症），高齢者のミネラロコルチコイド反応性低ナトリウム血症（mineralcorticoid responsive hyponatremia of elderly：MRHE）や軽度のうっ血性心不全などがあげられる．

治療

SIADHの病因を除く立場から，原疾患の治療は重要である．しかし，異所性AVP産生腫瘍の大部分は悪性腫瘍であることが多く，根治療法はむずかしい．また，中枢神経疾患や胸腔内疾患でも，原疾患の回復した後もSIADHの病態が遷延することが多い．このため，SIADHの治療は低ナトリウム血症の是正に主力が注がれる．

1）速やかな低ナトリウム血症の補正

速やかな補正を行うか否かは，低ナトリウム血症の程度，低ナトリウム血症の進行がどのくらいの期間に起こったか，そして中枢神経系の症状がみられるかの3点から判断する．一般に，血清Na値が120 mmol/L以下の著しい低ナトリウム血症では水中毒の危険があり，速やかな補正が必要である．高張食塩水の輸液とフロセミドの投与が行われる．高張食

塩水は3.0%のNaCl（用事作製）を1.0～3.0 mL/kg/hの速度で静脈内にゆっくり点滴する．たとえば体重60 kgの男性で血清Na値が120 mmol/Lであれば，3% NaCl液500 mL輸液すると血清Na値は4.6 mmol/Lの増加が想定される[3]．血清Na値の補正速度は時間0.5 mmol/L，24時間で10 mmol/L程度の増加とする．24時間で血清Na値の増加量が20 mmol/L以上に及ぶような急激な補正は浸透圧性脱髄症候群（ODS）（本項「低ナトリウム血症に付随する病態」参照）を引き起こす危険があるので，補正速度には十分に注意する必要がある．

2）血清ナトリウム値の維持療法

維持療法には積極的治療と，従来の古典的な治療がある．SIADHは本来AVPの過剰分泌により惹起された病態であるので，腎におけるAVPの作用を阻害できれば特異的な治療となる．AVP V_2受容体拮抗薬は，腎集合尿細管でのAVP V_2受容体結合を特異的に阻害して水利尿を引き起こす．2018年現在，非ペプチド性AVP受容体拮抗薬は2剤が臨床応用されている．わが国ではモザバプタンが異所性AVP産生腫瘍によるSIADHのみに限定使用できる．モザバプタンを入院下で1日1回30 mgを投与して最大7日間継続使用できる．この間血清Na値は7日間で最大10 mmol/L程度の増加が見込まれる．トルバプタンはアメリカでは低ナトリウム血症の治療薬，欧州ではSIADHの治療薬として臨床の場で繁用されているが[4]，わが国ではうっ血性心不全，肝性浮腫での利尿薬として保険適用されている状況である．トルバプタンはSIADHによる低ナトリウム血症の治療に適した薬剤であり，国内において本薬の適用拡大に向けた対応が強く望まれる．

このような状況下で現在行いうる治療は従来の古典的な方法による．SIADHの病因に関わりなく水制限が基本となる．水分摂取は1日15～20 mL/kgに抑える．AVPの分泌が常に過剰状態にあるので，水分摂取が増えると腎での水再吸収が持続的に亢進して細胞外液量の増加をもたらすことになる．水制限療法は消極的な方法ながらSIADHの治療には有用な手段である．また尿中Na排泄は増加する傾向にあるので，食塩摂取は10 g/day以上とする．

低ナトリウム血症に付随する病態

低ナトリウム血症に関連して2つの病態がクローズアップされる．著しい低ナトリウム血症の補正に，高張食塩水の輸液とループ利尿薬を用いることが多い．急激な血清Na値の上昇は浸透圧性脱髄症候群（osmotic demyelination syndrome：ODS）を引き起こす危険性が指摘される．このような脱髄病変は橋に限らず脳白質全般に及ぶ可能性がある．細胞レベルではグリア細胞であるアストロサイトの減少とミエリン結合蛋白の減少が経時的に進展する[5]．これらの変化は炎症性サイトカインの発現亢進を介して細胞・組織破壊を進めるものと推察される．

慢性的に低ナトリウム血症が持続すると，骨粗鬆症や骨折のリスクが3～4倍増加する[6]．デスモプレシン（DDAVP）を持続投与したラットに液体食を投与すると低ナトリウム血症が出現する．低ナトリウム血症の遷延したラットでは骨梁や骨密度が著しく低下する．最近骨細胞にもAVP V_1，V_2受容体の存在が報告された．SIADHなど低ナトリウム血症では同時に血漿AVP濃度が増加しており，この増加したAVPが骨のV_{1a}受容体を介して骨吸収を進展する可能性も指摘される．このように低ナトリウム血症，高AVP血症の病態では骨病変の進展も見逃せない．

（補遺）低ナトリウム血症の発生機序

SIADHでは，分泌亢進したAVPが腎集合尿細管細胞で水の再吸収を増加させるため，細胞外液量が増えて病初期は希釈性低ナトリウム血症を引き起こす．経過中に水とNa代謝の両面から代償機構が働いて最終的には体液量のほぼ正常な低ナトリウム血症になる．

水代謝の面では，増加したAVPによって腎集合尿細管細胞内アクアポリン2（aquaporin 2：AQP2）水チャネルの発現が持続的に亢進して水の再吸収を増加させる．このため細胞外液は希釈されて低浸透圧血症となる．低浸透圧はAVPにより亢進したAQP2の発現を部分的に軽減させるため，腎集合尿細管における水の再吸収亢進は病初期に比べて部分的に抑えられる．このようにして病初期に増大した細胞外液量は徐々に減少してくる．

Na代謝の面では，循環血液量の増加が二次的に腎からのNa排泄を増加させる．循環血液量の増大は糸球体濾過量の増加，レニン・アンギオテンシン・アルドステロン系の抑制，ナトリウム利尿ペプチドの分泌亢進，腎プロスタグランジン（prostaglandin：PG）の産生やキニン―カリクレイン系の亢進を引き起こす．これらの変化はNa利尿を促進して循環血液量の増加が軽減される．水とNa代謝の変化から細胞外液量の増加は＋10%以内にとどまってeuvolemic hyponatremiaの病態が完成される．

◆ 文 献 ◆

1) Ishikawa S, et al.：Clin Endocrinol（Oxf）2003；**58**：1-17.
2) 石川三衛：日内会誌 2013；**102**：1807-1813.
3) Androque HJ, et al.：N Engl J Med 2000；**342**：1493-1499.
4) Schrier RW, et al.：N Engl J Med 2006；**355**：2099-2112.
5) Suzuki H, et al.：J Am Soc Nephrol 2010；**21**：2090-2098.
6) Upala S, et al.：J Clin Endocrinol Metab 2016；**101**：1880-1886.

19 下垂体卒中

> **POINT**
> ▶ 下垂体卒中とは急性の臨床症候群を表す病名であり，下垂体腫瘍内に無症候の血腫があっても下垂体卒中とはよばない．
> ▶ 多くは下垂体腺腫内に出血，梗塞，出血性梗塞を起こした結果，下垂体腺腫が急速に増大して，視神経，動眼神経，滑車神経，外転神経を圧迫して神経症状をきたす．また髄膜刺激症状としての激しい頭痛，嘔吐などを呈することもあり，下垂体ホルモン分泌不全となり，副腎不全症状を呈することもある．
> ▶ 下垂体前葉機能不全が出現することを考え，まずグルココルチコイドの投与を行う．また，視力障害，視野障害，眼球運動障害が存在する症例では緊急手術を考慮せねばならない．

概念・定義

　下垂体卒中とは，多くは下垂体腺腫内に出血，梗塞，出血性梗塞を起こした結果，下垂体腺腫の体積が急速に増大して，視神経を圧迫して視力視野障害をきたしたり，海綿静脈洞内に腺腫が進展している場合には，動眼神経，滑車神経，外転神経を圧迫して眼球運動障害をきたすこともある．また，くも膜下出血となったり，トルコ鞍周囲の硬膜を強く圧迫することによる髄膜刺激症状としての激しい頭痛，嘔吐などを呈する．まれに頭蓋内圧亢進症状まで至るケースもある．また正常下垂体を圧迫して下垂体ホルモン分泌不全となり，副腎不全症状を呈することもある．以上の急性の臨床症候群を下垂体卒中とよぶ．多くは下垂体腺腫であるが，頭蓋咽頭腫の出血，Rathke 囊胞（Rathke cleft cyst : RCC）の出血，妊娠・出産時の出血に伴うもの（Sheehan 症候群）も含められることが多い[1]．

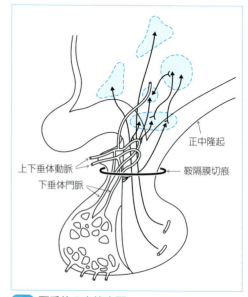

図1 下垂体の血管支配

頻度

　下垂体卒中の頻度は，診断基準の差によって下垂体腺腫全体の 2～12％ と幅広く報告されている[2]．頻度が高いものは無症候性の出血も含めて，MRI または CT 画像で慢性期の血腫を認めた症例を含めて報告しているためである．軽度な頭痛も下垂体卒中として捉えるのか，救急搬送が必要な場合のみを下垂体卒中として捉えるのかなど，明確な診断基準はない．

　わが国では Wakai ら[3]が 560 例の下垂体腺腫手術例を検討し，急性症候を呈した症例は 51 例（9.1％）であったとしている．性差は男性にやや多く，好発年齢は 40～50 歳代と考えられている．一般に大きな腺腫に多いと考えられ，大型のものは非機能性腺腫がほとんどである．組織型と発症頻度の間には必ずしも統一的な見解はない．また Arita ら[4]は無症候性の偶発腫を経過観察することで，5 年間にそれらのうち 9.5％ が下垂体卒中を起こすと報告しているが，すべてが緊急手術を必要とするわけではない．

病因・誘因

1）病因

　下垂体腺腫がなぜ腫瘍内出血を起こしてくるのかは明らかではないが，解剖学的特殊性にその原因の一端があるのでないかと考えられる．上下垂体動脈は隆起部の近位端近くから進入し，漏斗，特に正中隆起内で分岐し毛細血管網を作る．これらの毛細血管は隆起部内にもどり，再び集合して数十本の静脈となり，下垂体茎の長軸に平行して下降し，下垂体前葉の間で毛細血管網に分岐する（図1）．腫瘍が大きくなると，鞍隔膜切痕のところで下垂体茎が屈曲して，門脈が閉塞して，腺腫への血流は絶たれる．前葉の虚血が起こり腫瘍が増大し，腫瘍が大きな梗塞を起こすか，脆弱な下垂体の毛細血管が破綻して出血を起こすと推測される．

表1　下垂体卒中の臨床症状

症状	例数(%)
突発性激烈頭痛	97(38)
悪心	69(27)
嘔吐	59(23)
眼瞼下垂	38(15)
霧視	38(15)
複視	28(11)
部分的視野消失	21(8)
突然の視力消失	5(2)
意識障害(くも膜下出血)	5(2)
三叉神経痛	5(2)
尿崩症	3(1)
合計	100%(39)

29例が複数の症状を呈していた．
[6] Bonicki W, et al.: Acta Neurochir 1993; **120**: 118-122. より引用]

2) 誘因

下垂体卒中の惹起因子としては頭部外傷，高血圧，糖尿病，手術，下垂体ホルモン負荷試験，抗凝固療法，エストロゲン療法，ブロモクリプチン療法，オクトレオチド療法，リュープリン(リュープロレリン酢酸塩)，放射線治療など多彩な因子が報告されている[2]．特別な誘因が存在しない症例も多くみられる．

まれではあるが，下垂体ホルモン負荷試験により，下垂体卒中が発生することがある．Yoshinoら[5]は，自らの2症例に加え，過去に報告された30症例を詳細に分析している．平均年齢は44.8歳，87%が鞍上部進展を伴うマクロ腺腫(macroadenoma)で，非機能性腺腫が43%，成長ホルモン産生腫瘍が23%，プロラクチン産生腫瘍が17%であった．TRH負荷試験が関与した場合が73%，GnRH負荷試験が関与した場合が63%であった．macroadenomaの症例において，下垂体機能検査は，検査の必要性を症例ごとに十分に検討する必要がある．またTRH負荷試験のTRH投与量を半量にする提案もなされている．

病態

1) 神経症状

典型的な症例は，突発性激烈頭痛(97%)，悪心(69%)，嘔吐(59%)，眼瞼下垂(38%)，霧視(38%)，複視(28%)，意識障害(5%)などの症状で発症する(表1)[6]．頭痛，悪心，嘔吐は，鞍隔膜の急激な進展，髄膜刺激症状に起因する．腺腫体積が顕著に増大したときには，頭蓋内圧亢進による頭痛，嘔吐も起こるかもしれない．眼症状は，視神経の圧迫や，海綿静脈洞(cavernous sinus: CS)進展による症状である．出血がくも膜下腔に穿破した場合は意識障害をきたすことがあり，体温調節中枢，視索前野-前視床下部の圧迫により発熱をきたす場合もある．

2) 内分泌障害

下垂体ホルモン分泌低下症は発症時には，ほぼ全例認められる．病状が落ち着いたあとに回復する場合もある．Veldhuisら[7]によると，前葉系ではGH分泌低下(88%)，ゴナドトロピン分泌低下(58〜76%)，ACTH分泌低下(66%)，二次性の甲状腺機能低下(42〜53%)，PRL分泌低下(67〜100%)と報告している．しかし尿崩症(diabetes insipidus: DI)は2〜3%とまれである．高率にホルモン補充が必要である．

診断・鑑別診断

一般に下垂体卒中を疑った場合，まずCT検査を行う．発症後1週間以内であれば高吸収域，2週以降になると低吸収域となり，造影検査でリング状増強効果をみる．次にMRI検査に進むが，出血後の時間的経過をも含めて，さらに正確な診断が得られる．また蝶形骨洞粘膜の肥厚がみられることもある(図2)．鑑別診断としては，破裂脳動脈瘤によるくも膜下出血，急性髄膜炎，視神経炎などがある．

治療・予後

下垂体卒中が疑われた場合，下垂体前葉機能不全が出現することを念頭におき，血清コルチゾール，甲状腺ホルモン検査用の採血を行ったのち，まずグルココルチコイドの投与を行う．また，視力障害，視野障害，眼球運動障害が存在する症例では緊急手術を考慮せねばならない．

一般的には経蝶形骨洞手術により腫瘍および血腫を摘出し視神経，動眼神経などの減圧を図る．眼球運動障害は，外科的処置によって著明に改善するといわれるが，視力低下は処置が遅れると回復が望みにくくなる．筆者らは下垂体卒中26時間後，緊急手術した例でも片側の視力を失った経験があり(図2)，眼球運動障害に関しても他院で経過みていたため，腫瘍摘出までに12日経過した例では，眼球運動障害は改善しなかった．しかし，患者の保存的治療の希望，または前医での診断が遅れて，保存的治療がなされた例でも，視力視野障害，眼球運動障害が改善した場合も多く経験している．症状が比較的軽く，紹介されてきたとき，すでに軽快傾向の場合には保存的治療でも十分であろう．

下垂体卒中発症から摘出までの期間が残存下垂体機能に影響を及ぼす可能性もある．しかし，一般に

下垂体卒中例は大型の下垂体腫瘍が多く，下垂体卒中を起こさなくても，高率にホルモン補充を必要とする場合が多いので，下垂体機能不全を防ぐために緊急手術を行う必要性は高くない．下垂体前葉ホルモン低下は一過性の場合もあり，病状が落ち着いた後に再評価し，ホルモン補充療法を永続的に行うべきか否か判断する必要がある．

◆◆ 文 献 ◆◆

1) 有安宏之, 中尾一和：日本臨床　内分泌症候群 49-51, 2006.
2) Briet C, et al.：Endocrine Rev 2015；**36**：622-645.
3) Wakai S, et al.：J Neurosurg 1981；**55**：187-193.
4) Arita K, et al.：J Neurosurg 2006；**104**：884-891.
5) Yoshino A, et al.：Acta Neurochir 2007；**149**：557-565.
6) Bonicki W, et al.：Acta Neurochir 1993；**120**：118-122.
7) Veldhuis JD, et al.：Endocr Rev 1980；**1**：100-107.

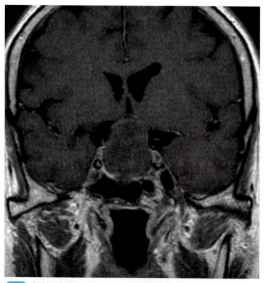

図2　視力障害で発症した下垂体卒中
56歳女性．数か月前から右視力低下を自覚．近医眼科でステロイド内服，点眼を受けていた．娘の出産に立ち会っていた早朝，右視力の喪失を自覚．救急搬送された病院の頭部CTで下垂体卒中と診断され，大学病院に紹介され，諸検査の後，発症後26時間後に緊急で経蝶形骨洞手術が施行された．本症例は腺腫の梗塞であった．本症例では右視力は術後も改善しなかった．緊急入院時の造影冠状断MRI．

第6章 視床下部・下垂体疾患

20 神経性やせ症

POINT

- 多彩な内分泌異常所見を呈し、血清トリヨードサイロニン(T_3)やインスリン様成長因子-I(IGF-I)は栄養マーカーとして有用である。
- 再栄養時にリフィーディング症候群に注意する。
- 低身長や骨粗鬆症には体重の回復が最も有効な治療である。

病態

生物学的素因と環境要因を背景にストレスを適切に処理する能力(コーピングスキル)が未熟なために発症する心身症である。やせは現実回避できるような心理になれる誤ったストレス対処反応である。少食の制限型と、飢餓の反動で過食するが自己誘発性嘔吐や下剤・利尿剤乱用でやせているむちゃ食い/排出型がある。低栄養によるGH抵抗性(GH高値、IGF-I低値)、視床下部性性腺機能低下症、非甲状腺疾患(non-thyroidal illness:NTI)、Cushing病様のCRH-ACTH-コルチゾール系の亢進、むちゃ食い/排出型にみられる偽性Bartter症候群、摂食刺激ホルモンのグレリン[1]や脂肪組織減少によるアディポサイトカインの異常など多彩な内分泌所見を呈し[2]、低身長や骨粗鬆症は後遺症になりうる。

疫学

約95%が女性で、わが国の女子高校生の有病率は0.17〜0.56%でアメリカと同等である。15歳未満や30歳以上の発症が増加している。入院治療経験者の死亡率は6.0%/6.3年と報告され、精神疾患のなかで最も高い[3]。死因は飢餓による衰弱、低血糖、電解質異常、不整脈、心不全、感染症や自殺である。

主要症候

臨床症状と検査異常を示した(表1)。少食、低エネルギー食品の摂取、嘔吐、過活動でやせを維持する。飢餓の反動で食べ物に執着し、過食が始まる。飢餓症候群とよばれる精神症状(抑うつ、不安や強迫性の増強、病的頑固さ、人柄の変化)が起こることは健康人の半飢餓臨床試験でも証明されている。罹患中は自分だけが太く見えるという視覚と固有受容感覚の統合障害が明らかにされている。

検査

1) 鑑別診断

やせをきたす下垂体・視床下部腫瘍、慢性炎症性腸疾患、慢性膵炎、甲状腺機能亢進症、糖尿病、悪性腫瘍、結核などの感染症や妊娠を鑑別する。

2) 栄養アセスメント

標準体重の55%未満の患者のうち40%に意識障害・運動障害がみられるので、体重は重篤な合併症の予測因子である。体温や脈拍は栄養状態に鋭敏に変化する。蛋白やアルブミンは脱水のため濃縮され適切な指標にならないことが多い。血糖、トリグリセリド、rapid turnover proteinの低下は重症である。血清T_3は制限型で炭水化物の摂取量と相関し、血清IGF-Iは摂取エネルギーや蛋白の摂取量と相関する。

3) 合併症・後遺症の精査

嘔吐や下剤・利尿剤乱用がある場合は偽性Bartter症候群の診断のためにレニン、アルドステロンを測定する。成長期の発症では身長曲線や骨年齢を評価する。骨密度を測定し、骨密度低下や骨粗鬆症が認められる場合は骨代謝マーカーを測定する。また、ビタミンDやビタミンK充足の評価のために血中25(OH)Dと低カルボキシル化オステオカルシンを測定する。性腺機能は血漿GnとGnRH試験での反応性、性ホルモンで評価する。

診断

わが国の診断基準は①−20%以上のやせ、②食行動の異常、③体重や体型への歪んだ認識、④無月経、⑤30歳以下の発症、⑥器質的疾患の除外である。DSM-5では①やせ、②肥満恐怖、③ボディイメージの障害で、DSM-IVにあった無月経は削除され、体重は重症度判定に利用される(Mild:BMI≧17 kg/m^2、Moderate:16-16.99、Severe:15-15.99、Extreme:<15)。

治療

心理教育、栄養指導と栄養療法[4]、やせに代わるコーピングスキルを向上させる精神療法を行う。救命や内科的合併症の治療や精神療法の障害となる飢餓症候群の改善のために栄養療法が優先される。保険収載薬はなく、薬物療法は胃腸や精神症状に対症

表1 神経性やせ症でみられる理学的所見と臨床検査異常

	症状と徴候	検査所見
皮膚	うぶ毛の密生，脱毛，カロチン症，低体温，凍瘡，吐きだこ	
耳鼻咽喉	耳閉感，唾液腺の腫脹	耳管開存症
循環器	低血圧，徐脈，心雑音，不整脈，浮腫	心陰影の縮小，心電図異常，僧帽弁逸脱症，血漿BNP上昇
口腔	う歯，酸蝕歯，歯の喪失	唾液腺型アミラーゼ上昇
消化器	腹部膨張感，悪心，腹痛，便秘，下痢，痔核	内臓下垂，胃排出能低下，萎縮性胃炎 麻痺性イレウス，上腸間膜動脈症候群
腎・尿路	乏尿，失禁，夜尿，浮腫	膀胱筋力低下，腎希釈・濃縮能障害，腎不全
肝・膵		トランスアミナーゼ上昇，膵型アミラーゼ上昇 総蛋白・アルブミン・rapid turnover proteinsの低下
脂質代謝		高あるいは低コレステロール血症
血液	貧血，点状出血斑	貧血，白血球減少，血小板減少症
電解質	不整脈，意識障害，けいれん	低ナトリウム，クロール，カリウム，カルシウム，リン，マグネシウム血症
微量元素	味覚障害	血清 Cu，Zn，Se 低下
ビタミン	夜盲症，骨痛，脚気・Wernicke脳症	ビタミン A，D，B_1，K 欠乏
内分泌系	低身長，骨粗鬆症，骨軟化症，無月経	偽性Bartter症候群：レニン活性上昇，血清アルドステロン上昇 血漿GH基礎値上昇，奇異反応，GHRH過大反応，インスリン低血糖に低反応，IGF-I低下 視床下部性性腺機能低下症 血清 T_3 低下 血漿ACTH・血清コルチゾール基礎値上昇，日内変動の消失，デキサメタゾンによる抑制不良 レプチン低下，アディポネクチン上昇，グレリン低下〜上昇
骨・筋肉系	側彎，骨折，筋力低下，筋肉痛，末梢神経麻痺	横紋筋融解症，骨密度低下・骨粗鬆症，くる病・骨軟化症
中枢神経系	不眠，思考・判断・集中力の低下，認知障害	脳萎縮像，異常脳波

的に行われる．思春期の家族療法以外にエビデンスのある精神療法の報告はない．低栄養の改善後に認知行動療法改良版（Enhanced Cognitive Behavior Therapy for Eating Disorders：CBT-E）や対人関係療法が行われている．また，「摂食障害全国基幹センターホームページ」より国内外の治療ガイドラインを閲覧できる．

1）入院の適応と労作制限の目安

厚生労働省中枢性摂食異常症調査研究班「神経性食欲不振症のプライマリケアのためのガイドライン（2007年）」で内科的緊急入院の適応は，①全身衰弱，②重篤な合併症（低血糖性昏睡，感染症，腎不全，不整脈，心不全，電解質異常など），③標準体重の55％未満のやせである．この段階では向精神薬，カウンセリングなどによる治療よりも全身状態の改善が最優先される．精神的な理由で入院が必要なのは，強い落ち込みや不安，繰り返す自傷行為，自殺願望，著しい情緒不安定である．やせの程度による身体状況と活動制限の目安は表2に示した．標準体重の60％以下では$CD4^+$リンパ球の減少が起こり，日和見感染のリスクは増大する[5]．75％以下では骨密度や身長の伸びが低下する[6]．制限を越えて活動する場合は安全配慮を依頼する．

2）体重増加の動機付け

体重増加は恐怖を伴うので，患者は栄養療法を容易には受け入れない．本人が体重増加の利点がやせの安心感より大きいと認めた場合のみ，渋々栄養療法を受け入れる．本人が体重増加の利点がやせの安心感より大きいと認めるような治療目的を発掘して，治療動機を強化することに尽きる．日本摂食障害学会による患者の治療動機付けのための心理教育ツールがある．一気に標準体重ではなく，入院回避，労作制限の緩和，検査値の改善など段階的な体重の目標値を設定して徐々に上げる方が患者は受け入れやすい．

表2 やせの程度による身体状況と活動制限の目安

％標準体重	身体状況	活動制限
55未満	内科的合併症の頻度が高い	入院による栄養療法の絶対適応
55〜65	最低限の日常生活にも支障がある	入院による栄養療法が適切
65〜70	軽労作の日常生活にも支障がある	自宅療養が望ましい
70〜75	軽労作の日常生活は可能	制限つき就学・就労の許可
75以上	通常の日常生活は可能	就学・就労の許可

(備考)
・標準体重の50％未満の患者の60％に低血糖による意識障害が認められる．
・標準体重の55〜65％では思考力の低下や消化機能障害のため、一般に摂食のみによる体重増加は困難なことが多く、入院による栄養療法が勧められる．また、走れない、敏捷な動作ができないなど日常生活に支障が多く、転倒等の危険がある．
・標準体重の65〜70％では重篤な合併症の併発率は低下するが、身体能力の低下があり、通常の就学・就労は避けるべきである．ただしあえて就学・就労を希望する場合は、通学時の付き添いや送迎、出席時間の短縮、隔日通学、保健室での補食、体育の禁止、短縮勤務などの対応が必要である．
・標準体重の70〜75％では就学・就労が許可できるが、水泳、長距離走、遠足、登山、体育系クラブ活動等の運動や重労作の労働は禁止する．75％以下では成長障害が生じ、骨粗鬆症が悪化する．
・標準体重の75％以上では重労作の身体活動を状況に応じて許可する．

3) 栄養指導

❶ 制限型

食行動異常や食品へのこだわりは症状であり、入院以外では修正は困難である．患者の食事は炭水化物や脂肪が不足し、野菜や海藻が多い．栄養バランスのよい3食の摂食は容易ではないので、米の代わりにイモ類やアイスクリームなどの嗜好品でも否定せずに、本人が食べやすい食品や食べかたで必要エネルギーを確保することから開始する．現在の体重を減らさない栄養指導から開始することも多い．基礎代謝量は減少しているが、食事摂取後の体熱産生は減らず、過活動ため1日のエネルギー消費量は健康女性と差がなく、必要エネルギーは49 kcal/kgとの報告がある[7]．体重維持のエネルギーのほかに1 kgの体重増加には7,000〜8,000 kcalが必要である．小用量で高カロリーな食品や医薬品経腸栄養剤や濃厚流動食を紹介する．冷えや歩行速度などの自覚症状や検査所見の改善をフィードバックしてよい食行動を強化していく．

❷ むちゃ食い/排出型

むちゃ食いは低栄養の反動なので栄養状態が改善しない限り止められない．飢餓刺激を減らすために食事と間食の回数や時間を決め、最初に炭水化物を食べて満腹感を得られるように指導する．過食に費やす時間や金額、嘔吐の回数を記録して、漸減するよう指導する．嘔吐後には十分な水分、Na（浅漬け、めんつゆ）、K（野菜ジュース、ココア、インスタントコーヒー、抹茶、きな粉、ドライフルーツ、ナッツ類、すりごま）の補充を指導する．

4) 入院治療

基本的には外来診療で行うが、低栄養が持続すると空腹感や満腹感を感じることができず、胃排出能や消化機能が低下して摂食のみで体重を増やすことが困難になる．体重増加が不良な場合は入院させ、経管栄養、静脈栄養、経静脈性高カロリー栄養法も導入する．本症はリフィーディング症候群のハイリスク群なので、投与水分量やエネルギーは少量（30 kcal/kg/日未満）から漸増し、ビタミンB_1、P、Kの補正と補充が重要である[8]．

5) 内分泌的合併症の治療

外来患者の26％が随時血糖70 mg/dL以下で、25 mg/dLで歩行していた症例がある．低血糖でも頻脈や発汗などの交感神経刺激症状を欠く．標準体重の50％以下の患者の60％に低血糖性昏睡のエピソードがある．低血糖性昏睡は本症の重篤な合併症である．長時間の絶食後、特に早朝に起こりやすい．インスリン分泌は低下しているので、ブドウ糖の急速な経静脈性投与では高血糖になる．肝グリコーゲンは枯渇しているので、意識回復後も摂食量が確保されるまではブドウ糖配合液の持続点滴が必要である．

偽性Bartter症候群の低カリウム血症の治療は、亢進したレニン—アルドステロン系を抑制するために脱水の改善が有効である．循環血漿量を増やすには、嘔吐や下剤乱用後は十分な水分とNaClの補充を指導し、K製剤やKの多い食品の摂取も追加する．

低身長と最大骨量（peak bone mass）低下の予防には血清IGF-Iが低下するBMI≦16 kg/m^{2}の低体重期間を短縮する．初診時に約半数の患者で骨密度の低下を認める．本症の骨代謝異常は体重依存性の骨形成の低下と骨吸収の亢進で、低体重、低栄養、骨形成因子であるIGF-Iの低下、強力な骨吸収抑制因子であるエストロゲンの低下などが関与している．腰椎骨密度の回復もBMIと正の高い相関を認め、骨密度の変化量が正に転じるのは、BMIが16.4±0.3

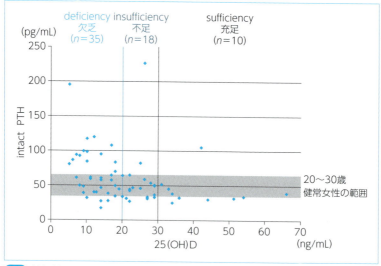

図1 神経性やせ症患者の血中 25(OH)D と血漿 intact PTH 値

神経性やせ症患者 63 名(すべて女性,病型:制限型 31 名,むちゃ食い/排出型 32 名,年齢:18～46 歳,BMI:9.9～20.1 kg/m^2)のうち 53 名がビタミン D 不足・欠乏者で,20 名が二次性副甲状腺機能亢進症を伴っていた.
シャドーの範囲は 20～30 歳代健常女性の血漿 intact PTH 値の Mean±SD の範囲.

kg/m^2 で,これ以下では骨密度はさらに低下する[9].体重と月経の回復が唯一の有効な治療である.結合型エストロゲンは超低体重患者では骨密度の低下を阻止できる[10].本症患者の 86% がビタミン D 不足で(図1),骨軟化症も起こる.アルファカルシドール(0.5 μg/day)は腰椎骨密度の低下を阻止し,エルデカルシトール(高カルシウム血症予防のために 0.5 μg/day)は初年度約 5% の増加が期待できる.オステオカルシンが活性型として骨基質に取り込まれるにはビタミン K の充足が必要である.約 30% の患者がビタミン K 欠乏[11]で,メナテトレノンは骨密度のさらなる低下を阻止する.口腔内衛生が悪い患者,妊娠希望者にはビスホスホネートは使用しない.Gn 基礎値や GnRH に対する Gn の反応性や血清 E$_2$ 値は BMI の増加に伴い上昇し,BMI が 16～18.5 kg/m^2 で GnRH 試験では過大反応することがある.月経は体重が標準体重の平均 93%,血清 E$_2$ 値が 35 pg/mL 以上になって再来する.血清コルチゾールやレプチン値が指標になるとの報告がある[12].標準体重の 70% 以上で迅速な体重増加が期待できない場合は 3 か月に 1 回程度,月経を誘発して子宮内膜の萎縮を予防する.

予 後

10 年間の予後調査(開始時平均年齢:20.8 歳,38 名,すべて女性)では,2 名(5%)が死亡(飢餓,事故),30 名(79%)が治癒,3 名(8%)が過食症やうつ病に移行した.14 名(37%)が結婚し,12 名が出産,専業主婦(21%),就労・就学(61%)で社会参画しており,2 名(5%)がひきこもり状態であった[13].

まとめ

成長曲線は本症の早期発見に役立つ.下垂体前葉機能低下症との鑑別は GH,ACTH,コルチゾールの測定で十分である.血清 T$_3$ や IGF-I は同じ体重でも栄養状態の改善か悪化を判断でき,患者の栄養状態の把握に有用である.神経性やせ症に伴う骨粗鬆症の薬物療法の確立はされていない.

◆ 文 献 ◆

1) Hotta M, et al.:Therapeutic Potential of Ghrelin in Restricting-Type Anorexia Nervosa. In:Masayasu Kojima, et al.(eds), Methods in Enzymology, Vol. 514, Burlington, Academic Press 2012;381-398.
2) 鈴木眞理:Primary care note 摂食障害,日本医事新報社 2008;22-32.
3) Amemiya N, et al.:Eat Weight Disord 2012;**17**:e1-e8.
4) 鈴木(堀田)眞理:日本内科学会雑誌 2015;**104**:1479-1485.
5) Saito H, et al.:Int J Eat Disord 2007;**40**:575-579.
6) Hotta M, et al.:Eur J Endocrinol 1998;**139**:276-283.
7) Weltzen TE, et al.:Am J Psychiatry 1991;**148**:1675-1682.
8) 鈴木(堀田)眞理:日本内科学会雑誌 2016;**105**:676-682.
9) Hotta M, et al.:Eur J Endocrinal 1998;**139**:276-283.
10) Klibanski A, et al.:J Clin Endocrinol Metab 1995;**80**:898-904.
11) Urano A, et al.:Clin Nutr 2015;**34**:443-448.
12) Arimura C, et al.:Eat Weight Disord 2010;**15**:e226-e233.
13) 鈴木眞理:精神科治療学 2015;**30**:773-777.

第7章

甲状腺疾患

第7章 甲状腺疾患

1 甲状腺と甲状腺ホルモンの基礎知識

POINT

- 甲状腺は前頸部下部にある内分泌腺で，左・右葉と峡部からなる．
- サイロキシン（T_4）は100%，トリヨードサイロニン（T_3）は20%が甲状腺で合成される．T_3の80%は標的臓器でT_4から生成される．
- 甲状腺ホルモンは胎児・小児では心身の発育・発達に，成人では代謝やホメオスタシスの維持に極めて重要な役割をもつ．
- T_3は細胞核内にある甲状腺ホルモン受容体（TR）に結合して甲状腺ホルモン作用を発揮する．おもに標的遺伝子の発現（転写）制御によるが（ゲノミック作用），膜受容体などを介したノンゲノミック作用もあると考えられている．
- TRにはαとβのサブタイプが存在し，役割分担がなされている．特にTRβ2アイソフォームは下垂体での甲状腺刺激ホルモン（TSH）のネガティブフィードバックに関与する．

甲状腺の解剖

甲状腺は前頸部下部（喉頭軟骨下の輪状軟骨直下）にあり，左・右葉と中央の峡部に区分される1つの臓器（内分泌腺）である．気管の前面から両側面にかけて張り付くように広がり，食道，頸動脈鞘，胸鎖乳突筋，胸骨舌骨筋，胸骨甲状筋に囲まれる（図1）．Zuckerkandl結節は甲状腺背側表面にある突起で，手術時には反回神経のランドマークとなる．成人での各葉の長径は3～5 cmで，甲状腺の平均重量は，男性が17 g，女性が15 gである[1]．

主要動脈は左右の上・下甲状腺動脈である．上甲状腺動脈は外頸動脈の通常第一枝で，下行して甲状腺に達し前枝と後枝に分かれる．下甲状腺動脈は甲状頸動脈の最大の枝で，上行して甲状腺後面に達する．ときに腕頭動脈または大動脈弓から最下甲状腺動脈が出て，枝を出しながら気管前面を上行し峡部に達する（約10%）．月経や妊娠時には血流増加による甲状腺の腫大がみられる．甲状腺にはいると有窓性の毛細血管が個々の濾胞を囲み，バスケット状の密な濾胞周囲毛細血管網を形成する．甲状腺を出ると上・中・下の3対の甲状腺静脈が甲状腺と気管前面の甲状腺静脈叢となる．上甲状腺静脈は甲状腺左右葉の上極から，中甲状腺静脈は中ほどから，下甲状腺静脈は下極と峡部から血流を受ける．上・中甲状腺静脈は内頸静脈に注ぎ，下甲状腺静脈は左腕頭静脈（無名静脈ともいう）に注ぐ．リンパ液はおもに頸部の正中部を流れる．所属リンパ節は頸部中央区域リンパ節群および頸部外側区域リンパ節群に分けられる．

喉頭の感覚と運動を司る反回神経は，通常Zuckerkandl結節の後面を横切る．反回神経麻痺が

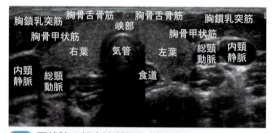

図1 甲状腺の超音波断層像（横断像）

生じると声帯は側方に偏位し，輪状甲状筋以外の喉頭内在筋が障害されて嚥下障害を起こす．上喉頭神経には外枝と内枝があり，外枝は下咽頭収縮筋と輪状甲状筋の運動神経，内枝は喉頭の感覚神経である．甲状腺はまた，副交感神経である迷走神経と上・中頸（交感）神経節線維の支配を受け，後者は血管を収縮させる（血管運動神経）．

甲状腺は濾胞構造の集合体である．濾胞は直径50～900 μmの球状体で，単層の濾胞上皮細胞で囲まれており，その内腔にはコロイドとよばれるゲル状物質を満たしている．濾胞上皮細胞は扁平～低立方形の腺上皮細胞で，甲状腺機能亢進症では円柱状となる．濾胞辺縁には傍濾胞細胞，C cellがある．

甲状腺ホルモンの種類

甲状腺ホルモンにはヨウ素が3分子結合したT_3と4分子結合したT_4がある．リバースT_3（rT_3）は非活性型のT_3である（図2）．①～③の理由で，T_4はプロホルモン，T_3は活性型ホルモンと考えることができる．①T_4は100%甲状腺で合成され，血中濃度はT_4がT_3の約50倍である．②全身のT_3のうち，甲状腺由来のものは20%であり，残りの80%は標的

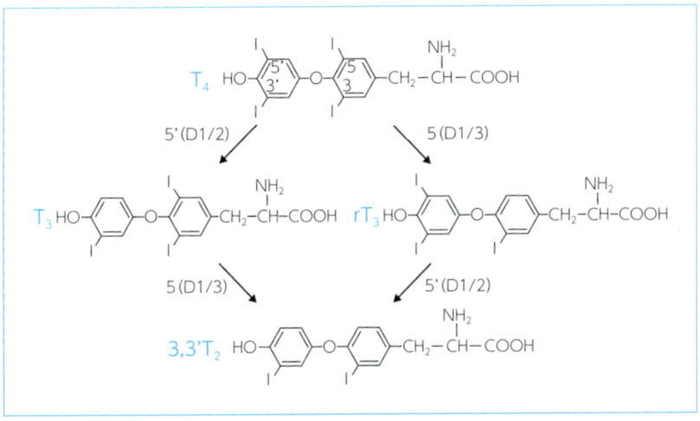

図2 甲状腺ホルモンの構造式と脱ヨウ素酵素による代謝

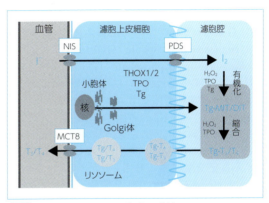

図3 甲状腺ホルモンの合成と分泌
THOX1/2(甲状腺酸化酵素), MCT8(モノカルボン酸トランスポーター).

臓器の細胞内でT_4から生成される.末梢組織の細胞質で脱ヨウ素酵素(iodothyronine deiodinase：IYD)により脱ヨウ素化されてT_3に変換される.③生物活性はT_3がT_4の4〜5倍高い.T_3は核内のTRに結合し,標的遺伝子の発現(転写)を制御して生体の発達や代謝を調節する.

甲状腺ホルモン(T_4, T_3)の大部分(99%以上)はサイロキシン結合グロブリン(thyroxine binding globulin：TBG),トランスサイレチン(thyroxine binding prealbumin：TBPA),アルブミンなどの蛋白と結合して循環貯蔵プール(circulating storage pool)として存在している.一方,微量の遊離型(遊離トリヨードサイロニン〈free triiodothyronine：FT_3〉,遊離サイロキシン〈free thyroxine：FT_4〉)は,拡散,あるいは,脳など一部の組織では能動的輸送によって細胞内に取り込まれ,生物活性を発揮する.

甲状腺ホルモンの合成

TSHはTRHの作用により下垂体で合成され,血中に分泌される.TRHは視床下部で合成され,下垂体門脈を介して下垂体のサイロトロープに到達する.TSHは甲状腺刺激ホルモン受容体(thyrotropin receptor：TSHR)を介して甲状腺に作用し,甲状腺の濾胞細胞を刺激して甲状腺ホルモンの合成・分泌を促す.甲状腺ホルモンは,ヨウ素を原料にして甲状腺濾胞細胞でのみ合成される.詳細には,TSHの作用により血中ヨウ素は濾胞上皮細胞の基底膜に存在するナトリウム/ヨウ化物シンポーター(Na^+/I^- symporter：NIS)によって能動的に細胞内に取り込まれ,20〜100倍に濃縮されて濾胞膜にあるペンドリン(pendrin：PDS)により濾胞腔に分泌される.基質であるサイログロブリン(Tg)と有機化酵素である甲状腺ペルオキシダーゼ(thyroid peroxidase：TPO)はリボソームで合成された後,Golgi装置を経て,濾胞腔側に輸送される.過酸化水素(H_2O_2)の合成は甲状腺酸化酵素(THOX1/2)により触媒される.TPOとH_2O_2の働きで,Tgのチロシン残基のヨウ素化(ヨウ素の有機化)と縮合反応によって甲状腺ホルモンが合成され,濾胞内に貯蔵される(モノヨードチロシン〈monoiodotyrosine：MIT〉→ジョードチロシン〈diiodotyrosine：DIT〉→T_3/T_4).TSHの作用で貯蔵のTg上の甲状腺ホルモンは甲状腺細胞により取り込まれ,リソソームで蛋白骨格が分解されて血中に分泌される(図3).

甲状腺ホルモンの代謝

T_4やT_3は,甲状腺ホルモン代謝酵素であるIYDによってヨウ素を取り除かれ,T_2に代謝される(図2).IYDには1型,2型,3型がある.1型IYDと2型IYDはおもにT_4をT_3に代謝する.健常者では,T_3の65%が2型IYDによって,35%は1型IYDによって産生される.1型IYDは,おもに肝臓,腎臓,甲状腺において,$rT_3 > T_4 > T_3$の順で脱ヨウ素化を行う.2型IYDは,おもに筋肉,脳,下垂体,皮膚,胎盤において,$T_4 > rT_3$の順で脱ヨウ素化を行う.3型IYDはT_4をrT_3に代謝する.IYDの発現は発達時期および組織特異的である.

甲状腺ホルモンの調節

TSHは甲状腺で甲状腺ホルモンの合成や分泌を促す一方,T_3は視床下部や下垂体ではTRHやTSHの発現を抑制する.このようにTSHの血中濃度は血中甲状腺ホルモン濃度を鋭敏に反映して変化し,甲状腺ホルモンの血中濃度は一定に保たれる.このシステムをネガティブフィードバック機構という.これにはTRβ2が関与する(本項「甲状腺ホルモン受容体」参照).

甲状腺刺激ホルモン受容体

甲状腺のTSHRは甲状腺上皮細胞(濾胞細胞)の細胞膜にある7回膜貫通型のG蛋白共役型受容体である.14染色体上にあり,1989年に同定された.

TSHRの細胞外ドメインにTSHやTRAbが結合すると，G蛋白αサブユニット（$G_α$）のグアノシン二リン酸（guanosine diphosphate：GDP）はグアノシン三リン酸（guanosine triphosphate：GTP）と交換され活性型$G_α$となる．活性型$G_α$は近傍の膜上にあるエフェクターとよばれるアデニル酸シクラーゼ（adenylate cyclase：AC）（アデノシン三リン酸〈ATP〉を基質として，環状アデノシン一リン酸〈cyclic adenosine monophosphate：cAMP〉とピロリン酸に変換する反応を触媒する酵素）やホスホリパーゼC（phospholipase C：PLC）（リン脂質分解酵素）を活性化する．すなわち，Gsのαサブユニット（Gsα subunit：Gsα）はACを活性化し，セカンドメッセンジャーとしてcAMPを，Gqのαサブユニット（Gqα subunit：Gqα）はPLCを活性化し，ホスファチジルイノシトール4,5-二リン酸（phosphatidylinositol 4 phosphatidylinositol 4,5-bisphosphate：PIP_2）を加水分解してイノシトール三リン酸（inositol trisphosphate：IP_3）やジアシルグリセロール（diacylglycerol：DAG）を合成する．cAMPはプロテインキナーゼA（protein kinase A：PKA）を，DAGはプロテインキナーゼC（protein kinase C：PKC）を活性化する．IP_3は小胞体に結合しCa^{2+}を遊離してCa^{2+}依存性の反応を引き起こす．PKAはcAMP応答配列結合蛋白（cAMP-responsive element binding protein：CREB）を，PKCはアクチベーター蛋白1（activator protein 1：AP-1）や核内因子κB（nuclear factor-κB：NF-κB）を刺激する．このようにして，TSHは甲状腺特異的転写因子である甲状腺転写因子1/2（thyroid transcription factor 1/2：TTF1/2）やペアドボックス蛋白8（PAX-8）などを活性化し，TPO，Tg，NIS遺伝子発現を刺激して甲状腺濾胞細胞の増殖・分化，ホルモン合成を促進する（図4）．

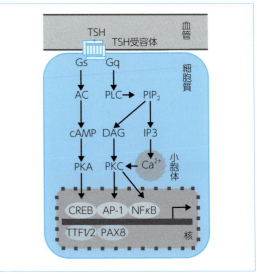

図4 甲状腺刺激ホルモン受容体によるシグナル伝達機構

甲状腺ホルモンの作用

甲状腺ホルモンは発達・分化や代謝，ホメオスタシスの維持といった多彩で，重要な効果をもたらす．胎生期から小児期では心身の発達（脳神経系や骨格の成長・発達）に多大な影響を与える．骨の長軸成長と骨年齢は促進し身長が伸びる．小児期の甲状腺ホルモン不足は骨端線骨化中心の発達遅延と形成異常により，おもに手足の短縮から低身長になる．両生類では変態に甲状腺ホルモンが関与する．ヒトでは胎児期に指間の水かきがこの作用で消失する．成人ではおもに新陳代謝（基礎代謝）に関与する．脂質代謝，糖代謝，アミノ酸代謝などのエネルギー代謝や骨代謝，薬物代謝にも影響する．甲状腺ホルモンの心筋へ作用により，心収縮力と心拍数は増加する．循環血液量は増大し前負荷は増加する．末梢の熱産生は亢進し，酸素消費量は増加する．末梢血管の弛緩により全身の血管抵抗は減少し，後負荷は減少する．これらの結果，甲状腺中毒症では心拍出量は増大し，収縮期高血圧となる．甲状腺機能亢進症における高血圧の特徴は脈圧の増大である．甲状腺機能低下症における高血圧の特徴は拡張期圧の上昇である．収縮期圧も上昇するが拡張期圧の変化のほうが強いので脈圧は減弱する．骨の成長・代謝（リモデリング）も甲状腺ホルモンの重要な作用である．甲状腺中毒症では破骨細胞と骨芽細胞がともに刺激され，骨のリモデリング周期は半分に短縮し，閉経後と同様，高回転型となる．甲状腺機能亢進症における血中アルカリホスファターゼ（ALP）の上昇は骨型である．成人ではCaやPの排泄は増加し，骨代謝は亢進する．おもに皮質骨の骨密度（bone mineral density：BMD）が低下し，特に閉経後女性や高齢男性では低TSH値は骨折の独立したリスク因子となり，高齢女性では大腿骨頸部骨折が増加する．

甲状腺ホルモンにはノンゲノミック作用もあると考えられている．TRアイソフォーム（本項「甲状腺ホルモン受容体」参照），または甲状腺ホルモンに対する膜受容体を介した特異的作用のことを指す．作用が確認されている臓器は褐色細胞，心臓，下垂体などである．作用部位は細胞膜，細胞質，細胞小器官（ミトコンドリア）などで，イオンチャネルの制御，酸化的リン酸化，ミトコンドリア遺伝子発現調節や，Ca^{2+}の誘導による細胞内セカンドメッセンジャーの生成，cAMPや蛋白キナーゼシグナリングカスケードに関与していると考えられている．

甲状腺ホルモン受容体

T_3は標的臓器の核内受容体に結合し，その生理活

1 甲状腺と甲状腺ホルモンの基礎知識

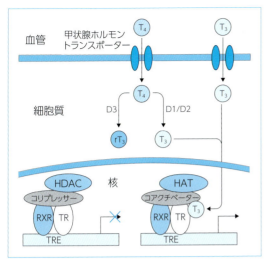

図5 標的細胞における甲状腺ホルモン作用の分子機構
〔2〕Brent GA：*J Clin Invest* 2012；**122**：3035. より改変〕

表1 甲状腺ホルモン受容体の各アイソフォームの機能

種類	機能
TRα1	成長，骨・腸の発育，脳の発達・分化，基礎心拍，糖代謝，体温調節などの生命維持
TRβ1	蝸牛・網膜の発達，肝臓における脂質代謝，心拍数の増加
TRβ2	下垂体における TSH の分泌調節

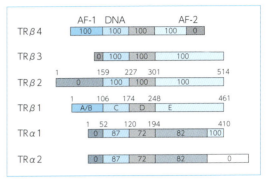

図6 甲状腺ホルモン受容体の種類
A〜E はドメイン名，その上の数字はアミノ酸番号，中の数字はドメイン間の相同性（％）．

性を発揮する[2]．標的臓器は全身のほぼすべての組織であり，蛋白合成や基質代謝（substrate turnover）に関与する．TR は T_3 があってもなくてもレチノイド X 受容体（retinoid X receptor：RXR）とヘテロダイマーを形成して標的遺伝子の T_3 応答領域（T_3 response element：TRE）に結合している．しかし，TR と結合する転写共役因子群は T3 の結合の有無によって一変する．T_3 によって刺激される遺伝子では，T_3 の結合していない TR はコリプレッサーとの結合を介してヒストン脱アセチル化酵素（histone deacetylase：HDAC）と結合，クロマチン構造は閉鎖して転写は抑えられている．T_3 が TR と結合するとコリプレッサーが離れてコアクチベーターが結合，ヒストンアセチル化酵素（histone acetyltransferase：HAT）の作用でクロマチンが開放され，様々な転写因子が動員されて転写が開始される（図5）．

T3 の作用は組織ごとに異なるが，局所での T3 生成量と TR アイソフォームの分布の違いによる．TR には α 型と β 型がある．β 型はさらに β1 と β2 の 2 種類に分けられる．それぞれの機能を表1に示す．癌遺伝子 *v-erb A* の癌原遺伝子 *c-erb A* として，2 種類の受容体（TRα：17 染色体と TRβ：3 染色体）が

1986 年に同定された．その他，TRβ3（ラットのみ）と T_3 の結合しない TRα2 や TRβ4[3]が見出されている（図6）．TR は他の核内受容体同様，分子の中央に DNA 結合領域を有し，N 末端に比較的短い転写活性化領域（activation function：AF）-1 領域と C 末端に T_3 およびコファクター（転写共役因子）と結合する AF-2 領域をもつ．アイソフォーム特異的アナログが，高コレステロール血症，脂肪肝，肥満，心不全などの治療薬として開発されつつある．

◆◆ 文 献 ◆◆

1) 国立がん研究センターがん対策情報センターホームページ http://ncc.ctr-info.com/text/?action=common_download_main&upload_id=686（2018 年 3 月確認）
2) Brent GA：*J Clin Invest* 2012；**122**：3035.
3) Tagami T, *et al*.：*Biochem Biophys Res Commun* 2010；**396**：983-988.

第7章 甲状腺疾患

2 Basedow 病

POINT

- 甲状腺刺激ホルモン受容体抗体（TRAb）は，感度特異度はほぼ100％に近いが無痛性甲状腺炎でもまれに陽性になる場合があるので，眼症状や問診での甲状腺中毒症状の期間を参考にして診断する．
- 抗甲状腺薬には致死的な副作用があり，内服中は常に注意が必要である．
- 抗甲状腺薬治療を2～3年継続して寛解に入らない場合は^{131}I内用療法，手術についても患者に説明する．

病態

TSH受容体（TSH receptor：TSHR）刺激型抗体により甲状腺濾胞細胞の増殖と甲状腺ホルモン合成が亢進する臓器特異的自己免疫疾患である．外眼筋と眼窩脂肪組織の腫大により眼症を伴う場合が多い．甲状腺機能正常で眼症のみを認める場合，正常甲状腺機能 Gravse 症（euthyroid Graves' disease），非常にまれであるが甲状腺機能低下症で眼症を認める場合（甲状腺機能低下 Graves 症〈hypothyroid Graves' disease〉）もある．

疫学

2001年の報告からわが国の患者数は92,400～138,600人（0.073～0.11％）と推定されている[1]．男女比は1：4である．好発年齢は20～30歳代であるが，高齢化とともに70～80歳代で発症する症例も存在する．

主要症候

甲状腺腫，甲状腺機能亢進症に伴う症状，眼症状，皮膚症状，手指先端変化（acropathy）に分けられる．

甲状腺腫はびまん性であるが，未治療時に腺腫様甲状腺腫，腺腫，甲状腺癌の合併が17.8％に認められている[2]．この場合は一部結節状に触知する．甲状腺腫は若年女性では見つけやすいが，男性では女性より甲状腺が下方にあること，胸鎖乳突筋が発達しているためにわかりにくいことがある．また，高齢者では甲状腺腫は小さく触知困難な場合もある．

甲状腺機能亢進症に伴う症状は動悸，息切れ，発汗，体重減少，手指振戦などであり，男性では周期性四肢麻痺がしばしば認められる．体重減少は中高年者ではほぼ必発であるが，若年では食欲亢進のためにむしろ増加する場合がある．

眼症状は，TRAbが眼窩脂肪組織，外眼筋線維芽細胞を刺激することにより起こる．若年者では脂肪組織の増生が，中高年者では外眼筋腫大が変化の中心である．眼球突出，眼瞼腫脹，複視，視力低下などの症状が出現する．未治療Basedow病患者では約70％に眼症を認める．

皮膚症状は皮膚の線維芽細胞からグリコサミノグリカンが過剰に産生され真皮と皮下組織に沈着することにより生じる．ほとんどは前脛骨にみられるので前脛骨粘液水腫とよばれているが，まれに肩，背部，手背部にみられることがある．日本人のBasedow病ではまれであり，ほとんどの患者は眼症を伴っており，眼症も重症が多い．

手指先端変化は前脛骨粘液水腫よりもさらにまれであり，重篤な自己免疫異常の指標である．手指先端変化の最も一般的な変化は，ばち状指であり手指および足指にみられる．

検査

1）血液検査

甲状腺機能亢進症ではFT$_3$，FT$_4$は高値，TSHは抑制される．TRAbはほとんどの症例で陽性である．TRAbの測定方法にはTSHがTSHRに結合するのをTRAbが競合阻害する活性をみる甲状腺刺激ホルモン結合阻害免疫グロブリン（TSH binding inhibitory immunoglobulins：TBII）法と，TRAbがTSHRに結合して産生されるセカンドメッセンジャーであるcAMPを測定するThyroid stimulating antibody（TSAb）法の2種類がある．未治療甲状腺機能亢進症のBasedow病の感度特異度はほぼ100％に近いが，無痛性甲状腺炎，亜急性甲状腺炎などでも（＋）になることがあるので，あくまで補助診断である．正常甲状腺機能Graves症ではTBIIの陽性率は13～40％，TSAbは22～82.9％，甲状腺機能低下Graves症はTBII，TSAbともほぼ100％である．抗サイログロブリン抗体（anti-thyroglobulin antibody），抗TPO抗体は自己免疫疾患であるので陽性になる場合もあるが，診療において有用性は少ない．

2）甲状腺超音波検査

甲状腺機能亢進症では甲状腺内の血流が増加するので無痛性甲状腺炎との鑑別に有用である．甲状腺腫が大きいほど病勢が強いが，超音波検査にて甲状

表1	バセドウ病の診断ガイドライン

a) 臨床所見
　1. 頻脈，体重減少，手指振戦，発汗増加等の甲状腺中毒症所見
　2. びまん性甲状腺腫大
　3. 眼球突出または特有の眼症状
b) 検査所見
　1. 遊離T_4，遊離T_3のいずれか一方または両方高値
　2. TSH低値（0.1 μU/mL以下）
　3. 抗TSH受容体抗体（TRAb，TBII）陽性，または刺激抗体（TSAb）陽性
　4. 放射性ヨード（またはテクネシウム）甲状腺摂取率高値，シンチグラフィでびまん性
1) バセドウ病
　a)の1つ以上に加えて，b)の4つを有するもの
2) 確からしいバセドウ病
　a)の1つ以上に加えて，b)の1, 2, 3を有するもの
3) バセドウ病の疑い
　a)の1つ以上に加えて，b)の1と2を有し，遊離T_4，遊離T_3高値が3ヶ月以上続くもの
【付記】
1. コレステロール低値，アルカリフォスターゼ高値を示すことが多い．
2. 遊離T_4正常で遊離T_3のみが高値の場合が稀にある．
3. 眼症状があり TRAb または TSAb 陽性であるが，遊離T_4および TSH が正常の例は euthyroid Graves' disease または euthyroid ophthalmopathy といわれる．
4. 高齢者の場合，臨床症状が乏しく，甲状腺腫が明らかでないことが多いので注意をする．
5. 小児では学力低下，身長促進，落ち着きの無さ等を認める．
6. 遊離T_3（pg/mL）/遊離T_4（ng/dL）比は無痛性甲状腺炎の除外に参考となる．
7. 甲状腺血流測定・尿中ヨウ素の測定が無痛性甲状腺炎との鑑別に有用である．

〔バセドウ病の診断ガイドライン．日本甲状腺学会ホームページ．http://www.japanthyroid.jp/doctor/guideline/japanese.html#basedow〕

腺腫のサイズを測定することで客観的に病勢を知ることができる．

3) ^{123}I 甲状腺シンチグラフィ検査

TRAb陰性の場合に確定診断のために行う．びまん性に取り込みを認める．甲状腺24時間摂取率の基準値は10〜35%くらいであるが，軽度甲状腺機能亢進症では基準値内であることもある．

診　断

甲状腺中毒症を伴う場合の診断は日本甲状腺学会の策定した診断基準に従う（表1[3]，図1）．甲状腺機能が正常または低下の場合は眼症の有無によって診断されるが，眼球突出などの眼症状を認めた場合，眼窩内の炎症（特発性眼窩炎，IgG4関連疾患など），偽腫瘍，肉芽腫，腫瘍，悪性リンパ腫，膿瘤，粘液嚢胞，頸動脈—海綿静脈洞瘻などの二次性眼球突出を除外する必要がある．甲状腺機能低下 Graves 症では TBII，TSAb は（＋）であるが，正常甲状腺機能 Graves 症では陰性の場合もある．

治　療

メチマゾール（MMI），プロピルチオウラシル（propylthiouracil：PTU），無機ヨウ素による薬物療法，^{131}I 内用療法，手術の3種類の治療法がある．甲状腺機能亢進症ではまず薬物治療から開始する．

1) 薬物治療

❶ 未治療時投与法

第一選択薬は MMI である．催奇形性の問題から妊娠初期（15週目まで）はPTUを使用する．授乳は，PTU は 300 mg/day 以下，MMI は 10 mg/day 以下では問題ない．15〜20 mg/day では MMI を服用後乳汁中濃度が高い6時間程度（可能ならば12時間程度）は人工栄養とする．

内服回数は，MMI は1日1回，PTU は朝夕の2回に分ける．初期投与量は FT_4 値によって変更する．1つの目安であるが $FT_4 ≦ 5$ ng/dL：MMI 15 mg，$5 < FT_4 < 7.7$（測定範囲上限）ng/dL では患者の状態で MMI 15 mg または 30 mg，FT_4 が測定範囲上限以上では MMI 30 mg を投与する．MMI 30 mg は 15 mg に比較して薬疹などの副作用が多い．それゆえに $FT_4 > 5$ ng/dL では MMI 15 mg に無機ヨウ素 38 mg（ヨウ素カリウム丸1錠に相当する）を併用してもよい[4]．この方法では副作用は MMI 30 mg より少なく，効果と寛解率は同等である[4]．無顆粒球症，重症肝機能障害などの副作用は，服薬開始後3か月以内がほとんどである．そのため服薬開始2か月間は2週間ごとに副作用のチェックが必要である．

❷ 副作用

多くの副作用は内服開始3か月以内に出現するが，偽全身性エリトマトーデス（pseudo systemic lupus erythematosus：pseudo SLE），抗好中球細胞質抗体関連血管炎（anti-neutrophil cytoplasmic antibody〈ANCA〉-associated vasculitis）は長期間服用後に発症する場合が多い．無顆粒球症，薬疹などは，初回投与期間中はみられなくとも再燃，再発後の再投与時に出現することがある．再投与時も副作用に注意する必要がある．

2) ^{131}I 内用療法

若年者では発癌の可能性がまだ完全には否定されていないので19歳以上が対象である．

絶対的適応は抗甲状腺薬で重篤な副作用が出現した場合，MMI，PTU とも副作用で使用できない場合である．相対的適応は，抗甲状腺薬治療にてコン

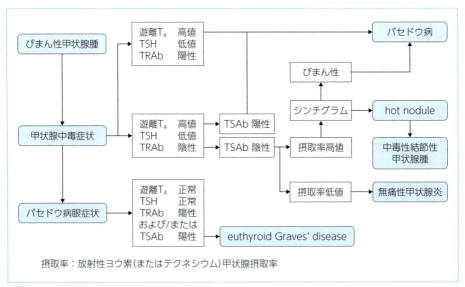

図1 バセドウ病診断のフローチャート
〔日本甲状腺学会：甲状腺疾患診断ガイドライン2010．日本甲状腺学会HP　http://www.japanthyroid.jp/doctor/guideline/japanese.html より作成〕

トロール不良や寛解が望めない場合，甲状腺腫の縮小を希望する場合，手術後の再発などが適応である．絶対禁忌は妊婦，6か月以内に妊娠する可能性がある女性，授乳婦で，相対的禁忌は活動期または重症の甲状腺病眼症である．

3）手術

適応は甲状腺癌などの腫瘍を合併した場合，副作用のために抗甲状腺薬が使用できず^{131}I内用療法を希望しない場合，妊娠中に副作用のために抗甲状腺薬を使用できなくなった場合である．

予　後

治療法によって異なる．薬物治療の寛解率は，対象，解析の方法によって大きく異なるが数年以内の治療では，14.8〜81％と報告されている[4〜6]．一般的に甲状腺腫が大きいものは病勢が強く寛解に入りにくい．無機ヨウ素単独治療では寛解率は40％と報告されている[7]．^{131}I内用療法は，確実に長期間甲状腺機能正常にできる方法がなく，近年では多くの施設で1〜2年以内の甲状腺機能低下症を目標に治療されている．甲状腺亜全摘術での再発率は10.9〜14.1％[8]であり近年は再発を防ぐ目的から全摘術が広まっている．

◆◆ 文 献 ◆◆

1) Akamizu T, et al.：Endocr J 2003；**50**：429-36.
2) Mukasa K, et al.：Thyroid 2011；**21**：37-41.
3) 日本甲状腺学会HP　http://www.japanthyroid.jp/doctor/guideline/japanese.html（2018年3月確認）．
4) Sato S, et al.：Thyroid 2015；**25**：43-50.
5) Kashiwai T, et al.：Endocr J 2003；**50**：45-49.
6) Mashio Y, et al.：Endocr J 1997；**44**：553-558.
7) Okamura K, et al.：J Clin Endocrinol Metab 2014；**99**：3995-4002.
8) Sugino K, et al.：Endocr J 2008；**55**：161-167.

3 甲状腺クリーゼ

POINT

- 致死的な救急疾患である．
- わが国の診断基準が作成され活用されている[1,2]．
- 治療アルゴリズムを含む診療ガイドラインが最近作成された[3,4]．
- 早期の診断と治療が予後改善に重要である．

病態

生命を脅かすような甲状腺中毒状態を甲状腺クリーゼとよぶ．多臓器における非代償性状態を特徴とし，高熱，循環不全，意識障害，下痢・黄疸などを呈する．しばしば感染，手術，ストレスを誘因として発症する．発症機序は不明である．甲状腺機能検査では通常の甲状腺中毒症と区別できず，あくまでも臨床的症状・徴候に基づいて診断される．甲状腺ホルモンレベルが著明に高くない場合でも発症する．放置すれば死に至り，迅速な診断と治療がなされても致死率は 10% 以上に達する[1]．

疫学

まれな病態であるが，わが国において年間約 150 件発生している[1]．甲状腺基礎疾患としては Basedow 病が最も多いが，機能性甲状腺腫瘍や破壊性甲状腺中毒症に伴って発症した報告もある．かつては Basedow 病の甲状腺亜全摘術後発症する外科的甲状腺クリーゼが多かったが，術前の甲状腺機能コントロールが厳格にされるようになったため，内科的甲状腺クリーゼがほとんどである．わが国で行われた全国疫学調査では，甲状腺クリーゼの約 70% に誘因の存在が認められ，抗甲状腺薬の服用不規則・中断と感染症が最も多かった[1]．

主要症候

全身性症候，臓器症候，甲状腺基礎疾患関連症候，の 3 つに大別できる．全身性症候は，高体温（しばしば 38℃ 以上），高度の頻脈や多汗，意識障害，ショックなどが代表的である．臓器症候として，息切れ・動悸などの循環不全・呼吸不全，興奮・昏迷・昏睡などの中枢神経症状，下痢・嘔吐・黄疸などの消化器症状などが特徴的である．甲状腺基礎疾患関連症候としては，甲状腺腫や眼球突出があげられる．

検査

1) 甲状腺機能検査

甲状腺ホルモンレベルを把握するために，FT_3，FT_4，TSH を測定する．ただし，甲状腺クリーゼが強く疑われて全身状態が重篤である場合，ホルモン測定結果が出る前に治療を開始すべきである．甲状腺ホルモンレベルは非甲状腺クリーゼの甲状腺中毒症と有意な差異はない．重症の非甲状腺疾患状態でもあるので，FT_3 や FT_3/FT_4 は低下傾向にある．甲状腺疾患の合併が不明な場合，甲状腺超音波検査や甲状腺シンチグラフィが有用な時がある．甲状腺基礎疾患として Basedow 病が最も多いが，病因が不明の場合は TRAb を測定する．

2) 一般検査

全身状態の把握のため，一般的な血液・生化学検査，胸部 X 線，心電図は必須である．しばしば，肝機能異常（黄疸を含む）や腎機能異常を伴い，それらの重症度は予後との関連が深い．重症度の指標として，acute physiology and chronic health evaluation（APACHE）II スコアが有用と考えられており[1,2]，その生理的パラメータに含まれる動脈血酸素化能（吸入酸素分画〈fraction of inspiratory oxyge：FiO_2〉），動脈血 pH，血清 Na，血清 K，血清 Cr，ヘマトクリット値，白血球数を測定する．一般的に，甲状腺クリーゼでは相対的副腎皮質機能低下状態になり，時には副腎皮質機能低下症を合併するので，その点からも電解質のチェックは重要である．誘因のある場合は，それに関する検査を平行して行う．

3) 臓器不全

循環不全，中枢神経障害，肝機能異常などの臓器不全については，各々専門的検査（心臓超音波検査，スワンガンツ®カテーテルによる心機能評価，脳波など）を行う．また，播種性血管内凝固症候群（disseminated intravascular coagulation：DIC）の診断としてフィブリン分解産物（fibrin degradation product：FDP）または D-ダイマーを測定する．

診　断

　あくまで臨床症状に基づいて診断される．日本甲状腺学会および日本内分泌学会によって「甲状腺クリーゼの診断基準（第2版）」が作成されている（表1）[1,3]．甲状腺中毒症の存在またはその疑いを必須とし，2つの全身症状（発熱と頻脈）と3つの臓器症状（循環，中枢神経，消化器）の組み合わせから診断する．特に，甲状腺クリーゼに最も合併が多く特異的である中枢神経症状を重視して組み合わせを考案している．各症状に関しては，具体的なカットオフを設定（発熱38.0℃以上，脈拍〈心拍数〉130回/min以上，中枢神経症状と消化器症状からそれぞれ興奮と腹痛を除外，黄疸の基準を3 mg/dLを超えるもの，心不全の重症度をNew York Heart Association（NYHA）分類4度またはKillip分類3度以上）して診断の特異性，感度，陽性予測値，陰性予測値をあげるように工夫されている．また，高齢者に関する配慮（表1，注6参照）も行われていることが特徴である．致死的な疾患であるので，見落としや治療の遅れを回避するために，疑い例も設定されている．

治　療

　甲状腺クリーゼ確実例または疑い例と診断されたら，まず全身的評価を行い，重症度によって，ICUへの入室を適切に行う（図1）．APACHE IIスコア≧9ではICU入室とする[2,4]．甲状腺クリーゼの可能性がある時は，疑診の段階でも治療を始めることが肝要である．専門医にできるだけ早期にコンサルトする．

　甲状腺中毒症の加療はBasedow病の場合，①抗甲状腺薬，②無機ヨウ素，③副腎皮質ステロイドを投与する．抗甲状腺薬の投与は大量に行う（例：チアマゾール〈メルカゾール®〉3錠〈15 mg〉/回を6時間ごとに経口または胃管投与，あるいはチアマゾール3筒〈30 mg〉/day点滴静注）[3,4]．無機ヨウ素の投与は，従来，抗甲状腺薬投与後1時間以上空けることになっていたが，早期の甲状腺ホルモン分泌抑制作用を期待して抗甲状腺薬投与後速やかに投与すべきと考えられる（例：ヨウ化カリウム50 mg/回または内服用ルゴール同等量を6時間ごとに投与）[2,4]．副腎皮質ステロイドは抗ショック作用に加えてT_4からT_3への変換抑制作用があり，甲状腺クリーゼでは相対的副腎皮質機能不全状態にある（例：ヒドロコルチゾン100 mg×3回/day静注，またはデキサメタゾン8 mg/day）ため，初期から併用する．

　全身管理としては，一般的な緊急処置や十分な輸液と電解質補正を実施し，高熱を認めた場合は徹底した身体の冷却と解熱薬投与を行う．解熱薬としては，遊離型甲状腺ホルモンの上昇をきたす可能性の

表1　甲状腺クリーゼの診断基準

定義

　甲状腺クリーゼ（Thyrotoxic storm or crisis）とは，甲状腺中毒症の原因となる未治療ないしコントロール不良の甲状腺基礎疾患が存在し，これに何らかの強いストレスが加わった時に，甲状腺ホルモン作用過剰に対する生体の代償機構の破綻により複数臓器が機能不全に陥った結果，生命の危機に直面した緊急治療を要する病態をいう．

必須項目

　甲状腺中毒症の存在（遊離T_3および遊離T_4の少なくともいずれか一方が高値）

症状（注1）
1. 中枢神経症状（注2）
2. 発熱（38度以上）
3. 頻脈（130回/分以上）（注3）
4. 心不全症状（注4）
5. 消化器症状（注5）

確実例

　必須項目および以下を満たす（注6）．
a. 中枢神経症状＋他の症状項目1つ以上，または，
b. 中枢神経症状以外の症状項目3つ以上

疑い例

　a. 必須項目＋中枢神経症状以外の症状項目2つ，または
　b. 必須項目を確認できないが，甲状腺疾患の既往・眼球突出・甲状腺腫の存在があって，確実例条件のaまたはbを満たす場合（注6）．

（注1）明らかに他の原因疾患があって発熱（肺炎，悪性高熱症など），意識障害（精神疾患や脳血管障害など），心不全（急性心筋梗塞など）や肝障害（ウイルス性肝炎や急性肝不全など）を呈する場合は除く．しかし，このような疾患の中にはクリーゼの誘因となるため，クリーゼによる症状か単なる併発症か鑑別が困難な場合は誘因により発症したクリーゼの症状とする．

このようにクリーゼでは誘因を伴うことが多い．甲状腺疾患に直接関連した誘因として，抗甲状腺剤の服用不規則や中断，甲状腺手術，甲状腺アイソトープ治療，過度の甲状腺触診や細胞診，甲状腺ホルモン剤の大量服用などがある．また，甲状腺に直接関連しない誘因として，感染症，甲状腺以外の臓器手術，外傷，妊娠・分娩，副腎皮質機能不全，糖尿病ケトアシドーシス，ヨード造影剤投与，脳血管障害，肺血栓塞栓症，虚血性心疾患，抜歯，強い情動ストレスや激しい運動などがある．

（注2）不穏，せん妄，精神異常，傾眠，けいれん，昏睡．Japan Coma Scale（JCS）1以上またはGlasgow Coma Scale（GCS）14以下．

（注3）心房細動などの不整脈では心拍数で評価する．

（注4）肺水腫，肺野の50%以上の湿性ラ音，心原性ショックなど重度な症状．New York Heart Association（NYHA）分類4度またはKillip分類III度以上．

（注5）嘔気・嘔吐，下痢，黄疸（血中総ビリルビン＞3 mg/dL）

（注6）高齢者は，高熱，多動などの典型的クリーゼ症状を呈さない場合があり（apathetic thyroid storm），診断の際注意する．

〔2）赤水尚史，他：甲状腺クリーゼの診断基準（第2版）
http://www.japanthyroid.jp/doctor/img/crisis2.pdf〕

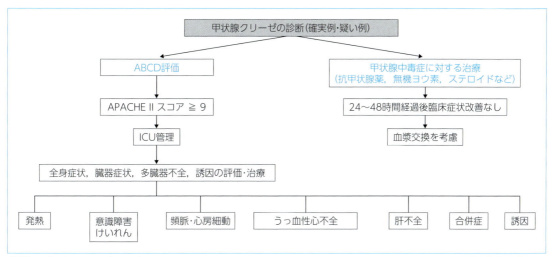

図1 甲状腺クリーゼの治療
APACHE (acute physiology and chronic health evaluation).

ある非ステロイド性抗炎症薬(non-steroidal anti-inflammatory drugs：NSAIDs)よりその作用が少ないアセトアミノフェン(例：アンヒバ®坐薬〈1回500 mg，1日1,500 mg〉，カロナール®，アセトアミノフェン「JG」®)の使用が勧められる．

頻脈に対してはβ遮断薬で心拍数をコントロールするが，心不全を伴う場合は厳格な心血行動態モニターとそれに応じた治療を行う．できるだけ短時間作用型のβ1選択性遮断薬(例：ランジオロール〈オノアクト®〉)やビソプロロール〈メインテート®〉)を用いる．心不全を伴う場合，プロプラノロール(インデラル®)の過剰投与には注意が必要である．わが国における全国疫学調査では，Killip 3度以上の症例に認められた死亡例はすべてプロプラノロール使用例であり，β1選択性薬剤が使用されていた症例では死亡例がなかった[3,4,5]．循環器症状による死因が最多であることを鑑み，重症例では心臓専門医とともに集学的治療を図ることが重要である．最重症例には人工心肺も考慮する．

中枢神経症状(せん妄，けいれんなど)があるときは鎮静薬(例：ハロペリドール〈セレネース®〉)や抗けいれん薬(例：ジアゼパム〈セルシン®〉)を使用する．黄疸を伴う重症肝不全や心不全を含む多臓器不全では，血漿交換(＋〈高流量〉血液濾過透析)も考慮する．

甲状腺クリーゼの誘因で対応可能な場合は適切な処置を施す．たとえば，感染による場合は抗菌薬の投与などを行う．

予後

現在においても致死率は高く，約10％である[1]．

まとめ

甲状腺診療における救急の代表例である．まれな病態であるが，致死率は高い．甲状腺クリーゼの可能性のあるときは，臨床診断で疑診の段階で治療を始めることが肝要である．

◆ 文献 ◆

1) Akamizu T, et al.：Thyroid 2012；**22**：661-679.
2) Satoh T, et al.：Endocr J 2016；**63**：1025-1064.
3) 赤水尚史，他：甲状腺クリーゼの診断基準(第2版) http://www.japanthyroid.jp/doctor/img/crisis2.pdf(2018年3月確認).
4) 日本甲状腺学会，日本内分泌学会：甲状腺クリーゼ診療ガイドライン2017．南江堂，2017.
5) Isozaki O, et al.：Clin Endocrinol(Oxf) 2016；**84**：912-918.

4 甲状腺眼症（Basedow 病眼症）

POINT

- 甲状腺眼症は Basedow 病の 25～50％，橋本病の 2％ にみられる．
- 遺伝因子や環境因子を背景に，甲状腺刺激ホルモン受容体（TSHR）に対する自己免疫機序により，Müller 筋，上眼瞼挙筋，外眼筋，脂肪組織，涙腺に炎症をきたす．リンパ球浸潤，グルコサミノグリカンの産生，脂肪組織の増生や外眼筋腫大がみられる．
- 眼症状は多彩で（上眼瞼後退，眼瞼腫脹，眼球突出，涙液分泌低下，結膜・角膜障害，複視，視力低下など），重症例では QOL が著しく損なわれる．
- MRI により，眼症の活動性や重症度を適切に評価し，病態に応じた治療法を選択する．
- 点眼薬，ステロイド薬の局所注射，パルス療法，放射線外照射療法，眼科的視機能回復術，眼窩減圧術などが選択される．

病態

甲状腺眼症（Basedow 病眼症）は，Basedow 病や橋本病に伴ってみられる眼窩組織（眼瞼や涙腺，後眼窩の外眼筋や脂肪組織など）の自己免疫性炎症性疾患である[1,2]．

発症機序としては，おもに甲状腺刺激ホルモン受容体（thyrotropin receptor：TSHR）に対する自己免疫機序が想定されているが，詳細は不明である．遺伝因子（TSHR や免疫調節分子などの遺伝子多型），環境因子（喫煙など），眼窩線維芽細胞の多様性（TSHR を発現する CD34$^+$ 眼窩線維芽細胞，IGF-1 受容体を発現する CD34$^-$ 眼窩線維芽細胞，Thy-1 を発現する眼窩線維芽細胞が活性化して，それぞれ脂肪分化，T 細胞の遊走，外眼筋の線維化に関与）なども病態に関与している[3]．

Müller 筋のれん縮，上眼瞼挙筋，外眼筋，脂肪組織，涙腺にリンパ球やマクロファージの浸潤がみられ，線維芽細胞が活性化し，グルコサミノグリカンの産生，脂肪組織の増生や外眼筋腫大をきたす．眼症状は多彩で，上眼瞼後退，眼瞼腫脹，眼球突出，涙液分泌低下，結膜・角膜障害，重症例では眼球運動障害や視力低下をきたして，QOL を著しく損なう．

疫学

甲状腺眼症は，Basedow 病の 25～50％，慢性甲状腺炎の 2％ にみられる．甲状腺眼症の 80％ は甲状腺機能亢進症を伴う．20％ は Basedow 病の既往のない甲状腺機能正常者または甲状腺機能低下症患者であり，それぞれ甲状腺機能正常 Graves 病（euthyroid Graves'disease），甲状腺機能低下 Graves 病（hypothyroid Graves'disease）とよばれる．多くは甲状腺機能亢進症とほぼ同時期に発症するが，眼症が先行したり，遅れることもある．

発症年齢は二峰性（女性は 40～44 歳と 60～64 歳）で，女性は男性より 5 歳ほど若い．40 歳未満では脂肪組織の増生が，60 歳以上では外眼筋腫大が優位である[4]．甲状腺眼症も女性に多いが，女性/男性比は重症度によって異なる（軽症 9.3，中等症 3.2，重症 1.4）．小児の眼症はまれ（思春期前 10 万人当たり 0.1 人，思春期以降が 3.0 人）で，症状も軽く，軟部組織の症状や眼球突出が多くみられる．視神経症はアジア人で多くみられる．これは眼窩が浅く，先端部が狭いことによると考えられる．

自然経過は，眼症が発症・進行する活動期と自然に回復し，症状が固定する非活動期に分けられる．活動期は発症後の 6～24 か月間で，リンパ球浸潤，線維芽細胞の増殖や浮腫が特徴であり，免疫抑制療法の適応となる．非活動期は線維化の時期であり，重症例では視機能障害を残す．免疫抑制療法の効果はみられないので，視機能回復術などの手術療法が行われている．眼症（−）または軽症の患者の 2.6～13.5％ が中等症～重症の眼症へ進展する．

眼症の発症や増悪には，性，年齢，人種，遺伝因子や喫煙，TSH 受容体抗体（TRAb），甲状腺機能異常，^{131}I 甲状腺内用療法など種々のリスク因子の関与が示唆されている．これらは予後の予測にも有用であるばかりでなく，喫煙，TRAb，甲状腺機能異常，^{131}I 甲状腺内用療法などは修正可能なリスク因子であり，治療上も重要である．

診断

甲状腺眼症は，Basedow 病や橋本病に伴ってみられる眼窩組織の自己免疫性炎症性疾患である．

1）症状

眼瞼腫脹，眼の異物感，違和感，乾燥感，流涙，

表1 甲状腺眼症の重症度評価

		障害なし	軽度の障害	中等度の障害	高度の障害
I	眼瞼後退	眼瞼開大 8 mm 未満	8〜10 mm 未満	10〜12 mm 未満	12 mm 以上
II	眼瞼腫脹	なし	軽度	中等度	高度 眼瞼睫毛内反　兎眼
	結膜	所見なし	うっ血，充血，浮腫	上方輪部角結膜炎	上強膜血管怒張
III	眼球突出度	15 mm 未満	15〜18 mm 未満	18〜21 mm 未満	21 mm 以上
IV	外眼筋	所見なし	周辺視で複視	第1眼位以外での複視	第1眼位で複視
V	角膜	所見なし	兎眼性浸潤　角膜全体におよぶ浸潤	潰瘍	穿孔，壊死
VI	視神経・網膜	所見なし	乳頭発赤・浮腫 視力：0.3〜1.0 未満	球後視神経症 0.1〜0.3 未満	うっ血乳頭，乳頭周辺網膜のびまん性混濁，網脈絡膜皺襞 0.1 未満

■最重症の眼症，■中等症〜重症の眼症，■軽症の眼症.
〔(2) 廣松雄治：甲状腺専門医ガイドブック，日本甲状腺学会(編)，診断と治療社 2016；250-255. より一部改変〕

眼窩深部痛，眼球突出，複視，霧視，視力低下など多彩で，QOL が損なわれる．

2) 眼科診察所見

眼瞼腫脹，発赤，Dalrymple 徴候(眼裂開大，上眼瞼後退)，Graefe 徴候(下方視時の上胸膜の露出)，結膜充血と浮腫，眼球突出，涙液分泌障害，角膜障害，複視を避けるための頭位傾斜，眼球運動障害や視力低下を認める．

3) 除外規定

眼窩内の炎症(特発性眼窩炎症，IgG4 関連疾患など)，偽腫瘍，肉芽腫，腫瘍，悪性リンパ腫，膿瘍，粘液嚢胞，頸動脈─海綿静脈洞瘻など二次性眼球突出をきたす疾患を否定する．

❶ 眼症の専門医への紹介の基準

眼症の発症は甲状腺疾患の発症とほぼ同時期が多いが，1年前後先行したり遅れたりするので，一般眼科医や一般内科医を受診する機会も多い．

a) 至急紹介すべき症例

原因不明の視力低下や色覚異常，急激な眼球突出の既往，角膜混濁，兎眼や視神経乳頭浮腫を有する最重症例[2,5]．

b) 緊急でないが紹介すべき症例

過去1か月に渡る羞明，眼の違和感，眼球または球後の痛み，眼所見の変化に対する不安感，複視や眼瞼後退，眼瞼や結膜の発赤腫脹，眼球運動障害がみられる症例．複視を避けるための頭位傾斜や片眼性の Dalrymple 徴候や Graefe 徴候がみられる場合も，専門医を紹介し，MRI を用いた早期診断が推奨される．

❷ 眼症の専門医療機関での診察

重症度と活動性，QOL を評価する[1,5]．眼症の病態把握や免疫抑制療法の効果予測に，MRI が推奨される[1,2]．

a) 眼症の重症度の判定（表1）[2]

ⓐ最重症

視神経障害や角膜障害により失明の可能性がある場合．

ⓑ中等症〜重症

眼症状により日常生活に深刻な障害をきたしており，積極的治療が必要な場合で，2 mm 以上の眼瞼後退，中等度ないし重度の軟部組織所見，正常より 3 mm 以上の眼球突出，常に複視がみられる場合など．

ⓒ軽症

眼症による日常生活への障害は僅かで，2 mm 未満の軽度眼瞼後退，軽度の軟部組織所見，正常より 3 mm 未満の眼球突出，一時的な複視，点眼薬で改善する角膜露出などがみられる場合．しかし，MRIにて活動性の病変が明らかになる場合も多く，その場合は適切な治療が必要となる[2]．

b) 眼症の活動性の判定

眼窩部痛(違和感)，眼球運動時の痛み，眼瞼発赤，眼瞼腫脹，結膜充血，結膜浮腫，涙丘の腫脹の7項目からなる clinical activity score (CAS) が3点以上であれば活動性があると判定，パルス療法や放射線外照射療法などの適応となる[5]．しかし超高齢化社会を迎えたわが国では CAS が低くても視神経症をきたす例も多く，眼窩部MRI による評価が推奨される．

c) 眼窩 MRI による評価

冠状断，水平断，矢状断にて撮像する．眼瞼，外眼筋，脂肪組織，涙腺の病変が描出される．腫大した外眼筋の T2 緩和時間の延長や脂肪抑制T2強調画像や short inversion time inversion recovery (STIR)

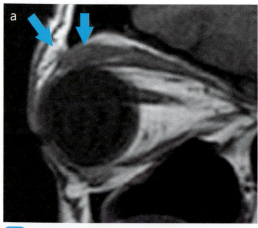
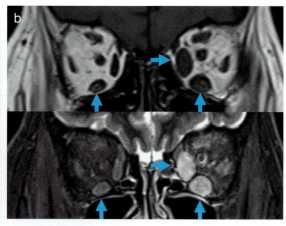

図1 甲状腺眼症の MRI による評価
a：矢状断 T1 強調画像：左上眼瞼挙筋の腫大，眼球突出と眼瞼における脂肪組織の蓄積を認める（→）．
b：（上段）冠状断 T1 強調画像，（下段）冠状断 STIR 画像：下直筋，内直筋の腫大を認める．信号強度が高く，炎症が強いことが示唆される（→）．
〔(2) 廣松雄治：甲状腺専門医ガイドブック，日本甲状腺学会（編），診断と治療社 2016；250-255．より改変して引用〕

画像での高信号（大脳白質との信号強度比）や信号パターン（均一性）から眼症の活動性を評価する（図1）[1,2]．これらの信号強度によりパルス療法の治療効果も予測できる．日本人では CAS が 1～2 点でも MRI にて活動性ありと判定される場合も多い．

d）眼症の QOL の判定

視機能の低下によるもの（8 項目）と社会心理的な要因（8 項目）により患者の QOL は判定される[1,5]．

治　療

1）甲状腺機能亢進症の治療

甲状腺機能の正常化を図る．活動性の眼症がある場合は，抗甲状腺薬による治療，甲状腺亜全摘術が推奨される．甲状腺機能低下症を避ける．非活動性の眼症や明らかな眼症のない場合は ^{131}I 甲状腺内用療法を選択してもよい．しかし約 10～15％ に眼症の発症や増悪がみられるので，注意が必要である[4]．喫煙，治療前の T_3 高値，TRAb 高値などのハイリスク患者では 3 か月間の経口ステロイド剤の予防投与を考慮する[2,5]．

2）眼症の治療方針

全例，禁煙し，甲状腺機能を正常に保つ．

❶ 最重症例

視神経症を呈する場合は早急にパルス療法を行う．2 クール施行後，改善傾向がみられなければ眼窩減圧術（眼窩壁開放術）を考慮する（図 2）[2]．

❷ 中等症～重症例

活動性であれば免疫抑制療法（パルス療法，放射線外照射療法），非活動性であれば眼科的機能回復手術の適応となる．

❸ 軽症例

保存療法での経過観察を推奨．13％ に増悪がみられたり，Dalrymple 徴候や Graefe 徴候のみでも，MRI にて上眼瞼挙筋や上直筋の腫大を認め，トリアムシノロンアセトニド（ケナコルト-A®）20～40 mg や A 型ボツリヌス毒素（ボトックス®）の局注などの治療が必要なことがある[1,2]．

眼症の重症度・活動性の自然経過には時間的ずれがみられるので，どの時期に治療するかで，治療効果は大きく異なる．治療のタイミングが大切である．

3）治療方法

❶ 眼科的保存療法

ヒアルロン酸ナトリウム（ヒアレイン®）点眼薬，眼軟膏などで角膜や結膜を保護する．ビマトプロスト（ルミガン®）点眼薬は線維芽細胞の増殖を抑えることから効果が期待されている．

❷ 内科的治療

a）パルス療法

メチルプレドニゾロンコハク酸エステルナトリウム（ソル・メドロール®）500～1,000 mg/day を 3 日間点滴静注し，これを 1 クールとして，1 週間隔で 3 クール施行する．欧米では 0.3％ に重篤な肝不全による死亡例がでたことから，総投与量 8 g 未満を推奨し，2016 年の改訂[5]では週 1 回 0.5 g 点滴を 6 回，その後，0.25 g 点滴を 6 回の weekly 法を推奨している[5]．有効率は 79％ である[6]．有効例にはプレドニゾロン後療法を行う．効果が不十分で，活動性が残存している場合は放射線外照射療法を追加する．

糖尿病，消化性潰瘍，感染症（結核）などの増悪をきたすことがあるので，パルス治療前に 75gOGTT，便潜血と上部消化管検査，胸部単純 X 線撮影，肝炎

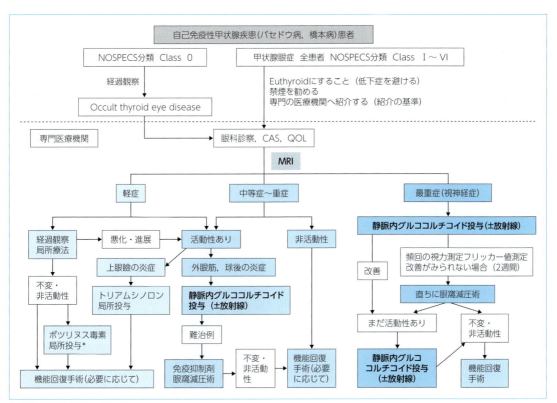

図2 甲状腺眼症の管理チャート
＊：保険未収載.
〔2）廣松雄治：甲状腺専門医ガイドブック，日本甲状腺学会（編），診断と治療社 2016；250-255. より引用〕

ウイルスのチェックを行う．B型肝炎ウイルス（hepatitis B virs：HBV）キャリアや hepatitis B core（HBc）抗体陽性例では核酸アナログ薬の予防投与について肝臓専門医にコンサルトする[1]．長期に渡るステロイド投与は骨粗鬆症のリスクが増大するので，ビスホスホネート薬の投与を考慮する．

b）ステロイド薬の内服

外眼筋腫大を伴う上眼瞼後退の症例やパルス療法有効例の後療法として行う．プレドニゾロン（プレドニン®）20～30 mg/day の経口投与を開始（1か月間），以後2週間ごとに5 mg ずつ減量投与する．

❸ 放射線外照射療法

パルス療法中またはパルス療法後に補助療法として行われる．1回 1.5～2.0 Gy，10回で計 15～20 Gy を照射する．有効率は 59％ である．副作用としては，炎症の増悪，白内障・網膜症の進行，頭頸部腫瘍発生，局所の脱毛などがある．網膜症を有する糖尿病や高血圧症の患者は禁忌である．若年者への照射は避ける．

❹ 手術療法

最重症例に対する眼窩減圧術と非活動期に行う視機能回復手術がある．症状に応じて，眼窩減圧術，外眼筋手術，眼瞼手術の3つの術式を組み合わせて行う．原則として術前にステロイド薬や放射線照射などで十分に炎症の鎮静化を図ったうえで行う．

◆◆ 文 献 ◆◆

1) 日本甲状腺学会（編）：臨床重要課題「バセドウ病悪性眼球突出症（甲状腺眼症）の診断基準と治療指針」（第1次案）．http://www.japanthyroid.jp/doctor/img/basedou.pdf（2017年12月確認）
2) 廣松雄治：甲状腺専門医ガイドブック，日本甲状腺学会（編），診断と治療社 2016；250-255.
3) Bahn RS：N Engl J Med 2010；**362**：726-738.
4) Hiromatsu Y, et al.：Intern Med 2014；**53**：353-360.
5) Bartalena L, et al.：Eur Thyroid J 2016；**5**：9-26.
6) Wiersinga WM, Kahaly GJ（eds）：Graves' Orbitopathy：A Multidisciplinary Approach—Questions and Answers, Basel 2010；120-158.

第7章 甲状腺疾患

5 無痛性甲状腺炎

POINT
- 甲状腺中毒症を認めた場合は、Basedow病との鑑別を要する.
- 基礎病変として橋本病があり甲状腺自己抗体(TPO抗体, サイログロブリン抗体)が陽性であることが多い.
- 出産後, Cushing病の術後, 薬剤性にも起こるので注意が必要である.

病態

橋本病(慢性甲状腺炎)の経過中に自己免疫異常が急に増悪し一時的な甲状腺組織の破壊により甲状腺中毒症が起こるとされる. 分娩後やステロイドの内服中止あるいはCushing症候群の術後, インターフェロン治療, GnRH誘導体治療などが誘因となって起こる場合もある. 分娩後に起こる場合は出産後甲状腺炎(postpartum thyroiditis)とよばれる.

疫学

本症の頻度はBasedow病に次いで多く、甲状腺中毒症の約20～30%を占める. 慢性甲状腺炎を反映して女性に多く起こる.

主要症候

全身倦怠感, 動悸, 発汗過多, 体重減少などの甲状腺中毒症状を一過性に呈するが, その後短期間の甲状腺機能低下症を経て1～3か月後には軽快する. 潜在性甲状腺機能低下症が数か月以上続く場合もある.

検査

甲状腺ホルモン高値, TSH低値, TRAb陰性, TPO抗体, サイログロブリン抗体陽性となる. 甲状腺の腫大は軽度であり, 超音波上は慢性甲状腺炎と同様に内部エコー不均質でエコーレベルの低下を認める(図1). Basedow病との鑑別にはパルスドプラで下甲状腺動脈の最高血流速度(Vmax)を測定し, Vmax>30 cm/secであればBasedow病, 正常範囲であるVmax<13.2 cm/secであれば無痛性甲状腺炎と診断可能であるとの報告もある[1]. また甲状腺ヨウ素摂取率は低く1%未満となることが多い.

※無痛性甲状腺炎では組織の破壊によりヨウ素が血中に漏出し尿中に排泄されるため尿中ヨウ素量が増加する.
一方, Basedow病では末梢で脱ヨード化されて生じた無機ヨウ素はホルモン合成に再利用されるため, 尿中ヨウ素量が少ないことで鑑別できる.

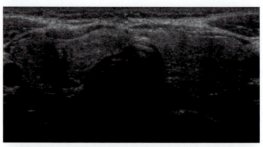
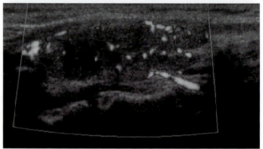

図1 無痛性甲状腺炎【口絵8参照】

診断

無痛性甲状腺炎の診断ガイドラインを表1にあげる[2]. 甲状腺中毒症を呈する疾患のなかでBasedow病との鑑別が重要であるが, まれにBasedow病の寛解中や治療中でも発症することもあり, また一過性にTRAbが陽性になることがあるため, その鑑別が困難な場合もある. おもな鑑別点については表2にあげる.

治療

自然経過で甲状腺機能は正常化するため, 数か月間はそのまま経過観察をしていく. 中毒症状が強ければβ遮断薬を投与する. Basedow病と診断して抗甲状腺薬を投与すると重篤な甲状腺機能低下症を引き起こすため鑑別が重要である. 甲状腺機能低下症に移行した場合は甲状腺ホルモンを補充するが, 多くは一過性であり永続性甲状腺機能低下症の発症は10～20%と少ない.

表1 無痛性甲状腺炎の診断ガイドライン

a）臨床所見
　　1．甲状腺痛を伴わない甲状腺中毒症
　　2．甲状腺中毒症の自然改善（通常3か月以内）
b）検査所見
　　1．遊離 T_4 高値
　　2．TSH 低値（0.1 μU/mL 以下）
　　3．抗TSH受容体抗体陰性
　　4．放射性ヨード（またはテクネシウム）甲状腺摂取率低値

1）無痛性甲状腺炎
　　a）およびb）の全てを有するもの
2）無痛性甲状腺炎の疑い
　　a）の全てとb）の1～3を有するもの

除外規定：甲状腺ホルモンの過剰摂取例を除く．

【付記】
1．慢性甲状腺炎（橋本病）や寛解バセドウ病の経過中発症するものである．
2．出産後数か月でしばしば発症する．
3．甲状腺中毒症状は軽度の場合が多い．
4．病初期の甲状腺中毒症が見逃され，その後一過性の甲状腺機能低下症で気付かれることがある．
5．抗TSH受容体抗体陽性例が稀にある．

〔2）日本甲状腺学会：甲状腺疾患診断ガイドライン 2013 http://www.japanthyroid.jp/doctor/guideline/japanese.html#mutsuu〕

表2 Basedow病と無痛性甲状腺炎との鑑別

	Basedow病	無痛性甲状腺炎
甲状腺機能	著明に増加	軽度増加
甲状腺腫	びまん性（著明）	びまん性（軽度）
甲状腺自己抗体	TRAb（＋）	TPO抗体（＋），Tg抗体（＋）
甲状腺ホルモン	$FT_3/FT_4>3.1$	$FT_3/FT_4<3.1$
放射性ヨード摂取率	高値	低値
超音波所見	びまん性腫大（中等度）	びまん性腫大（軽度）低エコー域の存在
カラードプラ	びまん性に血流信号豊富	低エコー域に血流信号なし
尿中ヨウ素濃度	低下	増加
治療	抗甲状腺薬	無治療

予後

無痛性甲状腺炎は繰り返し起こることがあり，また基礎にある橋本病により甲状腺機能低下症に進行することがあるため，6か月～1年に1回は経過観察をしていく．

文献

1) Zuhur SS, et al.：*Endocr Pract* 2014；**20**（4）：310-319.
2) 日本甲状腺学会：甲状腺疾患診断ガイドライン 2013 http://www.japanthyroid.jp/doctor/guideline/japanese.html#mutsuu（2018年3月確認）.

6 亜急性甲状腺炎

POINT
- 甲状腺に自発痛，圧痛をきたす原因として最も多い疾患である．
- 急性期に可逆性の破壊性甲状腺中毒症をきたす．
- self-limited な疾患であるが一部の例は甲状腺機能低下症に移行する．

病態

亜急性甲状腺炎は自発痛，圧痛を伴う甲状腺腫を主徴とする急性炎症性疾患である．肉芽腫性甲状腺炎，あるいは De Quervain 甲状腺炎と記載されることもある．ウイルス感染や HLA Bw35 との関連が示唆されているが，原因はいまだ不明である．self-limited な疾患で一般には数か月の経過で治癒するが，10～20％ の例で回復期に再燃がみられる[1,2]．急性期には破壊性甲状腺中毒症をきたし，回復期に一過性の甲状腺機能低下症を経過して機能正常に回復するが，永続性甲状腺機能低下症に移行することがある．

疫学

30歳代～50歳代に好発し，小児や高齢者にはまれである．男女比は約 1：7 で女性に多い[3]．人口10万人/year あたりの罹患率は 4.9 人であったとの報告[1]がある．甲状腺中毒症の原因疾患のなかでは Basedow 病，無痛性甲状腺炎に次いで多い．甲状腺に自発痛，圧痛をきたす疾患では最も頻度の高いものである．

主要症候

上気道感染様の症状が先行することがある．亜急性甲状腺炎の急性期には急性炎症としての症状，すなわち自発痛，圧痛を伴う甲状腺腫や発熱と，動悸などの甲状腺中毒症による症状がみられる．他覚的には甲状腺は結節様あるいはびまん性に腫大し，硬く圧痛を伴うが皮膚の発赤や熱感は認めない．圧痛を伴い硬く腫大した部が甲状腺内を移動することがあり，これをクリーピング現象という．急性炎症が改善し圧痛が消失しても，甲状腺腫はややあとまで残ることが多い．痛みが軽度の場合や急性期を過ぎて受診した場合は，乳頭癌と類似した触診所見を呈することがある．

検査

症状，身体所見から亜急性甲状腺炎を疑った場合，血液検査では TSH，FT_3，FT_4，サイログロブリン，抗サイログロブリン抗体，CRP，赤沈，末梢血液像，および肝機能を確認する．頸部超音波検査が診断に有用である．Basedow 病の合併を疑う場合，あるいは鑑別を要する場合は抗 TSH 受容体抗体（TRAb）や放射性ヨウ素摂取率の測定が必要であるが，亜急性甲状腺炎として典型的な所見がそろっていれば，これらの検査は不要である．

診断

日本甲状腺学会により亜急性甲状腺炎（急性期）の診断ガイドラインが示されている（表1）[4]．自発痛，圧痛を伴う硬い甲状腺腫を触知すること，CRP（＋）または赤沈亢進，FT_4 高値と TSH の抑制，超音波検

表1 亜急性甲状腺炎（急性期）の診断ガイドライン

a）臨床所見
有痛性甲状腺腫
b）検査所見
1．CRP または赤沈高値
2．遊離 T_4 高値，TSH 低値（0.1 μU/mL 以下）
3．甲状腺超音波検査で疼痛部に一致した低エコー域

1）亜急性甲状腺炎：a）および b）の全てを有するもの
2）亜急性甲状腺炎の疑い：a）と b）の 1 および 2

除外規定
橋本病の急性増悪，囊胞への出血，急性化膿性甲状腺炎，未分化癌

【付記】
1．上気道感染症状の前駆症状をしばしば伴い，高熱をみることも稀でない．
2．甲状腺の疼痛はしばしば反対側にも移動する．
3．抗甲状腺自己抗体は高感度法で測定すると未治療時から陽性になることもある．
4．細胞診で多核巨細胞を認めるが，腫瘍細胞や橋本病に特異的な所見を認めない．
5．急性期は放射性ヨード（またはテクネシウム）甲状腺摂取率の低下を認める．

〔(4) 日本甲状腺学会 HP：http://www.japanthyroid.jp/doctor/guideline/japanese.html#akyuu　から引用〕

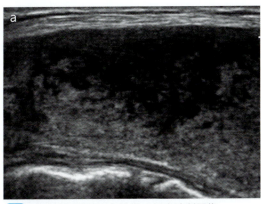 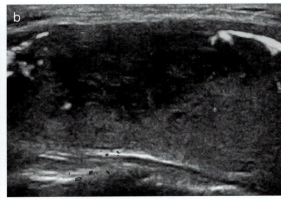

図1 亜急性甲状腺炎急性期の超音波断層像
a：甲状腺右葉縦断像．
b：甲状腺右葉縦断像のパワードプラ像．
圧痛を伴い硬く腫大した部に一致して血流の乏しい境界不明瞭な低エコー域が描出される．

査で硬く腫大した部に一致して境界不明瞭な低エコー域が描出されること(図1)，以上の所見がそろえば亜急性甲状腺炎と診断できる．超音波で描出される低エコー域の血流信号は減弱しており，約60％の症例で甲状腺周囲に反応性のリンパ節腫大を認める[5]．サイログロブリンは上昇し抗サイログロブリン抗体も軽度高値を示すことがある．白血球増多は必ずしも伴わない．AST/ALTの異常が時にみられる．TRAbは原則として陰性で，甲状腺中毒症期には放射性ヨウ素摂取率は抑制されている．発症から時間をおいて受診した場合は上記の典型的な所見が確認できないことがある．また，回復期には可逆性の甲状腺機能低下症を呈する例がある．

有痛性甲状腺腫をきたす疾患として囊胞内出血があるが，超音波所見から鑑別は容易である．急性化膿性甲状腺炎はまれな疾患で小児期に初発することが多く，超音波検査により容易に鑑別できる．

なお，もともと結節性病変をもっていた症例に亜急性甲状腺炎を合併すると，急性期の超音波検査では亜急性甲状腺炎の影響で結節が確認しづらくなることがある．回復期に超音波検査を再検しておけばこの見落としを防ぐことができる．

治　療

本来，self-limitedな疾患なので症状が軽微であれば経過をみるだけでもよい．甲状腺中毒症の症状軽減のためにはβ遮断薬を処方する．軽度の発熱，痛みなどの自覚症状や炎症所見を呈する場合は非ステロイド系消炎鎮痛薬(non-steroidal anti-inflammatory drugs：NSAIDs)を処方する．自覚症状が強い場合やNSAIDsで症状の回復が十分でない場合にはプレドニゾロンを処方する[2,6]．プレドニゾロン15〜30 mg/day程度から開始して1〜2週ごとに漸減投与する．薬物治療開始から症状の軽快までに要する期間はNSAIDsに比べてプレドニゾロンのほうが有意に短く，早く症状を緩和できるメリットがある[7]．プレドニゾロンは6〜8週間で中止できることが多い．

予　後

多くの例では数か月の経過で治癒するが，10〜20％の症例では一旦改善した炎症所見や症状が回復期に再燃する．甲状腺機能は多くの例で正常に復するが5〜15％の症例は永続性甲状腺機能低下症に移行する[1,8]．また，1〜4％の例において数年以上経過した後に亜急性甲状腺炎が再発することが報告されている[1,8]．

まとめ

"のどの痛み"を主訴に受診する例が多い．安易に上気道感染症と診断せず，亜急性甲状腺炎を鑑別診断の1つにあげ，甲状腺をきちんと触診すれば見落とすことはない．自然治癒しうる疾患であるが，痛みや発熱に応じて対症的に薬物治療を行う．

◆ 文　献 ◆

1) Fatourechi V, et al.：J Clin Endocrinol Metab 2003；88：2100-2105.
2) Mizukoshi T, et al.：Intern Med 2001；40：292-295.
3) Nishihara E, et al.：Intern Med 2008；47：725-729.
4) 日本甲状腺学会HP：http://www.japanthyroid.jp/doctor/guideline/japanese.html#akyuu(2018年3月確認).
5) Frates MC, et al.：J Ultrasound Med 2013；32：505-511.
6) Kubota S, et al.：Thyroid 2013；23：269-272.
7) Sato J, et al.：Endocrine 2017；55：209-214.
8) Ross DS, et al.：Thyroid 2016；26：1343-1421.

第7章 甲状腺疾患

7 甲状腺機能低下症

POINT

- 甲状腺機能低下症の原因には甲状腺疾患，視床下部―下垂体疾患と，甲状腺ホルモンの作用機構や輸送・代謝に異常のある疾患等がある．
- 成人の甲状腺機能低下症の原因疾患で最も多いのは慢性甲状腺炎（橋本病）である．
- 治療にはレボチロキシンNa（チラーヂン® Sなど）を用いる．内因性甲状腺ホルモン分泌のない場合のサイロキシン（T_4）必要維持量は1.6～2.1μg/kg/day程度である．

病態

甲状腺機能低下症とは，体内の臓器・組織での甲状腺ホルモン作用が必要よりも低下した病態である．甲状腺機能低下症の原因となる疾患には様々なものがある（表1）．

原発性甲状腺機能低下症は甲状腺自体に原因があって甲状腺ホルモンの欠乏をきたすものである．慢性甲状腺炎（臨床的には橋本病と同義）によるものが成人では最も多い．そのほかには，甲状腺手術後や頸部への放射線照射後，Basedow病への放射性ヨウ素（^{131}I）による治療後などがある．先天性のものでは甲状腺無形成や甲状腺ホルモン合成障害などがある．甲状腺ホルモン合成障害の原因には，ナトリウム/ヨウ化物シンポーター，サイログロブリン，TPO，ペンドリン異常などがあり，びまん性甲状腺腫や腺腫様甲状腺腫として経過観察されている成人症例がありうる．

中枢性甲状腺機能低下症は下垂体や視床下部病変によって甲状腺機能低下症となるものである．下垂体と視床下部のいずれの病変が主体であるか判然としない症例も多いので，下垂体性と視床下部性をあわせて中枢性甲状腺機能低下症とよぶことが多い．

一方，甲状腺ホルモンは十分供給されているのに，標的組織の受容体機構に異常があって甲状腺ホルモン作用が発揮されない疾患を甲状腺ホルモン不応症（resistance to thyroid hormone：RTH）という．現在，約85％の症例で甲状腺ホルモン受容体β（thyroid hormone receptor β：TRβ）に先天的異常が見出されている（RTHβ）．

表1 甲状腺機能低下症の分類とおもな原因疾患

1. 甲状腺ホルモンの合成・分泌が低下するもの
    1) 原発性甲状腺機能低下症
        a．後天性甲状腺機能低下症
            ①慢性甲状腺炎（橋本病）（萎縮性甲状腺炎，特発性粘液水腫，自己免疫性甲状腺疾患を含む）
            ②甲状腺の手術・放射線照射後，Basedow病の放射性ヨウ素治療後
            ③浸潤性病変（悪性リンパ腫，アミロイドーシス，ヘモクロマトーシス等）
            ④ヨウ素過剰（食品または薬剤性），薬剤の服用（抗甲状腺薬，リチウム，アミオダロンなど）
            ⑤破壊性甲状腺中毒症の回復期（一過性）
        b．先天性甲状腺機能低下症
            ①異所性甲状腺腫，甲状腺低形成・無形成
            ③甲状腺ホルモン合成障害
            ④胎盤からの移行物質によるもの（甲状腺刺激阻害抗体〈TSBAb〉，抗甲状腺薬など）
            ⑤TSH不応症（TSHR異常）
    2) 中枢性甲状腺機能低下症
        a．下垂体性
            ①下垂体腫瘍
            ②Sheehan症候群
            ③下垂体の手術・照射後，サルコイドーシス，ヒスチオサイトーシス等
            ④リンパ球性下垂体炎
            ⑤TSH単独欠損症
            ⑥TSH，プロラクチン，GH複合型下垂体機能低下症（PIT-1異常症など）
            ⑦汎下垂体機能低下症
        b．視床下部性
            ①脳腫瘍，脳の手術・照射後，外傷
            ②サルコイドーシス，ヒスチオサイトーシス等
2. 甲状腺ホルモンの作用機構に異常があるもの
    1) 甲状腺ホルモン受容体（TR）への甲状腺ホルモン作用異常（甲状腺ホルモン不応症〈RTH〉）
        a．TRβ異常（RTHβ）
        b．非TRβ異常
    2) 甲状腺ホルモンの代謝異常（SBP2異常）
    3) 甲状腺ホルモン輸送異常（MCT8異常）
    4) 消費性甲状腺機能低下症（3型脱ヨウ素酵素（D3）の過剰発現）

TSHR（TSH受容体），PIT-1（下垂体特異的転写因子-1），TRβ（甲状腺ホルモン受容体β），RTHβ（甲状腺ホルモン不応症β），D3（3型脱ヨウ素酵素）

表2 甲状腺機能低下症の分類・重症度と血中ホルモン濃度

病態				血中ホルモン濃度		
				FT_4	FT_3	TSH
		正常		→	→	→
甲状腺機能低下症	原発性甲状腺機能低下症	潜在性甲状腺機能低下症		→	→	↑
		顕性甲状腺機能低下症	軽症, T_3 正常甲状腺機能	↓	→	↑↑
			重症	↓↓	↓	↑↑↑
	中枢性甲状腺機能低下症			↓	↓	→, ↓, ↑*
	甲状腺ホルモン不応症**			↑	↑	→, ↑

→:正常　↓:低下　↑:上昇　矢印の数は程度の強さを示す.
*:中枢性甲状腺機能低下症ではTSHは低値,正常値,軽度の高値のいずれも呈しうる(正常〜高値の場合はTSHの生物活性が低下している).
**:甲状腺ホルモン不応症では,甲状腺機能低下と亢進が臓器によって混在する.

さらに,甲状腺ホルモンの代謝や標的臓器への運搬・供給に異常があるために甲状腺ホルモン作用が低下する病態が存在する.甲状腺から分泌されたT_4は1型または2型脱ヨウ素酵素(deiodinase:D)によりT_3に転換されてその多くの甲状腺ホルモン作用を発揮する.セレノシステイン挿入配列結合蛋白質2(selenocysteine insertion sequence-binding protein 2:SBP2)は,このD蛋白の翻訳に重要であるので,SBP2異常ではD活性低下により甲状腺ホルモン作用低下をきたす.また,モノカルボキシレート輸送体8(monocarboxylate transporter 8:MCT8)は細胞内への甲状腺ホルモン輸送に重要であり,この遺伝子異常によりAllan-Herndon-Dudley症候群(AHDS)を引き起こす.AHDSでは,重度の精神遅延,ジストニア,筋緊張低下,頭位・姿勢の保持不良などの精神神経症状とともに,FT_3高値,FT_4低値など特徴的な甲状腺ホルモン濃度異常をきたす.

肝臓血管腫などで3型D(D3)発現が著明になって,血中T_4,T_3が低値となることがある.D3によってT_4からreverse T_3(rT_3)への転換と,T_3から$3, 3'$-diiodothyronine T_2(T_2)への転換が促進され,消費性甲状腺機能低下症が惹起される.

疫学

わが国での顕性甲状腺機能低下症の頻度は0.24〜0.69%で,男性より女性に多い.初期の原発性甲状腺機能低下症で,TSHのみが上昇する潜在性甲状腺機能低下症(subclinical hypothyroidism)の頻度は3.3〜6.1%であり,女性にやや多く,加齢によって増加する[1].

主要症候

甲状腺機能低下症による症状には,無気力,易疲労感,眼瞼浮腫,寒がり,体重増加,動作緩慢,記憶力低下,便秘などがある.軽度の甲状腺機能低下症では症状,所見に乏しいことも多い.大きな甲状腺腫による頸部違和感や嗄声などを認める場合がある.甲状腺機能低下症が極度に強くなると,嗜眠,意識障害をきたし,粘液水腫性昏睡とよばれる.

先天性甲状腺機能低下症はクレチン症とよばれ,精神遅滞,成長不良,遷延性黄疸などが認められる.新生児スクリーニングの対象となっており,早期発見・早期補充療法を行えば健常者と変わらない生活を送ることができる.

検査

甲状腺機能低下症での血中ホルモン濃度を,病因と重症度で分類して表2に示す.原発性甲状腺機能低下症の最も鋭敏な指標は血中TSHである.原発性甲状腺機能低下症では,病状が進むにつれて,T_4やFT_4が低下し,さらに重症になってT_3,FT_3が低下する.FT_4が低下してT_3,FT_3が正常を保っている状態をT_3正常甲状腺機能(T_3 euthyroidism)とよぶ.

RTHβでは血中FT_4,FT_3とともにTSHも上昇する不適切TSH分泌症候群(syndrome of inappropriate secretion of TSH:SITSH)を呈することが特徴である.

診断

日本甲状腺学会の甲状腺機能低下症の診断ガイドラインを表3に示す[2].原発性甲状腺機能低下症は,本項「主要症候」で述べた症候のいずれかがあり,"FT_4低値およびTSH高値"で診断する.慢性甲状腺炎(橋本病)が原因の場合,抗甲状腺ペルオキシダーゼ(anti-thyroid peroxidase:TPO)抗体と抗サイログロブリン(anti-thyroglobulin:Tg)抗体の片方あるいは両方が陽性となる.甲状腺刺激阻害抗体(thyroid-stimulation-blocking antibodies:TSBAb)により本症が発生することもある.甲状腺機能低下症ではコレステロール高値,CK高値を示すことが多い.出産後やヨウ素摂取過多などの場合は一過性甲状腺機能低下症の可能性を考える必要がある.

中枢性甲状腺機能低下症は,本項「主要症候」で述べたいずれかの症状があり,"FT_4低値でTSHが

表3 甲状腺機能低下症の診断ガイドライン

【原発性甲状腺機能低下症】
a) 臨床所見
　無気力, 易疲労感, 眼瞼浮腫, 寒がり, 体重増加, 動作緩慢, 嗜眠, 記憶力低下, 便秘, 嗄声等いずれかの症状
b) 検査所見
　遊離 T_4 低値および TSH 高値

原発性甲状腺機能低下症
a) および b) を有するもの

【付記】
1. 慢性甲状腺炎 (橋本病) が原因の場合, 抗マイクロゾーム (または TPO) 抗体または抗サイログロブリン抗体陽性となる.
2. 阻害型抗 TSH 受容体抗体により本症が発生することがある.
3. コレステロール高値, クレアチンフォスフォキナーゼ高値を示すことが多い.
4. 出産後やヨード摂取過多などの場合は一過性甲状腺機能低下症の可能性が高い.

【中枢性甲状腺機能低下症】
a) 臨床所見
　無気力, 易疲労感, 眼瞼浮腫, 寒がり, 体重増加, 動作緩慢, 嗜眠, 記憶力低下, 便秘, 嗄声等いずれかの症状
b) 検査所見
　遊離 T_4 低値で TSH が低値～正常

中枢性甲状腺機能低下症
a) および b) を有するもの

除外規定
甲状腺中毒症の回復期, 重症疾患合併例, TSH を低下させる薬剤の服用例を除く.

【付記】
1. 視床下部性甲状腺機能低下症の一部では TSH 値が $10\,\mu U/mL$ 位まで逆に高値を示すことがある.
2. 中枢性甲状腺機能低下症の診断では下垂体ホルモン分泌刺激試験が必要なので, 専門医への紹介が望ましい.

〔2〕日本甲状腺学会 HP　甲状腺機能低下症の診断ガイドライン 2013　http://www.japanthyroid.jp/doctor/guideline/japanese.html#teikaa）

低値～正常"であれば考慮する. ただし, 甲状腺中毒症の回復期, 重症疾患合併例, TSH を低下させる薬剤の服用例を除く. 視床下部性甲状腺機能低下症の一部では TSH 値が $10\,\mu U/mL$ 程まで高値を示すことがある.

治療

甲状腺機能低下症には, 通常, 合成 T_4 製剤 (レボチロキシン Na 〈チラーヂン®S〉など ; 12.5, 25, 50, 75, 100 μg/錠, またはチラーヂン®S 散 0.01%) を経口投与する. 甲状腺製剤には, ほかに T_3 製剤 (リオチロニンナトリウム〈チロナミン®〉; 5, 25 μg/錠) があるが, T_3 投与は, 至適投与量の決定が困難であり, 循環系への悪影響が考えられるので, 粘液水腫性昏睡の場合など特殊な場合を除いては行われない. 動物の乾燥甲状腺であるチラーヂン® 末は, 2014 年 10 月に製造中止になり, 2016 年 4 月に薬価削除された.

甲状腺からのホルモン分泌がない患者での合成 T_4 必要維持量は 1.6～2.1 μg/kg/day 程度である[3]. 高齢者では初期は少量として漸増していくことが安全であるが, 合併症や虚血性心疾患のない若年者では維持量を最初から投与してもよい. 漸増する場合, チラーヂン® S 25 μg/day 程度から開始して, 検査データに応じて 2～4 週間ごとに 12.5～25 μg/day ずつ増量する. 虚血性心疾患を有する場合には, その増悪に注意する. T_4 の投与量変更で甲状腺機能が平衡状態に達するまでには約 6 週間かかるので, 増量を急ぎすぎないようにする.

T_4 は小腸で吸収され, 吸収率は 70～80% である. 空腹時の服用のほうが吸収率はよいので, 服薬は朝食前や就寝時が適切である. T_4 の吸収を阻害したり, 代謝に影響したりする薬剤を併用するときは投与量に注意する[4] (「12　薬剤誘発性甲状腺機能異常 (p.307)」を参照).

潜在性甲状腺機能低下症では, 持続的に TSH が $10\,\mu U/mL$ を超える場合は T_4 補充療法を開始する. 妊婦や不妊症がある場合は積極的に補充療法を行う. 軽度の潜在性甲状腺機能低下症の場合は, 自覚症状, 自己抗体, 動脈硬化・心不全などの合併症や危険因子の有無などにより補充療法を個々に考慮する.

中枢性甲状腺機能低下症で副腎皮質機能低下症を合併している場合は, 副腎皮質ホルモンを同時, あるいは先行して投与する. 甲状腺ホルモン投与を先にすると副腎不全を誘発する危険がある.

RTH の場合, 多くの症例は代謝状態が正常であり, 治療の必要はない. Basedow 病と誤診して抗甲状腺薬を投与しないことが重要である. まれに, 動悸など選択的な臓器の甲状腺ホルモン作用亢進をきたしている場合は β 遮断薬などの投与を考慮する.

文献

1) 志村浩己：日本臨牀 2012；**70**：1851.
2) 日本甲状腺学会 HP：甲状腺機能低下症の診断ガイドライン 2013　http://www.japanthyroid.jp/doctor/guideline/japanese.html#teikaa（2018 年 3 月確認）
3) Jonklaas J *et al.*：*Thyroid* 2014；**24**：1670.
4) 西川光重, 他：日本甲状腺学会雑誌 2012；**3**：19-23.

第7章 甲状腺疾患

8 慢性甲状腺炎（橋本病）

POINT

- 一般人口での甲状腺へリンパ球が浸潤して抗甲状腺抗体が陽性となる頻度は高いが，甲状腺機能が低下し治療が必要となることは少ない．
- しばしば無痛性甲状腺炎を起こす．
- 甲状腺機能異常を呈しても変動するものが多く，無痛性甲状腺炎の機能低下期に診断されたものを含めると機能低下からおよそ40%は回復する．
- 甲状腺腫のない萎縮性甲状腺炎や，新たに明らかになってきた免疫グロブリンG4（IgG4）甲状腺炎も慢性甲状腺炎のスペクトラムにはいる．

病態

甲状腺を標的とした臓器特異的自己免疫疾患．甲状腺にリンパ球が浸潤して甲状腺腫を呈し，血中には甲状腺の抗原であるサイログロブリン，TPOに対する液性抗体が存在する．甲状腺濾胞構造の破壊が進行すると甲状腺機能低下症となる．1912年，わが国の外科医橋本策が，甲状腺がびまん性に腫大し，リンパ球が浸潤してリンパ濾胞を形成し，実質細胞は破壊されあたかもリンパ組織に変化したような4例をstruma lymphomatosaとしてドイツの医学雑誌に初めて報告した．のちに欧米でHashimoto's diseaseとかHashimoto's thyroiditisとよばれるようになり，さらに日本でも橋本病の名が普及した．抗体陽性のみで甲状腺機能が正常かつ甲状腺腫のないものでも，組織をみると限局性のリンパ球浸潤（focal thyroiditis）がみられ，サブクリニカルなものと考えられている．自然経過はまずリンパ球が浸潤して抗体が産生され，やがて甲状腺は腫大し濾胞構造の破壊や組織の繊維化が起こり，潜在性甲状腺機能低下症を経て甲状腺機能低下症となる．そこまで進行するのは少なく，多くは機能正常である．破壊が進行しないうちは，抗体が陽性となる前の時期を含め，一過性に破壊性甲状腺中毒症とそれに引き続く甲状腺機能低下症を呈する無痛性甲状腺炎や，これが産後に起こる産後甲状腺炎を起こすことがある（「13 出産後甲状腺機能異常症（p.312）」参照）．無痛性甲状腺炎や産後甲状腺炎は抗体が陰性で慢性甲状腺炎の診断がつかないことがある．特発性粘液水腫とよばれる甲状腺腫大の時期が明らかでないまま甲状腺が萎縮して著明な機能低下に陥っているものも自己免疫性であることが明らかにされ，慢性甲状腺炎の一表現型として扱われている．最近明らかになったIgG4甲状腺炎も慢性甲状腺炎の範疇にはいる．さらにBasedow病でもリンパ球浸潤がみられ，時に無痛性甲状腺炎も起こし，広い意味での自己免疫性甲状腺炎に含める考えもあり，そのスペクトラムは広い[1]．

疫学

30代〜50代の女性に多く，小児には少ない．男女比は医療機関に通院しているものでは1：10〜20にものぼる．有病率は調査した対象・年齢・性別・人種・地域によって異なる．また診断方法（用いた検査・甲状腺腫の診断法など）に依存する．わが国における住民調査では0.4〜12%と報告には大きな差がある．甲状腺専門医が大阪の一般内科外来を受診した非甲状腺疾患患者を精査し，女性11.8%，男性2.6%に慢性甲状腺炎を認めた[2]．甲状腺機能低下症を呈した橋本病の有病率は潜在性を含め2%弱と報告されている．新たに診断される頻度（incidence）は人口1,000人当たりおよそ0.3〜1.5人/year程度とされている[3]．抗体は思春期以降陽性となり，いくつかの報告をまとめると成人女性でおよそ15〜25%，男性で7〜12%で，男女比はおよそ1：2と甲状腺腫を呈した顕性なものに比して小さい．甲状腺へのリンパ球浸潤については日本人剖検例では40歳代まで増加し，女性で18〜25%程度，男性で9〜16%程度にみられるようになる．イギリスおよびアメリカの白人では日本人の倍ほどの頻度だが顕性となるのは逆に少ない．黒人はほぼ日本人と同じだった．

主要症候

甲状腺腫はびまん性で大きさは様々．嚥下時の違和感を訴えることがあるが，呼吸困難や嗄声などの圧迫症状はまれである．硬さも柔らかいものから非常に硬いものまである．時にごつごつと多結節様に触れる．甲状腺機能は多くは正常である．機能低下が進行すればその症状を呈する（「7 甲状腺機能低下症（p.290）」参照）．無痛性甲状腺炎の甲状腺中毒

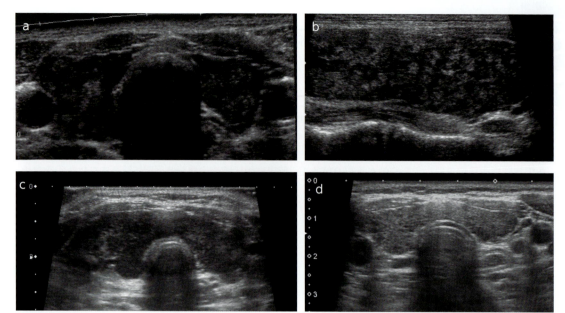

図1 甲状腺機能低下を伴った橋本病の超音波画像.
a：症例1：破壊が進行している.
b：矢状断.
c：症例2：未治療で甲状腺機能低下時の像.
d：L-サイロキシン補充6か月後，甲状腺腫は縮小している.

症では甲状腺ホルモン過剰の症状を呈するが軽度なことが多い.

検　査

1) 甲状腺機能検査

TSHとFT$_4$(時にFT$_3$も)で甲状腺機能(血中甲状腺ホルモンの量)を評価する．FT$_4$が基準値以下ならば甲状腺機能低下症，FT$_4$は基準値内でTSHが基準値上限を超えていれば原発性の潜在性甲状腺機能低下症と評価する．FT$_3$のみ低値なものは非甲状腺疾患(non thyroidal illness：NTI)として甲状腺疾患以外の原因が考えられる.

2) 免疫学的検査

自己抗体である抗サイログロブリン抗体と，抗TPO抗体またはマイクロゾームテスト(microsome passive agglutination：MCPA)を測定する．抗サイログロブリン抗体測定ができるようになる以前はサイロイドテスト(thyroglobulin passive agglutination：TGPA)が使われていたが，感度が低く見落とす可能性がある．MCPAは特異性に欠ける(サイログロブリンに対する抗体も一部測定してしまう)という問題があるが，診断や経過観察には抗TPO抗体と同じように使える．甲状腺が萎縮している場合はTSBAbが陽性の可能性があり，TRAbを測定する(阻害型抗体＝TSBAbは保険未収載).

3) 一般検査

血中コレステロール値(総コレステロールおよびLDLコレステロール)やCK，乳酸脱水素酵素(lactate dehydrogenase：LDH)は甲状腺ホルモン作用の低下に伴って上昇し，甲状腺機能低下症発見の契機となることがある.

4) 超音波検査

ほとんど正常なものから繊維化が進んで内部エコーが著明に低下したものまで超音波像は多彩である．典型的な像ではびまん性に腫大し周囲は不整，内部エコーは低下し不均一となる．図1に甲状腺機能低下を伴った進行例2例を示す.

5) PET

全身PET検査で甲状腺にびまん性の集積がみられることがある.

診　断

表1に日本甲状腺学会の慢性甲状腺炎(橋本病)診断ガイドラインを示す(日本甲状腺学会HP：http://www.japanthyroid.jp/doctor/guideline/japanese.html).

甲状腺腫があり抗体陽性もしくは抗体陰性でも甲状腺組織へのリンパ球浸潤で診断する.

ガイドラインでは触れられてないが，萎縮性甲状腺炎では甲状腺腫がなくても機能低下と抗体陽性から診断可能である.

独立した疾患であるBasedow病があれば除外する.

機能低下がなく甲状腺腫も軽度なときや，抗体陽性のみで橋本病の疑いと診断されるときに，あたか

> **表1 慢性甲状腺炎(橋本病)の診断ガイドライン**
>
> a) 臨床所見
> 1. びまん性甲状腺腫大
> 但しバセドウ病など他の原因が認められないもの
> b) 検査所見
> 1. 抗甲状腺マイクロゾーム(またはTPO)抗体陽性
> 2. 抗サイログロブリン抗体陽性
> 3. 細胞診でリンパ球浸潤を認める
> 1) 慢性甲状腺炎(橋本病)
> a)およびb)の1つ以上を有するもの
> 【付記】
> 1. 他の原因が認められない原発性甲状腺機能低下症は慢性甲状腺炎(橋本病)の疑いとする.
> 2. 甲状腺機能異常も甲状腺腫大も認めないが抗マイクロゾーム抗体および/または抗サイログロブリン抗体陽性の場合は慢性甲状腺炎(橋本病)の疑いとする.
> 3. 自己抗体陽性の甲状腺腫瘍は慢性甲状腺炎(橋本病)の疑いと腫瘍の合併と考える.
> 4. 甲状腺超音波検査で内部エコー低下や不均一を認めるものは慢性甲状腺炎(橋本病)の可能性が強い.

〔日本甲状腺学会 HP：http://www.japanthyroid.jp/doctor/guideline/japanese.html より〕

も病気であるかのような印象を与えて余計な精神的負担を掛けることは慎みたい.

治療

多くの例では甲状腺機能が正常で治療の必要はない.

甲状腺機能低下症を呈すれば甲状腺ホルモン補充療法が必要となる〔「7 甲状腺機能低下症(p.290)」参照〕.

1) 注意する点として

橋本病のおよそ半数ではヨウ素の過剰摂取があると機能低下になるので, 治療開始前にヨウ素摂取(海藻, 特に昆布の摂取やうがい薬の多用など)について確認する. 過剰摂取がある場合は摂取制限で機能が回復するかを検討し, ヨウ素の過剰摂取が原因の場合は, 摂取制限か制限はせずに甲状腺ホルモンを補充するかの選択をする.

来院時著明な機能低下であっても無痛性甲状腺炎の機能低下期の可能性があり, 漫然と補充を続けずに減量や中止の可能性を検討する.

高齢者や心疾患を有する患者では少量から開始し, 徐々に増量する.

まれだが自己免疫性多内分泌腺症候群(autoimmune polyglandular syndrome：APS)で副腎機能低下症を合併する場合があるが, 甲状腺ホルモンを単独で補充するとコルチゾールの代謝が亢まり副腎クリーゼの危険がある. 高度な甲状腺機能低下症では投薬開始時に皮膚や歯肉の色素沈着がないか, 低ナトリウム血症や高カリウム血症はないかなどを確認し, 補充開始後も副腎皮質低下症の症状出現に注意する.

2) 甲状腺腫に対する治療

TSHが高値な例では繊維化が強くなければ甲状腺ホルモン補充によりTSHの低下に伴って甲状腺腫はある程度縮小する(図1d). 副腎皮質ステロイド治療は甲状腺腫の縮小化や抗体の減少に有効だが, やめると元にもどるので勧められない. 巨大な甲状腺腫に対し放射性ヨウ素内用療法が有効な場合がある. まれだが気管圧迫などの症状が強い場合手術を行うこともある.

3) 周産期

妊娠時はhCGによる甲状腺の刺激や甲状腺ホルモン必要量が増えるなど, 甲状腺を取り巻く環境は非妊娠時と異なる. また妊娠希望時や妊娠初期には甲状腺機能をできるだけ厳密に正常に保つことが望まれる. 高濃度のTSBAbがあると胎盤を通過して胎児も甲状腺機能低下となる. さらに産後は産後甲状腺炎を高頻度に起こし機能が変動する. 周産期のこれらの変化に素早く的確に対応するには, 経験の豊かな医師による診療が望ましい〔「3 妊娠と内分泌疾患(p.724)」参照〕.

予後

1) 甲状腺腫

徐々に腫大するがあまり変わらないものも多い. 一部の症例では破壊が進行すると甲状腺は萎縮する.

2) 甲状腺機能

イギリスの一般住民を調べたWhickham調査[4]では抗甲状腺抗体が陽性でTSHが上昇していると4年間の観察で5%/year程度臨床的の機能低下症となり, 長期の成績では抗甲状腺抗体陽性・TSH上昇それぞれ単独でも20年後にはおよそ30%が顕性の機能低下症となった. わが国では甲状腺専門病院を受診し10年間経過観察することができた橋本病では, 当初機能正常であったもののうち, 女性では13%, 男性では6例中3例が機能低下となった[5]. 一方, 当初機能低下であったものでは機能低下が永続するのはおよそ半数で, 40%は最終時点で機能が回復している. このうちの多くは無痛性甲状腺炎の機能低下の時期に受診したものと思われるが, 抗体価の低下を伴って寛解する症例もある. これらの回復例を含め全体の半数では機能が変動した. 橋本病の診療では機能が変動する例が多いことに留意し, 甲状腺ホルモンの補充が必要でなくなった患者に漫然と同じ処方を繰り返さないようにしたい.

3) Basedow病

抗甲状腺抗体陽性のみで慢性甲状腺炎の疑いとされるものの一部ではBasedow病を発症するが, 慢性甲状腺炎と診断されて経過観察していたものからも

Basedow病を発症することがある.

4) 悪性リンパ腫

まれだが橋本病を母地として悪性リンパ腫が発生することがあり，一般に比べ相対危険度は80倍ほどである．中高年に発症し，男女比は1：3〜4．おもに予後のよいMALTリンパ腫(mucosa-associated lymphoid tissue)と中等度悪性のびまん性大細胞型B細胞リンパ腫(diffuse large B-cell lymphoma：DLBCL)で，後者も進行していなければ治療に反応し予後はよい．甲状腺が急激に増大するときには悪性リンパ腫を疑って細胞診・生検などの検査を進める．

特殊な病態

内分泌専門医としてして知っておきたい慢性甲状腺炎に関連したいくつかの病態がある．

1) 急性増悪

無痛性甲状腺炎とは別に発熱や痛みを伴って炎症が増悪することがあり，橋本病の急性増悪とよんでいる．赤沈の亢進，CRP陽性などの炎症反応が陽性となり亜急性甲状腺炎と鑑別がむずかしいことがある．副腎皮質ステロイドに反応するが遷延したり再燃を繰り返すことも多く，痛みが遷延し甲状腺を摘出せざるをえなかった例も報告されている[6]．

2) IgG4甲状腺炎

慢性甲状腺炎のなかに，自己免疫性膵炎に代表されるIgG4関連疾患と類似し，IgG4産生形質細胞の浸潤と高度な繊維化の病理所見および血中IgG4の高値を呈する一群の存在が明らかにされた[7]．通常病変は甲状腺に限局し他臓器のIgG4関連病変はない．ステロイド治療の効果も限定的で治癒することはなく，急速に甲状腺の破壊，繊維化が進行し甲状腺機能低下に至る．さらにBasedow病にも血中IgG4が高値のものもあることも報告されていて[7]，甲状腺自己免疫の一部にはIgG4産生形質細胞が関与している．

3) 橋本脳症

橋本病を合併する亜急性から急性の自己免疫性脳症で，せん妄などの意識障害，麻痺などの脳卒中症状，けいれん発作，ミオクローヌスなどを伴ったまれな中枢神経障害．しばしば症状を繰り返す．αエノラーゼN末端に対する抗体が特異的に存在し，診断マーカーとして期待されている．抗甲状腺抗体は陽性だが甲状腺機能は正常なことが多い．副腎皮質ステロイド治療に反応する．1966年に初めて報告され，ほかの原因による同じような脳症を除外し橋本病の合併や抗甲状腺抗体陽性のものがHashimoto's encephalopathy(橋本脳症)とよばれるようになったが，橋本病に付随した疾患というより原因の明らかでない自己免疫性脳症に橋本病が合併しているとの考えもある．

まとめ

慢性甲状腺炎(橋本病)は，元々は甲状腺の自己免疫機序による炎症という病理学的概念だが，臨床的には疾患として扱われている．しかし甲状腺機能低下や大きな甲状腺腫がないサブクリニカルなものでは，注意を要する周産期を含めことさら"疾患"として扱って患者に余計な心配をさせることのないようにしたい．機能異常を呈する場合も，一過性なことや変動することが多いことに留意して診療する必要がある．

◆ 文 献 ◆

1) DeGroot L：日本甲状腺学会雑誌 2013；**4**：53-55.
2) 浜田昇：日本医事新報 2005；**3740**：22-26.
3) Akamizu T, Amino N：Thyroid Disease Manager http://www.thyroidmanager.org/chapter/hashimotos-thyroiditis1/ (2018年3月確認)
4) Vanderpump MPJ, et al.：Clin Endocrinol 1995；**43**：55-68.
5) 池本久美子：日内分泌会誌 1990；**66**：619-635.
6) 大江秀美：甲状腺疾患診療実践マニュアル第4版，文光堂 2016；101-104.
7) 覚道健一, 他：日本甲状腺学会雑誌 2013；**4**：23-26.

第7章 甲状腺疾患

9 粘液水腫性昏睡

POINT
- 死亡率の高い救命救急疾患であり，集中治療室（ICU）に収容して集中治療を行う必要がある．
- 意識障害と低体温があれば，まず想起すべき疾患である．
- 十分に疑われれば，血中甲状腺ホルモンの結果を待たずに治療を開始する．

病態

粘液水腫性昏睡は甲状腺機能低下症が長期間放置された場合に行き着く最も重篤な状態である．一般的に寒冷曝露，感染症，心筋梗塞や出血など循環血漿量が低下する病態，呼吸器疾患の合併，鎮静剤や麻酔，麻薬の投与などが誘因となって引き起こされる．意識障害，低体温，換気障害など多臓器の機能不全に至り，死亡率が高い救急疾患である[1]．意識障害はあるものの，実際に昏睡であることは少ない（多くない）ため，myxedema crisis と表現したほうがふさわしいとする文献もある[2]．

疫学

寒冷曝露が誘因となることから，夏よりも冬に多く起こる．高齢の女性に多い．わが国では Ono らが行った DPC データベースを使った調査報告によると，2010年～2013年で 149 名の粘液水腫性昏睡があり，その 2/3 が女性であった．平均年齢は 77 歳，死亡率は 29.5％．人口 100 万人あたり年間 1.08 人と推計している[3]．

主要症候

患者は長期間甲状腺機能低下の状態であったことが多いので，甲状腺機能低下症の身体症状である皮膚乾燥，脱毛，嗄声，粘液水腫（myxedema）を呈する．粘液水腫は皮膚にプロテオグリカンが蓄積したことによる特徴的所見であり，非圧痕浮腫（non-pitting edema）とよばれる．甲状腺疾患の既往は意識障害のため本人からは病歴が確認できず，甲状腺腫や甲状腺手術痕からわかることがある．その場合は甲状腺ホルモン補充を中断している可能性が高い．

1）低体温
感染症を有する意識障害患者で発熱を認めない場合は粘液水腫性昏睡を疑うべきである．

2）呼吸器系
低酸素および二酸化炭素貯留に対する生理的呼吸刺激反応が鈍麻しており，肺胞低換気から CO_2 ナルコーシスへと進展する．胸水や腹水も肺の拡張を阻害し，巨舌も気道を塞ぐ要因となる．人工呼吸器管理を必要とする．

3）心血管系
徐脈が多いが，心室頻拍（Torsades de Pointes）による頻脈を呈することもある．心拡大は心室の拡大と心嚢液貯留によるものである．心収縮能力が低下し，心拍出量も低下するが，典型的なうっ血性心不全はまれである．血圧は低下し，ショックとなることもある．甲状腺機能低下症により CK と LDH が上昇し，心筋梗塞との鑑別がむずかしいことがある．

4）消化器症状
甲状腺機能低下症では一般に腸管の蠕動運動が低下し便秘であるが，粘液水腫性昏睡では麻痺性イレウスや巨大結腸症を呈することがある．消化管の機能低下は腸管からの甲状腺ホルモンの吸収を低下させるため，治療の障害となることがある．

5）腎・電解質
低ナトリウム血症は腎の水利尿低下によるものであるが，全身倦怠感，さらには意識障害の原因ともなる．

6）中枢神経系
甲状腺機能低下により精神活動は鈍麻している．低ナトリウム血症，低酸素血症などにより意識障害やさらにはけいれんを起こすことがある．

表1に示すように粘液水腫性昏睡の症候と誘因/増悪因子は多くの項目で重複している．このことから，一旦この状態に陥ると一気に悪循環に入ることがわかる．感染症は，発熱を認めないことと，比較的徐脈であることから見逃されやすく，特に肺炎は呼吸機能低下と相まって致命的となることが多い．

検査

甲状腺機能低下症の血液検査所見として，貧血，低ナトリウム血症，高コレステロール血症，LDH，CK の上昇がみられる．FT_3，FT_4 は極めて低い．TSH は原発性甲状腺機能低下症では非常に高い値を示すが，中枢性甲状腺機能低下症では低いことも，正常のことも，やや高めのこともある．

表1 粘液水腫性昏睡の症候と病態

誘因 増悪因子	低体温, 感染症, 外傷
	薬物(麻酔, 鎮静, 麻薬, アミオダロン, リチウム)
	脳血管障害, 心不全, 消化管出血
	低血糖, 低酸素血症, 高炭酸ガス血症, 電解質異常
神経系	倦怠感, 精神活動鈍麻
	意識障害
	けいれん
代謝	低体温
	低血糖
	CK上昇
心血管系	徐脈, 不整脈
	心囊液貯留
	心拍出量低下, 低血圧
呼吸器系	低酸素症
	高炭酸血症
	胸水, 肺炎
消化器系	嚥下障害
	麻痺性イレウス, 巨大結腸症
	胃アトニー
腎尿路 電解質	低ナトリウム血症
	無緊張性膀胱
	浮腫, 水貯留

表2 粘液水腫性昏睡の診断基準(3次案)

定義:粘液水腫性昏睡とは,甲状腺機能低下症(原発性または中枢性)が基礎にあり,重度で長期に亘る甲状腺ホルモンの欠乏に由来する,或いはさらに何らかの誘因(薬剤・感染症等)により惹起された低体温・呼吸不全・循環不全などが中枢神経系の機能障害を来す病態である.正しい治療が行われないと生命にかかわる.

診断基準
○必須項目
1. 甲状腺機能低下症[注1]
2. 中枢神経症状(JCSで10以上,GCSで12以下)[注2]
○症候・検査項目
1. 低体温(35℃以下:2点,35.7℃以下:1点)
2. 低換気($PaCO_2$ 48 mmHg以上,動脈血pH 7.35以下,あるいは酸素投与:どれかあれば1点)
3. 循環不全(平均血圧75 mmHg以下,脈拍数60/分以下,あるいは昇圧剤投与:どれかあれば1点)
4. 代謝異常(血清Na 130 mEq/L以下:1点)

確実例;必須項目2項目+症候・検査項目2点以上
疑い例:
a 甲状腺機能低下症を疑う所見があり必須項目の1は確認できないが,必須項の2に加え症候・検査項目2点以上
b 必須項目(1,2)および症候・検査項目1点
c 必須項目の1があり,軽度の中枢神経系の症状(JCSで1~3またはGCSで13~14に加え症候・検査項目2点以上

(注1) 原発性の場合は概ねTSH 20 μU/mL以上,中枢性の場合はその他の下垂体前葉ホルモン欠乏症状に留意する.
(注2) 明らかに他の原因疾患(精神疾患や脳血管障害など)あるいは麻酔薬,抗精神薬などの投与があって意識障害を呈する場合は除く.しかし,このような疾患あるいは薬剤投与などは粘液水腫性昏睡の誘因となるため粘液水腫性昏睡による症状か鑑別が困難な場合,あるいはこれらの薬剤投与により意識障害が遷延する場合には誘因により発症した粘液水腫性昏睡の症状とする.
(注3) 鑑別すべき疾患
橋本脳症は橋本病に合併する稀な疾患で,甲状腺機能は正常~軽度低下を示す.最も頻度の高い症状は意識障害であるが,精神症状(幻覚,興奮,うつ症状など),認知機能障害,全身痙攣などを示す例もある.ステロイド反応性の脳症で,αエノラーゼのN端に対する自己抗体が認められることが多い.

〔4〕日本甲状腺学会臨床重要課題:粘液水腫性昏睡の診断基準と治療指針の作成委員会 http://www.japanthyroid.jp/doctor/img/shindan.pdf〕

診 断

適切な診断と十分な治療を行ったとしても,依然として死亡率の高い救急疾患であり,迅速な診断が決定的な因子となる.意識障害と低体温で粘液水腫性昏睡を想起すべきである.診断確定のためにTSH, FT_3, FT_4を測定する.粘液水腫性昏睡が強く疑われる場合には,測定結果が出る前に治療を開始すべきとされているが,その施設でどのくらい迅速に結果を出せるかということと患者の重症度により判断することになる.日本甲状腺学会では臨床重要課題として粘液水腫性昏睡の診断基準案を示している(表2)[4].鑑別疾患として,まれな疾患であるが橋本脳症がある.橋本脳症では甲状腺機能は正常のことが多く,意識障害はステロイドによく反応する.

治 療

単に甲状腺ホルモンを補充するだけでは不十分な死亡率の高い疾患であり,集中治療室(intensive care unit:ICU)での全身管理を必要とする.

1）呼吸循環管理

低換気は最も死に直結しやすい病態であり，気道の確保と人工呼吸器管理を必要とする．低ナトリウム血症は生理食塩水等による慎重な補正を必要とする．中心静脈カテーテルを挿入して，循環器系のモニターを行い，低血圧には適切なブドウ糖と電解質液輸液により循環血漿量の確保により対応する．輸液に反応しない場合には，昇圧薬が必要となることがある．

2）低体温

それ以上の熱の放散を防ぐ程度にしておくべきで，慎重に対応すべきとされている．電気毛布などで積極的に温めると末梢血管の拡張により低血圧性ショックをひき起こすおそれがある．

3）副腎皮質ホルモン

副腎不全を合併している可能性があること，甲状腺ホルモンの投与により副腎皮質ホルモンの代謝が促進されることから，ヒドロコルチゾンを投与する．投与量は高度ストレス下の副腎不全に準じて100 mgを8時間おきに静脈注射で使う．状態が落ち着いて，副腎不全がないことが確認されれば中止してよい．

4）甲状腺ホルモン

補充方法は最も議論の多いところである．LT_4のみでいいのか，LT_3も使うべきか，その量や，頻度，投与経路について，疾患自体がまれであるためエビデンスが確立されていない．LT_4は効果がゆるやかで副作用が少なく，半減期が長く血中濃度も安定するが，T_3に変換されない限り生物活性は出さないので，効果が遅れるリスクがある．一方，LT_3は迅速に効果を出すが，血中半減期が短く，血中濃度が大きく変動し，ホルモンの過不足を判定するのがむずかしい．LT_4もLT_3も経鼻胃チューブを使って投与可能ではあるが，誤嚥性肺炎のリスクがあり，全身状態が悪いと腸管からの吸収も不確実である．したがって，静脈内投与が望ましいが，わが国では甲状腺ホルモンの注射剤がない．必要に応じて各医療機関で独自に院内特殊製剤として調整する[5]が（院内倫理委員会の承認と文書による同意取得が必要），緊急時には間に合わない．経口投与でも静脈注射でも予後に差はないとの報告もある[6]．最初の1回目の投与は全身の甲状腺ホルモンプールを満たすために比較的大量の投与が行われている．若年者ではLT_4 500 μg，高齢者では心血管系の合併症を考慮して200〜250 μg程度．その後，維持量として1日50〜100 μg程度が使われることが多い．

5）その他

誘因となった因子の除去は重要である．特に感染症については見逃されやすいため，最初から広域の抗菌薬を投与すべきとの意見もある．

予後

予後は合併している疾患の重症度，当初の意識レベルと相関する．的確な診断と十分な治療を行っても，死亡率は25〜50％と依然として極めて高い[1,2,5]．

文献

1) Wartofsky L, et al.：*Endocrinol Metab Clin North Am* 2006；**35**：687-698.
2) Mathew V, et al.：*J thyroid Res* 2011；**2011**：493462.
3) Ono Y, et al.：*J Epidemiol* 2017；**27**：117-122.
4) 日本甲状腺学会臨床重要課題：粘液水腫性昏睡の診断基準と治療指針の作成委員会　http://www.japanthyroid.jp/doctor/img/shindan.pdf（2018年3月確認）
5) 田中祐司，他：日本甲状腺学会雑誌 2013；**4**：47-52.
6) Dutta P, et al.：*Crit Care* 2008；**12**：R1.

10 潜在性甲状腺機能異常

> **POINT**
> - ▶潜在性甲状腺機能異常は，血中遊離サイロキシン(FT_4)は基準範囲内であるが，血中甲状腺刺激ホルモン(TSH)が基準値を外れ高値あるいは低値を示す病態である．
> - ▶潜在性甲状腺機能異常症の多くは無症候であるが，潜在性甲状腺機能低下症は動脈硬化や心血管障害，潜在性甲状腺中毒症は心房細動(Af)や骨粗鬆症などの危険因子とされる．
> - ▶超高齢者や妊婦を除き，持続性の甲状腺刺激ホルモン(TSH) $10\,\mu U/mL$ 以上の潜在性甲状腺機能低下症や，TSH $0.1\,\mu U/mL$ 未満の潜在性甲状腺中毒症は，顕性の甲状腺機異常に進行するリスクや，合併症のリスクから治療を検討する．

病態

血中甲状腺刺激ホルモン(thyroid-stimulating hormone：TSH)測定は甲状腺ホルモン不足，過剰を反映する最も鋭敏な検査であり，甲状腺機能異常を疑った場合の第一のスクリーニング検査として頻用される．近年，高感度測定法の開発により，ごく軽度の血中TSH値異常である潜在性甲状腺機能異常症が診断されるようになった．潜在性甲状腺機能異常症は，血中遊離サイロキシン(FT_4)は基準値内であるが，血中TSHが基準値を外れ高値あるいは低値を示す病態であり，一方，顕性の甲状腺機能異常症は，血中のFT_4は高値あるいは低値を示す(図1)[1]．

この病態は，正常な視床下部—下垂体—甲状腺系の機能があることを前提とした"潜在性原発性甲状腺機能異常症"を示している．血中TSHはわずかな血中FT_4の変化であっても血中TSHがより大きくLogスケールで変動を示す(図1)．そのため，血中TSHの異常値は，血中FT_4値が基準値内であっても個々にとっては正常ではない可能性があり，血中TSHが高値の場合は潜在性甲状腺機能低下症(subclinical hypothyroidism)，低値の場合は潜在性甲状腺中毒症(subclinical thyrotoxicosis)と診断される．

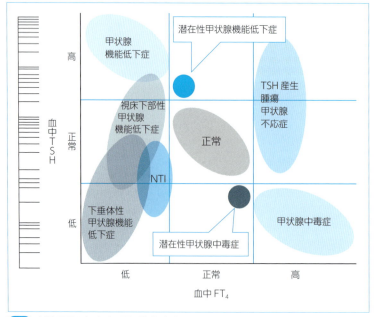

図1 血清TSHと血中FT_4値と疾患
血中TSH値と血中FT_4値をあわせて評価し，甲状腺機能異常を評価する．

表1 潜在性甲状腺異常症のおもな原因

潜在性甲状腺機能低下症のおもな原因
1. 自己免疫性(慢性甲状腺炎など)
2. 甲状腺の手術,照射,アイソトープ治療後
3. 薬剤の服用(抗甲状腺薬,アミオダロン,リチウム製剤など)
4. ヨウ素過剰(日本ではまれだがヨウ素不足)
5. 破壊性甲状腺中毒症の回復期(無痛性甲状腺炎,亜急性甲状腺炎,出産後甲状腺炎,橋本病の急性憎悪)

潜在性甲状腺中毒症のおもな原因
1. 甲状腺機能亢進症
   Basedow病(Graves病),Plummer病,中毒性結節性甲状腺腫
2. 破壊性甲状腺中毒症
   亜急性甲状腺炎,無痛性甲状腺炎,出産後一過性甲状腺中毒症
3. 薬剤の服用(甲状腺ホルモン製剤,TSH抑制療法中)
4. 妊娠初期

疫学・病因

1) 潜在性甲状腺機能低下症

潜在性甲状腺機能低下症は,ヨウ素摂取の多い地域で多く認められる傾向にあり,健常者の4〜20%に認められる[2]。その病因を表1に示す。顕性の甲状腺機能低下症の病因と明らかな違いはなく,その大多数は甲状腺自己抗体陽性の慢性甲状腺炎(橋本病)である。橋本病は女性に多いが,男女ともに年齢と共に罹患率は上昇する。また主要な原因の1つとして抗甲状腺薬の過剰な使用があり,潜在性甲状腺機能低下症の39%に認めたとする疫学調査もある。その他の原因として甲状腺亜全摘後や放射性ヨウ素内用療法などの既往,慢性的に甲状腺機能が障害される病態(ヘモクロマトーシスなど),薬剤性(アミオダロン,リチウム,ヨウ素含有物,リファンピシン,抗けいれん薬),昆布などヨウ素を含む食品や造影剤の使用などのヨウ素過剰摂取(可逆性)がある。まれな原因としてTSH不応症(TSH受容体遺伝子異常)やGsα遺伝子異常である偽性副甲状腺機能低下症(pseudohypoparathyroidism:PHP)1a型などがある。またDown症や1型糖尿病でも潜在性甲状腺機能低下症の合併が多い[2]。

2) 潜在性甲状腺中毒症

潜在性甲状腺中毒症も女性に多く年齢が上がるにつれ増加する。ヨウ素欠乏地域でより多く認められ,欧米では,0.63〜1.8%と報告されている[1]。潜在性甲状腺中毒症の原因としては外因性の甲状腺ホルモン剤過剰投与によるものと,Basedow病に代表される内因性の甲状腺機能亢進症によるものに分類される[3]。そのなかでも甲状腺ホルモン過剰投与が原因である医原性の潜在性甲状腺中毒症が多く,甲状腺ホルモン投与中の20〜40%にTSH値異常を認めたとする報告もある[1]。内因性では,欧米で頻度の多い自律性甲状腺結節(autonomously functioning thyroid nodule:AFTN)では潜在性の頻度が多く,Basedow病では潜在性の頻度が少ないとする報告もあるが,Basedow病の頻度が多いわが国では,これらの頻度に関しての報告はない。その他,Basedow病の治療中(の場合)や亜急性甲状腺炎,無痛性甲状腺炎,出産後甲状腺炎などの一時期も潜在性甲状腺中毒症の状態となるが,これらは通常一過性である。また,喫煙者で血中TSH値が低下するとの報告もある[1]。

主要症候

潜在性甲状腺機能異常症では,顕性甲状腺機能異常症で認められるような自覚症状を認めることは少なく,多くの症例が無症候である。しかし,潜在性甲状腺機能低下症は脂質異常症や動脈硬化症,心血管障害などが,潜在性甲状腺中毒症では心房細動(atrial fibrillation:Af)や骨粗鬆症などの有病率が増加するとの報告も多い。

1) 潜在性甲状腺機能低下症

❶ 自覚症状など

顕性の甲状腺機能低下症の典型例では,無気力,易疲労感,耐寒性低下,動作緩慢,記憶力低下,嗜眠傾向など活動性の低下した病態に加え,眼瞼浮腫,便秘,脱毛,月経不順などの症状も認められる。これらの症状は潜在性でも認められることがあるが,甲状腺機能低下症に特異的なものでもなく甲状腺ホルモン補充療法の治療有益性のエビデンスも十分でない。

❷ 動脈硬化症性疾患

潜在性甲状腺機能低下症は,顕性と同様に冠動脈疾患や動脈硬化症の危険因子であるといわれている。Razviらの報告では,70歳未満では甲状腺ホルモン補充療法で虚血性心疾患のリスクが軽減するが,70歳以上では治療による虚血性心疾患のリスク軽減効果はないとする報告や,Chakerらのメタアナリシスでは,潜在性甲状腺機能低下症と脳卒中の明らかな関係は証明できないとしながらも,65歳未満の症例や,TSHが7μU/mL以上の症例では,脳卒中のリスクが増加したとする報告もある。しかし治療効果に関しては,特に高齢者や軽度の潜在性甲状腺機能低下症では明確なエビデンスはない。

❸ 脂質代謝異常

これまでの多くの疫学調査で潜在性甲状腺機能低下症では,総コレステロールやLDLコレステロールが対照群と比較し有意に高く,甲状腺ホルモン補充療法によりこれらは低下するとされているが,しかし,甲状腺ホルモン補充療法の有益性に関しては疑問視する報告もある[4]。

2) 潜在性甲状腺中毒症
❶ 心疾患，死亡率
　潜在性甲状腺中毒症では，心拍数の増加や左室重量，心筋収縮能の増大により心拡張機能障害や心房性不整脈を引き起こすと考えられている．また全死亡率，心疾患による死亡率，虚血性心疾患などの発症リスクや Af の発症リスクが増加したとする報告もある[1]．さらにこの傾向は TSH が $0.1\,\mu U/mL$ 以下のグループでより顕著とされる．

❷ 心房細動
　心房細動(Af)は顕性の甲状腺中毒症と同様に潜在性甲状腺中毒症でも増加することが報告されている．60歳以上の患者を10年間経過観察した Framingham Heart study では心房細動の相対危険度は約3倍増加するとしている．一方，顕性の甲状腺中毒症による Af は，動脈塞栓症の危険因子として知られるが，潜在性甲状腺中毒症では十分な検討はされていない．

❸ 精神神経症状など
　発汗，動悸などの甲状腺中毒状態で認められる自覚症状は，潜在性甲状腺中毒症において認められることが小規模な疫学調査で報告されているが，有意な差は認められなかったとする報告もある[1]．また潜在性甲状腺中毒症では，認知症やアルツハイマー病のリスクが増加するとの報告も相次いでいる．

❹ 骨粗鬆症
　顕性甲状腺中毒症は骨粗鬆症の危険因子であるが，潜在性甲状腺中毒症における検討は十分なされていない．閉経後女性の潜在性甲状腺中毒症患者における検討では，コントロール群と比較し有意な骨量の減少を認め，抗甲状腺薬により TSH 値を正常化すると骨量の減少を抑えられたとの報告もあり[1]，閉経後の女性で骨粗鬆症のリスクがある場合は治療により TSH 値の正常化が推奨されている．また，65歳以上の高齢男性では大腿骨頭頸部骨折が，潜在性甲状腺中毒症で有意に多いという報告もある．

検査・診断

1) 潜在性甲状腺機能低下症
　わが国では日本甲状腺学会の研究班の手引きにより[4]，潜在性甲状腺機能低下症は"同時に測定した FT_4 と TSH 値の組み合わせで診断し，FT_4 が基準値内で TSH が基準値上限を超える値であること"と定義されている．潜在性甲状腺機能低下症は血中 TSH の値により軽症(TSH $4.5\sim9\,\mu U/mL$)および重症($10\,\mu U/mL$ 以上)に分類されることもあるが，症例の多くは軽症に分類される．わが国ではヨウ素摂取過剰による一過性潜在性甲状腺機能低下症の症例も少なくないため，ヨウ素摂取の問診は必ず行う．持続性の判定は1～3か月ごとに血中 TSH 値を測定し，3～6か月を目安に判定する．潜在性甲状腺機能低下症の鑑別すべき疾患や病態として，非甲状腺疾患(non thyroidal illness：NTI)や，中枢性甲状腺機能低下症，副腎皮質機能低下症，甲状腺ホルモンの補充療法を開始して TSH が改善中の一時期などがあり，潜在性甲状腺機能低下症と同様の検査値を示すことがある．

2) 潜在性甲状腺中毒症
　潜在性甲状腺機能中毒症は，FT_4 ならびに FT_3 が基準値内で TSH が低値あるいは測定感度以下と定義される．潜在性甲状腺中毒症に関しては，TSH が $0.1\sim0.4\,\mu U/mL$ の群と，TSH 感度以下($<0.1\,\mu U/mL$)の群とを重症と分類することもある．潜在性甲状腺中毒症の鑑別では，NTI や精神神経疾患，薬剤性(高容量ステロイド，ドパミン製剤等)，中枢性甲状腺機能低下症，妊娠第1三半期，高齢(甲状腺ホルモンクリアランスの減少による)などがある．

治療

1) 潜在性甲状腺機能低下症
　潜在性甲状腺機能低下症に対する甲状腺ホルモン補充療法の有効性に関しては議論が多い．妊婦および超高齢者以外の成人では，血中 TSH $10\,\mu U/mL$ 以上の持続性の潜在性甲状腺機能低下症に対しては，将来顕性の甲状腺機能低下症に進行する可能性が高いことや動脈硬化や心血管障害リスクから甲状腺ホルモン補充療法が勧められる．抗 TPO 抗体陽性も顕性への進行のリスクとされている．血中 TSH 値が $10\,\mu U/mL$ 未満の軽症の場合での治療効果に関しては議論が多いところであるが，実際には潜在性甲状腺機能低下症の大多数は軽症に分類される．最近のアメリカ甲状腺学会(American Thyroid Association：ATA)とアメリカ臨床内分泌学会(The American Association of Clinical Endocrinologists：AACE)の共同声明では，軽症の潜在性甲状腺機能低下症で，自覚症状を認める場合や，抗 TPO 抗体陽性例，アテローム性動脈硬化性疾患や心不全の既往，あるいはこれらの危険因子をもつ症例では治療を考慮すべきとしている[5]．薬剤性の場合，可逆性であっても中止できない場合はホルモン補充療法の対象となる[4]．ホルモン補充療法の際の注意点としていくつかあげられる．LDL-コレステロールの高値を示す例では，スタチン系などの薬剤を使用する前に潜在性甲状腺機能低下症の治療を行うことが勧められる．また心機能の低下した症例では基礎に心疾患が存在する場合が多く，甲状腺ホルモンは心仕事量と心筋酸素消費量を増加させるので，ホルモン補充療法により生じる危険性も大きく，利点があるとしてもその評価は困難とされる．殊に急性心筋梗塞や重症心不全では慎重であるべきで入院を要する

ような心疾患は治療対象から除外される.

　高齢者もホルモン補充療法には注意が必要である. 血中TSH値は年齢とともに高くなり，さらに高齢者での軽度の潜在性甲状腺機能低下症ではactivity of daily living（ADL）がむしろよいとの報告もある. 高齢者では代謝への影響も考慮し，個々の症例ごとに慎重な評価が必要である.

　顕性の甲状腺機能低下症では妊孕性の低下，流産や早産の増加，妊娠高血圧症候群の増加および児の精神神経発育の障害などが知られているが，潜在性甲状腺機能低下症においてもこれらの病態が認められる可能性がある. 血中TSH値2.5μU/mL以上で抗TPO抗体陽性である妊娠はハイリスクとされる報告もある. 以上よりアメリカでのガイドラインでは妊娠前および妊娠第1三半期においてはTSHの基準値上限を2.5μU/mL以下，第2三半期においては3.0μU/mL以下，第3三半期においては3.0ないしは3.5μU/mL以下とし，三半期の基準値内に速やかに調節し維持することが推奨されている[4]. 日本甲状腺学会の手引きでも，わが国でのエビデンスが確立されるまでは欧米の国際ガイドラインに従い管理することを推奨している. 妊娠と潜在性甲状腺機能低下症の詳細に関しては「3　妊娠と内分泌疾患（p.724）」をご参照頂きたい.

2) 潜在性甲状腺中毒症

　血中TSHが0.1μU/mL未満の潜在性甲状腺中毒症は，顕性の甲状腺機異常に進行するリスクや，Afや骨粗鬆症のリスクから治療を検討することが多い. 内因性の持続性潜在性甲状腺中毒症で，高齢者の心疾患合併例や閉経後女性の骨密度低下や骨粗鬆症を認める例には，抗甲状腺薬や放射性ヨード治療が考慮されるべきと考えられ，アメリカのガイドラインでは65歳以上で血中TSHが0.1μU/mL未満の場合や65歳以下で甲状腺中毒症状や骨粗鬆症などがある場合に治療が勧められている.

　また，甲状腺機能低下症の甲状腺ホルモン補充療法の際には，血中TSH値を基準値範囲内にコントロールすべきとされ，TSH低値を目標とする甲状腺癌の再発予防や甲状腺腫の縮小目的でのTSH抑制療法では，個々の症例において担当医が判断すべきとされる.

予　後

　潜在性甲状腺機能低下症は特に軽度のTSH上昇例では自然にTSHが正常範囲に戻る症例も多い. Diez JJらの報告では，TSHが10μU/mL以下の症例では52%がTSHは正常化し，TSH 10～14.9μU/mLのグループでは13%の正常化にとどまったと報告している. TSHの正常化は1年以内が37.5%，1～2年以内が67.5%であった. またTSHが基準値より低下した症例も認められた. 実際わが国の検診受診者の1年間の検討でも，潜在性甲状腺機能低下症の男性の44%，女性の48%が1年後の検査でTSHは正常範囲となっていた[2]. 潜在性甲状腺機能低下症の顕性甲状腺機能低下症への移行に関しては，高TSH値（血中TSH値10μU/mL以上）が最も強力な危険因子と考えられている. その他，女性，高齢，甲状腺自己抗体陽性なども関連がある.

　潜在性甲状腺中毒症でも経過中TSHが変動することが多い. Vadiveloo らの最近の疫学調査では，潜在性甲状腺中毒症では，0.5～0.7%が顕性へ移行し，20～40%は正常化したと報告している. この傾向はTSHが0.1～0.4μU/mLのグループで高いとされる一方で，5年の経過で50%以上は正常化するとの報告もある[2].

まとめ

　潜在性甲状腺機能異常症は顕性と比較し圧倒的に頻度が高く日常臨床で遭遇する機会が多い. しかし多くは無症候であり，一過性の経過の症例も少なくない. 原因は橋本病やBasedow病だけでなく，甲状腺ホルモン製剤や抗甲状腺薬の過剰な使用による医原性の症例が多いことも知っておくべきである. 潜在性甲状腺機能低下症では，甲状腺ホルモン補充療法は持続性のTSH 10μU/mL以上で考慮するが，妊婦や超高齢者では管理が異なる. 潜在性甲状腺中毒症では，やはり持続性のTSH 0.1μU/mL未満の症例で特に閉経後女性や高齢者で治療を考慮する. しかし血中TSH値は年齢が増加するに従い上昇し，喫煙なども影響することも治療の際は十分考慮すべきである.

◆ 文　献 ◆

1) Cooper D, Biondi B, et al.：Lancet 2012；379：1142-1154.
2) Nakajima Y, et al.：J Clin Endocrinol Metab 2013；98：3280-3287.
3) Biondi B, et al.：Endocr Rev 2008；29：76-131.
4) 網野信行，他：ホルモンと臨床 2008；57：653-654.
5) Garber R, et al.：Thyroid 2012；22：1200-1235.

第7章 甲状腺疾患

11 甲状腺ホルモン不応症（その他の不適切TSH分泌症候群を示す疾患）

POINT

- 血中甲状腺ホルモンが高値であるにもかかわらず甲状腺刺激ホルモン（TSH）値が抑制されていない状態を不適切TSH分泌症候群（SITSH）とよぶ。
- "見かけ上のSITSH"をまず除外し，"真のSITSH"では甲状腺ホルモン不応症（RTH）とTSH産生下垂体腫瘍の鑑別を行う。
- 抗甲状腺薬やアイソトープ治療，甲状腺摘出術などの治療は通常行わない。

病態

不適切TSH分泌症候群（syndrome of inappropriate secretion of TSH：SITSH）は，甲状腺ホルモン，特にFT_4値が高値であるにもかかわらず，TSH値が抑制されてない状態である。大別するとこの病態の原因には，甲状腺ホルモン受容体（TR）の異常によりフィードバック機構が障害され，TSHの過剰分泌が起こる甲状腺ホルモン不応症（resistance to thyroid hormon：RTH）と，下垂体腫瘍が自律的にTSHを過剰分泌するTSH産生下垂体腫瘍（TSHoma）がある。

RTHはRTHβともいわれ，おもにTRのβアイソフォーム（TRβ）の機能異常症であり，甲状腺ホルモンに対する反応性が減弱している[1]。おもに常染色体優性遺伝形式の遺伝性疾患であり，RTH家系の85%にTRβ遺伝子変異が同定されている。変異TRβは正常TRβおよび正常TRαの機能を阻害するドミナントネガティブ作用を有する。

TSHomaの原因の多くは不明である[2]。まれに多発性内分泌腫瘍症1型（MEN1）の一症状として認められる。

疫学

TRβ遺伝子変異を伴うRTHの発症頻度は約40,000人に1人と推定されている。TSHomaは，約100万人に1人の発症とされてきたが，近年報告例は増加している。いずれの疾患も性差はない。

主要症候

RTH，TSHomaとも，TSH過剰分泌のため甲状腺がびまん性に腫大することが多い。

RTHはTRβの機能異常であるため，TRβの発現が多い肝臓や下垂体では甲状腺ホルモンに対する反応性低下が認められる一方，TRαの発現が多い心臓では逆に甲状腺ホルモン高値の影響を受けやすく頻脈になると考えられる。甲状腺腫と軽度の頻脈以外の症状を示さない症例が多いが，甲状腺中毒症症状が強く注意欠陥/多動障害や著しい頻脈を示す患者もある。受容体異常の程度が強いと，TRαとTRβ双方の機能を抑え，先天性甲状腺機能低下症の症状である知能発達遅延や低身長，難聴といった障害を伴う。

TSHomaでは，自覚症状のない症例も多いが，甲状腺中毒症症状として頻脈，発汗増加，体重減少，手指振戦などを認めることがある。腫瘍による視神経圧迫が原因の視野障害や，頭痛も認められることがある。下垂体前葉機能低下症状や，腫瘍が同時に産生する他の下垂体前葉ホルモンの過剰症状がみられることもある。

両疾患とも長期の甲状腺中毒症によると考えられる心不全例が報告されているので注意が必要である。

検査

1) 不適切TSH分泌症候群

FT_4が高値でTSHが正常下限以上であれば不適切TSH分泌症候群（SITSH）と判断される。

2) TRH負荷試験

血中TSH値は，RTHでは反応し，TSHomaでは低反応または無反応となることが多い。下垂体卒中をきたすことがあり，マクロアデノーマでは注意が必要である。

3) 末梢組織における甲状腺ホルモン作用の指標

甲状腺ホルモン値上昇による全身の代謝亢進を示す参考所見として，コレステロールやクレアチンキナーゼ（CK）の低下，フェリチンや性ホルモン結合グロブリン（sex hormone binding globulin：SHBG〈保険未収載〉）の上昇などがある。

4) T_3抑制試験

LT_3を漸増しながら投与し，各投与量でTRH負荷試験と甲状腺ホルモン作用指標の測定を行ってT_3に対する反応性を調べる。心負荷がかかるため適応判断に注意する。

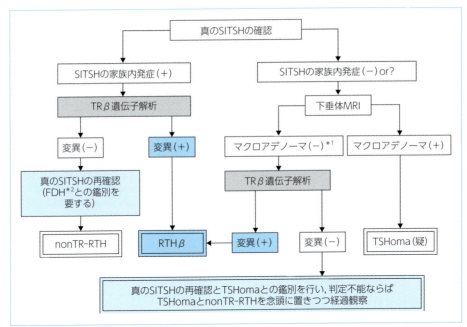

図1 RTH 診断のためのアルゴリズム
*1：ミクロアデノーマ症例を含む．　*2：家族性異常アルブミン性高サイロキシン血症．
〔(3) 日本甲状腺学会 HP　http://www.japanthyroid.jp/doctor/img/hormone03.pdf より〕

5) *TRβ* 遺伝子検査

RTH の確定診断に用いるが，遺伝子変異が認められない症例もある．遺伝子診断に関する倫理的配慮が必要でガイドラインを遵守する．

6) 血中αサブユニット（αSU＜保険未収載＞）

TSHoma では，血中アルファサブユニット（alpha subunit：αSU）高値，αSU/TSH モル比 1 以上となる症例が多い．従来 αSU 値（ng/mL）÷TSH 値（μU/mL）×10 でモル比を概算していたが，近年測定法が異なり注意が必要である．血中αSU 値は LH・FSH が高値だと高くなる．

7) 下垂体 MRI

下垂体腫瘍の検出には MRI を用いる．SITSH 症例にマクロアデノーマが認められれば TSHoma の可能性が高い．

8) 下垂体腫瘍組織の免疫染色

免疫組織学的検討で TSH が同定されることが TSHoma の確定診断になるが，TSH の免疫染色が困難で，抗原賦活化などが必要となることもある．

診　断

鑑別診断の手順として，図1[3] に RTH 診断のためのアルゴリズムを示した．ポイントは"真の SITSH"か否かという点と，RTH と TSHoma の鑑別である．

1 回の血液検査で SITSH の所見が得られた場合も，その多くは"見かけ上の SITSH"である．抗 T_4 抗体や抗マウス抗体をもつ症例では T_4 や TSH の測定系が干渉を受ける．また，TSH の変動は T_4 の変動に遅れるため，破壊性甲状腺炎や Basedow 病の初期に，TSH 抑制が T_4 の上昇に一時的に追いついていない場合がある．甲状腺機能低下症に対するレボチロキシン Na や，アミオダロンなどヨウ素含有薬剤による治療中も SITSH 様の所見となることがある．測定系（1 ステップアッセイ法と 2 ステップアッセイ法）や測定時期（1 か月後とその 3 か月後）を変更し，"真の SITSH"であるかを確認する．

また，家族性異常アルブミン性高サイロキシン血症は，アルブミン遺伝子の変異（R218 部分が多い）によりアルブミンの T_4 結合能が上昇する疾患であり[4]，"見かけ上の SITSH"を呈する．総 T_4 高値に対して FT_4 は正常～軽度高値，TSH は正常で臨床的に甲状腺機能異常による症状を認めない．

RTH（指定難病 80），TSHoma（指定難病 73〈下垂体性 TSH 分泌亢進症として〉）とも厚生労働省の指定難病であり，重症度によって補助の対象となるため，診断された場合は届け出を行う．診断基準は難病情報センターのウェブサイト（http://www.nanbyou.or.jp）[5] を参照されたい．RTH については日本甲状腺学会が診断基準の改定を行っている．(http://www.japanthyroid.jp/doctor/problem.html)[6]

治　療

SITSH に対して，抗甲状腺薬やアイソトープ治療，甲状腺摘出術などの治療法は，TSH 分泌が促進

され甲状腺腫増大や下垂体のTSH産生細胞の過形成，TSHomaの増大をまねく結果となり推奨できない．

RTHの多くの症例では，甲状腺ホルモンに対する標的臓器の反応性の低下は甲状腺ホルモン高値になることで代償されており，治療を必要としない．甲状腺中毒症の症状を呈する症例では，β遮断薬による対症療法が有効であることが多い．先天性甲状腺機能低下症の症状を示す症例では，血中甲状腺ホルモンは高値だが，甲状腺ホルモン製剤の投与により症状が緩和される．

TSHomaは，おもに経蝶形骨洞手術が第一選択になる．残存腫瘍や再発例にはソマトスタチンアナログ（保険適用外）や定位放射線治療などが使用される．

予 後

RTH症例では生命予後は健常者と変わらないとされる．ただし，女性RTH症例が変異をもたない児を妊娠した場合，母体から移行してくる甲状腺ホルモンによって児が甲状腺中毒症になり，流産や低出生体重児となることがある．

TSHomaは比較的大きな腫瘍が多く，術後の残存腫瘍や再発に注意が必要である．予後予測因子は腫瘍の大きさ，浸潤性，ならびに甲状腺中毒症症状の有症状期間であるとされている．

◆◆ 文 献 ◆◆

1) Refetoff S, et al.：*Best Pract Res Clin Endocrinol Metab* 2007；**21**：277-305.
2) Beck-Peccoz P, et al.：Thyroid Disease Manager http://www.thyroidmanager.org（2018年3月確認）
3) 日本甲状腺学会HP http://www.japanthyroid.jp/doctor/img/hormone03.pdf（2018年3月確認）
4) Cartwright D, et al.：*Clin Chem* 2009；**55**：1044-1046.
5) 難病情報センター Japan Intractable Diseases Information Center ホームページ http://www.nanbyou.or.jp/（2018年3月確認）
6) 日本甲状腺学会HP http://www.japanthyroid.jp/doctor/problem.html（2018年3月確認）

12 薬剤誘発性甲状腺機能異常

POINT

- 種々の領域で使用される多くの薬剤が，甲状腺直接作用や，下垂体機能，ホルモン代謝・吸収等を介して甲状腺機能に影響を与える．
- 薬剤誘発性甲状腺中毒症ではBasedow病タイプと破壊性甲状腺中毒症タイプがあるので，鑑別診断のうえ，それに応じて対応する．
- 治療は原因薬剤を中止することが原則であるが，薬剤を中止できない場合は投与を続けて対処をする．
- LT_4製剤（レボチロキシンNa〈チラーヂンS®〉など）の吸収障害をきたす薬剤があるので，併用時は両者の服用時間をあけるなどの注意が必要である．

病態

甲状腺疾患の治療薬として用いられる薬剤をはじめ，種々の領域で使用される多くの薬剤が甲状腺機能に影響を与える[1]（表1）．甲状腺に直接影響するものだけでなく，下垂体機能，または，甲状腺ホルモン代謝や甲状腺ホルモンの吸収に影響するものなど，薬剤特有の様々な機序があり，複数の機序で作用する薬剤もある．

おもに甲状腺に作用する薬剤

1）ヨウ素

ヨウ素は甲状腺ホルモン合成に不可欠な元素である．日本人成人の推定必要量は95 μg/dayであり，推奨摂取量は130 μg/dayである[2]．わが国ではヨウ素欠乏による甲状腺機能低下症は，通常は存在しない．しかし，過剰ヨウ素（数ミリグラム/day以上）は甲状腺機能に様々な作用を示す（図1）．

過剰なヨウ素を摂取するとヨウ素有機化抑制による甲状腺ホルモン合成の低下（Wolff-Chaikoff効果）が起こる．正常では一過性かつ軽度のホルモン濃度低下のみで2～3週間で正常化する（escape現象）が，ヨウ素に影響されやすい人や，基礎に橋本病があったりBasedow病寛解中の患者だったりすると，このescape現象が起こらずにヨウ素の影響が遷延して，甲状腺機能低下症に陥ることがある．機能低下は通常一過性で，過剰摂取をやめれば回復する．また，過剰ヨウ素は甲状腺からの甲状腺ホルモン分泌も抑制する．

一方，寛解中のBasedow病や自律性機能性甲状腺結節（Plummer病）のある患者などでは，ヨウ素投与によりヨウ素誘発性甲状腺中毒症を起こすことがある．ヨウ素不足地域で起こりやすく，わが国ではまれである．

種々の薬品中のヨウ素含量を表2に示す．特に，ヨウ化カリウム丸やヨウ素含有うがい薬（イソジン®ガーグルなど）は頻度も高く要注意である．また，OTC医薬品（市販薬）（のどぬーる®スプレーなど）や，民間保健薬，あるいは，食品であるヨウ素添加卵や海藻類（特に昆布・根昆布）の長期・継続使用でもしばしば甲状腺機能異常がみられる．

2）アミオダロン（アンカロン®など）

アミオダロン1錠（100 mg）中には大量のヨウ素（37 mg）が含まれている．甲状腺中毒症が惹起されることがある一方，ヨウ素過剰で甲状腺機能低下症をきたすこともある．さらに，本剤はT_4からT_3への転換を強く抑制する．そのために，血中総T_3，FT_3が低下し，総T_4，FT_4が正常，あるいはむしろ高値となるなど，甲状腺機能に複雑な特有の影響を与える．

Basedow病タイプの甲状腺中毒症をアミオダロン誘発性甲状腺中毒症（amiodarone-induced thyrotoxicosis：AIT）I型とよび，破壊性甲状腺中毒症タイプをAIT II型という．AIT I型は，寛解Basedow病やPlummer病などの基礎疾患のある人に起こりやすくヨウ素誘発型と考えられている[3]．AIT I型の発症はわが国では稀である．AIT II型は基礎疾患なしに破壊性中毒症を起こすもので，本剤の直接的細胞毒性によるものである．AIT II型のわが国での発生率は10％程度と推測され，内服開始後2～3年ほど経過してから生じることが多い．本剤は半減期が19～53日と長く，臓器蓄積性があることから，内服中止後に発症することもある．

甲状腺中毒症が強くなると，動悸，頻脈，不整脈など，もともとある循環器疾患を非常に増悪させる状態となるので，AITを生じた場合には，循環器専門医や甲状腺専門医に速やかに紹介するのがよい（治療は本項「甲状腺機能異常をきたした場合の対応」参照）．

本剤は長期に渡って使用される薬剤なので，投与

表1 甲状腺機能異常を起こす薬剤

作用部位*	薬剤	作用機序*	備考
おもに甲状腺に作用するもの	ヨウ素,ヨウ素含有薬剤(表2)	甲状腺ホルモン合成・分泌抑制,ヨウ素誘発甲状腺中毒症	
	アミオダロン	含有ヨウ素による作用,T_4からT_3への転換阻害,甲状腺直接傷害	
	炭酸リチウム	甲状腺ホルモン分泌抑制	
	スニチニブ,ソラフェニブ,アダリムマブなど	破壊性甲状腺炎の誘発,ヨウ素取り込み抑制,vascular endothelial growth factor(VEGF)受容体抑制による甲状腺への血流低下など	
	メチマゾール,チアマゾール,プロピルチオウラシル	甲状腺ホルモン合成阻害(TPOによるホルモン合成〈有機化と縮合〉等を抑制)	
自己免疫に作用するもの	インターフェロン	サイトカインによる自己免疫変動,甲状腺直接作用	
	ゴナドトロピン gonadotropin放出ホルモン(GnRH)誘導体	女性ホルモン変動による自己免疫異常	
おもに下垂体に作用するもの	デキサメサゾン(Dex),ドパミン,ドパミン作動薬,ソマトスタチン誘導体	TSH分泌抑制	Dexは5'脱ヨウ素抑制作用や,Basedow患者で血中T_4低下作用もある
甲状腺ホルモン代謝に影響するもの	フェニトイン,フェノバルビタール,カルバマゼピン,リファンピシン	肝での抱合によるT_4代謝促進	橋本病や,潜在性・顕性甲状腺機能低下症患者で低下症が発症・増悪.T_4補充中患者で必要量が増加
	フェニトイン,カルバマゼピン	結合蛋白と甲状腺ホルモンとの結合を阻害	
	エストロゲン,選択的エストロゲン受容体モジュレーター,フルオロウラシル	血中 thyroxine binding globulin(TBG)を増加	
	アミオダロン,プロプラノロール,プロピルチオウラシル,Dex,脂溶性造影剤	T_4からT_3への転換を阻害	
T_4の吸収を阻害するもの	(表3)	LT_4吸収阻害	T_4製剤との併用時に注意

*:おもな作用部位,機序で分類したが,複数の作用部位や機序を有するものがあるので重複記載もある.
TBG(サイロキシン結合グロブリン).

開始時には甲状腺機能と抗甲状腺自己抗体を評価し,その後も甲状腺機能を6か月ごとに測定することが勧められる.

3) 炭酸リチウム(リーマス® など)

リチウムは甲状腺に取り込まれ,合成過程よりもおもに,ホルモン分泌を抑制する.多数の報告を系統的に分析したメタアナリシスでは,臨床的な甲状腺機能低下症をきたすオッズ比は5.78と有意に高く,TSH値はリチウム投与で4.0 IU/mL程度上昇するとされている[4].

4) ヨウ素含有放射線検査造影剤

すべてのヨウ素含有物は含有ヨウ素の作用で甲状腺機能に影響しうる.加えて,脂溶性で,胆嚢造影に使用されるイオパン酸,イポデートはT_4の5'脱ヨウ素反応を抑制する.健常者に投与すると,FT_4が上昇してFT_3が低下する.動脈や静脈造影用の水溶性造影剤は脱ヨウ素反応は抑制しない.

5) 分子標的治療薬(スーテント® など)

チロシンキナーゼ阻害薬であるスニチニブやソラフェニブ投与で甲状腺機能低下症,甲状腺中毒症のどちらもきたしうる.スニチニブによる甲状腺機能低下症の頻度は30%以上と高く,甲状腺中毒症は1%程度と考えられる.甲状腺中毒症は破壊性であり,一過性であることが多い.当初に甲状腺機能低

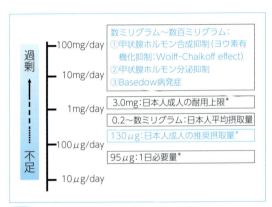

図1 ヨウ素摂取量と甲状腺機能への影響
*文献2)より.
〔2〕厚生労働省：日本人の食事摂取基準（2015年版）　http://www.mhlw.go.jp/stf/seisakunitsuite/bunya/kenkou_iryou/kenkou/eiyou/syokuji_kijyun.html〕

表2 薬品中のヨウ素含量

薬剤	ヨウ素量など
ヨウ化カリウム	50 mg/丸（ヨウ素　38 mg/丸），0.76 g/g
ヨウ素レシチン（ヨウレチン®）	ヨウ素として 50, 100, 200 μg/錠
内用ルゴール液	ヨウ素 1 g と KI 2 g を精製水で 100 mL に調整＝ヨウ素 27 mg/mL など（調整可）
アミオダロン	ヨウ素 37 mg/100 mg（1錠）
イオパミドール（イオパミロン® 300），イオヘキソール（オムニパーク® 140)	それぞれ，ヨウ素 300 mg/mL，140 mg/mL
イソジン® ガーグル	1 mL 当たり，ポビドンヨウ素 70 mg＝ヨウ素 7 mg
のどぬーる® スプレー	ヨウ素 5 mg/mL

表3 T_4 製剤の吸収を阻害する薬剤

薬剤	商品名（例）など
コレスチラミン，コレスチポール	クエストラン®（内因性甲状腺ホルモンの腸管からの再吸収を抑制して血中甲状腺ホルモン値を下げる作用もある）
スクラルファート	アルサルミン®
乾燥水酸化アルミニウムゲル	アルミゲル®
ポリスチレンスルホン酸カルシウム・ナトリウム（陽イオン交換樹脂）	カリメート®，ケイキサレート®
ラロキシフェン	エビスタ®
硫酸鉄	フェロ・グラデュメット®
セベラマー塩酸塩（リン酸結合物）	フォスブロック®，レナジェル®
カルシウム塩	炭カル®，ユニカル®，カルシウム含有サプリ
チャコール	活性炭，クレメジン®
ヒスタミン H_2 拮抗薬	タガメット®，ガスター®
プロトンポンプ阻害薬	オメプラール®，タケプロン®

下症となり，その後甲状腺中毒症をきたす症例もある．
　甲状腺機能異常の機序は様々で，破壊性甲状腺炎の誘発や，ヨウ素取り込み抑制，あるいはスニチニブの本態である血管内皮増殖因子（vascular endothelial growth factor：VEGF）受容体抑制による甲状腺への血流低下などが考えられており，患者ごとに感受性や発症の主因が異なる可能性がある．腫瘍壊死因子（tumor necrosis factor-α：TNF-α）を標的分子とする治療薬であるアダリムマブ等でも甲状腺中毒症，甲状腺低下症のいずれもきたしうる．

おもに自己免疫が関与するもの

1）インターフェロン

　インターフェロンなどのサイトカイン投与により抗甲状腺自己抗体が陽性化したり，また，治療前から陽性の患者ではその値が上昇したりすることがある．このような自己免疫性インターフェロン誘発甲状腺炎（interferon induced thyroiditis：IIT）は橋本病，Basedow 病の臨床像を呈するか，あるいは自己抗体出現のみの異常を呈する．一方，甲状腺機能異常は自己抗体出現なしでも起こる．甲状腺への直接作用の可能性があり，非自己免疫性 IIT とよばれる．非自己免疫 IIT は自己抗体陰性で，初期の甲状腺中毒期とその後の低下期をきたす甲状腺炎と類似した臨床経過をとる．

2）ゴナドトロピン放出ホルモン誘導体（ゾラデックス®，リュープリン® など）

　ゴナドトロピン放出ホルモン（GnRH）誘導体による，gonadotoropin と性ホルモンの変動が自己免疫性甲状腺疾患発症の引き金となる．これまで報告されている甲状腺中毒症の多くは，慢性甲状腺炎が基礎にあるか，Basedow 病寛解中の症例である．しかし，甲状腺疾患の素因のない患者に発症することも

ある．

破壊性甲状腺中毒症タイプの甲状腺中毒症は投与開始後数か月以内（2～4か月）に発症する一方，Basedow病タイプは投与開始後数か月後から1年程度してから発症する．これは，出産後のホルモン変動で発症する，破壊性甲状腺中毒症が出産後早期（おおむね1～4か月以内）に起こり，出産後Basedow病はおおむね4か月以降に発症することと類似している．破壊性甲状腺中毒症のあとなどで甲状腺機能低下症をきたすことがある．

おもにTSH分泌を抑制する薬剤

デキサメタゾン（Dex）など，大量のグルココルチコイドはTSHの分泌を抑制する．しかし，長期に渡って大量のグルココルチコイドが投与されても，一般には甲状腺機能低下症にはならない．その理由はT_4，T_3の低下によるTSH上昇がグルココルチコイドによるTSH分泌抑制よりも強力であるためと考えられている．加えて，Dexなどは5'脱ヨウ素反応を抑えることでT_3を下げる．さらに，Baserow患者では高用量Dex投与で血中T_4も下げる．これは甲状腺からのT_4分泌低下のためで，それは甲状腺直接作用あるいはTSAb産生低下作用かによる．臨床的には術前にBasedow病患者のT_3を急速に下げるのに有用であり，また，抗炎症作用はアミオダロンによる破壊性甲状腺中毒症治療などに有用である．

ドパミンとドパミン作動薬（ブロモクリプチンやカベルゴリン）はドパミンD_2受容体（dopamine D_2 receptor：DR_2）を介してTSHを下げる．

ソマトスタチン誘導体（somatostatin analogue）はTSH分泌を直接抑制する．先端巨大症でオクトレオチド投与開始後1か月間はTSHは低下するが，6か月後にはTSHもFT_4も正常となる．

おもに甲状腺ホルモンの代謝・輸送に影響する薬剤

1）肝臓での代謝やTBGに影響

抗てんかん薬（フェニトイン，フェノバルビタール，カルバマゼピン）や抗結核薬（リファンピシン）はCYP3Aなどのシトクロム（cytochrome）p450を誘導して肝臓での抱合による甲状腺ホルモン代謝を促進する．正常では視床下部―下垂体系で代償されるが，橋本病や，潜在性甲状腺機能低下症や顕性甲状腺機能低下症患者では代償できずに低下症が発症・増悪する．甲状腺機能低下症でT_4補償中の患者では投与量を増やす必要がある．

フェニトイン，カルバマゼピンは上記の薬物代謝を促進するとともに，結合蛋白と甲状腺ホルモンの結合を阻害するため，血中総T_4は低下する．

エストロゲンと選択的エストロゲン受容体モジュレーター（selective estrogen receptor modulator：SERM〈ラロキシフェン，タモキシフェン，ドロロキシフェンなど〉）や，5-フルオロウラシルは，血中サイロキシン結合グロブリン（thyroxine binding globulin：TBG）を増加させるので，総T_4は増加する．甲状腺ホルモン製剤補充中の患者で，これらを服用している場合には，その補充必要量が30～50%程度増加する．

2）サイロキシン脱ヨウ素反応を抑制

甲状腺ホルモン代謝では脱ヨウ素反応が最も重要である．抗甲状腺薬プロピルチオウラシル（PTU）450～600 mg/dayをT_4治療中の甲状腺機能低下症患者に投与すると，T_3は48時間以内に25～30%低下し，投与中持続する．また，プロプラノロールの中等量から大量投与でT_3は軽度低下する（メトプロロール，アテノロールなどでは認められない）．「病態」の項で述べた脂溶性造影剤やアミオダロンも脱ヨウ素反応を抑制する．

レボチロキシンNa吸収に影響する薬剤

正常では経口投与されたLT_4製剤（レボチロキシンNa〈チラージン®など〉）は，空腸・回腸で約6時間で70～80%が吸収される．しかし，表3に示す多くの薬剤がこの吸収を阻害する．これらは，甲状腺ホルモン製剤が同時に投与されている場合，T_4と結合したり，複合体を形成したりすることで，腸管でのその吸収を阻害する．

コレスチラミン，炭酸カルシウム，水酸化アルミニウム，硫酸鉄，スクラルファートなどは不吸収複合体を形成するか，あるいは直接，吸収を抑制する．鉄（Fe^{3+}）1個でT_4の3分子と結合して吸収を阻害する．炭酸カルシウムやリン結合物（酢酸カルシウム，セベラマー塩酸塩，炭酸ランタン）も吸収を阻害する．

甲状腺機能異常をきたした場合の対応

一般に薬剤による副作用が生じた場合は，直ちに服薬を中止するのが原則である．しかし，中止できない場合や，継続した方がメリットが大きいと考えられる場合には原因薬剤を投与しながら，甲状腺機能異常の治療を行う．また，原因薬剤を中止しても甲状腺機能異常が持続することがある．

1）甲状腺中毒症

Basedow病タイプか，破壊性甲状腺中毒症タイプかの鑑別がまず必要である．Basedow病タイプ（TRAb陽性，甲状腺内血流増加，^{99m}Tc〈または放射性ヨウ素〉甲状腺摂取率高値）であれば，抗甲状腺薬（メチマゾールなど）を投与するなど，通常のBasedow病と同様に治療する．

破壊性甲状腺中毒症タイプ（TRAb陰性〈時に弱

陽性を示すことがある），甲状腺内血流低下，甲状腺摂取率低値）では甲状腺中毒症は一過性で，2～3か月間で甲状腺機能は正常化する．通常は特別な治療は必要なく，経過観察だけでよい．時に，甲状腺中毒症を経て一過性の甲状腺機能低下症になることがある．動悸などの症状が強い場合はβ遮断薬を投与する．

2）甲状腺機能低下症

甲状腺機能低下症に対してはレボチロキシンNa投与で対処する．甲状腺機能低下症は一過性で，原因薬剤中止後にレボチロキシンNa中止可能となる場合があることを念頭におくべきである．

もともと慢性甲状腺炎や甲状腺機能低下症のある患者にT_4の代謝を促進する薬剤を投与する場合は，甲状腺機能低下症が顕在化したり甲状腺機能低下症の増悪がみられたりするので，レボチロキシンNaの投与を開始したり投与量を増加させたりする．

レボチロキシンNaは空腹時に水で単独で服用することが基本である．レボチロキシンNaの吸収を阻害する薬剤と併用するときは同時に服用せずに，4時間程度以上あけることを指導する．特に，臨床上，妊娠中などで鉄剤と併用する場合や，スクラルファート，アルミ含有制酸剤などの胃腸薬と併用する場合に注意すべきである．レボチロキシンNaの吸収は食事にも影響されるので，就寝前あるいは朝食1時間前の服用が勧められる．

3）アミオダロン誘発甲状腺機能異常

アミオダロンを中止するかどうかは循環器内科医と相談が必要であるが，致死性不整脈患者に対して処方されていたり，また中止しても血中半減期が長く影響が遷延したりするので，AITを生じた場合でもアミオダロンは中止せずに対処することがある．

AIT I型の場合はMMIを開始する．II型では経過観察するか，症状に応じてβ遮断薬を考慮する．甲状腺中毒症が強い場合はDexかプレドニゾロンなどのステロイド薬を投与する．6～12週間以内に正常甲状腺機能になることが多いが，それ以上の期間が必要となることもある．

甲状腺機能低下症では投薬は中止せずにレボチロキシンNaを投与することが多い．アミオダロンはT_4からT_3の転換を抑制するので比較的大量が必要になることがある．

◆◆ 文 献 ◆◆

1) 西川光重, 他：薬剤誘発性の甲状腺中毒症・機能低下症. 日本甲状腺学会雑誌 2012；**3**：19-23.
2) 厚生労働省：日本人の食事摂取基準（2015年版） http://www.mhlw.go.jp/stf/seisakunitsuite/bunya/kenkou_iryou/kenkou/eiyou/syokuji_kijyun.html（2018年3月確認）
3) Ross DS, *et al.*：*Thyroid* 2016；**26**：1343-1421.
4) McKnight R, *et al.*：*Lancet* 2012；**379**：721.

13 出産後甲状腺機能異常症

POINT

- 出産後甲状腺機能異常症は，潜在性自己免疫性甲状腺炎が出産後に増悪して発生する．
- 出産後女性の5～10%の高頻度に出現し，機能異常の病型は5つの型に分類される．
- 破壊性甲状腺中毒症は出産後2～4か月に発症し，多くがその後，一過性甲状腺機能低下症を示す．
- Basedow病は出産後4～10か月に発症し，抗甲状腺薬の投与量に注意すれば授乳を中止する必要はない．

病態

出産後に発生する甲状腺機能異常は，古くからSheehan症候群による下垂体性甲状腺機能低下症が知られていた．しかし，1976年に網野らにより甲状腺原発性の出産後一過性甲状腺機能低下症が見出された[1]．その後の系統的な研究から甲状腺原発性の甲状腺機能異常が高頻度にみられることが明らかにされ[2]，出産後甲状腺機能異常症や出産後自己免疫性甲状腺症候群として認識されるに至った[3]．多くは抗甲状腺自己抗体のみが(+)で，臨床症状・所見がない潜在性自己免疫性甲状腺炎が出産後増悪して発生するものである．一部に抗甲状腺自己抗体が陰性の症例もあるが，これらも自己免疫性甲状腺炎が増悪して発生するものと考えられている．

図1に示す5つの型に分類される．I）出産後4～10か月に永続性甲状腺中毒症であるBasedow病を示すもの，II）出産後2～4か月に一過性甲状腺中毒症のみを示すもの，III）出産後2～4か月に破壊性甲状腺中毒症を示し，引き続き一過性甲状腺機能低下症を示すもの，IV）破壊性甲状腺中毒症を認めずに出産後3～5か月に一過性甲状腺機能低下症を示すもの，V）永続性甲状腺機能低下症を示すものがある．時に，図1[3]の点線のように，破壊性甲状腺中毒症に引き続いてBasedow病が起こることがある．病型IとIIの一部はBasedow病の出産後発症と考えられ，IIの残りとIII，IV，Vは自己免疫性甲状腺炎が出産後増悪したものと捉えることができる．最も典型的な臨床経過をとり，実際臨床医がしばしば経験するものは図1[3]の病型III，破壊性甲状腺中毒症である．出産後に発生した無痛性甲状腺炎であることから，出産後甲状腺炎(postpartum thyroiditis)ともいわれる．出産後に発症するBasedow病も含めて全体を出産後甲状腺機能異常症という．

妊娠時には種々のホルモン，妊娠特異蛋白，胎児側の免疫抑制因子などが免疫を抑制し，胎児拒絶を防ぎ妊娠継続が可能となる．しかし，出産後はこれらの抑制が急に取り除かれるので，ちょうどステロイド薬を急に中止したときのような"はねかえり(反跳)"現象として各種免疫応答が亢進する．実際に抗甲状腺自己抗体の抗体価は妊娠中低下し，出産後増加する．正常妊娠時には各種リンパ球サブセットが

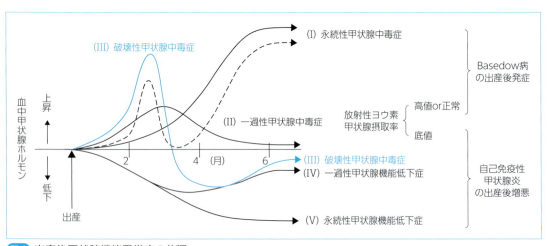

図1 出産後甲状腺機能異常症の分類
〔(3) Amino N, et al.: Thyroid 1999; 9: 705-713. より改変〕

同様の変化を示す．妊娠中，細胞傷害性 T 細胞は減少するが，出産後増加して 2〜4 か月にピーク値になる．抗体産生を担う B 細胞も妊娠中減少するが，出産後は T 細胞より少し遅れて 6〜10 か月にピークとなる．末梢リンパ球からのサイトカイン産生もこれに合致した変化を示す．これは出産後 2〜4 か月に破壊性甲状腺中毒症が発症し，出産後 4〜10 か月に Basedow 病が発症するというのと時期的に一致している[3]．

疫学

本症は一般女性の出産後に 5〜10% の高頻度で出現するもので，わが国のみならず万国共通の病態である．

主要症候

血中甲状腺ホルモンの上昇時には，頻脈，体重減少，手指振戦，発汗増加などの甲状腺中毒症の症状が，低下時には，無気力，易疲労感，眼瞼浮腫，耐寒能低下，体重増加，動作緩慢，嗜眠，記憶力低下，便秘，嗄声などの甲状腺機能低下症の症状がみられる．いずれも罹病期間が短いことから，典型的な甲状腺中毒症および甲状腺機能低下症に比較して軽症である．また，育児の多忙な時期であり，出産後は甲状腺機能異常症と認識されるよりも，単に産後の肥立ちが悪いとか，育児ノイローゼとして取り扱われることも多いので注意が必要である．

検査・診断

出産後 1 年以内に甲状腺機能異常の発症あり，抗 TPO 抗体または抗サイログロブリン抗体（＋）の場合は，出産後甲状腺機能異常症と診断できる．

血中甲状腺ホルモン高値，TSH 低値があれば，破壊性甲状腺中毒症か Basedow 病かの鑑別が必要である．出産後 2〜4 か月の比較的早い時期に発症するものの多くは破壊性甲状腺中毒症で，出産後 4〜10 か月に発症するものの多くは Basedow 病である[4]．両者の鑑別は TRAb で行い，（＋）であれば Basedow 病，（－）であれば破壊性甲状腺中毒症が疑われる．また，超音波検査で甲状腺血流が多ければ Basedow 病，少なければ破壊性甲状腺中毒症が疑われる．対症療法で経過を追い，3〜4 か月経過しても甲状腺ホルモン高値が持続すれば Basedow 病が疑われる．なお，^{131}I（半減期：8 日）による放射性ヨウ素摂取率検査は授乳中母体においては禁忌である．しかし，アメリカ甲状腺学会（American Thyroid Association：ATA）の 2017 年のガイドライン[5]では，^{123}I（半減期：13 時間）は 3〜4 日間（ATA の 2016 年のガイドライン[6]では 5 日間），^{99m}Tc（半減期：6 時間）は検査当日（2016 年のガイドライン[6]では 3 日間），母乳を吸引して廃棄すれば，使用可能となっている．摂取率が高値ないし正常で Basedow 病，低値で破壊性甲状腺中毒症と診断される．

甲状腺機能低下症の診断は，血中甲状腺ホルモン低値で行う．TSH は高値を示すことが多いが，TSH 値の変動は甲状腺ホルモン値の変動より遅れるため，甲状腺中毒症から甲状腺機能低下症に移行する途中の状態では，甲状腺ホルモンが低値になっているのに，TSH がまだ基準値ないし低値ということが起こりうるので注意が必要である．出産後の甲状腺機能低下症の約 90% の症例は一過性で，4〜8 か月の経過で機能正常に復する．

治療

Basedow 病の場合は抗甲状腺薬を使用する．ATA の 2017 年のガイドラインでは，20 mg/day 以下のメチマゾール（メルカゾール®）ないし，450 mg/day 以下のプロピルチオウラシル（propylthiouracil：PTU）（チウラジール® など）は授乳中でも投与できるとしている．

破壊性甲状腺中毒症は一過性なので，症状が強い間の対症療法が中心となる．ATA の 2017 年のガイドラインでは，プロプラノロール（インデラル® など）とメトプロロール（セロケン® など）は授乳中の女性にも安全となっているものの，わが国では両薬剤とも添付文書に"投与中は授乳を避けさせること"と記載されている．なお，アテノロール（テノーミン® など）は蛋白結合率が 5% 未満と低く（プロプラノロールは 93%），母乳中へ移行が多いため使用すべきでないとなっている[6]．

破壊性甲状腺中毒症後の甲状腺機能低下症も，多くの場合一過性であるが，症状が強い場合，授乳中の場合，次の妊娠を試みている場合には，レボチロキシン（チラーヂン® S など）の補充を行う．その後，妊娠中あるいは妊娠を試みているのでなければ，1〜2 か月ごとに TSH 値を確認して，甲状腺ホルモンの減量・中止を試みる．甲状腺ホルモンの補充を行わない場合にも，甲状腺機能が正常化するまで 1〜2 か月ごとに TSH を測定する．

予後

出産後甲状腺機能低下症がいったん回復しても，10〜50% は最終的に永続性の甲状腺機能低下症になる[5]．超音波検査で甲状腺が低エコーの症例，甲状腺機能低下が強かった症例，サイログロブリン抗体または抗 TPO 抗体が高い症例は永続性の甲状腺機能低下症になるリスクが高いとされているが，確実に予測する方法はない．したがって，出産後に甲状腺機能低下症になった患者は，1 年に 1 回，経過観察する必要がある．

> **まとめ**

　出産後甲状腺機能異常症は，潜在性自己免疫性甲状腺炎が出産後増悪して発生する病態で，産後の肥立ちが悪い女性では必ず検査・診断すべき病態である．多くは軽症で一過性ではあるが，ちょうど育児の負荷，不安と重なるために患者のQOLは著しく損なわれることに注意すべきである．病態をはっきり説明しておくことで，本人の安心と家族の協力が得られ，対症的な薬物療法をせずにすむことも期待できる．時に産後のうつ病や精神病が合併することがあるので，慎重な対応が必要となる．

◆◆ 文 献 ◆◆

1) Amino N, et al.：*J Clin Endocrinol Metab* 1976；**42**：296-301.
2) Amino N, et al.：*New Engl J Med* 1982；**306**：849-852.
3) Amino N, et al.：*Thyroid* 1999；**9**：705-713.
4) Ide A, et al.：*Thyroid* 2014；**24**：1027-1031.
5) Alexander EK, et al.：*Thyroid* 2017；**27**：315-389.
6) Ross DS, et al.：*Thyroid* 2016；**26**：1343-1421.

第 7 章 甲状腺疾患

14 非甲状腺疾患，低 T_3 症候群

POINT

- 飢餓および消耗性疾患では視床下部‐下垂体‐甲状腺系および甲状腺ホルモンの代謝に異常をきたす．
- トリヨードサイロニン（T_3）低値であるが甲状腺刺激ホルモン（TSH）は反応性の上昇を示さず，むしろ低値を示すこともある．
- 甲状腺機能低下症（特に中枢性〈視床下部性および下垂体性〉）との鑑別が重要である．
- 非甲状腺疾患（NTI）に対しては甲状腺ホルモンの補充は原則行わず，まず原疾患の治療を行う．

病態

非甲状腺疾患（non thyroidal illness：NTI）は甲状腺以外の疾患や病態で甲状腺機能検査値に異常をきたす症候群である．従来，euthyroid sick 症候群ともよばれてきたが，必ずしも NTI の患者が"euthyroid"とはいえないため，その呼称は適切でない[1]．NTI では血中 T_3（T_3，総 T_3 および遊離 T_3）が減少するため，低 T_3 症候群とも称される．NTI ではおもに，①ヨードサイロニン脱ヨウ素酵素（D1，D2 および D3）の発現および活性の変化（表 1）[2]と②TSH 放出ホルモン（TRH）と TSH の発現および分泌の変化の 2 つがあげられる（図 1）．①により，血中 T_3 が減少し，リバーストリヨードサイロニン（reverse triiodothyronine：rT_3）が増え，②においては，TRH の発現および分泌の低下によって血中 TSH が低下する．

1）非甲状腺疾患をきたす疾患および病態

NTI をきたす疾患，病態を表 2 にあげる[3,4]．飢餓・絶食，神経性やせ症や蛋白漏出症などの低栄養状態をはじめ，敗血症，急性心筋梗塞，急性肝炎などの急性疾患，糖尿病，慢性ウイルス性肝炎，肝硬変，慢性腎臓病（CKD），妊娠高血圧症候群，精神疾患などの慢性疾患，そして悪性腫瘍特に悪性腫瘍末期の悪液質（cachexia）などの消耗性疾患で NTI は認められる．さらに外科手術，骨髄移植や外傷，熱傷でも認められ，多くの全身性の重篤な疾患で NTI を呈し得る．さらに種々の薬剤によっても NTI が引き起こされる．特にステロイド薬，β遮断薬，ドパミンなどの集中治療室（ICU）で汎用される薬剤は血中 T_3 および TSH を低下させる．

表 1 ヨードサイロニン脱ヨウ素酵素と NTI における発現，活性の変化

脱ヨード酵素 特徴	I 型（D1）	II 型（D2）	III 型（D3）
触媒する反応	$T_4 \to T_3$, $T_4 \to rT_3$, $T_3 \to T_2$, $rT_3 \to T_2$	$T_4 \to T_3$, $T_3 \to T_2$	$T_4 \to rT_3$, $T_3 \to T_2$
ヒトとラットでの発現組織	肝臓，腎臓，甲状腺，下垂体	脳，下垂体，褐色脂肪組織，甲状腺(a)，心臓(a)，骨格筋(a)	脳，皮膚，子宮，胎盤
NTI での発現および活性の変化	低下（肝臓，腎臓）	骨格筋，脳のグリア細胞および視床下部，下垂体で増加．	肝臓および骨格筋で増加．心筋梗塞もしくは心不全時，心筋で増加．細菌感染時，好中球で増加*．

a はヒトのみ．
*：これらの臓器，組織では健常時には D3 の発現，活性は認められない．
〔2）橋本貢士，他：綜合臨床 2009；58：1491-1498．より改変〕

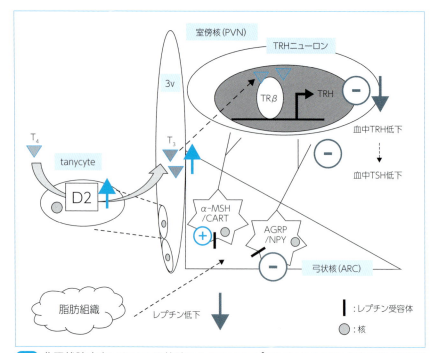

図1 非甲状腺疾患における甲状腺ホルモンとレプチンによるTRH遺伝子発現の制御機構

非甲状腺疾患(NTI)時には第三脳室(3v)床に位置する上衣細胞(tanycyte)におけるD2の発現と活性が増加し，T_4からT_3への転換が促進され，局所のT_3産生が増加する．このためTRHニューロンへのT_3供給が増加し，甲状腺ホルモン受容体β(TRβ)を介してTRH遺伝子発現は抑制される．さらに脂肪組織の減少から血中レプチンが低下し，視床下部のTRHニューロン抑制系ニューロンが活性化される．このためTRHニューロンでのTRH遺伝子発現は抑制される．．

2) 非甲状腺疾患における視床下部甲状腺刺激ホルモン放出ホルモンニューロン抑制の分子機序

視床下部のTRHニューロンは室傍核(paraventricular nucleus：PVN)に存在し，甲状腺ホルモントランスポーターであるモノカルボキシレート輸送体8(monocarboxylate transporter 8：MCT8)，D3，甲状腺ホルモン受容体β(thyroid hormone receptor β：TRβ)を発現している．TRHニューロンではT_4をT_3に転換できないため，第三脳室床に位置するグリア細胞の一種である上衣細胞(tanycyte)にT_4が取り込まれ，D2を介してT_3へと転換される．そのT_3がTRHニューロンに輸送され，核内でTRβを介してTRH遺伝子転写および発現を抑制する．NTIでは，D2活性が亢進する(図1)．このためTRHニューロンにおける局所のT_3が増加し，PVNでのTRH遺伝子発現の低下が誘導される．したがってNTI時は血中T_3の低下が必ずしも血中TSH値に反映されないと考えられる．

視床下部弓状核(arcuate nucleus：ARC)においてα-メラノサイト刺激ホルモン(α-melanocyte stimulating hormone：α-MSH)産生ニューロンはcocaine and amphetamine-regulated transcript(CART)も発現し，後シナプス的にTRHニューロンを刺激することでTRH遺伝子発現を促進する．一方，NPY産生ニューロンは，アグーチ関連蛋白質(agouti-related protein：AGRP)を共発現し，TRHニューロンの抑制を介して，TRH遺伝子発現を抑制する(図1)．

脂肪細胞由来のホルモンであるレプチンは，飢餓時などのNTIにおける脂肪組織の減少により血中レベルが低下する．レプチン受容体はα-MSH/CARTおよび，NPY/AGRP産生ニューロンに発現しており，血中レプチンレベルが低下するとα-MSH/CART産生ニューロンからのTRHニューロンへの刺激が減弱する．一方，NPY/AGRP産生ニューロンのレプチンによる抑制が減弱し，TRHニューロンへの抑制効果が増強されるため，TRH遺伝子発現は抑制される(図1)．

このようにNTIにおける視床下部TRHニューロンの抑制は，血中T_3およびT_4(総T_4およびFT$_4$)低下にもかかわらず，血中TSHが上昇しない，ひいては低下する現象を惹起する．

3) ヨードチロニン脱ヨウ素酵素(D1, D2およびD3)の発現と活性の異常

肝臓や腎臓でのD1の遺伝子発現と活性はNTIで一般的に低下する．このため血中T_3は低下し，rT_3

は増加する．視床下部や下垂体における局所のT_3供給に D2 は大きく影響する．D3 の発現と活性は重篤な疾患罹患時に，健常時には D3 が発現していない臓器，組織(肝臓や骨格筋など)で増加する(表1).
よって，D1 の減少と D3 の増加が NTI での低 T_3 と高 rT_3 血症に寄与していると考えられている．

主要症候

おもに原疾患による症状・症候を呈し，NTI に特有のものは認めない．なお原則として甲状腺腫大は認めない．

検　査

NTI では血中 T_3 の低値を認める．原疾患が長期化もしくは重篤化すると血中 T_4 も低下する．血中 TSH 値は通常，正常もしくは低値を示すが，甲状腺中毒症で認められる測定限界以下になることはない．抗サイログロブリン抗体，抗マイクロソーム抗体，抗甲状腺ペルオキシダーゼ抗体などの自己抗体は，甲状腺自己免疫疾患の合併がない限り陰性である．

診　断

表2にあげるすべての疾患，病態で NTI は起こりうることを念頭におく．NTI と鑑別を特に要する疾患は原発性甲状腺機能低下症，中枢性(視床下部もしくは下垂体性)甲状腺機能低下症の2疾患である．

1）原発性甲状腺機能低下症

NTI と原発性甲状腺機能低下症の最も重要な鑑別点は血中 TSH である．前者では正常もしくは低下するのに対して，後者では上昇する．特に血中 TSH が 10 μU/mL 以上となる場合は，顕性甲状腺機能低下症として明確に NTI と鑑別できる．

2）中枢性(視床下部もしくは下垂体性)甲状腺機能低下症

NTI では血中 TSH が低下することが多いため，鑑別はむずかしい．まず原疾患の有無を把握し，血中 ACTH 低値，コルチゾール(F)低値などの他の中枢性内分泌異常がないかを確認する．他の下垂体ホルモンが低下していれば，中枢性甲状腺機能低下症である可能性が高い．NTI では血中 T_3 が T_4 より低下する傾向にあるのに対し，中枢性甲状腺機能低下

表2 NTI をきたす疾患，病態，薬物

低栄養状態	飢餓，絶食，神経性食欲不振症，蛋白漏出症候群
全身性および消耗性疾患	発熱性疾患，感染症(敗血症)，急性心筋梗塞，心不全，糖尿病，急性および慢性肝炎，肝硬変，ネフローゼ症候群，腎不全，妊娠高血圧症候群，悪性腫瘍末期(悪液質〈cachexia〉)，精神疾患，その他の重症消耗性疾患
侵襲性疾患や手技	外科手術，骨髄移植，外傷，熱傷
薬物投与	ステロイド薬(デキサメタゾンなど)，β遮断薬(プロプラノロールなど)，ドパミン，ドブタミン

〔(3)豊田長興：甲状腺疾患診療マニュアル．第2版, 田上哲也, 他(編), 診断と治療社 2014; 126-128. より作成〕

症では T_4 が低下する傾向にあるので，鑑別点となりうる．

治　療

NTI は飢餓時や重篤な疾患罹患時の生体の適応反応と考えられており，NTI に対するレボチロキシン Na およびリオチロニン Na(LT_3)の補充は原則として行わない．
NTI の治療の大原則は現疾患の治療である．

予　後

NTI では血中 T_3, T_4, TSH が低ければ低いほど，rT_3 が高ければ高いほど予後が不良である．特に重篤な状態での致死率は T_4 の低値に相関する[5]．

◆◆ 文献 ◆◆

1) Wiersinga WM, et al.：THE THYROID. 10th ed, In：Braverman LE, et al.(eds), Lippincott WW 2013；203-217.
2) 橋本貢士，他：綜合臨床 2009；**58**：1491-1498.
3) 豊田長興：甲状腺疾患診療マニュアル．第2版, 田上哲也, 他(編), 診断と治療社 2014；126-128.
4) 廣岡良文：よくわかる甲状腺疾患のすべて．第2版, 伴良雄(編), 永井書店 2009；420-425.
5) 日本甲状腺学会：甲状腺専門医ガイドブック, 日本甲状腺学会(編), 診断と治療社 2016；312-316.

第7章 甲状腺疾患

15 甲状腺良性腫瘍

POINT

- 甲状腺の結節性病変は画像検査の増加により偶発的に発見される頻度が増えた．特に多いのは囊胞，腺腫様結節，腺腫様甲状腺腫である．
- 甲状腺の良性腫瘍は濾胞腺腫のみである．
- 確定診断は特徴的な超音波検査所見と穿刺吸引細胞診で行う．
- 甲状腺の良性腫瘍で甲状腺中毒症を呈した場合は甲状腺シンチグラフィで機能性結節の有無を確認する
- 甲状腺良性腫瘍でも長径が4～5 cmに増大して圧迫症状があったり，縦隔内甲状腺腫の場合は手術が第一選択となる．

病態

近年人間ドックの普及や日常診療での他の画像検査（頸動脈超音波検査，胸部CTやPET-CT）の増加に伴い偶発的に甲状腺腫瘍が発見される頻度が多くなってきた．そのなかで特に多いのは囊胞，腺腫様結節，腺腫様甲状腺腫といった腫瘍様病変である．通常甲状腺超音波検査で良悪性の鑑別をして悪性が疑われた場合は穿刺吸引細胞診で確定診断をしていくが，濾胞性腫瘍についてはいまだ術前診断は困難である．甲状腺腫瘍の組織学的分類はWHO分類をもとに日本甲状腺外科学会から「甲状腺癌取扱い規約 第7版」が2015年に発行されており[1]，良性腫瘍は濾胞腺腫のみであり，囊胞や腺腫様甲状腺腫は腫瘍様病変として別記されている．

疫学

わが国の疫学調査では，甲状腺の結節性病変は一般人口の4～7％に認められ，女性特に高齢者で多い

とされている．また人間ドックでの甲状腺超音波検査を行うと囊胞性病変は28％，充実性結節は23％と高頻度に発見され，男性に比べて女性に多いことが報告されている（表1）[2]．

主要症候

多くの症例では，前頸部の一部分が限局性に腫大して気づく場合が多い．一般に無症状であるが，腫瘍の増大により圧迫感をきたしたり自発痛や圧痛がある場合は，甲状腺の炎症や腫瘍内の出血，あるいは未分化癌や悪性リンパ腫との鑑別も重要である．甲状腺中毒症状を認めた場合，Basedow病や無痛性甲状腺炎以外にPlummer病などの結節性病変もあることを知っておく．

検査

1) 血液検査

血清FT$_3$，FT$_4$，TSH，サイログロブリン（Tg）を測定する．一般的には甲状腺機能は正常であるが，

表1 甲状腺超音波検診における異常所見の発見率

		総数（％）	男性数（％）	女性数（％）
総受診者		21,856	12,547	9,309
総有所見者		10,125（46.5％）	4,783（38.1％）	5,342（57.4％）
充実性結節	総数	4,978（22.8％）	2,268（18.1％）	2,710（29.1％）
	10 mm>	3,535（16.2％）	1,681（13.4％）	1,854（19.9％）
	11～20 mm	1,159（5.3％）	491（3.9％）	668（7.2％）
	21 mm<	284（1.3％）	96（0.8％）	188（2.0％）
囊胞性病変	総数	6,024（27.6％）	2,908（23.2％）	3,116（33.5％）
びまん性病変	総数	2,450（11.2％）	954（7.6％）	1,496（16.1％）

充実性病変，囊胞とも3 mm以上で集計
〔(2) 志村浩己：日本甲状腺学会雑誌 2010；1：109-113.〕

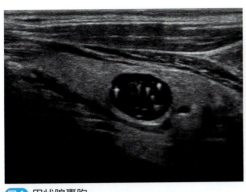
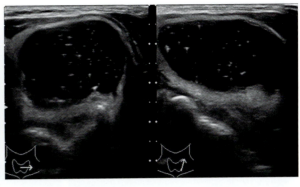

図1 甲状腺嚢胞
無エコーの結節の内部に点状高エコーが多発して多重エコーがみられる(コメットエコー).

甲状腺ホルモンが正常でもTSHが低値の場合は,機能性甲状腺結節を疑い甲状腺シンチグラフィを行う.血中Tgは通常良悪性の鑑別には有用ではないが,1,000 ng/mL以上の異常高値であれば濾胞癌の可能性が高い.

2) 画像検査
❶ 超音波検査
結節の性状,内部構造,被膜外への浸潤,リンパ節腫大などから良悪性を鑑別し,さらにエコー下で穿刺吸引細胞診を行い病理診断していく(詳細は本項「3)超音波検査」参照).

❷ 頸部CT,MRI
局所浸潤,遠隔転移など病巣の広がりをみる場合は有用であるが,甲状腺腫瘍自体の良悪性の鑑別は困難である.最近では,フルオロデオキシグルコース(fluorodeoxyglucose:FDG)-PETで高集積を認めることで甲状腺癌の診断がなされることがあるが,良性疾患である橋本病や腺腫様甲状腺腫でも取り込みがみられることから,特異度が低く診断には有用とはいえない.

❸ シンチグラフィ
良性の機能性結節では結節に一致して集積像がみられる(hot nodule).

診 断

1) 問診
腫瘍の大きさの変化,疼痛の有無,声の変化が重要である.既往歴では甲状腺疾患や放射線治療の有無,家族歴では甲状腺疾患の有無について聴き出す.

2) 触診
甲状腺の結節の硬さと可動性が最も重要である.嚥下運動をさせて腫瘍が嚥下とともに上下に動くかどうかで,気管や食道への浸潤の有無をみる.腫瘍に痛みを伴う場合,急性化膿性甲状腺炎や亜急性甲状腺炎が考えられるが,腫瘍内出血も急な緊満感を訴える.頸部リンパ節の腫大の有無にも注意する.

3) 超音波検査
ほとんどの甲状腺腫瘍は超音波画像と穿刺吸引細胞診を施行することで診断可能である[3].日本超音波医学会で出された甲状腺結節(腫瘤)超音波診断基準[4]に基づいて診断するが,詳細については「2 甲状腺・副甲状腺,表2(p.186)」を参照されたい.

❶ 甲状腺嚢胞
甲状腺の嚢胞は高頻度で認められ,人間ドックでの検診では28%で嚢胞が発見される.超音波で内部にコメットエコーを伴い境界明瞭な無エコーの腫瘤をみたらコロイド嚢胞と診断できる(図1).

❷ 腺腫様甲状腺腫
日常最もよく遭遇する疾患であり,超音波検査で甲状腺腫大はなくても,しばしば小さな腺腫様結節が多発していることがある.石灰化や嚢胞変性などの二次変性を伴った結節が多発するのが特徴であり,スポンジ様とか蜂の巣状などと表現される(図2).

❸ 濾胞腺腫
多くは単発性で形状は円形あるいは楕円形で整である.辺縁部には厚い被膜を有して全周性に均一な低エコー帯を認める(図3).結節内部は均一で嚢胞変性がしばしばみられ,血流は周辺部が主体で中心部の血流は少ない.しばしば悪性腫瘍のなかの微少浸潤型濾胞癌や被包型の濾胞型乳頭癌との鑑別が必要となるので注意が必要である.腺腫のうち自律性に甲状腺ホルモンを産生して甲状腺中毒症を呈するものに自律性機能性甲状腺結節(autonomously functioning thyroid nodule:AFTN)(Plummer病)がある.Basedow病との鑑別診断は,超音波での血流豊富な結節性病変の確認と甲状腺シンチグラフィによるhot noduleの確認で可能である.なお,AFTNは1つの病態を称しており,腺腫様甲状腺腫,腺腫のいずれからも発生する.

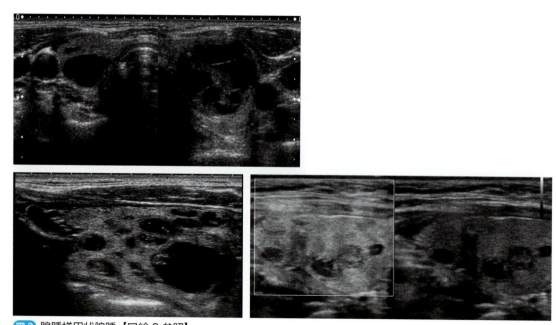

図2 腺腫様甲状腺腫【口絵9参照】
充実性結節や囊胞変性した結節が多発している．内部にはほとんど血流は認めない．

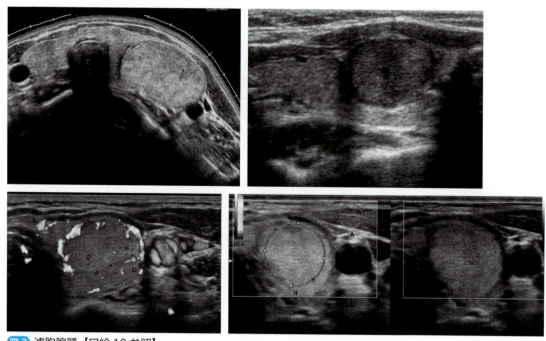

図3 濾胞腺腫【口絵10参照】
境界明瞭で全周性に低エコー帯を伴った充実性腫瘤で内部エコーも均質である．

治療

1) 腺腫様甲状腺腫

小さい腫瘍はそのまま定期的に観察するのみでよい．ある程度大きくなる場合はTSH抑制療法としてレボチロキシンNa（チラーヂン®S）を投与する場合があるが，実際1年以内の短期間では腫瘍縮小効果を認めるという報告が多いが長期的には縮小効果は乏しく，「甲状腺診療ガイドライン2010年度版」[5]でも2016年に発表されたATAガイドライン[6]でもTSH抑制療法は推奨されていない．囊胞性病変が増大して緊満感を伴う場合は超音波ガイド下で穿刺排

液し再貯留する場合は経皮的エタノール注入療法（percutaneous ethanol injection therapy：PEIT）を行う．AFTN（Plummer 病）に対しても PEIT は有効な治療法である．大きい良性結節は手術で原則として葉切除を行う．

2) 濾胞性腫瘍

良性腫瘍である濾胞腺腫と悪性の微少浸潤型濾胞癌とは術前の画像検査では鑑別困難であるため，濾胞腺腫として片葉切除術をした後に病理組織で濾胞癌と診断しなおされた時は補完全摘術をして術後^{131}I アブレーションを行う．

予 後

多結節性甲状腺腫の多くはいわゆる腺腫様甲状腺腫とよばれる過形成病変であり，通常 1 年に 1 回超音波検査を施行しサイズの増大がないか経過観察していく．

◆ 文 献 ◆

1) 甲状腺癌取扱い規約．第 7 版，日本甲状腺外科学会（編），金原出版 2015.
2) 志村浩己：日本甲状腺学会雑誌 2010；**1**：109-113.
3) 甲状腺超音波診断ガイドブック．第 2 版，日本乳腺甲状腺超音波診断会議甲状腺用語診断基準委員会（編），南江堂 2012.
4) 貴田岡正史，他：超音波医学 2011；**38**：27-30.
5) 甲状腺腫瘍診療ガイドライン 2010 年度版，日本内分泌外科学会・日本甲状腺外科学会，他（編），金原出版 2010.
6) Haugen BR, *et al.*：*Thyroid* 2016；**26**：1-133.

16 甲状腺悪性腫瘍

> **POINT**
> ▶ 触診は診察の基本である．
> ▶ 乳頭癌が最も多い．
> ▶ 濾胞癌は診断がむずかしい．
> ▶ 病理組織型と進行度により管理方針が異なる．

病態

甲状腺悪性腫瘍には濾胞上皮から発生する乳頭癌，濾胞癌，低分化癌，未分化癌，傍濾胞細胞（C cell）を母地とする髄様癌，そしてリンパ腫がある．特に甲状腺癌はこれらの病理組織学的診断によって臨床像や臨床対応が異なる．

疫学

国立がん情報センターが公開している「最新がん統計」によると，甲状腺癌推定罹患数（2012年）は13,906例（男性3,447例，女性10,459例），甲状腺癌による死亡数（2015年）は1,729例（男性585例，女性1,144例）と推定されている[1]．

健診（検診）や頸動脈超音波検査の普及により，偶発的にみつかる甲状腺癌（特に微小な乳頭癌）は増加するものと予想され，診断をつけるべきか，手術を勧めるべきかなど，その適切な管理方針をめぐって議論がある．

主要症候

自覚症状を伴わないことが多い．悪性を疑う症状として嗄声やむせ（反回神経麻痺）や血痰がある．また，腫瘍の急速な増大があれば未分化癌やリンパ腫などを疑い，迅速に対応する必要がある．また，触診所見として"腫瘍が硬い""可動性がなく，気管に固着している""頸部リンパ節を触れる"は癌を疑う．

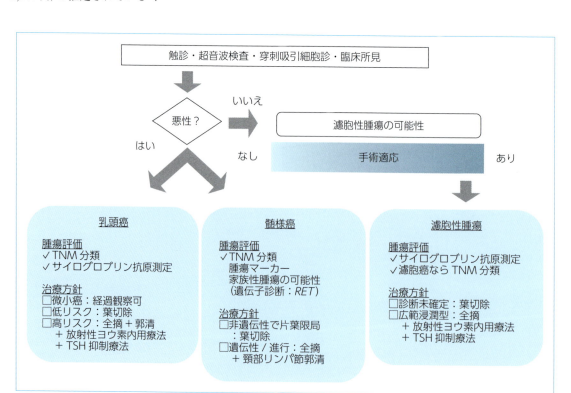

図1 甲状腺癌の診断と治療

表1 甲状腺細胞診の判定区分と悪性の頻度

区分[2]	悪性の頻度(95%信頼区間)[3]
嚢胞液	
良性	5%(3〜7)
意義不明	17%(11〜23)
濾胞性腫瘍	25%(20〜29)
悪性の疑い	72%(61〜84)
悪性	98%(97〜99)

診断・検査(図1)

甲状腺悪性腫瘍の診断には超音波検査と細胞診が有用である．超音波検査で腫瘍に"縦径＞横径""辺縁不整""内部石灰化"などを認めると悪性の可能性は高まる．細胞診の判定区分は2015年の「甲状腺癌取扱い規約」で改訂され，アメリカのベセスダ様式に準じて"検体不適正，嚢胞液，良性，意義不明，濾胞性腫瘍，悪性の疑い，悪性"の7区分となった[2]．"意義不明"は乳頭癌を，"濾胞性腫瘍"では濾胞癌を念頭においた区分である(表1)[2,3]．ただし，濾胞癌の診断は組織学的所見(被膜浸潤あるいは血管浸潤)が拠り所であり細胞診では診断できない．甲状腺分化癌の診断に血液検査は有用でないが，髄様癌では血中カルシトニンと癌胎児性抗原(carcinoembryonic antigen：CEA)が高値を示す．

治療(図1)

わが国の「甲状腺腫瘍診療ガイドライン2010年版」では甲状腺悪性腫瘍の病理組織診断に応じた管理方針を推奨している[4]．

1) 乳頭癌

手術前の進行度(TNM分類)により再発あるいは癌死のリスクを3段階に分けている．低リスク(臨床的にリンパ節転移や遠隔転移を伴わない，腫瘍径2 cm以下の乳頭癌)に対しては患側の甲状腺葉を切除し，健側甲状腺葉を温存する(図2)．高リスク(次のいずれかを呈する：腫瘍径5 cm以上，累々と腫大した転移リンパ節，遠隔転移，気管あるいは食道粘膜を超える局所浸潤)では甲状腺全摘と必要に応じて患側の頸部リンパ節郭清を行い(図3)，さらに術後には放射性ヨウ素内用療法とTSH抑制療法を行う．低リスク，高リスクのいずれにも該当しない乳頭癌(グレー・ゾーン)に対しては一律の管理方針推奨とはせず，進行度や患者の特徴に応じた対応を勧めている．

2) 濾胞癌

血行転移が明らかであれば甲状腺全摘を行い，その後に転移に対する放射性ヨウ素内用療法を行う．TSH抑制療法も必須である．遠隔転移を伴わない濾

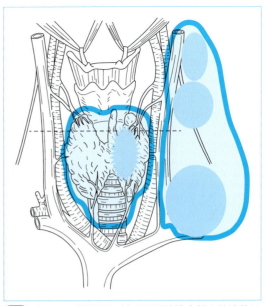

図3 高リスク乳頭癌に対する甲状腺全摘と治療的リンパ節郭清

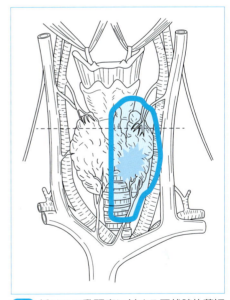

図2 低リスク乳頭癌に対する甲状腺片葉切除と予防的気管周囲リンパ節郭清

胞性腫瘍では濾胞癌であることを確定できないので，画像所見の特徴や血清サイログロブリン値を参考に手術適応を決定する．手術の方針となれば患側の甲状腺葉を切除し，永久標本で病理組織診断を確定する．広汎浸潤型濾胞癌と判明すれば追加手術で対側葉を切除し(補完甲状腺全摘)，その後に放射性ヨウ素内用療法，TSH抑制療法を行う．濾胞癌であっても微少浸潤型であれば追加治療は推奨されないが，長期予後として遠隔転移が5〜15%程度に起

こると報告されている.

3) 髄様癌

遺伝性と散発性とがあり治療方針が異なる.両者の鑑別は家族歴が明らかであれば容易であるが,そうでない場合には遺伝子検査(RET癌原遺伝子の変異の有無)を行うことが推奨される.発症者に対する rearranged during transfection proto-oncogene (RET)遺伝子検査は保険適用となっている.遺伝性(多発性内分泌腫瘍症2型〈multiple endocrine neoplasia type2：MEN2〉)であれば髄様癌は両葉の甲状腺に生じるので甲状腺全摘を行う.散発性であれば進行度に応じた甲状腺切除範囲とし,全摘は必須ではない.遺伝性・散発性いずれの場合もリンパ節郭清の範囲は身体所見,画像検査所見,血液検査所見を考慮して決定する.髄様癌においては血中カルシトニン値とCEA値が腫瘍の存在を鋭敏に反映し,肉眼的治癒切除術を行っても顕微鏡的に髄様癌が遺残すれば,低下はしても基準値を超える.これらの正常化(生化学的治癒)を達成するために手術でどこまで切除すべきかが方針決定の要点であるが,判断は必ずしも容易でない.なお,遺伝性(MEN2)では褐色細胞腫を合併することがある.甲状腺髄様癌の治療にあたっては褐色細胞腫の有無を必ず確認し,併存する場合にはその治療を優先する.放射性ヨウ素内用療法やTSH抑制療法の適応はない.

4) 未分化癌

腫瘍の急速な増大を特徴とし,気道狭窄を呈することも稀でない.可能なら手術を行うが,外照射や化学療法を併用しても予後は極めて不良である.

5) リンパ腫

腫瘍は急速に増大することが多い.針生検あるいは切開生検によって早急に診断を確定し化学療法や外照射を行う.

再発甲状腺癌の治療

分化癌のリンパ節転移再発や局所再発に対しては可能な限り外科的に摘出することが望ましい.血行転移など外科治療が困難な再発病変に対しては放射性ヨウ素内用療法が選択肢となるが,甲状腺は全摘されていることが前提である.ヨウ素内用療法が無効の場合には分子標的治療薬であるチロシンキナーゼ阻害薬の適応を検討する.外科治療不能の進行あるいは再発甲状腺髄様癌に対しても分子標的治療薬の選択肢がある.

予 後

分化癌の予後は,平均的には良好である.低リスク乳頭癌や微少浸潤型濾胞癌では長期的にも高い無再発率,疾患特異的生存率を期待できる.これらに比べて,高リスク乳頭癌や広汎浸潤型濾胞癌は予後不良である[4].

まとめ

甲状腺癌は病理組織型によって管理方針が異なる.乳頭癌と濾胞癌は比較的予後良好な腫瘍であるが,個々の臨床あるいは病理学的所見から予後不良となるリスクを見極めることが大切である.なお,わが国では進行癌に対する放射性ヨウ素内用療法(大量療法)を施行できる施設は限られており,適切な臨床管理を達成するうえでの大きな課題である.髄様癌は遺伝性に発症することがある.カルシトニンが特異的な腫瘍マーカーであり,CEAとともに転移や進行度の判断に有用である.未分化癌は急速に進行し極めて予後不良である.

◆◆ 文 献 ◆◆

1) 国立がん研究センターがん情報サービス：最新がん統計 http://ganjoho.jp/reg_stat/statistics/stat/summary.html (2018年3月確認)
2) 甲状腺癌取扱い規約.第7版,日本甲状腺外科学会(編),金原出版,2015.
3) Krauss EA, et al.：Arch Pathol Lab Med 2016：**140**：1121-1131.
4) 甲状腺腫瘍診療ガイドライン.2010年版,日本内分泌外科学会,他(編集),金原出版,2010.

第7章 甲状腺疾患

17 先天性甲状腺機能低下症

POINT

- 先天性甲状腺機能低下症は最も高頻度な先天性内分泌疾患であり，新生児マス・スクリーニングの対象疾患として指定されている．
- 重症永続性先天性甲状腺機能低下症の約80％は甲状腺器官形成過程の異常（甲状腺形成異常），10～20％は遺伝的要因による甲状腺ホルモン合成障害である．
- 成人でもみられる甲状腺機能低下症状（不活発，便秘など）に加え，乳幼児特有の症状として成長障害，精神遅滞がみられる．
- 日本小児内分泌学会と日本マススクリーニング学会は，合同で「先天性甲状腺機能低下症マス・スクリーニングガイドライン（2014年改訂版）」[1]を発刊している．

病態・疫学

先天性甲状腺機能低下症（congenital hypothyroidism）は，先天的に甲状腺ホルモン産生が不足する病態の総称である．先天性甲状腺機能低下症は最も高頻度な先天性内分泌疾患であり，2,000～4,000出生に1名の頻度でみられる．無治療の重症先天性甲状腺機能低下症では不可逆的な成長障害，精神遅滞が起こるが，早期診断，早期治療によりこれらの後遺症は回避可能である．先天性甲状腺機能低下症の早期診断を目的とした新生児マス・スクリーニングが主要先進国では行われており，わが国では1979年代に導入されている．

先天性甲状腺機能低下症の病型分類を表1に示す．甲状腺は視床下部―下垂体の支配を受け，ホルモン産生量を調節している（視床下部―下垂体―甲状腺系）．このため，視床下部，下垂体，甲状腺の障害により先天性甲状腺機能低下症が起きる．甲状腺そのものの異常を原発性先天性甲状腺機能低下症，視床下部―下垂体の異常を中枢性先天性甲状腺機能低下症とよぶ．先天性甲状腺機能低下症症例の大半は原発性先天性甲状腺機能低下症である．また，先天性甲状腺機能低下症は臨床経過により，甲状腺ホルモン欠乏が生涯にわたり続く永続性先天性甲状腺機能低下症と，乳児期一過性にのみホルモン欠乏がみられる一過性先天性甲状腺機能低下症に分けられる．正確な統計はないが，永続性先天性甲状腺機能低下症のほうが高頻度である．

重症永続性先天性甲状腺機能低下症の約80％は甲状腺器官形成過程の異常（甲状腺形成異常）であり，残る10～20％は甲状腺ホルモン合成系（図1）の遺伝的異常（甲状腺ホルモン合成障害）である．甲状腺形成異常は，臨床的には異所性甲状腺，甲状腺無形成，甲状腺低形成の3病型を含む．甲状腺形成異

表1 先天性甲状腺機能低下症の病型分類

1. 原発性先天性甲状腺機能低下症
   甲状腺形成異常
   　異所性甲状腺
   　甲状腺無形成
   　甲状腺低形成
   甲状腺ホルモン合成障害
   　ヨウ素濃縮障害[*1]
   　Pendred症候群[*2]
   　甲状腺ペルオキシダーゼ欠損症
   　dual oxidase 2欠損症
   　サイログロブリン欠損症
   　ヨウ素再利用障害[*3]
   TSH不応症
   　TSH受容体異常症
   外因によるもの
   　ヨウ素過剰
   　ヨウ素欠乏
   　抗甲状腺薬
   　阻害型抗TSH受容体抗体
   その他
   　未熟児出生
   　Down症候群
2. 中枢性先天性甲状腺機能低下症
   複合型下垂体ホルモン分泌不全
   TSH単独分泌不全
   　TSH βサブユニット欠損症
   　TRH受容体異常症
   　IGSF1異常症

[*1]：ナトリウム・ヨウ素共輸送体異常症．
[*2]：ペンドリン異常症．
[*3]：ヨウ素化チロシン脱ヨウ素化酵素異常症．

常の97％以上は孤発性であり，非遺伝的機序が主因と考えられている[2]．低頻度ではあるが，甲状腺低形成の一部において，甲状腺に特異的に発現する転写因子（PAX8，甲状腺転写因子1〈thyroid transcription factor 1：TTF1〉，甲状腺転写因子2〈thyroid

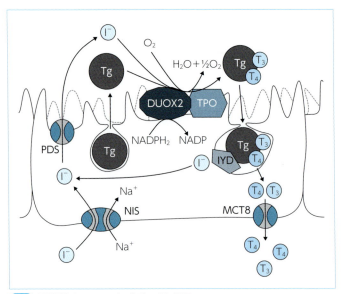

図1 甲状腺ホルモン合成系の模式図

図中上が濾胞腔側，下が血管腔側となっている．食事から摂取され経血流的に甲状腺に至った無機ヨウ素（I⁻）は，血管腔側に発現するナトリウム/ヨウ化物シンポーター（NIS）による能動作用で甲状腺細胞内に取り込まれ，次いでもう1つの輸送体ペンドリン（PDS）の作用で濾胞腔へくみ出される．濾胞腔には甲状腺細胞が分泌したホルモン前駆蛋白，サイログロブリン（Tg）が存在する．TPOの触媒作用により，Tgに無機ヨウ素が付加される．TPOの酵素反応は過酸化水素を要求するが，これはおもにDUOX2により供給される．ヨウ素化されたTgはTSH刺激に応じて甲状腺細胞内に取り込まれ，最終的にリソソームで蛋白分解を受けT_3とT_4ができる．この際，余った無機ヨウ素はヨウ素化チロシン脱ヨウ素化酵素（IYD）の作用でホルモン合成系へと再利用される．細胞内の甲状腺ホルモンは，膜蛋白モノカルボキシレート輸送体8（MCT8）を介して血管腔へと分泌される．

transcription factor 2：TTF2〉）の遺伝子変異が検出される．

　非遺伝的機序が主体と考えられる甲状腺形成異常とは対照的に，甲状腺ホルモン合成障害は基本的に常染色体劣性遺伝を呈するMendel遺伝病である．甲状腺ホルモン合成系（図1）を構成する様々な遺伝子の変異が甲状腺ホルモン合成障害を起こすことが知られているが（表1），このなかでもわが国ではデュアルオキシダーゼ2（dual oxidase 2：DUOX2）欠損症，サイログロブリン欠損症の頻度が相対的に高い[3]．

　この他，甲状腺外要因により，乳児期一過性に先天性甲状腺機能低下症がみられる場合がある．ヨウ素摂取過剰，抗甲状腺薬投与，阻害型抗TSH受容体抗体（阻害型TRAb）がこれに該当する．国際的には先天性甲状腺機能低下症の主原因の1つとしてヨウ素欠乏が知られているが，海藻類やだしなどヨウ素含有量の多い食事を一定頻度摂取しているわが国ではヨウ素欠乏はまれである．

主要徴候

　甲状腺ホルモンの不足は全身細胞の代謝状態に影響するため，多彩な臨床症状を呈する．成人の甲状腺機能低下症と共通する症状として，徐脈，四肢浮腫，活動性低下，筋力低下，便秘などが認められるほか，乳幼児期に特有の症状として，いわゆるクレチン様顔貌（巨大舌，眼間開離，鞍鼻など），骨格症状（小泉門開大，骨年齢〈bone age：BA〉遅延），成長障害，知能障害などがみられる．マス・スクリーニングによる早期診断が確立した近年では初診時に無症状か一部症状のみをもつ例が大半である．

検査・診断

　先天性甲状腺機能低下症患者を初診する際の問診では，家族歴，特に母親の甲状腺疾患（Basedow病，先天性甲状腺機能低下症，後天性甲状腺機能低下症）の有無が重要である．抗甲状腺薬や阻害型TRAb（萎縮性甲状腺炎などでみられる）の経胎盤移

行は一過性先天性甲状腺機能低下症の原因となる．また，周産期のヨウ素曝露歴に注意する．妊娠前・中のヨウ素含有造影剤使用の有無（不妊治療として行われる卵管造影など），海藻類多食の有無，イソジン®うがい薬多用の有無を確認する．

先天性甲状腺機能低下症の診断は甲状腺機能検査（TSH と FT_4 の血清濃度測定）の結果をもとに行う．TSH 高値，FT_4 低値～正常値であれば原発性先天性甲状腺機能低下症と診断する．FT_4 低値にもかかわらず TSH が正常～低値である場合は，中枢性先天性甲状腺機能低下症，あるいは全身性疾患に伴う二次的影響を考慮する．

このほか，病型評価を目的として，血清サイログロブリン値測定，TRAb 測定，尿中総ヨウ素量測定などを行う場合がある．血清サイログロブリン値は甲状腺ホルモン合成障害の大部分で高値をとり，甲状腺無形成とサイログロブリン欠損症で低値をとる．先天性甲状腺機能低下症患者に対する画像診断としては，その侵襲性の低さから甲状腺超音波検査がよく用いられる．甲状腺超音波検査は甲状腺形成異常と甲状腺ホルモン合成障害（甲状腺腫を呈する）のスクリーニングに有用である．

治 療

原発性先天性甲状腺機能低下症の診断が確認できた場合，速やかにレボチロキシン Na 補充療法（中等症例以上で 10 μg/kg/day，最重症例では 15 μg/kg/day としてもよい）を開始する．血中 FT_4 濃度が正常範囲内に保たれており，TSH 上昇の程度も軽度である場合の治療開始基準に関するエビデンスはないが，「先天性甲状腺機能低下症マス・スクリーニングガイドライン（2014 年改訂版）」[1]では"生後 3～4 週を過ぎても TSH が 10 mU/L を超えている場合は，治療を考慮する"と記載されている[1]．

治療中も定期的に甲状腺機能検査を行い，薬用量を調節する．「先天性甲状腺機能低下症マス・スクリーニングガイドライン（2014 年改訂版）」[1]では"血清 TSH の目標は年齢別の正常範囲を目標とすること"，"FT_4 を年齢別の正常値の 50％以上から正常上限を目標とすること"が推奨されている[1]．

予 後

本項「治療」で述べたように，先天性甲状腺機能低下症の一部は乳児期一過性である．3 歳以降に試験的に補充療法を漸減中止し，治療継続の必要性を評価することが推奨されている[1]．また，通常 5～6 歳頃に，病型診断を目的に，休薬のうえ血液検査，甲状腺超音波検査，核医学検査（^{123}I シンチグラフィ，^{123}I 摂取率，パークロレイト放出率，唾液/血漿 ^{123}I 比）などを行っている．

服薬を中止できた例でも思春期などに甲状腺機能低下が再出現する場合があり，経過観察は継続すべきである．

◆ 文 献 ◆

1) 日本小児内分泌学会学会ガイドライン　http://jspe.umin.jp/medical/gui.html（2018 年 3 月確認）
2) Castanet M, et al.：J Clin Endocrinol Metab 2001；86：2009-2014.
3) Narumi S, et al.：J Clin Endocrinol Metab 2011；96：E1838-E1842.

18 小児の後天性甲状腺疾患

POINT

- 小児 Basedow 病治療の第一選択はメチマゾール（MMI）内服療法である．
- 小児 Basedow 病の寛解率は抗甲状腺薬の長期投与により 50% 程度に上昇する．
- 小児 Basedow 病では非特異的な精神的症状が目立ち，眼球突出は多くない．
- 慢性甲状腺炎，萎縮性甲状腺炎は成長障害の原因として重要である．
- 甲状腺中毒症の原因として小児でも無痛性甲状腺炎の頻度は低くない．

小児の後天性甲状腺疾患の頻度

七條分類 2.5 度以上の甲状腺腫を有する頻度は高校生女子で 3～5%，高校生男子で 0.3～0.5% である[1]．甲状腺腫大の原因として多いものは，Basedow 病（25.6%），結節性甲状腺腫（17.3%），慢性甲状腺炎（15.1%），単純性甲状腺腫（5.6%），無痛性甲状腺炎（3.4%），甲状腺癌（2.3%），急性化膿性甲状腺炎（0.9%），中毒性腺腫（0.3%）である[2]．亜急性甲状腺炎は小児では極めてまれである[3]．

Basedow 病

1）病態

甲状腺濾胞細胞上皮細胞膜上の TSH 受容体（thyrotropin receptor：TSHR）を TSH 受容体抗体（thyrotropin receptor antibody：TRAb）が刺激して甲状腺ホルモンの産生と分泌を増加させ，びまん性中毒性甲状腺腫をきたす．わが国では小児 Basedow 病の 40% が家族歴を有し，家族性 Basedow 病の頻度は 2～3% である[4]．

2）疫学

有病率は 0.02% で，小児例は Basedow 病全体 5% 以下である．5 歳以下では珍しく，11～15 歳で年齢とともに増加し，高校生で発症がピークとなる．男女比は 1：3～6 である[4]．

3）主要症候

表 1[5,6] に小児期発症 Basedow 病と成人 Basedow 病の症状の比較を示す．小児では Merseburg の三徴（甲状腺腫大，眼球突出，頻脈）として有名な眼球突出や体重減少の頻度は多くない．活動性亢進や過剰な成長促進が目立つ．易疲労感，学業成績低下，運動能力低下，微熱，夜尿，下痢なども重要である．
思春期前の Basedow 病は非特異的で多彩な精神的症状が中心となり，診断が遅れることがある．そのため，体重減少，成長加速が目立ち，初診時の血液データは重症化し，骨年齢（bone age：BA）の促進を伴うことも多いが，最終身長には影響しない．この傾向は男児で強い．

4）検査・診断

「バセドウ病の診断ガイドライン」（日本甲状腺学会）に基づき診断する[7]．
甲状腺核医学検査は被曝の観点から，特に小児では診断に苦慮する場合のみ行う．ALP 値は年齢依存性に基準値の変動幅が大きく参考にはならない．

5）治療・予後

「小児期発症バセドウ病診療のガイドライン 2016」に基づき，治療する（表 2）[4]．小児の抗甲状腺薬による寛解率は約 30% と低く，これまでアメリカを中心に 2 年間の抗甲状腺薬治療で寛解しない場合は，^{131}I 内用療法や外科的治療を考慮するべきと考えられていた．近年，長期の抗甲状腺薬治療により寛解率が上昇することが報告されており，2 年間の薬物治療で寛解しない場合，必ずしもほかの治療法を推奨する必要はない[4]．

慢性甲状腺炎

1）病態

抗サイログロブリン抗体，抗 TPO 抗体が陽性で，TSAb が陰性であれば，広義の慢性甲状腺炎と診断される．
自己抗体のみ陽性である潜在性慢性甲状腺炎，炎症が進行し甲状腺腫大を伴う甲状腺腫性慢性甲状腺炎，甲状腺腫大を伴わない萎縮性甲状腺炎，無痛性甲状腺炎など様々な病態を呈する．

2）疫学

一般成人集団において抗甲状腺マイクロゾーム抗体は女性の 10%，男性の 5% が陽性である．甲状腺自己抗体は中学生女子の 1.5%，高校生女性の 3.86% が陽性であり，思春期以降の女性で増加する（男女比：1：5）[8]．
Down 症候群，Turner 症候群，Klinefelter 症候群，Noonan 症候群，Celiac 病では慢性甲状腺炎を発症することが多い．

表1 小児期発症Basedow病と成人Basedow病の症状の比較

小児の症状	頻度	成人の症状	頻度
甲状腺腫	68.4%	甲状腺腫	69%
多汗	53.4%	眼症状	63%
易疲労感	50.4%	体重減少	61%
落ち着きのなさ	47.4%	暑がり	55%
手の震え	45.1%	手の震え	54%
眼球突出	38.3%	動悸	51%
体重減少	36.1%	イライラ，不安感	41%
食欲亢進	35.3%	排便回数増加	22%
頻脈	33.8%	頸部圧迫感	22%
動悸	24.8%	呼吸困難	10%
学業成績低下	24.1%	体重増加	7%
運動能力低下	15.0%		
暑がり	12.0%		

その他：排便回数増加，微熱，不眠，口渇，夜尿，無月経

〔(5) Sato H, et al.: J Pediatr Endocrinol Metab 2014：**27**；677-683. 6) Burch HB: Werner & Ingbar's The thyroid: A Fundamental and Clinical Text. 10th ed, In Braverman LE, et al.(eds), Lippincott Williams & Wilkins 2013；434. より作表〕

3）主要症候

びまん性甲状腺腫大を認める．甲状腺は弾性硬で，表面は小葉構造に沿って隆起状に触れる．萎縮性甲状腺炎では甲状腺腫を認めない．

機能低下が強い場合には全身倦怠感，粘液水腫，肥満，寒がり，無気力，記憶力減退，徐脈，嗄声，皮膚乾燥，脱毛，便秘などを呈する．

学校健診で高コレステロール血症を機に発見されることもある．成長期に萎縮性甲状腺炎を発症すると顕著な甲状腺機能低下により，成長停止をきたす．

4）検査・診断

「慢性甲状腺炎(橋本病)の診断ガイドライン」(日本甲状腺学会)に基づき診断する[7]．萎縮性甲状腺炎の10%にTSBAbを認める．

5）治療

レボチロキシンNaを乳幼児では5〜8μg/kg，小学生では5μg/kg，中学生以降は2〜3μg/kgを食前分1で投与する．

6）予後

慢性甲状腺炎の一部の患者で甲状腺機能が徐々に低下し，甲状腺腫大を伴い，臨床的に認識される．一方で，長期に甲状腺機能が正常に維持されるものが多い．小児慢性甲状腺炎では初診時TSH正常群は3年後も72.0%が正常であり，初診時TSH高値群でも41.4%は正常化し，初診時のTSH値やTPO抗体価が高い症例，経過中TSHが上昇する例は機能低下に進展しやすいと報告されている[9]．

萎縮医性甲状腺炎では治療開始が遅れると，70%程度の成長追いつき現象(catch up growth)しか得られない．

TSBAbを有する慢性甲状腺炎妊婦ではTSBAbが胎児に移行し，一過性新生児甲状腺機能低下症をきたし，重度な新生児仮死による精神運動発達遅滞を残すことがある．

無痛性甲状腺炎

1）病態

慢性甲状腺炎やBasedow病がベースに存在し，何らかの誘因で炎症が一過性に活性化されて発症する．甲状腺濾胞の破壊とリンパ球浸潤が認められる．甲状腺濾胞腔内容物が血中に漏出し，一過性の甲状腺中毒症を呈する．その後，甲状腺内の貯蔵甲状腺ホルモンの枯渇により，40%の症例で自然に甲状腺機能低下症となり，数か月後に正常化する．

2）主要症候

軽度の甲状腺中毒症状を示す．甲状腺腫はびまん性で大きくはなく，硬めで，甲状腺血管雑音は聴取しない．体重減少は軽度である．

3）検査・診断

「無痛性甲状腺炎の診断ガイドライン」(日本甲状

表2 「小児期発症バセドウ病診療のガイドライン 2016」～治療の概要～

1. 初期治療方法
1. 未治療バセドウ病の治療法として抗甲状腺薬による薬物治療, 外科治療, ^{131}I 内用療法がある.
2. 抗甲状腺薬による薬物治療を原則とする.
3. 抗甲状腺薬には Thiamazole [Methimazole (MMI)] と Propylthiouracil (PTU) がある. MMI を第一選択薬とする. PTU を投与する場合, 副作用として重篤な肝機能障をきたす可能性があり慎重に投与する.
4. 初期投与量は MMI で 0.2～0.5 mg/kg/日, 分 1～2, PTU で 2～7.5 mg/kg/日, 分 3 とし, 体重換算で成人の投与量を超える場合は原則として成人量 (MMI 15 mg/日, PTU 300 mg/日) とする. 重症例ではこの倍量を最大量とする.
5. 甲状腺中毒症状が強い症例では β 遮断薬を併用する.
6. 治療開始後少なくても 2～3 ヶ月間は 2～3 週毎に副作用をチェックし, 甲状腺機能検査に加えて血液, 尿検査を行う.

2. 抗甲状腺薬の減量方法, 維持療法, 治療継続期間
1. 血清 FT_4 値, FT_3 値が正常化したら抗甲状腺薬を減量する.
2. 通常 2～3 ヶ月で甲状腺機能は安定し, 維持量は MMI で通常 5 mg/隔日～5 mg/日程度である.
3. 少なくとも 3～4 ヶ月に一度の検査で甲状腺機能, 一般血液検査を確認する. PTU 投与中は尿検査と年一回の MPO-ANCA 測定が必要である.
4. 機能安定化を目的に少量の MMI に LT_4 を併用することもある.
5. 少なくとも 18～24 ヶ月間は抗甲状腺薬による治療を継続し, 寛解を維持する.
6. 抗甲状腺薬による治療を長期継続 (5～10 年間) することにより寛解が得られることがある.

3. 抗甲状腺薬の副作用
1. 軽度な副作用 (皮疹, 軽度肝障害, 発熱, 関節痛, 筋肉痛等) 出現時は治療をしばらく継続し, 軽快しない場合薬剤を変更する.
2. 重篤な副作用 (無顆粒球症, 重症肝障害, MPO-ANCA 関連血管炎症候群等) 出現時は直ちに薬剤を中止し, 甲状腺機能を悪化させないために無機ヨウ素剤を投与する. 外科的治療, 場合により ^{131}I 内用療法に変更する.

4. 抗甲状腺薬の投与中止基準
1. 治療継続後, 維持量 (MMI で 5 mg/隔日～5 mg/日程度) で甲状腺機能正常が維持できていれば治療中止を考慮する.
2. 甲状腺腫大が改善し, TRAb 陰性が持続していれば寛解している可能性が高い.
3. 抗甲状腺薬隔日 1 錠を 6 か月以上継続し, 機能正常であれば中止する方法もある.
4. 受験などの学生生活を考慮して治療を継続することもある.
5. 再発は治療中止後 1 年以内に多いが, その後も再発する可能性はあり, 寛解中も定期的な管理を要する.

5. 外科療法
1. 適応は, ①甲状腺癌の合併している, ②抗甲状腺薬が使用できず, かつ ^{131}I 内用療法を希望しない, ③甲状腺腫が大きく難治である, ④甲状腺機能が安定しない, ⑤社会生活上, 早期に確実な寛解を希望している場合である.
2. 熟練した甲状腺外科専門医によってなされるべきである.
3. 術式は残置量を極力減らした, 全摘, 準全摘を推奨する.
4. 小児では再発が多く, 合併症も多い.
5. 機能低下になり補充療法が必要となる.

6. ^{131}I 内用療法
1. 18 歳以下の症例には「慎重投与」とし, 5 歳以下の幼児は「原則禁忌」とする.
2. 十分経験のある専門医が実施すべきである.
3. 内用療法を行う前に抗甲状腺薬や β 遮断薬で甲状腺機能の正常化を図る.
4. 1 回の内用療法で甲状腺機能が低下するように十分量の ^{131}I を投与する.
5. 内用療法後に甲状腺中毒症が悪化することがある.
6. 将来, 甲状腺機能低下症になる可能性が高い.

〔4〕日本小児内分泌学会薬事委員会, 他：小児期発症バセドウ病診療のガイドライン 2016. http://www.japanthyroid.jp/doctor/img/Basedow_gl2016.pdf〕

腺学会) に基づき診断する[7].

4) 治療

抗甲状腺薬は使用しない. 重症例では β 遮断薬や無機ヨウ素剤, 副腎皮質ホルモン剤を用いることもある. 回復期に甲状腺機能低下症状が強いものにはレボチロキシン Na を補充する.

5) 予後

甲状腺中毒症状の罹病期間は 1～3 か月と短い. し

ばしば再発する．繰り返し再発すると永続性甲状腺機能低下症となることがある．

急性化膿性甲状腺炎

1) 病態
甲状腺周囲および甲状腺組織の化膿性炎症である．先天性瘻孔である下咽頭梨状窩瘻が感染経路となり，口腔内病原体がこの内瘻を通じて甲状腺内に達し膿瘍を形成する．

甲状腺発生過程で右鰓後体は萎縮し消退しやすく，左第四咽頭嚢由来の動脈が動脈弓へと発生する際に咽頭嚢が尾側に引き伸ばされ遺残しやすいため，下咽頭梨状窩瘻の90％が左葉に生じる．

2) 疫学
本症の80％が10歳以下の小児に発症する．成人発症の1/3は小児期に同様な症状を経験している．

3) 主要症候
高熱，前頸部の限局的な皮膚発赤，腫脹，熱感，疼痛を認め，咽頭痛，嚥下困難を訴える．上気道炎や急性扁桃腺炎に続いて起こることもある．甲状腺機能は通常は正常であるが，腺組織の破壊が高度になると破壊性甲状腺中毒症をきたすことがある．進行すると縦隔炎や咽後膿瘍を形成することがある．

乳児では瘻孔の開口が大きく，下咽頭梨状窩瘻が嚢胞状に拡張し腫瘤を形成するため上気道を圧迫し，呼吸困難をきたすことがある[3]．

4) 検査・診断
白血球増多，核の左方移動，CRP高値などの炎症所見を呈する．血中甲状腺ホルモン値は通常は正常であるが，一過性に甲状腺ホルモン値やサイログロブリン値が上昇し，TSH値が低下することがある．抗甲状腺自己抗体は陰性である．

超音波検査では甲状腺側葉内とその周囲組織に炎症や膿瘍形成に一致した境界不明瞭で不均一な低エコー腫瘤を認める．

膿瘍部の穿刺吸引や切開排膿にて得られた膿汁から起因病原体を同定する．嫌気性培養も重要である．起因病原体は口腔内常在菌が多いが，嫌気性菌や真菌も少なくない[3]．

下咽頭・食道造影X線検査により，下咽頭梨状窩瘻管を証明する．瘻孔は極めて細いため，急性期では瘻孔入口部が強い炎症による浮腫で閉塞し，造影剤が入りづらい．

5) 治療
抗菌薬の全身投与，切開排膿を行う．軽快後，造影X線検査で下咽頭梨状窩瘻を確認し，瘻孔摘除術を行う．

6) 予後
瘻孔を完全に摘出すれば再燃しない．瘻孔摘除を行わない場合，38％以上で再発する[10]．ただし，瘻孔が非常に小さい症例では炎症の治癒経過中に入口付近で瘢痕化し瘻孔が閉塞し再発しないこともある．

単純性甲状腺腫

1) 病態
甲状腺機能が正常で抗甲状腺自己抗体が陰性であり，腫瘍や炎症が否定され，治療を必要としない軟らかい，びまん性甲状腺腫を単純性甲状腺腫という．甲状腺ホルモン需要増加（思春期，月経，妊娠等）を反映して若い女性に多くみられ，思春期性甲状腺腫ともいう．甲状腺ホルモンの相対的不足により甲状腺が代償性に腫大する．

家族歴に自己免疫性甲状腺疾患を有することが多く，単純性甲状腺腫の大半は慢性甲状腺炎であるとする考えもある．

軽度な先天性甲状腺機能低下症（ホルモン合成障害）を鑑別し，甲状腺ホルモン合成を阻害する薬剤摂取歴，抗甲状腺物質を多く含む食物の多食歴，ヨウ素過剰摂取歴を聴取する．

2) 主要症候
ホルモン合成障害の甲状腺腫は軟らかく，単純性甲状腺腫は正常の硬さである．

3) 予後
Basedow病や慢性甲状腺炎，腺腫様甲状腺腫などを発症する可能性がある．

◆ 文 献 ◆

1) 新美仁男，他：日本内分泌学会雑誌 1976；**52**：1040-1045.
2) 久門真子：第58回日本甲状腺学会学術集会：プログラム・抄録集：日本甲状腺学会 2015；89.
3) 南谷幹史：日本甲状腺学会雑誌 2012；**3**：89-92.
4) 日本小児内分泌学会薬事委員会，他：小児期発症バセドウ病診療のガイドライン 2016 http://www.japanthyroid.jp/doctor/img/Basedow_gl2016.pdf（2018年3月確認）
5) Sato H, et al.：*J Pediatr Endocrinol Metab* 2014；**27**：677-683.
6) Burch HB：Werner & Ingbar's The thyroid：A Fundamental and Clinical Text. 10th ed, In. Braverman LE, et al.（eds），Lippincott Williams & Wilkins 2013；434.
7) 日本甲状腺学会：甲状腺疾患診断ガイドライン 2013 http://www.japanthyroid.jp/doctor/guideline/japanese.html（2018年3月確認）
8) 新美仁男，他：日内分泌誌 1976；**52**：626-629.
9) Radetti G, et al.：*Clin Endocrinol*（*Oxf*）2012；**76**：394-398.
10) Miyauchi A, et al.：*World J Surg* 1990；**14**：400-405.

19 放射線と甲状腺

POINT

- 放射線被曝歴とその詳細聴取が重要となる．
- 常に甲状腺被曝線量推計が重要となる．
- 低線量被曝では，放射線誘発甲状腺癌のリスクを鑑別する．
- 大量被曝の場合では，晩発性甲状腺機能低下症を念頭に診断する．

病態

放射線被曝による甲状腺への影響は，大量被曝後の組織障害による機能低下症（確定的影響）と，低線量被曝による晩発性発癌リスクの増加（確率的影響）に大別される．組織障害による臓器不全とは異なる病態としては，放射線誘発甲状腺癌のリスク増加という問題であり，その分子機構から，DNA二重鎖切断後の遺伝子再配列異常（ret/PTC，AKAP9-BRAF，ETV-NKR3など）が，病態形成に深く関与していると報告されている．しかし，小児甲状腺癌（非被曝例）や，成人発症の甲状腺乳頭癌症例における網羅的遺伝子解析の結果から，ほかの固形癌と比較しても，この遺伝子再配列異常の頻度が，甲状腺癌の自然発症例においても高いことが判明している[1]．これら再配列異常が自然発症例との頻度の差がないため，個々の症例では放射線誘発に特異的な刻印遺伝子の存在は確定されていない．放射線誘発ゲノム不安定性によるクロマチン再編成の異常が，放射線誘発癌の大きな要因であると考えられているが，同時に甲状腺特異的転写因子（FOXE1：TTF2）の一塩基多型（Single Nucleotide Polymorphism：SNP）解析結果から，発癌の遺伝的素因の関与が報告されている[2]．

疫学

原爆被災者の長期追跡調査や，諸外国の被曝者集団の集約的な解析結果から，外部被曝による甲状腺発癌リスクの存在が報告され，一方，チェルノブイリ原子力発電所事故後に増加した小児甲状腺癌では，放射性ヨウ素類で汚染された食物連鎖（特に牛乳など）の経口摂取による内部被曝（おおよそ100～2,000 mSvでの線量関係）の発癌リスクが報告されている[3]．いずれも疫学調査で，線量依存性の甲状腺発癌リスク増加から因果関係が推測されたものである（図1a[4,5]，図1b[6]）．

外部被曝の場合では，15歳以下とそれ以上の被曝時年齢の区分で，発癌リスクが大きく異なっていることから，乳幼児期から若年期での被曝による発癌リスクの増加に注意が必要である．一方，チェルノブイリの内部被曝でも，放射性ヨウ素による甲状

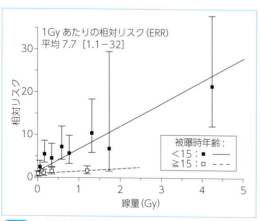

図1a 放射線外部被曝の集団リスク評価の7つの調査の集約的な解析結果

〔(4) Ron E：*Pediatr Radiol* 2002；**32**：232-237. 5) Ron E, et al.：*Radiat Res* 2012；**178**：AV43-AV60. より作成〕

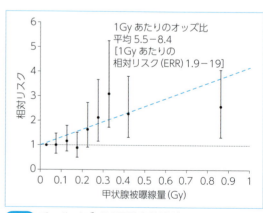

図1b チェルノブイリ原発事故当時0～17歳の甲状腺発癌リスク
放射性ヨウ素の内部被曝による甲状腺発癌リスクの推計（オッズ比から相対リスクへ換算）

〔(6) Ivanov VK, et al.：*Radiat Protect Dosimetry* 2012；**151**：489-499. より作成〕

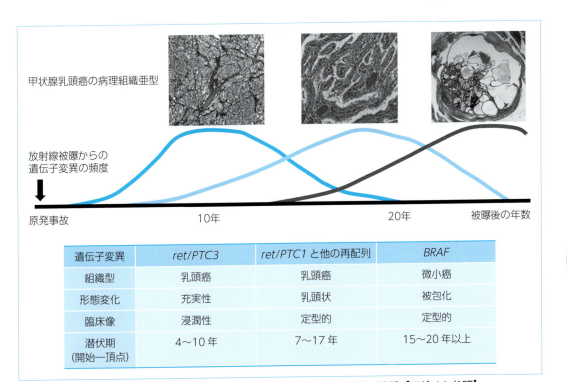

図2 小児期被曝の甲状腺乳頭癌の組織型の推移；潜伏期間と発症年齢に関係【口絵11参照】
事故後早期は浸潤性の高い充実性成分を有する乳頭癌が多いが，潜伏期が長くなるにつれて乳頭状分化を呈する症例が優勢になる．さらに長い潜伏期では被包化された乳頭癌や濾胞癌の頻度が上昇してくる．形態発現に対応した遺伝子変異が同定されている．

等価線量の被曝線量に依存して，若年者の発癌リスクが増加している．

主要症候

一般に無症状であり，頸部異常の症状は他の甲状腺結節と同様である．無症候性であるため，偶発的甲状腺結節による発見（健診その他）が大半を占める．

検査・診断

放射線被曝を起因とする甲状腺癌における特異的な甲状腺検査異常はない．内分泌検査でのホルモン検査に異常所見はなく，甲状腺自己抗体も（-）である．血中サイログロブリン濃度の上昇を認める場合がある．超音波検査での偶発的な甲状腺結節の発見で診断される場合が多いが，自然発症との鑑別は困難である．

鑑別診断・遺伝子診断

甲状腺超音波検査所見と吸引穿刺針細胞診により術前診断されるが，通常の甲状腺癌，特に乳頭癌の画像所見と細胞診所見と同じである．ただし，小児甲状腺癌の場合には，非皮膜浸潤に特徴があり，頸部リンパ節転移を高率に認める．放射線誘発甲状腺癌か否かの鑑別は，唯一被曝の病歴と同時に，被曝線量の推計によるリスク評価が最も重要であり，放射線医療科学の専門家への相談が望まれる．

放射線誘発甲状腺癌については，相対リスクや寄与リスクの考え方で，因果関係が推論されるが，いずれも集団リスクの考え方に沿ったものであり，個々の症例を放射線誘発癌と確定することはできない．

遺伝子診断での鑑別診断も困難であるが，家族性甲状腺癌と診断された場合は，放射線による起因性は除外される．乳頭癌に高率に認められるBRAF点突然変異は，放射線の直接作用とは考えられていない．

留意事項として，2011年3月の東日本大震災に引き続き発災した，東京電力福島第一原子力発電所事故直後の放射性ヨウ素内部被曝による，甲状腺への影響が懸念されている．しかし，その被曝線量は極めて低い．福島県では，事故当時18歳以下，約37万人の乳幼児・小児から思春期後までを対象とした，初期3年間の甲状腺超音波検査のベースライン（スクリーニング）調査結果が報告され，現在まで，150例以上の甲状腺乳頭癌が病理診断されている．これらは放射線被曝の影響を示唆するものではないが，原発事故後の甲状腺癌の問題については，引き続き注視していく必要がある[7]．

治療

自然発症で散発例の甲状腺乳頭癌の治療方針と同じである．小児甲状腺癌の全摘手術後の治療成績（アイソトープ内用療法）は良好であり，転移病巣における放射性ヨウ素治療も奏効するものが大半である．

予後

術後予後は良好である．微小癌の取扱いが議論されているが，自然発症と放射線誘発での違いはないと考えられている[8]．

まとめ

放射線被曝既往歴の聴取が不可欠であり，乳幼児・小児期から若年期の甲状腺被曝での発癌リスクが増加し，そのリスクは生涯持続する（遺伝子損傷による確率的影響）．

放射線被曝歴としては，外部被曝あるいは放射性ヨウ素による内部被曝があり，いずれも100〜200 mSv以上の線量に依存して発癌リスクの増加が疫学的に検証されている．

放射線被曝による晩発性甲状腺癌は，病理組織学的に乳頭癌であり，診断・治療・予後いずれも自然発症の散発性甲状腺癌との違いはない．

治療目的による頸部への大量放射線照射療法や，放射性ヨウ素内用療法による甲状腺被曝の場合には，晩発性甲状腺機能低下症が惹起される場合が多い（組織障害による確定的影響）．

◆ 文献 ◆

1) The Cancer Genome Atlas Research Network：*Cell* 2014；**150**：676-690.
2) Takahashi M, *et al.*：*Hum Mol Genet* 2010；**19**：2516-2523.
3) Yamashita S：*Health Phys* 2014；**106**：166-180.
4) Ron E：*Pediatr Radiol* 2002；**32**：232-237.
5) Ron E, *et al.*：*Radiat Res* 2012；**178**：AV43-AV60.
6) Ivanov VK, *et al.*：*Radiat Protect Dosimetry* 2012；**151**：489-499.
7) Yamashita S, *et al.*：*Thyroid Cancers and Nuclear Accidents*. 1st ed, In：Yamashita S, *et al.*（eds），Elsevier 2017：221.
8) Rumyantsev PO, *et al.*：*J Clin Endocrinol Metab* 2011；**96**：385-393.

第7章 甲状腺疾患

20 甲状腺外科

POINT

- 甲状腺外科手術では出血(後出血),嗄声(反回神経麻痺),テタニー(副甲状腺機能低下症)の特異な合併症がある.
- 頸部であり,整容性目的での内視鏡手術も行われている.
- わが国では従来の欧米の治療と異なり,低リスク群には片葉切除で放射線ヨウ素治療(RAI)を行わないことが多かったが,アメリカでも最近同様の方針を採用している.

甲状腺の外科は19世紀から20世紀にかけては,甲状腺切除術後の粘液水腫などの合併症で致死率がとても高かった.1909年スイスのベルン大学教授であったEmil Theodor Kocherは,術後の粘液水腫を防ぐことで致死率を著明に改善し,外科医として初めてのノーベル医学生理学賞を受賞している.

現在わが国では甲状腺の外科を専門とする領域は外科専門医,耳鼻科専門医,泌尿器科専門医を基盤領域とする二階建てでのサブスペシャルティの1つである内分泌外科専門医となっている.21世紀になった今では比較的侵襲性は高くない手術にもかかわらず,解剖学的特徴から,特異的な術後合併症が存在する.術後出血(後出血),嗄声(反回神経麻痺),テタニー(副甲状腺機能低下症)などである.これらの合併症は,現代でも看過できるものではなく,生命予後がいいとはいえ,QOLが大きな問題となることが多く,合併症をより低減させるためには専門性が要求され,上述の専門医制度が重要となってきている.

対象

甲状腺外科手術の対象となるものは,結節性であれば甲状腺濾胞腺腫,腺腫様甲状腺腫(甲状腺囊胞を含む),甲状癌(乳頭癌,濾胞癌,髄様癌,低分化癌,未分化癌),甲状腺リンパ腫,びまん性では,Basedow病,まれに橋本病やびまん性硬化型乳頭癌がある.

適応

良性の場合には,表1のようなものが適応になる[1].ここで対象が若年女性の場合,整容性との兼ね合いから,内視鏡下甲状腺切除術(すでに保険収載あり)も選択肢の1つとなり,基本的に5 cmまでが適応とし,これを理解したうえで,手術を選択いただく場合もある[2].

悪性の場合には,それぞれの組織型ごとに診断基準があるが,乳頭癌の場合には,10 mm以下の微小

表1 甲状腺良性結節の手術適応

1) (濾胞)癌との鑑別が困難な濾胞腺腫(広義)
   a) (濾胞)癌との鑑別が困難な濾胞腺腫(狭義)
   b) 増大傾向
   c) 腫瘍径が3〜4 cm以上
   d) 好酸性腫瘍
   e) 遠隔転移(疑い)例
2) 圧迫症状
3) 機能性結節
   (AFTN:autonomously functioning thyroid nodule)
4) 縦隔内進展例
5) 美容上その他手術を希望

〔1〕鈴木眞一:内分泌標準テキスト.村井勝・高見博(編),医学書院 2003;47-52.より引用〕

癌では,被膜浸潤,リンパ節転移,遠隔転移などがない場合には非手術的経過観察も勧められている[3]が,あくまでもこれは診断後の話である.サイズから何も評価しないような不用意な経過観察は他施設での発見時に混乱をまねく恐れがあり,十分なインフォームドコンセントとその後のしっかりとした責任の取れるサーベイランス体制があることが不可欠である.悪性が疑われた場合には内分泌外科専門医などに紹介となる.未分化癌に関しては,分子標的治療薬も適応になったが,根治切除後の放射線化学療法の完遂できた症例に長期生存を認めているため,依然第一選択は外科手術である.したがって甲状腺の外科でoncologic emergencyとしては未分化癌が含まれる.根治手術の可能性が増えるためには専門医に紹介することが考えられ,まれにしかないにもかかわらずこのような緊急性があることから,いざという時のための紹介ルートの確立を日頃から心がけておくことが大切である.

内分泌専門医から甲状腺結節のほかにBasedow病手術を紹介される場合がある.手術適応は表2の通りである[4]が,術式は亜全摘から全摘の割合が多くなってきている.目的がとりあえず抗甲状腺剤な

表2 Basedow病の手術適応

1. 抗甲状腺剤副作用例
2. コントロール不良例
3. 結節性甲状腺腫の合併
4. 巨大甲状腺腫
5. 呼吸困難等の圧迫症状
6. 早期寛解希望例（社会的適応）
7. 妊娠希望例（重症例のみ）

〔(4) 鈴木眞一：よくわかる甲状腺疾患のすべて．伴良雄（編）改訂第2版，永井書店 2009；218-225．より引用〕

どの薬物の服用の必要がなくなることではなく，早期の完治を求める場合が多くなってきたためと思われる．また対象は若年女性が多く，前述の内視鏡下甲状腺切除術も対象となる．当科では60g程度までとしている場合もある[2]が，前胸部に皮膚切開を置く内視鏡補助下手術ではより大きなものも対象となり得る．

術式

通常は，頸部鎖骨上座位頭側二横指の皮膚割線に沿った，カラー（襟）状切開にて行う．切除範囲の大きさによって，部分切除，葉切除（峡部切除含む），峡部切除，亜全摘術，全摘術がある（図1）[5]．腫瘍の局在部位や悪性度によって術式が異なる．以前行われていた，良性と思われる結節のみをくり抜く核出術は禁忌である．濾胞癌は被膜浸潤と被膜付近の脈管浸潤から診断されるが，核出術を行うと，被膜付近の損傷や腫瘍の遺残を招き，濾胞癌の診断もされないまま遠隔転移が進行する可能性がある．したがって，多くの場合，片葉切除や十分なマージンをとった葉部分切除が行われる．過去には局所麻酔の手術も施行されたが，現在は全身麻酔で反回神経をきちんと温存する手術が行われる．

Basedow病では亜全摘は，両側気管に付着した部分を副甲状腺や反回神経を温存しながら，舟形に合計で数グラム残す．最近は，早期寛解より，副作用による手術適応が多くなり，後者は再発をゼロにするために全摘を選択する場合が多い．

上記のような開放手術の他に内視鏡手術がある（表3）．炭酸ガスをいれて閉鎖腔で行う完全内視鏡と，通常の開放手術の器具が入る内視鏡補助下の手術がある．前者のほうが整容性は高いがやや難易度も高く，後者のほうが甲状腺外科医には馴染みが深い器具を使用するので普及している．海外では圧倒的に前者が多い．

リンパ節郭清

甲状腺癌の場合，リンパ節に転移することがあ

a. 甲状腺（右）葉切除

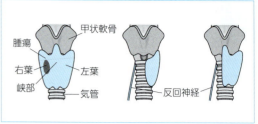

b. 甲状腺亜全摘術

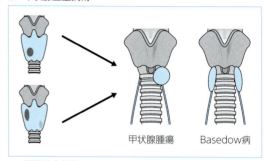

c. 甲状腺全摘術

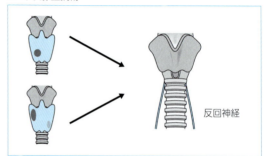

図1 甲状腺の切除術

表3 甲状腺手術について

開放手術
　甲状腺全摘術
　甲状腺亜全摘術
　甲状腺葉切除術
　甲状腺部分切除術
　甲状腺核出術
内視鏡手術
　完全内視鏡手術（送気法）
　内視鏡補助下手術（吊り上げ法）

り，前もって一定の範囲を根こそぎ切除するものをリンパ節郭清という．

わが国の甲状腺癌取り扱い規約[5]では，気管周囲のリンパ節を郭清する場合をD1，内頸静脈周辺のリンパ節まで郭清する場合をD2，これが両側であるとD3となる．顎下付近（Ⅴb），外頸静脈付近（Ⅶ）までがD2bであり，これを含まないものがD2aとなる．両側の場合，両側ともD2aはD3a，片方でも

D2bがあればD3bとなり，胸骨縦切開を伴う郭清が必要な場合をD3cとしている（図2）。

わが国と欧米の違い

乳頭癌の術式として，わが国では葉切除，亜全摘，全摘とあるが，欧米では大半が全摘，術後放射線ヨウ素治療（radioactive iodine therapy：RAI）であった。わが国の甲状腺癌治療の方針は極めて奇異とされ，米国甲状腺学会（ATA）のガイドラインなどでも微小癌症例でも全摘，術後RAIを推奨していたが，最近わが国でのactive surveillanceの前向き試験のデータや昨今の過剰診断議論から見直しがあり，前述のATAガイドラインでも微小癌などの低リスク症例では全摘やRAIは推奨されていない。わが国ではハイリスク症例のみに，全摘，リンパ節郭清そして術後のTSH抑制療法およびRAI（アブレーションや大量投与）が勧められている。腫瘍径が5 cm以上，リンパ節が3 cm以上または累々と腫れているもの，気管，食道，神経などに浸潤している（E_{X2}），遠隔転移がある（M1）などである。また，低リスクとしてはT1（E_{X0}）N0M0であり，片葉切除が勧められている。高リスクと低リスクの中間についてはいまだわが国ではコンセンサスが得られず，各施設に判断を委ねている。RAIについてはハイリスク症例以外明らかな治療効果を示すエビデンスはなく，RAI目的での全摘はハイリスク以外では推奨されていない。気管周囲LNの術前画像診断は不十分であり，現時点では再手術時の反回神経損傷リスクを低減する目的で，患側の葉切除を行う際には同側の気管周囲リンパ節を予防的に郭清する。一方，外側領域は，CT，PET，超音波診断（穿刺吸引細胞診〈fine needle aspiration cytology：FNAC〉含む）での診断精度が向上しており，予防的郭清はせず，転移陽性が疑われた場合に，D2，D3などを行う。

濾胞癌は，微少浸潤型では片葉切除，広範浸潤型では全摘，術後TSH抑制およびRAIを行う。また

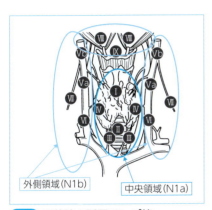

図2a 甲状腺の所属リンパ節
Ⅰ：喉頭前，Ⅱ：気管前，Ⅲ：気管傍，Ⅳ：甲状腺周囲，Ⅴ：上内深頸，Ⅵ：下内深頸，Ⅶ：外深頸，Ⅷ：顎下，Ⅸ：オトガイ下，Ⅹ：浅頸，Ⅺ：上縦隔.

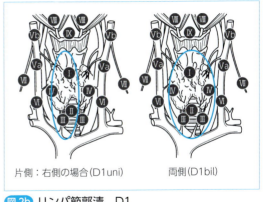

図2b リンパ節郭清　D1

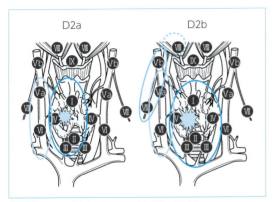

図2c リンパ節郭清　D2（右側の場合）

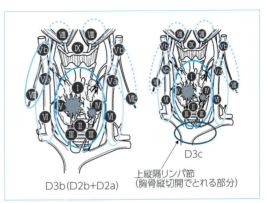

図2d リンパ節郭清　D3

術後脈管浸潤例に関しては厳重に注意をする．

髄様癌は，家族歴や *RET* 遺伝子検査にて，非遺伝性で限局症例は片葉切除および D1 以上を行う．それ以外は全摘および D1 以上で，リンパ節は D2，D3 は画像診断から疑われるものはできる限り郭清を行う．分化癌のような術後 RAI 療法や TSH 抑制療法は無効である．

低分化癌はできる限り全摘で必要な範囲までリンパ節郭清を行う．一応 RAI を考慮するが必ずしも著効するエビデンスはない．

未分化癌が疑われた場合，直ちに内分泌外科専門医にコンサルトする．というのも手術適応があれば直ちに切除を計画する必要がある．数日で切除不能となる可能性があり，緊急を要する．また専門家であるほど切除可能症例の適応が広く可能性が増すためである．とりあえず化学療法や分子標的治療薬を使用し，ひどくなってから外科の専門医に相談することだけは避けたい．未分化癌コンソーシアムの施設等を参考にコンサルトしていただきたい．

術後合併症

1）反回神経麻痺

永続性麻痺が約 1％ に認められる．両側性麻痺は気管切開を余儀なくされ QOL の著しい低下をまねくため，是非とも避けたい合併症である．

2）出血

術後出血はうっ血を起こし窒息を惹起する．約 1％ に認められ，その大半が術後 24 時間以内に認められる．Basedow 病，両側郭清，抗凝固薬服用例などがリスクが高い．

3）副甲状腺機能低下

甲状腺全摘時に副甲状腺が全摘された場合，術後副甲状腺甲状腺低下症として低カルシウム血症によるテタニー発作を呈する．症状としては Chvostek 徴候や Troussou 徴候を認める．

カルシウム製剤の静注や経口摂取，VD3 製剤の経口摂取で軽快する．Basedow 病などの骨代謝が更新している場合に副甲状腺機能損傷がなくとも一過性の低カルシウム血症を認める．

4）術後甲状腺機能低下症と TSH 抑制療法

甲状腺全摘後は甲状腺ホルモン剤の永続的な補充が必要である．亜全摘や片葉切除でも補充が必要な場合がある．また，甲状腺分化癌では術後内因性の TSH を抑制し，再発を防ぐ目的で甲状腺ホルモン剤を少し多めに投与する TSH 抑制療法が行われる．この場合には FT_4 が上限で TSH を感度以下にする．この抑制療法を知らないと，紹介先の医師が甲状腺ホルモン剤を減量し TSH を正常化してしまうことがあり注意を要する．また，心血管系のリスクの高い人や閉経後女性で骨量低下が危惧される場合には慎重に投与する．甲状腺分化癌の術後補助療法としての抗腫瘍薬等はなく，唯一 TSH 抑制療法がある．

術後サーベイランス

分化癌の場合，全摘であれば，血中サイログロブリンが感度以下であることが原則で，正常組織遺残や再発では感度以下とならず外来での 30 mCi の内照射（アブレーション）を行う．亜全摘，片葉切除では残存甲状腺の状態によってはサイログロブリン上昇があるものの，急激上昇等あれば再発を疑い画像検査を行う．乳頭癌の場合には 1 年に 1 回程度は頸部リンパ節の転移の有無を超音波検査で行う．片葉切除，亜全摘では残存甲状腺への再発の有無とリンパ節転移の有無を超音波検査で 1 年ごと程度に行う．

おわりに

甲状腺の外科は，上記のような合併症を十分に注意しながら実施することで，良好な予後と QOL が得られる．保険収載された内視鏡手術も含め，専門性の高い手術が多い．長い生命予後が得られる可能性があり術後の QOL や万が一の再度の手術などを想定した手術適応等の選択が必要であり，内分泌内科医と内分泌外科医との十分な連携が望まれる．

◆ 文 献 ◆

1) 鈴木眞一：内分泌標準テキスト．村井勝・高見博（編），医学書院 2003；47-52.
2) 鈴木眞一：内視鏡下の良性甲状腺手術．AAA-ETS について．内視鏡外科学会雑誌．13；**3**：271-281，2008.
3) 日本内分泌外科学会・日本甲状腺外科学会（編），甲状腺腫瘍診療ガイドライン 2010 年版，金原出版 2010；81.
4) 鈴木眞一：よくわかる甲状腺疾患のすべて．伴良雄（編）改訂第 2 版，永井書店 2009；218-225.
5) 日本甲状腺外科学会編：甲状腺癌取扱規約第 7 版，金原出版，2015

第7章 甲状腺疾患

21 アイソトープ治療

POINT

- 放射性ヨウ素による治療を行うためには，ヨウ素制限が必須である．
- Basedow病に対して抗甲状腺薬投与中の場合は，休薬して行う．
- 分化型甲状腺癌は，腫瘍組織がヨウ素集積能をもつ場合にのみ行う意義がある．
- 癌に対する適応は肺などの遠隔転移と残存甲状腺破壊療法である．
- 癌に対する治療を行う際には，血中甲状腺刺激ホルモン(TSH)を上昇させる必要がある．

アイソトープ内用療法の原理

甲状腺組織がヨウ素代謝していることを利用して，放射性ヨウ素による診断や治療が行われる．^{131}I は物理学的半減期が約8日で，γ線のほかβ線も放出し，細胞を破壊することができる．このアイソトープから出るβ線の組織内飛程は2 mm 以内であり，集積していない箇所への被曝が少ないという利点がある．投与される放射性ヨウ素は物質量としてはごく微量であり，海藻由来の食品を多く摂取しているわが国で目標組織に確実に集積させるには体内の非放射性ヨウ素を減らす必要がある．このため，治療に先立って一定期間のヨウ素制限が必須である[1]．

甲状腺機能亢進症の内用療法

1) Basedow病

❶ 目標

甲状腺の機能体積を減らすことで，機能亢進症からの離脱を目指す．治療を計画する際には，低下症となってもよいから1回で確実な効果を狙うのか，二期的になってもよいからなるべく甲状腺ホルモン剤による補充を避けようとするのか，目的をはっきりさせておく必要がある．ただし，少なめに投与しても晩発性の低下症を防ぐことはできない．

❷ 適応と禁忌

わが国では従来，抗甲状腺薬や外科的切除が使えないときやそれらの治療法のあとに再発した際などに用いられることが多かったが，最近では安全性や確実性を重視して自主的に選択する例が増えつつある．絶対的禁忌は妊婦・妊娠している可能性のある女性・授乳婦で，小児は他の治療法が行えない際に慎重投与とする．なお，妊娠希望女性でも治療後6か月の避妊を条件に施行可能である．また，活動性ないし重症の甲状腺眼症が合併している場合は，眼症の治療を優先する．アイソトープ内用療法後に眼症が増悪するおそれがあるためである．禁忌および慎重投与以外は広く対象となるが，特によい適応としては抗甲状腺薬で重篤な副作用が生じた場合や術後再発のほか，抗甲状腺薬服用により寛解に至らない例，長期の服薬を望まない場合があげられる[2]．

❸ 治療の実際

準備としてヨウ素制限・抗甲状腺薬休薬・甲状腺ヨウ素摂取率測定を行う．Marinelli-Quimbyの式 吸収線量(Gy) = 定数×投与量(MBq)×有効半減期(day)×24時間摂取率(%)÷甲状腺重量(g) で吸収線量を予測し，投与量を決定する．十分な線量を投与して甲状腺機能亢進症からの確実な離脱を狙う場合には100 Gy以上，甲状腺機能正常を目指す場合には60〜80 Gyがよいとされているが，若年者や甲状腺が大きな症例では効きにくいなど変動要因が多いため，適宜増減されることもある．また，500 MBq (13.5 mCi)を超えて投与するには特殊な病室に入院しなければならない．

❹ 治療後

^{131}I投与時に，周囲への汚染や被曝を少なくするために防護の指導を行う．トイレを2回流す，男性も座って排尿する，妊婦や幼児との近接接触は短時間にするなどである．また，投与後数日は甲状腺の破壊によりホルモン過剰状態が増悪するので，過労や激しい運動などは避けるように説明しておく．その後も甲状腺機能の変動や心不全の発症・眼症の増悪などの可能性があるため，4か月間は原則として月1回以上の間隔で経過観察が望ましい．治療後半年以降も晩発性機能低下症への移行を考え，年に1〜2回程度の機能検査(採血)を続ける．

2) 中毒性結節性甲状腺腫

単発性あるいは多結節性の過機能結節による甲状腺機能亢進症に対しても，^{131}Iによる内用療法が可能である．Basedow病と同様にヨウ素制限と抗甲状腺薬休薬を行い，目的の吸収線量となるように投与量を決定する．この際，事前に抗甲状腺薬を休止しないと過機能結節以外の正常甲状腺組織にも集積し，治療後に機能低下症に陥りやすいので注意が必

要である[3]．

甲状腺癌の内用療法

1) 転移に対するもの

甲状腺癌が肺，骨などに遠隔転移した病巣に対して，3.7〜7.4 GBq（100〜200 mCi）程度の^{131}I大量投与が行われることがある．ヨウ素摂取能を残している可能性があるのは乳頭癌と濾胞癌で，髄様癌や未分化癌には無効である．治療の適応決定に当たり転移巣への集積程度を知りたい場合，治療目的の大量投与と同様の前処置を行ったあと74〜185 MBq（2〜5 mCi）程度の少量の^{131}Iを投与し，診断量シンチグラフィ（全身スキャン）を行えばよい．原発巣が乳頭癌や濾胞癌であっても，転移巣に集積がみられる症例は60〜70％程度であり，治療効果が期待できる十分な集積があるのはさらにその半数くらいである．抗腫瘍効果は集積程度のほか癌組織の放射線感受性にも左右され，個別の症例では事前の予測がむずかしい．一般的な傾向として若年者の微細な肺転移では効果が高く，高齢者・粗大結節状の転移・骨転移では集積があっても部分的効果にとどまる例が多い．また，治療の対象となる患者は，ベッドへの昇降や排泄を含めて身の回りのことが自分でできる必要がある．これは法令により，^{131}Iの大量投与後は体内残留量が後述の基準値を下回るまでの間，遮蔽や放射性下水処理などの設備の整った，非密封線源治療専用の個室（治療病室）に入院するように定められているためである．

癌組織のヨウ素摂取能は単位重量当たりで比較すると正常甲状腺細胞より格段に低いため，アイソトープ治療に際しては甲状腺が癌の原発巣も含めて全摘あるいは亜全摘されていることが前提条件となる．また，ヨウ素摂取能の弱い甲状腺癌転移組織に少しでも多く^{131}Iを取り込ませるためには，前処置として甲状腺刺激ホルモン（TSH）による刺激が必要である．甲状腺全摘術に続いて行うときはわざと甲状腺ホルモン剤を開始せず，術後すでに補充中の症例では休薬して甲状腺機能低下状態とし，内因性TSHを上昇させる．目標は＞30 μU/mLである．同時に，厳重なヨウ素制限を行う．期間は少なくとも治療前2週間から治療病室退院までとする．

治療量の^{131}Iは治療病室で投与する．投与後，体外計測値が退出基準を下回るまで，患者は治療病室区画から出ることはできない．基準値は，患者から1 m離れた距離の空間線量率が500 MBqの^{131}I線源に相当する30 μSv/hrである．退出可能と判断した日時と空間線量の計測値は，記録して保管しなければならない．投与した放射性ヨウ素が当初の計画通りに転移巣に集積したか，治療後シンチグラフィ（全身スキャン）で確認する．治療病室を退出し，分布確認のシンチグラフィが終われば甲状腺ホルモン剤服用を再開する．周囲への被曝を軽減するために，Basedow病の治療後と同様の防護指導を行う．

放射性ヨウ素は唾液腺や胃にも集積するため，唾液分泌障害，味覚障害，悪心などの副作用が起こりえる．広範囲の骨転移症例などでは骨髄障害による血球減少にも注意が必要である．治療後は定期的に経過観察し，サイログロブリン（Tg）や各種画像検査による効果の判定・晩発性副作用の有無・再治療の適応の検討を行う．

2) 残存甲状腺破壊療法（アブレーション）

甲状腺癌に対して甲状腺全摘後，微視的に残る正常甲状腺組織や潜在的な癌組織を^{131}Iにより破壊することを，残存甲状腺破壊療法（remnant thyroid ablation）とよぶ．正常甲状腺組織がなくなることでTgが腫瘍マーカーとして使いやすくなり，診断量シンチグラフィの解釈も容易になるため，術後の経過観察の精度が向上する．また，施行しなかった例に比べ，長期予後も改善されることが報告されている[4]．

法令の整備により，現在では一定の条件を満たせば1.11 GBq（30 mCi）による外来アブレーションが可能である[5]．ただし遠隔転移の存在がわかっている症例は対象外であり，例え1.11 GBqの投与であっても治療病室に入院しなくてはならない．また，Basedow病などによる甲状腺機能亢進症に対する外来アイソトープ治療の最大投与可能量は500 MBqである．

アブレーション時にはTSHを上昇させる前処置として遺伝子組み換え型TSHを使用することも可能である．もちろん，従来通り甲状腺ホルモン剤を休薬する方法で施行してもよい．^{131}I投与後は分布確認のため，2〜3日後に治療後シンチグラフィを行う．

アブレーション後は半年〜1年後に診断量シンチグラフィおよびTSH上昇時のTg値の測定を行ない，正常組織が残っている場合には再度アブレーションを行う．

◆ 文献 ◆

1) 御前隆，他：日本甲状腺学会雑誌 2016；7：116-122．
2) バセドウ病^{131}I内用療法作成委員会：バセドウ病治療ガイドライン 2011，日本甲状腺学会（編），南江堂 2011；162-165．
3) 田尻淳一：核医学 2006；43：75-83．
4) Mazzaferri EL, et al.：Am J Med 1994；97：418-428．
5) 日本医学放射線学会，他編：残存甲状腺破壊を目的としたI-131（1,110 MBq）による外来治療実施要綱（改訂第3版）．日本核医学会腫瘍・免疫核医学研究会 http://oncology.jsnm.org/files/pdf/2013/i-131_jisshiyoukou_2013.07.10.pdf（2018年3月確認）

第8章

副甲状腺および関連疾患

第8章 副甲状腺および関連疾患

1 副甲状腺と副甲状腺ホルモンの基礎知識

> **POINT**
> - 副甲状腺と副甲状腺ホルモン（PTH）は血中 Ca^{2+} 濃度の恒常性維持に最も重要な役割を果たす．
> - 血清 Ca 濃度の異常を認める場合は，まず血中 PTH 濃度を評価する．

副甲状腺

副甲状腺は第三・第四鰓弓に由来し，通常は甲状腺の背側に上下左右 4 腺が存在する．その主細胞の表面には G 蛋白共役受容体（G protein-coupled receptor：GPCR）ファミリーに属するカルシウム感知受容体（calcium sensing receptor：CaSR）が発現し，細胞外液中の Ca^{2+} 濃度の上昇により活性化され，PTH の合成と分泌が抑制される．PTH は細胞外液 Ca^{2+} 濃度を上昇させる作用があり，副甲状腺は PTH の分泌制御を行うことで，Ca 恒常性の維持に中心的な役割を果たしている．

GATA3 など副甲状腺の発生や分化に必須の分子の障害により，副甲状腺機能低下症が生じる．また，CaSR の異常も副甲状腺機能障害の原因となり得る．副甲状腺は放射線に感受性が高く，外照射によりその PTH 分泌機能が障害されることがある．まれには，放射性ヨウ素内用療法後に副甲状腺機能低下症を生じることがある．

副甲状腺ホルモンと副甲状腺ホルモン関連蛋白

副甲状腺ホルモン（PTH）は両生類以上の脊椎動物に認められ，細胞外液中の Ca^{2+} 濃度の恒常性を維持するうえで最も重要なホルモンである．

副甲状腺の抽出物に血中 Ca 上昇作用をもつ物質が存在することは 1920 年代から知られており，1959 年に精製単離された．高感度のイムノアッセイ法が確立されるまでは，ヒトの血中 PTH 活性の指標として腎原性 cAMP が活用された．

1979 年に Kronenberg らによりウシ preproPTH cDNA がクローニングされた[1]．ヒト PTH 遺伝子は 11 番染色体短腕に存在し，3 個のエクソンから構成され，エクソン II は prepro 配列であるアミノ酸部分を，エクソン III は分泌型成熟ペプチドをコードしている（図1）．

PTH 遺伝子の発現は血中 Ca^{2+} 濃度と $1,25(OH)_2D$ などにより制御されている．$1,25(OH)_2D$ はその受容体と結合することにより *PTH* 遺伝子の転写を抑制する．また，血中 Ca 上昇により PTH mRNA レベルが抑制される．*PTH* 遺伝子の上流には，negative calcium-response element が同定されており，細胞外液 Ca^{2+} は転写レベルで *PTH* 遺伝子の転写を抑制する．

一方，細胞外 Ca^{2+} が PTH 分泌を抑制する機序の研究から，Brown らは副甲状腺細胞に発現する CaSR の同定と cDNA クローニングに至った[2]．

1940 年代から一部の悪性腫瘍患者の血中には

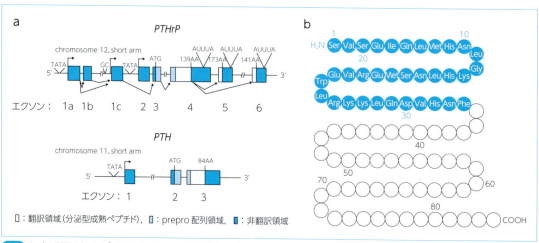

図1 ヒト *PTH* および *PTHrP* の遺伝子構造とヒト PTH のアミノ酸配列

PTH様物質が存在することが示唆されていた．1980年代になりSuvaら[3]，Stewartら[4]によりPTH様分子であるPTHrPのcDNAがクローニングされ，その後に遺伝子構造も明らかにされた．*PTHrP*遺伝子は12番染色体短腕に存在し，6個のエクソンから構成されている（図1）．遺伝子転写時には様々な選択的スプライシングが起こり，複数の遺伝子産物が翻訳，合成される．

ホルモンの構造

PTHは糖鎖をもたない84個のアミノ酸からなるペプチドホルモンであり，PTH受容体1型（parathyroid hormone receptor type 1：PTHR1）に結合して細胞内シグナルを活性化する．N端フラグメントPTH1-34は全長PTH1-84と同程度の活性を示す．合成PTHフラグメントを用いることにより，N末端の2個のアミノ酸が受容体結合に必須であること，PTH1-27が活性を示す最小フラグメントであることなどが判明した．C端フラグメントは古典的PTH作用とは異なる生物活性を有する可能性が示唆されている．

PTHrPは選択的スプライシングにより，N末端側を共通とする異なる蛋白（1-139，1-141，1-173）として分泌される．そのため，PTHrPの測定単位はpmol/Lで標記される．N端のPTHrP 1-36はPTHと同じくPTHR1に結合して，PTHと同様の作用を発揮する．PTHrPは多様なフラグメントに分解される．いくつかのフラグメントでは，各々の特異的作用が明らかにされている．

作　用

1）副甲状腺ホルモン

副甲状腺ホルモン（PTH）の生理的な役割は，細胞外液Ca^{2+}濃度の恒常性を維持することである．PTHは破骨細胞による骨吸収を介してハイドロキシアパタイトを溶かすことで，細胞外液にCa^{2+}を遊離させる．腎遠位尿細管ではCa^{2+}の再吸収を促進し，近位尿細管では25(OH)Dの1位水酸化を促進し，ビタミンDの活性化をもたらす．活性化されたビタミンDは腸管からのCa吸収を促進する．これらのPTH作用により細胞外液Ca^{2+}濃度が維持される．

2）副甲状腺ホルモン関連蛋白

PTHrP発見に伴い，悪性腫瘍に伴う高カルシウム血症の多くは腫瘍細胞から分泌されるPTHrPが内分泌因子としてPTH様作用を発揮することで惹起されることが明らかとなった．

*PTHrP*遺伝子や*PTH/PTHrP*遺伝子欠損マウスを解析することで，これらは軟骨の成熟過程と歯牙萌出に必須であることが明らかにされた．

PTHrPは多くの組織に発現しており，胎児胎盤系におけるCa代謝および乳腺と平滑筋における生理的役割がよく知られている．生理的にはPTHrPの血中への分泌は認められず，オートクリン/パラクリン因子として働いている．

受容体

1991年になり，フクロネズミ腎細胞（short opossum kidney cell：OK cell）のcDNAライブラリからPTHrPの受容体としてPTHR1がクローニングされた[5]．この受容体は7回膜貫通型GPCRのファミリーに属する．PTHR1はPTHとPTHrPの両者に対する受容体と考えられている．*in vitro*での検討では，両者のPTHR1に対する結合能や親和性およびその細胞内情報伝達系の活性化能はほぼ同等である．ほかの受容体の存在も想定されているが，その生理的な意義は不明である．

細胞内情報伝達系

PTHとPTHrPはいずれも，PTHR1に結合してGsあるいはGi蛋白を介して細胞内シグナルであるcAMPを活性化する．また，Gq蛋白を介してPLCを活性化することで，PKCの活性化や細胞内Ca^{2+}濃度の上昇をもたらす．

◆◆ 文　献 ◆◆

1) Kronenberg HM, et al.：*Proc Natl Acad Sci USA* 1979；**76**：4981-4985.
2) Brown EM, et al.：*Nature* 1993；**366**：575-580.
3) Suva LJ, et al.：*Science* 1987；**237**：893-896.
4) Margin M, et al：Proc Natl Acad Sci USA 1988；**85**；597-601.
5) Juppner H, et al.：*Science* 1991；**254**：1024-1026.

2 ビタミンD，カルシウム代謝の基礎知識

POINT

- ビタミンDは，ビタミンD_2とビタミンD_3の総称である．
- 体内で活性型ホルモンとして作用するのは，1,25水酸化ビタミンD〔1,25(OH)$_2$D〕である．
- ビタミンD不足，欠乏は，血中25水酸化ビタミンD〔25(OH)D〕濃度で判定する．
- 血中Ca濃度は，PTHと1,25(OH)$_2$Dの作用により厳密に調節されている．

ビタミンDの代謝

ビタミンDは，動物由来のビタミンD_3と植物由来のビタミンD_2の総称である（図1）．皮膚で紫外線の作用のもとに産生されるビタミンD_3，あるいは食物中に存在し腸管で吸収されるビタミンD_2やD_3は，まず肝臓で25位に水酸化を受け，25(OH)Dとなる．この25水酸化反応は厳密な調節を受けておらず，基質依存性に進行する（図2）．25(OH)Dはさらに腎臓近位尿細管で，24位，あるいは1α位に水酸化を受け，それぞれ24,25水酸化ビタミンD〔24,25(OH)$_2$D〕，および1,25(OH)$_2$Dとなる．生体内でホルモンとして作用するのは，この1,25(OH)$_2$Dである．1,25(OH)$_2$Dは，核内受容体スーパーファミリーの一員であるビタミンD受容体に結合することにより，作用を発揮する．25(OH)Dから1,25(OH)$_2$Dへの変換を担う酵素が，*CYP27B1*遺伝子がコードする25(OH)D-1α-水酸化酵素である．本酵素の活性は，PTHや低リン血症により促進され，線維芽細胞増殖因子23（FGF23）や高リン血症，高カルシウム血症，1,25(OH)$_2$Dにより抑制されるなど，厳密な調節を受けている．一方*CYP24A1*遺伝子によりコードされ，25(OH)Dを24,25(OH)$_2$Dに変換する24水酸化酵素は，1,25(OH)$_2$Dをより活性の低い1,24,25水酸化ビタミンDに変換する活性も有している（図2）．24水酸化酵素活性は，1,25(OH)$_2$DやFGF23により促進され，PTHにより抑制される．

近年，腎臓近位尿細管以外のいくつかの組織にも25(OH)D-1α水酸化酵素が存在し，局所で25(OH)Dから1,25(OH)$_2$Dが産生されることが示されている[1]．ただし血中の1,25(OH)$_2$Dは，腎臓で産生されたものと考えられている．

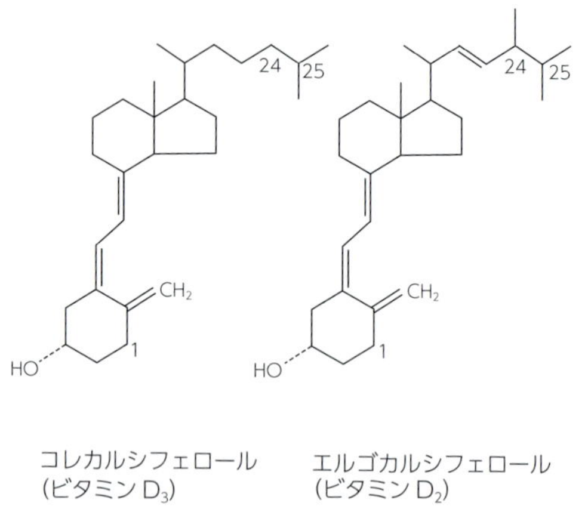

1,25(OH)$_2$Dの作用

1,25(OH)$_2$Dのミネラル代謝における作用としては，腸管でのCaやP吸収，および腎遠位尿細管Ca再吸収の促進が知られている．また1,25(OH)$_2$D

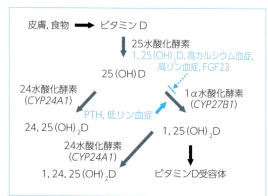

図1 ビタミンD_3とD_2の構造
ビタミンD_2は植物由来，D_3は動物由来である．数字は，炭素原子の番号を示す．

図2 ビタミンDの代謝
ビタミンDは，1,25(OH)$_2$Dに変換され作用する．ビタミンD代謝は，多くの因子により調節されている．

は，副甲状腺でのPTHの合成を抑制する．1,25(OH)$_2$Dの骨への作用については多くの報告があるが，少なくとも高濃度では骨吸収を促進すると考えられる．1,25(OH)$_2$Dはまた，骨細胞により産生されるリン調節ホルモンであるFGF23産生を促進す

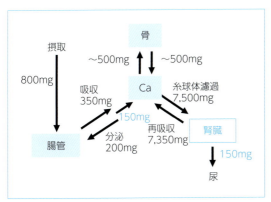

図3 カルシウムバランス
健常成人では，一日あたり正味150mgほどのCaが腸管から吸収され，同量が尿中に排泄されることによりカルシウムバランスが維持されている．

ることによっても，リン代謝調節に関与している．

ビタミンD代謝物測定の意義

1,25(OH)$_2$D の測定は，慢性腎不全，特発性副甲状腺機能低下症，偽性副甲状腺機能低下症，ビタミンD依存症I型もしくは低リン血症性ビタミンD抵抗性くる病患者に対し，保険適用となっている．一方ビタミンD欠乏や不足は，血中 1,25(OH)$_2$D 濃度ではなく，25(OH)D 濃度で判定される[2]．現状では，25(OH)D の測定はビタミンD欠乏性くる病・骨軟化症患者にのみ保険適用となっている．

カルシウムバランスの概要（図3）

健常成人では，1日あたり正味150mgほどのCaが腸管から吸収され，同量が尿中に排泄されることによりカルシウムバランスが維持されている．また骨と細胞外Caの間には，1日500mg程度のCaの移動があるものと推定されている．体内のCaの99%以上は骨にハイドロキシアパタイト〔Ca$_{10}$(PO$_4$)$_6$(OH)$_2$〕として存在することから，成長期の骨量が増える時期にはカルシウムバランスは正となる．逆に，骨粗鬆症発症期のように骨量が減少する際には，カルシウムバランスは負となることになる．

血中カルシウム濃度の調節機構

血中Ca濃度は，PTHと1,25(OH)$_2$Dの作用，お

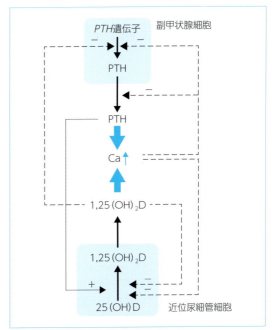

図4 血中カルシウム濃度の調節機構
血中Ca濃度は，PTHと1,25(OH)$_2$Dの作用，およびCaなどを介した調節機構により狭い範囲に調節されている．

よびCaなどを介した調節機構により狭い範囲に調節されている．PTHや1,25(OH)$_2$Dは，血中Ca濃度を上昇させるように作用する（図4）．上昇したCaは，副甲状腺カルシウム感知受容体を介してPTH分泌や産生を抑制するとともに，1α水酸化酵素活性を抑制し，1,25(OH)$_2$D 産生を低下させる[3]．またPTHは1,25(OH)$_2$D 産生を促進し，1,25(OH)$_2$Dは逆にPTH合成や1,25(OH)$_2$D 産生を抑制する．このような複数の調節機構が作用することで，血中Ca濃度が維持されているものと考えられる．

◆ 文献 ◆

1) Holick MF : *Curr Drug Targets* 2011 ; **12** : 4-18.
2) Okazaki R, *et al*. : *J Bone Miner Metab* 2017 ; **35** : 1-5.
3) Brown EM : *Best Pract Res Clin Endocrinol Metab* 2013 ; **27** : 333-343.

第8章 副甲状腺および関連疾患

3 原発性副甲状腺機能亢進症

POINT

- 軽症例では血清Caと副甲状腺ホルモン(PTH)濃度が正常値の上限を超えているとは限らず，両者の相対的評価が重要である．
- 軽症例でも皮質骨優位の骨量低下，骨折リスクの上昇，尿路結石のリスクの上昇をきたす．
- 大きな腺腫や癌による高カルシウム血症性クリーゼ例では，保存的治療でクリーゼから離脱でき次第，手術を行う．

病態

原発性副甲状機能亢進症（primary hyperparathyroidism：pHPT）は，副甲状腺の腫瘍化または過形成によりPTHが自律的かつ過剰に分泌される結果，高カルシウム血症をきたす疾患である．pHPTは病理学的に腺腫，過形成，癌腫に分類される．腺腫が最も多く80％以上を占め，約15％が過形成，1％以下〜5％が癌とされる．副甲状腺の腫瘍化には細胞周期調節因子（cell cycle regulator）であるサイクリンD1の*CCND1*遺伝子転座による過剰発現や，*MEN1*遺伝子異常がかかわる．その他，副甲状腺腫瘍細胞ではカルシウム感知受容体（calcium-sensing receptor：CaSR）シグナルを抑制するregulator of G protein signaling 5が過剰発現しているとの報告がある．また，癌の発生には癌抑制遺伝子である*RB*（retinoblastoma）や*p53*，*CDC73*遺伝子などの変異が関与する．

PTHの過剰分泌による高カルシウム血症は，PTHの骨吸収促進による骨からのCa動員の増加，腎尿細管からのCa再吸収促進，さらに腎近位尿細管での1,25(OH)$_2$D合成の促進と，それに伴う腸管からのCa吸収増加に起因する．高カルシウム血症によりCa糸球体濾過量が増加し，これがPTHのCa再吸収促進能を上回るため高カルシウム尿症が生じる．pHPTにおける低リン血症は，PTHが腎近位尿細管でのP再吸収を抑制することに起因する．また，PTHが近位尿細管でのHCO$_3^-$の再吸収を抑制し，代わりにCl$^-$を再吸収するため，高クロール性代謝性アシドーシスをきたす．

疫学

pHPTは頻度の高い内分泌代謝疾患であり，わが国では約2,000〜3,000人に1人程度とされるが，この数からすると診断されていない例がかなり存在する．また，約3：1で女性に多くみられ，特に中高年女性に多い．

主要症候

軽度の高カルシウム血症ではほとんど自覚症状がない．Ca値が12 mg/dL以上になると，神経・筋障害による脱力，腎での尿濃縮力低下による多尿，口渇，そして消化管運動の低下による悪心，便秘などをきたす．さらに，ガストリン分泌亢進により消化性潰瘍や膵炎を合併する．また尿濃縮力の低下による脱水と腎へのCa負荷により急性腎不全を生じ，血中Caがさらに上昇するという悪循環に至り，高カルシウム血症クリーゼをきたす．著明な高カルシウム血症は中枢神経障害をきたし致命的ともなる．

pHPTの臨床病型は，骨病変を伴う骨型，尿路結石や腎石灰化症を有する腎型，両者の混合型，骨病変や尿路結石を伴わない化学型に分類される．化学型で高カルシウム血症による自覚症状のないものが無症候性に相当する．骨型では頭蓋骨の脱灰像（salt and pepper skull）や手指骨橈側に骨膜下骨吸収像を示し，さらに重度の場合，長幹骨に褐色腫（brown tumor）を認めることがまれにある．pHPTでは皮質骨優位の骨量減少をきたし，骨折リスクが上昇する．腎型では高カルシウム尿症により尿路結石の中でもカルシウム結石をきたす．

検査

1）血液生化学的検査

血清Caの約50％はおもにアルブミン（Alb）などの蛋白に結合しているため，低ALb血症時にはイオン化Ca濃度をより反映する補正Caを用いる．
  補正Ca（mg/dL）
  ＝実測Ca（mg/dL）＋〔4－血清Alb（g/dL）〕
Ca値と同時にintact PTHなどの血中PTHを測定し，相対的に評価する．PTH作用の亢進は尿細管リン再吸収率（tubular reabsorption of phosphate：％TRP）の低値により確認する．

その他，PTHの骨作用の増加により，骨形成マーカー（骨型アルカリホスファターゼ〈bone-specific

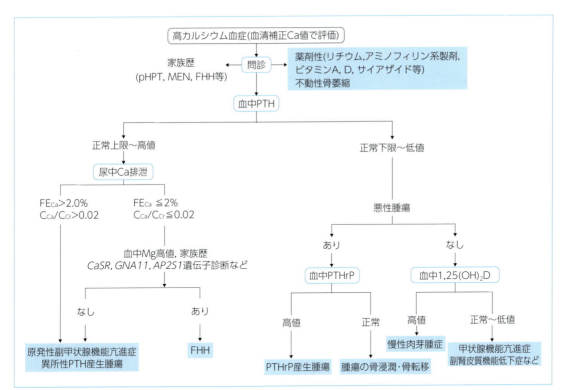

図1 高カルシウム血症の鑑別手順
GNA11(G protein subunit α1, G蛋白サブユニットα1), AP2S1(adaptor protein-2 σ subunit 1, アダプター蛋白-2 σサブユニット1).

alkaline phosphatase：BAP〉, I型プロコラーゲン-N-プロペプチド〈type I procollagen amino-terminal propeptides〉：P1NP〉, OC)や骨吸収マーカー(デオキシピリジノリン〈deoxypyridinoline：DPD〉, I型コラーゲン架橋N-テロペプチド〈type I collagen cross-linked amino-terminal telopeptides：NTX〉, I型コラーゲン架橋C-テロペプチド〈type I collagen cross-linked carboxy-terminal telopeptides：CTX〉, 酒石酸抵抗性酸ホスファターゼ〈tartrate-resistant acid phosphatase：TRACP〉-5b)が上昇する.

著明な高カルシウム血症を認める場合は副甲状腺癌が疑われる. 副甲状腺癌の場合, whole PTH/intact PTHが1以上となることがあるとの報告がある[1].

2) 骨密度測定

PTH持続過剰状態は皮質骨優位の骨量減少をきたすことから, pHPTでは特に橈骨遠位1/3や大腿骨頸部骨密度(bone mineral density：BMD)の低下を認める.

3) 局在診断

異常副甲状腺の局在診断にはカラードプラを用いた超音波検査や^{99m}Tc-MIBIシンチグラフィが有用である. また約5〜10%に胸腔内など異所性に副甲状腺が存在するが, このような例には^{99m}Tc-MIBIシンチグラフィが特に有用で, 単一光子放出コンピュータ断層撮影(single photon emission computed tomography：SPECT)による三次元画像も可能である. また造影CTやMRIも有用である. 部位診断により複数腺の腫大がある場合には, 必ずMENの合併を疑い精査を進める.

診 断

副甲状腺以外の原因により高カルシウム血症をきたす疾患では, 血中PTHは低値を示すため, 高カルシウム血症の存在にもかかわらずPTHが高値である場合, リチウムやアミノフィリン製剤の投与, および家族性低カルシウム尿性高カルシウム血症(familial hypocalciuric hypercalcemia：FHH)が否定されればpHPTと診断できる(図1). このとき, 必ずしもCaやPTHが正常上限を超えているとは限らず, 両者とも正常上限を示すpHPTも存在するため, これらを同時に測定し, いずれも相対的高値であることを評価しないと, 無症候性／軽症例を見逃す. 異所性PTH産生腫瘍は腎癌などで報告はあるものの, 極めてまれである. FHHではCaSR遺伝子, GNA11遺伝子, AP2S1遺伝子異常が報告されており, CaSR自体, あるいはCaSRの細胞内情報伝達機構の異常により, 高カルシウム血症にもかかわらずPTHは相対的高値を示す. FHHは副甲状腺

表1 無症候性原発性副甲状腺機能亢進症の手術適応基準

I. 血中Ca濃度	・正常上限より1.0 mg/dL以上の上昇
II. 骨	・若年正常骨密度平均値からの－2.5 SD（標準偏差）未満 [骨密度測定部位（腰椎，大腿骨頸部，前腕）は問わない] ・既存椎体骨折の存在
III. 腎	・C_{Cr} 60 mL/min未満 ・尿中Ca排泄量400 mg/day以上 ・尿路結石，腎石灰化症の存在
IV. 年齢	・50歳未満

〔(3) Bilezikian JP, et al. : J Clin Endocrinol Metab 2014 ; **99** : 3561-3569. より引用改変〕

摘出術を行っても高カルシウム血症は是正されないため，pHPTとの鑑別は臨床上極めて重要である．鑑別には家族歴に加え，24時間蓄尿下でのCaクリアランス/Crクリアランス比（C_{Ca}/C_{Cr}），カルシウム排泄率（fractional excretion of calcium：FE_{Ca}）が有用とされ，C_{Ca}/C_{Cr} 0.01（FE_{Ca} 1％）未満であればFHH，0.02を超えればpHPTの可能性が高い[2]．0.02以下では遺伝子診断が望ましいとされる[2]．

治療

pHPTの根治には病的副甲状腺の摘出以外にない．骨病変や尿路結石，自覚症状のいずれかを有し，画像検査で局在診断がつく場合には，手術療法に問題となる合併症がなければ手術適応となる．無症候性pHPTの場合の手術適応基準について，4th International Workshop on the Managment of Asymptomatic Primary Hyperparathyroidismによりガイドラインが再改訂された[3]．無症候性pHPTであっても表1にあげた項目のいずれかが存在すれば手術適応となる[3]．

1）手術療法

単腺腫大の腺腫例には腺腫のみ摘出，過形成の場合は，全摘後一部自家移植を行う．癌に対しては拡大頸部手術により周囲組織を含め広範な摘除を行う．pHPT手術適応例では手術により著明なBMD増加と骨折抑制効果[4]，尿路結石の防止効果が期待できるため，手術を優先する．大きな腺腫や癌により高カルシウム血症クリーゼを起こした例では，生理食塩水の補液による脱水の改善，ループ利尿薬による尿中Ca排泄の促進，静注ビスホスホネートやカルシトニン製剤による骨吸収の抑制を図る．クリーゼから離脱でき次第，速やかに手術を行う．手術前からのビスホスホネート投与が，術後に生じるハングリーボーン症候群による低カルシウム血症をきたしにくくさせるとの報告がある．

2）内科的治療

無症候性例や軽症例，手術困難例，そして再発例における内科的治療には，高カルシウム血症に対する治療とpHPTによる骨粗鬆症に対する治療がある．副甲状腺癌，あるいは副甲状腺摘出術不能または術後再発のpHPTによる重度の高カルシウム血症の治療薬として，CaSR作動薬であるシナカルセトが適応となる．pHPTによる骨粗鬆症の治療薬として，ビスホスホネートの有効性が実証されてきている．

pHPTの重症化にかかわるとされるビタミンD不足や欠乏に対して，国外のガイドラインでは25ヒドロキシビタミンDが20 ng/mL未満の場合，天然型ビタミンD（Ca非含有）の補充が推奨されている[3]．最近，わが国において25(OH)Dの測定が，くる病や骨軟化症などのビタミンD欠乏症の診断時に保険承認された．しかし，天然型ビタミンD補充は保険診療上いまだ認められていない．

予後

腺腫例では，副甲状腺摘出術により予後は良好であるのに対し，過形成や癌では，再発する例がしばしばある．一方，無症候性例については，アメリカの15年間の前向き研究において，63％は手術なしでも病態の増悪はみられなかったとされる[5]．多くの軽症例では病態は安定しているが，無症候性例の37％では症候の進展を認め，骨密度低下をきたす[5]．よって，pHPT非手術例においては，年1回のCaとPTH，Cr測定および1～2年ごとのBMD測定，椎体骨折判定，尿路結石の確認がガイドラインで推奨されている[3]．

◆◆ 文 献 ◆◆

1) Cavalier E, et al. : J Clin Endocrinol Metab 2010 ; **95** : 3745-3749.
2) Eastell R, et al. : J Clin Endocrinol Metab 2014 ; **99** : 3570-3579.
3) Bilezikian JP, et al. : J Clin Endocrinol Metab 2014 ; **99** : 3561-3569.
4) Yeh MW, et al. : Ann Intern Med 2016 ; **164** : 715-723.
5) Rubin MR, et al. : J Clin Endocrinol Metab 2008 ; **93** : 3462-3470.

4 その他の副甲状腺機能亢進症（家族性副甲状腺機能亢進症）

第8章　副甲状腺および関連疾患

POINT
▶ 原発性副甲状腺機能亢進症の多くは散発性に生じるが，一部は遺伝性を示し家族性に発症する．
▶ 家族性副甲状腺機能亢進症では疾患によって治療法が異なるため，鑑別診断が重要である．
▶ 家族性副甲状腺機能亢進症を考える場合は家族の血液検査を要し，遺伝子診断を行う場合は，家族も含めた遺伝カウンセリングが必要である．

病態

原発性副甲状腺機能亢進症（primary hyperparathyroidism：pHPT）の多くは散発性に生じるが，ごく一部は遺伝性を示し，家族性に発症する．これを家族性副甲状腺機能亢進症（familial hyperparathyroidism：FHPT）とよぶ．これには多発性内分泌腫瘍症（MEN）1，MEN2A，家族性低カルシウム尿性高カルシウム血症（familial hypocalciuric hypercalcemia：FHH），あるいは新生児重症副甲状腺機能亢進症（neonatal severe hyperparathyroidism：NSHPT），副甲状腺機能亢進症／顎腫瘍症候群（hyperparathyroidism jaw tumor syndrome：HPT-JT），家族性弧発性副甲状腺機能亢進症（familial isolated hyperparathyroidism：FIHP）などがある[1,2]（表1）．

MEN1 は *MEN1* 遺伝子の不活性型変異により，副甲状腺，下垂体，膵・十二指腸に内分泌腫瘍を認める．MEN2A は *RET* 遺伝子（rearranged during transfection proto-oncogene：*RET*）の活性型変異により，甲状腺髄様癌，褐色細胞腫，pHPT などを合

表1 家族性副甲状腺機能亢進症をきたす疾患

	MEN1	MEN2A	FHH1	FHH2	FHH3	HPT-JT	FIHP
OMIM	131100	171400	145980	145981	600740	145001	145000
原因遺伝子変異	*MEN1*不活性型変異	*RET*活性型変異	*CaSR*不活性型変異	*GNA11*不活性型変異	*AP2S1*不活性型変異	*CDC73*不活性型変異	*CDC73*, *MEN1*, *CaSR*, *CDKN1A* などの不活性型変異
コード蛋白	menin	受容体型チロシンキナーゼ	CaSR	Gα$_{11}$	adaptor protein 2σ subunit	parafibromin	parafibromin, menin, CaSR, cyclin-dependent kinase inhibitor など
遺伝形式	常染色体優性	常染色体優性	常染色体優性	常染色体優性	常染色体優性	常染色体優性	常染色体優性
障害臓器	びまん性あるいは結節性副甲状腺過形成，下垂体腫瘍，膵・十二指腸内分泌腫瘍	びまん性あるいは結節性副甲状腺過形成，甲状腺髄様癌，褐色細胞腫	ほとんど無症状	ほとんど無症状	ほとんど無症状	単一または多発性副甲状腺腺腫，癌，顎の骨形成性線維腫，腎腫瘍，子宮腫瘍	単一副甲状腺腺腫，または過形成，癌
治療	全副甲状腺摘出＋一部自家移植または副甲状腺亜全摘	肉眼的に腫大した副甲状腺腫亜全摘，または全副甲状腺摘出＋一部自家移植	副甲状腺摘出は避ける	副甲状腺摘出は避ける	副甲状腺摘出は避ける	単一副甲状腺腺腫では腺腫切除，多発性では全摘＋一部自家移植	単一副甲状腺腺腫では腺腫切除，多発性では亜全摘

〔(2) Iacobone M, et al.：Langenbecks Arch Surg 2015；**400**：867-886. より作表〕

併する．また，下垂体腫瘍とpHPTを合併するもMEN1遺伝子に変異を認めない家系にCDKN1B遺伝子の異常を認め，MEN4型とよばれている．これらはいずれも常染色体優性遺伝を示す．

FHHのうちFHH1はカルシウム感知受容体(calcium sensing receptor：CaSR)遺伝子のヘテロ不活性型変異により，細胞外カルシウム感知能が低下する常染色体優性遺伝性の疾患である．FHHが軽症であるのに対し，NSHPTはホモ，あるいは複合ヘテロ接合体によるもので，生下時より重篤な症状を示す．CaSRはG蛋白共役型受容体で，シグナル伝達系として$G\alpha_q$や$G\alpha_{11}$を介する．FHH2は$G\alpha_{11}$をコードするGNA11遺伝子の不活性型変異により，FHH3はアダプター蛋白質2σサブユニットをコードするAP2S1遺伝子の不活性型変異により生じる．このようにFHHはCaSR自体，あるいはその細胞内情報伝達機構の異常により生じる．FHHは副甲状腺摘出術を行っても高カルシウム血症は是正されないことより，pHPTとの鑑別が極めて重要である．

HPT-JT症候群はcell division cycle protein 73 (CDC73)遺伝子の不活性型変異による常染色体優性遺伝性疾患で，pHPT，顎腫瘍，腎腫瘍などを合併する．

FIHPは一親等内の1名以上にpHPTを認め，pHPT以外の臨床症候を認めない疾患で，MEN1，CDC73，CaSRあるいはCDKN1B遺伝子などに異常を認めることから，MEN1，HPT-JTあるいはFHHの亜型と考えられている．つまりこれらの疾患のうちpHPT以外の病変の不完全浸透となったものが含まれると想定される．

疫 学

FHPTはpHPTの約5％に認め，多くはMENによる[1]．MEN1は10万人に3〜20人，MEN2Aは3〜4万人に1人と推定されている．

FHHは7〜8万人に1人との報告や，pHPTの約2％との報告がある．FHHの約2/3にCaSR遺伝子異常を認め，残り1/3のうちGNA11やAP2S1遺伝子変異を認めるのは20％程度とされる．

HPT-JTは極めてまれな疾患で，おもな発症年齢は10歳代から青年期である．HPT-JTの約80％にpHPTを認め，10〜15％は副甲状腺癌を発症する．HPT-JTでCDC73遺伝子変異を認めるのは約50％とされる．

FIHPはpHPTの約1％を占める．FIHPでは10〜15％にMEN1遺伝子，5〜10％にCDC73遺伝子，5〜10％にCaSR遺伝子の変異を認める．FIHPの8.4〜18％に副甲状腺癌を認める[3]．

主要症候

FHPTにおける副甲状腺腫瘍の病理型は過形成が多いが，疾患によって様々である．

MEN1では75〜95％にpHPTを認め，これが最も早く，大部分は40歳までに発症する．一方，MEN2AではpHPTの合併は約20％で，甲状腺髄様癌が先行する．MEN1，MEN2Aにおける高カルシウム血症は軽く，尿路結石の頻度も1/3以下である．

FHHにおけるCa値の上昇は軽度で，症状はほとんどの例で認めない．一方，NSHPTは生後すぐに著明な高カルシウム血症，PTH高値をきたし，早期に治療を行わなければ致死的な経過をたどる．

HPT-JTではpHPTを若年で発症し，良性の場合，初発時は1腺のみの腺腫が多く，散発性のpHPTと間違われやすい．若年発症で嚢胞形成や癌を認める場合は本症を疑う．約30％に下顎または上顎の骨形成性線維腫(ossifying fibroma)を認め，約20％に腎病変を認める．

FIHPは単発性腺腫，double adenoma，過形成，副甲状腺癌など多彩である．

検 査

pHPTと同様に高カルシウム血症，低リン血症，PTH高値，そして尿細管リン再吸収率(tubular reabsoption of phosphate：%TRP)の低下を認める．PTH上昇の持続により骨代謝マーカーが上昇し，皮質骨優位の骨密度の低下を認める．

CaSRは副甲状腺以外に腎尿細管にも存在し，高カルシウム血症によりCaSRが活性化するとCa再吸収が抑制され，Caが尿中に排泄される．しかし，FHHでは尿細管のCaSRの機能も低下するため，血清Ca値に不相応なCa再吸収をきたす，つまり尿中Ca排泄が低下する．24時間塩酸二分蓄尿下でのC_{Ca}/C_{Cr}，つまりカルシウム排泄率(fractional excretion of calcium：FE_{Ca})がFHHとpHPTの鑑別に有用とされる[4]．

副甲状腺腫大の部位診断にはカラードプラを用いた超音波検査が有用である．FHPTでは腫大した複数腺を確認する必要があるが，食道後部や胸腔内など異所性に存在する例が5〜10％にあるため，CTやMRI，^{99m}Tc-MIBIシンチグラフィのSPECTによる三次元画像による部位診断を要する．

診 断

FHHは常染色体優性遺伝のため，FHHを疑った場合，3名以上の血縁者のCa，PTH値測定が有用な診断法となる．しかしまれにpHPT例でも家族性が存在すること，また家族歴を有さないde novoのCaSR変異例も有り，家族歴のみでは確定診断の根

拠にはならない．pHPTとFHHの鑑別点として，FHHにおける血中Mgの相対的高値や，$C_{Ca}/C_{Cr}<0.01$（$FE_{Ca}<1\%$）が有用な指標であるとされる[3]．

HPT-JTが考えられる場合はCDC73遺伝子検査を行う．副甲状腺癌のみを認める場合も，HPT-JTである可能性があり，CDC73遺伝子検査を考慮すべきとの考えもある．

FIHPの診断基準は①発端者と1親等の少なくとも1名にpHPTを認め，②少なくとも1名において組織学的検査で副甲状腺の異常が確認されており，③pHPT以外の臨床症候を認めない場合，FIHPと診断される．診断時FIHPの所見であっても，MEN1，MEN2A，MEN4，HPT-JTなどのことがあるため，これらの遺伝子診断を行い，否定された場合も経過観察を要する．遺伝子診断を行う場合は，家族も含めた遺伝カウンセリングを要する．

治 療

根治治療は病的副甲状腺の摘出術であるが，それぞれの原因疾患によって治療法が異なる[2]．摘出10分後のintact PTHが術前の50％以下に低下した場合，病的副甲状腺が摘出されたと判断する指標となる．MEN1の場合は，副甲状腺を全摘して一部を自家移植，あるいは3腺と最も正常にみえる副甲状腺の1/2腺を切除する副甲状腺亜全摘術を行う．MEN2Aの場合は甲状腺髄様癌の手術時に腫大を認める副甲状腺を切除する．4腺とも腫大を認めた場合は全摘し一部を自家移植する．甲状腺全摘時に腫大のない副甲状腺の予防的切除については一定の見解には至っていないが，甲状腺全摘後の再手術は困難であるため摘出し，自家移植を行うとの考えもある．

FHHは手術を要さない．鑑別診断を行い不必要な手術を行わないことが極めて重要である．

NSHPTは生後速やかに副甲状腺全摘術を要し，自家移植は行わない．

一方，HPT-JTでは病的副甲状腺腺腫の摘出のみを行う[5]．これにて再発を認めないことが多いが，長年経過の後，残存腺に腺腫を認めたとの報告があり，長期にわたる経過観察を要する．一方で予防的全摘と一部自家移植を行うとの考えかたもあり，一定の見解には至っていない．副甲状腺癌の場合は甲状腺も含めた全摘術を行い，リンパ節郭清を行う．摘除できない場合は静注ビスホスホネートやカルシトニン，あるいはシナカルセトによる高カルシウム血症のコントロールを行う．

予 後

MEN1の場合，癌を発生することはほとんどないが，過形成で摘除ができなかった場合は再発するため，長期にわたる経過観察を要する．FHHの予後は良好であり，生涯を通じて無症状で経過する．NSHPTは緊急手術を要するが，手術により予後は良好である．HPT-JTは高カルシウム血症の程度が重篤で，再発する場合があるため，長期にわたる経過観察を要する．副甲状腺癌は，肺転移などをきたし予後不良である．

◆ 文 献 ◆

1) Arnold A, *et al.*：Primar on the Metabolic Bone Diseases and Disorders of Mineral Metabolism. Eighth Edition, In：Rosen CJ（ed），John Wiley & Sons, Inc 2013；553-561.
2) Iacobone M, *et al.*：*Langenbecks Arch Surg* 2015；**400**：867-886.
3) Tonelli F, *et al.*：*Endocr J* 2009；**56**：827-841.
4) Eastell R, *et al.*：*J Clin Endocrinol Metab* 2014；**99**：3570-3579.
5) Stalberg P, *et al.*：*World J Surg* 2009；**33**：2234-2243.

第8章 副甲状腺および関連疾患

5 二次性副甲状腺機能亢進症

POINT
- 薬剤による低カルシウム血症や，ビタミンDの栄養状態不良の鑑別を行い，必要に応じて血清25水酸化ビタミンD〔25(OH)D〕を測定する．
- 慢性腎臓病(CKD)における二次性副甲状腺機能亢進症(SHPT)は，頻度も高く，生命予後に直結する．
- CKDにおいては，副甲状腺ホルモン(PTH)のみにとらわれるのではなく，CKDに伴う骨・ミネラル代謝異常(CKD-MBD)としてガイドラインに即した治療を行う必要がある．

二次性副甲状腺機能亢進症とは

原発性副甲状腺機能亢進症は副甲状腺自体の異常により発症するのに対し，二次性副甲状腺機能亢進症(secondary hyperparathyroidism：SHPT)は，吸収不全症候群や慢性膵炎などの消化器疾患によるビタミンD吸収障害や，抗けいれん薬や骨吸収抑制剤等により生じた低カルシウム(Ca)血症，そして慢性腎臓病(chronic kidney disease：CKD)などが原因となり発生する．ビタミンDの栄養状態不良を疑った際には，血清25水酸化ビタミンD〔25(OH)D〕の測定が有用である．低カルシウム血症に伴うSHPTでは，原因の除去や活性型ビタミンD製剤の投与が行われる．

血清Ca，リン(P)の恒常性は，副甲状腺ホルモン(PTH)，活性型ビタミンD〔1,25(OH)$_2$D〕，線維芽細胞増殖因子(FGF)23の3種類のホルモンにより維持される．SHPTの原因を考えるにあたって，これらの因子が相互にネガティブフィードバックループを形成していること[1]に着目すると，その病態を理解しやすい．

慢性腎臓病における二次性副甲状腺機能亢進症

特に慢性腎臓病(CKD)においては，二次性副甲状腺機能亢進症(SHPT)は高頻度に発症し，また合併症や生命予後にも大きな影響を与える．CKDにおいては，腎性骨異栄養症の原因となり，易骨折性を呈するのみならず，血管石灰化等の全身疾患も引き起こすことから，CKDに伴う骨・ミネラル代謝異常(CKD-mineral and bone disorder：CKD-MBD)という概念が提唱されるに至った[2]．SHPTは，CKD-MBDの主たる要因の1つである．

CKDが進行し，糸球体濾過量(glomerular tiltration rate：GFR)が40～50 mL/min以下になると副甲状腺ホルモン(PTH)の分泌亢進が認められる．腎機能低下に伴い尿中P排泄が低下することでP貯留

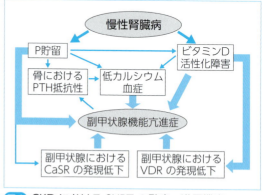

図1 CKDにおけるSHPTの発症・進展機序

慢性腎臓病(chronic kidney disease：CKD)によるP排泄障害，ビタミンD活性化障害が，二次性副甲状腺機能亢進症(SHPT)の原因となる．さらに副甲状腺におけるカルシウム感知受容体(CaSR)，ビタミンD受容体(VDR)の発現低下により，SHPTが進展する．
〔(3) Slatopolsky E, et al.：Kidney Int 1999；**73**(**Suppl**)：S14-S19. より改変〕

が起こり，次第に高リン血症を呈する．P貯留は腎尿細管においてビタミンDの活性化障害を惹起し，血清1,25(OH)$_2$D濃度が低下する[3]（図1）．高リン血症の副甲状腺への直接作用，ビタミンDの活性化障害等により，PTHの合成・分泌の亢進や副甲状腺細胞増殖による過形成を呈し，SHPTを呈する．さらに副甲状腺への増殖刺激が加わることで，腎不全関連副甲状腺腫瘍が形成され，副甲状腺におけるカルシウム感知受容体(CaSR)，ビタミンD受容体(VDR)，線維芽細胞増殖因子受容体-Klotho複合体といった受容体の発現が低下し，SHPTが進展する[1]．

疫学

日本透析医学会統計調査委員会の報告によれば，わが国の慢性透析患者数は2015年末には324,986人であった[4]．これらの患者はCKD-MBDの管理が必要である．CKDは尿蛋白が出ているか，GFR<60

表1 透析患者の血清P, 補正Ca, PTH濃度の管理目標値

1) 血清P濃度　　　　3.5～6.0 mg/dL
2) 血清補正Ca濃度　　8.4～10.0 mg/dL
3) 血清PTH濃度　　　intact PTH 60 pg/mL 以上, 240 pg/mL 以下
　　　　　　　　　　あるいは whole PTH 35 pg/mL 以上, 150 pg/mL 以下

ただし, 血清P濃度, 血清補正Ca濃度, 血清PTH濃度の順に優先して, 管理目標値内に維持することが推奨されている. また, PTX後の症例は, PTHが管理目標下限を下回ってもよいとされている.

PTH(parathyroid hormone, 副甲状腺ホルモン), PTX(parathyroidectomy, 副甲状腺摘出術)
〔4〕日本透析医学会：透析会誌 2012；45：301-356. より改変〕

---

mL/min のいずれかが3か月以上持続した状態と定義されるが, 厚生労働省の「平成26(2014)年患者調査の概況」によれば, 29万6,000人と推定されている[5]. これらの患者もCKDの進行に伴いSHPTを発症し, CKD-MBDの管理が必要となる.

主要症候

CKD-MBDの増悪により, RODによる易骨折性, 血管石灰化等の異所性石灰化, 心血管イベントの増加, そして全死亡の増加が起こる[2].

診断と検査

SHPTでは低～正カルシウム血症, 高リン血症, およびPTH高値を示す. 原発性副甲状腺機能亢進症では, 高カルシウム血症を呈するにもかかわらずPTH分泌は抑制されず, PTH値は正常上限から高値を示すことより, SHPTと鑑別することが可能である. しかし, SHPTが著しく進展し, 副甲状腺CaSR, VDRの発現が著減すると, PTHは血清Caによる調節をほとんど受けられなくなり, あたかも自律的にPTHを分泌しているようにみえる. この高カルシウム血症, 高副甲状腺ホルモン血症の状態を三次性副甲状腺機能亢進症といい, 内科的治療が非常に困難である.

SHPTは多腺性の副甲状腺過形成を呈するため, 画像診断が重要である. 超音波検査, ^{201}Tl, ^{99m}TcO$_4^-$サブトラクションシンチグラフィ, CT, MRIの画像診断により副甲状腺腫瘍を同定する. 第一選択は超音波検査であり, ほかの検査よりも副甲状腺の描出に優れている. MIBIシンチグラフィは心筋血流の評価に用いられるが, ^{201}Tl, ^{99m}TcO$_4^-$サブトラクションシンチグラフィよりも検出率がよい. さらに, エコービームが届かない縦隔内の異所性副甲状腺腫瘍の描出も可能であり, 診断能力にすぐれている.

腎性骨症については, X線により骨膜下骨吸収像, 骨折, 異所性石灰化などを評価する. また, 骨密度(bone mineral density：BMD)測定も骨折リスクの評価に有用との報告もある. また, 血清アルカリホスファターゼ濃度は, 大腿骨骨折の発生のみならず, 生命予後とも関連することが知られている. 日常臨床においては, 骨代謝回転を知るうえで重要な検査であり, また2012年に日本透析医学会より刊行された「慢性腎臓病に伴う骨・ミネラル代謝異常の診療ガイドライン」[6]においても, その測定が推奨されている.

治療

高リン血症がSHPT進行における重要な要因であることから, 高リン血症の是正が必要である. 食事療法が基本であるが, 特に血液透析では十分にPの除去ができないため, 血清P濃度の調整は困難である. 食事療法で十分な効果が得られない場合には, 炭酸カルシウム, セベラマー, 炭酸ランタン, スクロオキシ水酸化鉄等のP吸着剤が使用される. 静注ビタミンDアナログは, 副甲状腺のVDRに作用し, PTH分泌を抑制する. また, シナカルセト, エテルカルセチド等のカルシウム感知受容体作動薬(calcimimetics)は, 副甲状腺細胞のCaSRに作用することでPTH分泌を抑制する(図2)[6].

「慢性腎臓病に伴う骨・ミネラル代謝異常の診療ガイドライン」[6]には, 血液透析患者をはじめとして, 保存期CKD, 腹膜透析患者, 腎移植患者, 小児患者におけるCKD-BMD管理について詳細に述べられており, 管理目標値も設定されている[4](表1). この管理目標値を満たすように, 患者指導・治療を行うが, 目標値の達成には, 血清P濃度, 血清補正Ca濃度, 血清PTH濃度の順に優先度が決められている. これは, 生命予後に対してこれらの順に影響が強いことによる. しかし, 血清P濃度, 血清補正Ca濃度の管理をするにあたって, まず血清PTH濃度を下げて骨組織からのP, Caの動員を止めるほうが, 血清P濃度, 血清補正Ca濃度の管理がしやすくなるという意見もある. 内科的治療が困難, または服薬コンプライアンス不良等では, 副甲状腺摘出術(parathyroidectomy：PTX)や経皮エタノール注入(percutaneous ethanol injection therapy：PEIT)を積極的に検討することが望ましい.

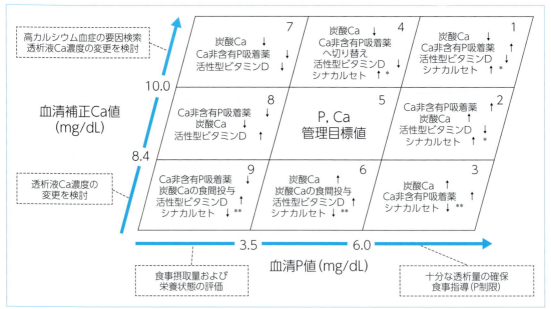

図2 透析患者の血清 P, Ca 濃度の治療管理法「9分割図」
「↑」は開始または増量,「↓」は減量または中止を示す.
*血清 PTH 濃度が高値, **もしくは低値の場合に検討する.
血清 P 濃度と血清補正 Ca 濃度を指標に9つのパターンに分け治療法を選択する. 低アルブミン(Alb)血症(4.0 g/dL 未満)がある場合には, 血清補正 Ca 濃度は以下の Payne の式で算出する. 補正 Ca 濃度＝実測 Ca 濃度＋(4－Alb 濃度).
〔4)日本透析医学会：透析会誌 2012；**45**：301-356.〕

予後

管理目標値(表1)の達成度が高いほど, 生命予後が改善することが報告されており,「慢性腎臓病に伴う骨・ミネラル代謝異常の診療ガイドライン」の妥当性を示唆している[7].

◆ 文献 ◆

1) Imanishi Y, *et al.*：Hemodialysis, In：Suzuki H(ed), InTech 2013, 81-100.
2) Moe S, *et al.*：*Kidney Int* 2006；**69**：1945-1953.
3) Slatopolsky E, *et al.*：*Kidney Int* 1999；**73** Suppl：S14-S19.
4) 日本透析医学会統計調査委員会：わが国の慢性透析療法の現状 http://docs.jsdt.or.jp/overview/(2018 年 3 月確認)
5) 厚生労働省：平成 26 年(2014)患者調査の概況 http://www.mhlw.go.jp/toukei/saikin/hw/kanja/14/(2018 年 3 月確認)
6) 日本透析医学会：透析会誌 2012；**45**：301-356.
7) Taniguchi M, *et al.*：*Ther Apher Dial* 2013；**17**：221-228.

第8章 副甲状腺および関連疾患

6 悪性腫瘍に伴う高カルシウム血症

POINT

- 悪性腫瘍に伴う高カルシウム血症(MAH)は腫瘍が分泌する液性因子により骨吸収が亢進する液性悪性腫瘍性高カルシウム血症(HHM)と骨に存在する腫瘍が局所で骨吸収を亢進させる局所骨融解性高カルシウム血症(LOH)の二病型に分類される.
- MAHの治療には生理食塩水,ループ利尿薬,骨吸収抑制薬(カルシトニン,ビスホスホネート,ステロイド等が用いられる.

病態

悪性腫瘍に伴う高カルシウム血症(malignancy associated hypercalcemia:MAH)における高カルシウム血症の主因は,骨吸収亢進による骨からのCa動員の増大である.MAHは,骨局所には存在しない腫瘍が分泌する液性因子により骨吸収が亢進する液性悪性腫瘍性高カルシウム血症(humoral hypercalcemia of malignancy:HHM)と,腫瘍が骨に存在し局所で骨吸収を亢進させる局所骨融解性高カルシウム血症(local osteolytic hypercalcemia:LOH)の二病型に大別される.HHMの主原因は腫瘍細胞から過剰分泌される副甲状腺関連蛋白(parathyroid hormone-related protein:PTHrP)であり,MAH全体の約80％を占める.PTHrPは,PTHと共通のPTH/PTHrP受容体(PTH1R)との結合を介して,PTHと同様に,高カルシウム血症と同時に低リン血症をもたらす.しかし,PTHrP過剰によるHHMは,1,25(OH)$_2$D濃度が低下する,骨形成が抑制される,など,PTHの慢性過剰である原発性副甲状腺機能亢進症(primary hyperparathyroidism:PHPT)とは異なる臨床像を呈する[1].PTHrP以外のHHMの原因として,1α水酸化酵素を過剰発現する1,25(OH)$_2$D産生腫瘍や異所性PTH産生腫瘍があるが,これらは極めてまれであり,一般的にHHMという場合,PTHrP産生腫瘍による高カルシウム血症をさすことが多い.

MAHの約20％を占めるLOHは多発性骨髄腫や広範な骨転移癌が局所で骨吸収を亢進させることによりもたらされる.PTHrP産生腫瘍とは異なり,骨吸収亢進に伴う骨からのリン動員増加を反映し,血清リン濃度は高値傾向となる.LOHでは腫瘍から産生されるIL-1,IL-6,PTHrP,macrophage inflammatory protein-1αなどの因子がランクリガンド(receptor activator of nuclear factor κB ligand:RANKL)の発現を亢進させ,破骨細胞を活性化することにより骨吸収が亢進し,高カルシウム血症をきたすと考えられている.

MAHの主因は,HHMではPTHrP,LOHでは局所因子による骨吸収の亢進である.高カルシウム血症は初期から抗利尿ホルモン作用不全による脱水をもたらし,持続・進行すれば腎機能低下をきたす.血中Ca濃度上昇は腎のカルシウム感知受容体(calcium sensing receptor:CaSR)を介して尿中Ca排泄を増加させる[2]が,腎機能低下はCaSR発現の低下と糸球体濾過量低下により尿中Ca排泄を低下させ高カルシウム血症を増悪させる.このような悪循環が致死的な高カルシウム血症性クリーゼをまねく場合がある.

疫学

高カルシウム血症の原因は医原性を除けば,大部分はMAHとPHPTである.MAHは,入院患者の高カルシウム血症の原因として,最も頻度が高く,担癌患者の約20〜30％に発症する[3].PTHrP産生腫瘍として頻度が高いのは,扁平上皮癌(肺,頭頸部,食道,子宮など),腺癌(肺,腎臓,膵臓,卵巣など),膀胱癌,成人T細胞リンパ腫などである.LOHは乳癌の骨転移,多発性骨髄腫,リンパ腫がおもな原因となる.1,25(OH)$_2$D産生腫瘍は悪性リンパ腫,卵巣未分化胚細胞腫で報告がある.異所性PTH産生悪性腫瘍は,極めてまれで,肺癌,甲状腺癌などでの報告が20例程度あるにとどまる.

主要症候

高カルシウム血症に基づく症状は他の高カルシウム血症を呈する疾患と同様である「9 高カルシウム血症(p.103)」参照.MAHの場合,高カルシウム血症による症状以外に悪性腫瘍による症状を伴う.骨転移や多発性骨髄腫では,骨痛などの骨関節症状が認められうる.

検査

表1に主要な検査所見をPHPTと比較して示し

表1 悪性腫瘍に伴う高カルシウム血症（MAH）の病態

	血清 Ca	血清 P	尿中 Ca 排泄	血清 PTH	血漿 PTHrP	血清 1,25(OH)$_2$D	骨吸収	骨形成
PTHrP 産生腫瘍	↑	↓	↑	↓	↑	↓	↑	↓
1,25(OH)$_2$D 産生腫瘍	↑	→	↑	↓	(−)	↑		
異所性 PTH 産生腫瘍	↑	↓	↑	↑	(−)			
LOH	↑	→	↑	↓	(−)	↓	↑	↓
PHPT（参考）	↑	↓	↑	↑	(−)	↑	↑	↑

（−）：検出されない　空欄はまれなため十分な臨床データなし．

た．HHM と LOH ではいずれも骨吸収マーカーは異常高値を示す．まれな 1,25(OH)$_2$D 産生腫瘍と異所性 PTH 産生腫瘍については十分な臨床成績がない．

診　断

「3　原発性副甲状腺機能亢進症（p.346）」の鑑別診断を参照されたい．簡便には高カルシウム血症が存在し，PTH が低値であれば HHM か LOH を考え，次に PTHrP が高値であれば HHM，低値であれば LOH を考える．いずれの病態も通常 1,25(OH)$_2$D は低値になる．悪性腫瘍と高カルシウム血症があり PTH が高値の場合は，まず PHPT と悪性腫瘍の併存を考慮するべきである．

治　療

MAH の病態を改善するポイントは，①脱水の改善，②腎機能の保護，③骨吸収の抑制，④原病の治療である．各治療薬の作用機序と注意点を示した[1]．

1）生理食塩水

はじめに生理食塩水を 200～500 mL/時で経静脈投与する．容量負荷により血中 Ca を希釈し，腎血流量を増加させ Ca 利尿を促す．中等症までの高カルシウム血症では容量負荷だけで正常レベルに回復する場合もある．急性期は高カルシウム血症により腎濃縮能が障害されているため，高ナトリウム血症を伴う高張性脱水をきたす可能性がある．高ナトリウム血症を合併した場合は低張性の輸液に変更する．

2）ループ利尿薬

ループ利尿薬は尿量と尿中 Ca 排泄を増加させ，心負荷を軽減させる．

3）骨吸収抑制薬

MAH の主病態は骨吸収の著明な亢進に基づく骨からの Ca 動員であるため，治療には骨吸収抑制薬が有効である．ビスホスホネートの静注製剤が中心的な役割を果たしているが，他の骨吸収抑制薬としてカルシトニン製剤，抗 RANKL モノクローナル抗体であるデノスマブがある．

❶ ビスホスホネート静注製剤

MAH の標準的治療薬として使用されている．ビスホスホネートは 2～4 週間で効果が減弱してくることが多く，高カルシウム血症が持続再燃する場合は反復投与を行う．静注ビスホスホネート投与早期に最もよくみられる副作用は急性期反応とよばれる発熱やインフルエンザ様症状で，初回投与時に多く，2～3 日で自然軽快する．ビスホスホネートは腎毒性があるため腎機能低下時には注意が必要である．MAH の患者の多くは腎不全を伴っているが，ビスホスホネートによる骨吸収抑制が腎機能回復に必須であることから通常，減量は不要である．

❷ カルシトニン製剤

カルシトニンは破骨細胞の受容体に結合し骨吸収を抑制する．投与後 2～6 時間と効果発現が早いが，反復投与により破骨細胞の受容体が減少するため投与 2～4 日で効果が減弱する．ビスホスホネートの静注は効果発現までに 2～3 日かかるため，緊急時にはカルシトニン製剤を併用することが多い．

❸ デノスマブ

抗 RANKL モノクローナル抗体であるデノスマブは，多発性骨髄腫および固形癌骨転移による骨病変と骨巨細胞種に保険適応となっており，MAH は保険適応外である点に注意を要する．LOH における骨関連イベントの改善ついては，ビスホスホネートであるゾレドロン酸を上回る臨床成績が報告されている．

4）ステロイド

ステロイドは 1,25(OH)$_2$D 産生を抑制するため，1,25(OH)$_2$D 産生腫瘍に対して有効である．

5）血液透析

非常に高度の高カルシウム血症で腎不全や心不全のため生理食塩水の大量投与ができない症例では，血液透析を考慮する．

その他副作用と注意点

1）低カルシウム血症

ビスホスホネートとデノスマブは投与数日後より低カルシウム血症を惹起する可能性があるため投与前後で定期的な血中カルシウム濃度の測定を行う．とりわけデノスマブは骨吸収抑制効果が強力であり，低カルシウム血症のリスクが高い．高度な低カルシウム血症に対してはCaの経口補充に加え，活性型ビタミンD製剤やCaの経静脈投与が必要になる場合もある．

2）顎骨壊死

ビスホスホネートおよびデノスマブを連用した場合，1～2％の患者に顎骨壊死の発生が報告されている．予防対策として口腔ケアを行う．

予後

癌の種類，癌の進行度にもよるが，一般的にMAHは悪性腫瘍が進行した結果であるため予後は非常に悪い．

◆ 文献 ◆

1) Horwitz MJ, et al.：J Bone Miner Res 2005；**20**：1792-1803.
2) Riccardi D, et al.：Am J Physiol Renal Physiol 2010；**298**：F485-F499.
3) Horwitz MJ, et al.：Primer on the Metabolic Bone Diseases and Disorders of Mineral Metabolism. 8th ed, In：Rosen CJ, et al.（eds），Wiley-Blackwell 2013；562-571.

7 高カルシウム血症性クリーゼ

POINT

- 重度の高カルシウム血症により腎不全や意識障害などの臓器不全を呈し, 生命の危険を伴う状態を, 高カルシウム血症性クリーゼとよぶ.
- 原疾患として, 原発性副甲状腺機能亢進症, 悪性腫瘍に伴う高カルシウム血症, 活性型ビタミン D_3 製剤の過剰投与の頻度が高い.
- 治療は脱水の補正が中心となり, 病態に応じて骨吸収抑制薬, カルシウム感知受容体作動薬, グルココルチコイドを投与する.

病態

重度の高カルシウム血症により腎不全や意識障害などの臓器不全を呈し, 生命の危険を伴う状態を, 高カルシウム血症性クリーゼとよぶ. 骨には体内のCaの約99%が蓄えられていることから, クリーゼをきたすような重度の高カルシウム血症では, 破骨細胞の活性化による骨吸収の亢進を伴うことが多い[1].

疫学

血中のCa濃度は, おもにPTHとその受容体であるPTH1型受容体(PTH1R), $1,25(OH)_2D$とその受容体であるビタミンD受容体(vitamin-receptor: VDR)を介する情報伝達系により調整されている. PHT1RやVDRを介する情報伝達系の亢進は, 高カルシウム血症の原因となる(表1). その他, PTH1RやVDRを介さない骨吸収の亢進, 腎尿細管からのCa再吸収の亢進, 腸管からのCa吸収の亢進などが, 高カルシウム血症の原因となる(表1). このうち重篤な高カルシウム血症を呈する頻度が高いのは, 原発性副甲状腺機能亢進症, 悪性腫瘍に伴う高カルシウム血症, 活性型ビタミンD_3製剤の過剰投与である. 悪性腫瘍による高カルシウム血症の病態として, 腫瘍からのPTHrP分泌などによる液性悪性腫瘍性高カルシウム血症(humoral hypercalcemia of malignancy: HHM)と, 局所性骨融解性高カルシウム血症(local osteolytic hypercalcemia: LOH)がある.

主要徴候

血中Ca濃度が12〜13 mg/dLを超えるような高カルシウム血症では, 多尿とそれに伴う脱水が高頻度に認められる. 高カルシウム血症に伴う高カルシウム尿症が, 集合管における抗利尿ホルモンによる水再吸収を抑制するためである. さらに, 食思不振・便秘などの消化器症状, 不整脈, 筋力低下, 精神症状など多彩な症状が認められる[2]. 急速に進行する高カルシウム血症は, 慢性的な高カルシウム血症と比べて, 臨床症状が重篤になる傾向がある. 高カルシウム血症性クリーゼでは, 腎症による乏尿・無尿に加えて, 傾眠・昏睡などの意識障害が認められる.

検査・診断

高カルシウム血症の原因となりうる内服薬, 点滴, 長期臥床の病歴を確認する. 同時に, 血中PTH濃度, 血中PTHrP濃度, 血中$1,25(OH)_2D$濃度, 尿中カルシウム排泄率(fractional excretion of calcium: FE_{Ca})の測定を行い, フローチャート〔「3 原発性副甲状腺機能亢進症, (図1)(p.347)」を参考に

表1 高カルシウム血症の病態

PTH1Rを介する情報伝達系の亢進	VDRを介する情報伝達系の亢進	その他
1. 原発性副甲状腺機能亢進症 2. 家族性低カルシウム尿性高カルシウム血症 3. HHM 4. 異所性PTH産生腫瘍 5. Jansen型骨幹端軟骨異形成症 6. リチウムによる副甲状腺機能亢進症	1. 活性型ビタミンD_3製剤の過剰投与(経口, 経静脈的) 2. 悪性リンパ腫 3. 肉芽腫性疾患(サルコイドーシス, 結核)	1. 左記以外の骨吸収亢進(LOH, 不動, 甲状腺中毒症, ビタミンA中毒など) 2. 腎尿細管Ca再吸収の亢進(サイアザイド製剤など) 3. 腸管からのCa吸収亢進(ミルク・アルカリ症候群など) 4. 副腎不全 5. テオフィリン製剤

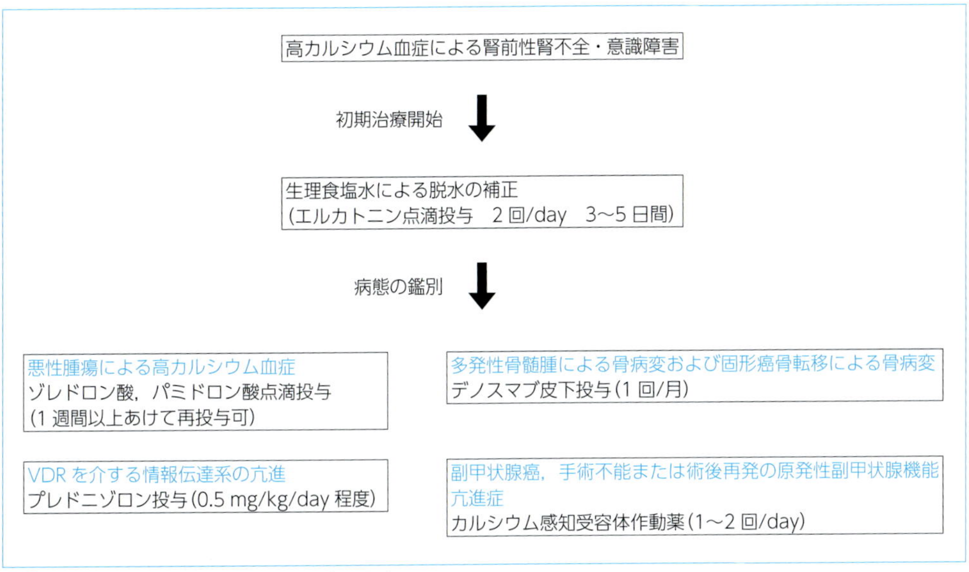

図1 高カルシウム血症性クリーゼの治療

鑑別を行う．

1) 血液・尿検査

血中アルブミン濃度が4 g/dL未満の場合には，Payneの補正式により，血中アルブミン濃度に応じて血中Ca濃度を補正する必要がある．

補正Ca(mg/dL) = 測定Ca(mg/dL) + 4 − Alb(g/dL)

PTH測定法には4種類(intact PTH, whole PTH, 高感度 PTH, C端PTH)があるが，intact PTHを用いることが一般的である．骨代謝の指標として，骨吸収マーカーである酒石酸抵抗性酸性ホスファターゼ5b(tartrate-resistant acid phosphatase-5b：TRACP-5b)や骨形成マーカーである骨型アルカリホスファターゼ(bone-specific alkaline phosphatase：BAP)を測定する．骨代謝の亢進を伴う病態では，TRACP-5bとBAPはいずれも高値となる．

FECaは原則として24時間蓄尿検体を用いて計算するが，スポット尿で尿カルシウム/クレアチニン比が300 mg/gクレアチニン(Cr)を超える場合には，尿中Ca排泄の亢進があると考えてよい．高カルシウム血症の鑑別の際に，FECaが1%未満では家族性低カルシウム尿性高カルシウム血症(familial hypocalciuric hypercalcemia：FHH)が疑われる[3)]．ただし，FHHは基本的には治療が不要な良性疾患であり，単独で高カルシウム血症性クリーゼの原因とはなりえない．また，腎機能が低下している場合には尿中Ca排泄量は参考値となる．

FECa(%) = [尿中Ca(mg/dL) × 血清Cr(mg/dL)] / [血清Ca(mg/dL) × 尿Cr(mg/dL)] × 100

2) 画像検査

原発性副甲状腺機能亢進症が疑われる場合には副甲状腺の超音波検査や^{99m}Tc-MIBI副甲状腺シンチグラフィを，悪性腫瘍によるLOHが疑われる場合には骨シンチグラフィを施行する．

治療

高カルシウム血症性クリーゼの病態の中心は，脱水による腎前性腎不全である．まずは脱水の補正を開始し，病態に応じた治療を検討する[4)]（図1）．破骨細胞に作用し骨吸収を抑制する薬剤として，エルカトニン，ビスホスホネート製剤，抗RANKL抗体がある．また，PTH分泌を抑制する薬剤として，カルシウム感知受容体作動薬がある．ビスホスホネート製剤，抗RANKL抗体，カルシウム感知受容体作動薬は，いずれも低カルシウム血症の副作用が報告されており，投与1か月後までは血中Ca濃度の変化を慎重に観察する．

1) 生理食塩水による脱水の補正

循環動態をモニターしながら，全身状態や心機能に応じて生理食塩水を投与する．生理食塩水の投与量は症例ごとに検討する必要があるが，およそ2〜6 L/dayが必要になる．フロセミド(ラシックス®)は尿中Ca排泄を促進することから，生理食塩水により十分な尿量が得られない場合に投与を検討する．

2) エルカトニン

ウナギカルシトニンの誘導体である．アナフィラキシー様症状の副作用が報告されているため，注意して投与する．Ca低下効果は4〜6時間後の早期から認められるため，原因疾患を特定するまでの初期対応策として有用である．2回/dayの点滴静注にて連日投与できるが，数日間で反応性が低下するとされているため，漫然と投与しない．

3) ビスホスホネート製剤

悪性腫瘍に伴う高カルシウム血症に対しては，ビスホスホネート製剤であるゾレドロン酸やパミドロン酸が使用できる．ゾレドロン酸（ゾメタ®）は腎排泄であるが，添付文書上は高カルシウム血症に対する投与時の減量は不要である．効果発現までに2～3日を要し，再投与まで最低1週間の間隔をあける．投与後3日以内に，急性期反応とよばれる発熱・関節痛等のインフルエンザ様症状がみられることがある．

4) 抗RANKL抗体

デノスマブ（ランマーク®）皮下注は，多発性骨髄腫による骨病変および固形癌骨転移による骨病変に保険適用がある．このため，これらの疾患に伴う高カルシウム血症に対して使用できる．

5) カルシウム感知受容体作動薬

副甲状腺癌および，手術不能または術後再発の原発性副甲状腺機能亢進症による高カルシウム血症に対して使用できる．シナカルセト（レグパラ®）25 mgを2回/day経口投与で開始し，血中Ca濃度に応じて2週間以上の間隔をあけて漸増する．添付文書上は75 mg/回を4回/dayまで投与可能となっている．内服後に悪心がみられることがあり，制吐剤の併用を検討する．

6) グルココルチコイド

活性型ビタミンD_3製剤の過剰投与，肉芽腫性疾患，悪性リンパ腫など，VDRを介する情報伝達系の亢進による高カルシウム血症に有効である．プレドニゾロン（プレドニン®）20～40 mg/dayを経口投与する．

7) 血液透析

上述の治療によっても高カルシウム血症および腎不全の改善がみられない症例では，血液透析が必要になる場合がある．

予後

高カルシウム血症性クリーゼの予後は，原疾患の予後に従う．高カルシウム血症の治療と併せて原疾患の鑑別診断と治療を進める．

まとめ

高カルシウム血症性クリーゼの治療では，脱水の補正と骨吸収抑制薬の投与を中心に行う．まず生理食塩水による脱水の補正を行い，病態に応じてビスホスホネート製剤，抗RANKL抗体，カルシウム感知受容体作動薬，グルココルチコイドの投与を行う．

◆ 文献 ◆

1) Bilezikian JP：*J Clin Endocrinol Metab* 1993；**77**：1445-1449.
2) Ziegler R：*J Am Soc Nephrol* 2001；**17**：S3-S9.
3) Christensen SE, et al.：*Clin Endocrinol* 2008；**69**：713-720.
4) Maier JD, et al.：*J Intensive Care Med* 2015；**30**：235-252.

第8章 副甲状腺および関連疾患

副甲状腺機能低下症

POINT

- ▶ 副甲状腺機能低下症は副甲状腺ホルモン(PTH)の分泌低下または作用不全で起こる.
- ▶ 腎機能およびMg値が正常な低カルシウム血症・高リン血症の存在により診断される.
- ▶ 維持治療は活性型ビタミンD製剤の内服が原則である.

病態

副甲状腺機能低下症は, PTH作用の低下に基づき, 低カルシウム血症と高リン血症を呈する疾患である. 副甲状腺からのPTH分泌が低下したものと標的臓器のPTHに対する反応性が低下したものの2つに大別される. 前者では, 頸部手術や放射線照射など, PTH分泌低下の原因が明らかな副甲状腺機能低下症と, 遺伝子異常に基づくPTH分泌低下や低マグネシウム血症などが原因となる. 病因の不明なものを特発性副甲状腺機能低下症(idiopathic hypoparathyroidism:IHP)とよぶ. 後者は偽性副甲状腺機能低下症(peudohypoparathyroidism:PHP)である.

疫学

1997年の疫学調査によると, わが国のIHP患者数は900人程度と推定されている[1]. これらIHPのなかには, のちに遺伝子異常が特定された副甲状腺機能低下症も混在していると思われる. また, PTH不足性の約3/4は術後性で, 頸部手術の数パーセントに永続的な副甲状腺機能低下症が起こる[2].

主要症候

低カルシウム血症によるしびれやテタニー, けいれんなどが主症状である. 一方, 無症状で検査値異常として見つかることも多い. 症状の重症度は, 血清Ca濃度の絶対値と低下速度に依存するため, 慢性的な低カルシウム血症では症状に乏しいことが多い. 無症状でもChvostek徴候やTrousseau徴候を誘発できることがある. また, 大脳基底核の石灰化が認められるが, 特異性は高くない.

検査・診断

血清Ca値とともにintact PTH, $1,25(OH)_2D$, Mg, P濃度, 尿中Ca, P排泄を測定する. 低カルシウム血症・高リン血症が存在し, 慢性腎不全が否定されれば副甲状腺機能低下症である. intact PTH<30 pg/mLの場合にPTH分泌低下型の副甲状腺機能低下症と診断できる. intact PTH≧30 pg/mLであればPTH反応性の低下が主体となるPHPである(「10 低カルシウム血症(p.105)」参照). $1,25(OH)_2D$は正常〜低値を示す.

PTH分泌低下を伴う低カルシウム血症では, 図1のフローチャートに従って診断を進める[3]. PTH分泌低下型の大部分は二次性で, 副甲状腺の外科的摘出や放射線照射, 癌細胞の浸潤, 肉芽腫性疾患, ヘモクロマトーシスなど, 臨床経過から診断は比較的容易である. このような原因がない場合は遺伝子異常に基づく疾患を考慮し, 遺伝子異常が特定できない場合はIHPと診断する.

22q11.2欠失症候群は比較的有病率の高い疾患で, 胸腺低形成・無形成による免疫不全を合併するDiGeorge症候群を一部含む. 22番染色体長腕11.2領域の欠失が原因で, 心血管奇形や胸腺低形成, 副甲状腺低形成など第三, 四鰓弓に由来する複数の臓器の発生異常が主たる徴候である. また, 両眼解離, 眼裂狭小, 耳介下方付着など特徴的顔貌が認められる. 22q11.2に存在する*TBX1*遺伝子が心血管奇形の原因遺伝子と考えられているが, 副甲状腺低形成の原因は明確でない. このほか, 特徴的な身体所見を合併するHDR(hypoparathyroidism, sensorineural deafness, and renal disease)症候群やHRD(hypoparathyroidism-retardation-dysmorphism syndrome)症候群, ミトコンドリア関連疾患が原因になることがある.

低カルシウム血症に低マグネシウム血症を合併する先天的異常が認められる場合, 腎尿細管のMg再吸収にかかわる*PCLN1*遺伝子や腸管でのMg吸収に関連する*TRPM6*遺伝子の変異などが考慮される. 家族性孤発性副甲状腺機能低下症では原因遺伝子がいくつか存在し, その1つであるCa感知受容体(*CaSR*)遺伝子の活性型変異では, 副甲状腺からのPTH分泌が抑制される. 同時にHenle上行脚の尿細管細胞におけるCaおよびMgの排泄が促進されるため, 高カルシウム尿症を生じやすい. 低マグネシウム血症は, PTH分泌・作用の両者を低下させるため, 基準値を1 mg/dL以上下回るような重篤な低マグネシウム血症ではそれ自体が低カルシウム血

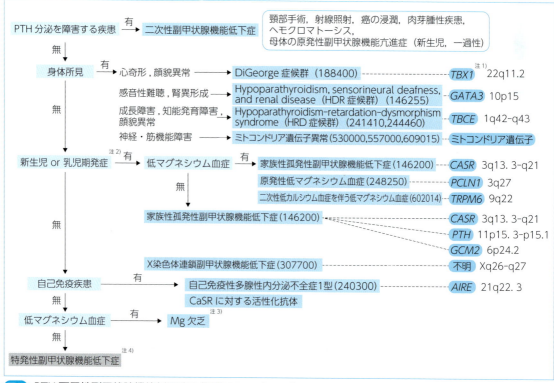

図1 PTH不足性副甲状腺機能低下症の鑑別フローチャート
原因遺伝子の後に，染色体上の位置を示してある．（ ）内は，OMIM番号を示す．
注1）：TBX1遺伝子変異が，副甲状腺機能低下症の原因であるかどうかは確定していない．
注2）：新生児期，あるいは乳児期に発症していても，小児期以降に診断される場合がある．
注3）：Mg欠乏患者は，PTH作用障害から高PTH血症を示す場合がある．
注4）：現在特発性副甲状腺機能低下症と分類される疾患の中から，将来新たな病因，病態が発見されるものと考えられる．
〔3）Fukumoto S, et al.：Endocr J 2008；55：787-794. より改変〕

症の原因となる．

*AIRE*遺伝子変異によりAddison病やカンジダ症などを合併する自己免疫性多内分泌腺症候群1型も副甲状腺機能低下症を合併することがある．また，CaSRに対する刺激型自己抗体による副甲状腺機能低下症の症例も報告されている[4]．

治療

活性型ビタミンD製剤の経口投与が原則で，症状をきたさない最低限の血清Ca濃度維持（8～8.5 mg/dL程度）が目標となる．カルシトリオール（ロカルトロール®）1～3 μg/day，またはその倍量のアルファカルシドール 2～6 μg/day（アルファロール®/ワンアルファ®）が維持量である．尿カルシウム/クレアチン比を0.3以下に抑えることが尿路結石の防止や腎機能の保持に重要である．カルシウム製剤の併用は，原則的に行うべきではない．

予後

活性型ビタミンD製剤による副作用を避ければ生命予後はよい．遺伝子異常では，免疫不全や心血管奇形など，他の合併症が生命予後に影響を与えうる．

まとめ

欧米では副甲状腺機能低下症に対するPTH製剤の使用が可能となった．PTHによる尿中Ca排泄の低下と活性型ビタミンD製剤必要量の減少から腎障害のリスク軽減が期待される．

◆ 文献 ◆

1) Nakamura Y, et al.：J Epidemiol 2000；**10**：29-33.
2) Brandi M L, et al.：J Clin Endocrinol Metab 2016；**101**：2273-2283.
3) Fukumoto S, et al.：Endocr J 2008；**55**：787-794.
4) Kifor O, et al.：J Clin Endocrinol Metab 2004；**89**：548-556.

第8章 副甲状腺および関連疾患

9 先天性副甲状腺機能低下症(偽性を含む)

POINT

▶ 偽性副甲状腺機能低下症(PHP)Ⅰa型は，特徴的な身体所見が発見の契機となる．
▶ PHPⅠa型とⅠb型は，臨床的，分子遺伝学にオーバーラップする．
▶ 先天性副甲状腺機能低下症の分子基盤が解明されつつある．
▶ PHPおよび副甲状腺機能低下症は，指定難病に選定された．

病態

偽性副甲状腺機能低下症(pseudohypoparathyroidism：PHP)は，副甲状腺ホルモン(PTH)分泌が保たれているにもかかわらず，標的臓器のPTHに対する先天的不応性により，低カルシウム血症や高リン血症などの副甲状腺機能低下状態を呈する疾患の総称である．従来，外因性PTHに対する反応性の違いから，尿中cAMPと尿中リンがともに反応しないPHPⅠ型と尿中cAMPは反応するが，尿中リン酸排泄は低下するPHPⅡ型に分類され，さらにPHPⅠ型は，Albright遺伝性骨異栄養症(Albright hereditary osteodystrophy：AHO)と称される特徴的な身体所見(肥満，低身長，円形顔貌，短指症，発達遅滞，皮下石灰化)を有するPHP-Ⅰa型とそれらを有さないPHP-Ⅰb型に大別されている(表1)．PHP-Ⅰa型は母由来のGNASのcoding領域の変異を約70％に，PHP-Ⅰb型はGNAS上流のメチル化可変領域のメチル化異常を呈する疾患であるとされていた[1]．近年GNAS変異陰性のPHP-Ⅰa型の多くに，GNAS領域のメチル化異常が見出され[2]，またPHP-Ⅰa型と臨床的に類似するホルモン異常を伴う先端異骨症においてPRKAR1A変異が報告されている[3]．またPHP-Ⅰb型と診断されている症例のなかに，軽度のAHOや多内分泌不応症を呈している症例も報告され，臨床的にも分子遺伝学的にもPHP-Ⅰa型とPHP-Ⅰb型がオーバーラップすることが明らかになってきた[4](表1)．一方，副甲状腺機能低下症はPTHの分泌不全により低カルシウム血症，高リン血症を呈する疾患である．先天性の副甲状腺機能低下症は，副甲状腺機能低下症単独のものと症候群に合併するものが知られているが，22q11.2欠失症候群を含む症候群性が多い．従来原因不明のため特発性とされていた副甲状腺機能低下症の責任遺伝子が近年相次いで報告され[5]，本症の分子基盤が解明されつつある．

疫学

1998年のホルモン受容機構異常調査研究班の全国調査で，わが国における患者数はPHP全体で約430人と推定され，罹患率は100万人当たり7.2(5.5～8.8)人とされている．病型ごとの患者数は不明であるが，PHP-Ⅰa型とPHP-Ⅰb型はほぼ同数程度と推測される．罹患率に性差はない．同調査で，二次性以外の副甲状腺機能低下症は，約900人と推測されている．ただし，副甲状腺機能低下の原因として最も頻度の高い22q11.2欠失症候群の発症頻度は4,000～5,000人に1人とされており，潜在的な症例は多数存在すると推測される．

主要徴候

PHPおよび副甲状腺機能低下症ともに共通の症状は，低カルシウム血症に基づくもので，神経・筋の興奮性亢進による全身けいれん，テタニー，感覚異常などのほか，身体所見としてChvostek徴候，Trousseau徴候などを認める．そのほかにも精神・神経系の機能異常として精神不穏状態，不安感，抑うつ，認知障害，末梢神経障害などがみられる．循環器症状としては，心電図でのQTc延長のほか，心不全，低血圧などをきたす場合がある．これらのほか，白内障や，歯牙発育障害，大脳基底核石灰化がしばしばみられる．そのほか，慢性的に生じた低カルシウム高リン血症では，白内障や大脳基底核の石灰化，抑うつ，不整脈，皮膚や毛髪の異常など，多彩な症候を呈しうる．

PHPでは，PTH以外のホルモンに対する不応性により，甲状腺機能低下症，性腺機能低下症，成長ホルモン分泌不全性低身長症を合併することがある．甲状腺機能低下症は甲状腺刺激ホルモン(thyroid stimulating hormone：TSH)に対しての不応性によって生じるが，程度は軽いことが多く症状は特異性に乏しい．まれに，新生児期マススクリーニングTSH高値から先天性甲状腺機能低下症として治療されていることがある．性腺刺激ホルモン(gonado-

表1 偽性副甲状腺機能低下症の分類

病型		I型		II型
		Ia型	Ib型	
外因性PTHに対する反応性	尿中cAMP	↓	↓	→
	尿中リン	↓	↓	↓
AHO		あり	一部の症例で軽度あり	あり？
分子遺伝学的異常	母由来のGNAS変異/欠失	70%		
	GNAS上流のメチル化異常	20%	90%以上	
	その他	(PRKAR1A変異)		(PRKAR1A変異)
遺伝形式		常染色体優性母系遺伝	常染色体優性母系遺伝または遺伝性なし	

AHO：Albright hereditary osteodystrophy.

tropin：Gn）不応性による性腺機能低下症では，生殖能力の低下，女性では無月経，稀発月経などをきたす．成長ホルモン分泌不全による低身長がみられることもある．PHP-Ia型は，乳児期以降の皮下の異所性骨化，乳児期の著明な肥満，乳幼児期以降の発達遅滞，幼児期〜学童期以降の短指症，肥満などのAHO徴候で発見されることがある．

検査

1）血液生化学検査，内分泌検査

血清Ca，無機リン（inorganic phosphorus：IP），intact PTH，血液尿素窒素（blood urea nitrogen：BUN），Cr，Mgなど．

その他，25(OH)D，TSH，FT_4，LH，FSH，T/E_2．

2）Ellsworth-Howard試験
3）画像検査

頭部CT，手X線

診断

診断は，厚生労働省指定難病236（偽性副甲状腺機能低下症），235（副甲状腺機能低下症）の診断基準に従う．PHPの診断基準を表2に示す．

AHOを合併しGsα蛋白活性が低下したものをIa型，AHOを示さずGsα蛋白が正常な場合にIb型に分類される．

治療（偽性副甲状腺機能低下症について）

根本的な治療法はない．低カルシウム血症に対しては，活性型ビタミンD製剤の経口投与により治療する．治療の目標は，血清Caの正常化と高カルシウム尿症をきたさないことである．活性型ビタミンD製剤の初期投与量は，アルファカルシドールでは0.2 μg/kg/day，カルシトリオールでは0.1 μg/kg/

表2 偽性副甲状腺機能低下症の診断基準

A 症状	口周囲や手足などのしびれ，錯感覚 テタニー 全身痙攣
B 検査所見	低カルシウム血症，正または高リン血症 eGFR 30 mL/min/1.73 m² 以上 intact PTH 30 pg/mL 以上
C 鑑別診断	ビタミンD欠乏症 25(OH)Dが15 ng/mL未満の場合にはビタミンDの補充等によりビタミンDを充足させたのちに再検査を行う
D 遺伝学的検査	GNAS遺伝子の変異 GNAS遺伝子の転写調節領域のDNAメチル化異常

Definite：Aのうち1項目以上＋Bのすべてを満たしCの鑑別すべき疾患を除外し，Dのいずれかを満たすもの
Probable：Aのうち1項目以上＋Bのすべてを満たしCの鑑別すべき疾患を除外したもの
Possible：Aのうち1項目以上＋Bのすべてを満たすもの
〔難病情報センター偽性副甲状腺機能低下症（指定難病236）http://www.nanbyou.or.jp/entry/233 より作表〕

dayとし，通常1〜2週間で血清Ca濃度が上昇するため，半減して維持量とする．維持量は症例ごとに異なる．過量投与を避けるために随時尿か24時間蓄尿で，尿中Ca/Cr比が0.21以下，ないしは24時間蓄尿でCa排泄量が4 mg/kg/day以下とする．成人でのアルファカルシドール維持量はおよそ2 μg/day程度である．投与量の設定は高カルシウム尿症をきたすことなく，血清PTHをできるだけ正常範囲に近づけるようにする．PTH異常高値が持続することにより，三次性の副甲状腺機能亢進症をきたした症例が報告されている．Ia型では，PTH以外のホルモンに対する不応性に対する治療（甲状腺機能低下症：レボチロキシンNa内服，性腺機能低下症：

おもに女性でKaufman療法，GH分泌不全：GH補充療法など）が必要になる場合がある．

予　後

　低カルシウム血症に伴う重篤な急性期症状の治療が奏効し，活性型ビタミンD製剤による維持治療により治療目標が達成されれば，予後は良好である．活性型ビタミンD製剤の過剰投与により，腎石灰化，尿路結石，腎機能低下をきたすことがある．Ⅰa型のAHOは，同一家系内でも多様性が大きい．異所性皮下骨化，短指趾症，精神遅滞は，活性型ビタミンD製剤や甲状腺ホルモン補充を行っても改善することはなく，日常生活が制約を受けることがあり，指定難病に選定されている．

◆◆ 文　献 ◆◆

1) Weinstein LS, *et al.* : *Endocr Rev* 2001 ; **22** : 675-705.
2) Mantovani G, *et al.* : *J Clin Endocrinol Metab* 2010 ; **95** : 651-658.
3) Nagasaki K, *et al.* : *J Clin Endocrinol Metab* 2012 ; **97** : E1808-1813.
4) Fernández-Rebollo E, *et al.* : *J Clin Endocrinol Metab* 2013 ; **98** : 996-1006.
5) Mitsui T, *et al.* : *J Clin Endocrinol Metab* 2014 ; **99** : E2421-2428.

10 ビタミンD欠乏症

POINT

- ビタミンDは，体内合成と栄養摂取の供給源があり，近年，不足する傾向がある．
- ビタミンD欠乏により，くる病/骨軟化症や低カルシウム血症になり，O脚，運動発達の遅れ，成長率の低下，関節腫脹，けいれん・テタニーを呈する．
- ビタミンDの充足度は，血中25水酸化ビタミンD〔25(OH)D〕で判断する．
- ビタミンD欠乏症を診断する時は，低リン血症性くる病やビタミンD依存性くる病を鑑別する．

病態

ビタミンDの供給源は，食事からの摂取と，皮膚における紫外線による合成がある．摂取あるいは産生されたビタミンDは，生体内で2段階の水酸化過程により活性化される．まず肝臓で25水酸化ビタミンD〔25(OH)D〕となり，さらに腎臓近位尿細管で1α水酸化酵素により，$1,25(OH)_2D$ となる．活性型ビタミンDは，標的組織（腸管・腎・骨・副甲状腺など）において，ビタミンD受容体（VDR）に結合し，生体内Ca濃度維持など多くの生理作用を発揮する．ビタミンDが欠乏すると，血中Ca濃度を維持することができず低カルシウム血症となる．さらに低Caにより二次性副甲状腺機能亢進になり血中P濃度が低下する．ビタミンD欠乏症は，ビタミンDの欠乏により，低カルシウム血症や，成長段階にある小児ではくる病，成人では骨軟化症の症状を呈する病態である．

疫学

近年，ビタミンD欠乏症が増加してきている．その背景には，ビタミンDの合成の低下と摂取の低下の両方の要因が考えられる．これらの両者をあわせて十分量であればよいが，最近の生活では，そのどちらも不足しやすい傾向にある．紫外線の不足については，紫外線の害がいわれだした1990年代ごろから，世界的にくる病の発生が増えている．以前は日光浴がすすめられていたが，欧米で紫外線と皮膚癌の関連性がいわれるようになり，白色人種のデータから，日本でも紫外線対策の活動が広まった．母子健康手帳の記載が，日光浴から外気浴に変更され，紫外線対策が広まってきた．日焼け止めクリームは，ビタミンD産生を大きく低下させる．ビタミンD合成には，日焼けする量よりはかなり少ないがある程度の紫外線が必要で，特に冬の時期は，普通の生活をしていても，ビタミンDが不足しやすい．

摂取するビタミンDは，魚，卵，きのこなどに多く含まれる．乳児用のミルクはビタミンDが強化されているが，母乳や牛乳にはわずかしか含まれない．ビタミンD欠乏症の児では，母乳栄養を基盤とし，食事アレルギーなどで卵や魚などの摂取不足や，紫外線をさけているなど，複数の要因が重なっていることが多い．発症頻度は，日本人小児で，およそ10万人に1〜12人程度と推定されている[1,2]．

主要症候

ビタミンD欠乏による症状は，乳児期や学童期以降はビタミンD欠乏性低カルシウム血症として，幼児期にはビタミンD欠乏性くる病として発症することが多い．ビタミンD欠乏性低カルシウム血症では，乳児では低カルシウム血症による全身性のけいれん，年長児はテタニーを起こす．低カルシウム血症は発熱時などに増悪しやすいので，熱性けいれんとして発症する例もある．身体徴候は，内反膝（O脚）や外反膝（X脚）などの下肢変形，脊柱の弯曲，頭蓋癆，大泉門の開大，肋骨念珠，関節腫脹，病的骨折，成長障害である．ビタミンD欠乏性くる病・低カルシウム血症の診断の手引きでは，これらのうち少なくとも1つあることが，ビタミンD欠乏性低カルシウム血症の診断確定には必要である[3]．

ビタミンD欠乏性くる病の臨床症状や身体徴候は，内反膝や外反膝などの下肢変形，跛行，脊柱の弯曲，頭蓋癆，大泉門の開離，肋骨念珠，横隔膜付着部肋骨の陥没，関節腫脹，病的骨折，成長障害であり，このうち少なくとも1つあることが診断確定に必要である[3]．そのほかに，歩行開始の遅れや運動発達の遅れがみられることがある．

検査と診断

小児のビタミンD欠乏症については，日本小児内分泌学会の「ビタミンD欠乏性くる病・低カルシウム血症の診断の手引き」を参考とする[3]．成人も含めると，日本内分泌学会・日本骨代謝学会から，「くる病・骨軟化症の診断マニュアル」[4]「ビタミンD不足・欠乏の判定指針」がある[5]．

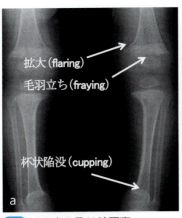
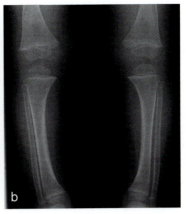

図1 くる病の骨X線写真
a：くる病発症時（2歳），b：治療後．

 くる病であることの診断に必要であるのは，骨X線撮影，血中アルカリホスファターゼ（ALP），Ca，Pである．骨X線所見では，長幹骨骨端部に，杯状陥没（cupping），不整や毛羽立ち（fraying），骨端部の拡大（flaring）という，くる病に特徴的な所見がみられる（図1）．血液検査では，ALP値の上昇が特徴である．血中CaとPは，いずれか，または両者が低下し，CaとPの積が低下する．つまり，低リン血症または低カルシウム血症であること，ALP値が高値であることが，くる病の診断に必要である．ただし亜鉛欠乏時は，くる病であってもALPが上昇しないことがある．ビタミンD欠乏では，乳児などではCaが低値になることが多いのに対し，1歳以降の幼児ではPTH上昇により，血中Caが正常で血中Pが低値となることがある．各値の小児期の目安は，手引きに記載されている[3]．低カルシウム血症のみの場合は，血中PTH，Mgや臨床所見も参考にして，低カルシウム血症の鑑別を行う．
 くる病や低カルシウム血症が認められた場合は，血中のPTH，1,25(OH)$_2$D，25(OH)D，FGF23，腎機能，血液ガス，尿中電解質，蛋白，糖，尿細管機能を見て鑑別診断を行う．ビタミンD欠乏以外にも，ビタミンD依存性くる病や低リン血症性くる病，腎疾患，二次性などを鑑別する[4]．ビタミンD欠乏の診断に必要なのは，25(OH)D低値，PTH高値である．25(OH)Dは近年保険適用になったが，ビタミンD欠乏の判定は，20 ng/mL以下が不足，15 ng/mL以下であればより確実である[3]．1,25(OH)$_2$D，いわゆる活性型ビタミンDは，ビタミンD欠乏症で高くなることがある．

治療

 一般的に，ビタミンD欠乏性くる病・低カルシウム血症では，治療はビタミンDの内服を行う．基本的には活性型でない天然ビタミンD製剤でよいが，現在，日本で処方できる乳児用のビタミンD製剤は，活性型ビタミンDしかない．そのため，過量にならないよう注意して治療する必要がある．低カルシウム血症が強い例では，初期にはカルシウム製剤も併用する．この治療とともに，生活環境の改善について指導する．適切に生活環境が改善されていれば，骨所見の改善後，ビタミンD製剤を中止できる．
 ビタミンD欠乏症は，環境要因によることが多いため，予防が可能な疾患である．生活環境の指導としては，母乳栄養児や食事制限をしている小児では，食事や乳児用ミルクなどからビタミンDを積極的にとること，適度な日光浴をすすめること，食事制限は危険性や必要性を認識したうえで行うことである．欧米では，近年のビタミンD欠乏症の増加のためにビタミンDの予防的投与が推奨されている．最近日本でも乳児用のビタミンDサプリメントが使用可能となり，食事でとれない乳児や紫外線が心配な児などには有用である．

予後

 ビタミンD欠乏症の主症状である低カルシウム血症やくる病は，適切な治療や生活の改善により改善する．足の変形は時間がかかるが，治癒することが多い．一方で，ビタミンDは免疫や抗癌作用があり，ビタミンD不足と関連する疾患も多数報告されている．小児期のビタミンD欠乏が，どのような疾患に関連するかは，今後検討の余地がある．

◆ 文献 ◆

1) Matsuo K, et al.：Pediatr Int 2009；**51**：559-562.
2) Itoh M, et al.：Global Pediatr Health 2017；**4**：2333794x177711342.
3) 小児内分泌学会ビタミンD診療ガイドライン策定委員会：ビタミンD欠乏性くる病・低カルシウム血症の診断の手引き，日本小児内分泌学会HP http://jspe.umin.jp/medical/files/_vitaminD.pdf（2018年3月確認）
4) 福本誠二，他：日本内分泌学会雑誌 2015；**91** Suppl：1-11. http://jsbmr.umin.jp/guide/（2018年3月確認）
5) 日本内分泌学会，他：日本内分泌学会雑誌 2017；**93**：1-10.

第8章 副甲状腺および関連疾患

11 骨粗鬆症

POINT

▶ 高齢者，骨粗鬆症の危険因子を有する閉経後女性などでは，積極的に骨密度（BMD）測定による骨粗鬆症スクリーニングを行う
▶ 続発性骨粗鬆症の存在を念頭におき，骨代謝マーカーの測定などを有効に活用する．

病態

骨の強度は骨密度（bone mineral density：BMD）と骨質で構成され，骨強度のおよそ70％をBMDが，残りの30％を骨質が説明する．閉経によるエストロゲン欠乏は破骨細胞分化の促進と破骨細胞アポトーシスの抑制を招き，骨吸収を亢進させる．また，加齢により骨芽細胞分化は減弱し，相対的な骨吸収の亢進が惹起される．こうした複合的な作用の結果，BMDは低下する．

一方，骨質とは，BMDとは独立した骨強度因子であり，骨の形態学的な特徴を反映する構造特性と骨の化学的な性質を反映する材質特性に大別される．

エストロゲン欠乏や加齢により酸化ストレスが増大し，コラーゲンをはじめとした骨基質が変性し，骨の材料特性が損なわれ，骨質が劣化する．また，肥満や肥満に起因する様々な生活習慣病では，活性酸素種（reactive oxygen species：ROS）の産生亢進により酸化ストレスが増加する．

近年，超高解像度末梢骨定量的CT（high resolution peripheral quantitative computed tomography：HRpQCT）が開発され，非侵襲的に骨の微細構造の3次元描出が可能となった．このHRpQCTを用いた解析により，糖尿病患者において，皮質骨の多孔化が進展し，骨の構造特性の劣化による骨質の低下が認められた．

また，体内のそれぞれの臓器は独立して代謝を営むのではなく，互いに他の臓器の調節にかかわることが明らかとなった（臓器相関）．骨もその例にもれず，ホルモンを分泌して，他の臓器の代謝に影響を与える．脂肪から分泌されるホルモンであるレプチンは，中枢神経系に作用し，食欲を抑制すると同時に交感神経系を活性化する．交感神経系は骨芽細胞に存在する交感神経β2受容体を介して，骨形成を抑制し，骨吸収を促進する．さらに，近年，感覚神経系が骨代謝の恒常性維持に重要であることも明らかになった．

疫学および予後

骨粗鬆症は，"低骨量と骨組織の微細構造の異常を特徴とし，骨の脆弱性が増大し，骨折の危険性が増大する疾患"である．わが国における骨粗鬆症の患者数は約1,300万人に至り，女性において70歳代後半ではその有病率はおよそ50％に達する．骨粗鬆症と生命予後について，大腿骨近位部BMDにより3分位に分類した271例を12年間追跡した検討では，BMDの最低位群は最高位群のおよそ2.58倍の死亡率であったとされる．また，白木らによれば，骨折を伴う骨粗鬆症患者の予後は有意に不良であったとされる．さらに，わが国では，2040年には，90歳以上の大腿骨近位部骨折患者数が年間13万人に達するとされており，医療経済的な側面からも，大腿骨近位部骨折の撲滅は喫緊の課題とされる[1]．

アメリカでは，おそらくはビスホスホネート薬の普及が進んだ結果，1997年頃から大腿骨近位部骨折率が低下してきた．わが国においても，最近では，高齢者女性における大腿骨近位部骨折率の低下が認められている．

症状

主要な徴候は骨折によるものであり，急性腰痛や身長の短縮などの病歴は骨粗鬆症の発症を示唆する．しかし，骨量減少のみでは自覚症状がない場合も多く，骨粗鬆症の診断はその存在を疑ってBMD検査を進めることが重要である．65歳以上の女性，危険因子を有する65歳未満の閉経後の女性，70歳以上の男性などで積極的にBMD測定によるスクリーニングを行うことが推奨される．

検査

1）骨密度測定およびX線検査

BMD測定は二重エネルギーX線吸収測定（dual-energy X-ray absorptiometry：DXA）法を用いて，腰椎もしくは大腿骨近位部，あるいは両部位で行うことが望ましい．これらの部位での測定が困難である場合は，わが国で広く普及している前腕部での測

定もスクリーニング目的には有意義である．脊椎圧迫骨折を認める場合では，見かけ上，BMDが上昇することがあり注意を要する．また，踵骨を用いた超音波検査により得られた値はBMDそのものを反映していないため，骨粗鬆症の確定診断には用いない．

椎体骨折では痛みを伴う骨折（臨床骨折）の2倍以上，無症状の形態骨折が存在する．そのため，椎体骨折の有無の判定のために，胸腰椎のX線撮影を行うことが望ましい．臨床的には側面像を用いた半定量的評価法（semiquantative method：SQ法）により診断する．

2）骨代謝マーカー

骨芽細胞の分泌する蛋白質（骨型アルカリホスファターゼ〈bone-specific alkaline phosphatase：BAP〉やⅠ型プロコラーゲン-N-プロペプチド〈type Ⅰ procollagen amino-terminal propeptides：P1NP〉）あるいは，破骨細胞が分解する1型コラーゲン代謝産物（Ⅰ型コラーゲン架橋N末端架橋テロペプチド〈type Ⅰ collagen cross-linked amino-terminal telopeptides：NTX〉，Ⅰ型コラーゲン架橋C末端架橋テロペプチド〈type Ⅰ collagen cross-linked carboxyl-terminal telopeptides：CTX〉）や破骨細胞自身の分泌蛋白（酒石酸抵抗性酸性ホスファターゼ-5b〈tartrate-resistant acid phosphatase-5b：TRACP-5b〉）を測定することで骨形成，骨吸収の動態の評価が可能である．代謝マーカーには日内変動があり，また腎機能の影響を受けるものが多いが，BAPとTRACP5bは，安定した測定結果が得られる．

骨代謝マーカーの測定は原発性骨粗鬆症の診断には必須とはされないが，原発性副甲状腺機能亢進症などの骨粗鬆症に類似する疾患との鑑別に有用である．また，骨粗鬆症の診断確定後の治療薬選択および治療開始後3～6か月後における治療効果の検証に用いられる．

また，骨代謝マーカーの増加はBMDと独立した骨折危険因子であるとの報告もあり，骨代謝マーカーは骨質の指標としても注目されている．しかしながら，骨代謝マーカーの種類により，骨折リスクに与える影響の相違も指摘されており，現状では，脆弱性骨折の予測に骨代謝マーカーを取り入れる十分なエビデンスは得られていない．

近年，25(OH)Dの測定が可能となり，くる病，骨軟化症との鑑別に有用であると同時に，治療においても骨粗鬆症患者でのビタミンD欠乏の有無のスクリーニングへの応用も期待されている．

診　断

現在のところ，骨質は臨床的な評価が，むずかしい．そのため，原発性骨粗鬆症の診断は，BMDと

表1 原発性骨粗鬆症の診断基準（2012年度改訂版）

原発性骨粗鬆症の診断は，低骨量をきたす骨粗鬆症以外の疾患，または続発性骨粗鬆症の原因を認めないことを前提とし下記の診断基準を適用して行う．

Ⅰ．脆弱性骨折[#1]あり
1. 椎体骨折[#2]または大腿骨近位部骨折あり
2. その他の脆弱性骨折[#3]あり，骨密度[#4]がYAMの80%未満

Ⅱ．脆弱性骨折[#1]なし
骨密度[#4]がYAMの70%以下または−2.5 SD以下

YAM：若年成人平均値（腰椎では20～44歳，大腿骨近位部では20～29歳）

[#1]：軽微な外力によって発生した非外傷性骨折．軽微な外力とは，立った姿勢からの転倒か，それ以下の外力をさす．

[#2]：形態椎体骨折のうち，3分の2は無症候性であることに留意するとともに，鑑別診断の観点からも脊椎X線像を確認することが望ましい．

[#3]：その他の脆弱性骨折：軽微な外力によって発生した非外傷性骨折で，骨折部位は肋骨，骨盤（恥骨，坐骨，仙骨を含む），上腕骨近位部，橈骨遠位端，下腿骨．

[#4]：骨密度は原則として腰椎または大腿骨近位部骨密度とする．また，複数部位で測定した場合にはより低い%またはSD値を採用することとする．腰椎においてはL1～L4またはL2～L4を基準値とする．ただし，高齢者において，脊椎変形などのために腰椎骨密度の測定が困難な場合には大腿骨近位部骨密度とする．大腿骨近位部骨密度には頸部またはtotal hip（total proximal femur）を用いる．これらの測定が困難な場合は橈骨，第二中手骨の骨密度とするが，この場合は%のみ使用する．

付記：骨量減少（骨減少）[low bone mass(osteopenia)]：骨密度が−2.5 SDより大きく−1.0 SD未満の場合を骨量減少とする．

〔1〕日本骨代謝学会，日本骨粗鬆症学会合同原発性骨粗鬆症診断基準改訂検討委員会：Osteoporosis Jpn 2013：21：9-21．／ http://jsbmr.umin.jp/guide/pdf/g-guideline.pdf より引用改変〕

脆弱性骨折の有無に基づいた「原発性骨粗鬆症の診断基準 2012年改訂版」によって行う（表1）[2]．診断にあたり，BMDを低下させる他の原因疾患の有無について十分に検討する（図1）[3]．骨折の評価は病歴と胸・腰椎の単純X線像を用いて行う．

続発性骨粗鬆症ではステロイド性骨粗鬆症の頻度が高く，「ステロイド性骨粗鬆症の管理と治療ガイドライン」が策定されている[4]．また，最近では，低BMD以外の骨折危険因子（年齢，BMI，飲酒，喫煙，大腿骨近位部骨折の家族歴など）により骨折リスクアセスメントツール（fracture risk assessment tool：FRAX）が開発されており[5]，骨粗鬆症の高リスク群の同定とともに，薬物治療開始の判断に用いられる．

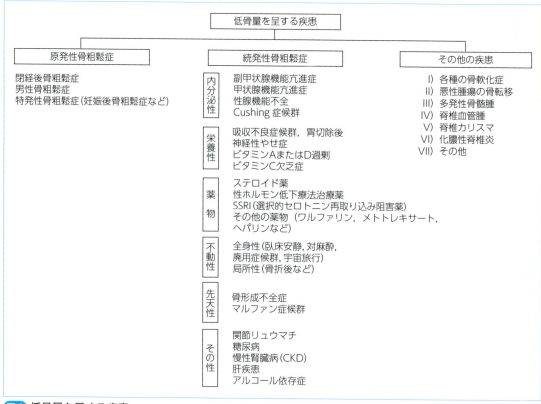

図1 低骨量を呈する疾患
〔3）折茂 肇，他：日本骨代謝学会雑誌 2001；**18**：78．より引用改変〕

◆ 文 献 ◆

1) Orimo H, et al.：*Osteoporos Int* 2016；**27**：1777-1784.
2) 日本骨代謝学会，日本骨粗鬆症学会合同原発性骨粗鬆症診断基準改訂検討委員会：*Osteoporosis Jpn* 2013；**21**：9-21. ／http://jsbmr.umin.jp/guide/pdf/g-guideline.pdf（2018 年 2 月確認）
3) 折茂 肇，他：日本骨代謝学会雑誌 2001；**18**：78.
4) 日本骨粗鬆学会（編）：ステロイド性骨粗鬆症の管理と治療ガイドライン：2014 改訂版．http://jsbmr.umin.jp/pdf/gioguideline.pdf
5) FRAX®骨折リスク評価ツール　https://www.sheffield.ac.uk/FRAX/tool.aspx?lang=jp（2018 年 2 月確認）

第8章 副甲状腺および関連疾患

12 骨粗鬆症治療薬の基礎知識

POINT
- 骨吸収と骨形成とのバランスに配慮した薬剤選択を行う.
- 骨折予防のエビデンスに基づき,薬剤選択の優先順位を考える.
- 治療ターゲットに関する明確な基準は策定されていない.

病態

骨粗鬆症は,骨形成と骨吸収との間のアンバランスにより骨脆弱性が進行する.そのため,骨代謝バランスをいかに整えるかが,骨粗鬆症治療薬の選択の基本となる.さらには,薬剤ごとに骨折予防に関するエビデンスが異なるため,"どの部位の骨折の防止を目指すか"により,薬剤選択についての優先順位が異なってくる[1].また,薬剤の有効性ならびに服薬アドヒアランスを判定するうえで参考となる骨代謝マーカーについては,薬剤ごとにその有用性が異なっているため,使用する薬剤により骨代謝マーカーの測定項目を選択することも必要となる[2].

薬剤の分類

骨組織は,骨吸収と骨形成が入れ替わり起こり続けること(骨代謝回転)により,その機能が維持されている.骨粗鬆症では,そのバランスの崩れとして,①骨代謝回転が過剰で,骨吸収に骨形成が追いつかない場合(高代謝回転),②骨代謝回転が緩徐で,骨形成,骨吸収がともに低下している場合(低代謝回転),の2つの病態に区分される(図1).

そのため,骨粗鬆症治療薬は,過剰な骨吸収を抑制する薬剤(骨吸収抑制薬)と,低下した骨形成を促進する薬剤(骨形成促進薬)とに大別され,同時に骨形成に必要な栄養素もしくはその作用を補完する薬剤がこれに加わる.ただし,すべての薬剤が明確にこれらの分類に分けられるわけではない.

薬剤の有効性の評価

骨粗鬆症治療の主たる目的は骨折を防止することであるが,骨代謝がさかんな海綿骨と構造的強度を司る皮質骨のバランスは,骨の部位によって異なるため,椎体骨折,非椎体骨折(大腿骨近位部骨折を含む)各々の減少効果を有効性の指標と考えられることが多い(表1).同時にサロゲートマーカーとして,骨密度(bone mineral density:BMD)上昇効果が有効性の評価に用いられるが,薬剤によっては必ずしもBMD上昇効果は顕著でないため,個々の薬剤の有効性を骨代謝マーカーで判定することも試み

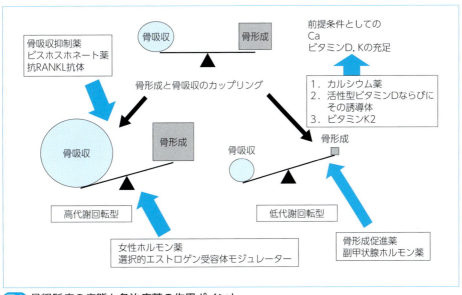

図1 骨粗鬆症の病態と各治療薬の作用ポイント

表1 骨粗鬆症治療薬の有効性の評価一覧

分類	薬物名	骨密度	椎体骨折	非椎体骨折	大腿骨近位部骨折
カルシウム薬	L-アスパラギン酸 Ca, リン酸水素 Ca	B	B	B	C
女性ホルモン薬	エストリオール	C	C	C	C
	結合型エストロゲン	A	A	A	A
	エストラジオール	A	B	B	C
活性型ビタミンD薬	アルファカルシドール・カルシトリオール	B	B	B	C
	エルデカルシトール	A	A	B	C
ビタミンK₂薬	メナテトレノン	B	B	B	C
選択的エストロゲン受容体モジュレーター	ラロキシフェン・バゼドキシフェン	A	A	B	C
カルシトニン薬	エルカトニン・サケカルシトニン	B	B	C	C
ビスホスホネート薬	エチドロン酸	A	B	C	C
	アレンドロン酸・リセドロン酸	A	A	A	A
	ミノドロン酸	A	A	C	C
	イバンドロン酸	A	A	B	C
副甲状腺ホルモン薬	テリパラチド(遺伝子組換え)	A	A	A	C
	テリパラチド酢酸塩	A	A	C	C
抗RANKL抗体薬	デノスマブ	A	A	A	A

RANKL(ランクリガンド).
「有効性の評価(A, B, C)」
骨密度上昇効果:(A)上昇効果がある (B)上昇するとの報告がある (C)上昇するとの報告はない.
骨折発生抑制効果:(A)抑制する (B)抑制するとの報告がある (C)抑制するとの報告はない.
〔骨粗鬆症の予防と治療ガイドライン2015年版, 骨粗鬆症の予防と治療ガイドライン作成委員会(編), ライフサイエンス出版2015. より引用改変〕

られている. 骨代謝マーカーは, 使用する薬剤により, 変化の度合いが異なるため, 選択する治療薬によりどの骨代謝マーカーを効果判定に用いるべきかの指針も発表されている[2].

治療薬各論

ここでは,「骨粗鬆症の予防と治療ガイドライン2015年版」をもとに, 2018年2月現在わが国で骨粗鬆症治療に頻用されている薬剤を中心に概説する[1].

1) カルシウム薬

Caは骨の構成成分であり, その欠乏は骨量の低下につながる. 治療薬としてのカルシウム薬は, わずかではあるがBMD上昇に寄与するとされている. 椎体骨折, 非椎体骨折の予防効果も弱いながらあるとされているが, 基本的にはビタミンDとともに用いられることが多い.

2) 女性ホルモン薬

閉経後女性でのエストロゲン分泌の急激な減少に対する補充療法である. 結合型エストロゲン(わが国では骨粗鬆症治療薬としての保険適用外)は, BMD増加効果に加え, 椎体・非椎体・大腿骨近位部骨折の予防効果が報告されている. その一方, 乳癌・血栓症のリスクの上昇など有害事象も認めるため, 2018年2月現在閉経後比較的早期の女性で更年期症状を伴うもの以外には, 骨粗鬆症に対する第一選択薬としては用いられなくなっている.

3) 活性型ビタミンD製剤ならびにその誘導体

ビタミンDは, Ca吸収・再吸収に必要であるとともに転倒リスクと関連する. BMD上昇効果と椎体・非椎体骨折の予防効果についての報告がある. また, ビスホスホネート薬, 抗ランクリガント(receptor activator of nuclear factor-κB ligand : RANKL)抗体などの骨吸収抑制薬を安全かつ有効に使用するために, ビタミンD製剤が使用される. 活性型ビタミンD誘導体であるエルデカルシトールは, 骨吸収抑制作用も併せもっており, 他の活性型ビタミンD製剤より高いBMD上昇効果, 椎体骨折抑制効果が示されている.

4) ビタミンK薬

ビタミンK_2(メナテトレノン)は, 骨基質蛋白であるオステオカルシン(OC)のグラ化を促進することが知られている. ビタミンK不足の高齢者では大腿骨近位部骨折の発生率が高いことが知られている. メナテトレノンの補充により椎体骨折・非椎体骨折が減少するとの少数例の報告がある.

5）ビスホスホネート薬

破骨細胞のアポトーシスにより強力な骨吸収抑制作用を有する．経口薬と静注薬とがあり，その投与間隔も，連日，週1回，月1回，年1回とがある．薬剤中止後も一定期間骨折防止効果が持続する．アレンドロネートとリセドロネートは，BMD増加効果，椎体骨折・非椎体骨折・大腿骨近位部骨折予防のすべてに，エビデンスを有する．そのほかの薬剤については，エビデンスの集積度に差がある．ゾレドロネートは，「骨粗鬆症の予防と治療ガイドライン2015年版」には掲載されていないが，大腿骨近位部骨折も含めた骨粗鬆症性骨折の予防効果を有すると報告されている．"ビスホスホネート関連顎骨壊死"とよばれた口腔内合併症と，非定型的大腿骨骨折の頻度が上昇する可能性が報告されている．顎骨壊死（osteonecrosis of the jaw：ONJ）については，他の薬剤でも発生し，また休薬についての意見が変化してきたことから，2016年にポジションペーパーが改訂された[3]．

6）選択的エストロゲン受容体モジュレーター

骨におけるエストロゲン作用を模倣し，また骨外組織（乳腺・子宮など）での発癌リスクが回避された薬剤が選択的エストロゲン受容体モジュレーター（selective estrogen receptor modulator：SERM）である．BMD増加効果ならびに椎体骨折抑制効果については明らかであるが，非椎体骨折についてのエビデンスは，ある程度限定的である．

7）抗RANKL抗体

RANKLは，骨芽細胞が分泌する破骨細胞分化誘導因子で，その中和抗体デノスマブは，破骨細胞の分化を妨害することで，強力に骨吸収を抑制する．BMD増加効果は継続投与により10年間まで直線的に認められ，椎体・非椎体・大腿骨近位部骨折予防のエビデンスがそろっている．6か月に1回注射をする生物学的製剤のため，中止後は未熟な破骨細胞が一斉に分化・成熟するため骨折リスクが上昇する可能性がある．そのため，投与中止後には他の骨吸収抑制薬による後療法をすべきとの意見が多い．

8）カルシトニン薬

破骨細胞や前破骨細胞にはカルシトニン受容体があり，カルシトニンは直接破骨細胞機能を抑制する．一部日本国外では，BMD増加効果，骨折予防効果も報告されているが，経鼻投与で用量も大きく異なる．わが国で用いられている週1回の注射薬による治療は，おもに骨折後の疼痛緩和に用いられている．

9）副甲状腺ホルモン薬

遺伝子組換えテリパラチドの連日注射製剤と，テリパラチド酢酸塩の週1回注射製剤とがあり，間欠的に血中濃度が上昇することで骨形成促進作用を示す．いずれも使用期間が24か月間までに制限されている．特に重症の椎体骨折に高い有効性を示し，疼痛抑制効果も示す．その一方，大腿骨近位部骨折を抑制するエビデンスには乏しい．生物学的製剤のため，デノスマブと同じように投与終了後に骨吸収抑制薬による後療法をすべきとの意見が多い．

まとめ

骨粗鬆症治療薬は，その背景となる骨代謝回転を考慮し，目的とする骨折部位により薬剤の使い分けを行うことが勧められる．

◆ 文献 ◆

1) 骨粗鬆症の予防と治療ガイドライン2015年版．骨粗鬆症の予防と治療ガイドライン作成委員会（編），ライフサイエンス出版 2015.
2) 日本骨粗鬆症学会骨代謝マーカー検討委員会：*Osteoporosis Jpn* 2012；**20**：33-55.
3) 顎骨壊死検討委員会：骨吸収抑制薬関連顎骨壊死の病態と管理：顎骨壊死検討委員会ポジションペーパー2016 http://jsbmr.umin.jp/guide/pdf/bppositionpaper2016.pdf（2018年2月確認）

第8章　副甲状腺および関連疾患

13 くる病・骨軟化症

> **POINT**
> ▶ くる病・骨軟化症は，骨の石灰化の障害を主病態とし，原因として，ビタミンDの欠乏あるいはPの不足がある．
> ▶ 線維芽細胞増殖因子23（FGF23）関連くる病・骨軟化症は，尿中P排泄を促進するFGF23の増加によって，Pが不足することにより発症する．
> ▶ ビタミンD欠乏の診断は，血清25(OH)D値に基づき，FGF23関連低リン血症性くる病・骨軟化症の診断は，血清FGF23値に基づき行う．

病　態

くる病は，ビタミンDの作用不足で発症するタイプとPの不足（実際にはPの尿中排泄過剰）で発症するタイプに大別される（表1）．小児期にのみ存在する成長軟骨板での石灰化の障害が，くる病の主病態である．一方，成人では骨の石灰化障害は，骨軟化症として発症する．

ビタミンDが作用を発揮するには，生体内で活性化される必要がある．食物として摂取されたビタミンDおよび皮膚で紫外線により生合成されたビタミンDは，まず肝臓において25位が水酸化されて25水酸化ビタミンD〔25(OH)D〕となり，さらに，腎臓において1α位が水酸化されて，1,25水酸化ビタミンD〔1,25(OH)$_2$D〕となる．血清25(OH)D濃度は体内のビタミンDの貯蔵量を反映するので，ビタミンD欠乏症の診断に用いられる[1,2]．

骨細胞で産生されるFGF23は，近位尿細管におけるPの再吸収を障害し，Pの排泄増加をもたらす．また，ビタミンD1α水酸化酵素の発現を抑制し，24水酸化酵素の発現を誘導することにより，1,25(OH)$_2$Dの血中濃度を低下させる．これらの作用によりFGF23は血清P値を低下させる[3]．

疫　学

わが国ではビタミンD欠乏性くる病の発症率に関し明確なデータはないが，10万人に9人程度とする報告や新生児における頭蓋癆の高頻度の発生の報告がある．アレルギー疾患の増加により，不適切な食品除去によるビタミンD欠乏も多く報告されている．低リン血症性くる病・骨軟化症は，患者数が1,000人程度と想定されている．

主要症候

くる病では，骨格の変形，動揺性歩行や肋軟骨部の腫脹および成長障害などを呈する．骨軟化症では，症状として骨痛を訴えることが多い．けいれん，テタニーなど低カルシウム血症による症状を伴うこともある．また，筋力低下をきたすこともある．成人では，ビタミンD欠乏あるいは不足による骨粗鬆症の発症増加や，筋力低下による転倒リスクの増加が指摘されている[4]．骨X線像では，長管骨骨幹端に骨端線の拡大（スプレッディング），盃状陥凹（カッピング），毛ばだち（フレイング）などがみられ

表1　くる病・骨軟化症の病型と原因

臨床検査	病名	原因
Ca, P 低値	ビタミンD欠乏性くる病・骨軟化症 ビタミンD依存症Ⅰ型* ビタミンD依存症Ⅱ型*	ビタミンD摂取不足，日光照射不足 ビタミンD1α水酸化酵素異常（CYP27B1） ビタミンD受容体異常（VDR）
P 低値	低リン血性くる病・骨軟化症*（指定難病では，ビタミンD抵抗性くる病・骨軟化症と呼称） （上記のうち，FGF23が上昇する疾患＝FGF23関連くる病・骨軟化症：遺伝性の疾患として，X連鎖性，常染色体優性，常染色体劣性がある） Fanconi症候群	PHEX, FGF23, DMP-1, FAM20C（FGF23は上昇：FGF23関連性） SLC34A3（FGF23は上昇しない） FGF23産生腫瘍 全般的尿細管機能障害

*：指定難病として診断基準が策定されている．

表2 ビタミンD欠乏性くる病・低カルシウム血症の診断の手引き(抜粋)

1. ビタミンD欠乏性くる病
a) 血清25水酸化ビタミンD(25OHD)低値
b) 単純X線像:くる病変化(骨幹端の杯状陥凹,骨端線の拡大,不整,毛ばだちなどのうち少なくとも1つ)撮影部位としては,手関節および膝関節が推奨される
c) 臨床症状,身体徴候:内反膝(O脚)・外反膝(X脚)などの下肢変形,跛行,脊柱の弯曲,頭蓋癆,大泉門の開離,肋骨念珠,横隔膜付着部肋骨の陥凹,関節腫脹,病的骨折,成長障害のうち少なくとも1つ
d) 低リン血症,または低カルシウム血症
e) 高アルカリホスファターゼ(ALP)血症
f) 血中副甲状腺ホルモン(PTH)高値

上記のすべての項目を満たす時は,診断確定例とする.a)に加えて,b),e),f)のすべてがあればビタミンD欠乏性くる病が最も疑わしいが,低リン血性くる病,骨幹端異形成症などにビタミンD欠乏が共存する場合(comorbidity)もありえる.従って,これら疾患を除外することにより,ビタミンD欠乏性くる病と確定診断して良い.a)があってもb)が明らかでない場合,他の項目をすべて満たしても,ビタミンD欠乏性くる病疑いとして,治療を行うかどうか慎重に判断する.

〔5〕ビタミンD診療ガイドライン策定委員会:ビタミンD欠乏性くる病・低カルシウム血症の診断の手引き http://jspe.umin.jp/medical/files/_vitaminD.pdf より抜粋〕

表3 くる病・骨軟化症の診断マニュアル

「くる病」
大項目
a) 単純X線像でのくる病変化(骨幹端の杯状陥凹,または骨端線の拡大や毛ばだち)
b) 高アルカリホスファターゼ血症*
小項目
c) 低リン血症,または低カルシウム血症*
d) 臨床症状:O脚・X脚などの骨変形,脊柱の弯曲,頭蓋癆,大泉門の開離,肋骨念珠,関節腫脹のいずれか

*年齢に応じた基準値を用いて判断する.
1) くる病
  大項目2つと小項目の2つをみたすもの
2) くる病の疑い
  大項目2つと小項目の2つのうち1つをみたすもの

「骨軟化症」**
大項目
a) 低リン血症,または低カルシウム血症
b) 高骨型アルカリホスファターゼ血症
小項目
c) 臨床症状:筋力低下,または骨痛
d) 骨密度:若年成人平均値(YAM)の80%未満
e) 画像所見:骨シンチグラフィでの肋軟骨などへの多発取り込み,または単純X線像でのLooser's zone
1) 骨軟化症
  大項目2つと小項目の3つをみたすもの
2) 骨軟化症の疑い
  大項目2つと小項目の2つをみたすもの
除外すべき疾患:癌の多発骨転移,腎性骨異栄養症,原発性副甲状腺機能亢進症

**くる病として発症した症例は,くる病の診断指針に準じる.
○骨石灰化障害を惹起する薬剤使用例では,くる病,骨軟化症いずれにおいても,低リン血症,または低カルシウム血症の存在を除いて判断する.

〔6〕Fukumoto S, et al.: Endocr J 2015 ; **62** : 665-671. より改変〕

る.また,不完全骨折と特有の仮骨形成の結果と考えられる透亮像はLooser's zoneとして知られる.

検査

ビタミンD欠乏の判定は,血清25(OH)D値により行うことが重要である化学発光免疫測定法(chemiluminescent immunoassay:CLIA)による25(OH)D測定が,保険収載されている).25(OH)D値が20 ng/mL未満をビタミンD欠乏,30 ng/mL未満をビタミンD不足とする報告が増えている.15 ng/mL未満であれば,ビタミンD欠乏症の診断はより確実である.その他,低カルシウム血症,低リン血症,高ALP血症,血中PTH高値が認められる.FGF23関連くる病・骨軟化症では,FGF23値上昇,低リン血症,高ALP血症,Tmp/GFR低下が認められる.

診断

くる病・骨軟化症の診断手順は,わが国においては,日本小児内分泌学会などが公表している(表2)[5].くる病・骨軟化症の原因診断のためのマニュアルは日本内分泌学会などが示している(表3)[6].

FGF23関連低リン血症性くる病・骨軟化症は,慢性的な低リン血症にもかかわらず,血清FGF23が高値を示す病態で,血中FGF23値は30 pg/mL以上と報告されている.遺伝性の中で最も頻度が高いのがX連鎖性低リン血症性くる病・骨軟化症(X-linked hypophosphatemic rickets:XLH)で,伴性優性遺伝形式をとるが孤発例も散見される.*PHEX* などの原因遺伝子による診断も有用である(表1).腫瘍性低リン血症性骨軟化症は腫瘍随伴症候群の1つで,腫瘍からFGF23が産生され,骨軟化症を引き起こす.

治療

1) ビタミンD欠乏性くる病に対する治療

わが国では,処方薬として天然型ビタミンDがな

いので，アルファカルシドール 0.05〜0.1 μg/kg/day が投与されるが，症状の改善とともに減量する．成人では，骨粗鬆症に相当する 0.5〜1.0 μg/day 投与されることが多い．腎石灰化や尿路結石をきたさないよう，血中・尿中 Ca 値をモニターし，過剰投与を避ける．ビタミン D 欠乏性くる病であれば，血清 Ca 値，P 値，PTH 値，ALP 値に改善がみられ，くる病は徐々に改善する．改善傾向が乏しいときには，診断を再度検討するとともに，カルシウム薬を経口投与する．原因が不十分な食事摂取等生活習慣にある場合は，同時にその改善も指導する．乳幼児用のビタミン D のサプリメントも利用可能である．

2) FGF23 関連くる病・骨軟化症の治療

活性型ビタミン D と中性リン製剤で治療を行う．活性型ビタミン D はアルファカルシドール 0.05 μg/kg/day（成人では 1〜1.5 μg/day）で開始する．P は 1 日 4 回程度の分服が望ましく，P として 20〜40 mg/kg/day で開始する．リン製剤としてホスリボン® がある．二次性副甲状腺機能亢進や腎石灰化などの副作用をきたさないよう適宜投与量を調節することが重要である．FGF23 産生腫瘍では，腫瘍摘出術が有効である．

予後

ビタミン D 欠乏性くる病・骨軟化症は治療により治癒する．再発防止には，食事や生活の改善が重要であり指導を行う．XLH では，下肢変形の持続や後縦靱帯骨化症などが問題となることがある．

まとめ

ビタミン D 欠乏症は，2018 年 2 月現在のわが国においてまれな疾患ではない．25(OH)D の測定が，2016 年に保険収載されたので，ビタミン D 欠乏症の診断，治療は進歩するものと期待される．世界的には，小児のビタミン D 欠乏症は大きな問題であるので，予防すべき疾患であるとされている．FGF23 関連くる病・骨軟化症では，より根本治療に近い FGF23 中和抗体の開発が行われており，今後の発展が期待される[3]．

◆ 文 献 ◆

1) 窪田拓生：小児内分泌学．第 2 版，日本小児内分泌学会（編），診断と治療社，2016，480-484．
2) Glorieux FH, et al.：Bonekey Rep 2014；**3**：524．
3) Fukumoto S：Calcif Tissue Int 2016；**98**：334-340．
4) Okazaki R, et al.：Endocr J 2017；**64**：1-6．
5) ビタミン D 診療ガイドライン策定委員会：ビタミン D 欠乏性くる病・低カルシウム血症の診断の手引き http://jspe.umin.jp/medical/files/_vitaminD.pdf（2018 年 3 月確認）
6) Fukumoto S, et al.：Endocr J 2015；**62**：665-671．

14 副甲状腺外科

第8章 副甲状腺および関連疾患

> **POINT**
> ▶副甲状腺病変に対する手術法は想定される病理組織型（腺腫，過形成，癌）によって異なる．ただし，どのような術式であっても病変による副甲状腺過機能状態を解消し，機能正常化を図るのが外科治療の目標である．

原発性副甲状腺機能亢進症

治療を担当する内分泌外科医の判断過程を図1に示した．

1) 手術適応はあるか

なぜ治療が必要なのか．手術を受けることでどんな効果を期待できるのか．患者にとっては至極当然の疑問である．担当医はこれに答えなければならない．原発性副甲状腺機能亢進症を呈する副甲状腺病変の多くは良性であり，手術適応は相対的である．ただし副甲状腺癌を疑う症例や血清 Ca 値が 12 mg/dL 以上の症例では外科治療を強く勧める．一方，明らかな症状がなく（無症候性），血清 Ca 値が 11 mg/dL 未満であれば国際ワークショップが推奨するガイドライン項目（50 歳未満，腎機能低下，骨密度低下）を参考に患者に説明し，臨床決断を共有している．

2) 副甲状腺癌ではないか

副甲状腺癌はまれであるが，将来の再発を防ぐためには初回の適切な治療が肝要であることから，常にその可能性を念頭において術前の情報を吟味している．血清 Ca 値が 12 mg/dL を超える，臨床症状が強い，骨病変（病的骨折，汎発性繊維性骨炎），頸部に腫瘤を触れる，などは副甲状腺癌を疑う臨床所見である．その際には，いわゆる *en bloc* 切除（周囲臓器の合併切除）を念頭において手術に臨む．

3) 多腺病変ではないか，部位診断は確実か

原発性副甲状腺機能亢進症の大半は 1 腺のみの良性腫瘍（腺腫）であるが，まれに多腺病変（過形成）がある．過形成は副甲状腺のすべてが腫大して過機能になりうる病態であり，その多くは遺伝型（MEN 1

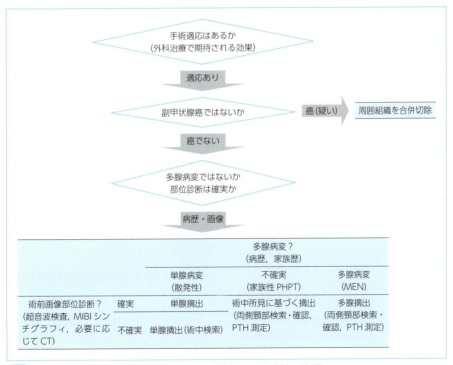

図1 原発性副甲状腺機能亢進症に対する外科治療の判断と管理

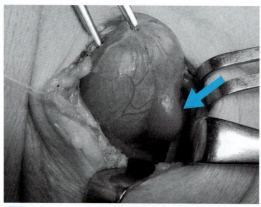

図2 副甲状腺腺腫

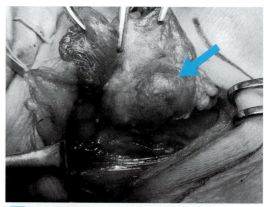

図3 副甲状腺癌

およびMEN 2)である．手術適応があると判断すれば，摘出の目標となる病的副甲状腺は1つなのか（単腺病変），複数なのか（多腺病変）を検討する．多腺病変の見逃しは手術の不成功につながるからである．判断のよりどころは画像検査所見と病歴，そして家族歴である．画像検査で複数の腫大腺を疑えば多腺病変の可能性がある．ただし超音波検査では気管周囲リンパ節や甲状腺結節が，副甲状腺シンチグラムでは甲状腺結節が副甲状腺病変と似た所見を呈することがあり注意を要する．家族歴では高カルシウム血症，腎・尿路結石，甲状腺疾患，下垂体疾患，副腎疾患，膵疾患の有無を尋ねる．

4) 外科治療の戦略

❶ 歴史

画像診断法や機能検査法の進歩，病態の解明そして臨床経験の積み重ねから外科治療の戦略も変遷をたどってきた．1980年代のはじめまでは正確にPTH値を測定できる検査法はなく部位診断法の信頼性も高くはなかったことから，熟練した内分泌外科医がすべての副甲状腺を確認（両側頸部検索）したうえで腫大腺を摘出する手術が標準術式であった．その後，超音波検査法による部位診断の精度が向上して腫大腺が想定される側のみを検索し腫大腺を摘出し，正常腺を生検する片側副甲状腺摘出術が広く行われるようになった．このような経験からわが国においては非遺伝性の過形成は少ないことがわかり，さらには手術中にintact PTHを測定して機能的な治癒を確認することができるようになって，2018年2月現在腫大腺のみを摘出するfocused parathyroidectomyが最も多く行われ，これが標準術式といってよい．ただし，この術式ではまれながら多腺病変（多発腺腫や過形成）を見逃して治療不成功あるいは術後再発に至ることがある．治療を担当する内分泌外科医のチームはその懸念をいつも念頭におきながら個々の症例で適切な治療戦略を検討するのである．その際に重要なのは画像検査による部位診断と病歴・家族歴の正確さである．

❷ 手術の実際

多腺病変の可能性がなければ腫大腺のみの摘出でよい（図2）．一方，多腺病変の可能性があれば疑いのある腫大腺を含め4腺すべてを検索（両側頸部検索）して多発腺腫や過形成の有無を判断する．MEN 1あるいはMEN 2による過形成では副甲状腺4腺すべてを摘除し，ごく一部を前腕の筋膜下に移植する（副甲状腺全摘・自家移植）か，正常に近い副甲状腺1腺の一部のみを温存する副甲状腺亜全摘術を行う．ただし，MENであってもすべての副甲状腺が同時に腫大するとは限らない．また，自家移植を行っても副甲状腺機能が十分に回復しないこともある．このため手術中に腫大の程度を確認し，さらにintact PTH測定検査を活用して，過不足のない治療を目指す試みがある．MENの治療にあたっては術後の永久性副甲状腺機能低下症あるいは過少治療による機能亢進症持続の可能性という不確実さを患者と共有しながら個別に方針を決定する．副甲状腺癌では周囲臓器への浸潤やリンパ節転移を起こしていることがあり，それらを一括して（en bloc切除）摘除する（図3）．

5) 術後管理

骨に症状あるいは所見を伴う，いわゆる骨型症例では手術後の低カルシウム血症を生じることがある．テタニー症状をはじめ様々な症状を呈する．2018年2月現在病的骨折に至るような汎発性線維性骨炎を伴う症例はまれであるが，手術前の血清ALP値が高値を示す症例では注意が必要である．

腎性副甲状腺機能亢進症

1) 病態

副甲状腺以外の疾患に続発して慢性的なPTHの過剰分泌状態に至る続発性（二次性）副甲状腺機能亢進症のうち，最も多いのは慢性腎不全による腎性副甲状腺機能亢進症である．慢性腎不全では活性型ビ

タミンDの合成低下とPの蓄積が副甲状腺からのPTH分泌を慢性的に刺激して高PTH血症となる．これが長期に渡ると過形成性副甲状腺は腫瘤様に増大し，PTH過剰分泌は反応性というより自律性となる．高PTH血症が進行すれば線維性骨炎を生じて骨・関節痛，筋力低下，歩行障害（階段の昇り降りが困難）などの症状を引き起こす．また，心血管系での石灰化は虚血性心疾患など生命予後にかかわる合併症をまねくことがある．

2）治療

まず行われるのは内科的管理であり，それが困難となった症例で手術適応がある．カルシウム感知受容体作動薬が使われるようになって外科治療を受ける患者は激減したが，管理目標を達成できない症例（特にintact PTH値が500 pg/mL以上あり超音波検査で長径1 cm以上の腫大副甲状腺を認める場合）にはインターベンション治療の適応がある．具体的な治療法には腫大腺へのエタノール注入と手術があるが，前者は病変周囲に炎症を生じて強い癒着を残すため，その後に手術となると癒着剥離に難渋する．特に腫大した上副甲状腺には反回神経が接しており，剥離操作による神経麻痺は避けたいところである．外科医の立場からはエタノール注入の適応については慎重な判断を望みたい．

手術ではすべての副甲状腺を摘除し（副甲状腺全摘），その一部（100 mg相当）を1 mm^{3}角大に細切し，前腕や腹壁などの筋膜下に移植する（自家移植）．原因である腎不全は持続するので移植部からの再発がありうるが，その場合には局所麻酔下にて移植組織の摘出を行うことで対処できる．骨・関節痛の症状は手術翌日には劇的に軽快することが多く，適応症例を適切に選べば手術は有効な治療法である．一方，原疾患に伴う虚血性心疾患などの続発症や併存症を有することも多い．外科治療を検討する際には全身状態の十分な評価を行い，手術で予想される効果と危険性を患者や家族に理解してもらったうえで決断を共有するのがよい．

第 9 章

副腎および関連疾患

第9章 副腎および関連疾患

1 副腎皮質の構造とステロイドホルモン合成経路や作用の基礎知識

POINT

- ▶ 副腎皮質は三層構造でなっており、外側から球状層、束状層、網状層によって構築されている。
- ▶ 副腎皮質は中間代謝産物を含めると50種以上のステロイドを産生する。機能的に重要なものとしては、グルココルチコイド活性を有するコルチゾール、ミネラロコルチコイド活性を有するアルドステロン、アンドロゲン活性を有するデヒドロエピアンドロステロン（DHEA）とその硫酸抱合体であるDHEA-Sなどが知られている。
- ▶ 本項では、各々のホルモン産生経路やその作用について概説する。

副腎の構造

1）副腎の肉眼構造

副腎は左右一対あり腎臓と同じ後腹膜臓器であり、腎臓とともに脂肪被膜とよばれる脂肪組織、およびその中にある線維性の膜である腎筋膜（Gerota筋膜）に包まれて固定されている。その重量は左右それぞれ5～7gである。

栄養血管は、下横隔動脈→上副腎動脈、腹大動脈→中副腎動脈、腎動脈→下副腎動脈（図1）[1]。

副腎は単位重量当たりの血流量が最も多い臓器である。

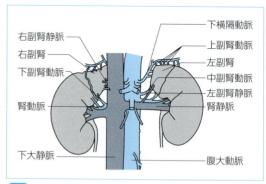

図1 副腎の解剖（脈管）
〔[1] 坂井建雄：標準解剖学、第1版. 医学書院 2017；146. より引用〕

副腎の組織構造

副腎皮質は表層から順に3層にわかれている。
表層から順に1）～3）のようになっている（図2）[2]。

1）球状層
球状層（zona glomerulosa）ではミネラロコルチコイド（mineralocorticoids：aldosterone）を産生する。

2）束状層
束状層（zona fasciculata）ではグルココルチコイド（glucocorticoids：cortisol）を産生する。

3）網状層
網状層（zona reticularis）ではアンドロゲン（androgen）を産生する。

それぞれの層を構成する細胞は、主として含有する合成酵素の種類が異なっており、各々異なったステロイドホルモンを産生分泌する「(2)ステロイドホルモン系の合成，代謝 (p.14, 図1)」参照）。

副腎皮質ホルモンの生成

副腎皮質では、アルドステロンを代表とする鉱質コルチコイドとコルチゾール（F）に代表される糖質コルチコイド、副腎性アンドロゲンがそれぞれ球状層、束状層、網状層で生合成され分泌される。副腎皮質細胞中の貯蔵型でもあるコレステロールエステルから遊離型コレステロール（free cholesterol：FC）が生じ、これが細胞質内に取り込まれるとスター蛋白（steroidogenic acute regulatory protein：StAR）の作用によりミトコンドリア内膜に輸送され、コレステロール側鎖切断酵素（cholesterol side-chain cleavage：SCC）の作用によりプレグネノロンが合成される。StARはすべてのステロイド合成細胞に分布しておりステロイド合成の律速段階となる（「(2)　ステロイドホルモン系の合成，代謝」，図1（p.14）」参照）。

副腎皮質ではホルモン生合成に組織上特異性があり、プレグネノロンは3β-ヒドロキシステロイド脱水素酵素（3β-hydroxysteroid dehydrogenase：3β-HSD）や、17α-水酸化酵素（17α-hydroxylase：CYP17）、21-水酸化酵素（21-hydroxylase：CYP21A2）、11β-水酸化酵素（11β-hydroxylase：CYP11B1）などの作用を受けて各々のステロイドホルモンが生合成される。

1）球状層でのホルモン産生

球状層ではプレグネノロンは3β-HSDによってプロゲステロン、さらにCYP21A2によってデオキシコルチコステロン（deoxycorticosterone：DOC）へ

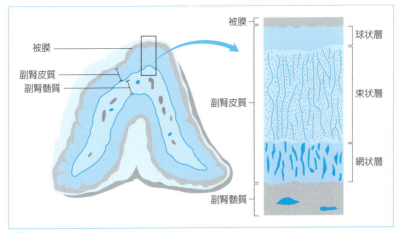

図2 副腎の組織構造
副腎は表層より被膜，皮質，髄質となっている．
〔(2)坂井建雄，ほか(監訳)：ジュンケイラ組織学，第3版．丸善 2011；380．より〕

と合成される．そして，DOC は球状層細胞に局在するアルドステロン合成酵素(aldosterone synthase：CYP11B2)によってコルチコステロン(corticosterone：B)を介し，最終段階としてアルドステロンが合成される．CYP11B2 は 18 位の水酸化作用(18α-水酸化酵素〈18α-hydroxylase〉)と脱水素作用(18α-オキシダーゼ〈18α-oxidase〉)を有しており，この過程はアンジオテンシン II (angiotensin II)および K^+ によって刺激される．上述した各酵素は各々，固有の遺伝子にコードされており，CYP11B2 は *CYP11B2* 遺伝子にコードされている．アルドステロン分泌刺激因子であるアンジオテンシン II や K^+ の生理的濃度の変化によって細胞内 Ca^{2+} が上昇し，CYP11B2 の転写因子を介して CYP11B2 の産生が亢進する．

2) 束状層でのホルモン産生

束状層ではプログネノロンが CYP17 により 17α 水酸化プレグネノロンとなり，同様に 3β-HSD により 17α 水酸化プロゲステロンに，CYP21A2 により 11-デオキシコルチゾールとなり，CYP11B1 により F が産生される．束状層での F 産生は ACTH により促進される．

3) 網状層でのホルモン産生

網状層ではアンドロゲンやエストロゲンのプレホルモンが生成される．アンドロゲンは生殖器(精巣・卵巣)や副腎皮質で合成・分泌される．副腎皮質からは生物学的活性の弱いアンドロゲンであるアンドロステンジオン(androstenedione)，デヒドロエピアンドロステロン(dehydroepiandrosterone：DHEA)およびデヒドロエピアンドロステロンサルフェート(dehydroepianderosterone sulfate：DHEA-S)などのいわゆる 17 ケトステロイドが大量に産生される．女性ホルモンであるエストロゲンはわずかに産生されるにすぎない．DHEA は副腎皮質以外では性腺(精巣や卵巣)において作られるが，その多くはテストステロンもしくはエストラジオール(estradiol：E_2)にまで転換される．副腎からの DHEA は下垂体からの ACTH により分泌が促進される(生殖腺からの性ホルモン分泌は下垂体のゴナドトロピンである FSH，LH により刺激される)．その他の成長因子がアンドロゲン産生と網状層の発達に関与していると考えられているが機序は明らかになっていない．

球状層は CYP11B2 をもつ唯一の層であり，同時に F やアンドロゲンを産生するために必要な CYP17 をほとんど発現していない．また，CYP17 は束状層及び網状層におもに発現しているが，チトクロム B5 タイプ A(Cytochrome b5 type A：CYB5A)という網状層に強く発現する補因子の存在により，その 17,20 脱離酵素(17,20 lyase：CYP17)の活性がおよそ 10 倍にも増強される(CYB5A は束状層にはほとんど発現していない)(図3)[3]．このような組織特異性が，各々の層での特異的ステロイドホルモン分泌に強く関与している．

ステロイドホルモンの分泌および輸送

ステロイドホルモンは副腎にはほとんど貯蔵されない．F の放出は ACTH 放出の日内変動に伴い早朝には高く夜間に低くなるよう生物時計に従って調節されている．ステロイドホルモンはそれ自体では難水溶性なのでコルチゾール結合蛋白質(cortisol-bindung globulin：CBG)とよばれるグロブリンと結合して運搬される．アルブミンとはほんのわずかしか結合できない．

ミネラロコルチコイドのアルドステロンは特異的な血漿輸送蛋白をもたないが，アルブミンと弱く結

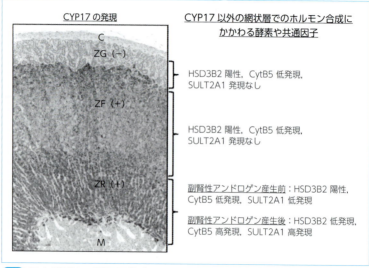

図3 アカゲザルの副腎層構造と網状層におけるステロイド合成酵素および補因子の発現変化【口絵12参照】

(各々の層に発現するホルモン産生酵素)
球状層：CYP11B2 高発現，CYP17A1 ほとんど発現なし．
束状層：CYP11B1 高発現，CYP17A1 高発現，CYB5A 低発現．
網状層：CYP17A1 高発現，CYB5A 高発現，SULT2A1 高発現．

©2012 Society for Endocrinology
〔3）Bird IM：*J Endocrinol* 2012；**214**：109-111. より抜粋〕

合する．

各ホルモンの受容体

　Fはその受容体であるグルココルチコイド受容体（glucocorticoid receptor：GR）を，アルドステロンはミネラロコルチコイド受容体（mineralocorticoid receptor：MR）を介して各々の作用を引き起こす．GRとMRはともに細胞質に存在するリガンド依存性転写因子であるが，MRはほかのステロイド受容体と異なり，2つの異なる生理的なリガンドをもつ．MRはF，B，アルドステロンに等しく高い親和性を示す．アルドステロンの標的臓器では，MRと同時に11β-HSD2も発現することでアルドステロンの選択性が保護されている．一方，11β-HSD2が発現していない非上皮組織にもMRは存在している．こういった組織においてはFの血中濃度を考えると90％以上のMRがFで占拠されていると考えられている．

アルドステロンの作用と分泌機序

　アルドステロンはレニン-アンジオテンシン-アルドステロン系（renin-angiotensin-aldosterone axis：RAA axis）の最終産物である．RAA axisは血圧や細胞外液量の調節にかかわるホルモン系の総称であり，血圧低下や腎血流量の低下によって活性化される．腎臓の傍糸球体装置が血圧低下を感知し，傍糸球体細胞からレニンを分泌する．レニンは肝臓より分泌されるアンジオテンシノーゲンを一部分解し，アンジオテンシンIに変換する．アンジオテンシンIは肺毛細血管に存在するアンジオテンシン変換酵素（angiotensin-converting enzyme：ACE）によりアンジオテンシンIIに変換される．このアンジオテンシンIIが副腎皮質球状層に作用し，アルドステロンの分泌を促進する．アルドステロンはMRに結合し，その作用を発揮する．アルドステロンの腎臓における古典的作用は，腎遠位尿細管から集合管に存在するMRに結合し，Na^+の再吸収とK^+の排泄を調節する．尿細管主細胞では管腔側の上皮型Naチャネル（epithelial sodium channel：ENaC）を介してNaを尿細管細胞に取り込み，Kチャネル（腎髄質外層カリウムチャネル〈renal outer medullary potassium channe：ROMK〉）に作用し，K^+の分泌を促す．また，基底膜側のNa^+ポンプ（Na/K-ATPase）をに作用してNaの再吸収およびK^+，H^+の排泄を促す．

　アルドステロンには，上皮性MRを介した電解質作用の他に，非上皮性MRを介するアルドステロンの直接的な臓器障害作用といった非古典的作用が認められる．非上皮性MRを介する作用は，アルドステロンそのものによるかFが結合する作用か区別ができず明らかにされていない．

グルココルチコイドの作用と分泌機序

副腎皮質からの生理的グルココルチコイドであるFの基礎分泌量は，生体にストレスのない状態では，1日約8〜15 mgとされている．血中F濃度は，視床下部CRHおよび下垂体ACTHによる促進的調節とネガティブフィードバック機構により，朝高く夜低い日内変動を示す．また，ショックなど生体に負荷がかかったときには1日約200 mgものFが分泌される．グルココルチコイドは脂溶性ホルモンであるため，標的細胞の細胞膜を容易に通過することができ，細胞質に存在するGRに結合したFには多岐に渡る作用が認められる．

1）糖代謝に対する作用

肝臓に働き，アミノ酸やグリセロールから糖新生を促進し，その他の器官での糖利用を抑制することで血糖値を上昇させる．

2）蛋白代謝に対する作用

蛋白を分解・代謝することでアミノ酸の血中濃度を上昇させ，アミノ酸の糖新生を促進する．また，肝細胞以外の臓器でのアミノ酸取り込みを阻害し，血中アミノ酸濃度を上昇させる．Fは生理量では蛋白同化作用を示し筋力を増加させる．

3）脂質に対する作用

脂肪組織ではインスリンの作用を抑制し，脂肪分解作用を亢進させる．インスリンは脂肪組織のリポ蛋白リパーゼ(lipoprotein lipase：LPL)の活性を上昇させるのでFによりインスリン作用が抑制されるとLPLにより分解されないカイロミクロン，超低比重リポ蛋白(very low density lipoprotein：VLDL)，低比重リポ蛋白(LDL)が増加し，高脂血症をきたす．Fの糖新生促進作用により血糖値上昇，インスリン分泌促進が生じ，結果として一部の脂肪組織では脂肪分解を上回って脂肪合成が促進される．

4）抗炎症作用

FはPGE_2やロイコトリエン(leukotriene：LT)など，炎症に関与する化学伝達物質の産生を抑制する．その結果，血管透過性の亢進が抑制され，炎症性浮腫が抑制され，抗炎症作用が現れる．しかし，一方で病原体に対する免疫応答を減弱させ，感染症を増悪させる側面もある．

5）骨に対する作用

骨芽細胞のアポトーシスを誘導するとともに骨芽細胞の寿命短縮，機能抑制を引き起こし，骨形成能が低下．くわえて，腸管からのCa吸収を抑制し，体内のCa量を減少させたり，尿中への排泄を促進する作用をもつ．

アンドロゲンの作用と分泌機序

アンドロゲン自体は，男性の場合，胎生期における男性への性分化，生殖器の形成と発達，声変わり，体毛の増加，蛋白同化作用の亢進，筋肉の発達，性欲の亢進，男性型脱毛症などをもたらし，女性の場合，恥毛・腋毛の発生などの作用をもつ．副腎では，アンドロゲンのうちDHEA-S，DHEA，アンドロステンジオン，およびテストステロンを分泌するが，これらは男性ホルモンや女性ホルモンの前駆物質であり，副腎性アンドロゲンが末梢でテストステロンやエストロゲンに変換されて標的組織に作用する．副腎によるエストロゲンの直接分泌はごくわずかである．小児期および生殖期にDHEA-Sの循環レベルが上昇し，閉経後には年齢とともに減少する．閉経後の女性では，アンドロステンジオンの副腎分泌およびそれに続く末梢の芳香族化が，エストロゲン，エストロン(estrone：E_1)のおもな供給源であり，脂肪組織はこの変換にとって重要な部位である．網状層は妊娠中のエストロゲン産生のためのC19の基質を供給する胎生期の副腎組織によく似ているが，出生時には退縮する．網状層は出生時にはほとんど層が認められないが，幼少期に徐々に発達し，血中DHEA-S濃度上昇や，腋毛や恥毛の発達に示されるような成長徴候に伴い層が厚くなってくる．網状層の機能や血清DHEA-Sのピークはおよそ25歳前後でおとずれるがその後徐々に減少し，70〜80歳ごろに幼少時のレベルにまで落ち込む．テストステロンはジヒドロテストステロン(dihydrotestosterone：DHT)とともに，男性の一次および二次性徴を引き起こす．女性では高アンドロゲン血症は男性の性的特徴の異常発現を引き起こすことがあるが，ある程度のアンドロゲン活性は正常な女性の生理に必要である．

生殖腺からの分泌は下垂体のGn(FSH/LH)により刺激され，副腎皮質からの分泌は下垂体のACTHによって刺激される．ACTHの副腎への作用は，主としてサイクリックAMPプロテインキナーゼA系を介してステロイド合成調節している．一方，アンジオテンシンIIは，主として，カルシウムカルモジュリン系あるいは，プロテインキナーゼCを介してステロイド産生調節し，これらの情報伝達系の失調が各種腫瘍性病変のホルモン産生異常症の原因となっている．

◆ 文 献 ◆

1) 坂井建雄：標準解剖学，第1版．医学書院 2017；146.
2) 坂井建雄，他(監訳)：ジュンケイラ組織学，第3版．丸善 2011；380.
3) Bird IM：*J Endocrinol* 2012；**24**：109-111.

第9章 副腎および関連疾患

2 副腎髄質の構造とカテコールアミン合成経路，作用の基礎知識

> **POINT**
> - カテコールアミン(CA)とは，ドパミン(DA)，ノルアドレナリン(NA)，アドレナリン(A)の総称である．
> - CA合成において，チロシン水酸化酵素(TH)は律速酵素である．
> - α-アドレナリン受容体とβ-アドレナリン受容体の2種類の受容体に大別され，情報伝達系も異なる．

副腎髄質

副腎髄質(adrenal medulla)は交感神経系節とともに交感神経―副腎系(sympatho-adrenal system)を形成している．実際の副腎髄質の生理的機能に関しては，複雑で不明な点もある(実際，副腎髄質ホルモンは生体にとって必ずしも必須ではない)．Walter Bradford Cannon(アメリカの生理学者)が"fight or flight response(闘争・逃走反応)"として述べているように，交感神経―副腎髄質系として生体が緊急の状態に対処するのに働いている．

1) 発生・形態

副腎髄質は交感神経系のなかで最大のカテコールアミン産生性内分泌臓器として機能している．カテコールアミン(catecholamine)とは，ドパミン(dopamine)，ノルアドレナリン(noradrenalin)アドレナリン(adrenalin)の総称でカテコール核(ベンゼン核に2個の水酸基をもつ)の側鎖に炭素原子2個を隔ててアミン基を有する特有な構造をしている(図1)．

副腎髄質の形成は，胎生初期に交感神経母細胞(sympathogonia)が神経冠(neural crest)から遊走し，副腎皮質内へ移動して行われる．したがって副腎髄質細胞は外胚葉由来であるが，副腎皮質は中胚葉由来であり，両者は発生原基が異なる．

2) 構造・機能

副腎への動脈は左右共に3本づつ認められ，上副腎動脈・中副腎動脈・下副腎動脈とよばれている．これらは，それぞれ下横隔動脈，大動脈，腎動脈から分かれたものである．副腎髄質は，髄質固有の栄養血管である髄質動脈と，皮質を灌流した後に髄質に流入する血管系の両者により栄養されている．後者は大量の副腎皮質ホルモンを含んでおり，後述する皮質と髄質の相互作用に重要な役割を果たしている．これらは毛細血管網を形成して髄質を灌流したのちに髄質静脈となり，最後に合流して副腎静脈になる．左副腎静脈は左腎静脈へ，右副腎静脈は直接大静脈に注ぐ．

副腎髄質にはTh1〜L2由来の交感神経節前ニューロンが，内臓神経を経由して到達し，髄質細胞にシナプスを形成して直接終わる．つまり，副腎髄質は実質的には軸索を失って分泌細胞になってしまった交感神経節後神経細胞ともいえる．

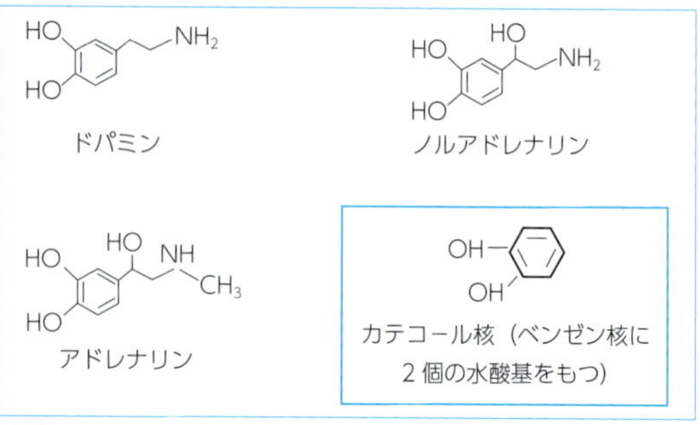

副腎髄質細胞は，重クロム酸カリウム(二クロム酸カリウム〈$K_2Cr_2O_7$〉)で固定すると細胞体に茶褐色の顆粒が染め出される(クロム反応陽性)ので，クロム親和性細胞(chromaffin cell)ともよばれる．この反応は重クロム酸カリウムがカテコールアミンを酸化することで起こる．ただし，クロム親和性細胞は副腎髄質の他の組織にも存在することから(腸クロム親和性細胞〈enterochromaffin cell, EC cell〉，セロトニンなど)同反応はカテコールアミンに特異的な反応ではないことに注意するべきである．

3) カテコールアミン

合成と分泌の概要を図2に示す．

❶ カテコールアミンの生合成と貯蔵

a) 生合成

カテコールアミンの合成経路は図3に示すとおりで，L-チロシン→L-ドパ→ドパミン→ノルアドレナリン→アドレナリンの順に1つの生化学的経路から合成される．この経路の出発点は，アミノ酸であるL-チロシンである．L-チロシンは，食品からも吸収されるが，肝臓でフェニルアラニンを水酸化しても生じる．チロシンは，血中から副腎髄質クロム親和性細胞内や交感神経へ能動輸送で取り込まれる．以下，順に述べる．

図1 カテコールアミンの構造

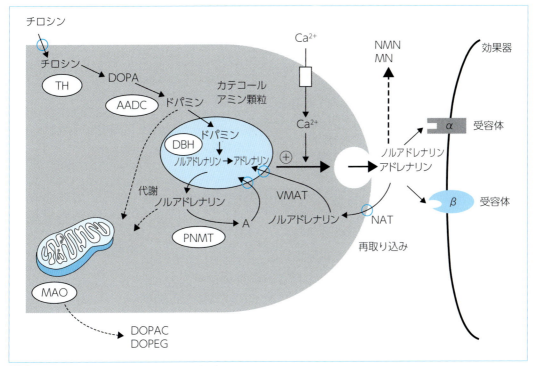

図2 カテコールアミンの合成・分泌の概略

AADC（芳香族L-アミノ酸脱炭酸酵素），NAT（ノルアドレナリン輸送体），VMAT（小胞モノアミントランスポーター），DOPAC（3,4-ジヒドロキシフェニル酢酸），DOPEG（3,4-ジヒドロキシフェニルエチレングリコール）．
カテコールアミンの合成経路はチロシン水酸化酵素（TH）によるチロシン→3,4-ジヒドロキシフェニルアラニン（DOPA）の合成から始まり，この段階が律速段階（ボトルネック）となっている．
DOPAは，ドーパ脱炭酸酵素（DDC）によりドパミンが生成される．
ドパミンはクロマフィン顆粒に取り込まれ，ドパミンβ-ヒドロキシラーゼ（DBH）によりノルアドレナリン（NA）となる．
副腎髄質ではフェニルエタノールアミン・N-メチルトランスフェラーゼ（PNMT）により，ノルアドレナリンからアドレナリンへの変換が行われる．
注意すべきは，PNMTは，細胞質におもに存在するので，ノルアドレナリンは一度カテコールアミン顆粒を出て，細胞質でアドレナリンとなり再び顆粒に取り込まれる．
副腎髄質からのカテコールアミン分泌は，Ca^{2+}イオンの流入が引き金となり，開口分泌（exocytosis）による．
放出されたノルアドレナリンやアドレナリンの作用は標的臓器に発現しているアドレナリン受容体を介して発現される．
酵素には，顆粒外ではカテコール-O-メチルトランスフェラーゼ（COMT）とモノアミン酸化酵素（MAO）の作用を受けて速やかに代謝される．
カテコールアミンの局所的な不活性化は，代謝のほかに神経終末への取り込み（uptake）が大きな働きをすると考えられる．

①生合成の調節

カテコールアミン合成においてチロシン水酸化酵素（thyrosine hydroxylase：TH）は基質特異性が高く，最も活性が低いため律速段階（ボトルネック）となっている．THは短期的および長期的活性調節を受けることが知られている．短期的な酵素の活性化の機序としてリン酸化が知られている．THのN端側の調節ドメインには4つセリン残基が存在するが，ser19, ser19, ser31, ser40は，それぞれcdc2/cyclin A, II型カルシウム/カルモジュリンキナーゼ，分裂促進因子活性化蛋白質キナーゼ（mitogen-activated protein kinase：MAPK），cAMP依存性プロテインキナーゼ・Cキナーゼの基質である．特にser40のリン酸化が酵素活性調節に重要である．リン酸化された酵素は，テトラヒドロビオプテリン補酵素（BH_4）に対する親和性が増加する（K_mが小さくなる）ため酵素活性が増大する．同時にノルアドレナリンに対するKi値が大きくなることからリン酸化された酵素は，最終産物による抑制を受けにくくなる．つまり，カテコールアミンが合成されて組織中に増加すると，THが抑制されて生合成が抑制される生成物阻害（end product inhibition）が存在する．

長期的調節は酵素誘導による蛋白質量の増加であり，合成酵素の遺伝子レベルの発現調節が関与している．THの遺伝子発現については多くの研究がなされていて，転写調節領域のうちCREとAP1領域がその発現に大きく関与している．THはアセチルコリンをはじめとする様々な成長因子によって活性が調節されている．すなわちTHの活性促進と生成

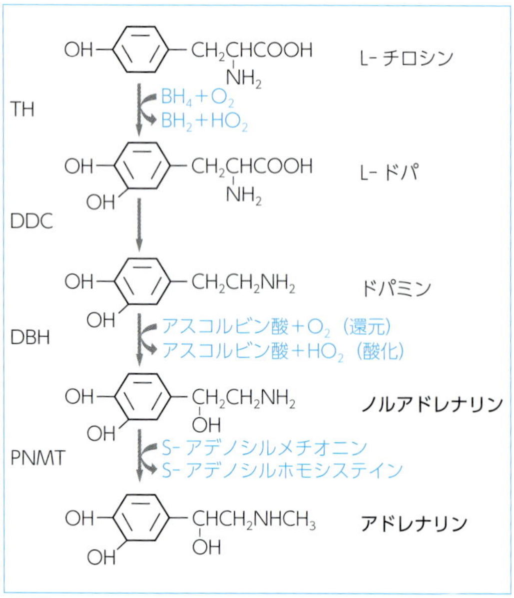

図3 カテコールアミンの生合成経路
カテコールアミン合成においてチロシン水酸化酵素(TH)は律速段階(ボトルネック)となっている．
BH_4とBH_2はテトラヒドロビオプテリンの還元形と酸化系を表す．

物阻害の両機序により，細胞内のカテコールアミン量は分泌刺激にかかわらず一定に保たれる．フェニルエタノールアミン・N-メチルトランスフェラーゼ(phenylethanolamine N-methyltransferase：PNMT)はグルココルチコイドにより発現と活性が亢進する．髄質には皮質を灌流してきた多量のグルココルチコイドを含んだ血液が供給されることから，ここに重要な皮質と髄質の機能相関がみられる．

② チロシン水酸化酵素と褐色細胞腫

カテコールアミンを過剰産生する腫瘍である褐色細胞腫では，THの亢進が知られている．すなわちTHの生成物阻害をはじめとするフィードバック機構が破綻し，合成系の持続的な亢進が引き起こされた状態が褐色細胞腫であると考えられている．

4）カテコールアミンの作用

カテコールアミンの作用は標的臓器に発現しているアドレナリン受容体を介して発現される．その生理作用は極めて広範であり，中枢神経系における神経伝達としての作用に加え，末梢においても循環器系，内分泌代謝系，消化器系，呼吸器系，腎泌尿器系などを調節している．

これらのアドレナリン受容体を介する生理作用は極めて多くの因子に依存する．同じカテコールアミンでも，α・β受容体に対する直接作用の割合は異なっている．たとえば，アドレナリンはα・β受容

表1 カテコールアミン類の薬理学的特徴

カテコールアミン	アドレナリン受容体親和性	おもな薬理作用	臨床応用	適用経路
アドレナリン	$\alpha_1 = \alpha_2 = \beta_1 = \beta_2 > \beta_3$	細動脈収縮 骨格筋血管拡張 気管支拡張 心収縮力増強 頻脈 血糖上昇	急性低血圧 アレルギー アナフィラキシーショック 気管支喘息 術中出血 心停止 開放隅角緑内障 局所麻酔 低血糖 結膜・結膜充血	静注 皮下注 筋注 吸入 点眼 点鼻
ノルアドレナリン	$\alpha_1 > \alpha_2 > \beta_1 \geqq \beta_3 > \beta_2$	細動脈収縮 昇圧，徐脈 心収縮力増強 脂肪分解	急性低血圧 ショック	点滴静注 皮下注
イソプロテレノール	$\beta_1 = \beta_2 = \beta_3 = >> \alpha_1$	心収縮力増強 頻脈 骨格筋血管拡張 気管支拡張	気管支喘息 気管支けいれん アダムス・ストークス症候群 急性心不全 内耳障害	吸入 内服 点滴静注 筋注 皮下注
ドパミン	$D_1 > \beta_1 > \alpha_1 > \alpha_2$	腎血管拡張 心収縮力増強 末梢血管収縮	急性循環不全	点滴静注
ドブタミン	$\beta_1 > \beta_2 > \alpha_1$	心収縮力増強	心原性ショック	点滴静注

表2 カテコールアミン類の循環系作用

心血管系機能	ノルアドレナリン	アドレナリン	イソプロテレノール	ドパミン
収縮期圧	↑↑↑	↑↑	↗	↑↑
拡張期圧	↑↑	↓	↓↓	↗
平均血圧	↑↑	↗	↓↓	↑
末梢血管抵抗	↑↑↑	↓↓	↓↓↓	↓
心拍数	↓	↑↑	↑↑	
心筋収縮力	↑	↑↑	↑↑	
心拍出量	↘	↑↑↑	↑↑↑	↑

ノルアドレナリン：0.1〜0.4μg/kg/min　静注.
アドレナリン：0.1〜0.4μg/kg/min　静注.
イソプロテレノール：0.1〜0.4μg/kg/min　静注.
ドパミン：5〜20μg/kg/min　静注.

体への刺激作用を有し，ノルアドレナリンはα受容体へ主として作用する(表1)．さらにアドレナリン受容体の分布が臓器や組織により異なる．アドレナリン受容体自体の調節も重要である．すなわち，細胞表面のアドレナリン受容体の数・機能・反応はカテコールアミン自体・年齢・他のホルモンや薬物・疾患によって調節されることから，アドレナリン受容体を介する反応は常に変化していると考えてよい．最もよく知られている受容体調節はアドレナリン受容体の脱感作(densensitization)であり，ある一定時間以上カテコールアミンやその作動薬に曝露すると作動薬に対する反応が減弱する現象である．しばしば，臨床的には耐性・タキフィラキシー・不応性といわれる．この作用は，臨床的なカテコールアミンやその作動薬の治療効果を規定しうるので重要である．生体におけるカテコールアミンの作用は上述の如き多数の因子の総和として発現するため極めて複雑である(表2)．

◆◆ 参考文献 ◆◆

・Young, WF, et al.：Williams Textbook of Endocrinology. 12th ed, In：Shlomo Melmed, et al(eds), Saunders 2011；545-562.

第9章　副腎および関連疾患

3 副腎病理の基礎知識

POINT

- 病理学的に副腎疾患は副腎皮質由来，副腎髄質由来，転移性副腎腫瘍を含めたそれ以外の3つ大別される．
- 他の臓器同様最も重要なのは病変の良悪性の鑑別であるが，副腎皮質/副腎髄質双方ともに容易ではない症例が多い．
- 副腎は転移性副腎腫瘍が多く，副腎転移で初めて原発病変がわかる症例も増加してきており，副腎由来かどうかを病理学的に鑑別することが求められてきている．

はじめに

　副腎疾患の病理診断は患者の種々の内分泌所見を考慮しなければならない症例が多く，その病理形態学的所見も非常に複雑であること，まれな病態が少なくないことなどから一般的に困難な症例が多い．そこで本項ではその病理診断により患者の治療方針と他の臨床管理が大きな影響を受ける以下の3つの点を中心に解説を加える．すなわち第一として副腎皮質腫瘍の良悪性の鑑別，第二として転移性副腎腫瘍を含む他の腫瘍との鑑別，そして最後に副腎髄質由来の褐色細胞腫は良悪性の病理組織学的鑑別診断が可能かどうかの3点に関してである．

副腎皮質疾患の病理

1) 良悪性の鑑別

　一般的に病理組織学的鑑別診断で重要な項目である個々の細胞の異形成，浸潤動態，細胞分裂像の亢進等は必ずしもそれ単独では副腎皮質腫瘍の良悪性の鑑別には有効ではない．すなわち上記の1つや2つの因子が認められたからといって即座に癌という診断にはならない．そこで副腎皮質腫瘍の良悪性の鑑別は病理診断のなかでも最も困難な領域であるとも考えられてきた．しかし，今までの多くの研究成果から多数の臨床ならびに病理組織学的因子を総合的に判断する scoring system を用いることでのみ的確な鑑別診断ができることが判明してきた．これらの scoring system はいずれもすぐれたものであり的確に用いれば副腎皮質癌の病理組織診断をほぼ確実にくだすことができる．しかしこれらのシステムのなかで最もよく使用されているのが Weiss の指標（criteria of Weiss）という指標である[1,2]．この指標は確実な臨床予後が判明している副腎皮質腫瘍患者を後ろ向き（retrospective）に解析し，初回手術時の病理組織標本のなかのどの項目が一番その患者の臨床的予後と相関していたかということを検討した研究から生まれた指標であるが，その詳細は「17　副腎皮質癌（p.438）」で取り上げる．

　しかし副腎皮質腫瘍の病理組織診断書をよむ場合，この Weiss の指標は決して万能ではないことも十分認識しておく必要がある．おもな限界点としては以下の3点にまとめられる．

・小児副腎皮質腫瘍の良悪性の鑑別に際してはどちらかというと過剰診断（over diagnosis）となってしまう．

・細胞質内に多くのミトコンドリアを有している好酸性の細胞質から構成される副腎皮質腫瘍である adrenocortical oncocytoma（図1）の場合も上記同様に over diagnosis の傾向がある．

・一度副腎皮質癌と診断された患者ではその後の臨床あるいは生物学的予後の検討にはあまり有用な情報は提供しない．

　一方で近年多くの組織から発生する癌の分子生物学的基盤が明らかにされてきており，癌の分類を含めて2018年2月現在大きなインパクトを与えている．しかし副腎皮質癌では網羅的遺伝子解析を行っても，明らかな責任遺伝子，すなわちいわゆる"ドライバー変異"は一部を除き決して明らかではない．加えて適切な実験モデルがないこと，他の悪性腫瘍と比較して前癌病変が認められないことなどから遺伝子レベルでの解析は遺伝性疾患を除くと実臨床ではあまり有用ではない．しかしただ1つ副腎皮質癌と腺腫の鑑別診断に有効な所見を与えうるのが，細胞増殖動態を Ki67，topoisomerase II などの細胞増殖関連抗原の免疫組織化学により検討して標識率（labeling index）を求めることである（図2）．labeling index が5%を超えるほとんどの症例は副腎皮質癌であると考えても矛盾なく，近年の European Network for the Study of Adrenal Tumors（ENSAT）のガイドラインでは Ki67 の標識率が10%を超過するような副腎皮質癌症例は高リスクとして術後治療が必須とされる[3]．

2) 原発性副腎皮質癌と転移性副腎腫瘍との鑑別

　副腎は血流が非常に豊富であり，いわゆる網内系

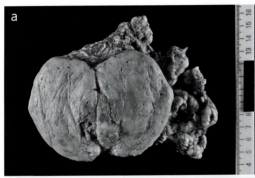
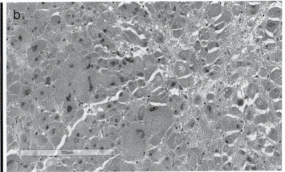
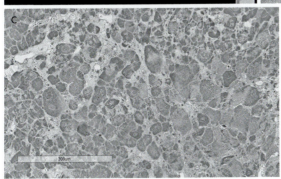

図1 副腎皮質好酸性腫の病理所見【口絵13参照】
a：副腎皮質好酸性腫（adrenocortical oncocytoma）の肉眼所見．割面が黄褐色で比較的均一な大きな副腎腫瘍であり出血，壊死は原則的には認められない．
b：adrenocortical oncocytoma の病理組織所見．豊富な好酸性の細胞質を有する腫瘍細胞が認められており一部の腫瘍細胞では核異形も顕著に認められている．
c：adrenocortical oncocytoma におけるミトコンドリアの免疫組織化学．ほとんどすべての腫瘍細胞で陽性所見が認められる．

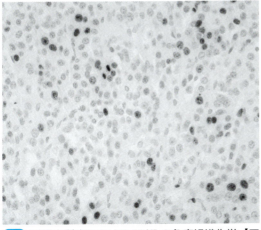

図2 副腎皮質癌における Ki67 の免疫組織化学【口絵14参照】
すべての腫瘍細胞における 3,3'-ジアミノベンジジン（3,3'-diaminobenzidine：DAB）で茶色に核が染色されている細胞の割合を算出して Ki67 標識率として表す．

も発達していることから悪性腫瘍の転移は比較的多い．剖検で詳細に調べると全悪性腫瘍の1/4近くで副腎への転移が認められ，全悪性腫瘍の転移先としても肺，肝臓，骨に次いで四番目に多い臓器が副腎である．副腎への転移で多い原発病変としては頻度順に乳癌，肺癌，腎細胞癌，胃癌，膵臓癌，食道癌，肝細胞癌があげられる．副腎に転移してくる悪性腫瘍の多くは進行期に認められ，両側性の場合が副腎転移の半数以上を占める．しかし近年肺癌等を中心に片側性の副腎転移や，副腎転移で原発病変がみつかる症例なども増加してきているので注意が必要となる．

　特に近年片側性の症例も臨床的に少なからず認められてきている．さらに肺の大細胞神経内分泌癌（large cell neuroendocrine carcinoma：LCNEC）等は副腎への転移で初めて癌の存在がわかる症例等も決してまれではないことがわかってきた．一方副腎原発かどうかの病理組織学的検索は core needle biopsy 等の針生検等で得られた標本でも行われることが多いが，病理組織学的に原発性副腎皮質癌と鑑別の対象になる転移性腫瘍としては，前述の LCNEC，悪性黒色腫，腎細胞癌，肝細胞癌等があげられる．いずれも個々の癌に特異的な因子を免疫組織化学的に検討することで鑑別診断はある程度確実に行うことができるが，副腎皮質由来の腫瘍にある程度特異的に発現する steroid factor-1（SF-1）とよばれるステロイド合成酵素の転写制御因子を市販されている抗体を用いて免疫組織化学的に検討することで副腎皮質由来の腫瘍ということはある程度確実に診断が行われるようになってきている[4]（図3）．注意点としてはシナプトフィジンやメラン A 等が陽性になる副腎皮質癌症例が多く，このような症例を副腎髄質由来の腫瘍や悪性黒色腫等と間違えてはならないことがあげられる．

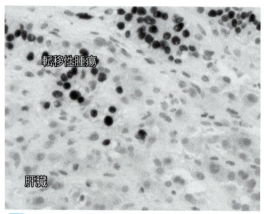

図3 原発不明悪性腫瘍で肝臓への転移が認められた症例【口絵15参照】
後腹膜に腫瘤性病変が認められた．肝生検の結果転移性腫瘍はsteroid fator-1(SF-1)陽性であり副腎皮質癌の肝臓への浸潤と判明した．

褐色細胞腫の良悪性の病理組織学的鑑別は可能か？

　副腎髄質由来の病変はいくつかあるが最も代表的なものは褐色細胞腫である．褐色細胞腫は正確にはintraadrenal paragangliomaと命名されるが，慣用的にpheochromocytomaとよばれることが多い．褐色細胞腫は従来10%の法則ともよばれ，副腎外，家族/遺伝性，悪性症例は各々全体の10%を占めるともいわれていたが，2018年2月現在では各々20%，25%，40%が該当するともいわれている．副腎皮質腫瘍の場合とは異なり，褐色細胞腫の場合にはカテコールアミンの合成，分泌動態等の内分泌学的動態は良性，悪性間で有意差はなく，画像診断でも周囲の臓器への直接の浸潤を認めなければ悪性とは断定できない．また転移病変に関しても元々神経節が認められる部位では，褐色細胞腫の場合同時多発性に発生することはよく知られているために確実に転移病巣であるという断定は病理学的にはできない．すなわちクロム親和性細胞が決して存在しない臓器に病変が認められなければ転移と判定することは病理学的には極めて困難である．

　副腎腫瘍の摘出標本が褐色細胞腫であるのか否かということに関してはクロモグラニンAやシナプトフィジンあるいはチロシン水酸化酵素(tyrosine hydroxylase：TH)等のカテコールアミン合成酵素の免疫組織化学を行い，得られた所見を組織所見と組み合わせてある程度検討はつけられる．しかし大きな問題は良悪性の鑑別である．副腎皮質腫瘍の良悪性の鑑別にみられるようにいくつかの指標を組み合わせる試みがいくつか報告はされている．そのなかでもPASS(Pheochromocytoma of the adrenal gland scaled score)とよばれるscoring systemが比較的よく使われている[5]．しかしこのPASSは副腎皮質腫瘍の良悪性の鑑別に用いられる上述のWeissの指標のようには確立しておらず，むしろ最近ではこのPASS scoreに対してその再現性，客観性等の点で否定的な研究報告もなされているのでその適応には注意が必要となる．また副腎皮質腫瘍の良悪性の鑑別同様に網羅的遺伝子解析も現時点ではこの良悪性の鑑別という点に関してはあまり有用な情報は提供してはいない[6]．

　以上より明らかな周囲の臓器への直接浸潤とクロム親和性細胞が決して存在しない臓器への転移病変が確実に証明されない限りは，摘出した標本での褐色細胞腫の良悪性の病理学的鑑別診断は確実には困難であるというのが2018年2月現在である．

◆ 文 献 ◆

1) Weiss LM：*Am J Surg Pathol* 1984；**8**：163-169.
2) Weiss LM, *et al.*：*Am J Surg Pathol* 1989；**13**：202-206.
3) Fassnacht M, *et al.*：Nat Rev Endocrinol 2011；**7**：323-335.
4) Sasano H, *et al.*：*J Clin Endocrinol Metab* 1995；**80**：2378-2380.
5) Thompson LD：*Am J Surg Pathol* 2002；**26**：551-566.
6) Lloyd R, *et al.*：WHO Classification of Tumours of Endocrine Organs, 4th edition, IARC Press, Lyon, 2017.

第9章 副腎および関連疾患

4 ステロイド作用機構と副作用の基礎知識

POINT
- ステロイドの作用機構は内因性ホルモンであるコルチゾールと合成ステロイドで共通である.
- ステロイドは1種類の受容体に結合して遺伝情報発現を転写レベルで制御して作用する.
- ステロイド作用の組織特異性は多種多様な組織側の因子による.

はじめに

ステロイドは，内分泌ホルモンとしての副腎皮質グルココルチコイドと炎症性疾患などの治療薬としてのいわゆるステロイドという2つの側面を併せもつ物質である．作用機構は基本的には両者で共通であるが，後者として薬理量が用いられる場合には生理作用が過剰になるのみならず各臓器特有の副作用が高頻度に現れる．いまだにステロイドの作用機構は十分わかっておらず，その解明に向けた研究も活発である．

ステロイドの作用と副作用の分子基盤

ステロイドの作用は，①リガンドであるグルココルチコイド（ステロイド），②その受容体であるグルココルチコイド受容体（glucocorticoid receptor：GR）（図1），③GRの下流に分けて考えるとよい．ストレス時，視床下部—下垂体—副腎系（hypothalamic-pituitary-adrenal axis：HPA axis）のエフェクター分子として内因性ステロイドであるコルチゾールが副腎皮質束状層より分泌される．細胞内でコルチゾールは11β-HSD2により不活性型（コルチゾン）に，コルチゾンは11β-HSD1により活性型（コルチゾール）変換される．すなわち，これらの酵素の発現量や活性の変化により細胞内ステロイド濃度が変化し，ステロイド作用にも差が生じる．医学的にも肥満などの病態においてその関与が検討されている．

細胞内でステロイドは，*NR3C1*にコードされる核内受容体スーパーファミリーのリガンド依存性転写因子（GR）に結合して遺伝子の発現を制御することでその作用を発現する．選択的スプライシングや転写開始点の相違によりGRにはいくつかのトランスクリプトが存在するが，リガンドの作用を伝搬するものはGRαとされている．GRはほぼ全細胞に存在し，その遺伝子異常は致死的と想像されていたが，部分的機能欠失にとどまる*GR*遺伝子変異を有する家系の存在も知られている．GRはN端の転写活性化領域，中央のDNA結合領域（DNA binding domain：DBD），C端のリガンド結合領域（Ligand binding domain：LBD）の3つの機能ドメインを有する．DBDは核内受容体間で最も保存された構造で，ジンクフィンガー構造を有し，DNA上のグルココルチコイド応答性配列（glucocorticoid response element：GRE）に結合する．N端側転写活性化領域は転写共役因子や基本転写因子と結合するAF-1領域を有する．LBDは12つのα-ヘリックス構造と4つのβシート構造，リガンド結合ポケットを有し，AF-2でリガンド依存性にCBP/p300などの転写共役因子と結合をする．リガンドを結合した後GRはheat shock protein 90/70を主体とするシャペロン複合体を解離し，2つの核移行シグナルの働きにより核へ移行する（図1）．FKBP5をはじめとするシャペロン構成成分はGR機能を修飾することもある．典型的（古典的）GREは6塩基からなるハーフサイトが3塩基のスペーサー配列を挟んで回文状に並んでいる．二量体GRが結合して遺伝子発現を負に制御するいわゆるnGREも同定されている．なお，GRには転写因子機能とは別個の働きもあることが推定されておりnon-genomic作用と総称されるが，細胞膜GR，GR多型などとともに今後の研究が待たれている．GRの発現量の制御機構に関して，これまでに，ユビキチン—プロテアソーム系による蛋白レベルの調節，ステロイド自体による*GR*のダウンレギュレーションなどが知られている．また，GR蛋白量には変化がなくても，酸化還元修飾，リン酸化やアセチル化などの修飾がGRの機能に影響を与える（図1）．

ステロイドはGRを介して約10%以上の遺伝子の発現に影響を与える．GRが標的とするDNA配列，相互作用する転写因子とその相互作用様式，そして，エピジェネティック因子は多様である．個々の組織，細胞のみならず，同一遺伝子においても発現制御機構が異なる場合があり，組織特異的なステロイド作用に合理的に対応している．たとえば，ステロイドの抗炎症作用機構として転写因子NF-κBとの相互作用を介したcycloxygenase（COX）-2転写抑制が有名である．しかし，心筋細胞ではステロイドは*COX-2*発現を亢進させ，プロスタグランジンD合成を介して心筋保護に働く．クロマチンのエピ

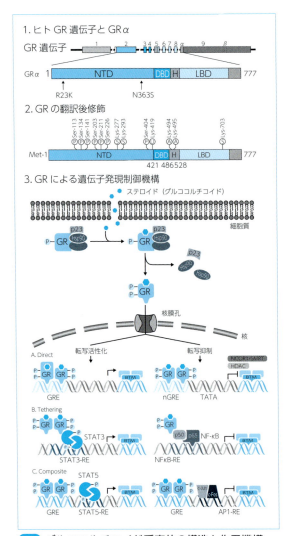

図1 グルココルチコイド受容体の構造と作用機構
NTD（N末端ドメイン），H（ヒンジ領域），Hsp90（heat shock protein 90），nGRE（negative GRE），BTM（基本転写機構），HDAC（ヒストン脱アセチル化酵素），STAT3（signal transducer and activator of transcription 3），STAT3-RE（STAT3応答性配列），NF-κB-RE（NF-κB応答性配列），AP1-RE（AP1応答性配列）
〔1〕Ramamoorthy S, et al.: *Rheum Dis Clin North Am* 2016；**42**：15-31. より転載，一部改変）

ジェネティック修飾も組織によって異なり，やはりステロイドの組織特異的作用発現に関連している．すなわち，クロマチン構造によってもGRのDNAへのアクセスは左右され，ステロイドに対する感受性を規定する．GRはDNA上で多くの因子とアロステリックに相互作用を行うことでも遺伝子発現の多彩な調節を可能としている．GRの立体構造修飾にDNA結合部位自体も関与する．相互作用する因子には，概日時計関連因子，NFκBやAP-1，インターフェロン調節因子3（interferone regulatory factor 3：IRF3），STAT5などがある．このように，GR

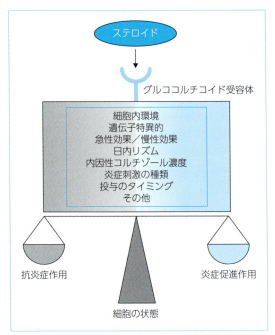

図2 ステロイドの抗炎症効果に影響を与える因子
〔2〕Desmet SJ, et al.: *J Clin Invest* 2017；**127**：1136-1145. より一部改変〕

による遺伝子発現制御様式は実に多彩であり，GRが直接DNAに結合せずにDNAに結合した他の転写因子に結合する（tethering），あるいは，他の転写因子とともにDNAに結合して転写を制御する（composite），などに分類される[1]（図1）．ラットにおいて雌雄でステロイドによって制御される抗炎症遺伝子群が異なることが示されており，自己免疫性疾患などの性差を考えるうえで重要な知見である．このように，ステロイドの作用はGRという鍵分子の特性によって時間的空間的に多彩な制御を受けており，その総和が多彩な作用や副作用の分子基盤となっている．抗炎症作用を例にとると，一般的にステロイドは抑制性に働くと信じられている．しかし，ある局面ではステロイドが炎症に促進的にも働きうることが明らかになっている[2,3]（図2）．

ステロイドの作用と副作用

図3にステロイドの作用と副作用を生理的システムごとにまとめた．各組織やシステムにおけるステロイドの生理的作用は一部を除き十分に解明されていない．ステロイドが過剰になった際，生理的作用が過大になり生体に有害となった場合副作用として認識されるであろう．その際，しかし，単に量的な変化のみならず生体システム相互の連関も大きく撹乱されることによって質的な変化が生じていることにも留意する必要がある．実際に，ステロイドがGRを介して多彩な臓器連関を制御することも報告

図3 ステロイドの作用と副作用

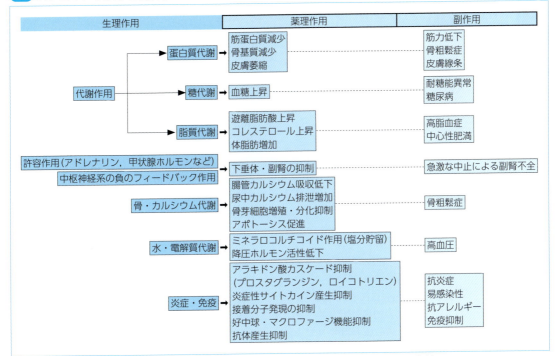

〔鈴木康夫：実地医家のためのステロイドの上手な使い方，川合眞一（編），永井書店 2004．より改変〕

されている[4]．近い将来，次世代型シーケンサー，スーパーコンピュータによるビッグデータ解析などの技術的革新を背景に，ステロイド-GRシステムが生体を統合的に制御している実態およびステロイドによる生体の恒常性維持の本質的理解に近づくであろう．

新しいステロイド療法

薬理学的にGRの立体構造変化を制御してGR機能を人為的に調節する，作用選択的なGR作動薬が理論上は開発可能である．当初，転写抑制作用が強く転写活性化作用が弱いものは作用選択的GR作動薬（selective glucocorticoid receptor agonists：SEGRAs）や選択的GR修飾薬（selective glucocorticoid receptor modulators：SGRMs）などとよばれ，この基準にあてはまる化合物として多くの化合物が同定された．Mapracorat（ZK-245186）がアトピー性皮膚炎，白内障術後性炎症，アレルギー性結膜炎に対して臨床試験が進められている．GW870086は気管支喘息，アトピー性皮膚炎に対する臨床試験が進められている．ナミビアに生息するオカヒジキ属に属する植物から抽出されて合成された化合物であるCompound Aは，様々な細胞種，動物モデルにおいてSGRMの基準を満たすことが示されたが，既存のステロイドに比して抗炎症作用の力価が弱い．一方で，ステロイドの抗炎症作用にはGRの転写活性化が重要であるとする報告も増加している．多くのGRの標的遺伝子の中で，抗炎症活性や免疫抑制作用を媒介する可能性があるものとしてglucocorticoid-induced leucine zipper protein（GLIZ）が注目されている．GLIZはGRによって誘導され，Th17に作用してインターロイキン-17（interleukin-17：IL-17）の産生を抑制する，B細胞に作用して抗体産生を抑制する，などの報告が蓄積している．GRではなくその標的遺伝子やその産物を治療標的とした新たな治療法が生まれる可能性もあるだろう．また，筋萎縮などステロイドの副作用の原因遺伝子も新たに同定され，副作用対策の分子基盤も整備されつつある[5]．将来，ステロイド作用機構がより詳細に解き明かされるとともに，ステロイド療法が進化することが期待される．

◆ 文献 ◆

1) Ramamoorthy S, et al.：*Rheum Dis Clin North Am* 2016；**42**：15-31．
2) Desmet SJ, et al.：*J Clin Invest* 2017；**127**：1136-1145．
3) Cain DW, et al.：*Nat Rev Immunol* 2017；**17**：233-247．
4) Shimizu N, et al.：*Nat Commun* 2015；**6**：6693．
5) 田中廣壽，他（編）：一冊できわめるステロイド診療ガイド，文光堂 2015．

第9章 副腎および関連疾患

5 原発性アルドステロン症

POINT

- 高血圧における頻度が高く，治療抵抗性高血圧と心血管系合併症の原因になるため早期診断・治療が重要である．
- 日本内分泌学会による「わが国の原発性アルドステロン症の診療に関するコンセンサス・ステートメント」に準拠して診療する．
- スクリーニング陽性の場合，少なくとも1種類の機能確認検査の陽性を確認する．
- 手術例では原則副腎静脈サンプリング（AVS）を実施する．副腎皮質刺激ホルモン（ACTH）負荷後Lateralized ratio（LR）＞4かつContralateral ratio（CR）＜1を片側性の判定基準とする．
- 片側性病変では副腎摘出術，両側性病変ではMR拮抗薬を第一選択とする薬物治療を行う．

はじめに

原発性アルドステロン症（primary aldosteronism：PA）は内分泌性高血圧の代表的疾患で，典型例ではアルドステロン過剰による高血圧と低カリウム血症を呈する．①適切な診断と治療により治癒可能，②高血圧における高頻度，③治療抵抗性の原因，④標的臓器障害が高頻度，などの点から，高血圧の日常診療において重要な臨床的意義を有する．日本内分泌学会による「わが国の原発性アルドステロン症の診療に関するコンセンサス・ステートメント」[1]は，①Mindsのガイドライン作成法に準拠，②エビデンスに基づいた推奨グレード付与，③AGREE IIによる評価（https://minds.jcqhc.or.jp/medical_guideline/guideline_list），などの点から，わが国の標準的なPA診療指針である．

病態

アルドステロンの過剰分泌により，腎尿細管からのNa・水再吸収の増加による循環血漿量増加，高血圧，レニンの抑制，腎からのK排泄による低カリウム血症を示す．現在では正常カリウム血症が約75%を占める．アルドステロン産生腺腫（aldosterone producing adenoma：APA）と特発性アルドステロン症（idiopathic hyperaldosteronism：IHA）が代表的病型である．細胞膜Kチャネルの一亜型であるKCNJ5変異[2]が典型的APAの病態に重要な役割を担うが，臨床的意義は不確立である．わが国でも心血管系合併症，特に脳卒中が本態性高血圧より高頻度である[3]．

疫学

高血圧の5～15%を占める．スクリーニングの普及により診断数は明らかに増加している．性差はなく，平均年齢53歳（±11歳）である．

主要症候

低カリウム血症による多尿，夜間尿，筋力低下，筋けいれんがみられ，血清K値3.0 mEq/L以下の場合，四肢麻痺，テタニー，不整脈を呈することがある．軽症例は無症状である．通常，浮腫を伴わない（アルドステロンエスケープ現象）．

検査

1）一般検査

典型例では低カリウム血症，正常上限の血清Na値，代謝性アルカローシスを示す．近年は約75%が正常カリウム血症である．低カリウム血症によるインスリン分泌低下とアルドステロンによるインスリン抵抗性による糖代謝異常を伴う．低カリウム血症による心電図異常（U波，ST変化）を認める．

2）スクリーニング

正常カリウム血症の場合，本能性高血圧との鑑別が困難なため，全高血圧患者でのスクリーニングが望ましいが，費用対効果が未確立なため，特にPA高頻度の高血圧（表1）で積極的にスクリーニングする．

まず随時条件で測定し，適宜，標準的条件で再検査する．降圧薬は軽症例で偽陰性（利尿薬，MR拮抗薬），偽陽性（β遮断薬）を呈する可能性があるため，Ca拮抗薬，α遮断薬への変更が推奨されるが，常に

表1 原発性アルドステロン症高頻度の高血圧群

1. 低カリウム血症合併例（利尿薬誘発例を含む）
2. 若年者の高血圧
3. II度以上の高血圧
4. 治療抵抗性高血圧
5. 副腎偶発腫合併例
6. 40歳以下での脳血管障害発症例

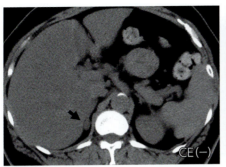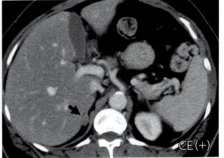

図1 副腎 CT 所見
CE：造影効果．

血圧管理を最優先する必要がある．PAC, PRA は測定毎に変動[4]するため，軽症例では適宜，再検する．

PAC と PRA の比率である ARR は PRA 低値に大きく影響され偽陽性の原因となるため，ARR 陽性（>200）に加えて PAC が正常上限値以上（120 pg/mL 以上）であることが推奨される．ただし，PAC 120pg/mL 以下の PA もある．

3）機能確認検査

アルドステロンの自律性分泌を証明する検査で，4 検査（カプトプリル試験，生理食塩水負荷試験，フロセミド立位試験，経口食塩負荷試験）がある．従来，2 種類の陽性で PA と診断するとされたが，陽性数と診断の感度・特異度，費用対効果のエビデンスはないことから，現在では「少なくとも 1 種類の陽性を確認する」と変更された．実施の容易さ，安全性の面からカプトプリル試験が第一選択とされる．著者らは特異性にすぐれ，病型診断にも有用[5]な生理食塩水負荷試験を重視しているが，偽陰性を防ぐため座位での実施が推奨されている[6]．心・腎機能低下例では原則実施禁忌である．約 20% にサブクリニカルクッシング症候群を合併することから，副腎 CT で腫瘍を認める場合はデキサメタゾン抑制試験（1 mg）を実施する．

4）病型・局在診断

治療方針決定のため原則として病変の局在診断が必要である．

❶ 副腎 CT

副腎腺腫の局在確認および副腎癌の除外診断のため実施する．典型的 APA は CT で約 1〜2 cm，低密度域で造影効果が乏しい（図1）．thin slice でシングルスライス CT（single-detector row CT：SDCT）を実施する．副腎静脈サンプリング（adrenal venous sampling：AVS）を予定する場合は造影マルチスライス CT（multi-detector row CT：MDCT）で副腎静脈を確認する．PA は小腫瘍が多く約 50% が CT で確認できないこと，40 歳以降は加齢とともに非機能性腺腫が増加することが CT の診断的意義の限界である．MRI では T1, T2 強調画像ともに低信号で，CT 実施不可（造影剤アレルギーなど）の場合に実施する．

❷ デキサメタゾン抑制アドステロール副腎シンチグラフィ

典型例では腫瘍側副腎への取り込み増加と，対側副腎への取り込み低下を認めるが，特異度，感度に限界がある．AVS が実施困難な場合に施行する．単一光子放射断層撮影（single photon emission computed tomography：SPECT）あるいは SPECT/CT はプラナー像よりすぐれている．

❸ 副腎静脈サンプリング

手術例では AVS が原則必須であるが，35 歳以下の典型例（低カリウム血症，CT で片側副腎腫瘍）では省略を考慮する．また，副腎 CT で明確な腫瘍がなくかつ正常カリウム血症例は 95% が両側性のため，AVS の推奨度は弱くなる[7]．ACTH 負荷により Selectivity index が上昇し，AVS の成功率が向上するが，片側病変の正診率が向上するか否かは未確立である．熟練した術者のいる施設で実施する．

局在判定は ACTH 負荷後 Lateralized ratio（LR）> 4 が最も一般的で，特に LR > 4 + Contralateral ratio（CR）< 1 が特異度の高い手術適応基準として推奨される．ACTH 負荷後 LR が 2〜4 の場合，臨床所見（低カリウム血症，CT 所見，年齢など）を考慮して総合判定する．

診断（診療アルゴリズム）

「わが国の原発性アルドステロン症の診療に関するコンセンサス・ステートメント」アルゴリズムを図2[1]に示す．

治療

マイクロ腺腫を含めて片側性病変は，アルドステロン過剰の正常化（biochemical cure）と高血圧の治癒・改善（clinical benefit）が期待できるため，患側の腹腔鏡下副腎摘出術を行う．両側性病変では MR 拮

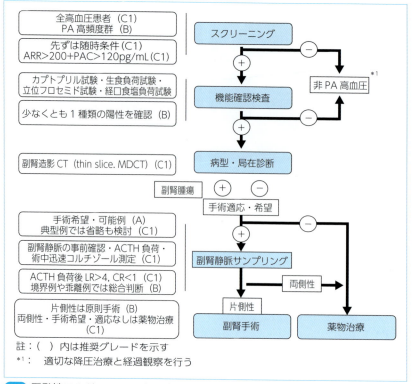

図2 原発性アルドステロン症の診療アルゴリズム
〔1〕日本内分泌学会, 他:日本内分泌学会雑誌 2016;**92**(**Suppl**). より引用〕

抗薬を第一選択とする薬物治療を行う. 長期的な臓器障害の改善や生命予後の点で手術が薬物治療よりすぐれているかは明確でない.

予 後

術後 PAC 低下に伴い, 血清 Cr, 血清 K 値が上昇することがある(潜在性慢性腎臓病(CKD)の顕在化). 術後の食塩制限は避け水分摂取を促す. 術後のホルモン正常化は約 90% であるが, 血圧正常化は約 40% と予想外に低い[8]. 男性, 高齢, 服薬している降圧薬数が多い, 高血圧の罹病期間が 10 年以上, 腎機能低下, 肥満などが血圧予後に影響する.

まとめ

PA は早期診断・治療が重要で, コンセンサス・ステートメント[1]に準拠して, 個別症例で診療方針を決定する. しかし, わが国独自のエビデンスは不十分で, 近年進められている AMED 難治性疾患実用化研究 JPAS(Japan Primary Aldosteronism Study)[9]により創出されるエビデンスを反映したガイドライン改訂が必要である.

◆ 文献 ◆

1) 日本内分泌学会, 他:日本内分泌学会雑誌 2016;**92**(Suppl).
2) Choi M, et al.: Science 2011;**331**:768-772.
3) Ohno Y, et al.: Hypertension 2018;(in press).
4) Tanabe A, et al.: J Clin Endocrinol Metab 2003;**88**:2489-2494.
5) Nanba K, et al.: J Clin Endocrinol Metab 2012;**97**:1688-1694.
6) Ahmed G, et al.: Pathol Microbiol 2014;**57**:249-254.
7) Umakoshi H, et al.: J Clin Endocrinol Metab 2017 Oct 6. doi:10.1210/jc.2017-01774.
8) Williams TA, et al.: Lancet Diabetes Endocrinol 2017;**5**:689-699.
9) 難治性副腎疾患研究プロジェクト http://portal.e-trial.co.jp/adrenal/(2018 年 2 月確認)

6 Cushing症候群

POINT

- 皮下溢血，野牛肩，皮膚の菲薄化，赤色皮膚線条などのCushing徴候があればCushing症候群を疑い，まず外因性グルココルチコイド治療による医原性Cushing症候群を問診により除外する．
- スクリーニングは，24時間尿中遊離コルチゾール(UFC)高値(2回以上)，夜間血清コルチゾール(F)濃度≧5μg/dL，デキサメタゾン(Dex)1mg抑制試験≧5μg/dLのうち2つ以上で(＋)と診断する．
- 病型診断は，血漿副腎皮質刺激ホルモン(ACTH)濃度が測定感度以下であればACTH非依存性(副腎性)Cushing症候群，測定可能であればACTH依存性Cushing症候群である．
- ACTH依存性Cushing症候群の場合は，両側下錐体静脈洞サンプリングによりCushing病と異所性ACTH症候群を鑑別する．
- 副腎性Cushing症候群では腹腔鏡下副腎摘出術，Cushing病では経蝶形骨洞的下垂体腺腫摘出術の適応を検討する．
- 副腎癌によるCushing症候群や異所性ACTH症候群では，原発巣の摘出が第一選択であり，転移例ではミトタン(op'DDD)を中心とした薬物治療が行われる．

病態

Cushing症候群は，副腎皮質から慢性的なコルチゾール(F)過剰産生をきたす疾患で手術による治癒が可能な内分泌性高血圧症である．高血圧，耐糖能異常(impaired glucose tolerance：IGT)を合併し，中心性肥満，満月様顔貌，野牛肩，皮膚の菲薄化，腹部の赤色皮膚線条，皮下溢血，近位筋の筋力低下などは本疾患に特異的所見である．血中・尿中F代謝産物の増加を認め，画像検査で腫瘍を確認すれば，腫瘍摘出により，高血圧，代謝異常，身体所見の多くは軽快する[1〜5]．わが国では，副腎性Cushing症候群が多いが，腫瘍の局在が不明のときに，Cushing病と異所性ACTH症候群の鑑別が困難なときが多い(表1)．

Cushing症候群の副腎病変におけるF過剰産生の分子メカニズムには，cAMP-プロテインキナーゼA(protein kinase A：PKA)経路の異常が示されており，副腎皮質腺腫(adrenocortical adenoma：ACA)では *protein kinase A catalytic subunit* (*PRKACA*)遺伝子の機能獲得型の体細胞変異を約40％の顕性Cushing症候群で認める[4]．

疫学

わが国におけるCushing症候群の全国実態調査(厚生省特定疾患副腎ホルモン産生異常症調査研究班)によると，1965〜1986年の間に3回の調査(計1,614例)が行われ，Cushing病の比率は全症例の57.5％，40.7％，37.9％と調査ごとに減少し，反対に副腎腺腫による例が増加している．平均的には，日

表1 Cushing症候群の病型分類

1. ACTH依存性Cushing症候群
   1) Cushing病
      下垂体腺腫
      視床下部異常に基づくCRH-ACTH分泌過剰
   2) 異所性ACTH症候群
      肺小細胞癌，カルチノイド(気管支，胸腺)，胸腺腫，膵癌，卵巣癌
2. ACTH非依存性Cushing症候群
   1) 副腎腫瘍
      副腎皮質腺腫
      副腎皮質癌
   2) 副腎結節性過形成
      ACTH非依存性大結節性過形成(原発性両側性大結節性副腎過形成)
      AIMAH
      PBMAH
      原発性色素性結節状副腎皮質病変
      PPNAD
3. 医原性Cushing症候群(グルココルチコイド投与)

AIMAH：ACTH-independent macronodular adrenal hyperplasia, PBMAH：Primary bilateral macronodular adrenal hyperplasia, PPNAD：primary pigmented nodular adrenocortical diasease.

本全国で1年間に約100症例の発症で，50例が副腎腺腫，40例がCushing病(下垂体腺腫)ということになる．一方，アメリカの文献では，Cushing病が68％，異所性ACTH症候群が12％，副腎腺腫が10％，副腎癌が8％，副腎過形成が2％との報告があり，日本とは大きく異なる．また，日本で多い副腎腺腫の性差は，男：女＝1：4と女性に多い．Cushing症候群の予後は，Fを正常化できた例では同年齢

表2 Cushing徴候を欠如する生理的高コルチゾール血症*

Cushing徴候を認めることがある例
・妊娠
・うつ病・精神疾患
・アルコール依存症
・グルココルチコイド抵抗症
・高度肥満症
・コントロール不良の糖尿病
Cushing徴候を認めない例
・身体的ストレス(入院,手術,疼痛)
・栄養不良,神経性やせ症
・慢性運動過多
・視床下部性無月経
・CBG過剰(血清コルチゾール高値,尿中遊離コルチゾール正常)

*:以前は偽性Cushing症候群(pseudo-Cushing's syndrome)と呼ばれたが,米国内分泌学会ガイドラインでは,Cushing徴候を欠如する高コルチゾール血症(hypercortisolism in the absence of Cushing's syndrome)とされた

〔1〕Nieman LK, et al.: J Clin Endocrinol Metab 2008;93:1526-1540. より改変〕

と比べてほぼ同程度である.

主要症候

進行性の中心性肥満(顔,頸部,体幹の肥満で四肢は細い),満月様顔貌(moon face),鎖骨上および肩甲骨上部の脂肪沈着(野牛肩〈buffalo hump〉),皮膚の菲薄化(thin skin),皮下溢血(ecchyomoses),腹部などの径1cm以上の赤色皮膚線条(purple striae),近位筋の筋力低下,表在真菌症,うぶ毛の増加などは顕性Cushing症候群に特異性が高い.

近年,コントロール不良の2型糖尿病の2～3%に本症が潜んでいるとの報告がなされ,糖尿病,高血圧,高脂血症などを呈するメタボリックシンドロームや性腺機能低下症,65歳未満での骨粗鬆症による骨折例,副腎偶発腫瘍などは,本症の特異的所見ではないが,スクリーニングの対象と考えられる[1～5].

検査

1) 一般検査

末梢血において,好中球増加,好酸球およびリンパ球減少,生化学では,低カリウム血症,高血糖,脂質異常症(超低比重リポ蛋白〈very low density lipoprotein:VLDL〉,LDLの増加,HDLの低下),凝固能亢進,免疫グロブリンの減少などを典型例では示すが,いずれも特異的所見ではない.

2) 内分泌学的検査

❶ 尿中遊離コルチゾール

尿中遊離コルチゾール(urinary free cortisol:UFC)は,腎糸球体で濾過された血中Fの約3%が尿中に排泄されたもので,F結合グロブリン(cortisol binding globulin:CBG)非結合型および非抱合型の生物学的活性体の24時間尿中排泄量である.高感度のスクリーニングには,各施設の正常上限値をカットオフ値として用いるのがよい[1～5].以前は,尿中17ヒドロキシコルチコステロイド(urinary 17-hydroxycorticosteroid:17-OHCS)が用いられたが,偽陽性や偽陰性が多く現在は用いられていない.

UFCの注意点[1]は,まず尿中Crを同時に測定して24時間蓄尿の漏れがないことを確認すべきである.次に水分摂取量が1日5L以上の時や生理的高コルチゾール血症を呈する場合(表2)に偽陽性を示すことがある.また腎機能低下(Crクリアランス<60mL/min)やF分泌が不定期な周期性分泌を示す周期性Cushing症候群の際は偽陰性を示すことがあるため,最低2～3回はUFCを測定する必要がある.

❷ デキサメタゾン抑制試験

健常者では生理的量を超えるグルココルチコイドを投与すると,ACTHおよびFが抑制されるが(ネガティブフィードバック),Cushing症候群ではこの抑制がみられない.一晩法は外来でも施行可能な検査であり,デキサメタゾン(Dex)1mgを午後11:00～12:00に内服して,翌朝午前8:00～9:00に血清F濃度を測定する.Cushing症候群では血清Fのカットオフ値≧5μg/dLが広く用いられているが(特異度95%),Cushing病の15%でこれ以下に抑制される例があり,米国内分泌学会(The Endocrine Society)ではCushing症候群の臨床的疑いが強い例では1.8μg/dLをカットオフとしている(感度95%,特異度80%)[1,2].

注意点としては,Dexの代謝を亢進または抑制する併用薬剤やCBGを増加させるエストロゲンなどの薬剤服用中は偽陽性や偽陰性がある(表3)[1,3～5].

低用量デキサメタゾン抑制試験(low dose dexamethasone suppression test:LDDST)を行う場合は,Dex 2mg/dayを2日間投与(Dex 0.5mgを6時間ごとに計8回内服:9:00-15:00-21:00-3:00-9:00-15:00-21:00-3:00)し,翌朝am8:00～9:00に血清F濃度を測定し,カットオフ値は一晩法と同じ1.8μg/dL以上が推奨されている.1mg/一晩法との違いは,2mg/48時間法のほうが特異度が高いために用いられることがある[1,3～5].

❸ 夜間血清コルチゾール濃度

正常副腎からのF分泌は,日内変動があり,朝方に多く,夜間にかけて減少し,午後11:00～12:00に1日で最低値を示す.しかし,本症では日内変動が消失し,午後11:00～12:00の血清F濃度が,覚醒時で>5.0μg/dL(睡眠中で>1.8μg/dL)を呈する例が多い[1～5].本検査の欠点は入院検査が必要であり,Cushing症候群の診断においてUFCやデキサ

表3 Cushing症候群の診断に影響する可能性がある薬剤

1. CYP3A4を誘導してデキサメタゾン代謝を亢進する薬剤（デキサメタゾン抑制試験で偽陽性）
   - フェノバルビタール （フェノバール®）
   - フェニトイン （アレビアチン®）
   - カルバマゼピン （テグレトール®）
   - プリミドン （プリミドン®）
   - リファンピシン （リファジン®）
   - エトスクシミド （ザロンチン®）
   - ピオグリタゾン （アクトス®）
2. CYP3A4を抑制してデキサメタゾン代謝を抑制する薬剤（デキサメタゾン抑制試験で偽陰性）
   - イトラコナゾール （イトリゾール®）
   - リトナビル （ノービア®）
   - ジルチアゼム （ヘルベッサー®）
   - シメチジン （タガメット®）
3. CBGを増加させ血清コルチゾール濃度の偽高値をおこす薬剤
   - エストロゲン
   - ミトタン （オペプリム®）
4. 尿中遊離コルチゾールを増加する薬剤
   - カルバマゼピン （テグレトール®）
   - フェノフィブラート （リピディル®）
   - 合成グルココルチコイド
   - 11βHSD2阻害薬剤 （甘草，カルベノキソロンなど）

CYP3A4関連データはhttp://medicine.iupui.edu/flockhart/table.htm 参照．
〔1〕Nieman LK, et al.：J Clin Endocrinol Metab 2008；93：1526-1540．より改変〕

メタゾン抑制試験（dexamethasone suppression test：DST）の正確性の確認に用いられる．

欧米では，夜間の唾液F濃度がスクリーニングの初期検査として推奨されている[1〜5]．唾液F濃度は，外来で反復検査が可能で，遊離Fとの相関が高いことから有用であるが，わが国ではまだ保険適用がなくカットオフ値の検討が行われていない．

❹ 血漿副腎皮質刺激ホルモン濃度

血漿ACTH濃度により，ACTH依存性の有無を判定する．本症では，ACTHが感度以下（<5 pg/mL）ならばACTH非依存性，ACTHが測定可能（≧5 pg/mL）ならばACTH依存性と判定される（図1）．

❺ 高用量デキサメタゾン抑制試験

Dex 8 mg/dayを2日間投与（Dex 2 mgを6時間ごとに計8回内服）する方法と，8 mgを1回で内服するovernight法がある．最後の朝の血清F濃度が前値の50％以下に抑制されれば，Cushing病の可能性が高い（Cushing病の80％で（＋））．

❻ 副腎皮質刺激ホルモン放出ホルモン刺激試験

ACTHとFの基礎値の採血後に，副腎皮質刺激ホルモン放出ホルモン（CRH）100 μgを静注し，90〜120分間の間に，ACTH濃度が前値の1.5倍以上の増加反応を認めれば，Cushing病が疑われる．Cushing症候群では，ACTH濃度の抑制が持続する．

❼ 海綿静脈洞サンプリング，下錐体静脈洞サンプリング

カテーテルを両側下錐体静脈洞に挿入して，ACTH濃度の局所採血を行う．基礎値の局所ACTH濃度/末梢ACTH濃度比（central-to-peripheral ratio：c/p）≧2の場合，あるいはCRH刺激時でc/p≧3の場合に，ACTH産生腺腫の存在が疑われる（感度，特異度は94％，正診率70％）．

3）画像検査

❶ 副腎CTスキャン，MRI

Cushing病のときは，両側副腎に結節を認めるが，左右の結節は必ずしも対称ではなく，両側副腎に腫瘍を認めない例もある（30％）．一方，異所性ACTH症候群では常に両側副腎の均一な腫大を認めることが多い．片側性ACAまたは癌腫の場合，対側の健常副腎はACTH抑制のために萎縮してみえないことが多い（図2a）．副腎腺腫は，脂肪成分が多く，典型例では非造影CTでは10 HU未満の低吸収値を示す．また，脂肪成分が多い所見は，化学シフトMRIでは，T1強調画像のout-of-phaseで脾臓と比べてシグナル低下を示すのが特徴である（図2b，c，d）．両側副腎過形成では，ACTH非依存性大結節性副腎皮質過形成（ACTH independent macronodular adrenocortical hyperplasia：AIMAH）の場合は著明な両側副腎の結節性腫大を認めるが，原発性色素沈着結節性副腎皮質病（primary pigmented nodular adrenocortical disease：PPNAD）では，両側副腎正常像を示すことが多い．

❷ 下垂体MRI

下垂体MRIにて径6 mm以上の腫瘍があれば（＋）とする．しかし，Cushing病と診断された40％の症例で，下垂体MRIでは腫瘍像を認めない．また，健常成人の10％に下垂体偶発腫瘍を認める．したがって，下垂体MRIのみで，異所性ACTH症候群との鑑別はできない．

❸ 胸腹部thin-slice CTおよびMRI

異所性ACTH症候群では，肺小細胞癌，気管支カルチノイドのほか，小さな神経内分泌腫瘍NETが原発巣であることから，thin-slice CTやMRIで検索する．

❹ ^{131}I-アドステロール副腎皮質シンチグラフィ

Fの過剰産生が片側からか両側副腎からかの鑑別に有用である．片側性副腎腺腫による場合は，健側の集積抑制を認める（図2e）．しかし，副腎癌の場合は，集積が欠損することがある．

診　断

まず第一に，外因性グルココルチコイド治療による医原性Cushing症候群を除外するために詳細な問

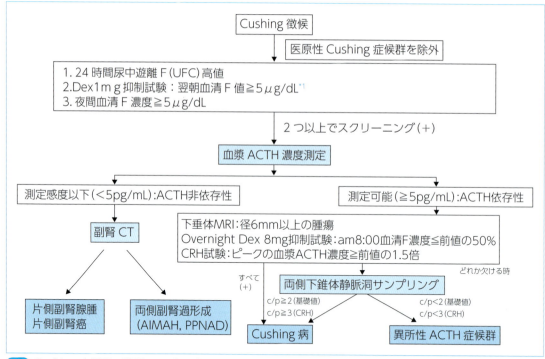

図1 Cushing 症候群の診断アルゴリズム
＊：1 欧米のカットオフ値は 1.8 μg/dL 以上．

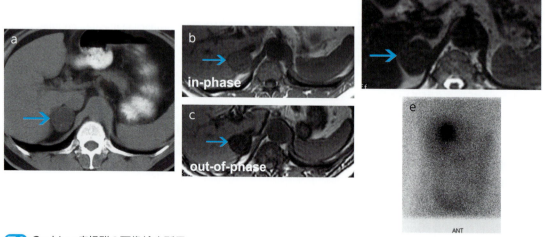

図2 Cushing 症候群の画像検査所見
a：CT スキャン（非造影）．辺縁滑らかで円形の右副腎皮質腺腫（10 HU 未満の低吸収値）．b：(in-phase)MRI T1 強調画像．c：MRI T1 強調画像（out-of-phase）．out-of-phase にて脾臓と比べて右副腎腫瘍のシグナル低下．d：MRI T2 強調画像．右副腎皮質腫瘍は，肝臓と isointense．e：[131]I-アドステロールシンチグラフィ．右副腎腫瘍に一致した集積と左副腎への集積抑制．

診を行うべきである．外因性グルココルチコイドは，薬剤の力価，投与経路（経口，坐薬，外用，静注，吸入），投与期間，グルココルチコイドの半減期に影響する併用薬は重要である．

次に，スクリーニングの対象は，①年齢不相応の骨粗鬆症，高血圧を認める患者，②Cushing 症候群に合致する症状（Cushing 徴候）を複数および進行性に認める患者，③低身長かつ過体重の小児，④副腎偶発腫瘍（腺腫）の患者の 4 つは重要である．スクリーニングとしては，24 時間 UFC 高値（2 回以上），Dex 1 mg 抑制試験，夜間血清コルチゾール濃度高値のうち 2 つ以上（＋）のときに Cushing 症候群と診断される（図 1）．

次に，病型診断のために血漿 ACTH 濃度を測定

し，検出感度以下の時は ACTH 非依存性（副腎性 Cushing 症候群），測定可能ならば ACTH 依存性と判定する．ACTH 非依存性の時は，副腎 CT スキャンを行い，片側副腎腺腫，癌腫または両側副腎過形成の有無を確認する．一方，ACTH が測定可能ならば ACTH 依存性 Cushing 症候群であり，Cushing 病と異所性 ACTH 症候群の鑑別を行う．下垂体 MRI，高用量 Dex 抑制試験，CRH 刺激試験の 3 つを行う．3 項目とも（＋），すなわち，下垂体 MRI で径 6 mm 以上の下垂体腫瘍を認め，HDDST で F が前値の 50％ 以下に抑制され，CRH 刺激試験で血漿 ACTH 濃度が前値の 1.5 倍以上に増加すれば，下垂体性 Cushing 病と診断される（図 1）．このなかで，1 つでも欠ければ，両側下錐体静脈洞サンプリングを施行し，下垂体からの ACTH 過剰分泌が証明されれば Cushing 病，それ以外では異所性 ACTH 症候群が疑われ，大半の例では胸部に異所性 ACTH 産生腫瘍を認める．

治 療

1）Cushing 病

経蝶形骨洞下垂体腺腫摘出術（transsphenoidal hypophysectomy〈Hardy の手術〉）が第一選択である．明らかに限局した微小腺腫では腺腫摘出術が可能であるが，大半は 85〜90％ の部分的下垂体摘出が行われる[1〜5]．

下垂体摘出術後 1〜2 週未満の血中 F 濃度が 1 μg/dL 以下ならば治癒切除と考えられるが，2〜3 μg/dL 以上のときは腫瘍残存の可能性があり，薬物療法を行う．薬物療法では，下垂体腺腫に対して，シプロヘプタジン（ペリアクチン®），ブロモクリプチンメシル酸塩（パーロデル®），バルプロ酸ナトリウム（デパケン®）などが投与されるが有効性は高くない．SSA のパシレオチドパモ塩酸（シグニフォー®）は有効性が期待される．ステロイド合成阻害薬として，効果発現が早いメチラポン（メトピロン®），あるいは効果発現に 1 か月以上かかるミトタン（オペプリム®）などを投与する[1〜4]．

2）異所性 ACTH 症候群

異所性 ACTH 産生腫瘍の原発巣は，肺小細胞癌，カルチノイド，甲状腺髄様癌などが多く，いずれも予後は原疾患と高コルチゾール血症の程度に依存する．外科的切除が第一選択であるが，多くは悪性腫瘍のために手術不可能のことが多く，その場合はステロイド合成阻害薬または両側副腎摘出術を考慮する．

3）副腎性 Cushing 症候群

ACTH 非依存性 Cushing 症候群では，副腎摘出術により治癒可能であり，腹腔鏡下副腎摘出術を施行する．片側腫瘍（腺腫，癌腫）では，片側副腎摘出術を，両側過形成（AIMAH, PPNAD）のときは，両側または片側副腎摘出術を施行する．副腎皮質癌は極めて悪性度が高く，急速に進行し，肝臓や肺への遠隔転移を認めて予後不良である．副腎癌で，外科的摘出が第一選択であり，術後のアジュバント療法として，または，手術不能例や再発例に対しては，症状軽減のために，ミトタン〔1,1-dichloro-2-(o-chlorophenyl)-2-(p-chlorophenyl)ethane：o,p'DDD〕を投与する[1〜5]．

周術期の管理

片側副腎腺腫による Cushing 症候群や下垂体腺腫による Cushing 病では，片側副腎摘出や下垂体腫瘍摘出術後には，生理的な ACTH 分泌が抑制されているために，術後 6〜15 か月間はグルココルチコイド補充療法を要する．糖質コルチコイドの減量速度が速すぎると，食欲不振，悪心，発熱，関節痛，脱力，体重減少などの副腎不全症状をきたすステロイド離脱症候群（steroid withdrawal syndrome）に陥りやすいので注意が必要である．

鑑別診断

1）生理的高コルチゾール血症（偽性 Cushing 症候群）

うつ病，慢性アルコール依存症，神経性やせ症，グルココルチコイド抵抗症，妊娠後期などでは，視床下部からの CRH 分泌が高まり，高コルチゾール血症を呈する．しかし，皮膚の菲薄化や筋力低下などの身体徴候を認めず，F の自律的産生を認めない．Cushing 症候群との鑑別が困難な例もある[5]．

2）サブクリニカルクッシング症候群

Cushing 症候群に特徴的な身体所見は認めないが，F の自律的産生能を有する副腎腫瘍がある疾患であり，高血圧，IGT などがある例では，副腎摘出により軽快したとの報告がある（「8　サブクニリカルクッシング症候群（サブクニリカルクッシング病を含む）（p.408）」参照）．

3）妊婦

妊娠中の Cushing 症候群の診断では，UFC が適しており，夜間血清（または唾液）F や DST は適していない．正常妊娠において，第一期妊娠中では UFC は正常であるが，第二〜第三期にかけて約 3 倍程度まで増加する．したがって，第二〜第三期妊娠中では，UFC が正常上限値の 3 倍以上のとき，Cushing 症候群と診断可能である[1〜3]．

4）抗てんかん薬の内服

抗てんかん薬の内服中では，夜間の血清（または唾液）F 濃度が適しており，DST は適していない．フェニトイン，フェノバルビタール，カルバマゼピンなどの抗うつ薬を内服中では，肝臓の薬物代謝酵

素シトクロム P450 3A4(CYP3A4)が誘導されるために Dex の代謝が亢進して DST の結果が偽陽性(F の抑制欠如)となることがある[1〜3](表3).

◆◆ 文 献 ◆◆

1) Nieman LK, et al.：*J Clin Endocrinol Metab* 2008；**93**：1526-1540.
2) Nieman LK, et al.：*J Clin Endocrinol Metab* 2015；**100**：2807-2831.
3) Loriaux DL：*N Engl J Med* 2017；**376**：1451-1459.
4) Lacroix A, et al.：*Lancet* 2015；**386**：913-927.
5) Findling JW, et al.：*Eur J Endocrinol* 2017；**176**：R205-R216.

7 両側副腎皮質過形成（PMAH, PPNAD）

POINT

- 両側副腎に大結節が多発する典型的な原発性両側大結節性副腎皮質過形成（PMAH）の診断は比較的容易だが，片側腫大例や左右差を伴う例も存在しており，注意を要する．
- PMAH の原因遺伝子として ARMC5 が報告され，体細胞，胚細胞変異，合わせて半数ほどに認められる．
- PMAH 症例では副腎外腫瘍の合併例も報告されており，疑われる症例では遺伝子解析も含め解析を行う必要がある．
- ＊AIMAH は近年の論文では PMAH とされることもあり，本項もそれにあわせた．

病態

副腎自体の異常により両側副腎皮質過形成（図1）[1]と顕性 Cushing 症候群・サブクリニカルクッシング症候群をきたす代表的な疾患に，原発性両側大結節性副腎皮質過形成（primary macronodular adrenal hyperplasia〈PMAH〉/ACTH independent macronodular adrenocortical hyperplasia〈AIMAH〉）と原発性色素沈着性結節性副腎異形成（primary pigmented nodular adrenocortical disease：PPNAD）がある[2]．

PMAH では，そのコルチゾール（cortisol：F）産生能の違いにより顕性，不顕性 Cushing 症候群をきたし，副腎局所での異所性 ACTH 産生がオートクリン/パラクリンに作用し，コルチゾール過剰分泌をもたらすことが報告された[3]．また，細胞内環状アデノシン一リン酸（cyclic adenosine monophosphate：cAMP）レベルを調節する重要な酵素であるホスホジエステラーゼ（phosphodiesterase：PED）11A,8B のまれな変異体との関連が，PMAH を有する患者において見出されており，cAMP 分解を変化させることによって病態発症に関与している可能性も示唆されている．近年，PMAH 患者の約半数に armadillo repeat containing 5（ARMC5）【16p11.2 の遺伝子座】に体細胞変異，胚細胞変異を認めることが報告され，これらの突然変異は，副腎において ARMC5 バイアレリック変異（1 つの生殖系列および 1 つの体細胞）であった[3,4]．PMAH における ARMC5 遺伝子の腫瘍発症メカニズムは不明であるが，腫瘍抑制遺伝子として機能していると考えられている．ARMC5 遺伝子胚細胞変異を認める患者において髄膜腫の合併も報告されており，腫瘍性病変の合併も認められる[5]．

PPNAD では，プロテインキナーゼ A（protein kinase A：PKA）の調節サブユニットをコードする PRKAR1A のみならず，触媒サブユニットをコード

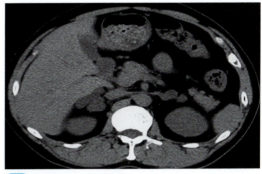

図1 PMAH の CT 画像
〔1〕Suzuki S, et al.：Endocr Pract 2015；**21**：1152-1160.〕

する遺伝子（PRKAC，PRKACB）にも変異が同定された[6]．

両疾患の分子基盤として G 蛋白共役受容体 cAMP-PKA シグナルにかかわる遺伝子異常，異常受容体発現が報告されてきた．具体的には病態形成因子としてコルチゾール分泌調節機構として異所性受容体（胃酸分泌抑制ポリペプチド/グルコース依存性インスリン分泌刺激ポリペプチド〈gastric inhibitory polypeptide/glucose-dependent insulinotropic polypeptide：GIP〉，AVP，LH，アドレナリン/ノルアドレナリンなど）の関与が知られている．

疫学

正確な発症率は不明であるが，わが国の厚生省特定疾患「副腎ホルモン産生異常症」調査研究班の疫学調査によれば顕性 Cushing 症候群中の頻度は PMAH と PPNAD をあわせて 5.8％，欧米では 2％程度とされる[6]．好発年齢は二峰性を示し，PMAH は小児期（McCune-Albright 症候群〈McCune-Albright syndrome：MAS〉の一部分症としての発症）と 50～60 歳代において好発する．性差としてやや男性が多い．臨床的には家族性（常染色体優性遺伝）と孤発性に分類できるが，孤発例でも遺伝子の

表1	PMAH 診断基準

1．症候
 Cushing 徴候
2．内分泌学的検査
 (1) 血漿 ACTH 低値
 (2) 血中コルチゾール正常〜高値，日内変動消失
 (3) 尿中 17-OHCS 高値，18-KS 正常〜高値
 (4) デキサメサゾン 8 mg 負荷でコルチゾール分泌抑制を認めない
 (5) ACTH 刺激試験陽性
 (6) CRH 刺激試験陰性
 (7) メトピロンテスト陰性
3．画像検査
 (8) エコー，CT，MRI で両側副腎の著しい腫大
 (9) 副腎シンチグラフィで両側副腎への取り込み
 (10) 下垂体に異常を認めない
4．病理学的検査
 (11) 副腎皮質過形成の亜型のなかでも最も副腎肥大が著しい
 (12) 淡黄色調の大結節ないし，亜結節が両側副腎を占め，本来の副腎皮質構造が著しく歪められている
 (13) 組織学的に小型の暗調細胞と小型明調細胞，通常の大きさの明調細胞の著しい増生が主体である
 (14) 非結節性副腎皮質も小型の暗調細胞/明調細胞で占められる
 (15) 酵素組織化学的に 3β-HSD 活性は腺腫よりも低い
 (16) 電顕的には割面小胞体の発達は概して悪い
 (17) 免疫組織化学的には 3β-HSD は明調細胞に染色性があり，18α-hydroxylase は小型暗調細胞が染色性を示す
5．鑑別診断
 (18) 両側副腎腺腫，ACTH 依存性結節性過形成

〔(7) 出村博，他：厚生省特定疾患「副腎ホルモン産生異常症」調査研究班 平成 7 年研究報告書 1996；236-240. より改変〕

表2	Carney 複合の診断基準

診断には以下の(1)または(2)を満たすこと
(1) A 項目の 2 つ以上
(2) A 項目の 1 つと，B 項目の 1 つ以上

A．主要徴候
(1) 斑状皮膚色素沈着(口唇，粘膜，内眼角，膣・陰茎粘膜)
(2) 粘液腫(皮膚，粘膜)*
(3) 心粘液腫*
(4) 乳房粘液腫*，または脂肪抑制 MRI で乳房粘液腫を疑わせる所見
(5) PPNAD またはデキサメサゾン抑制試験(Liddle 法)における尿中グルココルチコイドの奇異性陽性反応
(6) 成長ホルモン産生腺腫*による先端巨大症
(7) 大細胞石灰型 Sertoli 細胞腫*，または精巣超音波検査での石灰化像
(8) 甲状腺癌*，または若年者における甲状腺超音波検査での低エコー多発結節
(9) 砂腫状黒色神経鞘腫*
(10) 青色母斑，類上皮性青色母斑(多発性)*
(11) 乳管腺腫(多発性)*
(12) 骨軟骨粘液腫*

B．補足事項
(1) 一親等に Carney 複合罹患者の存在
(2) *PRKAR1A* の不活化変異
(3) *PRKACA*，*PRKACB* の活性化病的多型

*：病理組織学的確定診断が必要.
〔Horvath, A, et al.：*Arq Bras Endocrinol Metab* 2007；**51**：1238-1244. より改変〕

胚細胞変異を有する例を認める.

主要症候

　PMAH は，そのコルチゾール産生能に応じて，サブクリニカルクッシング症候群から顕性 Cushing 症候群，無症状の例まである．PPNAD では PMAH と比べて顕性 Cushing 症候群を呈する頻度が高く，Carney 複合を併発する場合には特徴的色素斑，母斑，種々の臓器の腫瘍を認める．

検査所見

　PMAH の検査所見の特徴は①多発性大結節を伴う両側副腎の顕著な腫大，②種々のホルモン受容体(GIP, AVP, βアドレナリン，LH/hCG など)の異所性発現に起因する奇異性コルチゾール分泌である．典型例では画像所見のみで本症と診断できるが，片側腫大例，左右差の著明な例もある．異常受容体の証明には食事負荷試験，AVP 負荷試験，立位負荷試験，GnRH 試験などを行う．PMAH では副腎局所での異所性 ACTH 産生がオートクリン/パラクリンに作用し，コルチゾール過剰分泌をもたらす可能性が示唆されているが，量的には下垂体由来の ACTH と比べわずかなため，血中 ACTH 濃度としては低値を示す.
　PPNAD については，①ACTH 非依存性のコルチゾール過剰分泌を認めるのみにかかわらず，画像検査で副腎に明らかな腫大，腫瘤がない，②デキサメタゾン(dexamethasone：Dex)負荷でのコルチゾール奇異性上昇反応，の診断的価値が高い．①の所見を呈する場合は本症と医原性 Cushing 症候群以外の疾患の可能性は低く，診断の絞り込みに有用である．②の証明には Liddle 原法を用い，負荷 6 日目の尿中遊離コルチゾール(urinary free cortisol：UFC)が 1.5 倍以上増加した場合に異常と判定する.

診　断

　表1[7)]に厚生省特定疾患「副腎ホルモン産生異常症」調査研究班により提唱される PMAH の診断基

準を示す．主たる鑑別対象は血中 ACTH 正常の ACTH 依存性 Cushing 症候群による両側副腎腫大と両側副腎腺腫であるが，通常は定型的な内分泌機能検査と腫大副腎中の多発大結節の有無により診断は容易である．PPNAD 単独の診断基準はないが，Carney 複合併発の検索も含め表2の方法を参考に精査するとよい．ただし，必ず PPNAD 精査開始前に医原性 Cushing 症候群を否定する必要がある．

治　療

高コルチゾール血症の是正によって，死亡率の主要な原因である Cushing 症候群の心血管危険因子および代謝異常の有意な改善が期待できる．PPNAD は顕性 Cushing 症候群併発例が多く，両側副腎全摘を第一選択とする．PMAH ではコルチゾール過剰産生の程度，腫大副腎の左右差，関連心血管・代謝合併症などを勘案して，症例ごとに術式（両側副腎全摘，一側全摘・対側亜全摘，一側全摘）を決定する．その際，腫瘍サイズの左右差やアドステロールシンチグラフィにおける取り込みの違いを参考にする．外科的切除は，PMAH における高コルチゾール血症の有効な治療法であり，臨床的，実験的および代謝異常に関して有意な改善が見込める．一方，サイズに大きな差がなく，アドステロールシンチグラフィにて両側ともに取り込みを認める場合は，小径または全部の副腎切除術がより適切な可能性がある．一側全摘後は長期経過により残存副腎腫大の進行やそれに伴うサブクリニカルクッシング症候群/Cushing 症候群の再発の可能性も念頭に長期間追跡を行う必要がある[6]．薬物療法については他の顕性 Cushing 症候群と大きな違いはないが，PMAH の場合は異常発現受容体の阻害薬が有効な場合もある．孤発例における PMAH 発症も散見されている．ARMC5 遺伝子変異例では腫瘍性病変の合併の懸念もあるため，十分な遺伝カウンセリングのもと ARMC5 遺伝子の胚細胞・体細胞変異解析を考慮することが重要である．

◆◆ 文　献 ◆◆

1) Suzuki S, et al.：*Endocr Pract* 2015；**21**：1152-1160.
2) Lacroix A：*Best Pract Res Clin Endocrinol Metab* 2009；**23**：245-259.
3) Louiset E, et al.：*N Engl J Med* 2013；**369**：2115-2125.
4) Assié G, et al.：*N Engl J Med* 2013；**369**：2105-2114.
5) Elbelt U, et al.：*J Clin Endocrinol Metab* 2015；**100**：E119-E128.
6) Berthon AS, et al.：*Front cell Dev Biol* 2015；**3**：26.
7) 出村博，他：厚生省特定疾患「副腎ホルモン産生異常症」調査研究班 平成7年研究報告書 1996；236-240.

8 サブクリニカルクッシング症候群(サブクリニカルクッシング病を含む)

POINT
- 副腎(下垂体)偶発腫瘍の存在,特徴的Cushing症候(Cushingoid)の欠如が必須要件である.
- スクリーニング検査の第一選択は低用量デキサメタゾン抑制試験(LDDST)である.
- 糖・脂質・骨代謝異常,高血圧,肥満の合併頻度が高い.
- 顕性Cushing症候群(病)への移行は極めてまれである.

病態

 特徴的なCushing症候を欠くが,副腎偶発腫瘍からのコルチゾール(F)産生に自律性を有する疾患をサブクリニカルクッシング症候群(subclinical Cushing's syndrome:SCS)という.本症でのF自律性産生能は顕性Cushing症候群(Cushing's syndrome:CS)と比べて軽微だが,高血圧などの心血管危険因子,骨粗鬆症のみならず心血管イベント,骨折の発症リスク増加も報告されている[1,2].

 サブクリニカルクッシング病(subclinical Cushing disease:SCD)はSCSと同様に,特徴的なCushing症候を示さないが,下垂体腫瘍からのACTH分泌に自律性が認める場合をさす.ただし,海外ではsubclinical Cushing diseaseという名称は用いられず,silent corticotroph adenomaとよばれることが多い.

疫学

 わが国でのSCSの頻度は「副腎ホルモン産生異常に関する調査研究班」の平成15年度報告書[3]によると副腎偶発腫瘍のうちの11.7%を占める.SCDについてのまとまった報告はない.

主要症候

 SCS,SCDとも満月様顔貌,赤色皮膚線条,中心性肥満,易出血などの顕性Cushing症候群に特異的な所見は伴わないが,高血圧,耐糖能異常,脂質代謝異常,全身性肥満,骨粗鬆症の併発は一般集団に比し高いとされる.SCSにおけるそれら疾患の有病率は,国外の報告によると各々45~100%,15.9~68.8%,9.1~71.4%,19.0~77.5%,24.0~87.5%である[4].SCDでは下垂体腫瘍の大きい例で頭痛,視野障害,下垂体機能低下症状を併発することがある.

検査

1) 一般検査

 糖尿病・脂質関連検査,骨代謝マーカーに異常を認める例が多い.

2) 内分泌学的検査

 SCSでは副腎腫瘍からのF自律性分泌と下垂体ACTH分泌抑制をデキサメタゾン抑制試験(dexamethasone suppression test:DST),夜間の血中Fおよび早朝の血中ACTH測定,CRH負荷試験を用いて証明する.表1に2017年改訂されたSCS新診断基準を示す[5].今回の改訂では8 mg DSTは必須検査から除外され,1 mg DSTにおける異常の判定は負荷後のF濃度が≧1.8 μg/dLの場合に緩和された.血中Fの基礎値正常・夜間高値(≧5 μg/dL),血中ACTHの基礎値低下(<10 pg/mL)・CRH負荷での低反応(頂値が負荷前値の<1.5倍),DHEA-S低値については以前と同様である.

 Cushing症候群では下垂体腫瘍からのACTH自律的産生に依存するF分泌異常の証明が重要である.表2に厚生労働省「間脳下垂体機能障害に関する調査研究班」のCushing症候群の診断と治療の手引きを示す[6].この診断法ではCushing症候群のスクリーニング検査として0.5 mg DSTとDDAVP負荷を推奨し,前者ではDST後のF濃度が≧3 μg/dL場合を,後者では負荷後の血中ACTHが1.5倍以上に増加すれば異常ありと判定する.また夜間のF濃度測定は血液以外に,唾液でも可能としている.

 SCDの確定検査には高用量デキサメタゾン抑制試験(high dose dexamethasone suppression test:HDDST)やCRH負荷試験を用いる.8 mg DSTでの判定は負荷後のF濃度が前値の半分以下に抑制される場合,CRH負荷試験ではACTHの頂値が前値の1.5倍以上の増加を認めた場合にSCDを強く疑う.

3) 画像検査

 SCSで行うべき画像検査として[131]I-アドステロールシンチグラフィ,副腎CT・MRIがあげられる.[131]I-アドステロールシンチグラフィはおもにF自律性産生の評価を目的に行うが,ホルモン産生能は患側の核種集積増加でなく,健側の集積抑制に反映される点に注意を要する.また腫瘍への核種集積が欠如,低下する場合は原発性・転移性副腎癌や副腎腺腫以外の後腹膜腫瘍の可能性を念頭においた精査が

表1 副腎性サブクリニカルクッシング症候群 (subclinical Cushing's syndrome) 新診断基準

1. 副腎腫瘍の存在 (副腎偶発腫)
2. 臨床症状：Cushing 症候群の特徴的な身体徴候の欠如 (注1)
3. 検査所見
   1) 血中コルチゾールの基礎値 (早朝時) が正常範囲内 (注2)
   2) コルチゾール分泌の自律性 (注3, 注4, 注5)
   3) ACTH 分泌の抑制 (注6)
   4) 日内リズムの消失 (注7)
   5) 副腎シンチグラフィでの健側の抑制と患側の集積 (注8)
   6) 血中 DHEA-S 値の低値 (注9)
   7) 副腎腫瘍摘出後, 一過性の副腎不全症状があった場合, あるいは付着皮質組織の萎縮を認めた場合 (注10)

診断
1, 2, および 3-1) は必須で, さらに下記 (1) (2) (3) の何れかの基準を満たす場合を確定診断とする.

(1) 3-2) の 1 mg DST 後の血中コルチゾール値が 5 μg/dL 以上の場合
(2) 3-2) の 1 mg DST 後の血中コルチゾール値が 3 μg/dL 以上で, かつ 3 の 3)〜6) の 1 つ以上を認めた場合, もしくは 7) を認めた場合
(3) 3-2) の 1 mg DST 後の血中コルチゾール値が 1.8 μg/dL 以上で, かつ 3 の 3), 4) を認めた場合, もしくは 7) を認めた場合

注1：身体徴候としての高血圧, 全身性肥満や病態としての耐糖能異常, 骨密度低下, 脂質異常症は Cushing 症候群に特徴的所見とは見なさない.
注2：安静, 絶食の条件下で早朝に 2 回以上の測定が望ましく, 常に高値の例は本症と見なさない. 正常値については, 各測定キットの設定に従う.
注3：overnight 1 mg デキサメサゾン抑制試験 (DST) を施行する. スクリーニング検査を含め, 1 mgDST 後の血中コルチゾール値 1.8 μg/dL 以上の場合, 非健常と考えられ, 何らかの臨床的意義を有する機能性副腎腫瘍あるいは非機能性副腎腫瘍の可能性を考慮する.
注4：確定診断のための高用量 (4〜8 mg) DST は必ずしも必要としないが, 病型診断のために必要な場合には行う.
注5：低濃度域の血中コルチゾール値は 10% 前後の測定のばらつき (3 μg/dL 前後の血中コルチゾール値は, 0.3 μg/dL 程度のばらつき) が生じ得ることを考慮し, 陽性所見の項目数も勘案して, 総合的に診断を行う.
注6：早朝の血中 ACTH 基礎値が 10 pg/mL 未満 (2 回以上の測定が望ましい) あるいは ACTH 分泌刺激試験の低反応 (基礎値の 1.5 倍未満). なお, ACTH 分泌不全症でも生物活性の低い大分子型 ACTH が分泌されている場合には, 測定キットによって必ずしも血中 ACTH が低値とならない場合があり, 注意を要する.
注7：21〜24 時の血中コルチゾール 5 μg/dL 以上
注8：健側の集積抑制がコルチゾール産生能と相関するため, 定量的評価が望ましい.
注9：年齢および性別を考慮した基準値以下の場合, 低値と判断する.
注10：手術施行に際しては, 非機能性腫瘍である可能性を含めて十分な説明と同意を必要とする.

[副腎性 SCS 新取り扱いめやす案]
本症と診断され, 診断 (1) の場合 (1 mg DST 後の血中コルチゾール値が 5 μg/dL 以上), 治療抵抗性の合併症 (高血圧, 全身性肥満, 耐糖能異常, 骨密度低下, 脂質異常症等) を有する例は副腎腫瘍の摘出を考慮する. その他の場合も, 陽性項目数や合併症の有無を参考に手術もしくは慎重なる経過観察を行う.

付帯事項
1) 腫瘍径が 3 cm 以上の場合や 3 cm 未満でも増大傾向のあるものは画像所見も参考に副腎癌の可能性が否定できない場合には副腎摘出術を行う.
2) SCS の副腎腫瘍摘出後, 糖質コルチコイド補充を必要とする例があるので注意を要する.

〔5〕日本内分泌学会, 他：日本内分泌学会雑誌 2017；**93** (Suppl)：1-18. より〕

必要である.

CT・MRI 検査は良悪性鑑別が実施の主目的で, 具体的には腫瘍のサイズ, 辺縁, 内部の CT 値・信号強度・均一性や造影剤排泄率に着目する. 特に脂肪含量とサイズが重要で, 脂肪含量の少ない例, 腫瘍径 3 cm 以上の例では悪性のリスクを考慮する.

SCD では下垂体造影 MRI を禁忌でない限り行い, 必要に応じて海綿静脈洞 (または下錐体静脈洞) サンプリングを実施する. サンプリング検査の判定には ACTH の中枢/末梢比を用い, CRH 負荷前で ≧2, 負荷後で ≧3 なら ACTH 過剰分泌を下垂体性と判定する.

表2 サブクリニカルクッシング病の診断の手引き（平成21年度改訂）

サブクリニカルクッシング病の診断の手引き

I　本疾患の存在を疑う場合
　1）画像診断で下垂体腫瘍の存在が疑われる.
　2）朝の血中ACTH濃度は正常—高値で，コルチゾール濃度は正常域にある.
　3）Cushing病に特徴的徴候が欠如している.
　　【特異的徴候】
　　　　満月様顔貌
　　　　中心性肥満または水牛様脂肪沈着
　　　　皮膚の伸展性赤紫色皮膚線条（幅1cm以上）
　　　　皮膚のひ薄化および皮下溢血
　　　　近位筋萎縮による筋力低下
　　　　小児における肥満をともなった成長遅延
1）と2）があり，3）を満たす場合は本疾患を疑って以下のスクリーニング検査を行い，ACTHの自律的分泌に依存するコルチゾール分泌の異常を調べる.

II　スクリーニング検査
　1）一晩0.5mgデキサメサゾン抑制試験で，翌朝の血中コルチゾール値が3μg/dL以上を示す.
　2）複数日において深夜睡眠時の血中コルチゾール値が5μg/dL以上を示す.
　3）DDAVP試験でACTHの奇異反応（前値の1.5倍以上）がみられる.
　4）複数日において深夜唾液中コルチゾール値が，施設における正常者平均値の1.5倍以上を示す.
1）は必須で，それ以外に2）〜4）の1つ以上を満たせば，ACTHの自律的分泌に依存するコルチゾール分泌異常の証明となる. 次いで異所性ACTH症候群との鑑別のため，以下の検査を行う.

III　確定診断
　1）一晩高用量（8mg）デキサメサゾン抑制試験で，翌朝の血中コルチゾール値が前値の半分以下に抑制される.
　2）CRH試験でACTHが前値の1.5倍以上に増加する.
　3）下垂体腫瘍の存在を証明する.
　4）選択的静脈洞血サンプリングで，ACTHのC/P比が基礎値で2以上，CRH刺激後で頂値が3以上となる.
1）〜3）全てを満たせば診断できるが，1つ以上欠ける場合，または精度を上げるには4）が必要となる. 4）を満たさなければ異所性ACTH症候群を考える.

IV　診断基準
確実例：I，IIおよびIIIの1）〜4）を満たす.
ほぼ確実例：I，IIおよびIIIの1）〜3）を満たす.
疑い例：I，IIを満たす.

　附記1. DDAVPは検査薬として保険未承認である.
　附記2. 抑うつ状態やアルコール依存症における偽性Cushing症候群の鑑別に注意する必要がある.
　附記3. 2を満たさず，病理検査で下垂体腫瘍にACTH関連蛋白またはPOMC mRNAの存在が証明された場合，silent corticotroph adenomaと呼ぶ.
　附記4. 下垂体macroadenomaの場合や，血中にbig ACTHが多量に出ている場合は，CRHやデキサメサゾンに反応しないことがある.

〔6）須田俊宏，他：間脳下垂体機能障害に関する調査研究：平成21年度総括・分担研究報告書. 2010；55-61. より引用〕

診　断

SCSの新診断基準[5]では検査項目に自体に大きな変わりはないが，1mg DST後の血中F濃度により診断要件が変化，8mg DSTを診断の必須要件から除外，手術適応の目安となるDST後のF濃度を明示，などの変更があった（表1）.

本症診断の必須事項は，副腎腫瘍（偶発腫瘍）の存在，Cushing症候群に特徴的な身体徴候の欠如，血中F基礎値正常の3項目で，これらに加えて1mg DST後の血中F濃度が≧1.8μg/dLなら，①ACTH分泌抑制，②F分泌の日内変動消失，③副腎シンチグラフィでの健側の抑制と患側への集積，④血中DHEA-Sの低値，⑤副腎腫瘍摘出後の一過性副腎不全症状出現，または摘出副腎での付着皮質組織萎縮，の5項目中の①と②あるいは⑤を認める場合にSCSと診断する. また，1mg DST後の血中F濃度が≧3.0μg/dLの例では，①〜④の1項目以上あるいは⑤を満たす場合や，1mg DST後の血中F濃度が≧5.0μg/dLの場合もSCSと診断できる.

SCDの必須要件は画像検査での下垂体腺腫(偶発腫瘍)疑い，ACTH基礎値が正常〜高値，Cushing症候群に特徴的身体所見欠如，0.5 mg DSTでの異常の4項目で，これらに夜間F濃度の高値またはDDAVP負荷でのACTH奇異反応を認めれば本症と診断できる．ただし，異所性ACTH症候群の除外が必要で，これを目的に8 mg DST，CRH負荷試験，下垂体MRIを施行する．サンプリング検査はあくまで局在診断ため行う検査であり，内分泌学的にSCDを疑わない例では実施しない．また，偽性CushingもSCDの重要な鑑別疾患であり，飲酒歴，精神疾患の病歴に留意する．

治療

SCSでは副腎癌が否定できない場合(腫瘍径3 cm以上または増大あり)のほか，F過剰との関連が疑われる治療抵抗性の合併症を有する場合などで腫瘍側の副腎を全摘する．比較的小規模な臨床試験の結果によると手術した群での関連合併症改善率が保存治療群よりも優れるとの報告が多いが，良質なエビデンスはない．腫瘍摘出後の副腎不全発症例があり，特にACTH低値，DHEA-S低値，アドステロールシンチグラフィで健側副腎に核種集積を認めない例では，発症リスクが高いと考えられ周術期のステロイド投与につき事前の検討が必要である．

SCDではまとまった報告はないが，下垂体腫瘍による圧迫症状がみられる例や関連合併症を認める例で下垂体腫瘍摘出術が行われる．いずれの疾患とも，手術適応決定のための大規模，前向き，盲検比較試験の実施が望まれる．

予後

SCSでは定期的に実施したDSTでの負荷後のF濃度が持続的に高値の群，経過中上昇する群での心血管疾患死亡，総死亡リスクがそれ以外例と比べ高いとの報告がある．SCDの予後や自然史は明らかでない．

◆ 文献 ◆

1) Debono M, *et al.*：*Curr Opin Endocrinol Diabetes Obes* 2015；**22**：185-192．
2) Di Dalmazi G, *et al.*：*Lancet Diabetes Endocrinol* 2014；**2**：396-405．
3) 上芝 元，他：副腎ホルモン産生異常に関する研究班：平成15年度研究報告書：厚生労働省科学研究費補助金(難治性疾患克服研究事業)，厚生労働省副腎ホルモン産生異常に関する研究班 2004；117-119．
4) Zografos GN, *et al.*：*Hormones*(*Athens*)2014；**13**：323-337．
5) 日本内分泌学会，他：日本内分泌学会雑誌 2017；**93**(Suppl)：1-18．
6) 須田俊宏，他：間脳下垂体機能障害に関する調査研究：平成21年度総括・分担研究報告書：厚生労働科学研究費補助金難治性疾患克服研究事業，大磯ユタカ 2010；55-61．

第9章 副腎および関連疾患

9 褐色細胞腫／パラガングリオーマ

POINT

- 褐色細胞腫・パラガングリオーマ（PPGL）の高リスク群（偶発腫瘍，発作性高血圧，カテコールアミン過剰に伴う多様な症状）での鑑別診断が重要である．
- 随時尿中メタネフリン（MN）分画によるスクリーニング，蓄尿中カテコールアミン排泄量による確定診断を行う．
- 副腎腫瘍はMRIのT1低信号，T2高信号が特徴である．腫瘍局在が不明な場合はMIBGシンチグラフィを含め複数のモダリティーを併用する．
- 腹腔鏡下腫瘍摘出が第一選択である．術前，非手術例の薬物治療としてα_1遮断薬を投与，適宜β遮断薬を併用する．後者の単独投与は禁忌である．
- 潜在的に悪性であるため，悪性度の評価および術後終生の経過観察が推奨される．

病態

副腎髄質または傍神経節のクローム親和性細胞から発生するカテコールアミン産生腫瘍で，前者を褐色細胞腫，後者をパラガングリオーマ，総称して褐色細胞腫・パラガングリオーマ（pheochromocytoma and paraganglioma：PPGL）とよぶ．悪性，両側性，副腎外性，多発性が各々約10%を占めるが，約30%がgerm line mutationを認める遺伝性である[1]．腹部・骨盤部パラガングリオーマでは悪性の頻度が高く（約40%），コハク酸脱水素酵素サブユニットB遺伝子（*succinate dehydrogenase subunit B gene*：*SDHB*）の変異を高頻度に認める．2017年改訂のWHO分類[2]ではPPGLは悪性としての疾患コードに変更となりTNM分類も策定された（表1）．

疫学

高血圧の約0.5%であり，男女差はなく，40〜70歳にかけて分布[2]する．偶発腫瘍としての発見が増加している．

主要症候

カテコールアミン過剰による頭痛，動悸，発汗，顔面蒼白，体重減少，便秘，心筋梗塞類似の胸痛などの多彩な症状，高血圧（約85%，持続型，発作型，混合型），さらには，高血圧クリーゼ，たこつぼ型心筋症による心不全，腫瘍破裂によるショックなどを呈する．各種刺激（運動，ストレス，過食，排便，飲酒，腹部触診など）で高血圧発作が誘発される（褐色細胞腫クリーゼ，高血圧クリーゼ）．メトクロプラミド静注による高血圧発作の誘発もある．正常血圧，無症候性も少なくない．起立性低血圧を示すこともある．肥満はまれである．

表1 病型分類

	Paraganglioma	
	Adrenal medulla	Extra-adrenal paraganglioma
Sympathetic	Pheochromocytoma (8700/3) ➡約10%	Paraganglioma (Abdomen & Pelvis) (8693/3) ➡約40%
Parasympathetic	-------	Paraganglioma (Head & Neck) (8690/3, 8692/3, 8693/3) ➡約5%

➡：転移のリスク．

検査

1）一般検査

白血球増多，代謝異常（脂質，耐糖能：約50%），高度の高血圧性眼底，ECG異常（不整脈，虚血性所見，心肥大）を認めるが，本疾患に特徴的ではない．

2）内分泌学的検査

❶ 基礎値

血中カテコールアミン増加を認めるが，生理的にも変動幅が大きい．代謝産物であるMN，NMNは安定で，随時尿でも高値なため，スクリーニング，発作型の診断に有用[3]である．確定診断は24時間蓄尿中カテコールアミンを測定による．国外では血中総MNの約10%を占める血中遊離MN・NMNの測定が第一選択（ENDOガイドライン[1]）であるが，わが国では保険適用がない．ノルアドレナリン（noradrenaline：NA）からアドレナリンへの変換酵素は

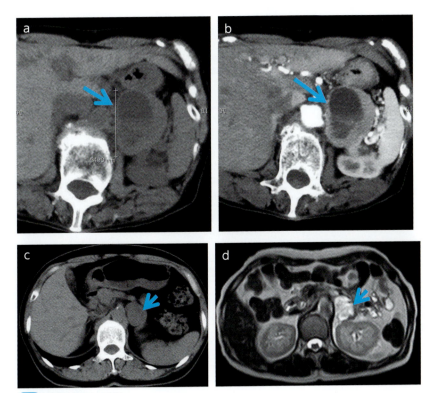

図1 副腎CTとMRI
a：CT単純，b：CT造影，c：MRI T1，d：MRI T2．

副腎髄質のみに存在するため，アドレナリン優位の腫瘍の多くは褐色細胞腫，NA優位の腫瘍はパラガングリオーマが多い．約15%はホルモン非産生性PPGLで診断が困難である．クロモグラニンAが有用な生化学的マーカーとされるが，わが国では保険適用がない．時に血中レニンが高値を示す．カテコールアミンβ作用による傍糸球体細胞からの分泌促進，末梢血管抵抗の増加による循環血漿量の減少が関与する．

❷ 機能検査

誘発試験やレギチーン®試験（血圧降下を指標）は特異性，安全性の観点から推奨されない．クロニジン試験（中枢α2受容体に作用）でNA，血中遊離NMNは低下しない．

3）画像検査

約90%は副腎原発で局在診断は容易である．約10%はパラガングリオーマであり時に局在診断が困難なため，他のモダリティーを組み合わせて検索する．

❶ CTスキャン

腫瘍は円形，辺縁平滑で径3cm以上が多い．単純CTでは低吸収または腫瘍内の出血，壊死，囊胞性変化のため内部不均一となり低〜高吸収域が混在，まれに小石灰化もある．充実性成分は血管に富み，早期の造影効果が特徴である（図1a, b）．造影剤はクリーゼ誘発の可能性があるため原則禁忌で，やむを得ず実施する際は①患者への説明・同意，②フェントラミン，プロプラノロールの準備，が必要である．

❷ MRI

T1強調画像で低信号，T2強調画像で高信号あるいは低〜高信号域の混在が特徴である．（図1c, d）．腫瘍内の出血，壊死，囊胞変性はT2強調画像で著明な高信号として描出される．充実性成分は早期相で強く造影される

❸ ^{123}I-MIBGシンチグラフィ

MIBGはNAと構造が類似し，交感神経終末や副腎髄質の貯蔵顆粒に集積する．副腎皮質腫瘍との鑑別，パラガングリオーマ，多発例や転移巣の検索に有用である．転移巣の検索では全身スキャンを行う．約10%の偽陰性，偽陽性がある．SPECT/CTが画像面ですぐれる．

❹ ^{18}F-FDG-PETスキャン

悪性例の転移検出，特に^{123}I-MIBGシンチグラフィ陰性の転移検出に有用だが，疾患特異的ではない．従来，非転移例の保険適用はなかったが，PPGLの疾患コードが悪性に変更されたことから，今後，実臨床でも適用の変更が予想される．このほか，6-[^{18}F] fluorodopamine ^{18}F-FDP-PET，68-Ga DOTATATE PET-CTの有用性が報告されている．

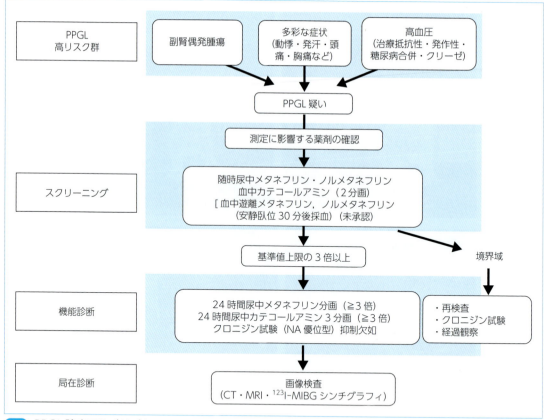

図2 PPGL 診療アルゴリズム

〔(4) 褐色細胞腫診療指針／厚生労働省科学研究費補助金難治性疾患克服研究事業「褐色細胞腫の実態調査と診療指針の作成」研究班（平成 21 年度），「褐色細胞腫の診断及び治療法の指針に関する」研究班（平成 22, 23 年度）編集，厚生労働科学研究費補助金難治性疾患克服研究事業褐色細胞腫の診断及び治療法の推進に関する研究班，2012；8-11．より引用，一部改変〕

診 断

1）診療アルゴリズム

図 2 に PPGL 診療アルゴリズムを示す[4]．副腎偶発腫瘍，特に無症候性での診断が増加している．カテコールアミンと代謝産物の過剰を証明する．副腎に病変がない場合は CT，MRI，^{123}I-MIBG シンチグラフィによる全身検索を行う．

2）悪性褐色細胞腫の診断

当初は良性とみえた腫瘍が，後年，悪性と判明する例も少なくない．非クローム親和性組織（骨，肺，肝，腎など）の病変や局所進展があれば悪性と診断できる．表 2 に悪性度のリスク評価に有用とされる指標をしめす．Kimura ら[5]による Grading of Adrenal Pheochromocytoma and Paraganglioma（GAPP）は組織学的な分化度と予後との関連を示しており，臨床的に有用と考えられる．

表2 悪性度のリスク評価指標

- 腫瘍サイズ 5 cm 以上
- 高齢者
- NA 産生性・DA 過剰産生
- パラガングリオーマ（腹部）
- 病理組織スコアリング：GAPP[5]
- SDHB 遺伝子変異

〔(5) Kimura N, et al.：Endocr Relat Cancer 2014；**21**：405-414.〕

治 療

1）手術療法

腹腔鏡下腫瘍摘出術が原則である．巨大腫瘍，周囲との癒着，副腎外腫瘍では開腹手術を行う．術後，血圧，カテコールアミンは急速に正常化する．

2）薬物療法

手術困難例や術中のクリーゼ防止のため，α1 遮断薬を投与する．頻脈，不整脈があれば β 遮断薬を

併用するが，単独投与は高血圧クリーゼをきたすため禁忌である．血圧管理が困難な場合はCa拮抗薬，アンジオテンシンⅡ受容体拮抗薬(angiotensin Ⅱ receptor blocker：ARB)を併用する．

3) 褐色細胞腫クリーゼの緊急治療

フェントラミン(レギチーン®)を静注後，点滴静注する．

4) 悪性褐色細胞腫の治療

集学的治療を行う．転移巣でも手術による腫瘍容積減少は予後改善に有効である．保険適用は化学療法であるCVD療法(シクロホスファミド＋ビンクリスチン＋ダカルバジン)[6]のみで，カテコールアミン過剰の改善，腫瘍縮小効果を認める例がある．チロシン水酸化酵素を阻害しカテコールアミン合成を阻害するα-methylparatyrosine(治験中)[7]は術前や長期のカテコールアミン過剰を示す悪性例での有効性が期待される．シンチグラフィで腫瘍への集積が高い場合に^{131}I-MIBG内照射療法が有効である(2018年1月現在治験中)．骨折予防，疼痛軽減目的で骨転移巣への放射線外照射を行う．

予後

約80％は治癒が期待でき良性といえる．悪性の5年生存率は集学的治療により改善され約60％とされる．通常，緩徐ながら進行性に増悪する．終生にわたる経過観察が推奨されている．

まとめ

PPGLは心血管系合併症，高血圧クリーゼや腫瘍破裂などの緊急症，悪性例などのリスクが高いことから，褐色細胞腫診療指針[4]に準拠し，早期の診断と治療に努める．PPGL高リスク群(特徴のある高血圧，カテコールアミン過剰に伴う多様な症状，副腎偶発腫瘍)において適切なスクリーニングを実施する．特に，無症候性例が多いことから，副腎偶発腫瘍を経験した場合は，慎重に診断を進める必要がある．

◆ 文 献 ◆

1) Lenders JW, et al.：J Clin Endocrinol Metab 2014；**99**：1915-1942.
2) WHO classification of tumors of the adrenal medulla and extra-adrenalparaganglioma. In WHO Classification of Tumours of Endocrine Organs(Edts. Lloyd RV, Osamura RY, Kloeppel G, Rosai J), WHO, p.180
3) 地曳和子，他：日本内分泌学会雑誌 1988；**64**：707-716.
4) 褐色細胞腫診療指針/厚生労働省科学研究費補助金難治性疾患克服研究事業「褐色細胞腫の実態調査と診療指針の作成」研究班(平成21年度)，「褐色細胞腫の診断及び治療法の指針に関する」研究班(平成22，23年度)編集，厚生労働科学研究費補助金難治性疾患克服研究事業褐色細胞腫の診断及び治療法の推進に関する研究班，2012；8-11.
5) Kimura N, et al.：Endocr Relat Cancer 2014；**21**：405-414.
6) Tanabe A, et al.：Horm Cancer 2013；**4**：103-110.
7) Naruse M, et al.：Endocr J 2018 Jan 20. doi：10.1507/endocrj.EJ17-0276.

第9章 副腎および関連疾患

10 Addison 病

POINT

- コルチゾール（F），アルドステロン，副腎性アンドロゲンによる欠乏症状に加え，皮膚，粘膜に色素沈着を認めることが特徴である．
- 副腎不全症を疑った場合，早朝副腎皮質刺激ホルモン（ACTH），コルチゾール（F）値を測定する．
- 補充にはヒドロコルチゾン（コートリル®）を用い，1日のコルチゾール分泌量に相当する10〜20 mg/dayを1日2〜3に分割して投与する．
- シックデイ時には副腎クリーゼ予防のため，ヒドロコルチゾン投与量を通常の2〜3倍とする．

病態

Addison 病（原発性副腎不全症）は，副腎に病変があり，コルチゾール（F），アルドステロン，副腎性アンドロゲンの慢性的欠乏をきたす．その症状は，90％以上の破壊によって発症し，その原因は，表1に示すとおりであるが，自己免疫性，結核性が大部分を占める[1]．

疫学

平成22年度（調査対象期間 平成15〜19年）のわが国の実態調査において発症率は，911人/5年で，平均年齢は64.8歳と中高齢患者が多かった．成因としては特発性（自己免疫性副腎皮質炎）49％，感染性27％である．感染性の内訳は，結核性57％，真菌性3％，その他5％であり，平成10年度に比し，結核性の減少とともに，特発性が増加している[2]．

主要症候，一般血液検査所見

F，アルドステロン，副腎性アンドロゲンの欠乏による症状（表2），一般血液検査所見（表3）に加え，皮膚（関節，手掌，爪床，乳輪，手術痕など），粘膜（歯肉など）の色素沈着を認めることが特徴である[3]．これはF低下により，ACTHおよびプロオピオメラノコルチン（proopiomelanocortin：POMC）関連ペプチドが，皮膚メラノコルチン1型受容体（melanocortin 1 receptor：MC1R）を刺激することが原因である．

診断

1）内分泌学的検査

臨床症状，一般血液検査所見よりAddison病を疑う場合には，まず早朝ACTH，F値を測定する．採血条件として絶食，非ストレス刺激下，外来では午前9時までの採血が望ましい．結果として，

早朝F値が

表1 Addison病（原発性副腎不全症）の原因疾患（先天性副腎過形成を除く）

自己免疫性
　孤発性
　多腺性自己免疫症候群1型（副甲状腺機能低下症，慢性皮膚粘膜カンジダ症，Addison病）
　多腺性自己免疫症候群2型（原発性甲状腺機能低下症，1型糖尿病，Addison病）
感染性
　結核，真菌，サイトメガロウイルス，HIV
転移性腫瘍
浸潤性
　アミロイドーシス，ヘモクロマトーシス
髄膜炎菌敗血症後副腎内出血（Waterhouse-Friderichsen症候群）
副腎白質ジストロフィー
先天性副腎皮質低形成
　DAX1変異，SF-1変異
ACTH抵抗性症候群
　*MC2R*遺伝子変異，*MRAP*遺伝子変異，*AAAS*遺伝子変異（Triple A症候群）
両側副腎摘出

〔1〕Stewart PM, et al.：WILLIAMS TEXTBOOK OF ENDOCRINOLOGY. 13th ed, In：Kronenberg HM, et al.（eds），ELSEVIER 2016；524-533. より引用改変〕

・18 μg/dL 以上であれば副腎不全症の可能性を否定できる．
・4 μg/dL 未満であれば副腎不全症の可能性が高い．
・4 μg/dL 以上かつ 18 μg/dL 未満は副腎不全症の可能性を否定できない．
　早朝ACTH値が
・正常〜高値 Addison病（原発性副腎不全症）の可能性が高い．
・低値〜正常 続発性副腎不全症の可能性が高い．
　以後は副腎不全症診断のアルゴリズム（図1）に沿って検査を行う[3]．診断は臨床症状，一般血液検査，ACTH値基礎値，F基礎値，各種負荷試験の結果を総合して行う[3]．

表2 コルチゾール，アルドステロン，副腎アンドロゲン欠乏症状

コルチゾール欠乏症状
易疲労感，脱力感
消化器症状(食欲不振，悪心，嘔吐，便秘，下痢，腹痛など)
体重減少
血圧低下
精神異常(無気力，嗜眠，不安，性格変化)
発熱
低血糖症状
関節痛
アルドステロン欠乏症状
血圧低下
塩分渇望
副腎アンドロゲン欠乏症状
女性の腋毛，恥毛の脱落

〔3〕柳瀬敏彦，他：日本内分泌学会雑誌 2015；**91**(Suppl)：1-78. より引用改変〕

表3 Addison病に認められる一般血液検査所見

低血糖(血糖値 70 mg/dL 以下)
低ナトリウム血症(血清 Na 135 mEq/L 以下)
正球性正色素性貧血(Hb 男性 13 g/dL 以下，女性 12 g/dL 以下)
血中総コレステロール低下 (150 mg/dL 以下)
末梢血　好酸球増多(8% 以上)，相対的好中球減少，相対的リンパ球増多
高カリウム血症

〔3〕柳瀬敏彦，他：日本内分泌学会雑誌 2015；**91**(Suppl)：1-78. より引用改変〕

2) 画像検査

❶胸腹部 X 線

肺野や副腎部の石灰化陰影を認める場合，Addison病の成因である結核の可能性を示唆する．

❷腹部 CT

結核性 Addison 病では初期に腫大を，また特発性では萎縮を認める．

3) その他の検査

・ツベルクリン反応　結核の罹患歴．
・抗副腎皮質抗体．
・ステロイド合成酵素に対する自己抗体．
・多腺性自己免疫症候群で認められる自己抗体(抗 Langerhans 島抗体，抗内因子抗体，抗甲状腺抗体など)．

治　療

可能な限り健常者における1日のF分泌量である 5～10 mg/m^2 と日内変動に近い補充療法を行う．補充には生理的なグルココルチコイドであるヒドロコルチゾン(コートリル®)を用い，1日のF分泌量に相当する 10～20 mg/day を1日2～3に分割して投与する．また投与量決定には副腎不全患者のF分泌予備能も考慮する．具体例を下記に示す．

1) 2分割投与

ヒドロコルチゾン

10 mg/day　朝 7.5 mg　夕 2.5 mg
15 mg/day　朝 10 mg　夕 5 mg
20 mg/day　朝 15 mg　夕 5 mg

2) 3分割投与

体重(kg)×0.12 mg で朝の投与量を決定し，朝：昼：夕を3：2：1の比率とする[4]．

わが国では食塩摂取量が多いこともあり，Addison病では通常ミネラロコルチコイドの投与は不要であるが，低ナトリウム血症，低血圧等の塩喪失症状を認める場合にはミネラロコルチコイドであるフルドロコルチゾン(フロリネフ®)を 0.05～1 mg/day を併用する．また，日々の補充療法においては患者個人の活動量に応じて投与量や投与タイミングの個別的な対応も考慮する．

感染などのシックデイ時には副腎クリーゼ予防のためヒドロコルチゾン投与量を通常の2～3倍とする．

結核性 Addison 病で抗結核薬であるリファンピシン投与を行う際には薬物代謝酵素(チトクロム P450 3A4〈cytochrome p-450 3A4：CYP3A4〉)誘導により，ヒドロコルチゾンの代謝が促進され，血中濃度が低下する可能性があるため，ヒドロコルチゾン投与量を通常の2～3倍とする．その他ヒドロコルチゾンの増量を考慮すべき薬剤としてフェニトイン，フェノバルビタール，カルバマゼピン，バルプロ酸ナトリウム，プリミドン，エトスクシミドなどの抗てんかん薬，ピオグリタゾン(抗糖尿病薬)がある．

ヒドロコルチゾンの過剰量投与は，生活の質(QOL)低下，糖・脂質・骨代謝異常，死亡率の上昇をきたすことが報告されており，補充量が 20 mg/day を超える場合には定期的な QOL，上記の代謝異常のチェックが必要である．

予　後

的確に Addison 病と診断され，グルココルチコイドの補充が行われれば，予後は良好であるが，副腎クリーゼが予後に影響するため，ストレスを生じる様々な状態に応じてグルココルチコイド補充量を調整する必要がある．

まとめ

Addison 病の臨床症状，一般血液検査所見には特異的なものが少ないため，意識障害，低血圧，低血糖，低ナトリウム血症などより Addison 病が疑われ

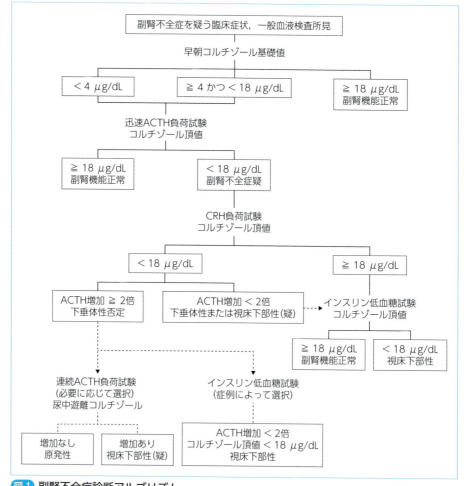

図1 副腎不全症診断アルゴリズム
〔3〕柳瀬敏彦,他：日本内分泌学会雑誌 2015；**91**（**Suppl**）：1-78. より引用改変〕

る場合には，ACTH，F値が不明でも治療的診断としてグルココルチコイドの投与を行う．

またAddison病患者には生涯に渡ってグルココルチコイドの補充が必要であり，決して自己判断でグルココルチコイドを中止しないように指導する．

◆ 文 献 ◆

1) Stewart PM, et al.：WILLIAMS TEXTBOOK OF ENDOCRINOLOGY. 13th ed, In：Kronenberg HM, et al.（eds），ELSEVIER 2016；524-533.
2) 柳瀬敏彦,他：アジソン病，副腎性サブクリニカルクッシング症候群の全国における実態調査 厚生労働省科学研究費補助金（難治性疾患克服研究事業）平成22年度研究報告書 2011；139-146.
3) 柳瀬敏彦,他：日本内分泌学会雑誌 2015；**91**（**Suppl**）：1-78.
4) Mah PM, et al.：Clin Endocrinol 2004；**61**：367-375.

11 ステロイド補充療法

POINT
- 副腎機能低下症に対する副腎皮質ホルモン補充療法として，グルココルチコイドとミネラロコルチコイドの補充療法がある．
- 過剰量の投与による有害事象の発症に注意する．
- グルココルチコイドの作用に影響を与える薬剤がある．
- 身体ストレス時にはグルココルチコイドの投与量を増量しなければならない．
- 副腎クリーゼの発症を回避するための患者や家族に対する指導も重要である．

副腎皮質ホルモン補充療法の目的

副腎皮質ホルモンの補充療法は，原発性副腎機能低下症および続発性副腎機能低下症を呈する様々な疾患に対して行われる（表1）．補充療法の目的は，副腎機能低下症に伴う自覚症状と身体所見（易疲労感，脱力感，食欲不振，体重減少，悪心，嘔吐，便秘，下痢，腹痛，低血圧，無気力，嗜眠，不安感，性格変化，発熱，低血糖症状，関節痛など）を改善し患者のQOLを向上させることである．

補充療法に用いられるステロイド薬

副腎機能低下症をきたす疾患の病態に応じて欠乏ホルモンの補充療法が行われる．グルココルチコイドの欠乏は原発性副腎機能低下症と続発性副腎機能低下症の両者に共通して認められる．一方，鉱質コルチコイドの合成・分泌はACTHよりもレニン―アンジオテンシン―アルドステロン系により支配されているため，続発性副腎機能低下症ではミネラロコルチコイドの分泌は保持されている．副腎性アンドロゲンの補充療法の効果は限定的であり，わが国で

表1 副腎皮質ホルモンの補充療法の対象となる疾患

原発性副腎皮質機能低下症	続発性副腎皮質機能低下症
自己免疫性副腎皮質炎 　孤発例，APS 1型およびAPS 2型 感染性副腎炎 　結核，真菌，サイトメガロウイルス，HIV 悪性腫瘍の副腎転移 浸潤性病変 　アミロイドーシス，ヘモクロマトーシス 副腎出血（Waterhouse-Friderichsen症候群） 悪性リンパ腫 副腎白質ジストロフィー CAH 　21-水酸化酵素欠損症，11β-水酸化酵素欠損症，17α-水酸化酵素欠損症，先天性副腎リポイド過形成症，3β-水酸化ステロイド脱水素酵素欠損症，P450 オキシドレダクターゼ欠損症 先天性副腎低形成 　DAX-1異常症，SF-1異常症 ACTH不応症 　MC2R異常症，MRAP異常症，AAA症候群 両側副腎摘出後	視床下部・下垂体腫瘍 　下垂体腺腫，頭蓋咽頭腫，胚細胞腫，RCC，悪性腫瘍の下垂体転移 ACTH産生下垂体腺腫（Cushing病）の術後 下垂体術後 下垂体放射線照射後 トルコ鞍部の肉芽腫 　結核，サルコイドーシス，好酸球性肉芽腫 下垂体卒中 Sheehan症候群（出産後下垂体壊死） リンパ球性下垂体炎 先天性ACTH単独欠損症 　TPIT異常症，PCSK1異常症，POMC異常症 先天性下垂体機能低下症 　HESX1異常症，LHX4異常症，SOX3異常症，PROP1異常症 長期間グルココルチコイド治療後

HIV（ヒト免疫不全ウイルス），SF-1（ステロイド産生因子1），MC2R（メラノコルチン2受容体），MRAP（メラノコルチン2受容体アクセサリー蛋白），RCC（Rathke嚢胞），TPIT（ティボックス転写因子），PCSK1（プロ蛋白転換酵素サブチリシン/ケキシン1型），POMC（プロオピオメラノコルチン），HESX1（homeobox expressed in ES cells 1），LHX4（LIM homeobox protein 4），SOX3（sex determining region Y-box 3），PROP1（PROP paired-like homeobox 1）．

表2 副腎皮質機能低下症(成人)に対するグルココルチコイドの補充療法

維持療法
- ヒドロコルチゾン(コートリル®)　10〜20 mg/day
    - 1日2回投与の場合　7.5〜15 mg 朝食後　2.5〜5 mg 夕食後
    - 1日3回投与の場合　5〜10 mg 朝食後　2.5〜5 mg 昼食後　2.5 mg 夕食後

シックデイや小手術時の治療
- シックデイ(発熱, 感冒, 下痢など), 鼠径ヘルニア修復術, 大腸内視鏡検査など
    - → ヒドロコルチゾンを通常の2〜3倍量に増量
- 局所麻酔による歯科処置や皮膚生検など
    - → ヒドロコルチゾンの増量は不要

重症疾患や中等度以上の手術時の治療
- 胆囊摘出術, 結腸切除術, 子宮摘出術, 肺炎, 重症胃腸炎など
    - → ヒドロコルチゾン50 mgを1日2回経口または経静脈投与
- 開胸手術, 肝切除術, 食道胃切除術, 下垂体腫瘍摘出術, 膵炎, 心筋梗塞, 分娩など
    - → ヒドロコルチゾン50 mgを8時間ごとに経静脈投与
- 敗血症ショック, 高度外傷など
    - → ヒドロコルチゾン50〜100 mgを6時間毎に経静脈投与. バイタルサインや血清Na値を観察しながら漸減

〔(1)「副腎クリーゼを含む副腎皮質機能低下症の診断と治療に関する指針」作成委員会:日本内分泌学会雑誌2015;**91**(Suppl):1-78. 2) Stewart PM, et al.: Williams Textbook of Endocrinology. 13th ed, In: Melmed S, et al.(eds), Elsevier 2016;490-588. より改変〕

表3 グルココルチコイドの作用に影響する薬剤

グルココルチコイドの作用を減弱する薬剤

甲状腺ホルモン, リファンピシン, ミトタン(op'DDD), 成長ホルモン, ケトコナゾール, スニチニブ, 抗けいれん薬(フェニトイン, バルプロ酸, フェノバルビタール, カルバマゼピン, プリミドン), ピオグリタゾン, GLP-1受容体作動薬, エトミデート

グルココルチコイドの作用を増強する薬剤

ジルチアゼム, シメチジン, アプレピタント, イトコナゾール, リトナビル, フルオキセチン

は医薬品として認可されていない.

　先天性副腎過形成(congenital adrenal hyperplasia:CAH)では, 疾患によって欠乏するホルモンが異なるため, 病態に応じた補充療法を行う.

グルココルチコイド補充療法

1) 慢性期

　健常成人の1日のコルチゾール(F)分泌量は5〜10 mg/m^{2}であることから, これに相当する量のグルココルチコイドの補充療法を行う. 生理的なグルココルチコイドであるヒドロコルチゾン(コートリル®)を, Fの生理的な分泌パターンを模倣して2〜3回に分割し服用する(表2)[1,2]. 成人患者では通常10〜20 mg/dayで十分であり, これを超える場合はQOL低下, 糖代謝異常, 脂質代謝異常, 骨代謝異常, 死亡率の上昇を認める[1]. 一律に10 mg/dayのヒドロコルチゾンを投与した場合より体重換算で投与量を決定した場合のほうが血中F濃度の推移の個人差が少ない[3]. 同量のグルココルチコイドを1日2回投与する場合と1日3回投与する場合の優劣に関しては相反する報告がある[4,5]. また, 食前投与に比べて食後投与のほうが血中F濃度の変動幅が小さい[3].

　コルチゾン(コートン®)は11β-HSD1によりFに変換されるが, 11β-HSD1の活性には個人差があるため推奨されていない[1].

　古典的21-水酸化酵素欠損症の成人患者では, 長時間作用型の合成グルココルチコイドであるPSLやDexによる補充療法も行われる[1].

2) グルココルチコイドの作用に影響する薬剤

　グルココルチコイド補充療法に影響を与える薬剤を表3に示す[1]. グルココルチコイド作用を減弱する薬剤を併用する場合はグルココルチコイド補充量の増量を, グルココルチコイド作用を増強する薬剤を併用する場合はグルココルチコイド補充量の減量を検討する.

　甲状腺ホルモンはヒドロコルチゾンの代謝を亢進させるため, 自己免疫性多内分泌腺症候群2型(autoimmune polyglandular syndrome type II:APS II)や下垂体前葉機能低下症の患者で甲状腺機能低下症を合併した場合は, ヒドロコルチゾンの補充を先行しなければならない. GHは11β-HSD1の発現を減少させコルチゾンからFへの代謝を抑制しグルココルチコイドの作用を減弱させる. したがって, 成長ホルモン分泌不全症(growth horemone deficiency:GHD)患者でGH補充療法を開始した場合には副腎不全の発症に注意する. エストロゲン製剤は, ミトタン〔1,1-dichloro-2-(o-chlorophenyl)-2-(p-chlorophenyl)ethane:op'DDD〕と同様にコルチゾール結合蛋白(cortisol binding globulin:CBG)を増加させるが, グルココルチコイドの増量は不要である.

3) 身体ストレス時

　種々の身体ストレス(感染, 外傷, 手術など)時には副腎皮質ホルモンの需要が増大するため, グルココルチコイドの投与量を増量しなければならない.

　発熱, 感冒, 下痢, 嘔吐などの比較的軽度のストレス時には, 症状が回復するまで通常の2〜3倍量の

グルココルチコイドを投与する．嘔吐のため内服が困難な場合は非経口的に投与する．より重症の疾患を合併した場合や周術期には手術侵襲度を勘案しグルココルチコイド投与量を決定する．投与量の目安を表2に示す[1,2]．副腎クリーゼ時には大量のグルココルチコイドに加えて生理食塩水とブドウ糖液の投与を行う．

副腎クリーゼの発症を回避するために，患者や家族に対してシックデイ時の対処方法を含む指導を行うことが重要である(表4)．

4) 妊娠，分娩時

生理的には妊娠週数が進むにつれて血中CBG濃度が増加するため血漿F濃度は増加する．また，糖質コルチコイド拮抗作用を示すプロゲステロン濃度も増加するため血漿遊離Fも増加している[6]．しかし，副腎機能低下症患者が妊娠した場合にグルココルチコイド補充量を増量すべきか否かについての詳細な疫学的研究はない．経験的事実に基づいて推奨ヒドロコルチゾン補充量($12～15\ mg/m^2$，約20mg/dayに相当)が設定されている[1]．

ヒドロコルチゾンやPSLは胎盤に発現する11β-HSD2によって大部分が不活化されるため，妊娠中期以降はほとんど胎児に移行しない．しかし，胎盤で不活化を受けないDexやベタメタゾンは胎盤移行率が高く，胎児が母胎由来のグルココルチコイドに曝露される可能性があるため，妊娠中の投与は推奨されない[1]．

分娩時にはヒドロコルチゾン50mgを静注し，その後経過を見ながら8時間ごとに追加投与する(表2)．

5) 長期間グルココルチコイド治療後およびCushing症候群術後

他疾患に対して長期間グルココルチコイド療法を継続(通常ヒドロコルチゾン>30mg/day，PSL>7.5mg/day，Dex>0.75mg/dayを3週間以上)していた患者(医原性副腎機能低下症)では，視床下部—下垂体—副腎系(hypothalamic-pituitary-adrenal axis：HPA axis)が回復するまでの期間グルココルチコイドの補充療法が必要である．医原性副腎機能低下症はグルココルチコイドの経口投与のみならず，経鼻，経皮，経気管支投与においても報告されている[1,2]．

Cushing症候群(ACTH依存性およびACTH非依存性)の腫瘍摘出後は，術直後からグルココルチコイドの補充が不可欠であり，HPA axisの回復まで12～18か月を要する．腫瘍摘出時にヒドロコルチゾン100～200mgを静注した後同量を24時間かけて点滴静注する．術翌日より症状を観察しながら100mg/dayから漸減し，徐々に10～20mg/dayの維持量への減量を試みる．

医原性副腎機能低下症もCushing症候群の術後も，ヒドロコルチゾンの投与量が10mg/day以下になった時点で，可能であればACTH刺激試験による

表4 グルココルチコイド補充療法中の患者に対する指導のポイント

1. グルココルチコイドの内服を自己判断で中断しない．
2. シックデイ時にはヒドロコルチゾンを通常の2～3倍の量を服用する．
3. グルココルチコイドの自己中断やシックデイ時の糖質コルチコイド服用量が不十分な場合には副腎クリーゼとよばれる病態を呈し，意識障害やショックに至る危険性があることを認識する．
4. 緊急時に備えて，"副腎皮質機能低下症"であることや連絡先を記載したカードを常時携帯する．

副腎機能の評価を行い，補充療法の中止の是非を判断する[1]．

ミネラロコルチコイド補充療法

ミネラロコルチコイドの補充療法は，レニン—アンジオテンシン—アルドステロン系が保持されている続発性副腎機能低下症では不要で，アルドステロンの合成・分泌が低下している原発性副腎機能低下症においてのみ必要である．補充療法に用いられる合成ミネラロコルチコイドはフルドロコルチゾン(フロリネフ®)であり，0.05～0.2mgを1日1回朝に投与する[1]．グルココルチコイドの補充療法に用いられるヒドロコルチゾンがミネラロコルチコイド作用をも有していることやわが国では食塩摂取量が多いこともあって，原発性副腎機能低下症患者においてもヒドロコルチゾンの補充のみでは塩喪失症候(低血圧や低ナトリウム血症など)が改善されない場合に併用される[1]．

小児におけるステロイド補充療法

小児の副腎機能低下症患者に対するステロイド補充療法の基本は成人と同様であるが，グルココルチコイド過剰に伴う成長率低下，肥満，女児の男性化徴候などに配慮する必要がある．古典的21-水酸化酵素欠損症患者に対する維持療法として，ヒドロコルチゾンは乳児期$10～20\ mg/m^2/day$，幼児期$10～15\ mg/m^2/day$，学童期$10～15\ mg/m^2/day$を，フルドロコルチゾンは0.025～0.2mg/dayを目安として投与する[1]．

◆◆ 文献 ◆◆

1) 「副腎クリーゼを含む副腎皮質機能低下症の診断と治療に関する指針」作成委員会：日本内分泌学会雑誌 2015；**91**(Suppl)：1-78.
2) Stewart PM, et al.：Williams Textbook of Endocrinology. 13th ed, In：Melmed S, et al.(eds), Elsevier 2016；490-588.
3) Mah PM, et al.：Clin Endocrinol(Oxf) 2004；**61**：367-375.
4) Alonso N, et al.：J Endocrinol Invest 2004；**27**：449-454.
5) Bleicken B, et al.：Clin Endocrinol(Oxf) 2010；**72**：297-304.
6) Jung C, et al.：J Clin Endocrinol Metab 2011；**96**：1533-1540.

第9章 副腎および関連疾患

12 副腎クリーゼ

POINT

- 副腎クリーゼの誘因は感染症、特に胃腸炎が多い。
- 既知の慢性副腎不全患者の約40%は、副腎クリーゼを過去に最低1回は起こしたことがある。
- 典型的な症状は、重度の血圧低下と脱水に伴う身体所見だが、悪心・嘔吐、腹痛などの消化器症状もしばしばみられ、胃腸障害と間違われることがある。
- 副腎クリーゼを疑った場合、副腎皮質刺激ホルモン(ACTH)とコルチゾール(F)の測定用検体を採取したあと、結果を待たずに、速やかにヒドロコルチゾンの投与を開始する。
- シックデイやストレス時におけるグルココルチコイドの増量(通常服用量の1.5～3倍)の必要性を十分教育しておく。

病態

副腎クリーゼ(急性副腎不全症)とは、グルココルチコイドの絶対的または相対的な欠乏が急激に生じ、グルココルチコイドの補充をしなければ致命的な状況に陥ってしまう病態をいう。原因としては、慢性副腎不全患者(未診断例を含む)に感染や外傷、手術等何らかのストレスが加わり、急激にステロイドの需要が増した場合や、膠原病やアレルギー疾患等に対する治療目的でステロイドを長期服用中、急激に減量または中止を行った場合が多い。下痢や嘔吐を伴う胃腸炎が感染症のなかでもっとも多い誘因である。過去に報告されている頻度の多い誘因を表1[1～3]に示す。わが国の疫学調査によると、Addison病患者の副腎クリーゼの誘因は感染症が過半数を占め、ついでステロイド薬の中断が多い。一方、頻度は極めて少ないが、突発的かつ急激なグルココルチコイド欠乏をまねく原因として、原発性では副腎出血(髄膜炎菌感染、ワルファリン服用、外傷など)や抗リン脂質抗体症候群による副腎梗塞、続発性では下垂体出血、頭部外傷などがあげられる。

副腎クリーゼの病態は循環不全であり、グルココルチコイド欠乏に加え、ミネラロコルチコイドの欠乏によるNaの喪失や体液量の減少、さらにカテコールアミンの合成・分泌の低下、クリーゼ発症の誘因となった疾患そのものによる循環動態の障害など、それぞれが病態に影響する。

疫学

国外のいくつかの報告によると、副腎クリーゼの年間発症率は、慢性副腎不全患者(原発性、続発性を含む)のおよそ5～10%とされている。2010年、Hahnerらは、慢性副腎不全患者444名を対象に後ろ向きの調査をした結果、約42%(原発性47%、続発性35%)が少なくとも過去に1回、副腎クリーゼを起こしていると報告した[2]。また同報告では、続発性の慢性副腎不全患者における副腎クリーゼの危険因子として、性別(女性)と尿崩症の存在をあげている[2]。

表1 副腎クリーゼの誘因

	White & Arlt, 2010	Hahner et al. 2010[2]	Hahner et al. 2015[3]
胃腸炎(胃腸疾患)	56%	29%	23%
他の感染症	17%	22%	25%
外科手術に伴う	6%	10%	16%
身体的ストレス・疼痛	8%	7%	9%
心理的ストレス	1%	3%	16%
不適切な医療	2%	12%	14%
事故	NA	3%	3%
不明	1%	9%	10%
その他	9%	5%	9%

〔1)Puar TH, et al.: Am J Med 2016;**129**:339.e1-339.e9. より一部改変〕

主要症候と検査

副腎クリーゼの典型的な症状は、重度の血圧低下と脱水に伴う身体所見だが、食欲低下や悪心・嘔吐、腹痛などの症状もしばしばみられ、胃腸障害と間違われることがある。また発熱、筋肉および関節の痛み等の非特異的な症状を呈し、さらに進行した病態では意識障害も起こる。すでに慢性副腎不全の状態でありながらこれまで診断されていなかった症例では、副腎クリーゼの発症以前に、全身倦怠感、食欲

表2 副腎クリーゼを疑う症候と検査所見
1. 脱水，低血圧，原因不明のショック
2. 食欲低下，体重減少，嘔気，嘔吐，下痢
3. 原因不明の腹痛，急性腹症
4. 原因不明の発熱，関節痛
5. 予期せぬ低血糖
6. 低ナトリウム，高カリウム血症
7. 貧血，好酸球増多
8. 高カルシウム血症，BUN上昇
9. 色素沈着，白斑

〔4〕柳瀬敏彦，他：日本内分泌学会雑誌 2015；**91**：1-78. より引用〕

表3 副腎クリーゼに対する治療
1. 心機能監視下に 500～1,000 mL/時の速度で生理食塩水を点滴静注*
2. ヒドロコルチゾン（HC）100 mg を静注後，5%ブドウ糖液中に HC 100～200 mg を混注した溶液を24時間で点滴静注（あるいは，25～50 mg の HC を6時間ごとに静注）

*：生理食塩水の投与量については，年齢や病態を考慮し判断
〔4〕柳瀬敏彦，他：日本内分泌学会雑誌 2015；**91**：1-78. より引用〕

低下および体重減少などが過去数週～数か月に渡ってみられることが多い．一方，身体所見上，腋毛，恥毛の脱落（女性の場合），耳介軟骨の石灰化があれば，長期間の副腎不全の存在を疑う．さらに原発性の慢性副腎不全の場合，プロオピオメラノコルチン（proopiomelanocortin：POMC）の過剰分泌による色素沈着も特徴的な所見である．乳幼児期の副腎クリーゼでは，嘔吐，哺乳力の低下，脱水，脱力などがおもな症状であり，年長になると腹痛，脱力，易疲労感，精神障害等を認める．

一般検査では，低ナトリウム血症，高カリウム血症（原発性のみに認められる），好酸球増多が典型的所見であり，その他，正球性正色素性貧血，高カルシウム血症，BUN の増加も認める．表2に主要症候と検査所見をまとめた[4]．

診　断

本症を疑った場合は，ACTH とコルチゾール（F）の測定用検体を速やかに採取する．副腎クリーゼと診断するための血中 F の基準値はないが，参考値として以下をあげる．ストレス下で 3～5 μg/dL 未満の場合は副腎不全を強く疑い，20 μg/dL 以上あれば否定できる[4]．

治　療

副腎クリーゼを疑った場合は，ACTH と F の測定用検体を採取したあと，結果を待たず，速やかに治療を開始する．まず，ヒドロコルチゾン 100 mg を静注し，引き続きヒドロコルチゾン 100～200 mg を生理食塩水やブドウ糖液に混注し，点滴で24時間持続投与するか，あるいはヒドロコルチゾン 25～50 mg を6時間ごとに静注または筋注する．また脱水を補正するため，循環動態や血中電解質の変動を監視しながら，最初の1時間に生理食塩水 500～1,000 mL/h を点滴投与する（表3）[4]．

小児の場合，最初の1時間に 450 mL/m^2 または 20 mL/kg の 5%ブドウ糖含有の生理食塩水を点滴し，その後 3,200 mL/m^2 または 60 mL/kg を24時間かけて点滴する．さらに輸液開始直後，ヒドロコルチゾン 50～75 mg/m^2 を急速静注し（静脈ルートを確保できない場合は，迷わずヒドロコルチゾンコハク酸エステルの筋肉内注射を行う），以後はヒドロコルチゾン 50～75 mg/m^2/day を持続投与，または4分割し6時間ごとに投与を継続する．ショック症状の改善後，経口薬へ切り換え，1～4週間かけて維持量まで漸減する[4]．

予　後

2015年，Hahner らによると，慢性副腎不全患者 423名（原発性 221名，続発性 202名）を対象に，2年間の前向き調査を実施した結果，8.3例/100人・年の確率で副腎クリーゼを発症し，さらに4名（0.5例/100人・年）が副腎クリーゼに関連した原因で死亡したと報告されている[3]．副腎クリーゼの予防は，副腎不全患者の予後を大きく左右するといえる．当然ながらシックデイやストレス時のグルココルチコイドの増量（通常服用量の1.5～3倍）の必要性を患者に十分教育しておくこと，患者自身が予備のグルココルチコイドを日頃から準備しておくこと，また万が一起こってしまった場合を想定し，副腎不全患者であることを明記した緊急カード（主治医が作成）を常に携帯しておくことが重要である．国外では，副腎クリーゼの予防目的で，ヒドロコルチゾンの自己注（筋注または皮下注）の教育がなされているが，わが国では認可されていない．

◆◆ 文　献 ◆◆

1) Puar TH, *et al*.：*Am J Med* 2016；**129**：339.e1-339.e9.
2) Hahner S, *et al*.：*Eur J Endocrinol* 2010；**162**：597-602.
3) Hahner S, *et al*.：*J Clin Endocrinol Metab* 2015；**100**：407-416.
4) 柳瀬敏彦，他：日本内分泌学会雑誌 2015；**91**：1-78.

13 先天性副腎過形成症

第9章 副腎および関連疾患

POINT
- 先天性副腎過形成症は6つの遺伝性疾患の総称でいずれも常染色体劣性遺伝病である.
- 先天性副腎過形成症の約90%は21-水酸化酵素欠損症である.
- 疾患ごとに副腎不全,外性器異常,高血圧の様々な組合せの症候を呈する.

はじめに

先天性副腎過形成症(congenital adrenal hyperplasia：CAH)は副腎におけるステロイド合成酵素等の異常によって生じてくる一連の疾患の総称である(表1).副腎におけるステロイドホルモンの合成経路を図1に示す.CAHに共通する病態は副腎におけるステロイド合成に関与する酵素やコレステロールの輸送に関与する遺伝子異常によって発症する常染色体劣性遺伝病であることである.しかしその病型は障害過程によって異なる.コルチゾール(F)の分泌低下はACTHの過剰分泌をきたし副腎の肥大とステロイド合成の中間産物や障害から逃れたステロイド合成の過剰をきたす.障害される酵素や輸送蛋白によってグルココルチコイド,ミネラロコルチコイド,副腎性アンドロゲンの過剰や欠乏を主徴とする.いずれの疾患も重症型である古典型と軽症型である非古典型を呈することがあり幅広い臨床病型を呈しうる.本症は指定難病に認定されており各疾患の診断基準,重症度分類が公表されている[1].

21-水酸化酵素欠損症

1) 病態

21-水酸化酵素欠損症(21-hydroxylase deficiency)は臨床病型として古典型と非古典型に分類され,古典型はさらに塩類喪失型と単純男性化型に分類される.

第6染色体短腕には2つの CYP21 が存在する.1つは活性蛋白をコードする CYP21A2(CYP21B)であり,もう1つは蛋白をコードしない偽遺伝子 CYP21A1(CYP21A, CYP21P) である.その相同性

表1 先天性副腎過形成症の病型とその臨床的特徴

	21-水酸化酵素欠損症	リポイド副腎過形成症	3β-水酸化ステロイド脱水素酵素欠損症	11β-水酸化酵素欠損症	17α-水酸化酵素欠損症	P450酸化還元酵素欠損症
責任遺伝子	CYP21A2	StAR/CYP11A1	HSD3B2	CYP11B1	CYP17A1	POR
染色体領域	6p21.3	8q11.2/15q24.1	1p13.1	8q24.3	10q24.3	7q11.2
外性器異常	XXの男性化	XYの女性化	XYの女性化	XXの男性化	XYの女性化	XYの女性化, XXの男性化
副腎不全	あり	あり	あり	まれ	なし	まれ
高血圧	なし	なし	なし	あり	あり	なし
血中コルチゾール	↓	↓	↓	↓	↓	→/↓
ミネラロコルチコイド	↓	↓	↓	↑	↑	→/↓
アンドロゲン	↑	↓	↓	↑	↓	↓
血清ナトリウム	↓	↓	↓	↑	↑	→〜↓
血清カリウム	↑	↑	↑	↓	↓	→
上昇する代謝産物	17α-ヒドロキシプロゲステロン	なし	DHEA, 17α-ヒドロキシプレグネノロン	DOC, 11-デオキシコルチゾール	DOC, コルチコステロン	17α-ヒドロキシプロゲステロン

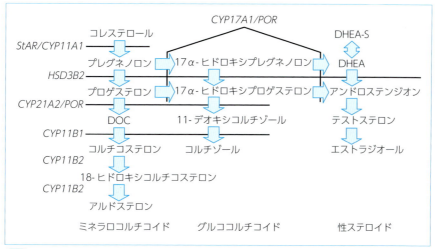

図1 副腎におけるステロイド合成経路と各過程に関与するCAH関連遺伝子

の高さゆえに両遺伝子のあいだで頻繁に遺伝子変換や不等交差が生じることが本症のおもな原因と考えられている．つまり *CYP21A2* の変異（隣接する偽遺伝子とのあいだのリコンビネーション）によって17α-ヒドロキシプロゲステロンから11-デオキシコルチゾールへの変換をつかさどる21-水酸化酵素（21-hydroxylase：CYP21A2）の活性消失あるいは著しい低下が生じる．それによるF，アルドステロンへの変換障害から塩類喪失，副腎不全が生じ，またFによるACTHのネガティブフィードバックの欠如が起こり，それによってもたらされる副腎性アンドロゲンの過剰によって男性化をきたす．変異の種類によって酵素活性の障害の程度が異なり，酵素障害が高度な場合は塩類喪失型，軽度の場合は非古典型，中間の場合に単純男性化型を呈する．

2）疫学

わが国のCAHの90.4％を本症が占める．わが国では1989年から新生児マススクリーニングが行われており，1.5～2万人に1人と高頻度に発見される．

3）主要症候

Fの産生が障害されるため下垂体へのネガティブフィードバックが機能せず，ACTHの分泌増加をきたし全身に色素沈着をきたす．重症型（塩類喪失型）では生後まもなくより重篤な副腎不全症状（低ナトリウム血症，高カリウム血症，脱水，低血圧，低血糖）をきたし早期の治療が必須である．酵素の活性がある程度残存している場合はF，アルドステロンの分泌低下による塩類喪失症状は軽く，アンドロゲン過剰によるXX児の外性器の男性化を特徴とする単純男性化型を示す．患児がXX児の場合には表現型がわかりやすいが，患者がXY児の場合は，表現型が明確でなく，非古典型との境界が不明瞭となる場合がある．非古典型では思春期早発，最終身長における低身長，副腎の偶発腫瘍（時に骨髄脂肪腫）や不妊，XX患者の場合は多毛，XY患者では乏精子症あるいは無精子症や副腎遺残腫瘍（testicular adrenal rest tumor）などとして発見される．

4）検査

重症の塩類喪失を伴うものでは生後まもなくより血圧低下，低ナトリウム血症，高カリウム血症，低血糖を呈する．ACTH高値，F低値，血漿レニン活性（plasma renin activity：PRA）高値，17α-ヒドロキシプロゲステロン高値，プロゲステロン，アンドロステンジオン高値などの臨床検査所見の異常を示す．

5）診断

臨床所見（色素沈着，外性器異常など）に加えて塩類喪失症状をきたす場合の診断は比較的容易である．また新生児マススクリーニング検査で17α-ヒドロキシプロゲステロンが十分高値な場合も診断に苦慮することは少ない．しかし非古典型や男児の単純男性化型の場合は診断が困難な場合がある．血中17α-ヒドロキシプロゲステロン高値は本症の診断に有用であるが在胎週別や年齢別の基準値は確立しておらず診断困難な場合がある．診断困難例では現在研究室レベルで行われている尿中ステロイド代謝産物の測定が有用である．遺伝学的検査も有用であるが偽遺伝子の存在が解析および解釈を困難にしており十分な経験のある施設での実施が望ましい．軽症型の症例に関しては前述の新生児マススクリーニング検査が本症の早期診断に寄与している．

6）治療

ヒドロコルチゾンおよびフルドロコルチゾンの補充が基本である．ストレス時にはヒドロコルチゾンの補充量を増やす必要がある．2014年に日本小児内分泌学会，日本マススクリーニング学会から発表された「21-水酸化酵素欠損症の診断・治療のガイドラ

表2 21-水酸化酵素欠損症における初期治療と維持療法の投与量の目安

		ヒドロコルチゾン (mg/m²/day, 分3)	フルドロコルチゾン (mg/day, 分2〜3)	塩化ナトリウム (g/Kg/day, 分3〜8)
初期治療	新生児期	25〜100	0.025〜0.2	0.1〜0.2
維持療法	新生児期	10〜20	0.025〜0.2	0.1〜0.2
	乳児			
	幼児	10〜15	0.025〜0.2	
	学童期			
	思春期			
	成人期	10〜15	0.025〜0.2	

〔(2)日本小児内分泌学会マス・スクリーニング委員会,日本マス・スクリーニング学会:21-水酸化酵素欠損症の診断・治療のガイドライン(2014年改訂版) http://jspe.umin.jp/medical/files/guide20140513.pdfより改変〕

イン(2014年改訂版)」[2]では,表2に示すごとくヒドロコルチゾンとフルドロコルチゾン,塩化ナトリウムの投与量を推奨している.XX児の外性器の男性化に対しては出生後の適切な時期に外性器の形成術が行われるが,十分満足の得られる結果を得るのは困難な場合もある.また適切な時期に本人,両親に対する精神的なケアも重要であり,カウンセリングなども考慮されるべきであろう.成長期を終えた成人に対するグルココルチコイド治療では,ヒドロコルチゾン以外にも作用時間の長いプレドニゾロン(PSL)(5〜7.5 mg/day 分2),PSL(4〜6 mg/day 分2),デキサメタゾン(Dex)(0.25〜0.5 mg/day 分1)の使用も可能である.

非古典型女性における月経異常,多毛や男性の無精子症に対してはアンドロゲン過剰を抑制するために副腎皮質ホルモンの補充が考慮される.いわゆるcryptic型のような,無症候で軽微な内分泌異常のみを呈するような場合は特に治療を要さない.しかしFの基礎値が正常であっても迅速ACTH試験にてFの反応が低下しているような症例では,ストレス時に相対的な副腎不全をきたす可能性があり注意すべきである.

一時期XX児の外性器の男性化の軽減のために出生前治療が行われ,その有効性が報告された.しかしその後Dex投与を受けて出生した児の長期予後調査で高次脳機能への影響が懸念される報告がなされ,いまだ一般的には行われるに至っておらずアメリカ,欧州のガイドラインでも研究段階の治療として多施設による臨床研究として長期追跡できる体制で行うべきとされている[3,4].

本症の生命予後は適切な治療が施されていれば良好であると考えられてきたが,近年,本症が肥満,脂質代謝異常,高血圧のリスクとなっている可能性を示唆する報告が相次いでいる[5].

先天性リポイド過形成症

1) 病態

先天性副腎過形成のなかで最も重症を呈する病型である.本症は2つの遺伝性疾患,すなわち*StAR*遺伝子異常症と*CYP11A1*遺伝子異常症から構成されるが前者が大部分を占める.いずれにおいてもステロイドホルモン合成の最上流にあるコレステロールからプレグネノロンへの変換過程が障害されるために副腎および性腺におけるステロイド合成のすべてが障害され,結果的に臨床的には類似の表現型を呈する.*StAR*遺伝子はスター蛋白(steroidogenic acute regulatory protein:StAR)をコードしておりコレステロールがプレグネノロンへ変換されるミトコンドリアへの輸送を担っている[6].*StAR*の変異はこれまでに40以上報告されている.日本人ではエクソン7のコドン258の(p. Q258X)のナンセンス変異を約70%で認める.

コレステロール側鎖切断酵素(CYP11A1)の異常による例もまれながら報告されているが,この酵素の欠損は致死的と考えられており現在まで確認されている*CYP11A1*遺伝子異常によるリポイド過形成症は遅発型と考えられている.

いずれの病型においても本症の臨床像を形作るのは,初期におけるステロイド合成障害と,その後に生じてくるコレステロールエステルの細胞内蓄積による細胞機能障害の2つの機序と考えられている.

2) 疫学

わが国での頻度が国外に比して多く,わが国の先天性副腎過形成の4.1%を占める.

3) 主要症候

典型的には生後間もなくより重症の副腎不全症状(哺乳力低下,体重増加不良〈failure to thrive:FTT〉,嘔吐,脱水,意識障害など)をきたす.また

全身特に口腔粘膜，乳輪，臍，外陰部に色素沈着を認める．XY児においては精巣におけるアンドロゲン合成障害のため外性器は女性型を示すことがほとんどである．また通常精巣下降の障害のため，腹腔内，鼠径部などに停留精巣を認める．XX児において外性器異常は出生直後には認めず，思春期の自然発来を認めることもある．

4）検査

F，アルドステロン，性ホルモンすべてが欠乏する．その結果，ACTHの高値，PRAの高値，さらにはACTH負荷試験によりすべてのステロイドの反応が低下する．まれにF欠損，アルドステロン，性ステロイド正常な場合もある．GnRH負荷試験でLH/FSHの過剰反応をみる．また画像検査で副腎の腫大を認める場合は診断的価値が高い．

5）治療

グルココルチコイドとミネラロコルチコイドの適正な補充が基本となる．副腎不全をきたしているときは急性期の副腎不全の治療を行う．XY児では異所性精巣に対しては摘出術を行う．思春期以降は，性ホルモン補充を行い二次性徴を出現させる．

17α-水酸化酵素欠損症

1）病態

本症の原因遺伝子である *CYP17A1* 産物は17α-水酸化酵素活性と17,20-脱離酵素活性の両方を有する酵素である．前者の活性はF産生のみならずアルドステロン，エストロゲンの産生に必須である．後者の活性はアンドロゲンの産生に必須である．本症の患者の臨床病型はこの2つの活性障害があわさって生じてくるのが特徴である．CYP17活性の欠失はF産生の低下をきたしその結果ACTHの上昇をもたらす．ACTHの高値によりステロイド合成が促進されてコルチコステロン（corticosterone：B）やデオキシコルチコステロン（deoxycorticosterone：DOC）等が増加し高血圧を呈することになる．

一方，17,20-脱離酵素欠失はアンドロゲンとエストロゲンの欠乏を惹起する．また性腺におけるステロイド合成にも関与しており性腺におけるステロイド合成も障害される．

2）疫学

わが国の先天性副腎過形成の2.6%を本症が占める．

3）主要症候

本症の患者は思春期頃に高血圧，低カリウム血症，性腺機能低下症をきたす．軽症の場合は時として原発性アルドステロン症の1病型である特発性アルドステロン症と類似した病態（高血圧，低カリウム血症，副腎過形成）を示すことがあるので注意を要する．大多数の患者は高血圧を呈するが10～15%の患者において診断時に正常血圧を示すこともある．副腎不全は障害の程度により合併する場合と合併しない場合とがある．XX児は原発性無月経を呈し二次性徴を欠くが，部分欠損では月経を認める例がある．XY患者の外性器は通常完全女性型を示し腟は盲端で副睾丸，輸精管，精嚢を認め精巣は腹腔内あるいは鼠径管に存在する．子宮，卵巣は欠如している．

4）検査

血中プロゲステロンは高値を示しFは低下する．またDHEA，DHEA-Sなどは低下しアンドロゲン，エストロゲンの低下によりLH，FSHは高値を示す．BやDOCなどのミネラロコルチコイドは上昇するがアルドステロンは通常レニンの抑制によって低値のことが多い．

5）治療

21-水酸化酵素欠損症の場合と同様過剰なACTHをグルココルチコイド投与で抑制することが治療の基本である．XY患者の外陰部の女性化については社会的性の尊重を基本とし，中間性の外陰部については必要に応じて形成外科的手術を行う．

チトクロムP450 オキシドレダクターゼ異常症

1）病態

チトクロムP450オキシドレダクターゼ（cytochrome p-450 oxidoreductase：POR）は膜結合型フラボ蛋白であり，マイクロゾームに存在するすべてのチトクロムP450（cytochrome p-450：P450）酵素群に電子伝達を行う酵素である．この異常によりマイクロゾームに存在するCYP21A2とCYP17の複合欠損，さらには胎盤のアロマターゼ（P450arom）活性低下を伴うこともある．またコレステロールの合成にも関与するため，細胞内コレステロールの減少により，様々な骨奇形を合併する．

2）疫学

わが国の先天性副腎過形成の2.4%を本症が占めるとの報告もあるが正確な頻度は不明である．

3）主要症候

アンドロゲン過剰により母親の妊娠中期からの男性化が起こる．またXX児においてはこのアンドロゲン過剰により陰核肥大，陰唇の癒合などの外陰部の男性化が起こる．一方XY児の場合はCYP17の活性低下のため，完全な男性型の外性器を形成するに十分な強力なアンドロゲンが産生されず，小陰茎，尿道下裂，停留精巣をもたらす．また一部の症例ではCYP21A2の活性低下により，Fの分泌不全が起こり，副腎不全に陥ることも報告されている．CYP17の活性低下，アロマターゼの活性低下はエストロゲン欠乏を起こし，XX患者での原発性無月経，

乳房発育不全など二次性徴の欠落，LH の過剰刺激により，卵巣嚢胞をきたす．また XY 児においても CYP17 の活性低下のためテストステロンが産生されず，二次性徴の進行は起こらないことが多い．

骨の合併症として頭蓋骨癒合症，顔面低形成，橈骨上腕骨癒合症，大腿骨の彎曲，関節拘縮，くも状指などが Antley-Bixler 症候群に一致する骨形成異常を認める．このような骨合併症をほとんど認めない症例も報告されている．

4) 検査

新生児マススクリーニングにて血清 17α-ヒドロキシプロゲステロンの高値が指摘される．わが国においては，残存活性の低い人種特異的創始者変異(p. R457H)が約 70% を占める．

5) 治療

XX，ならびに XY 患児の外陰部の異常については形成外科的手術を行う．21-水酸化酵素欠損症と同様のグルココルチコイド補充療法を行う．二次性徴の発来を認めない場合には性ホルモンの補充を行う．

11β-水酸化酵素欠損症

1) 病態

CYP11B1 異常によって DOC，11-デオキシコルチゾールから B，F への変換障害を生じる．その結果 DOC 等の産生過剰をきたし高血圧を呈する．

2) 疫学

わが国の先天性副腎過形成の約 1% を本症が占める．

3) 主要症候

F の合成障害は ACTH の過剰分泌をもたらし DOC，11-デオキシコルチゾール，副腎性アンドロゲンの過剰をもたらす．DOC はミネラロコルチコイド作用を有しているため，若年高血圧として発見されることが多いが，まれに高血圧を認めない場合がある．副腎性アンドロゲン過剰による症候は 21-水酸化酵素欠損症と共通であり XX 児においては新生児期には外性器の男性化を認める．副腎性アンドロゲンの過剰は早期身長発育を促すが，早期骨端線閉鎖により最終的には低身長となる．非古典型は 21-水酸化酵素欠損症の非古典型との鑑別が困難である．

4) 検査

21-水酸化酵素欠損症との相違は DOC，11-デオキシコルチゾールなどのミネラロコルチコイド過剰による高血圧がみられる点である．また低カリウム血症，低レニン血症も認める点が 21-水酸化酵素欠損症との鑑別上最も重要であるが，血圧正常例や塩類喪失を示す例もあり注意を要する．

5) 治療

治療は，21-水酸化酵素欠損症の場合と同様，過剰な ACTH 分泌を抑制するためのグルココルチコイドの投与が基本である．アンドロゲン過剰と高血圧の是正できる最小量のグルココルチコイド投与が望ましい．これにてコントロールできない高血圧に対しては，スピロノラクトン，カルシウム拮抗薬が用いられる．

3β-水酸化ステロイド脱水素酵素欠損症

1) 病態

本症は *HSD3B2* の異常により副腎，性腺における 3β-水酸化ステロイド脱水素酵素が先天的に欠損するため，副腎不全および外性器異常をきたす．

2) 疫学

わが国の先天性副腎過形成の約 1.3% を本症が占めるといわれているが正確な頻度は不明である．

3) 主要症候

大多数のケースで生後まもなく F およびアルドステロン欠失による臨床症状を呈する点は，21-水酸化酵素欠損症の塩類喪失型と類似している．ACTH は上昇し色素沈着を認める．外性器は XX 症例で正常女性型から軽度の男性化を，XY 症例では尿道下裂や停留精巣などの不完全な男性化を認めるものから完全女性型をきたすものまで種々の程度の異常をきたす．軽症例では非古典型の 21-水酸化酵素欠損症や 11β-水酸化酵素欠損症，多嚢胞性卵胞症候群（polycystic ovary syndrome：PCOS）との鑑別が困難である．

4) 検査

血中プレグネノロン/プロゲステロン，17α-ヒドロキシプレグネノロン/17α-ヒドロキシプロゲステロン，DHEA/アンドロステンジオン比が高値となる．また ACTH，レニン活性も高値となる．

5) 治療

治療は欠乏しているホルモン（F とアルドステロン，エストロゲンあるいはアンドロゲン）の適切な補充である．

◆◆ 文 献 ◆◆

1) 難病情報センター，先天性副腎皮質酵素欠損症(指定難病81) http://www.nanbyou.or.jp/entry/185 （2018 年 3 月確認）
2) 日本小児内分泌学会マス・スクリーニング委員会，日本マス・スクリーニング学会：21-水酸化酵素欠損症の診断・治療のガイドライン（2014 年改訂版）http://jspe.umin.jp/medical/files/guide20140513.pdf（2018 年 3 月確認）
3) Speiser PW, et al.：J Clin Endocrinol Metab 2010；95：4133-4160.
4) Bachelot A, et al.：Eur J Endocrinol 2017；176：R167-R181.
5) Falhammar H, et al.：Eur J Endocrinol 2011；164：285-293.
6) Kim CJ：Ann Pediatr Endocrinol Metab 2014；4：179-183.

第9章 副腎および関連疾患

14 先天性副腎低形成

POINT

- 先天性副腎低形成の原因遺伝子として，NR0B1，NR5A1，CDKN1C および SAMD9 が知られている．
- 原因遺伝子が同定されない例もあり，未知の責任遺伝子が存在すると考えられる．

病態

先天性副腎低形成は，副腎皮質の発生に関与する遺伝子異常により副腎の低形成きたす疾患である．副腎皮質は，球状層，束状層，網状層の3層から構成されている．球状層ではアルドステロンが，束状層ではコルチゾール（F）が，網状層ではデヒドロエピアンドロステロン（DHEA），その硫酸塩であるデヒドロエピアンドロステロンサルフェート（DHEA-S），アンドロステンジオンなどの副腎性アンドロゲンがそれぞれ産生，分泌される．本疾患では，副腎皮質の全層が著明に萎縮するために，F，副腎性アンドロゲン，アルドステロンの産生，分泌が低下する．

本疾患の原因となる遺伝子異常として，これまでのところ NR0B1（dosage-sensitive sex reversal, adrenal hypoplasia critical region, on chromosome x, gene 1：DAX1），NR5A1（ステロイド産生因子 1〈steroidogenic factor 1：SF1/Ad4BP〉），CDKN1C，および SAMD9 の異常が知られている（表1）[1〜4]．NR0B1 の機能喪失型変異は X 染色体性先天性副腎低形成の原因となる．NR5A1 の機能喪失型変異は常染色体性優性あるいは劣性先天性副腎低形成の原因となる．CDKN1C は母性発現遺伝子であり，その母親由来の機能獲得型変異は子宮内発育不全（intrauterine growth retardation：IUGR），骨幹端異形成症，停留精巣・小陰茎などの外性器異常に，副腎低形成を伴う IMAGe 症候群の原因となる．SAMD9 の機能獲得型変異は骨髄異形成症，原因不明の易感染性，出生前から継続する成長障害，46,XY 症例の外性器異常，慢性下痢を主症状とする腸症に，副腎低形成を伴う MIRAGE 症候群の原因となる．

疫学

先天性副腎低形成の頻度は，約 12,500 出生に 1 人とされており，全国で約 1,000 人の罹患者がいると考えられている[5]．

主要症候

先天性副腎低形成の臨床像は，F とアルドステロンの分泌不全に起因する副腎不全と ACTH 過剰分泌に起因する色素沈着がおもである．多くは新生児期に発症するが，乳幼児期，小児期あるいはそれ以

表1 先天性副腎低形成症の原因遺伝子と概要

原因遺伝子	疾患	概要
NR0B1 (DAX1)	X 染色体性先天性副腎低形成症	X 染色体性劣性遺伝 先天性副腎低形成，低ゴナドトロピン性性腺機能低下症
NR5A1 (SF1/Ad4BP)	常染色体性先天性副腎低形成症	常染色体性優性あるいは劣性遺伝 先天性副腎低形成，46, XY 性分化異常
CDKN1C	IMAGe 症候群	母親由来常染色体性優性遺伝 子宮内発育不全 (Intrauterine growth retardation), 骨幹端異形症 (Metaphyseal dysplasia), 先天性副腎低形成 (Adrenal hypoplasia congenita), 外性器異常 (Genital anomalies)
SAMD9	MIRAGE 症候群	常染色体性優性遺伝 骨髄異形成症 (Myelodysplasia), 易感染性 (Infection), 成長障害 (Restriction of growth), 先天性副腎低形成 (Adrenal hypoplasia), 外性器異常 (Genital phenotypes), 腸症 (Enteropathy)

〔1) Zanaria E, et al.：Nature 1994；372：635-641． 2) Achermann JC, et al.：Nat Genet 1999；22：125-126． 3) Arboleda VA, et al.：Nat Genet 2012；44：788-792． 4) Narumi S, et al.：Nat Genet 2016；48：792—797． より作表〕

後の発症例も少なくない．主要症候は，嘔吐，哺乳不良，体重増加不良(failure to thrive：FTT)，症候性低血糖，塩喪失，循環不全などの急性副腎不全と全身の色素沈着である．*NR0B1* 遺伝子異常に起因する場合は，男児にのみ発症し，低ゴナドトロピン性性腺機能低下(hypogonadotropic hypogonadism：HH)を伴う．*NR5A1* 遺伝子異常に起因する場合は，46, XY 性分化異常を伴う．*CDKN1C* 遺伝子異常，および *SAMD9* 遺伝子異常では，それぞれ IMAGe 症候群および MIRAGE 症候群を発症する(表1)[1〜4]．

検　査

　一般検査では低ナトリウム血症，高カリウム血症，代謝性アシドーシスがみられ，低血糖もしばしばみられる．内分泌検査で，血中 ACTH，血漿レニン活性は著明な高値を示す．血中 F，17α-ヒドロキシプロゲステロン，DHEA，DHEA-S，アンドロステンジオン，アルドステロンはすべて低値を示し，ACTH 負荷によっても上昇しない．画像検査で，両側の副腎は描出されないか，描出されても小さい．

診　断

　先天性副腎低形成症の概要，診断の手引きは小児慢性特定疾病情報センターのホームページ[6]および難病情報センターのホームページ[7]で公開されている．

　発症時にはアルドステロン分泌能が残存している場合があり，その場合には先天性 ACTH 不応症との鑑別が困難であるが，経過観察中にアルドステロン分泌不全が明らかになれば先天性 ACTH 不応症との鑑別ができる．

治　療

　急性副腎不全の発症時には，グルココルチコイドとミネラロコルチコイドの速やかな補充と水分，塩分，糖分の補給が必要であり，治療が遅れれば生命にかかわる．その後も生涯に渡りグルココルチコイドとミネラロコルチコイドの補充が必要であり，新生児期，乳児期には食塩の補充が必要なことが多い．感染や発熱などのストレス時にはグルココルチコイドを増量し急性副腎不全を予防する必要がある．

予　後

　グルココルチコイドとミネラロコルチコイドの適切な補充療法が行われれば生命予後は良好である．

◆◆ 文　献 ◆◆

1) Zanaria E, et al.：Nature 1994；**372**：635-641.
2) Achermann JC, et al.：Nat Genet 1999；**22**：125-126.
3) Arboleda VA, et al.：Nat Genet 2012；**44**：788-792.
4) Narumi S, et al.：Nat Genet 2016；**48**：792-797.
5) 藤枝憲二，他：厚生労働科学研究補助金難治性疾患克服研究事業「副腎ホルモン産生異常に関する調査研究」平成22年度総括・分担研究報告書 2011；89-102.
6) 小児慢性特定疾病情報センター http://www.shouman.jp/ (2018年3月確認)
7) 難病情報センター http://www.nanbyou.or.jp/ (2018年3月確認)

15 偽性低アルドステロン症

POINT

- アルドステロン分泌異常を認めずに低アルドステロン症状を呈する疾患である.
- I型はミネラロコルチコイド受容体(MR), 上皮型Naチャネル(ENaC)の機能低下により新生児期から塩喪失をきたす. 全身型では早期診断と塩分補充を中心とした治療が成長発達に重要である.
- II型は遠位尿細管におけるNa-Cl共輸送体(NCC)の機能亢進により塩貯留をきたす. サイアザイド系利尿薬が著効する.

病態

アルドステロン (aldosterone) はおもに腎皮質集合管上皮細胞の細胞質に存在するミネラロコルチコイド受容体 (MR) に結合し, 尿細管腔側に存在する上皮型Naチャネル (ENaC) を活性化してNa再吸収を促進し, 腎髄質外層Kチャネル (renal outer medullary potassium channel: ROMK) からのK排泄および介在細胞からの酸排泄を促進する (図1).

偽性低アルドステロン症I型 (pseudohypoaldosteronism type I: PHA I) は常染色体優性遺伝形式を示し腎症状のみを呈する腎型と常染色体劣性遺伝形式を示し肺や汗腺など多臓器症状を呈する全身型に分けられる (表1). 腎型はMRの遺伝子である*NR3C2*に, 全身型はENaCを形成する3つのサブユニットのいずれかに機能喪失型の遺伝子異常が存在することでアルドステロン作用不全をきたす[1,2].

PHAIIは家族性高カリウム性高血圧症やGordon症候群ともよばれる. 遠位尿細管におけるNa-Cl共輸送体 (sodium-chloride cotransporter: NCC) の異

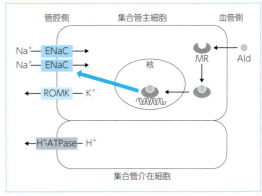

図1 腎皮質集合管でのアルドステロンによるNa⁺再吸収機構
Ald (アルドステロン).

表1 偽性低アルドステロン症の分類

	PHA I		PHA II
	腎型	全身型	
遺伝形式	常染色体優性	常染色体劣性	常染色体優性, 劣性
発症時期	生後数週〜数か月	生後数日	小児〜成人
臨床症状	共通所見：循環血漿量減少, 体重減少, 哺乳力低下, 発育遅延 全身型のみ：紅色汗疹様皮膚症状, 気道感染症		若年発症高血圧
検査所見	低ナトリウム血症, 高カリウム血症, 高塩素性代謝性アシドーシス, 血中レニン・アルドステロン高値		高カリウム血症, 高塩素性代謝性アシドーシス, 血中レニン低値・アルドステロン正常〜低値
病因	MR機能低下	ENaC機能低下	NCC機能亢進
責任遺伝子	*NR3C2*	*SCNN1* (A, B, C)	*WNK1*, *WNK4*, *KLHL3*, *CUL3*
治療	NaCl補充, 高カリウム血症是正 (カリウム制限食, カリウム吸着薬, 透析)		サイアザイド系利尿薬
予後	2歳前後で自然軽快	生涯を通じて治療必要	生涯を通じて治療必要

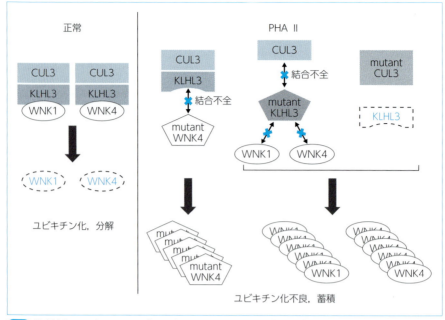

図2 偽性低アルドステロン症II型におけるWNKの分解不良
kelch-like 3(KLHL3), with-no-lysine kinase(WNK), Cullin3(CUL3).

常活性化が原因でNaCl再吸収が亢進すると，下流に位置するENaCで再吸収できるNa流入量が減少する．そのためENaCからのNa再吸収に依存しているKや酸排泄も低下し，高カリウム血症，アシドーシスを呈する．NCCに遺伝子異常は認めず，セリン・スレオニンキナーゼファミリーの*WNK1*(with-no-lysine kinase 1)，*WNK4*とそれらを基質として分解するE3ユビキチンリガーゼ複合体の構成分子である*KLHL3*(kelch-like 3)，*CUL3*(Cullin3)が原因遺伝子として同定されている[3]．おもに常染色体優性遺伝であるが，*KLHL3*遺伝子異常の一部は常染色体劣性遺伝形式を示す．PHA IIで同定された*KLHL3*，*CUL3*，*WNK4*の遺伝子異常はWNK蛋白の分解不全をきたす(図2)．WNKはoxidative stress responsive 1(OSR1)，Ste20-related proline-alanine-rich kinase(SPAK)のリン酸化を介してNCCをリン酸化，活性化するため，遺伝子異常によるWNKの増加がNCCの異常活性化を引き起こすことになる(図3)[4,5]．

疫学

PHAはI型，II型ともにまれな疾患である．腎型PHA Iはこれまで約70例の報告があり，出生頻度は80,000人に1例程度とされている．全身型PHA Iはこれまで約40家系の報告があり，多くが近親婚によるホモ接合変異である．PHA IIはこれまでに世界で約150家系，わが国で11家系の報告がある．

主要症候

PHA Iは新生児期に哺乳力低下や嘔吐，発育遅延で発症し，循環血漿量減少，低ナトリウム血症，高カリウム血症，高塩素性代謝性アシドーシスを呈する．ENaCは汗腺や気道上皮にも存在するため，全身型では紅色汗疹などの皮膚症状や呼吸器感染症など腎外症状を合併する．

PHA IIは高カリウム血症，高塩素性代謝性アシドーシスに加えて高血圧を呈する．*CUL3*変異例がもっとも重症で大半が10歳未満で診断される[3]．その他の遺伝子異常でも10〜20歳代で高カリウム血症を認めるが，その時点では高血圧を呈さない症例もある．

検査

PHA Iはレニン，アルドステロンともに高値を示す．PHA IIではレニンは塩貯留を反映して低値，アルドステロンは高カリウム血症の影響で正常から低値を示す．汗のCl濃度測定は全身型PHA Iの診断に有用であるが，わが国では検査施設が限られる．遺伝子検査で上述の変異を同定することが確定診断となる．

診断

PHA Iは先天性副腎過形成症をはじめとするアルドステロン分泌不全や*ROMK*遺伝子異常によるBartter症候群II型，閉塞性尿路奇形や尿路感染症

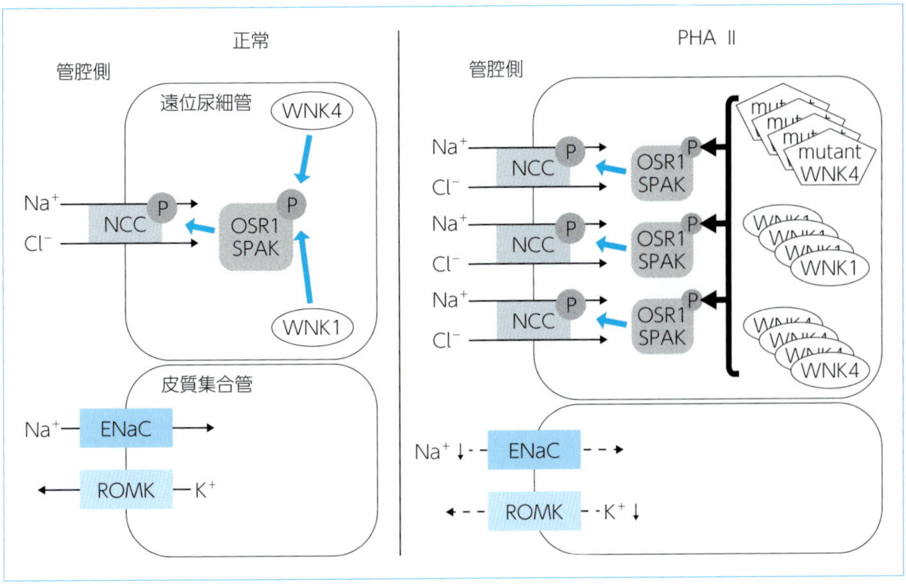

図3 遠位尿細管におけるNa-Cl共輸送体活性化機構と偽性低アルドステロン症Ⅱ型の病態生理
〔4) Sohara E, et al.:Nephrol Dial Transplant 2016;31:1417-1424　5) 森崇寧,他:日腎会誌 2015;57:751-757. より作成〕

に伴い乳児期に一過性の低アルドステロン症状を呈する続発性PHA Ⅰを鑑別する必要がある．

PHA Ⅱについてはアルドステロン分泌不全や発症年齢によっては薬剤性を含めた幅広い鑑別が必要になる．

治　療

PHA Ⅰの治療は塩分負荷による循環血漿量の回復とK摂取制限やカリウム吸着薬の使用による高カリウム血症のコントロールである．全身型は腎型に比してより多くの塩分負荷を要し，高カリウム血症に対して透析を要することもある．

PHA Ⅱではサイアザイド系利尿薬投与により高血圧のみならず，高カリウム血症，アシドーシスも改善する．

予　後

腎型PHA Ⅰの多くは2歳までに軽快し塩分補充が不要になる．一方，全身型はしばしば循環血漿量減少，電解質異常が再燃するものの，電解質の正常化と正常な体重増加を目標に塩分補充を一生涯継続することで良好な予後が得られる．

PHA Ⅱは慢性的な高カリウム血症とアシドーシスの影響で低身長，歯や骨の奇形，精神遅滞などを合併することがあるが，適切な時期にサイアザイド系利尿薬が開始されれば予後は良好である．

◆ 文献 ◆

1) Zennaro MC, et al.:Mol Cell Endocrinol 2012;**350**:206-215.
2) 金子一成:日腎会誌 2011;**53**:150-154.
3) Boyden LM, et al.:Nature 2012;**482**:98-102.
4) Sohara E, et al.:Nephrol Dial Transplant 2016;**31**:1417-1424.
5) 森崇寧,他:日腎会誌 2015;**57**:751-757.

第9章 副腎および関連疾患

16 副腎偶発腫瘍

POINT

- 副腎偶発腫瘍の半数以上はホルモン非産生腺腫である.
- 副腎偶発腫瘍の外科的治療は，ホルモン産生性と悪性の可能性において決定する.
- CTにおいて4cm以上の腫瘍は積極的に外科的治療を検討する.
- 内分泌学的スクリーニング検査としては，血清・尿中Kとともに，副腎皮質刺激ホルモン（ACTH），コルチゾール（F），血漿レニン活性（PRA），アルドステロン，（蓄）尿中メタネフリン（MN）2分画，血清デヒドロエピアンドロステロンサルフェート（DHEA-S）を測定する.
- ホルモン非産生腺腫と診断された場合も，5年間以上は経過観察することが望ましい.

概念・患者背景

副腎偶発腫瘍は，副腎疾患検索目的以外で施行した画像検査により発見されたものと定義され，腹部CT検査で副腎偶発腫瘍が発見される頻度は約4%で，加齢に伴い増加し，20歳代では0.2%だが70歳以上では7%に上る[1]．

わが国における3,678例の全国疫学調査では，平均年齢は58.0±13.0歳で，50歳代後半の症例数が最も多く，報告数，年齢ともに性差はなかった．腫瘍側に左右差はなく，約7%が両側性であった．発見の契機としては，無症状で人間ドックなどの検診で発見される症例が31.6%で最も多く，腹部症状の精査によって発見される症例が16.2%で次いでいた．平均腫瘍径は3.0±2.2cm（0.5〜30cm）であったが，症例数では直径1.1〜2.0cmのものが34.9%で最も多く，次いで直径2.1〜3.0cmの症例が26.5%であった[2]．

副腎偶発腫瘍の病因

報告を受けた副腎偶発腫瘍の病因を，ホルモン非産生腺腫，潜在性クッシング症候群（subclinical Cushing's syndrome：SCS）を含むコルチゾール産生腺腫，アルドステロン産生腺腫（Aldosterone Producing Adenoma：APA），アンドロゲン産生腺腫，その他腺腫，過形成，副腎癌，褐色細胞腫，骨髄脂肪腫，転移性悪性腫瘍，囊胞，神経節神経腫，偽腫瘍，不明を含むその他，以上の14のカテゴリーに分類した．高頻度順に示すと，ホルモン非産生腺腫が50.8%と半数以上を占め，コルチゾール産生腺腫10.5%，褐色細胞腫8.5%，APA 5.1%の順であった．副腎腺腫全体では67.3%に達し，腺腫中ではホルモン非産生腺腫が75.4%を占めた．また副腎癌は50例で全体の1.4%を占めていた（図1）．一方，手術例として組織学的に証明された1,440症例のみで

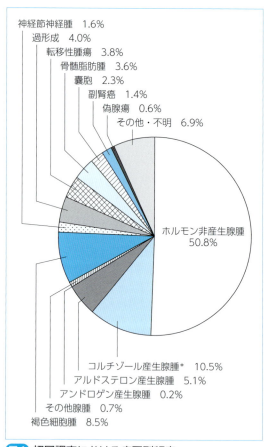

図1 初回調査における病因別頻度
＊：SCSを含むCPA
〔（2）一城貴政，他：厚生労働省科学研究補助金難治性疾患克服研究事業　副腎ホルモン産生異常に関する研究班　平成16年度研究報告書2005：121．〕

検討すると，ホルモン非産生腺腫が30.9%と1/3を占め依然最も高頻度で，褐色細胞腫16.6%，コルチゾール産生腺腫15.8%，APA 5.1%の順で，副腎癌は29例で全体の2.2%を占めていた[2]．

平成24年から追跡調査を施行し，2,443例（回収率66.5%）の報告を得たが，平均経過観察期間10.7年の経過観察中に診断が変更となり新旧病名が報告されていたのは29例（1.2%）であった．それらの内訳は，ホルモン非産生腺腫からコルチゾール産生腺腫が8例，APAが4例，副腎癌および骨髄脂肪腫が各1例，その他が6例であった．また，コルチゾール産生腺腫からホルモン非産生腺腫が5例，APAが1例，SCSから顕性クッシング症候群が8例（2.1%）であった[3]．以上の結果より，診断が変更となるのは稀であり，発見当初より適確な診断が成されていることがほとんどで，本邦の医療水準の高さを反映したものと推察された．また，SCSより顕性クッシング症候群に進展するものが2.1%と稀であることから，両者の病態形成における遺伝子背景が異なるとする説を反映した結果の可能性が示唆された．

診断変更までの期間は，全体では中央値2年，最長期間16年であった．そのうち特に臨床上問題となるのが，ホルモン非産生腺腫から副腎癌やその他のホルモン産生腫瘍に変更となった症例と考えられ，それぞれの中央値および最長期間は，副腎癌（$n=1$）3年，コルチゾール産生腺腫（$n=6$）8.5, 16年，APA（$n=4$）5, 12年で，褐色細胞腫は報告がなかった．特にホルモン非産生腺腫から副腎癌への変更が最も深刻な問題と考えられ，上記結果よりホルモン非産生腺腫と診断した場合でも最低3年，極力5年間の経過観察期間が推奨される．

外科的治療として，両側または片側の副腎摘除術や腫瘍切除術など外科的処置を受けた症例は43.5%で，主な各病因別手術率は，ホルモン非産生腺腫25.3%，コルチゾール産生腺腫68.6%，APA 72.9%，過形成59.6%，副腎癌70.0%，褐色細胞腫85.4%，骨髄脂肪腫63.2%，転移性悪性腫瘍41.2%であった[2]．平成24年からの追跡調査では，手術率の増加はほとんどなく，手術すべき症例は早期に手術されていることが示唆された[3]．

腫瘍の大きさ

病因別に診断時腫瘍径を比較すると，主なものではホルモン非産生腺腫 2.3±1.3 cm，コルチゾール産生腺腫 2.8±1.4 cm，APA 1.9±1.0 cm，副腎癌 8.3±4.5 cm，褐色細胞腫 4.5±3.0 cm，骨髄脂肪腫 5.0±2.8 cm，転移性悪性腫瘍 4.2±2.8 cm で，ホルモン非産生腺腫との比較では，APAを除くすべての病因において有意に大きく（$p<0.05$），APAは有意に小さかった（$p<0.01$）[2]．一方，追跡調査において手術例を除き腫瘍径の増大が認められたものは全体の6.9%で，病因別にみると，主なものではホルモン非産生腺腫6.5%，APA 0%，コルチゾール産生腺腫5.7%，副腎癌報告なし，褐色細胞腫0%，転移性悪性腫瘍66.7%で[3]，転移性悪性腫瘍とおそらく副腎癌を除き増大する症例は比較的まれで，初回調査における平均2年間の経過観察期間による増大症例の割合を大きく下回っていた．このことは，増大傾向を示すものは発見初期より増大傾向であるため早期に切除されており，経過観察となる症例については以後も緩徐な変化を維持するものと推察された．

手術適応と腫瘍径からの副腎癌の鑑別

SCSを含むコルチゾール産生腺腫，褐色細胞腫，APAといったホルモン産生腫瘍は外科的治療を考慮する必要性があるが，これらの診断・治療のアルゴリズムは，日本内分泌学会や厚生労働省各研究班より案を含め提示されているため，参照いただきたい．一方，副腎癌は100万人あたり0.6～2人と頻度は低いものの非常に予後不良で，平均生存期間は18ヶ月と報告されている[4]．副腎偶発腫瘍の診療に際して常に念頭に置いておく必要がある．ホルモン過剰産生を示す機能性のものも非機能性のものも存在し，また針生検など術前診断が困難であることより，これまでも腫瘍径よりのある程度の鑑別が試みられてきた．よって，全国調査においても副腎癌として報告された50症例から，腫瘍径による癌の鑑別をROC解析（receiver operating characteristic analysis）で検討した結果，カットオフ値4.5 cmで感度88.1%，特異度86.0%，陽性予測率7.6%であった．よって，腫瘍径が4.0 cm以上の場合，副腎癌の可能性を考慮し積極的に外科的治療を検討すべきと考えられる．海外のガイドラインにおいては，NIH Consensus and State-of-the-Science Statementsでは腫瘍径が4 cm以下のホルモン非産生腫瘍では経過観察とするとされている[5]．

追跡調査による死亡率・死因

追跡調査において転帰報告を受けたのは2,094例で，うち5.2%が死亡報告であった．死因の報告があった116例の内訳は，心血管障害12.1%，脳血管障害6.0%，副腎癌以外の癌51.7%，その他30.2%で，死因の1/5は心・脳血管障害であった．病因別では，ホルモン非産生腺腫において心血管障害21.7%，脳血管障害6.7%，副腎癌以外の癌38.8%で比較的心血管障害での死亡が多かったものの，ホルモン非産生腺腫を含めAPA，コルチゾール産生腺腫，過形成，副腎癌，褐色細胞腫，囊胞，転移性悪性腫瘍いずれもが副腎癌以外の癌での死亡が最も多かった[3]．副腎偶発腫瘍の発見時平均年齢が58歳で，平均経過観察期間10.7年の追跡調査であることより70歳前後の患者背景とともに，心血管イベント予防のための治療が一定レベルまで行われているために心血管障害での死亡率上昇に歯止めがかかっている

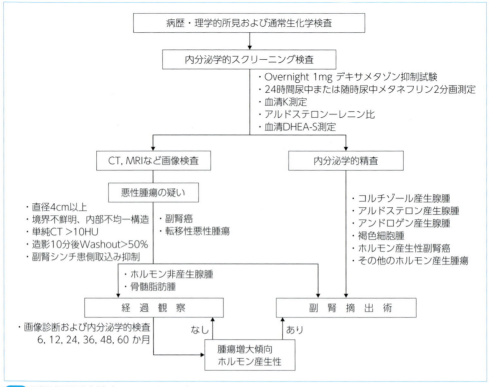

図2 副腎偶発腫瘍診療フローチャート
〔(2)一城貴政, 他:厚生労働省科学研究補助金難治性疾患克服研究事業　副腎ホルモン産生異常に関する研究班　平成16年度研究報告書2005:121.〕

ことを反映しているものと推察された.

メタボリック症候群の合併

わが国におけるメタボリックシンドロームの診断基準に準拠し, 腹囲の報告があった338例での検討において, その罹患率は全体では26.0%であった. 主な病因別頻度は, ホルモン非産生腺腫13.0%, APA 27.8%, コルチゾール産生腺腫44.2%, 過形成37.5%, 副腎癌66.7%, 褐色細胞腫26.9%, 骨髄脂肪腫9.1%, 囊胞11.1%, 転移性悪性腫瘍0%であった. 一方, メタボリックシンドロームの構成病態3項目の基準超過項目数の割合は, 全体では0項目が41.4%, 1項目が28.7%, 2項目が20.7%, 3項目が9.2%で, メタボリックシンドロームと診断されないまでもいずれかの病態を呈していることが多いことが判明し, 副腎偶発腫瘍とメタボリックシンドロームの関連を示した数多くの既報を追認する結果となった.

副腎偶発腫瘍の診療の進めかた

副腎偶発腫瘍の日常臨床において, 原発性腫瘍か転移性腫瘍か, 悪性か良性か, ホルモン過剰産生性の有無などについて検討する必要がある. SCSを含むコルチゾール産生腺腫(Cushing 症候群), 褐色細胞腫, APAなど, ホルモン過剰産生腫瘍の詳細な診断・治療アルゴリズムは「第9章　副腎および関連疾患」を参考いただき, 全国調査終了時の最終報告としてまとめた診療フローチャート案[2)]を一部改変し図2に示す. ただし, すべての患者に適応できる診断・治療指針はあり得ず, 実臨床においては費用対効果を十分考慮しつつ, それぞれの患者の全身状態, 腫瘍の画像的特徴, 年齢などを考慮して個別に適宜適応すべきであることはいうまでもない. ホルモン非産生腺腫は加齢現象の一部でもあり, 若年での副腎腫瘍の存在は治療適応のある疾患の存在をより強く示唆するものである. よって, 50歳以下の若年者においてはより積極的なアプローチが必要で, 外科的治療の適応がある場合は, 内視鏡的摘出術が第一選択となる.

国外の副腎偶発腫瘍診療ガイドライン

NIH Consensus and State-of-the-Science Statementsでは, 単純CTにてCT値≦10HU(Hounsfield units), 腫瘍径4cm未満では良性の可能性が高く, 1mgデキサメタゾン抑制試験, 血中メタネフリン分画を測定およびアルドステロン-レニン比(ARR)に

表1 各ガイドラインにおける手術推奨基準と経過観察方法の比較

	手術推奨腫瘍径	CT・MRI撮影	ホルモン検査	経過観察期間
NIH Consensus Statement, 2002[5]	>4〜6 cm	6〜12か月後に1回変化なければ終了	4年ごと	CT・MRI：6か月 ホルモン検査？
Young, NEJM, 2007[8]	>4 cm	6, 12, 24か月	4年ごと	CT・MRI：24か月 ホルモン検査？
AACE/AAES guidelines, 2009[7]	>4 cm	初回3〜6か月 以後1年ごと	毎年	CT・MRI：1〜2年 ホルモン検査5年
ESE/ENSAT guideline, 2016[6]	>4 cm	不要	新規徴候なければ不要	なし
副腎腫瘍取り扱い規約第3版 2005[9]	>3 cm	初回3〜6か月 以後1〜2年ごと	4年ごと	>10年
厚労科研難治性疾患克服研究事業「副腎ホルモン産生異常に関する研究班」[3]	>4 cm	初回6か月後，以後1年ごと	CT撮影時	>3年，可能な限り5年

〔3〕一城貴政, 他：厚生労働省科学研究補助金難治性疾患克服研究事業　副腎ホルモン産生異常に関する研究班　平成26年度研究報告書．2015．5) NIH Consens State Sci Statements. 2002；19：1-25．6) Fassnacht M, et al.：Eur J Endocrinol 2016；175：G1-G34．7) Zeiger MA, et al.：Endocr Pract 2009；15(Suppl 1)：1-20．8) Young WF Jr.：N Engl J Med 2007；356：601-10．9) 副腎腫瘍取扱い規約第3版　日本泌尿器科学会/日本病理学会/日本医学放射線学会/日本内分泌学会/日本内分泌外科学会　編，金原出版 2015．より作表〕

おいて翌朝コルチゾール<1.8 μg/dL，血中メタネフリン分画正常，ARR<30（アルドステロン ng/dL）の場合はホルモン非産生腺腫として経過観察し，画像検査は6〜12か月後に1回施行し変化がなければ終了，内分泌学的検査は4年ごとに施行し，腫瘍径が6 cm以上では副腎摘出術を検討するとされている．

ESE/ENSAT（The European Society of Endocrinology/The European Network for the Study of Adrenal Tumors）ガイドライン[6]では，単純CTにおいて，均一な腫瘍，CT値≦10 HU（Hounsfield units），腫瘍径<4 cm，1 mgデキサメタゾン抑制試験で翌朝コルチゾール≦1.8 ng/dL，血中遊離メタネフリンまたは尿中メタネフリン分画およびARR測定し，ホルモン非産生腺腫と診断した場合は，画像検査の経過観察は不要で，内分泌学的検査も新規徴候がなければ不要とされている．

また，AACE/AAES（The American Association of Clinical Endocrinologist/The American Association of Endocrine Surgeons）からも同様のガイドラインが示されており，ホルモン非産生腺腫と診断した場合の手術推奨基準と経過観察方法について，各ガイドラインを比較した表1を示す．

◆ 文 献 ◆

1) WF Young, et al.：N Engl J Med. 2007；356：601-10.
2) 一城貴政, 他：厚生労働省科学研究補助金難治性疾患克服研究事業　副腎ホルモン産生異常に関する研究班　平成16年度研究報告書．2005：121
3) 一城貴政, 他：厚生労働省科学研究補助金難治性疾患克服研究事業　副腎ホルモン産生異常に関する研究班　平成26年度研究報告書．2015
4) Mansmann G, et al.：Endocr Rev 2004；25：309-340
5) NIH Consens State Sci Statements. 2002；19：1-25
6) Fassnacht M, et al.：Eur J Endocrinol 2016；175：G1-G34
7) Zeiger MA, et al.：Endocr Pract 2009；15(Suppl 1)：1-20
8) Young WF Jr.：N Engl J Med 2007；356：601-10
9) 副腎腫瘍取扱い規約第3版　日本泌尿器科学会/日本病理学会/日本医学放射線学会/日本内分泌学会/日本内分泌外科学会（編），金原出版 2015．

第9章 副腎および関連疾患

17 副腎皮質癌

POINT

- 副腎皮質癌（ACC）は偶発腫の増加に伴いその頻度は増加している．一般的に機能性でない症例では臨床的発見が遅れる．
- 摘出した副腎皮質腫瘍の良悪性の鑑別にはWeissの指標を用いた病理組織学的検討が最も有効である．
- 外科手術的に完全に摘出できることが基本となるが，摘出断端の病変の有無も術後経過の評価では重要である．
- 術後治療はミトタン（op'DDD）投与が基本となるが25〜50%の症例でしか治療効果は示さない．

疫学

比較的まれでその発生頻度は年間人口100万人あたり0.5〜2名程度であるが，近年健康診断などの画像診断で見つけられる副腎偶発腫の増加に伴いその頻度は増加している．一般的に非機能性の副腎皮質癌（adrenocortical carcinoma：ACC）では発見が遅れてより高いステージで見つかる．50〜60歳代に1つの発生ピークがあるが，10〜20歳代にも比較的大きな発生ピークがあり，比較的女性に多く発症する傾向がある．小児では遺伝子異常を背景に発症してくるACCを伴う遺伝症候群の割合が高く，小児ACC患者を診た場合にはこれらの遺伝症候群を考慮することも重要である．

病因・遺伝子異常

遺伝子異常を伴う症候群以外には明確なACC発症の危険因子は外因/内因を問わず報告されていない．種々の染色体異常が報告されてきているがその種類はACCの頻度を考えるとかなり多く統一的な遺伝子異常はない．しかし今までの多くの研究報告を総合すると，ACCでは腺腫と比較してIGFIIの過剰発現が認められ，TP53の体細胞遺伝子変異が認められる症例は臨床予後不良な傾向がある．他の悪性腫瘍との比較ではACCでは，いわゆるドライバー変異，報告されている遺伝子異常でもhot spotsが認められないことから実臨床での遺伝子検索はあ

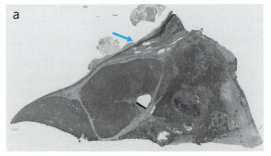

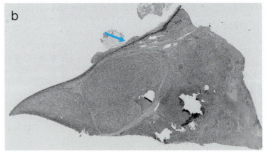

図 1-2 図 1-1 に示す副腎皮質癌のP450scc【口絵17参照】

a：3β-ヒドロキシステロイドデヒドロゲナーゼ（3β-hydroxysteroid dehydrogenase：HSD3B），b：免疫組織化学．
副腎皮質癌周囲に認められる非腫瘍性副腎皮質ではコレステロール側鎖切断酵素（cholesterol side chain cleavage enzyme：P450 scc）とHSD3B双方が発現しているのが認められるが，癌細胞ではP450 sccは比較的びまん性に癌細胞で発現しているがHSD3Bはほとんど発現していない．このように腫瘍細胞群で副腎皮質ホルモン合成酵素が一連で発現していないことで血中には多くの前駆体ステロイドホルモンが分泌され，副腎皮質癌のステロイド合成代謝にある程度特異的であることからこの所見は"disorganized steroidogenesis"ともよばれている．

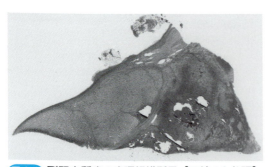

図 1-1 副腎皮質癌の病理組織所見【口絵16参照】
出血が認められており複数の腫瘍細胞の集塊/結節から構成されている．

まり現実的ではない．

臨床所見

ACC患者の発見経緯を調べてみると従来は大きな後腹膜腫瘍として認められるか副腎皮質ホルモン産生異常症等の臨床的に明らかな内分泌以上で発見されるかのどちらかの症例がほとんどであった．しかし近年何らかの副腎皮質ホルモン機能異常で発見される症例が1/3強，後腹膜の大きな腫瘍による疼痛，腹部膨満感などによる症例が1/3弱であり，残りが人間ドックなどの検診で認められるいわゆる副腎偶発腫として発見されている．この偶発腫として認められるACCの割合は年々増加しており，将来的には約半数を占めるのではないかとも考えられている．しかし非機能性のACC症例ではかなり大きな後腹膜腫瘍として見つけられた際に遠隔転移などのステージが進行している症例が多い事も事実である．

内分泌所見

機能性ACC患者ではCushing症候群を呈する症例が多いが，腺腫と比較すると以下のような臨床内分泌学的特徴が認められるので診断の一助にはなる．

・急速に進行するホルモン症状が認められる症例ではACCの可能性が高い．
・ACCに特異的なステロイドホルモンは認められないが，いわゆるACCに特異的な"disorganized steroidogenesis"(図1)に起因して生物学的活性が低い前駆体ステロイドホルモンが血中で増加する．特にデヒドロエピアンドロステロンサルフェート(dehydroepianderosterone sulfate：DHEA-S)の血中濃度が高い所見や24時間蓄尿中の尿中17ケトステロイド(urinary 17-ketosteroid：17-KS)の増加は内分泌学的にACCを疑わせる重要な知見である．しかしこの前駆体ステロイドホルモンの増加は臨床的に非機能性腫瘍と考えられる症例でも認められる事も少なくない．
・性ステロイドホルモン過剰も比較的多く認められ，Cushing症候群に男性化あるいは女性化が認められる症例，男性ホルモンと女性ホルモン双方の産生が増加している症例等はACCの可能性を十分念頭において診断を進める必要がある．
・デオキシコルチコステロン(deoxycorticosterone：DOC)，コルチコステロン(B)などの比較的生物学的活性が弱い鉱質コルチコイド過剰を示すACC症例は少なからず報告されている．しかしアルドステロン単独の原発性アルドステロン症(primary aldosteronism：PA)のみを呈するACCに関しては，従来は極めてまれと考えられてきた．しかし近年PAのみを伴うACCの症例が次々と報告され，その臨床予後に関しては極めて不良

である．

画像所見

ACCの臨床診断では画像診断(imaging analysis)はその鑑別診断に際し非常に重要な役割を果たしている．ACCのCT像では，多くの場合直径5 cm以上で発見されることが多く，内部が不均一で出血・壊死していることも多い．この出血，壊死の所見は副腎皮質腺腫(adrenocortical adenoma：ACA)ではほとんど認められないのでACCの臨床診断では極めて重要な画像所見となる．MRIのT2強調画像では高信号を認める症例が多い．^{131}Iアドステロールシンチグラフィでは，腫瘍組織に集積を認める症例が多いが，機能性ACAよりはその集積は低い症例も少なくない．ACCでは^{18}F-FDG-PETで強い集積を認める症例も少なくないが，緻密細胞が多い副腎皮質腫瘍，特にoncocytomaではかなり高いSUV maxが認められる．このことからも^{18}F-FDG-PETの所見だけではいわゆる"PET malignancy"ともよばれるover diagnosisを副腎皮質腫瘍患者では受ける症例が多く，CT，MRIの所見と必ず組み合わせて画像診断を進める必要がある．

副腎皮質癌の病理診断

他の悪性腫瘍同様に標本の切り出しが重要になるが，大きな腫瘍の場合腫瘍内出血，壊死が多くの領域で認められる症例が多く診断には苦渋しない．むしろ比較的径が小さい症例で一部に壊死，出血が認められた場合，この近傍から標本を採取することが肝要となる．

副腎皮質腫瘍の良悪性の診断にはWeissの指標を応用させる(図2)．①核異型度(nuclear atypia)，②細胞分裂像の亢進(mitotic activity)，③異型細胞分裂像(atypical mitosis)，④細胞質が好酸性か淡明な所見を呈しているのか否か(cytoplasm)，⑤腫瘍の構築が正常副腎に類似するような索状他の構造を示しているのか否か(architecture)，⑥凝固壊死の有無(necrosis)，⑦被膜浸潤の有無(capsular invasion)，⑧毛細血管(sinusoid)への浸潤の有無(sinusoidal invasion)，⑨静脈侵襲(venous invasion)の有無の病理組織学的所見である9項目を検討し3項目以上これらの所見が陽性であればその患者の副腎皮質腫瘍はACCと診断されるという指標である．

患者の臨床予後因子の検索も非常に重要である．患者の予後因子として重要なものとしては，TNM分類(tumor node metastasis classification：TNM classification)が最も重要であるが，術中の皮膜損傷の有無，腫瘍組織内のKi67標識率の2つも極めて重要である．特にEuropean Network for the Study of Adrenal Tumours(ENSAT)で規範した手術可能

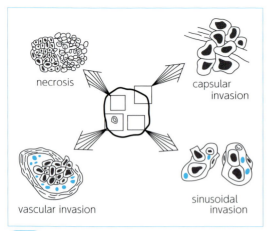

図 2-1 Weiss の指標のまとめ　その1
〔Am J Surg pathol 1984；**8**：163．Am J Surg pathol 1989；**13**：202．より〕

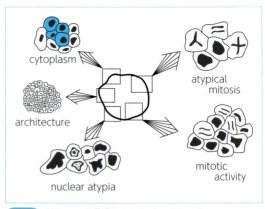

図 2-2 Weiss の指標のまとめ　その2
〔Am J Surg pathol 1989；**13**：202．Am J Surg pathol 1984；**8**：163．より〕

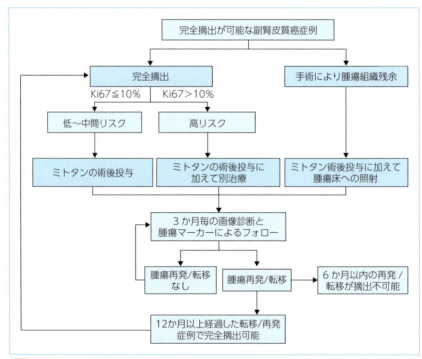

図 3 ENSAT が提唱した完全摘出が可能な副腎皮質癌症例の臨床アルゴリズム
〔Fassnacht M, et al.：Nat Rev Endocrinol 2011；**7**：323-335．より〕

なACCと手術不能なACC症例の治療アルゴリズムを各々図3と図4にまとめる．腫瘍組織の Ki67 標識率が 10% を超過するかどうかで治療方針が大きく異なることから，ACC 患者全例で Ki67 標識率は必須の項目と位置づけられる．

副腎皮質癌の治療

外科手術は原則的には開腹手術を基本とし，外科手術的な完全摘出が治療の基本中の基本であり，本項「副腎皮質癌の病理診断」で述べたように切除断端の病変の有無は極めて重要である．ACC に特有の治療薬としてミトタン〔1,1-dichloro-2-(o-chloropheny)-2-(p-chlorophenyl)ethohe：op'DDD〕があげられる．現在では ACC と診断がついたすべての症例で術後投与が望まれるが，副作用も少なくない．この抗腫瘍薬は ACC 患者で約 25% から 30% の奏効率を示す．このことからどのような ACC の症例が op'DDD に効果があるのかを予知できる

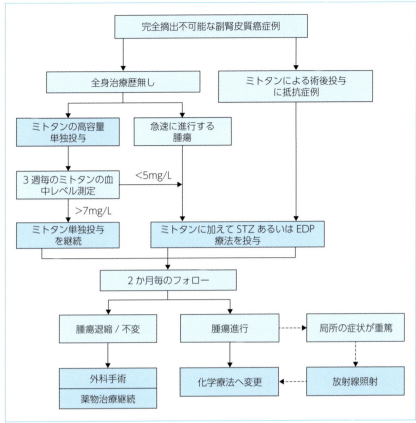

図4 ENSATが提唱した完全摘出が不可能であった副腎皮質癌症例の臨床アルゴリズム
〔Fassnacht M, et al.：*Nat Rev Endocrinol* 2011；**7**：323-335. より〕

マーカーの検索が行われているが，現時点ではまだ確立してはいない．放射線照射は従来無効とも考えられていたが近年ではその有効性も報告されてきている．

◆◆ 参考文献 ◆◆

- Ise T, et al.：*Endocrine reviews* 2014；**35**：282-326.
- Weiss LM, et al.：*Am J Surg Pathol* 1989；**13**：202-206.
- Aubert S, et al.：*Am J Surg Pathol* 2002；**26**：612-1219.
- Fassnacht M, et al.：*Nat Rev Endocrinol* 2011；**7**：323-335.
- Papotti M, et al.：*Horm Cancer* 2011；**2**：333-340.

18 男性化，女性化副腎腫瘍

POINT

- 副腎皮質から発生する腫瘍よりアンドロゲンまたはエストロゲンが過剰に分泌され，男性化ないし女性化を呈する疾患である．
- まれな疾患であるが，悪性腫瘍であることが多い．
- 他のステロイドホルモン（グルココルチコイド等）を同時に産生する場合もある．
- 治療の第一選択は手術である．

病態

副腎皮質から発生する腫瘍のうち，腫瘍より分泌されるアンドロゲンにより男性化徴候を呈するものを男性化副腎腫瘍，腫瘍より分泌されるエストロゲンにより女性化徴候を呈するものを女性化副腎腫瘍と称する[1〜3]．これらはグルココルチコイド産生腫瘍すなわちCushing症候群と併発，あるいは移行型も存在し，またエストロゲン産生腫瘍においても同時にデヒドロエピアンドロステロン（DHEA）やアンドロステンジオン等のアンドロゲンが産生されることがある．女性化副腎腫瘍では腫瘍化に伴い正常副腎皮質ではほとんど存在しないアロマターゼ（エストロゲン合成酵素）が発現する場合がある．

疫学

一般人口における正確な頻度を示した統計はないが，まれな疾患である．わが国においては男性化副腎腫瘍のうち10歳以下の症例が3/4を占め，Cushing症候群を併発したものが1/4を占める．腺腫と癌の比は1：3または1：4と報告され癌に合併するものが多い[2]．女性化副腎腫瘍については，わが国の副腎皮質癌（adrenocortical carcinoma：ACC）の2％程度との報告がある[3]．国外の症例報告を50例まとめたレビュー[4]によると女性化副腎腫瘍は成人例（33例）中31例が男性と男性に圧倒的に多く，小児例（17例）では男児10例，女児7例であった．また同報告では良性腫瘍は少なく悪性腫瘍が多数を占めていることも示されている．

主要症候

男性化副腎腫瘍の症候はアンドロゲン作用による男性化であり，女児において陰核肥大，陰毛の発育として気づかれることが多い．その他の男性化徴候として腋毛の発生，身長発育促進，骨成熟促進，筋肉組織の増大，多毛，痤瘡，低音声などがある．成人女性においてはエストロゲン作用の障害から体型の男性化，大陰唇の肥大・色素沈着，乳房や子宮の萎縮，過少月経・無月経などを呈する．男児においては性発達の促進がみられ，陰毛，陰茎の発育で気づかれることが多い．中枢性思春期早発症（central precocious puberty：CPP）と異なり，精巣の増大は認めないか軽度である．成人男性ではアンドロゲン過剰を臨床的に疑うことは困難であり，腫瘤の触知などの局所症状で気づかれる．

女性化副腎腫瘍の症候はエストロゲン作用による女性化であり，男児においては女性化乳房が多くみられる．身長発育促進，骨成熟促進，時に陰毛発育を認める．成人男性においては女性化乳房と性腺機能低下に伴う性欲低下，勃起障害（erectile dysfunction：ED），精巣や前立腺の萎縮を呈する．女児においては性発達の異常促進がみられ，乳房の発育，成人女性様の皮下脂肪沈着，性器出血，身長発育の促進，骨成熟促進，陰毛発育などがみられる．成人女性においてはゴナドトロピン分泌抑制に伴う月経異常，排卵障害を呈する．

また，男性化副腎腫瘍，女性化副腎腫瘍の両者ともグルココルチコイドを同時に産生する場合はCushing徴候を呈することがある．

検査

男性化ないし女性化徴候より本疾患を疑ったら，アンドロゲンないしエストロゲンの分泌過剰を証明し，腹部の超音波，CT，MRIなどの画像検査で副腎の腫瘍を検索する．悪性腫瘍であることが多いため，必要に応じ胸部CT，頭部MRI，骨シンチグラフィ，ポジトロン断層撮影（positron emission tomography：PET）等で転移の検索を行う．

診断

男性化副腎腫瘍の鑑別診断として性ステロイドが増加する病型の先天性副腎過形成（congenital adrenal hyperplasia：CAH），CPP，副腎外のアンドロゲン産生腫瘍がある．CAHについては血中ACTH，

血中の各種ステロイドおよび尿中ステロイド代謝産物の測定や，迅速ACTH負荷試験における血中ステロイドの反応，遺伝子検査等により診断する．またCAHにおいてはデキサメタゾン等のグルココルチコイド投与によりアンドロゲン過剰は抑制されるが男性化副腎腫瘍では抑制されない．男性化副腎腫瘍ではGnRH負荷試験においてGnは年齢相応ないし抑制された反応を呈するのに対し，CPPは成人レベルまたは過剰反応を呈する．

女性化副腎腫瘍では血中，尿中のエストロゲン増加，Gnの低下，テストステロンの低下がみられる．男性の女性化副腎腫瘍の鑑別診断として思春期男子にしばしばみられる生理的な女性化乳房があり，その場合はそれらのホルモンの異常はみられない．女児においては本症で血中・尿中エストロゲンの増加とGnの低下を認め，hCG産生腫瘍や卵巣腫瘍との鑑別も必要となる．

治療

まれな疾患であるため，男性化・女性化副腎腫瘍に特化した治療ガイドライン等は整備されていないが，これまでの報告では男性化副腎腫瘍，女性化副腎腫瘍ともに治療は手術を第一選択としているものが多い．手術にあたっては他の副腎腫瘍と同様，周術期管理のためにコルチゾールやカテコールアミンの過剰が合併していないかの評価は必須である．副腎腺腫によるものであれば手術による根治が期待できるが，本疾患において頻度の高いACCによるものであれば手術を基本に，必要に応じて薬物療法，放射線療法が組み合わされる．本疾患は悪性腫瘍の頻度が高いことから副腎摘除術の術式は開腹，腹腔鏡下のいずれを選択するかが問題となり，腫瘍径，周囲への浸潤，術者の習熟度等から判断される．これまでの報告では開腹術が選択されていることが多い[4]．

ACCについては術後のアジュバント療法としてミトタン〔1,1-dichloro-2-(0-chropheny)-2-(P-chlorophenyl)ethane：op'DDD〕の意義が確立しており，男性化・女性化ACCについても一定の効果が期待できる．op'DDDはコレステロール側鎖切断酵素(cholesterol side-chain cleavage：SCC)，11β-水酸化酵素(11β-hydroxylase：$CYP11\beta1$)といったステロイド合成酵素の阻害作用に加え，副腎皮質に対する組織障害性も有するため過剰なステロイドを減少させ，さらに腫瘍の縮小効果も併せもつ．ACC術後の177例の解析で，op'DDD投与群は非投与群

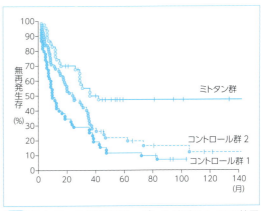

図1 ミトタンの術後アジュバント療法としての効果
〔(5)Terzolo M, et al.：*New Engl J Med* 2007；**356**：2372-2380. より引用〕

に比べて有意に再発を抑制したことが報告されている(図1)[5]．化学療法についてはACCに対しエトポシド，ドキソルビシン，シスプラチンを用いるレジメンが試みられている．放射線療法は骨転移に対し試みられ，その他の病巣への効果は例数が少なく不明である[4]．

予後

腺腫か癌によって大きく異なる．女性化ACCの診断後の生存期間は中央値で2.9年であったとの古い報告がある[6]が現在は治療の進歩により改善している可能性はある．小児例においてはアンドロゲン/エストロゲン高値に伴い骨成熟が促進され一時的に身長が高くなる一方，早期の骨端線閉鎖により最終的には低身長を呈する．また治療によりアンドロゲン/エストロゲンが正常化後に真性思春期早発症に移行することがある[2,3]．

まとめ

まれな疾患ではあるが，悪性腫瘍の頻度が高いことから男性化ないし女性化徴候をみた場合には必ず念頭におくべき疾患である．

◆ 文献 ◆

1) 柳瀬敏彦, 他：ホルモンと臨床 2001；**49**：559-561.
2) 勝俣規行：別冊日本臨牀 2006；**Suppl 1**：705-707.
3) 勝俣規行：別冊日本臨牀 2006；**Suppl 1**：708-709.
4) Chentli F, et al.：*Indian Journal of Endocrinology and Metabolism* 2015；**19**：332-339.
5) Terzolo M, et al.：*New Engl J Med* 2007；**356**：2372-2380.
6) Lanigan D, et al.：*Postgrad Med J* 1993；**69**：481-483.

19 腎血管性高血圧

POINT

- 腎血管性高血圧は（RVH）治癒可能な二次性高血圧疾患．高血圧の重症例・難治例では頻度が高くなる．
- 疑診の場合は各種検査を組み合わせ，速やかに診断・治療すること．
- アンジオテンシン変換酵素（ACE）阻害薬やアンジオテンシンⅡ受容体拮抗薬（ARB）により急速に腎機能低下を生じる場合があるので注意が必要．
- 経皮経管的腎動脈形成術（PTRA）による血行再建は線維筋性異形成（FMD）では第一選択．粥状動脈硬化では症例ごとに慎重に適応を検討する．

病態

腎血管性高血圧（renovasuclar hypertension：RVH）は腎動脈の主幹部あるいは主要分枝の狭窄ないし閉塞性病変により，腎灌流圧が低下しレニン—アンジオテンシン系（renin-angiotensin system：RAS）が賦活されて発症する二次性高血圧である．腎動脈狭窄により下流の腎血流量が低下し，傍糸球体細胞からのレニン分泌が亢進，結果としてアンジオテンシンⅡ産生，アルドステロン産生が増加，高血圧の発症に至る．しかしその後の病態は腎動脈狭窄が片側性か両側性（あるいは単腎の腎動脈狭窄）によって異なる．

片側性腎動脈狭窄の場合，血圧の上昇に伴い健側腎の腎血流量と糸球体濾過率（GFR）は増加し，尿中Na排泄が増加（圧利尿）．このため一般に食塩感受性は認めず，血漿レニン活性（PRA）は高値を示す（図1a）．一方，両側性（および単腎）狭窄の場合，血圧が上昇しても腎血流量は増加しないため圧利尿の機構が働かず，初期にはレニン分泌が増加する．慢性期には体液量の貯留が生じRASへのネガティブフィードバックのためレニン分泌は低下し，PRAは抑制される（図1b）．片側性腎動脈狭窄の場合であっても，慢性期になり高血圧性腎障害が対側腎に出現すると，体液貯留とPRAの抑制．RVHが進行すると腎機能低下と体液量貯留により右心不全や肺うっ血を生じやすくなる．

疫学

RVHの占める割合は全高血圧患者の約1%に認められる．原因は粥状動脈硬化，線維筋性異形成（fibromuscular dysplasia：FMD），大動脈炎症候群，解離性大動脈瘤，腎内外の腫瘍による圧迫，動脈塞栓症，動静脈奇形など．粥状動脈硬化（約38%）と

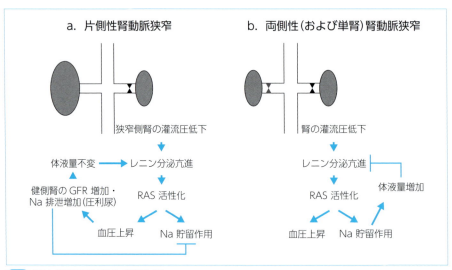

図1 腎血管性高血圧の病態生理
〔内分泌代謝専門医ガイドブック改訂第4版 診断と治療社：294，図1．より引用〕

FMD（約 38％）が大部分を占め，わが国では大動脈炎症候群（約 15％）の頻度が多い[1]．粥状動脈硬化は 50 歳以降の男性で，全身の動脈硬化病変を反映して心血管病，腎機能低下，蛋白尿を合併する場合が多い．冠動脈疾患，末梢動脈疾患，大動脈瘤を有する患者では約 15〜30％ に 50％ 以上の腎動脈狭窄病変が認められる．狭窄病変は腎動脈起始部より 1/3 の部分に好発し，両側性腎動脈狭窄が多い．FMD は 50 歳までの女性に多く，原因不明の筋型動脈の壁形成異常である．腎動脈本幹の遠位 2/3 に好発し，しばしば第一分岐に及ぶ．大動脈炎症候群は若年女性（20 歳代が最多）に多くみられる．腎動脈狭窄は，腎動脈起始部に限局することが多い．

表1 腎血管性高血圧（RVH）を疑うべき症例

- 家族歴のない高血圧
- 35 歳以下あるいは 50 歳以降発症の高血圧
- 上腹部の血管雑音
- 重症あるいは治療抵抗性高血圧
- 安定していた高血圧の急速な血圧上昇
- 中年以降の高血圧患者での原因不明の腎機能の悪化
- 動脈硬化病変（心筋梗塞・脳卒中・ASO など）を有する中等以上の高血圧
- RAS 阻害薬（ACE 阻害薬，ARB）投与による急速な降圧または腎機能の悪化
- 腎移植後の高血圧
- 中等以上の高血圧で肺水腫を繰り返す場合

〔成瀬光栄，他（編）：内分泌代謝専門医ガイドブック改訂第 4 版．診断と治療社；294．より引用〕

主要徴候

RVH を疑うべき症例を表1に示す．RVH の患者像としては，若年性の高血圧，55 歳以降に増悪する高血圧，治療抵抗性高血圧，RAS 阻害薬開始後の腎機能増悪，腎サイズの左右差，腹部血管雑音などがあげられる．ただし，これらの症候はすべての患者で認められるわけではない点に注意する．RVH の進展により虚血性腎症によって腎機能障害が進行するため体液量貯留により右心不全や肺うっ血を生じやすくなる．

検査・診断

RVH を疑う場合，以下の検査を行う．基本的にはスクリーニングも兼ねた非侵襲的画像診断に基づく形態学的診断を基本とし，必要に応じて機能的補助検査あるいは侵襲的画像診断検査を追加・参考とする．「高血圧治療ガイドライン 2014（JSH2014）」で推奨される本症の検査・診断手順につき図2に示す[1]．

1）画像診断検査

❶ 腎動脈超音波検査

腎動脈超音波検査は非侵襲的な検査であり，ドプラ法による腎動脈血流速度測定にて腎動脈狭窄の診断が可能であり，スクリーニング検査として推奨されている．収縮期最高血流速度（peak systolic flow velocity：PSV）を指標した場合，感度 84〜98％，特異度 62〜99％ と高い精度が報告されている[2]．正確

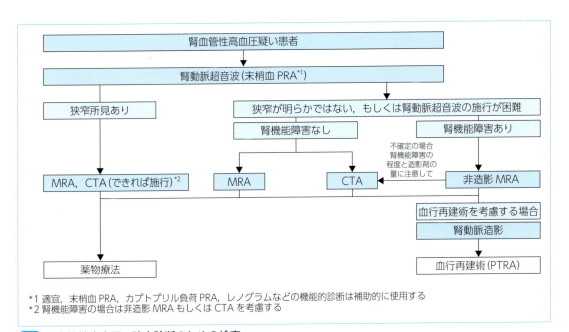

図2 腎血管性高血圧の確定診断のための検査

〔日本高血圧学会高血圧治療ガイドライン作成委員会：高血圧治療ガイドライン 2014, 日本高血圧学会（編），ライフサイエンス出版 2014；119．より引用〕

な診断には熟練を要し，診断精度が超音波検査技術者に依存する点，腹部ガスや肥満による診断困難例などの難点があるが，低侵襲であり繰り返し検査可能な点よりスクリーニング検査としてすぐれている．

❷ CT・MRIによる血管撮影

MR血管撮影(MRA)，造影ヘリカルCTによる血管撮影などの画像診断を用いる．MRAや造影ヘリカルCTによる腎動脈造影は，特に腎動脈起始部の狭窄病変の検出にすぐれている[3]．腎機能が正常な場合は造影剤を用いたCT血管撮影が有用である．造影剤を用いないMRAは，腎不全患者でも施行可能である．

❸ 腎動脈造影検査

腎動脈造影検査は以前はゴールドスタンダードとされたが，近年では腎動脈超音波検査，MRI，造影ヘリカルCTの非侵襲的画像検査に確定診断に至らず，経皮的血管形成術の適応が考慮される症例において考慮する．重要な所見は，①腎動脈の75%以上の狭窄，②狭窄後拡張の存在，③側副血行路の存在の3つである．

2) 補助検査

PRA測定は簡便であり，スクリーニングとして一定の有用性はあるが，偽陽性，偽陰性が多く，腎動脈超音波検査に劣る．以前汎用されたカプトプリル試験，カプトリル負荷シンチグラフィも本項「1) 画像診断検査」で述べた非侵襲的画像検査に比べ感度，特異度がやや劣るため補助的に使用することが望ましい．カプトリル負荷シンチグラフィは分腎機能，腎血流の左右差を評価し治療方針を決定する目的では有用である．

治療・予後

1) 薬物療法

血行再建までの間や血行再建不能例に降圧薬治療を行う．カルシウム拮抗薬の併用は可．片側性腎動脈狭窄に対してはアンジオテンシン変換酵素(angiotensin-converting enzyme: ACE)阻害薬やアンジオテンシンII受容体拮抗薬(angiotensin II receptor blocker: ARB)が有用．しかし，高度狭窄例などでは患側腎の腎虚血による腎機能低下が生じるため，少量より開始し，腎機能をモニターしながら漸増する．利尿薬はRASの亢進と循環血漿量減少による患側腎虚血の増悪を生じるため禁忌．両側腎動脈狭窄や単腎の狭窄例ではACE阻害薬やARBも原則禁忌．

2) 血行再建

狭窄部位への血行再建が一義的治療であり侵襲性の低さから経皮的腎動脈形成術(percutaneous trans-luminal renal angioplasty: PTRA)が考慮される．特にFMDでは高い治癒率(約85%)，再狭窄例でも再度の施行可能であり第一選択である．しかし，粥状動脈硬化による腎動脈狭窄でのPTRAについては結論が出ていない[4,5]．すなわち，PTRAにステントを併用することで腎機能や血圧の改善効果が認められる報告もあるが，過去の複数の大規模臨床試験において降圧治療単独とPTRAの併用の差は証明されていない．近年では，症例ごとに副作用と得られる利益を勘案して慎重に適応を決定すべきである[1]．JSH2014に記載されたPTRAの施行を考慮してもよい症例を表2に示す[1]．

表2 経皮的腎動脈形成術の施行を考慮してもよい症例

1. 血行動態的に有意な腎動脈狭窄症を有する以下の高血圧症例
   - 治療抵抗性高血圧(利尿薬を含む3剤以上使用)
   - 増悪する高血圧
   - 悪性高血圧
   - 原因不明の片側萎縮腎
   - 突然発症した原因不明の肺水腫
   - 繰り返す心不全
   - 不安定狭心症
   - 線維筋性異形成(FMD)を有する患者
2. 両側の腎動脈狭窄症
3. 機能している単腎の腎動脈狭窄症を伴う進行性慢性腎疾患患者

[(1)日本高血圧学会高血圧治療ガイドライン作成委員会：高血圧治療ガイドライン2014, 日本高血圧学会(編), ライフサイエンス出版 2014；117-120. より改変引用]

まとめ

RVHは治癒可能な二次性高血圧疾患．高血圧の重症例・難治例では頻度が高くなるため，疑診の場合は各種検査を組み合わせ，速やかに診断・治療することが重要である．薬物治療は有効であるが，ACE阻害薬やARBにより急速に腎機能低下を生じる場合があるので注意が必要である．また，PTRAによる血行再建はFMDでは第一選択であるが，粥状動脈硬化では薬物治療との予後の差異を示すエビデンスに乏しく，症例ごとに慎重に適応を検討する．

◆ 文 献 ◆

1) 日本高血圧学会高血圧治療ガイドライン作成委員会：高血圧治療ガイドライン2014, 日本高血圧学会(編), ライフサイエンス出版 2014；117-120.
2) Pickering TG: Hypertension: Pathophysiology, Diagnosis, and Management., In: Laragh JH et al.(eds), Raven Press 1990；1539-1560.
3) Radermacher J, et al.: N Engl J Med 2001；**344**：410-417.
4) ASTRAL Investigators: N Engl J Med 2009；**361**：1953-1962.
5) Cooper CJ, et al.: N Engl J Med 2014；**370**：13-22.

第9章 副腎および関連疾患

20 その他の二次性高血圧

POINT

- 重症高血圧，治療抵抗性高血圧，急激な高血圧発症，若年性高血圧の場合に二次性高血圧を疑う．
- 低レニン血症・低〜正アルドステロン血症を伴った高血圧でマクロな副腎腫瘍を認めた場合は，デオキシコルチコステロン（DOC）産生腫瘍も鑑別疾患となる．
- 先端巨大症は腎集合管の上皮性 Na チャネル（ENaC）発現増加を介して，甲状腺機能亢進症は心筋細胞内 Ca 濃度上昇を介して，甲状腺機能低下症は血管内皮細胞での NO 産生能低下を介して，原発性副甲状腺機能亢進症は血管平滑筋細胞への Ca 取り込み促進を介して，高血圧病態に関与する．
- 肥満や睡眠時無呼吸症候群（SAS）に合併する高血圧のおもな原因は，交感神経活動の亢進であるが，組織レニン-アンジオテンシン系（RAS）やミネラロコルチコイド受容体（MR）も関与する．
- 周辺の動脈によって頭側延髄腹外側野が圧迫されると，交感神経活動が亢進し治療抵抗性高血圧が発症する．

ある特定の原因による高血圧を二次性高血圧とよび，重症高血圧，治療抵抗性高血圧，急激な高血圧発症，若年性高血圧の場合に二次性高血圧を疑う．二次性高血圧の原因には，表1 で掲げるものがあげられるが，そのなかで内分泌代謝関連因子が高血圧病態に関与し，デオキシコルチコステロン（deoxy-corticosterone：DOC）産生副腎腫瘍，先端巨大症，甲状腺機能亢進症，甲状腺機能低下症，原発性副甲状腺機能亢進症，肥満，睡眠時無呼吸症候群（sleep apnea syndrome：SAS），脳幹部血管圧迫，薬剤誘発性高血圧について，おもに高血圧を起こす原因となる病態について解説する．

デオキシコルチコステロン産生副腎腫瘍

デオキシコルチコステロン（DOC）は，ACTH 依存性に副腎束状層で合成され，11β-hydroxylase（CYP11B1）によってコルチコステロンに転換されるミネラロコルチコイドである．腫瘍による DOC 産生は Dex で抑制されず，低レニン血症・低〜正アルドステロン血症を伴った高血圧を呈する．しかし，DOC のミネラロコルチコイド活性はアルドステロンの約 1/20〜1/25 であるため，高血圧や低カリウム血症が現れるためには，腫瘍のサイズが大きく DOC 産生量が多い必要がある．診断は，血漿中の DOC や 18-OH-DOC（18-hydroxy-11-deoxycorticosterone，18-ヒドロキシ-11-デオキシコルチコステロン）の高値と副腎静脈サンプリング検査で腫瘍からの DOC/18-OH-DOC 産生を証明することによる．治療は DOC 産生腫瘍側の片側副腎摘出術であり，血圧と血清カリウム値の正常化を期待できる[1]．

表1 おもな二次性高血圧

腎臓
　腎血管性高血圧
　腎実質性高血圧
副腎
　原発性アルドステロン症
　Cushing 症候群
　サブクリニカルクッシング症候群
　褐色細胞腫
　DOC 産生副腎腫瘍
その他の内分泌臓器
　先端巨大症
　甲状腺機能亢進症
　甲状腺機能低下症
　原発性副甲状腺機能亢進症
　肥満
脳・中枢神経系
　睡眠時無呼吸症候群
　脳幹部血管圧迫
心・血管
　大動脈弁閉鎖不全症
　動脈管開存症
　動静脈瘻
　大動脈炎症候群
　結節性多発動脈炎
　全身性強皮症
　大動脈縮窄症
遺伝子
　Liddle 症候群
　Gordon 症候群（偽性低アルドステロン症Ⅱ型）
　AME 症候群
　家族性アルドステロン症
　先天性副腎過形成
薬剤
　薬剤誘発性高血圧

先端巨大症

先端巨大症の約40%に高血圧を合併する．GHRは，糸球体メサンギウム細胞やポドサイトに存在し，過剰なGH作用によってGFRが増加することが知られている．一方，過剰なGHが，腎臓の集合管に存在するGHRに結合すると，上皮性Naチャネル(epithelial sodium channel：ENaC)の発現が増加し集合管におけるNa再吸収が亢進する．また，IGF-Iは，集合管でPI3キナーゼ活性化を介してENaCの分解を抑制しENaCの蛋白質レベルを増加する．その結果，GHやIGF-Iが過剰な状態においては，GFRと循環血漿量の増加した食塩感受性高血圧となる．先端巨大症において耐糖能異常(impaired glucose tolerance：IGT)を合併すると有意に血圧が上昇することが知られているが，インスリン抵抗性によって食塩感受性高血圧が助長された結果と考えられる．したがって，先端巨大症に合併した高血圧の治療薬として一般に利尿薬は有効であり，ENaC阻害薬であるアミロライドやトリアムテレンは特に有用である．

甲状腺機能亢進症

30〜65歳の甲状腺機能亢進症患者の25%に高血圧を合併する．甲状腺ホルモンは，非ゲノム的作用として，心臓の刺激伝導系の細胞膜上のNa^+/Ca^+交換体の活性を増加させることによって心拍数を上昇させる．また，ゲノム的作用として，心臓に存在する甲状腺ホルモン受容体を介してL型Ca^{2+}チャネルと筋小胞体Ca^{2+}/ATPaseの発現を増加させることで，心筋細胞内のCa濃度が上昇し心筋収縮力が増強する．また，甲状腺ホルモンは，直接作用として，心臓においてβアドレナリン受容体数を増加させたり，腎臓におけるレニン発現増加を介して血漿レニン活性を上昇させたりする[2]．これらを総合した結果として，頻脈と心拍出量の増加が起こり収縮期血圧は上昇する．一方で，甲状腺ホルモンは，NO産生を介してあるいは直接作用として全身の血管抵抗を50〜70%低下させるため，拡張期血圧は低下する．よって，甲状腺機能亢進症に合併した高血圧の治療薬として一般に交感神経β受容体遮断薬やレニン-アンジオテンシン系(renin-angiotensin system：RAS)抑制薬が有用である．

甲状腺機能低下症

甲状腺機能低下症では，甲状腺機能亢進症とは逆の病態となり，徐脈と心拍出量の低下による心不全状態が起きる．一方，甲状腺ホルモン不足による血管内皮細胞でのNO産生能低下によって血管抵抗が上昇し，拡張期血圧が上昇する．降圧薬としては，血管内皮に対する保護作用のあるRAS抑制薬が有用と考えられる．

原発性副甲状腺機能亢進症

PTHを健常者に持続投与すると，高カルシウム血症とともに血圧が上昇することが示されており，わが国では75歳以上の原発性副甲状腺機能亢進症患者の2/3に高血圧が合併する．また，わが国における原発性副甲状腺機能亢進症患者を対象にした研究では，血清PTH値や血清Ca濃度が高いと高血圧の頻度が多いことが示されている[3]．PTHは，直接的にあるいはビタミンD活性化促進作用を介して，血管平滑筋細胞へのCa取り込みを促進し，末梢血管抵抗を上昇させ血圧を上昇させる．さらにPTHには交感神経系を介した心拍数の増加作用もある．したがって，原発性副甲状腺機能亢進症に合併した高血圧の治療薬には心拍数を増加させない非ジヒドロピリジン系Ca^{2+}チャネル拮抗薬やN型Ca^{2+}チャネル拮抗薬が有用と考えられる．

肥満

肥満は，本態性高血圧発症リスクの約70%を占める病態と考えられている．肥満による高血圧発症のメカニズムには，物理的要因，化学的要因，腎臓における圧利尿障害が関与する．物理的に全身に脂肪が蓄積すると，皮下組織や内臓組織が肥大化し毛細血管網が拡大する．毛細血管網の拡大は，循環血液量の増加を要求するため，心臓は心拍出量を増加させることで全身の血液循環を維持するが，その結果，収縮期血圧は上昇する．内臓脂肪の増加によって横隔膜が挙上し拘束性換気障害が起きると，血液化学的に低酸素血症となる．また，気管周囲に蓄積した脂肪によって気道が圧迫されると，閉塞性睡眠時無呼吸症候群となり低酸素血症を助長する．慢性的な低酸素血症は，脳内交感神経系への刺激を介して血圧を上昇させる．さらに，肥満病態で増加したトリグリセリドによって血液の粘調度は増加し，高粘調性の血液を循環させるために血管内圧が上昇して高血圧になる．肥満患者の腎臓では，圧利尿曲線が右にシフトしている．その原因に，①脂肪腎，②組織RAS活性化，③ミネラロコルチコイド受容体(mineralocorticoid receptor：MR)活性化，④交感神経活動の増加が関与している．脂肪腎では，腎臓内間質に物理的圧迫と炎症が惹起され，その結果Henleループにおける Na再吸収が増加し，圧利尿曲線は右にシフトして血圧が上昇する．肥満患者において組織RASは活性化している．前述のHenleループにおけるNa再吸収増加は，緻密斑に到達するNaCl量の減少を介してレニン産生と分泌を刺激する．また，後述する交感神経活動の亢進も，腎傍

糸球体細胞からのレニン分泌を促進する．さらに脂肪組織はアンジオテンシノーゲンを産生するため，増加した脂肪組織によってRASは活性化し，増加したアンジオテンシンⅡは腎尿細管におけるNaCl再吸収を刺激することによって，圧利尿を右にシフトさせ食塩感受性高血圧を惹起する．また，肥満患者においてはアンジオテンシンⅡによるアルドステロン産生とは独立してMRの活性化が起きる[4]．

肥満患者では，亢進した交感神経活動によって腎尿細管上皮細胞におけるRac1(RAS-related C3 botulinus toxin substrate 1)発現の増加が起こり，それによってMRシグナル伝達の活性化が起きる[4]．肥満患者において交感神経活動は，脂肪細胞から分泌されるレプチン，前述の低酸素血症，高インスリン血症によって増加する．交感神経系の活性化によって$\beta2$アドレナリン受容体が刺激されると，腎遠位尿細管においてWNK4(with-no-lysine kinase 4)が抑制され，Na-Cl共輸送体が活性化してNa再吸収が起こり，圧利尿曲線は右にシフトして血圧が上昇する．以上より，肥満合併高血圧に用いる降圧薬として，利尿薬，RAS抑制薬，MR拮抗薬，交感神経遮断薬が有用と考えられる．

睡眠時無呼吸症候群

SASは，有病率の高い疾患であり，二次性高血圧の最も重要な原因の1つと考えられている．無呼吸時の低酸素/高二酸化炭素血症による化学受容器反射と無呼吸時の胸腔内陰圧による動脈圧受容器反射によって，中枢の交感神経活動が増加することが，高血圧発症機序のおもな原因と考えられる．また，中枢交感神経活動の増加によって二次的に活性化するRASやMRも病態に一部関与する．したがって，SASに合併した高血圧の治療として，原因療法として持続陽圧呼吸療法(continuous positive airway pressure：CPAP)が推奨されるが，その有効性については限定的であるため，交感神経遮断薬やRAS抑制薬の併用が有用と考えられる．

表2 内分泌系に関与して高血圧を誘発するおもな薬剤

原因薬剤	高血圧の原因(内分泌系を介したもの)
甘草	11β-水酸化ステロイド脱水素酵素阻害によるコルチゾール半減期延長に伴う内因性ステロイド作用増強
糖質コルチコイド	ミネラロコルチコイド受容体刺激，レニン基質の産生増加，NO産生抑制，エリスロポエチン産生増加
エストロゲン	レニン基質の産生増加
アロマターゼ阻害薬	テストステロン/エストロゲンの相対的増加
シクロスポリン	肝臓におけるプロレニン増加

脳幹部血管圧迫

交感神経活動中枢が存在する頭側延髄腹外側野が，周辺の動脈によって圧迫されることで交感神経活動が亢進する神経血管圧迫症候群が，脳幹部血管圧迫による二次性高血圧発症の病態である．1985年に第一例が報告され，わが国においても4症例が報告されている[5]．治療は外科的減圧術であるが，降圧薬としては中枢性交感神経抑制薬，α遮断薬，β遮断薬がおもに用いられる．しかし，治療抵抗性である場合も多くRAS抑制薬やCa^{2+}チャネル拮抗薬が併用される．

薬剤誘発性高血圧

内分泌系を介して高血圧を発症する薬剤のなかでおもなものについて，表2に示す．

◆ 文献 ◆

1) Kondo K, et al.：JAMA 1976；**236**：1042-1044.
2) Kobori H, et al.：Am J Physiol 1997；**272**：E227-E232.
3) Yagi S, et al.：Endocr J 2014；**61**：727-733.
4) Fujita T：J Am Soc Nephrol 2014；**25**：1148-1155.
5) Sasaki S, et al.：J Clin Hypertens 2011；**13**：818-820.

21 Liddle症候群

POINT

- 若年発症の常染色体優性遺伝の食塩感受性高血圧で，低カリウム血症，代謝性アルカローシス，低レニン活性，低アルドステロン症を伴う．
- 上皮型Naチャネル(ENaC)の機能獲得型変異によって発症する．
- ENaCを直接的に阻害するトリアムテレンまたはamiloride(国内未発売)が第一選択薬である．

病態

Liddle症候群は，常染色体優性遺伝の食塩感受性高血圧症で，低カリウム血症，代謝性アルカローシス，低レニン活性，低アルドステロン症を呈する．腎皮質集合管の管腔側膜に局在する上皮型Naチャネル(epithelial sodium channel：ENaC)の遺伝子変異によって発症する[1]．

ENaCはα, β, γの3つのサブユニットから構成され，それぞれ*SCNN1A*遺伝子，*SCNN1B*遺伝子，*SCNN1G*遺伝子にコードされる．Liddle症候群をきたす変異は，すべてENaCのβ，γサブユニットのC末端に保存されているPYモチーフの変異または欠失を生じるもので，これまでに27か所に異常が報告されている[2]．Liddle症候群では，ENaCの細胞膜上での発現量を調整する蛋白であるNedd4-2とENaCの会合が阻害されることにより，細胞膜上のチャネル数が増加する．その結果として，Naの再吸収が増加し，食塩感受性高血圧が発症すると考えられている．

主要徴候

典型的には，若年(10歳代)発症の比較的重症の高血圧で，低カリウム血症，代謝性アルカローシス，低レニン活性および低アルドステロン症を呈する．遺伝性高血圧疾患であり，通常は常染色体優性遺伝を示すが，孤発例も報告されている．1963年に初めてLiddleが報告した症例では，徐々に腎機能が低下し，血液透析導入となっている[3]．その後死体腎移植を施行されたところ，重症高血圧や低カリウム血症，代謝性アルカローシスなどの臨床症状が完全に消失したことが明らかとなり，本症の原因が腎臓にあることが明確になった．

診断

本症診断の決め手は，アルドステロン拮抗薬であるスピロノラクトンが無効で，ENaCの阻害薬であるトリアムテレンが著効することである．鑑別診断として，PRAおよびPACが低値で高血圧をきたす諸疾患(11-DOCおよびコルチコステロン産生腫瘍，Cushing症候群，AME症候群〈apparent mineralocorticoid excess syndrome：AME syndrome〉，副腎性器症候群，偽アルドステロン症)が考えられる．これらの疾患はスピロノラクトンに反応する．臨床的に本症が強く疑われた患者では，遺伝子診断を実施して変異の有無を検索する．

治療

ENaCの活性亢進に伴う過剰なNa再吸収が病因であるため，塩分制限およびENaCに対し阻害作用をもつトリアムテレン，amilorideの投与が第一選択である．ただし，amilorideはわが国では未発売である．1日100〜300 mgのトリアムテレン(トリテレン®)を服用させる．治療上最も注意すべきことは，薬物療法と同時に塩分摂取制限を行わなければ十分な効果を得られないということである．また，症例によってはamilorideが無効であったが，トリアムテレンでは効果を示す例や，そしてその逆の場合もあるために，治療効果を得られないときは薬剤を変更しながら治療を試み続けるべきである．

文献

1) Snyder PM, et al.：*Cell* 1995；**83**：969-978.
2) Cui Y, et al.：*J Clin Hypertens* 2017；**19**：524-529.
3) Liddle GW, et al.：*Trans Assoc Am Physicians* 1963；**76**：199-213.

22 Bartter症候群

POINT
- Bartter症候群はレニン―アンジオテンシン―アルドステロン系(RAA axis)の亢進，低カリウム血症，代謝性アルカローシスが存在し，高血圧，浮腫が認められない．
- 詳細な病型診断は遺伝子診断が必要である．
- 偽性Bartter症候群，Gitelman症候群との鑑別が重要である．

病態

Bartter症候群は，Bartterらにより1962年に初めて報告された遺伝性尿細管疾患で，低カリウム性代謝性アルカローシス，高レニン・高アルドステロン血症，アンジオテンシンIIに対する昇圧反応の低下，多尿，脱水や成長障害，血圧正常，浮腫欠如，傍糸球体装置の過形成が特徴である．これらの病態は，Henleの太い上行脚(thick ascending limb of Henle：TAL)におけるNa^+，Cl^-の再吸収障害に起因すると考えられている．腎からの塩類の喪失は多尿・循環血液量の減少をもたらし，レニン―アンジオテンシン―アルドステロン系(renin-angiotensin-aldosterone axis：RAA axis)が亢進するため，K^+，H^+の排泄はさらに増強されるという悪循環が生じる．また，腎内のPGの産生も刺激される．RAA axisが亢進しているにもかかわらず血圧が正常なのは，循環血液量の減少とPGの作用が関与していると考えられている．

疫学

国外からの報告によると，Bartter症候群の有病率は1/100万とされている[1]．わが国での発症頻度は不明だが，最近厚生労働科学研究にてBartter症候群，Gitelman症候群の全国疫学調査が行われており，その結果報告が待たれる．

病因

近年，Bartter症候群の原因遺伝子が次々と解明されていて，その遺伝子変異により1〜4(b)の5型に分類されている．

1996年，SimonらによってBartter症候群は，TALの管腔側に存在するNa^+，K^+，Cl^-を再吸収するNa^+-K^+-$2Cl^-$共輸送体(sodium-potassium-chloride cotransporter 2：NKCC2)の遺伝子異常により発症することが報告された(1型)[2]．その後も，TALの管腔側に存在するATP感受性K^+チャネル(renal outer medullary potassium channel：ROMK)，血管側に存在するCl^-チャネル(chloride channel Kb：ClC-Kb)の遺伝子異常でもBartter症候群を呈することを明らかにした(それぞれ2型，3型)．ROMKの異常により管腔内のK^+濃度が低下するため，また，ClC-Kbの異常により細胞内のCl^-濃度が上昇するため二次的にNKCC2の作用が抑制されると考えられている．

2001年にはBirkenhagerらによって，感音難聴を伴うBartter症候群(Bartter's syndrome with sensorineural deafness：BSND)が，ClC-Ka，ClC-Kbに共通のβサブユニットであるbarttin蛋白の遺伝子異常により発症することが報告された(4型)[3]．さらに，近年，ClC-Ka，ClC-Kb両方に異常を有し，4型と同様の臨床像を呈する症例が報告され[4]，4(b)型と分類されている(図1，表1)[5]．

また，いずれの病型も常染色体劣性遺伝の形式をとる．

主要症候

臨床上，発症時期により新生児型と古典型に分類されている．

1) 1型，2型，4(b)型：新生児型

胎児多尿のため，羊水過多を認める．低出生体重児であることが多く，その後も成長障害，脱水を認める．多飲多尿や低カリウム血症による筋力低下，四肢麻痺をきたす．高カルシウム尿症による腎石灰化，低カリウム血症による尿細管障害をきたし，小児期に腎不全に至る例もある．2型は1型に比べ血清K値の低下が軽度で正常値を呈する症例もある．4型ではClC-KaおよびClC-KbによるCl^-の再吸収が同時に障害されるため，ほかの病型と比べ重症の経過をたどる．また，barttin蛋白は内耳に存在するClC-Kaの機能発現にも関与しているため感音難聴を伴う．

2) 3型：古典型

一般に3型は古典型Bartter症候群に分類される．これは，新生児型よりも軽症で，乳児期から幼児期にかけて多飲多尿や成長障害で診断されることが多

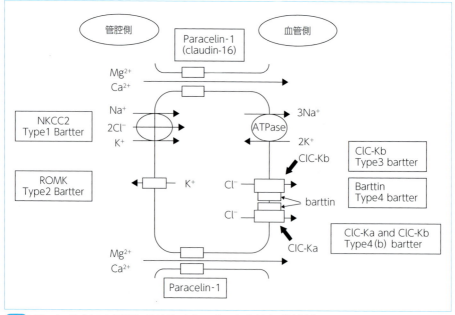

図1 Henle の太い上行脚におけるイオンチャネルおよび輸送体
〔(5)松野下夏樹,他:日本腎臓学会誌 2015;**57**:743-750.より引用〕

い.腎石灰化は起こりにくく,末期腎不全に至る例はまれとされている.

検査

生化学検査では血清 K 値の低下が,血液ガス分析では代謝性アルカローシスがみられる.内分泌学的検査では循環血液量の減少による PRA と PAC の上昇を認める.一般的に尿中 Ca 排泄量は増加するが,3 型においては正常か,むしろ低下している症例も報告されている.低カリウム血症にもかかわらず尿中 K 排泄量は増加し,代謝性アルカローシスにもかかわらず,尿中塩素排泄量の低下は認めない.尿中 PG 排泄量の増加を認める.1 型,2 型では超音波検査や CT で腎の石灰化を認める.

診断

臨床的には,新生児期から幼児期において,成長障害,多飲多尿,著明な脱水を呈し,低カリウム血症,代謝性アルカローシスを認めた際は本症を疑う.Gitelman 症候群や偽性 Bartter 症候群との鑑別が必要である.最終的に確定診断,病型分類は遺伝子診断による.

治療

治療の基本は脱水と血清 K 値の補正である.血清 K 値の補正には,カリウム製剤(塩化カリウム)を使用するが,単独では十分な効果が得られないことが多い.RAA axis を抑制するためアルドステロン拮抗薬(スピロノラクトン)やアンジオテンシン変換酵素(angiotensin-converting enzyme:ACE)阻害薬を,PG 合成を抑制するため,プロスタグランジン合成阻害薬(インドメタシンなど)を併用する.プロスタグランジン合成阻害薬の副作用には腎症があり,長期投与には注意を要する.

鑑別

Gitelman 症候群や偽性 Bartter 症候群との鑑別が重要である.

1) Gitelman 症候群

低カリウム血症,代謝性アルカローシスを認める点は同様だが,Bartter 症候群と比べ発症年齢が高い.学童期以降に発見されることが多く,成人になってから診断に至る例もまれではない.低マグネシウム血症,低カルシウム尿症を認め,腎石灰化はなく,末期腎不全は極めてまれである点が Bartter 症候群と異なる.

2) 偽性 Bartter 症候群

神経性やせ症,習慣性嘔吐,利尿薬や下剤の乱用などで,Bartter 症候群と類似の症状を呈する.慢性的な脱水や低カリウム血症による腎症もしばしば認められる.習慣性嘔吐や下剤の乱用の場合,尿中塩素排泄量が低下していることから鑑別可能だが,フロセミドは NKCC2 に作用するため,その乱用による場合,検査値からの鑑別は不可能であり,尿中フロセミドなどの薬物の検出によって初めて診断されることもある.

表1 Bartter症候群の病態

	1型	2型	3型	4型	4(b)型
臨床分類	新生児型	新生児型	古典型	新生児型	新生児型
責任遺伝子	*SLC12A1*	*KCNJ1*	*CLCNKB*	*BSND*	*CLCNKA* and *CLCNKB*
蛋白	NKCC2	ROMK	ClC-Kb	barttin	ClC-Ka ClC-Kb
遺伝形式	常・劣性	常・劣性	常・劣性	常・劣性	常・劣性
羊水過多	あり	あり	約半数有	あり	あり
役割	Na^+-K^+-$2Cl^-$共輸送体	K^+チャネル	Cl^-チャネル	Cl^-チャネル βサブユニット	Cl^-チャネル
成長障害	あり	あり	まれ	あり	あり
尿濃縮障害	++	++	+	+++	+++
血清Mg	正	正	正〜低	正〜低	正〜低
腎石灰化	あり	あり	なし	なし	なし
末期腎不全	あり	あり	まれ	あり	あり
尿中Ca	高	高	低〜正常〜高	低〜正常〜高	低〜正常〜高
発見時の年齢	胎児期	胎児期	新生児,乳児期	胎児期	胎児期
利尿薬負荷試験	フロセミド	フロセミド・サイアザイドともに反応	サイアザイドに無反応	?	?
合併症	―	新生児期高カリウム血症	―	難聴	難聴

〔5)松野下夏樹,他:日本腎臓学会誌 2015;57:743-750. より引用〕

◆ 文献 ◆

1) Ji W, *et al.*: *Nat Genet* 2008;**40**:592-599.
2) Simon DB, *et al.*: *Nat Genet* 1996;**13**:183-188.
3) Birkenhäger R, *et al.*: *Nat Genet* 2001;**29**:310-314.
4) Nozu K, *et al.*: *J Med Genet* 2008;**45**:182-186.
5) 松野下夏樹,他:日本腎臓学会誌 2015;**57**:743-750.

23 Gitelman症候群

POINT

- 慢性の低カリウム血症，代謝性アルカローシスを呈する尿細管機能異常症である．
- 確定診断には*SLC12A3*遺伝子検査を行う．
- 軽症例では成人で診断されるケースも少なくない．
- 類縁疾患のBartter症候群，神経性やせ症や利尿薬乱用などに伴う電解質異常を鑑別する必要がある．

病態

Gitelman症候群は腎臓の遠位曲尿細管に発現しているサイアザイド感受性Na-Cl共輸送体（NCC）の機能低下によって低カリウム血症性代謝性アルカローシスを呈する遺伝性尿細管機能異常症である．NCCは遠位曲尿細管におけるNa$^+$とCl$^-$の再吸収を行う共イオン輸送体であり，サイアザイド系利尿薬が作用する部位でもある（図1）．NCCをコードする遺伝子である*SLC12A3*遺伝子変異が本疾患の原因である．遺伝子変異によってNCCの機能が喪失または低下することで遠位曲尿細管におけるNa$^+$，Cl$^-$の再吸収能が低下する．それによって代償性の高レニン血症および続発性アルドステロン血症や，尿中K排泄亢進による低カリウム血症を始めとした種々の電解質異常をきたす．この病態はサイアザイド系利尿薬を慢性に内服した状態と類似している．

疫学

遺伝形式は常染色体劣性である．Framingham Heart studyからの報告ではGitelman症候群は4万人に1人の頻度とされる[1]．ヘテロ変異では本疾患を発症しないが一般集団の1%の人口が*SLC12A3*変異遺伝子をヘテロに有していると報告されている．重症で小児期に診断される例の多いBartter症候群と異なり，Gitelman症候群は成人になって診断される例も多い．その場合は慢性の低カリウム血症を契機に診断される例が多い．

主要徴候

低カリウム血症による症状として手足のつりやテタニー，尿濃縮障害による夜間尿，心電図QT延長などを起こす．低カリウム血症が高度であれば横紋筋融解や心室性不整脈に至る場合がある．低カリウム血症が軽度である場合は自覚症状がない場合もある．血圧は正常血圧〜低血圧である．成長障害を伴うことはまれである．

検査

1）生化学的検査

電解質所見としては，低カリウム血症にもかかわらず尿中高K排泄が亢進している．また尿中Mg排

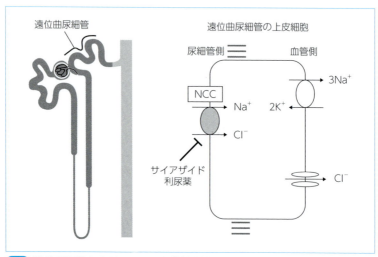

図1 遠位尿細管におけるNa-Cl共輸送体

表1 Gitelman症候群で認める検査所見

低カリウム血症（尿中K排泄亢進）
低マグネシウム血症（尿中Mg排泄亢進）
尿中Ca排泄低下（尿Ca/Cr[モル比]＜0.15）
代謝性アルカローシス
高レニン性高アルドステロン血症
正常血圧（〜低血圧）

泄亢進による低マグネシウム血症，尿中Ca排泄低下，高レニン血症，続発性アルドステロン血症，代謝性アルカローシスを呈する．高レニン性高アルドステロン血症は体液量減量に対する代償反応であるため血圧は正常血圧〜低血圧であり高血圧は示さない．低マグネシウム血症と尿中Ca排泄低値の所見はBartter症候群（Bartter症候群では尿中Ca排泄高値）との鑑別に役立つ（表1）．

2）尿細管機能検査

尿細管機能試験としてサイアザイド負荷試験を行う場合があるが診断に必須な検査ではない．方法[2]としては，500 mLの飲水後に基礎値として30分ごとに2回の各時間尿を回収する．その後，ヒドロクロロチアジド（hydrochlorothiazide：HCT）50 mgを内服し，その後の30分ごとの時間尿を内服3時間後まで回収する．各尿中のNa, Cl, Crを測定し，HCT投与前後の各時間尿におけるナトリウム排泄率（FE_{Na}）とクロライド排泄率（FE_{Cl}）を計算する．健常者やBartter症候群患者ではHCT内服後にFE_{Na}とFE_{Cl}の上昇を認めるが，Gitelman症候群患者ではHCT内服によるFE_{Na}とFE_{Cl}の上昇が低反応である．カットオフとしてはGitelman症候群患者ではHCT内服によるFE_{Cl}の増加（＝内服後の最大FE_{Cl}値－内服前FE_{Cl}値）が2.3％以下である[2]．しかしながらGitelman症候群患者でも*SLC12A3*上の原因変異の箇所によってはNCCの機能が部分的に保持される例もあるため，そのような例ではHCTに対する反応性をある程度認める場合がある．

3）遺伝子検査

確定診断には末梢血由来のゲノムDNAを用いて*SLC12A3*遺伝子検査を行う．保険収載はされていない検査であるため遺伝子検査を行っている施設に依頼する必要がある．

診 断

確定診断は*SLC12A3*遺伝子検査によってなされる．同一変異が両アレルに存在するホモ変異の以外にもそれぞれのアレルに異なる変異を有する複合ヘテロ変異の例も多い．一方のアレルのみにしか変異を認めないヘテロ変異の場合は発症しないはずであるため確定診断にはならない．一般集団でもヘテロ変異を有する頻度は1％と決してまれではないため注意が必要である．またBartter症候群のなかでも*CLCNKB*変異が原因であるIII型はGitelman症候群と臨床病態がオーバーラップしており同様の電解質異常を呈する場合があるため，*SLC12A3*に変異を認めない場合は*CLCNKB*についての変異検索も考慮する必要がある[3]．またSjögren症候群に合併して後天性にGitelman症候群の病態を呈するケースがあり[4]，その場合は遺伝子変異は有していない．ダイエット目的での利尿薬の自己乱用や神経性やせ症は類似の慢性電解質異常を示しうるので問診や病歴から鑑別することが非常に重要である．

治 療

低カリウム血症と低マグネシウム血症に対してカリウム製剤（塩化カリウム等）とマグネシウム製剤（酸化マグネシウム等）で電解質を補充する．電解質補正が不十分な例ではミネラロコルチコイド受容体拮抗薬（スピロノラクトンやエプレレノン）などの併用が有用である[5]．

予 後

電解質管理が適正に行われれば予後は悪くない．腎予後が健常者と比較して悪いということもない．

まとめ

電解質異常が軽症の場合は本疾患が見逃されており成人で診断されるケースも少なくない．そのため背景疾患を伴わない慢性の低カリウム血症，代謝性アルカローシスを合併した正常血圧患者をみた場合は本疾患を疑う必要がある．

◆ 文 献 ◆

1) Simon DB, *et al.*：*Nat Genet* 1996；**12**：24-30.
2) Colussi G, *et al.*：*Clin J Am Soc Nephrol* 2007；**2**：454-460.
3) Vargas-Poussou R, *et al.*：*J Am Soc Nephrol* 2011；**22**：693-703.
4) Kim YK, *et al.*：*Am J Kidney Dis* 2008；**52**：1163-1167.
5) Blanchard A, *et al.*：*J Am Soc Nephrol* 2015；**26**：468-475.

24 AME症候群(ミネラロコルチコイド過剰様症候群)

POINT

- 低カリウム血症・低レニン性高血圧などミネラロコルチコイド過剰徴候があるのにアルドステロンが低いときに想起.
- ミネラロコルチコイド標的臓器のコルチゾール(F)不活化酵素である 11β-水酸化ステロイド脱水素酵素 (11β-HSD)タイプ2の欠損による.
- 甘草・グリチルリチン製剤による偽(性)アルドステロン症は後天的AME症候群である.

病態

AME症候群(apparent mineralocorticoid excess syndrome：AME syndrome)は，ミネラロコルチコイド受容体(mineralocorticoid receptor：MR)防御機構である 11β-HSDタイプ2の先天的欠損により，生理的～低濃度のコルチゾール(cortisol：F)のミネラロコルチコイド作用が顕在化することにより，ミネラロコルチコイドの代表であるアルドステロン分泌の抑制にもかかわらず，低カリウム血症・低レニン性高血圧，代謝性アルカローシスなどのミネラロコルチコイド過剰を呈する常染色体劣性遺伝性疾患であり，単一遺伝子異常による遺伝性高血圧症の1つである[1].

当初，スピロノラクトン投与により症状が改善しACTHにより症状が増悪することから，未知のミネラロコルチコイドの存在が推測されたがそのようなステロイドは存在しないと結論され，見かけ上のミネラロコルチコイド過剰，AME症候群と命名された.その後，尿中F/コルチゾン(コーチゾン)*代謝産物比の著明な増加，血中F半減期の延長が明らかとなり，活性型グルココルチコイドであるFから不活性型のコルチゾンへの代謝を司る 11β-HSDの障害と考えられるようになるが，なぜミネラロコルチコイド過剰に至るのかは謎であった.

11β-HSDは，ステロイド骨格の11位に β 方向に付いた水酸基をケト基に変換する脱水素酵素(dehydrogenase)活性と，逆の還元酵素(reductase)活性，の2つの酵素活性を総称した呼び名であるが，幾多の変遷を経て，dehydrogenase/reductase双方向性の1型酵素とdehydrogenase単方向性の2型酵素，2種類のアイソザイムが確認されることとなる.MRはアルドステロンとFの両者に対し同等の親和性をもっているが，おもにミネラロコルチコイド標的臓器に局在する 11β-HSDタイプ2がFをMRにほとんど結合できないコルチゾンに変換することにより，MRをFから防御する一種の門番として働く，とのプレレセプター機構の存在が提唱され[2]，本症候群の原因ではないかとクローズアップされる.HSD11B2遺伝子のクローニングに続いて，様々な変異が見出され，発現実験でも酵素活性の低下・欠損が確認され，病因として確立された.

疫学

厚生労働省の副腎ホルモン産生異常に関する調査研究班が行った疫学調査では，5年間の推定患者数は15～39名と推測されているが，正確な頻度は不明である.同胞発症例を含め全世界で約110例(わが国では2例のみ)が報告されている.遺伝子異常については，72家系において45種類の変異が確認されている.ミスセンス変異が多く，9例を除きホモ接合体であるため，頻度は極めてまれで血族結婚の多い地域での発症が想定される[3].

主要症候

出生直後あるいは幼少時から出現するミネラロコルチコイド過剰徴候，すなわち代謝性アルカローシスを伴う低カリウム血症・低レニン性高血圧である.いわゆるミネラロコルチコイド過剰症状以外に，出生時低体重(子宮内発育不全)や体重増加不良(failure to thrive：FTT)・生後発育不良が特徴的であり，低カリウム血症の程度によっては腎性尿崩症による多尿・多飲や腎石灰化症，時にはCKの上昇，横紋筋融解に至ることも報告されている.両親は通常無症状である[3].

---

*わが国では"酢酸コルチゾン"という薬剤表記がなされてきたことにより"コルチゾン"という名称が使用されている.しかし，日本人が発音する"コルチゾール(kɔ́rtɪsɔl)"と英語の発音である"コルチゾン(kóətɪsòun/kˈɔːtɪzəʊn)"の音が近く，混同されやすいため，国外での発音に近い"コーチゾン"という語を用いるほうが適していると考えられる.

検　査

生化学的にはガスクロマトグラフ質量分析(gas chromatography-mass spectrometry：GC-MS)法あるいは高速液体クロマトグラフィ(high performance liquid chromatography：HPLC)法により，テトラヒドロコルチゾール(tetrahydrocortisol：THF)，アロテトラヒドロコルチゾール(allotetrahydrocortisol：alloTHF)やテトラヒドロコルチゾン(tetrahydrocortisone：THE)を測定し，尿中遊離コルチゾール(UFC)/コーチゾン代謝産物比〔(THF+alloTHF)/THE〕の増加(活性と比例する意味で分子・分母を逆にする場合は低下)を確認することが確定診断となる．これら代謝産物はタイプ1活性をも含めた総体的な11β-HSD活性を反映するため，尿中の遊離型コーチゾン/F比のほうが正確に腎11β-HSDタイプ2活性を反映する．液体クロマトグラフィ・タンデム質量分析法(liquid chromatography/mass spectrometry/mass spectrometry：LC-MS/MS)などで測定した血中コルチゾン/F比も参考になる．$HSD11B2$遺伝子変異の同定も診断に有用である．

診　断

確立された診断基準は存在しない．ミネラロコルチコイド過剰徴候があるが，血中アルドステロンが低く，Fが低値～正常で，甘草などの薬剤服用も認めない場合には，上皮型(上皮性)Naチャネル(ENaC)の機能獲得変異によるLiddle症候群とともに疑うべきである．後天的な腎臓の11β-HSDタイプ2活性の低下は，甘草・グリチルリチン製剤による拮抗阻害に起因する偽(性)アルドステロン症でありわが国でも頻度が高い．

治　療

減塩，K補充，抗アルドステロン剤(MR拮抗薬)であるスピロノラクトン投与が一般的に用いられ，Naチャネル阻害薬であるトリアムテレンやアミロライド(国内未発売)も有効とされる．高血圧のコントロールが困難なときには，カルシウム拮抗薬，アンジオテンシン変換酵素(angiotensin-converting enzyme：ACE)阻害薬，アンジオテンシンII受容体拮抗薬(angiotensin II receptor blocker：ARB)を併用する．

予　後

10歳未満での脳血管障害や幼児・小児期の死亡例なども報告されている一方，20歳以上になってから高血圧で発見される遅発例や血清K正常な軽症例も報告されている[3]．

◆ 文　献 ◆
1) White PC, *et al*.：*Endocr Rev* 1997；**18**：135-156.
2) Funder JW, *et al*.：*Science* 1988；**242**：583-585.
3) 宗　友厚：ホルモンと臨床 2012；**60**：183-187.

第9章 副腎および関連疾患

25 副腎腫瘍手術（副腎癌，褐色細胞腫を含む）

POINT

- 機能性副腎腫瘍の手術成績を左右するのは正確な診断である．
- 原発性アルドステロン症（PA）・Cushing症候群は副腎腹腔鏡手術のよい適応である．
- 副腎腹腔鏡手術が安全にできない場合は副腎開放手術を採用する．

病態

1980年代CT検査が普及するまで，副腎腫瘍の大半は原発性アルドステロン症（primary aldosteronism：PA）・Cushing症候群・褐色細胞腫の3つの疾患であり，ホルモン過剰症状・徴候・所見を契機に診断され手術となっていた．画像診断の進歩に伴い，最初に副腎偶発腫瘍として発見されてからホルモン産生の精査をすることが増えた．今日では副腎腫瘍の手術前に正確なホルモン産生評価を行い，正しい手術適応の決定・適切な周術期管理を行うことが肝要である．

疫学

日本内視鏡外科学会で行っているアンケート調査によると，2015年に実施された腹腔鏡下副腎摘出術は1,219件で，うちPAが445件と最も多かった．褐色細胞腫215件，Cushing症候群163件，内分泌非活性腺腫129件，転移性副腎癌77件などであった[1]．わが国の多くの専門施設では，副腎腫瘍のうち腹腔鏡手術が占める割合は70〜80％程度と推定されるが，2011年アメリカでは副腎手術に占める腹腔鏡手術は20％程度と報告され大きく異なっている[2]．

主要症候

ホルモン過剰の種類・程度によって手術前の薬物治療・生活指導が異なる．高血圧・糖尿病状態は共通の症候だが，術前に適正な程度にコントロールすることで安全に手術できる．褐色細胞腫による高血圧コントロールはα遮断薬が基本で，さらに十分量の経口摂取による体液量増加が必要である．PAの低カリウム血症，Cushing症候群の感染症も術前コントロールを図る．精神症状が強く出ているCushing症候群では精神科のサポートが必要となることもある．

術後は血中ホルモン値の急激な低下による症候に対処が必要なことがある．Cushing症候群はステロイド補充を計画的に行うが，副腎不全症候は程度の差はあれ必発で個別の対応を要する．褐色細胞腫は低血圧に対しカテコールアミン投与が必要なことがある．Cushing症候群や褐色細胞腫は術後早期に低血糖をきたすことがあり血糖測定，必要であればブドウ糖補充を適宜行う．

検査

PAにおける副腎静脈サンプリング（adrenal venous sampling：AVS）はむずかしい手技だが，不十分なデータで不必要な副腎手術を行うことは避けなければいけない．副腎腫瘍がありPAであることが明白な症例で，AVSがうまくいかないという理由で手術を逸することも患者の不利益となる．40歳以下で1.5 cm以上の副腎腫瘍があれば，デキサメタゾン負荷アドステロールシンチグラフィも試す価値がある．左右の局在診断を正確に行い，責任病変のある片側副腎は全摘するのがPA手術の基本である．サブクリニカルクッシング症候群（Subclinical Cushing's syndrome：SCS）はDexを負荷しないアドステロールシンチグラフィが腫瘍および対側副腎のステロイド産生評価に有用である．overt Cushing症候群で血中コルチゾール（F）値が異常高値（50 μg/dL以上）の場合は緊急にFを下げないと致死的感染症のリスクがあり，ステロイド合成阻害薬などを考慮する．

診断

褐色細胞腫だけでなく，初回手術時の病理診断が副腎皮質腺腫と良性腫瘍の診断であっても再発をきたす症例がある．副腎腫瘍は皮質・髄質とも良悪性の病理診断はむずかしいと考えて臨床医は対処する心構えが必要である．

治療

わが国で副腎腹腔鏡手術のガイドラインが2回発行されている[3,4]．PA，副腎腺腫によるCushing症候群はほとんどの症例で腹腔鏡手術が可能である．褐色細胞腫，非機能性副腎腫瘍は半数くらいが開放手術の適応となる．転移性副腎腫瘍，副腎近傍の後腹膜原発悪性腫瘍は腹腔鏡手術が可能な場合は少ない．

悪性腫瘍に限らず，褐色細胞腫や副腎皮質腺腫においても腹腔鏡手術中の被膜損傷が原因と考えられる腹膜播種再発が報告されている．腹膜播種や腹腔鏡手術創のみの再発は開放手術の時代には報告がなかった再発形式である．副腎腫瘍にはすべて潜在的な悪性の可能性(malignant potential)があるという認識をもって腹腔鏡手術の適応を決定することが必要である[5]．

副腎皮質癌と病理診断がついたとき，ミトタン 1, 1-dichloro-2-(o-chlorophenyl)-2-(p-chlorophenyl)ethane：op'DDD)アジュバントを行うかどうかはむずかしい判断となる．op'DDD アジュバントを行うと，残存副腎皮質が破壊され，op'DDD 中止後も終生副腎皮質ホルモン補充が必要となる．

予 後

PA，Cushing 症候群は治療が成功すれば予後は非常によい．褐色細胞腫は摘出標本で良悪性の診断がつかないので，すべての症例で悪性の可能性を考慮した経過観察が必要である．副腎皮質癌(adrenocortical carcinoma：ACC)と悪性褐色細胞腫の予後はよくないが，再発後も長期の経過を辿る症例が少なくない．腫瘍量の増大による症状に加えて，ホルモン過剰による合併症予防の対処が必要となる．転移性副腎腫瘍の予後は原発巣によって異なるが，一般的に副腎原発腫瘍に比較して余命は短い．

◆ 文 献 ◆

1) 渡邊昌彦, 他：日本内視鏡外科学会雑誌 2016；**21**：772-796.
2) Monn MF, *et al.*：*BJU Int* 2015；**115**：288-294.
3) 田中正利, *et al.*：*Japanese Journal of Endourology and ESWL* 2008；**21**：4-14.
4) 田中正利, *et al.*：*Japanese Journal of Endourology and ESWL* 2014；**27**：7-11.
5) Carnaille B：*Langenbecks Arch Surg* 2012；**397**：195-199.

第10章

性腺疾患

第10章 性腺疾患

1 女性性腺の構造と作用の基礎知識

> **POINT**
> - 卵巣には卵子の供給とホルモン分泌による恒常性維持の2つの機能がある．
> - 卵巣は卵母細胞を産生する器官ではなく貯蔵する器官である．
> - 卵母細胞の数は出生とともに減少を続けその数が増加することはない．
> - 卵巣の顆粒膜細胞と莢膜細胞の協調により性ステロイドは生成される．
> - エストロゲンとプロゲステロンの作用は生殖器官のほか全身に及ぶ．

卵巣の解剖とその構造

卵巣は，卵巣間膜により子宮広間膜の前面に付着している，母指頭大の器官である．さらに卵巣間膜は，卵巣の上下を覆う腹膜から形成されその卵巣間膜から卵巣内に向かって神経や血管が入る部位は，卵巣門と呼ばれている．しかし，卵巣の大部分は腹膜に覆われず，腹腔内に露出している．一方，卵巣の支持組織には，（卵巣間膜の他に）卵巣下縁と子宮底とを結ぶ固有卵巣索（子宮卵巣索）と，卵巣上縁と骨盤側壁とを結ぶ卵巣提索（骨盤漏斗靱帯）が存在し，卵巣自体はそれらの靱帯によって腹腔内でゆるやかに固定されている（図1）．卵巣動脈は，腹部大動脈より直接分岐し，卵巣堤索を通って卵巣および卵管に至る．卵巣静脈は，その走行が左右で異なり，右卵巣静脈は下大静脈に直接流入するが，左卵巣静脈は左腎静脈へ流入する（図2）．

卵巣の表面は，単層扁平上皮からなる腹膜上皮とは異なり，単層円柱上皮からなる表層上皮に覆われ，密になった結合組織からなる白膜が表層上皮を裏打ちしている．一方，卵巣の内部組織は，細胞密度の低い組織からなる中心部の髄質と，細胞密度の高い組織からなる表層部の皮質とに分けられる．髄質内では，神経，血管，リンパ管などが走行している．一方，皮質内には，直径約30〜40μm程の多数の卵母細胞，様々な段階にある発育卵胞，卵胞の発育を制御する顆粒膜細胞と莢膜細胞，さらに，排卵後に形成される黄体と，その黄体の退化した白体などが存在している（図3）．

卵巣の機能とその作用

卵巣は，配偶子である卵子の供給を行う生殖腺としての機能に加え，ペプチドホルモンの他，エストロゲンやプロゲステロンなどの性ステロイドを分泌することで，生殖器官を含む生体内の様々な臓器の活動を調整する内分泌腺としての機能を有してい

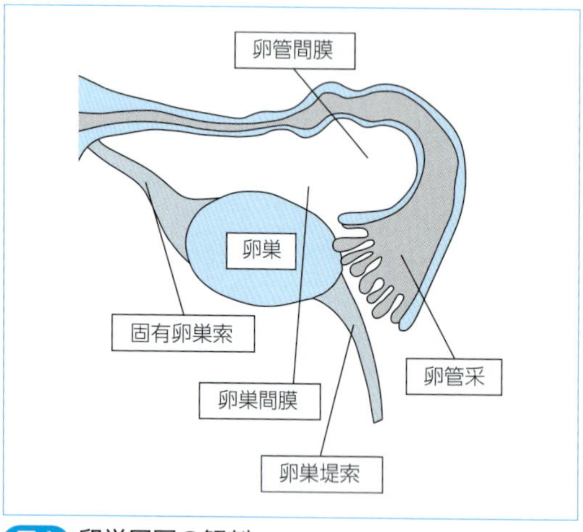

図1 卵巣周囲の解剖

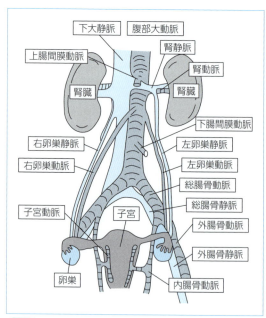

図2 女性生殖器周囲の血管系
〔金井 誠：日産婦誌 2009；61：N491-N494．より改変〕

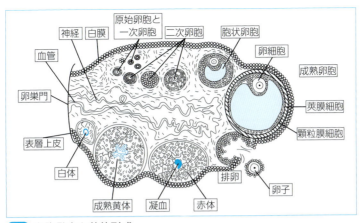

図3 卵胞発育と黄体形成
〔溝口史郎：図説組織学, 金原出版 1983；385-397. より改変〕

る. 卵母細胞とその周囲を覆う卵胞上皮細胞から構成される原始卵胞は, "TGF-β(transforming growth factor-β) superfamily" に分類されるアクチビン[1,2]やインヒビン[3,4]のほかに, 下垂体前葉から分泌され, ゴナドトロピン(Gn)に分類される卵胞刺激ホルモン(FSH)や黄体形成ホルモン(LH)による刺激を受ける. 内部の卵母細胞が成熟したのち卵子となって排卵する. 一方, 成熟した卵胞は, 顆粒膜細胞からエストロゲンを分泌することで, 子宮内膜組織を肥厚させる. さらに排卵後は顆粒膜細胞と莢膜細胞が排卵時の出血とともに黄体を形成し, 黄体から分泌されるプロゲステロンにより, 着床時に必要とされる子宮内膜の環境変化である脱落膜化が引き起こされる. 子宮への作用に加え, エストロゲンとプロゲステロンは広く女性の身体的および精神的な恒常性も維持している(図4).

卵巣の発生と卵母細胞の形成

卵巣は, 胎生期に体細胞系列(somatic cell line)である中胚葉から発生した生殖原基が, 生殖隆起(genital ridge)に変化したのち, 分化した器官である. 一方, 卵母細胞は, 胎生期において胚盤葉上層(epiblast)に存在し, 将来, 胚体外中胚葉に分化する生殖細胞系列(germ cell line)である, 始原生殖細胞(primordial germ cell)から発生する. 始原生殖細胞は, 細胞分裂によって細胞数を増加させながら, 体細胞系列の細胞間を移動することで生殖隆起へと向かう. 生殖隆起へと到達した始原生殖細胞は, 卵祖細胞から卵母細胞へと分化し, 形成された卵巣内部に貯蔵される. 卵母細胞は, 第一減数分裂前期で第一極体を放出したのち, 出生後に刺激を受けて成熟を開始するまで, 複糸期のまま胎生期で一旦分裂を停止させて卵核胞(germinal vesicle：GV)期の状態を維持する. 一般的に卵巣は, 新生児や幼児において, その内部に約100万～200万個もの卵母細胞を貯蔵すると考えられており, 性周期の発生時には, 約10万～20万個にまでその数が減少していると推定されている. よって, 卵巣は, 卵母細胞を産生する器官ではなく貯蔵する器官であり, 卵母細胞の数は出生とともに減少を続け, その数が増加することはないと考えられている.

卵の成熟と排卵のメカニズム

1) 月経初期～月経中期

卵子が必要とされる思春期から性成熟期に, 成熟を開始した原始卵胞内において, 卵母細胞の周りを囲むように存在する卵胞上皮細胞からアクチビンが分泌され, 血中に放出されることで, 脳下垂体前葉でのFSHの合成と分泌が促進される. さらにアクチビンは, 他の成長因子と協調して, 卵胞上皮細胞におけるFSH受容体の発現を誘導し, FSHと協調してその感受性を上昇させる. 卵巣内に貯蔵された原始卵胞のうち, このFSH受容体の発現量により選ばれた複数の卵胞だけが, FSHによる刺激を享受し発育する. 原始卵胞は発育しながら皮質深層部へ移動し, その周囲を覆う卵胞上皮細胞は単層立方上皮となって, 原始卵胞とともに一次卵胞を形成する(図3).

2) 月経中期～排卵前期

さらに発育が進むと, FSHの刺激によって成熟過程にある一次卵胞は, 卵胞上皮細胞が多層円柱上皮へと変化し, 卵母細胞も拡大して二次卵胞へと成熟する. 卵胞が二次卵胞へと成熟することで, 卵胞上皮細胞のFSH受容体に結合するFSHの数が増加し, 卵胞上皮細胞におけるアクチビンの合成と分泌が抑制される. 逆に, 卵胞上皮細胞におけるインヒビンの合成と分泌は亢進され, 血中に放出されたインヒビンは, 下垂体前葉に直接作用してFSHの分泌を抑

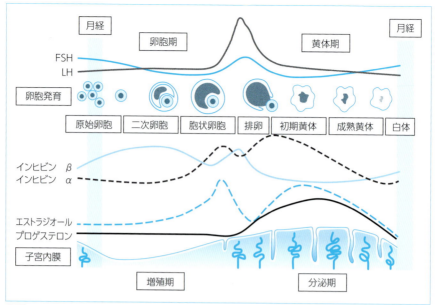

図4 ホルモン分泌動態による卵胞発育と子宮内膜の変化

制する．このFSHの分泌抑制により血中のFSH濃度が低下し，FSHに対する卵胞間の競合が活性化することで，ヒトでは単一卵胞のみが急速に拡大し，内部に卵胞液を貯留した胞状卵胞（グラーフ卵胞）へと成長する（図3，4）．

3）排卵前期〜排卵期

グラーフ卵胞は，成熟して直径約1.5〜2.0 cmの大きさに拡大したのち，卵巣表面に突出し隆起する．その後，卵胞上皮細胞である顆粒膜細胞から大量のエストロゲンが分泌されることで，血中のエストロゲン濃度が上昇し，そのポジティブフィードバック作用によって，下垂体前葉からLHが過剰分泌される（LHサージ）．過剰分泌されたLHは，グラーフ卵胞を最終的な成熟へと導いたのち，顆粒膜細胞の外側に存在する莢膜細胞のLH受容体（LH receptor：LHR）に結合し，卵胞壁（細胞）のアポトーシスと卵胞内圧の上昇を引き起こす．その結果として，卵胞壁が上昇した卵胞内圧に耐えられなくなり，排卵が生じる．排卵に伴い腹腔内へ放出された卵子は，第一減数分裂を再開させて第二減数分裂中期まで進んだのち，再び減数分裂を停止させて受精の機会を待つ．卵管采より卵管内へ取り込まれた卵子は，卵管膨大部で精子と出会い受精する．受精した卵子は，精子による細胞内部のCa^{2+}濃度の上昇（カルシウムオシレーション）により活性化され，第二減数分裂を再開させて第二極体を放出し，成熟卵子へと変化したのち精子とともに受精卵を形成する．受精卵は，子宮腔内へ移動するあいだに前核期から胚盤胞期へと成熟し，受精卵が子宮内膜へ着床する

ことで，正常妊娠が成立する．基本的に，ヒトでは1回の月経周期で1つの卵胞のみが成熟し，排卵時に1つの卵子が腹腔内へ放出される．ヒトの一生において，排卵される卵子は約400〜500個と考えられており，多くの卵胞は排卵されず，閉鎖卵胞となって消退していく（図3，4）．

4）排卵期〜月経前期

排卵に至った成熟卵胞は，腹腔内に卵子と卵胞液を放出したのち収縮し，残った顆粒膜細胞と莢膜細胞が排卵時の出血と混じり合い，細胞塊を形成して赤体に至る．やがて赤体は，細胞塊の急激な増大が生じ，その内部に脂質を貯留することによって黄体を形成する．形成された黄体は，多量のエストロゲンとプロゲステロンを生成し分泌するようになる．排卵された卵子が受精卵を形成して子宮内膜に着床しない場合には，黄体は排卵後10〜12日目から急激に変性して萎縮し，プロゲステロンの分泌を停止するとともに白体へと退行する．黄体からのエストロゲンとプロゲステロンの分泌が停止することで，下垂体前葉からFSHの分泌が再開され，FSHの刺激によって卵巣内の原始卵胞が発育を開始することにより，上述の変化がおよそ1か月の周期で律動的に繰り返される（図3，4）．

性ステロイドの生成と作用のメカニズム

1）性ステロイドの生成

女性における性ステロイドには，エストロゲンとプロゲステロンが存在する．エストロゲンは，莢膜細胞で生成されたアンドロステンジオンとテストス

テロンが，卵胞内の顆粒膜細胞に移行したのち，FSH を介して活性化されたアロマターゼ酵素により芳香化されることで生成される．一方，プロゲステロンは，莢膜細胞で側鎖を切断されたコレステロールがプレグネノロンへと変換され，3β-水酸化ステロイド脱水素酵素(3β-hydroxysteroid dehydrogenase：3β-HSD)により脱芳香化されることで生成される．ともに，生成後は血管を介して全身の各組織へ運ばれ，生殖器官のみならず，全身に対して様々な生理機能を発揮する．

2) 性ステロイドの作用

❶ 卵巣

エストロゲンが，視床下部弓状核と前腹側室周囲核に存在するキスペプチンニューロンを刺激し，分泌されたキスペプチンがその受容体である G 蛋白結合受容体 54(G protein-coupled receptor 54：GPR54)を介してゴナドトロピン放出ホルモン(GnRH)の生成と分泌を調整する[5]．一般的に，視床下部弓状核が刺激されるとエストロゲンのネガティブフィードバックが，前腹側室周囲核が刺激されるとエストロゲンのポジティブフィードバックが作用するとされている[6]．さらに，分泌された GnRH が，下垂体における Gn の生成と分泌を調整することで，卵胞の発育や排卵のタイミングを制御している．排卵後は，黄体から分泌されたプロゲステロンが，下垂体前葉からの FSH の分泌を調整して，原始卵胞の発育再開を制御している．

❷ 子宮

排卵まで，エストロゲンが子宮内膜細胞の増殖を促進し，子宮内膜組織を肥厚させていく．排卵後は，黄体から分泌されたプロゲステロンが，エストロゲンによる子宮内膜細胞の増殖を抑制したのち，エストロゲンと協調して子宮内膜細胞を形態的かつ機能的に変化させ，受精卵の着床と妊娠の維持に必須である脱落膜化を誘導する．一方，卵胞の成熟に伴いエストロゲンの分泌が増大することで，子宮頸管粘液の分泌が亢進する．排卵後は，プロゲステロンによって子宮頸管粘液の粘性が増強する．

❸ その他

エストロゲンの作用は，生殖器官以外の骨，腎臓，血管内皮，中枢神経に対する機能の制御のほか，糖質と脂質の代謝，さらには皮膚コラーゲン量の制御など，全身に及ぶ．また，妊娠期間中の胎盤からも生成され，子宮筋を増大させるとともに，乳腺における乳管の成長を促進させる．一方，プロゲステロンの作用は，体温調節中枢の刺激による基礎体温の上昇に加え，エストロゲンと同様にその作用は生殖器官以外にも及び，腎臓の機能の制御や，糖質と脂質の代謝にも関与する．また，プロゲステロンも妊娠期間中の胎盤から生成され，子宮内膜の維持と子宮筋の収縮抑制を図ることのほかに，乳腺における腺房の成長を促進させる．

◆ 文 献 ◆

1) Vale W, et al.：Nature 1986；**321**：776-779.
2) Ling N, et al.：Nature 1986；**321**：779-782
3) McCullagh DR：Science 1932；**76**：19-20.
4) Robertson DM, et al.：Biochem Biophys Res Commun 1985；**126**：220-226.
5) Seminara SB, et al.：N Engl J Med 2003；**349**：1614-1627.
6) Ohtaki T, et al.：Nature 2001；**411**：613-617.

第10章 性腺疾患

2 男性性腺の構造と作用の基礎知識

> **POINT**
> ▶ 黄体化ホルモン（LH）による Leydig 細胞および卵胞刺激ホルモン（FSH）による Sertoli 細胞の刺激によりテストステロン産生と精子形成が維持されている．
> ▶ 精子形成は精細管内で行われ精祖細胞，第一次および第二次精母細胞を経て半数体である精子細胞へと分化する．

視床下部―下垂体―精巣系

テストステロン合成および分泌は視床下部―下垂体―精巣系（hypothalamic-pituitary-gonadal axis：HPG axis）において制御されている．テストステロンは男性生殖器（精巣上体，精管，前立腺），筋肉，皮膚，毛根などの標的細胞内で 5α 還元酵素（5α-reductase）によりジヒドロテストステロン（dihydrotestosterone：DHT）に変換され，DHT は細胞質内でアンドロゲン受容体（androgen receptor：AR）と結合し，転写調節を行う．胚発生での性分化，思春期の発来，精子形成，男性化（virility）の維持において生理学的に重要な役割をもつ．血中における活性型テストステロンは遊離型テストステロンであり，総テストステロンの 1〜2％ である．総テストステロンは性ホルモン結合グロブリン（sex hormone binding globlin：SHBG）とテストステロンの結合型，アルブミンとテストステロンの結合型，および遊離型テストステロンの 3 分画よりなる．アルブミンに結合するテストステロンは容易にアルブミンから解離するため，遊離型テストステロンとアルブミン結合型テストステロンをあわせて生物活性をもつ bioavailable testosterone とよばれている．

HPG axis のおもな中枢部は視床下部であり，大脳皮質や橋，網膜，嗅覚皮質などからのニューロンが入る．ゴナドトロピン〔黄体化ホルモン（LH）と卵胞刺激ホルモン（FSH）〕の周期的分泌のためのパルス発生器である視床下部は下垂体門脈とニューロンとで下垂体と接続する（図1）．視床下部ホルモンであるゴナドトロピン放出ホルモン（GnRH）は神経分泌細胞から分泌されるペプチドホルモンである．半減期が 5〜7 分と短く，下垂体通過時にほぼ除去されるため血中での測定は一般的には行われない．GnRH の分泌は律動的に生じるが，ストレスや運動，食事，睡眠状態などの影響を受けやすい．

下垂体は頭蓋骨のトルコ鞍に位置し，前葉と後葉がある．後葉は神経刺激によりオキシトシンとバソプレシンを分泌する．前葉は GnRH の標的細胞であ

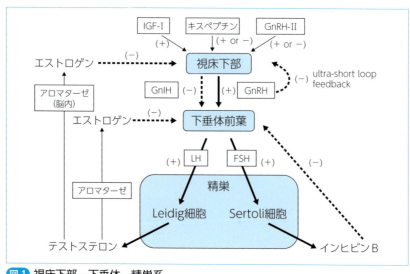

図1 視床下部―下垂体―精巣系
GnIH（gonadotropin inhibiting hormone，ゴナドトロピン抑制ホルモン）．

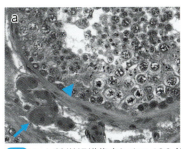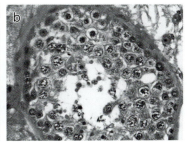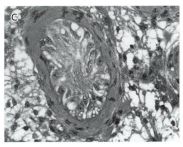

図2 ヒト精巣組織像(すべて400倍)
a:正常な精子形成(normal spermatogenesis),b:成熟停止(maturation arrest),c:Sertoli細胞のみ(Sertoli cell only).
➡:Leydig細胞,▶:Sertoli細胞. maturation arrest(b)とSertoli cell only(c)は無精子症症例の組織像.

るgonadotrophが存在し,LH/FSHを分泌する.通常LH分泌はGnRH分泌と1対1に対応しており,通常1日で8〜16回のパルス状分泌をきたす.FSHは半減期が長いため,LHほどパルスが明確ではない.春が最も強い季節的な変動や早朝に高くなる日内変動,90〜120分ごとにピークがある拍動性(pulsatile)分泌があり,持続的なGnRH刺激によるダウンレギュレーションを防ぐ.LH/FSHは糖蛋白であり,2つのペプチド鎖のサブユニット(αとβ)をもち,別々の遺伝子がコードする.α鎖は甲状腺刺激ホルモンなどの下垂体前葉ホルモンと共通で,機能はβ鎖が生物活性を決定する.

テストステロンからアロマターゼにより変換されたエストロゲンはテストステロンとともに負のフィードバックによりLHとFSH分泌を調節する(図1).テストステロンはLH分泌を調節するが,エストロゲンとSertoli細胞からのインヒビンがFSH分泌のおもな調節を行う.視床下部におけるキスペプチンニューロンに対してはエストロゲンの正と負の調節機構が存在する.FSHパルスは平均1.5時間ごとで,分泌量は25%まで変化する.FSH分泌量の変動幅は小さく半減期が長く,インヒビンやアクチビンからの調節を受けるため,GnRHに対する反応はLHよりも測定しづらい.視床下部におけるゴナドトロピン抑制ホルモン(GnIH)とその受容体(メラトニン受容体)も,ゴナドトロピン分泌の中枢制御に関与していることが明らかとなっている.

精 巣

精巣表面は硬く弾力のある白膜で覆われており,精子形成が行われる精細管とそれ以外の間質とからなっている.精細管は1精巣あたり600〜1,000本存在し,精細管は精巣容積の約60〜80%を占めている.精細胞,Sertoli細胞および精細管周囲の筋様細胞からなっている(図2).間質には主としてLeydig細胞や血管内皮細胞が存在する.成人の精巣容積は個人差は大きいが14〜26mL程度であり,12mL未満であると造精機能障害をきたしていることが多い.精巣への血流は精巣動脈,精管動脈および挙睾筋動脈であり,細胞分裂がさかんな臓器ゆえに温度が体温より2〜4℃低く保つ必要があり,陰囊表面の冷却された静脈血が叢を形成し,精巣および流入する動脈血を冷却する構造となっている.右精巣静脈は下大静脈に流入するのに対し,左精巣静脈は腎静脈に流入するため右に比べ長く直角に流入するので,座位または立位での静水圧が高くなり,うっ血しやすい.つまり精索静脈瘤は左側に圧倒的に多い.精巣の自律神経線維はT10-L1付近から生じ,精巣静脈に沿って精巣内に分布し,血流調節などを行っている.痛覚線維も存在し,精巣の疼痛は陰囊局所よりも下腹部に放散する.

Sertoli細胞は,精細管の基底膜に接して位置し精細管内方に伸びており,精細胞に密着して存在しナース細胞的に精細胞の増殖・分化をサポートする.ARを要し,Leydig細胞からのテストステロンの作用を受ける[1].またSertoli細胞により血液精巣関門(blood testis barrier:BTB)といわれるtight junctionが形成され,精祖細胞や前細糸期第一次精母細胞まではその外側に存在するが,さらに分化した精細胞はBTBの内側に位置し,免疫学的にも隔離されたスペースとなっている.またBTB内側の精細胞はSertoli細胞から蛋白,サイトカイン,成長因子,オピオイド,ステロイド,プロスタグランジンなどの供給を受け,精子形成に独特な微少環境を形成している.またSertoli細胞は精細胞をはじめ精細管内の細胞の貪食およびインヒビン分泌によるHPG axisへのネガティブフィードバックも行う.

思春期になると精子形成が始まる.精細胞はspermatogonia(精祖細胞:dark type Aとpale type Aおよびtype Bに分類される),primary spermatocyte(第一次精母細胞:preleptotene, leptotene, zygotene, pachytene, diplotene, diakinesisに分類される),secondary spermatocyte(第二次精母細胞)そして2回の減数分裂を経て半数体であるspermatid(精細胞)へと分化する.SpermatidはSa1, Sa2, Sb1, Sb2, Sc, Sd1, Sd2に分類され,成熟精子になる過

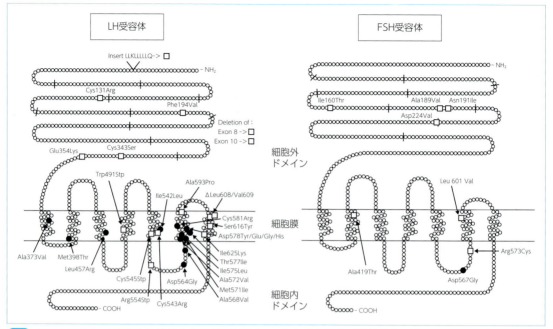

図3 LHおよびFSH受容体の構造と機能獲得型(closed circle)および機能喪失型(open square)変異
〔(2) Themmen APN, et al.: Endocr Rev 2000；21：551-583. より改変〕

程をspermiogenesisと称され，DNAを精子頭部により凝集すべくクロマチン構造を保つヒストンもプロタミンに置換される．精祖細胞から成熟精子まで成熟するにはヒトでは約64日間である．精祖細胞は最も未熟な精細胞であり精細管基底膜に接して存在する．生下時から精祖細胞と第一次精母細胞は存在し，思春期にゴナドトロピンの刺激により増殖・分化を開始する．無精子症の組織像として精細胞の増殖・分化が途中で停止するmaturation arrestと精細胞自体が存在しないSertoli cell onlyなどがある（図2）．減数分裂前後でヒストンからプロタミンに置換されるなどクロマチン構造の劇的な変化を生じ，すべてのDNAは精子頭部に凝縮される．精子頭部先端には卵への貫通を行うためのヒアルロニダーゼなどの蛋白分解酵素が存在する．精子のmid pieceにはミトコンドリアが凝集し，精子運動のためのエネルギーの供給場所して機能し，鞭毛は9＋2の微小管構造により運動性を獲得する．

　Leydig細胞は精巣の間質に存在し，好酸性の細胞質と丸い核を有し，gap junctionを形成し細胞塊として存在していることが多い（図2）．Leydig細胞は，間質の10～20％程度を占め，胎児期よりhCG／LHの刺激を受け，テストステロンを産生しうる成熟Leydig細胞に分化する．間質にはマクロファージ，リンパ球，肥満細胞，線維芽細胞，リンパ管，血管，神経などが存在し，精巣内の微小循環などに関与している．

黄体形成ホルモンとLeydig細胞

　LHがLeydig細胞にてステロイド合成を刺激し，テストステロンが合成される．LHのLH受容体への結合によりアデニル酸シクラーゼを活性化，細胞内cAMPが上昇し，コレステロールがミトコンドリアに輸送されて側鎖切断酵素によりプレグネノロンに変換される．このステップはテストステロン合成の律速段階であり，ミトコンドリア外膜に存在するスター蛋白(steroidogenic acute regulatory protein：StAR)により制御される．次に滑面小胞体にてテストステロンに変換され，細胞膜を通して循環血液中にてSHBGと可逆性に結合する．遊離テストステロンは各組織の細胞に細胞膜を通して移行し，5α-reductaseによってアンドロゲン活性の強いDHTに変換される．5α-reductaseのタイプI(SRD5A1)は皮膚に分布，タイプII(SRD5A2)は陰部の皮膚，前立腺や生殖器に発現する．テストステロンは胎生期の未分化性腺を男性型に誘導し，LH/FSHの産生調節や筋肉の発達，性欲亢進にかかわる．DHTは第二次性徴における外性器の発達や前立腺肥大，顔，頭髪の発育抑制に関与する．精巣内テストステロンは末梢血液中の100～1,000倍の濃度であり，精子形成，特にspermiogenesisのステップにおいて重要である[1]．

　LH受容体は7回膜貫通G蛋白共役型受容体で多くの機能獲得型変異と機能喪失型変異が報告されている．機能獲得型変異によりゴナドトロピン非依存

性思春期早発症をきたし，loss-of-function 変異により思春期遅発や造精機能障害に関連する（図 3）[2]．一方，そのリガンドである *LHβ* 遺伝子と疾患の関連についてはさらにまれな変異であるため未解明な点が多い．LHβ サブユニットの機能低下に関連する変異は，これまでに 3 箇所（3 症例）報告されており，LH 受容体との結合能を欠いたり，α サブユニットとのヘテロダイマー形成が阻害される．エクソン 2 の Trp8Arg/Ile15Asn 変異は人種間で差（0〜53.5％）を認め，variant-LH と称されている．男性においては思春期の発来が遅いことが報告されているが，造精機能障害との関連も含めさらなる検討が必要である．

卵胞刺激ホルモンと Sertoli 細胞

卵胞刺激ホルモン（FSH）は Sertoli 細胞の FSH 受容体に結合し，精子形成を促進する．FSH に反応して Sertoli 細胞は androgen binding protein，トランスフェリン，乳酸，セルロプラスミン，クラステリン，プラスミノーゲンアクチベーター，プロスタグランジン，各種成長因子を産生する．これら FSH 由来の因子を通じて，精子形成が促進される．しかし FSH 受容体ノックアウトマウスは完全な不妊ではない[1]．

FSH 受容体も 7 回膜貫通 G 蛋白共役型受容体で LH 受容体ほど多くはないが機能喪失型変異と機能獲得型変異（女性）が報告されている（図 3）[2]．FSH 受容体異常は女性では無月経などの症状があることが多いが，男性においては造精機能障害しかも完全な無精子症ではないため受容体異常は発見されにくい[3]．FSHβ サブユニットの機能喪失型変異も無月経などを主訴とした女性において報告されるが，男性においては症状や表現形に現れないためか報告がないが，精子形成は LH と FSH の作用が必要であり，実際それらの投与により造精機能が促進されることから[1]，FSH 受容体および FSHβ サブユニット異常の症例は男性不妊症例に潜在的に存在するものと考えられる．

◆ 文献 ◆
1) Shiraishi K, *et al.*: *Endocr J* 2017；**64**：123-131.
2) Themmen APN, *et al.*: *Endocr Rev* 2000；**21**：551-583.
3) Tao YX, *et al.*: *Prog Mol Biol Transl Sci* 2009；**89**：115-131.

第10章　性腺疾患

3 性ステロイドの基礎知識と性分化

POINT
- Y染色体上の*SRY*遺伝子は性腺原器を精巣へ分化させる．
- 雌雄の性腺は性ホルモンを産生・分泌する．
- 多くの細胞では性ホルモンの制御下に性差が誘導される．

性腺の性分化

ヒトを含む哺乳類ではY染色体を有する個体は精巣を形成しオスとなる．したがって，オス決定（精巣の誘導）に必要な遺伝子がY染色体上に位置すると推測されていた．この遺伝子の同定には長い歳月が費やされたが，1990年にY染色体短腕に*sex determining region on the Y chromosome*（*SRY*）とよばれる候補遺伝子が同定され，翌年にはこの遺伝子を発現させたメス（XX）のトランスジェニックマウスが精巣を形成したことで，性決定（オス決定）遺伝子の存在が初めて示された．

4週齢のヒト胎児には，腸間膜が背壁と接する領域の両側に将来の性腺となる泌尿生殖隆起が出現する．その後，6週齢にかけて泌尿生殖隆起は中腎と生殖隆起へと発達し，8週齢になると男性（XY個体）の生殖隆起は精巣へ，女性（XX個体）の生殖隆起は卵巣へと分化する．この時期の生殖隆起は，将来精子または卵子になる生殖細胞とそれ以外の体細胞によって構成されているが，*SRY*遺伝子は体細胞の一部で，一過性に発現する（*SRY*遺伝子の発現に関する結果は齧歯類によるものであり，ヒト胎児での発現解析は結論を下すには十分ではない）．その結果，*SRY*遺伝子を発現した細胞が精巣のSertoli細胞へと分化する．女性はY染色体をもたないので，*SRY*遺伝子の発現もないため，精巣への分化は誘導されない．ちなみに，オスでSertoli細胞へと分化する生殖隆起の細胞はメスにも存在し，これらの細胞は卵胞の顆粒層細胞へと分化する．*SRY*遺伝子が発現する以前のこれらの細胞は，XXであっても精巣へ分化する能力を有している．そのため，*SRY*遺伝子の強制発現がメス個体での精巣の形成を誘導することが可能なのである．このような雌雄両性への分化能は初期の中腎の構造にも認められ，将来オスの精巣上体や輸精管へ分化する中腎管〔Wolff（ウォルフ）管〕とメスの卵管や子宮へ分化する中腎傍管〔Müller（ミューラー）管〕が存在し，雌雄のいずれへの分化にも対応可能な構造を有している（図1）．

生殖隆起から分化した後の胎児精巣には，将来精細管へと分化する精巣索とよばれる管状の構造が形成され，なかにはSertoli（セルトリ）細胞と生殖細胞が取り込まれている．精細管内では思春期から精子形成が始まる．この時，精細管内の外周側に位置する精母細胞は，減数分裂を行いながら成熟しつつ，精細管の中心部へと移動する．Sertoli細胞の核は精母細胞と同じく精細管内の外周側に位置するが，その細胞質は精細管の中心部へと広がっており，精母細胞から精子に至るすべての分化過程の生殖細胞はSertoli細胞と接触を保っている．この接触を通じ，Sertoli細胞は生殖細胞の分化に必要な栄養を供給する．

胎児精巣の精巣索の外には間質とよばれる領域があり，Sertoli細胞が産生する細胞増殖因子の刺激によって，この領域を埋める間質細胞からLeydig（ライディッヒ）細胞が分化する．この時期のLeydig細胞は胎児型Leydig細胞とよばれ，成人精巣に存在する成人型Leydig細胞とは形態と機能が異なっている．またこれらのLeydig細胞は発生学的にも異なる細胞に由来すると考えられている．

一方，胎児期の卵巣では顕著な構造的変化はないが，胎生後期には一層の体細胞が生殖細胞を取り囲むが構造が卵巣の表層に認められるようになる．これは一次卵胞であり，思春期になるとこの一次卵胞が発達し，成熟卵子が形成される．卵子成熟の過程では，生殖細胞を取り巻く体細胞は増殖し，顆粒層細胞とよばれる．これらの細胞は卵の成熟に必要な栄養を供給する．

胎児期性腺の性ステロイドの生合成とその機能

胎児型と成人型Leydig細胞はともに男性ホルモン（テストステロン）の合成を行うことで，生殖器官の発生と機能の維持ならびに個体の男性化に重要な役割を果たす．先に中腎にはWolff管とMüller管が形成されることで，生殖器官の雌雄両方向への分化能力を有していると述べた．この雌雄両方向への分化可能は，2つのホルモンの有無によって一方が消失し，雌雄に特異的な生殖器官の形成に至る．胎児精巣のSertoli細胞ではMüller管阻害因子が産生され

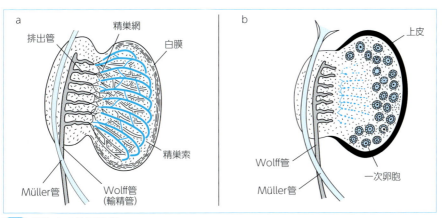

図1 発生中の胎児性腺
a：精巣（10週齢），b：卵巣（20週齢）．

る．この因子はMüller管を退縮させることで，男性には不要な女性の生殖器官の発達を抑制する．一方，Leydig細胞で産生されるテストステロンはWolff管の発達を促すことで，男性に必要な生殖器官を発達させる．胎児卵巣はこれらのホルモンを産生しない．つまり，Müller管阻害因子とテストステロンの両者が存在しないためMüller管が残り，Wolff管は消失する．

齧歯類でのみ明らかになっていることであるが，胎仔精巣で産生されるテストステロンは脳に発現する女性ホルモン転換酵素によってエストラジオール（E_2）に転換され，脳のオス化に重要な役割を果たすとされている．興味深い結果であるが，ヒトにおいて同様のメカニズムが働いているかは不明である．

生後の性腺における性ステロイドの生合成とその機能

精巣におけるテストステロン産生は，生後に急激に減少し，思春期までは低値を保ったままである．一方，生後の卵巣も思春期を迎えるまではE_2の産生を行わない．この思春期の性ステロイド合成活性の上昇は性腺機能の活性化によるもので，雌雄の生殖腺では精子と卵子の形成を開始する．精巣では間質に存在する成人型Leydig細胞でコレステロールからテストステロンに至るすべての反応が行われる．一方，卵巣では卵胞を取り巻く莢膜細胞でコレステロールよりアンドロステンジオンが産生され，アンドロステンジオンは卵胞内の顆粒層細胞にてE_2へと変換される．テストステロンとE_2は，それぞれ精子形成と卵子形成に必須の役割を果たす．

個体を構築する様々な細胞・組織・器官には性差がある．たとえば，身長は男性のほうが高く，骨格筋量も男性のほうが多い．また，皮下脂肪は女性のほうが，内臓脂肪は男性のほうが多い．このような表現型の性差は遺伝子発現の性差によると考えられる．実際に，ヒトならびに齧歯類を用いた研究からは，肝臓，骨格筋，脳，心臓，腎臓，大腸，甲状腺，肺，血管内皮などの様々な器官・組織・細胞の遺伝子発現が雌雄で異なることが確認されている．そして，これらの性差の多くが性ホルモンの働きによると考えられている．

また，性差は疾患の罹患率にも現れる．たとえば，心筋梗塞の発症頻度は男性が，甲状腺炎，全身性エリテマトーデス，関節リウマチ，骨粗鬆症などの発症頻度は女性のほうが高い．これらの疾患の多くに性ステロイドが関与すると考えられている．閉経後の女性ではエストロゲンが低下する．この時，エストロゲンによって抑制されていた破骨細胞がエストロゲンの低下によって活性化され，骨芽細胞による骨形成を骨吸収が上回るため閉経後の女性に骨粗鬆症が発症する．

テストステロンとE_2はおもに雌雄の性腺で産生され，血流を通じ全身の標的細胞に運ばれる．テストステロンは標的細胞にて5α-ジヒドロテストステロン（5α-dihydrotestosterone：5α-DHT）へ転換され，より強い生理活性を獲得する．性ホルモンはその生理活性を発揮するにあたり，それぞれに特異的な核内受容体型転写因子に結合する．テストステロンならびに5α-DHTは男性ホルモン受容体，E_2は女性ホルモン受容体αとβに結合する．これらの受容体は性ホルモンが結合すると活性化され，DNA結合ドメインを介して標的遺伝子の転写調節領域に結合し，標的遺伝子の転写を促進する．したがって，男性では男性ホルモン受容体，女性では女性ホルモン受容体が強く活性化されるため，これらの受容体による遺伝子発現は雌雄で異なることとなる．種々の細胞の遺伝子発現に性差があり，ひいてはその機能に性差があるのはこのようなメカニズムによる．

4 性腺機能低下症—総論

> **POINT**
> - 性腺（精巣，卵巣）からの性ステロイドの分泌は，視床下部－下垂体の調節を受け，その間にはネガティブフィードバック機構が働く．
> - 性腺機能低下症は，性腺自体に原因がある原発性のものと，下垂体からのゴナドトロピン（Gn）分泌が低下による続発性（二次性）のものに分けられる．Gn 分泌低下は，さらに，下垂体性と視床下部性に分けられる．これらすべてに，先天性のものと後天性のものがある．
> - 原発性性腺機能低下症は高 Gn 性性腺機能低下症，続発性性腺機能低下症は低 Gn 性性腺機能低下症（HH）とよばれる．

病態

男女とも，性腺からの性ステロイドの分泌は，視床下部－下垂体からの調節を受け，さらに性腺から視床下部－下垂体に対するネガティブフィードバック機構が働く．

下垂体から分泌されるゴナドトロピン（Gn）には，黄体形成ホルモン（LH）と卵胞刺激ホルモン（FSH）があり，視床下部からの Gn 放出ホルモン（GnRH）によって分泌が促進される．LH と FSH の化学構造は，α-鎖が共通で，β-鎖に相違があり，作用に差が生じるが，その作用の差の詳細については，明らかにされていない点も多い．

LH と FSH は，小児期には低く，思春期に増加して性腺を発育させ，性ホルモン産生と配偶子（精子，卵子）形成を促す．すなわち，女性では，卵巣における卵胞の発育，排卵，女性ステロイド（エストロゲンやプロゲステロン）の分泌を促し，初経を起こさせたあとに閉経期まで，排卵のサイクルを調整する．男性では，精巣の発育，精子形成，男性ステロイド（テストステロン）分泌と精子形成を促す（図1）[1]．

1）原因と病型分類

❶ 機能の面から

性腺機能低下症は，性腺自体に原因がある原発性のものと，下垂体からの Gn 分泌が低下したことによる続発性（二次性）のものに分けられる．

原発性性腺機能低下症では，性腺からの性ステロイド分泌不全のため，ネガティブフィードバック機構が働いて **Gn が高値**を示すので，**高 Gn 性性腺機能低下症**とよばれる．

続発性性腺機能低下症では，Gn 分泌低下により性腺からの性ステロイド分泌が低下するので，**低 Gn 性性腺機能低下症**とよばれる．低 Gn 性性腺機能低下症では，通常，LH も FSH も分泌低下するが，近年，LH 単独欠乏症と FSH 単独欠乏症の存在が報告されている．

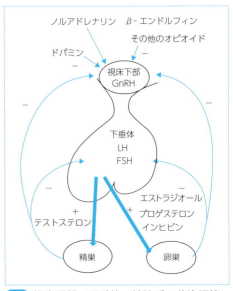

図1 視床下部－下垂体－性腺系の分泌調節

低 Gn 性性腺機能低下症は，さらに，視床下部からの GnRH 分泌低下に続発したもの（視床下部性）と，下垂体自体が原因となるもの（下垂体性）に分けられる．これらは，脳に原因があるので，中枢性性腺機能低下症ともよばれる．

なお，近年，GnRH 受容体異常により低 Gn 性性腺機能低下症が惹起されることも明らかにされた．その原因となるのは，GnRH レセプター1型の遺伝子変異であり，家族性のものと単発性のものが報告されている[2]．

このほか，Gn 分泌低下は，様々なストレス，低栄養，低体重，慢性疾患，悪性疾患，うつ状態，運動量過多，薬剤内服（麻薬，向精神薬）などで容易に起こる．したがって，低 Gn 性性腺機能低下症例の診断にあたっては，これらの疾患や状態を除外診断

表1 性腺機能低下症の分類

	高ゴナドトロピン性	低ゴナドトロピン性
先天性	性腺形成不全 　染色体異常症 　　Turner症候群 　　Klinefelter症候群 　性分化遺伝子異常症 　　SF1 　　SRY 　　SO9　など 停留精巣 アンドロゲン生成障害 Gn受容体異常	視床下部性 　Prader-Willi症候群 　Laurence-Moon-Biedl症候群 　Fröhlich症候群 　発育に関する遺伝子異常 　Kallmann症候群をはじめとする、ゴナドトロピン単独欠損症の遺伝子異常(KAL1を含む25の遺伝子異常) 　先天性複合下垂体ホルモン欠乏症 　　PROP1 　　HESX1 　　DAX1(NROB1) 　　LHX3　など 　下垂体低形成 　正中症候群
後天性	性腺の炎症 　流行性耳下腺炎 　結核 性腺腫瘍 多嚢胞性卵巣症候群 各種内分泌疾患に伴うもの 　先天性副腎酵素欠乏症 　Cushing症候群 　Addison病 　プロラクチノーマ 　甲状腺機能異常症	下垂体腫瘍 下垂体近傍腫瘍 下垂体循環障害 　下垂体卒中 　脳出血 　Sheehan症候群 　くも膜下出血 　脳梗塞 頭部外傷 　下垂体茎部断裂を含む 炎症性疾患 　髄膜炎 　脳膜炎 　サルコイドーシス 　結核

SF1(ステロイド産生因子1)、SRY(sex determining region Y)、PROP1(PROP paired-like homeobox 1)、HESX1 (homeobox expressed in ES celis 1)、DAX1(dosage-sensitive sex reversal, adrenal hypoplasia critical region, on chromosome X gene 1)、LHX3(LIM homeobox protein 3)。

する必要がある。

❷ 発生時期の面から

原発性性腺機能低下症も続発性性腺機能低下症も、先天性のものと、後天性のものに分けられる。なお、近年、Gn単独欠損症の責任遺伝子が多数明らかにされている。その多くは、Kallmann症候群と近縁疾患の発症とかかわるもので、KAL1, FGF8, FGF17, FGFR1などが知られる[1]。

これらの代表例を表1にまとめて示した。

疫学

残念ながら、わが国における性腺機能低下症の総数、さらに、その原因別頻度については、明らかにされてはいない。

最新の記載としては、先天性低Gn性性腺機能低下症は出生10万人に1人、視床下部性低Gn性性腺機能低下症のうちPrader-Willi症候群は人口15,000～30,000人に1人、Kallmann症候群は男性10,000人に1人、女性5,000人に1人の発生頻度である。高Gn性性腺機能低下症のうち、Turner症候群とその近縁疾患は出生2,500人に1人、Klinefelter症候群では出生500～700例に1人、成人例は2,500人に1人と高頻度であるとされる[1]。

主要症候

先天性性腺機能低下症の典型例では、思春期になっても性ステロイドが欠乏して二次性徴が出現せず、成長のスパートが起こらないため、思春期年齢では低身長を呈する。鑑別診断を要するものとして、思春期遅発症がある。何歳をもって思春期遅発症と診断するか明確な定義はないが、思春期発来が欧米より早いわが国では、女児で12歳までに乳房の発達がない、男児で13歳になっても精巣容積増大が出現しない場合を指すことが多い。

性腺機能低下の他に、疾患に特有な症状を示し、診断につながることがあるので、略述する。詳細は、各論に譲る。

1) 視床下部性低ゴナドトロピン性性腺機能低下症

Prader-Willi症候群、Laurence-Moon-Biedl症候群、Fröhlich症候群では、高度肥満などの特有の体型や精神遅滞を示す。Kallmann症候群では、嗅覚低下を呈する。

2) 高ゴナドトロピン性性腺機能低下症

性染色体異常症のTurner症候群(核型代表：45,X)では、低身長、翼状頸、外反肘、楯状胸など特有な所見を示す。Klinefelter症候群(核型代表：47,XXY)では、二次性徴に乏しく、四肢が長い、知能指数がやや低いなどの特徴を有する。

3) 後天性性腺機能低下症

閉経前の女性では、月経異常をきたすので男性より気づきやすい。男性では、性的欲求が低下し、ひげの発育がゆっくりになり、体毛が柔らかく薄くなったりするが、気づかれにくい。診断にあたっては、間脳・下垂体腫瘍を見落とさないように注意する。近年、頭部画像診断の普及により、偶然にempty sellaが見つかり、Gn欠乏症診断につながることがある。

検査

1) 内分泌検査

性腺機能低下症の診断にあたっては、血中の性ステロイド(男性でテストステロン、女性でエストラ

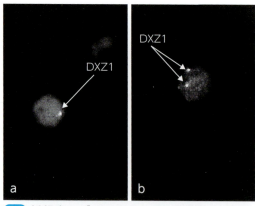

図2 低頻度モザイク型 Turner 症候群における FISH 法による X 染色体検出

DXZ1 プローブを用いた X 染色体のセントロメア DNA 染色の 1 例.
DXZ1 は, yellow-green signal として検出される.
a はシグナルが 1 個であるので X, 0, b はシグナルが 2 個であり, XX. 本例では, (a)/(b)＝41/959 の低頻度 45, X/46, XX モザイク型であった.

ジオール）および Gn（LH と FSH）の基礎値を測定する. さらに, GnRH テストが必要である. GnRH 静注に対し, 血清 LH と FSH が高反応を示すものは, 高 Gn 性性腺機能低下症であり, 低反応を示すものは, 低 Gn 性性腺機能低下症である. ただ, 低 Gn 性性腺機能低下症のうち, 視床下部性のものと下垂体性のものを鑑別するには, GnRH 一回静注法では不可能であり, GnRH を繰り返し注射するか, 長時間持続静注法が必要である. これにより, 視床下部性例では GnRH に対し正常に近い反応がみられるが, 下垂体性例では低反応か無反応のままである.

男性では, hCG テストを施行すると, 血清テストステロンに反応がみられない例は, 原発性性腺機能低下症であり, 増加反応がみられる例は, 続発性性腺機能低下症である. 女性では, hCG により卵巣過剰刺激症状などが出ることがあり, 内科領域では, hCG テストを施行しない.

2) 染色体検査ならびに遺伝子解析

通常, 末梢血採血を行い, 白血球を G-バンド法で分析することにより, 核型を診断する. 性染色体異常の有無により, Turner 症候群や Klinefelter 症候群の診断が可能である. 低頻度モザイク型の診断には, X 染色体の蛍光抗体法による in situ hybridization（FISH）法が有用である（図2）.

遺伝子分析は, 研究室レベルで検索可能な状態であり, 保険診療では検査を行えない.

治　療

あらゆる疾患の治療の原則は, 原因の除去であるが, 染色体異常症や遺伝子異常症では, 対症療法にとどまる.

性腺機能低下症では, 治療開始年齢によって, 治療到達目標が異なる. すなわち, 小児の場合は, 二次性徴を発現させることが重要である. また, 思春期以降は, 可能な場合は, 妊孕性の獲得を目指す[3].

原発性性腺機能低下症では, 二次性徴発現と成熟を促し, さらに維持するために性ステロイドを補充する. アンドロゲン補充療法としては, わが国ではテストステロン製剤筋注法が行われる. 諸外国では, このほかに経皮投与, 頬粘膜投与, 経口投与なども行われる. 女性ステロイド補充療法としては, エストロゲン製剤とプロゲステロン製剤投与で周期性を作る方法（Kaufmann 療法）が行われる.

続発性性腺機能低下症の男性例で, 挙児希望がある場合には, hCG およびヒト閉経期ゴナドトロピン（human menopausal gonadotropin：hMG）（hCG-hMG）療法を行う. 視床下部性性腺機能低下症の場合は, GnRH 間欠皮下注射法が有効な場合があるが, 手技が煩雑で, 実用的ではない. 女性の場合は, 妊孕性を獲得させる方法は確立されていないが, ゴナドトロピン療法を行う.

いずれにしても, 内科では補充療法にとどめ, 婦人科ならびに泌尿器科との連携を考慮する.

◆◆ 文 献 ◆◆

1) Balasubramanian R, et al.：Gene Reviews〔Internet〕Adam MP, et al.（eds）Seattle（WA）：University of Washington, Seattle, 2007：1993-2017：Last Update March 2：2017　http://www.ncbi.nlm.nih.gov/books/NBK1334/（2018 年 3 月確認）
2) de Roux N, et al.：J Clin Endocrinol Metab 1999；**84**：567-572.
3) 田中敏章：専門医による新小児内分泌疾患の治療. 田苗綾子, 他（編）, 診断と治療社 2007：84-88.

第10章 性腺疾患

5 性腺機能低下症（女性）

POINT

- 続発性無月経では内分泌学的異常が原因の大部分を占め，原発性無月経ではそれに加え，染色体異常や先天的な性腺の形成不全が主要原因となる．
- 続発性無月経の内分泌学的診断では，血中黄体化ホルモン（LH），卵胞刺激ホルモン（FSH），エストラジオール（E_2），プロラクチン（PRL），甲状腺刺激ホルモン（TSH）測定を行い，原発性無月経ではそれらに加え，体形や外性器の性状を観察し，染色体検査を行う．
- 視床下部性と下垂体性無月経の鑑別のため，LH，FSH値が正常もしくは低値の場合，GnRH負荷試験を行う．
- 無月経の重症度判定には，プロゲステロン負荷試験，エストロゲン・プロゲステロン負荷試験を行い，第1度無月経，第2度無月経を判定する．
- 薬物治療の基本はKaufmann療法，クロミフェン療法，ゴナドトロピン療法の3つである．

病態

　性腺機能低下症では先天的あるいは後天的な原因により，周期的な月経が発来すべき年齢において月経がみられない．初経以前，閉経後ならびに妊娠，産褥，授乳期における無月経は生理的無月経といい，性腺機能低下症における病的無月経と区別される．病的無月経は満18歳になっても初経をみない原発無月経と，これまであった月経が3か月以上停止した続発性無月経に分類される．

　周期的な排卵と月経は視床下部のGnRH，下垂体前葉のゴナドトロピン（LH，FSH），卵巣のエストロゲン，プロゲステロンからなる視床下部—下垂体—卵巣内分泌系が制御するが，この内分泌系が障害されると無排卵や月経不順，無月経をきたす．内分泌学的異常は障害部位により，視床下部性，下垂体性，卵巣性無月経に大別され，また，無排卵ではないが卵巣からのエストロゲンとプロゲステロンに子宮が反応しないため無月経となる子宮性無月経がある．視床下部性無月経では視床下部のGnRH律動性分泌の消失・低下により下垂体からのLH，FSH分泌が障害され，卵巣の卵胞発育や排卵が起こらず無月経となる．下垂体性無月経では，視床下部のGnRH分泌は保たれているが，下垂体のGnRHに対する反応性が障害されるためLHとFSH分泌が低下し，卵巣機能が障害される．視床下部性無月経と下垂体性無月経は両者をあわせて中枢性無月経といい，低ゴナドトロピン性性腺機能低下症に分類される．卵巣性無月経では，早発閉経にみられるように下垂体のLH，FSH分泌に反応すべき卵胞の欠如やゴナドトロピン抵抗性卵巣で排卵が惹起されず無排卵となるが，卵巣のエストロゲンから中枢へのネガティブフィードバックが消失し，下垂体からのLH，FSH

分泌は亢進するため，高ゴナドトロピン性性腺機能低下症とよばれる．以上のように，視床下部—下垂体—卵巣内分泌系は他の内分泌系と同じく内分泌学的検査により障害部位を診断することができる．この内分泌系に影響を与えることで無排卵・無月経となる代表的な疾患に高プロラクチン（PRL）血症や多嚢胞性卵巣症候群があるが，詳細は本書の該当項を参照されたい．原発性無月経の原因は視床下部—下垂体—卵巣内分泌系は正常であるが，性管通過障害による見かけ上の無月経と，Turner症候群を代表とする性染色体異常や性腺分化異常による生殖器の欠損や形成不全のために，先天的に視床下部—下垂体—卵巣内分泌系が障害されて原発性無月経となるものに分けられる．後者には子宮が欠損した子宮性無月経，性腺の形成不全による卵巣性無月経，先天性ゴナドトロピン欠損による下垂体性無月経，先天的な視床下部性無月経として臭覚異常を伴うKallmann症候群，肥満を伴うFröhlich症候群，同じく肥満を伴い常染色体劣性遺伝であるLaurence-Moon-Biedl症候群やPrader-Willi症候群などが含まれる（表1）．その他，先天性副腎過形成（congenital adrenal hyperplasia：CAH）（副腎性器症候群）は一連の副腎のステロイド合成酵素異常で，最も多い21-水酸化酵素欠損症では胎生期のアンドロゲン過剰産生から，男性型体形と卵巣機能不全を惹起する．アンドロゲン不応症（精巣性女性化症候群）は，染色体型は46,XYであるが先天的なアンドロゲン受容体（androgen receptor：AR）異常から体形は女性型となり，精巣のみで卵巣や子宮は形成されない．

　続発性無月経は表2に示すように視床下部—下垂体—卵巣内分泌系の後天的な異常が原因の大部分を占め，後天的な原因による子宮性無月経も含まれる．

表1 原発無月経の原因

原発無月経の原因	処女膜閉鎖 腟閉鎖 Mayer-Rokitansky Küster-Hauser症候群（腟形成不全型）
視床下部性	Fröhlich症候群 Kallmann症候群 Laurence-Moon-Biedl症候群 Prader-Willi症候群 体重減少性無月経 神経性やせ症
下垂体性	先天性ゴナドトロピン欠損症 下垂体腺腫/下垂体腺腫術後
卵巣性	性腺形成不全（gonadal dysgenesis） Turner症候群 純型性腺形成異常症 混合型性腺形成異常症
子宮性	Mayer-Rokitansky Küster-Hauser症候群（子宮欠損型）
その他	先天性副腎過形成（副腎性器症候群） アンドロゲン不応症（精巣女性化症候群）

表2 続発無月経の原因

視床下部性	体重減少性無月経 神経性食欲不振症 高プロラクチン血症 Chiari-Frommel症候群 Argonz-del Castillo症候群
下垂体性	Sheehan症候群 Forbes-Albright症候群 下垂体腺腫/下垂体腺腫術後
卵巣性	早発月経 多嚢胞性卵巣症候群 卵巣摘出術後 放射線/化学療法による卵巣機能欠落
子宮性	Asherman症候群 結核性子宮内膜炎 子宮摘出術後
その他	Cushing症候群 Addison病 Basedow病 糖尿病

疫学

思春期では満14歳までにほぼ100％の女子に初経がみられるが[1]，原発性無月経は満18歳になっても初経がみられないものと定義されている．原発性無月経では先天的な要因が多く，性管分化異常が16.4％，Turner症候群などの染色体異常40.7％とこの2つだけの原因でも原発性無月経の半数以上を占め，中枢性の無月経は10％以下と報告されている[2]．一方，内分泌学的異常が大部分を占める続発性無月経は年齢にもよるが，視床下部性が67％，下垂体性が6％と中枢性無月経が大半を占め，卵巣性無月経は10％である[3]．

主要症候

原発性無月経でも続発性無月経でも無月経は共通してみられるが，原発性無月経では内分泌学的異常以外に，独特の体形や外性器の異常を合併することが多い．内分泌学的異常による無月経では，神経性やせ症やダイエット，精神的ストレス，過度の運動による無月経は視床下部性であることが多く，下垂体性無月経では分娩時の多量出血や下垂体腺腫手術の既往，高プロラクチン血症では向精神薬や抗潰瘍薬の服用による薬剤性高プロラクチン血症に注意し，症候としては乳汁分泌や下垂体腺腫による視野狭窄，原発性甲状腺機能低下の諸症状を伴うことがある．多嚢胞性卵巣症候群は典型例では肥満やにきび・多毛などの男性化徴候がみられることもある．

検査・診断

原発性無月経の診断では，体形や外性器の性状を観察することが重要である．外性器に陰核肥大などの男性化徴候があれば副腎性器症候群を，外性器が女性型で腟を認めなければ，処女膜閉鎖症，腟閉鎖症，腟欠損症，子宮欠損のないMayer-Rokitansky-Küster-Hauser（MRKH）症候群などの先天的な性管通過障害による無月経を考える（図1）[4]．腟が存在する場合は，視診ならびに内診による子宮腟部の存在の有無で子宮の有無を確認し，同時に染色体検査を行う．子宮が存在せず，染色体検査で核型が46,XYであればアンドロゲン不応症（精巣女性化症候群）と診断し，正常女性核型（46,XX）であれば子宮欠損型MRKH症候群である．子宮が存在し，核型が46,XYもしくは46,XYと45,Xのモザイクなどであれば，純型や混合型性腺形成異常症，卵精巣性性分化疾患を疑う．子宮が存在し核型が45,Xや46,XXと45,Xのモザイクであればturner症候群と診断する．Turner症候群は原発性無月経に加えて低身長や翼状頸，外反肘など独特の体形を示すので，体形観察が診断に有用である．原発性無月経で子宮が存在し，かつ核型が46,XXを示すものは内分泌学的検査を行う．原発性と続発性を含めた無月経の内分泌学的診断ではホルモン基礎値ならびに必要に応じてホルモン負荷試験を行う．ホルモン基礎値としては血中LH，FSH，PRL，E_2値の他に産科婦人科学会のガイドラインではTSH値の測定が推奨されている[5]．LHとFSHが高値であれば卵巣性無月経，

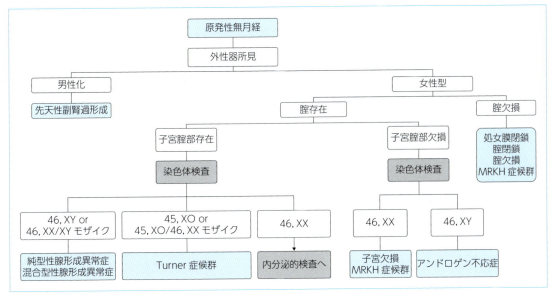

図1 原発性無月経の鑑別手順
〔(4)岩下光利：産婦治療 2003；**86**：643–647. より一部改変〕

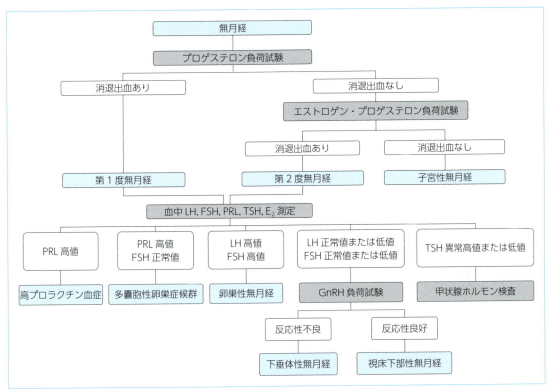

図2 無月経の内分泌学的検査

LH高値, FSH正常値であれば多囊胞性卵巣症候群, PRL高値であれば高プロラクチン血症, LHとFSH値がともに正常もしくは低値であれば視床下部性無月経か下垂体性無月経を疑い, GnRH負荷試験を行う（図2）. GnRH負荷試験でLHとFSHの下垂体からの分泌が良好であれば視床下部性無月経, 不良であれば下垂体性無月経と診断するが, 視床下部性無月経が長期間に及んでいる場合はGnRH負荷試験でもLHとFSH分泌反応は低いため, 反復してGnRH負荷試験を行うか持続的なGnRH投与によ

り下垂体の反応性を確認しなければならないことに留意する．若年者の視床下部性無月経のうち体重減少性無月経と神経性やせ症との鑑別はむずかしく，後者は心因性の摂食障害や食行動の異常を伴うため，両者の鑑別には詳細な問診が重要となる．多嚢胞性卵巣症候群ではGnRH負荷試験でLHの過剰分泌とFSHの正常分泌が特徴とされ，LH，FSH基礎値以外にも多嚢胞性卵巣症候群を示唆するデータとなる．TSH基礎値が異常な場合は甲状腺ホルモンの測定を行う．甲状腺機能亢進ならびに低下は無月経の原因となり，原発性甲状腺機能低下症では高PRL血症の原因となることが知られている．内分泌学的検査では同時に無月経の重症度判定のため，プロゲステロン負荷試験ならびにエストロゲン・プロゲステロン負荷試験を行う．両試験は卵巣からのエストロゲンの分泌の程度，すなわち卵巣機能低下の程度を推定する検査である．プロゲステロン負荷試験で子宮からの消退出血がみられれば第1度無月経，みられない場合にエストロゲン・プロゲステロン負荷試験を行い，消退出血があれば第2度無月経，なければ子宮性無月経と診断する．

治　療

原発性無月経で性管通過障害例では，処女膜閉鎖に処女膜切開，腟欠損症に造腟術などの観血的治療が適応となる．アンドロゲン不応症では精巣の癌化のリスクから，早期の精巣摘出を行った後，ホルモン補充療法(hormone replacement therapy：HRT)を開始する．CAHではグルココルチコイド投与や外陰部形成術が考慮される．卵巣性無月経ではエストロゲン投与に引き続きエストロゲン・プロゲステロン合剤を周期的に投与するKaufmann療法を行う．視床下部性，下垂体性無月経では挙児希望がない場合，第1度無月経では周期の後半にプロゲステロン製剤を投与するHolmstrom療法を行い，第2度無月経ではKaufmann療法を行う．視床下部性無月経で体重減少性無月経では体重回復をまず指導するが，神経性やせ症では精神科医と共同して治療にあたる必要がある．視床下部性，下垂体性無月経で挙児希望がある場合は第1度無月経にはクロミフェン療法を試み，無効であればゴナドトロピン療法を行う．同じく第2度無月経ではゴナドトロピン療法を行う．

◆◆ 文　献 ◆◆

1) 丸山哲夫：日産婦誌 2014；**66**：2163-2166．
2) 田坂慶一：日産婦誌 2007；**59**：N446-449．
3) 高橋俊之：日産婦誌 2011；**63**：N5-10．
4) 岩下光利：産婦治療 2003；**86**：643-647．
5) 日本産科婦人科学会/日本産婦人科医会（編）：産婦人科診療ガイドライン婦人科外来編2017．2017；138-139．

第10章 性腺疾患

6 男性機能低下症

POINT

- 性腺機能低下症の病型診断には，病歴，外生殖器，身体所見の観察に加え，血中テストステロンとゴナドトロピン(Gn)(黄体化ホルモン〈LH〉，卵胞刺激ホルモン〈FSH〉)の測定が必須である．
- 高ゴナドトロピン性性腺機能低下症は精巣自身に障害がある原発性，低ゴナドトロピン性性腺機能低下症(HH)は視床下部・下垂体に障害がある続発性性腺機能低下症に分類される．
- 原発性性腺機能低下症では，外生殖器，体型の観察，成長曲線・骨年齢(BA)の確認と染色体検査を行う．
- 続発性性腺機能低下症では，外生殖器，体型の観察，成長曲線・骨年齢の確認に加え，嗅覚検査，プロラクチン(PRL)測定，他の下垂体前葉ホルモン欠損の有無，必要に応じて視床下部・下垂体MRIを撮影し，病変の有無を確認する．
- 二次性徴発来にはテストステロン療法を，妊孕性獲得にはLHRH間欠皮下注，あるいはhCG-rhFSH療法を行う．

病態

精巣のおもな機能は，テストステロン合成・分泌と精子産生であって，これらにより男性化，肉体的頑健，男性機能，生理機能，行動および生殖機能が保たれる．男性機能低下症とは，男性への性分化障害(disorders of sex development：DSD)，二次性徴未発来，あるいは不完全な発来，および一度発来し完成した性腺機能が低下する障害をいう．本症は，先天的，あるいは後天的な種々の原因により，精巣での生理的濃度のテストステロン合成障害，あるいは正常な数の精子産生障害のいずれか，あるいは両者によって引き起こされる症候群である．多くはテストステロン合成障害と精子産生障害を合併するが，精子産生のみ障害され，テストステロン産生は正常な場合もある．

男性性腺機能低下症は，視床下部－下垂体－精巣系のいずれのレベルの障害でも起こりうる症候群で，障害部位により原発性と続発性に分類される．原発性性腺機能低下は精巣自身に障害があり，血中テストステロン濃度が低下した状態を指し，精子形成能も障害される．一般的に原発性では精子産生能障害がテストステロン産生障害より大である．テストステロン低下はネガティブフィードバックによりGnを上昇させる(高ゴナドトロピン性性腺機能低下症：hypergonadotropic hypogonadism)．続発性腺機能低下症は，精巣より上位の視床下部あるいは下垂体に障害があり，血中テストステロンが低値にもかかわらずゴナドトロピンが低値，あるいは不適切に正常範囲の値をとる(低ゴナドトロピン性性腺機能低下症：hypogonadotropic hypogonadism)．続発性性腺機能低下症では，テストステロン産生障害と精子産生能障害は同等である．精巣と視床下部・下垂体の両方のレベルに障害が生ずることもある．原発性，および続発性性腺機能低下症のいずれも，先天的あるいは後天的な種々の原因によって惹起される．

テストステロンは，胎児，思春期前，成人の各性発達段階において果たす役割が異なるため，精巣機能不全の症状はそれぞれの段階で異なる．胎児の発達段階において，テストステロンとジヒドロテストステロンへの転換は，内および外生殖器の分化と発達を導く決定的役割を果たす．先天性テストステロン合成酵素欠損による胎児アンドロゲン欠乏，アンドロゲン受容体(androgen receptor：AR)変異あるいは5α還元酵素欠損によるアンドロゲン抵抗性/不応症は，そのアンドロゲン欠乏，あるいはアンドロゲン抵抗性/不応の程度により，種々の程度の性分化の異常を呈する．

思春期にはテストステロンレベルが上昇し，二次性徴が発来する．筋肉量増加，体脂肪減少と再分布，長管骨成長後骨端線閉鎖に伴う性徴停止，性欲亢進，勃起，性行動，精子ならびに精液産生がはじまる．思春期前のアンドロゲン欠乏は類宦官症を引き起こし，小陰茎，陰嚢未発達，小睾丸(通常，長径2cm未満，あるいは容積<5 cm³)となり，幼児様の外生殖器を呈し，恥毛は女性型の発毛となる．

二次性徴発来後成人におけるアンドロゲンは，性機能の維持，筋肉や骨量など二次的な男性の特徴，および精子産生に必要である．成人におけるアンドロゲン欠乏の臨床症状は非特異的で，様々であるが，性欲低下，性的興奮時の勃起不全，女性化乳房，精巣萎縮と精子産生障害に基づく乏あるいは無精子症による不妊，髭，腋毛，恥毛が減少する．

表1 男性性腺機能低下症の原因

	先天性	後天性
原発性	Klinefelter症候群，Y染色体小欠失，混合性性腺異形成，LHおよびFSH受容体変異，Leydig細胞無形成，筋緊張性筋ジストロフィー，停留睾丸，ステロイドホルモン合成・代謝酵素欠損（3β-ヒドロキシステロイド脱水素酵素欠損症，17α-水酸化酵素欠損症，リポイド過形成症（StAR変異），5α還元酵素欠損症），ホルモン不応症（アンドロゲン受容体異常）	精巣外傷，精巣捻転，ムンプス睾丸炎，アルキル化剤を用いる化学療法，ケトコナゾール，自己免疫性睾丸炎，ヘモクロマトーシス，精巣静脈瘤，鎌状赤血球症，肝硬変，アルコール多飲
続発性	GnRH単独欠損症 ・嗅覚異常を伴うGnRH欠損症（Kallmann症候群；*KAL1*，*NELF*，*FGFR1*，*FGF8*，*IL17RD*，*PROK2*，*PROKR2*，*HS6ST1*，*CHD7*，*SOX10*，*WDR11*，*SEMA3A*の変異） ・嗅覚異常を伴わないGnRH欠損症あるいはGnRH受容体異常症（*GNRH1*，*KISS1*，*KISS1R*（*GPR54*），*TAC3*，*TACR3*の変異） ・LHおよびFSHβサブユニット異常（*NROB1*変異） ・先天性副腎低形成（*DAX-1*変異） 複合型下垂体機能低下症； ・TSH，GH，PRL，LH，FSH複合欠損（*PROP1*，*LHX3*変異） ・pituitary stalk interruption syndrome その他 ・Prader-Willi症候群，Laurence-Moon-Biedl症候群	高プロラクチン血症，下垂体障害（腫瘍，卒中，感染症（結核），Frölich症候群，浸潤性疾患（ヘモクロマトーシス，サルコイドーシス，ヒスチオサイトーシス），頭部外傷（下垂体柄障害），急性全身性疾患，薬剤性（オピオイド，グルココルチコイド，GnRHアナログ，あるいは拮抗薬），鎌状赤血球症，病的肥満，糖尿病，摂食障害，過度の運動，肝硬変，特発性低ゴナドトロピン性腺機能低下症

StAR（スター蛋白）．
〔1）Basaria S：*Lancet* 2014：**383**：1250-1263．より改変〕

性腺機能低下症の原因を表1[1]に示す．原発性のうち，先天性ではKlinefelter症候群に代表される染色体異常，種々のステロイド合成酵素欠損，AR異常など，後天的には外傷，ムンプス睾丸炎，自己免疫疾患，化学療法，血流障害，全身性代謝性疾患などがある．続発性のうち，先天性ではGn単独欠損症で嗅覚異常を伴うKallmann症候群，複合的の欠損症である*PROP paired-like homeobox 1*（*PROP1*）変異（TSH，GH，PRL，LH，FSH複合欠損）やpituitary stalk interruption syndrome，肥満を伴う遺伝性疾患のPrader-Willi症候群，Laurence-Moon-Biedl症候群などが，後天性疾患では高プロラクチン血症，腫瘍，卒中，あるいは感染症などによる下垂体障害，Frölich症候群，浸潤性疾患，頭部外傷，急性全身性疾患，薬剤性，病的肥満，糖尿病，摂食障害，あるいは過度の運動によるエネルギー代謝異常などがある．

疫　学

男性性腺機能低下症の診断には，臨床的アンドロゲン欠損症状と血中テストステロン低値が必須である．中年から老年の一般住民を対象にした研究では，男性性腺機能低下症の頻度は2〜9%で[1]，Wuらの報告[2]では40〜49歳の年齢層においては0.1%であったのに対し，70〜79歳では5.1%であった．原発性性腺機能低下症中最も多いのはKlinefelter症候群で1/600〜2,500人，Noonan症候群は1/1,000〜2,500人，LH受容体異常症は1/1,000,000人，続発性性腺機能低下症ではKallmann症候群が1/10,000人，先天性副腎低形成1/12,500人，プロラクチノーマ1/10,000人程度の頻度である．

主要症候

思春期以前発症の性腺機能低下症では，テストステロンの欠乏の程度により，外生殖器の表現型は，全くの女性型から，小睾丸，小陰茎，尿道下裂，停留睾丸，陰嚢色素沈着の低下，類宦官体症まで多様である．変声しない高い声，薄い体毛，女性化乳房，少ない筋肉量などを認める．思春期以降の発症では，性欲低下，腋毛・恥毛脱落，精巣萎縮，骨量減少，病的骨折による身長短縮，筋肉量減少，顔面紅潮，意欲低下，女性化乳房を認める．発症の時期にかかわらず下垂体腫瘍，あるいはその近傍の腫瘍では視野狭窄を，プロラクチノーマでは極めてまれに乳汁分泌を認めることがある．

検査・診断

先天性と後天性のいずれによっても性腺機能低下症は生ずるので，診断には病歴の聴取，外生殖器，および体型の観察が重要である．すなわち出生時より小陰茎，尿道下裂，停留睾丸などの症候を認める場合，DSDを伴う男性性腺機能低下症を疑う．思春期年齢以降発症した性腺機能では腫瘍や全身性疾患が原因となることがあるため，病歴と身体所見から

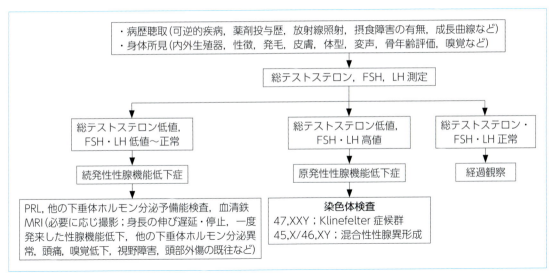

図1 男性性腺機能低下症診断アルゴリズム
〔3〕Bhasin S, et al.: *J Clin Endocrinol Metab* 2010；**95**：2536-2559. より改変〕

全身性疾患の有無を鑑別してゆく（図1）[3]．視野，嗅覚，発毛（髭，腋毛・恥毛など発毛状態あるいは脱落の有無），挫創，変声，身長と四肢の長さのアンバランス，女性化乳房の有無などを診察する．外生殖器の視診，睾丸の診察は必須である．陰嚢の色素沈着，停留睾丸の有無，睾丸の容積測定（オーキッドメーター，あるいは超音波検査），触診による硬度や均一性を触診によって確かめる．必要に応じて超音波検査により精巣静脈瘤や腫瘍の有無を確認する．成長曲線による身長の伸びや体重の変化，適宜手指X線写真による骨年齢の確認を行う．GH欠損を伴わない性腺機能低下症においては，アンドロゲン産生低下，あるいは不応により，骨年齢が暦年齢より若く，骨端線が閉鎖しない．身長は二次性徴発来時のスパートを欠いたまま，成人になっても比較的一定のペースで緩徐に伸び続ける．一方，小児に多い視床下部近傍の腫瘍ではGHとGnが複合的に欠損すると，その時期から成長の鈍化あるいは停止と二次性徴未発来を認める．したがって，母子手帳および学校の通知表から成長曲線をプロットすることは診断上極めて重要である．

原発性と続発性の鑑別のため，血中総テストステロンならびにGn（LH，FSH）を測定する．血中テストステロンは概日リズムに従って分泌され，早朝に頂値を，夜間に底値をとるので，測定は朝行う．感染症などの急性疾患，摂食障害，激しい運動時，オピオイド，グルココルチコイド，ケトコナゾールなどの内服薬は測定値に影響する．総テストステロンの58％はアルブミンに緩く結合，40％は性ホルモン結合グロブリン（sex hormone binding globulin：SHBG）に強く結合し，残りの2％弱が遊離型として循環血漿中に存在する．生物学的活性を有するのは遊離，およびアルブミン結合テストステロンである．

血中テストステロンが低値かつGnが高値である場合は原発性，Gnが低値ないし正常範囲にある場合は続発性性腺機能低下症と診断される．

原発性性腺機能低下症のうち，最も頻度の高いのは先天性疾患であるKlinefelter症候群で，種々の程度の先天性性腺機能低下の身体所見に加え，身長に比し四肢が長く，女性化乳房などの身体的特徴がある．他の先天性疾患でDSDを呈する疾患として，17α-水酸化酵素欠損症，AR異常，5α還元酵素異常症（*SRD5A2*）などがある．後天性原発性性腺機能低下症診断には，精巣外傷・捻転，精巣静脈瘤，ムンプス精巣炎，化学療法，肝硬変やヘモクロマトーシスのような全身疾患の有無を確認する．内分泌検査より続発性性腺機能低下症と診断した場合，ゴナドトロピン単独欠損か複合下垂体機能低下症かの鑑別を速やかに進める．頭痛，視野の異常，身長の伸びの鈍麻や停止，一度発来した性腺機能低下を認める場合，血液像，血中・尿中電解質などの一般検査，ならびにプロラクチンをはじめとする他の下垂体前葉ホルモンの基礎値，および分泌予備能検査とともに，頭部MRI撮影を行い，視床下部・下垂体近傍の腫瘍や炎症，下垂体茎離断の有無を観察する．ゴナドトロピン単独欠損が確認できた場合，問診やアリナミンテストによる嗅覚の評価，頭部MRIでの嗅球の確認を行い，Kallmann症候群か嗅覚の異常を伴わないGnRH欠損かを鑑別する．複合型下垂体前葉機能低下症の場合，副腎不全があれば直ちに補充を開始し，他のホルモン欠損も適正に補充を進める．14歳を過ぎても二次性徴が発来しない場合は精

査の対象[4]となりLHRH負荷を行い，Gnが高値，高反応を呈する場合には原発性性腺機能低下症が考えられる．視床下部性の場合，Gnが正常反応を呈することがある．低反応であっても嗅覚異常がなく身長の伸びが正常で他のホルモン欠損が疑われなければ性腺機能低下症とは即断できず，思春期遅発の可能性があるため経過観察する．18歳になっても二次性徴未発来でGnが上昇しない場合，低ゴナドトロピン性性腺機能低下症の鑑別診断を行う．

治療

原発性性腺機能低下症に対しては，年齢や最終到達身長を考慮しつつテストステロンエナント酸エステルを筋注する．わが国では25 mg/回で開始し，段階的に125ないし250 mgまで増量する[4]．テストステロン補充では造精能は回復できないので，不妊治療は精子提供を受けるか，精巣内に精子が存在する場合には顕微鏡下精巣内精子採取・顕微授精を行う．

続発性性腺機能低下症に対しては，後天的な原因の場合はまず原疾患に対する治療を行う．思春期以前の症例の治療目的は，二次性徴発来・性成熟，および妊孕性獲得である．骨端線閉鎖前の場合，二次性徴誘導は骨端性閉鎖をきたすので，最終到達身長を考慮し，治療開始の時期と方法を考えなければいけない．成長ホルモンや甲状腺ホルモン欠損が合併する場合，まずこれらの補充を行って身長を伸ばす．性腺機能低下症の治療は，通常の思春期発来時（男児11.5歳）にあまり遅れない時期に性腺機能低下症の治療を開始する．二次性徴発来にはテストステロン療法を，妊孕性獲得を目的とする場合はLHRH間欠皮下注，あるいはhCG-rhFSH療法を行う．一般的には，まずテストステロン投与によって二次性徴を発現・成熟させ，挙児の希望があるときにhCG-hMG（FSH）療法に切り替える．すなわち，テストステロンエナント酸エステル（デポ剤）50〜75 mg/回の4週間毎筋注を6か月〜1年継続，次いで同剤100〜125 mg/回の3〜4週間毎筋注を数年間継続，その後成人量である125 mg/回を2〜3週毎に筋注または250 mg/回を3〜4週毎に筋注する[5]．妊孕性獲得が必要になったら，hCG-hMG療法を開始する．本療法開始3か月後に平均血清テストステロン値は300 ng/dLを超える．血清テストステロンの反応をもとにしてヒト絨毛性ゴナドトロピン（hCG）投与量を増減する（最高5,000単位/回）．hMG（FSH）製剤は通常75単位で開始する．3年の治療期間で，75%の症例に精子形成が認められる．テストステロンが上昇しても精子形成がないときは，150単位まで増やす．それでも効果がないときは，投与回数を週3回まで増やす[5]．

◆ 文献 ◆

1) Basaria S : *Lancet* 2014 ; **383** : 1250-1263.
2) Wu FC, *et al.* : *N Engl J Med* 2010 ; **363** : 123-135.
3) Bhasin S, *et al.* : *J Clin Endocrinol Metab* 2010 ; **95** : 2536-2559.
4) 田中敏章：日本生殖内分泌学会雑誌 2014 ; **19** : 11-14.
5) 厚生労働科学研究費補助金 難治性疾患克服研究事業間脳下垂体機能障害に関する調査研究班：ゴナドトロピン分泌低下症の診断と治療の手引き（平成22年度改訂）．2011.

第10章 性腺疾患

7 思春期早発症

POINT

- 小児の二次性徴が，生理的範囲を超えて早期に発来した場合，思春期早発症(PP)と診断する．
- 性腺刺激ホルモン(Gn)が上昇している場合(ゴナドトロピン依存性思春期早発症，中枢性思春期早発症〈CPP〉)と抑制されている場合(ゴナドトロピン非依存性思春期早発症，末梢性思春期早発症)に分類され，診断はGnと性ホルモンの測定，画像検査で行う．
- ゴナドトロピン非依存性の場合，特に男子では腫瘍性病変が原因であることが比較的多いので，注意する．
- それぞれに治療法は異なり，ゴナドトロピン依存性で特発性の場合，治療の対象とならないこともある．

病態

二次性徴とは，男子における精巣の増大と外性器の成熟，陰毛・腋毛・ひげの発生，変声，女子における乳房発達，陰毛発生と外性器の成熟および腋毛の発生・月経がおこり，順次進行していく過程をいう．一般に，二次性徴の開始時期には個人差があり，平均開始年齢からほぼ正規分布を示すと考えられている．二次性徴が平均から2SDまたは95パーセンタイルよりも早期に開始したものは，標準的な幅を超えて病的に早いと考えられ，これを思春期早発症(precocious puberty：PP)と定義する．

二次性徴は，脳内視床下部よりも中枢の"成熟時計"とよばれる体内時計により，視床下部ゴナドトロピン放出ホルモン(GnRH)の分泌が亢進し，これが下垂体からのゴナドトロピン(Gn)(LHおよびFSH)の分泌を促進し，さらにGnが性腺からの性ホルモン(精巣からのテストステロンまたは卵巣からのエストロゲン)分泌を促進することで発来し，進行する．近年この脳内のメカニズムはキスペプチン/ニューロキニンB/ダイノルフィン(kisspeptin/neurokinin B/dynorphin：KNDy)ニューロンとよばれる神経ネットワークや転写因子，グリア間の神経内分泌因子などが関与すること，さらに末梢のインスリン・IGF-I・グレリン・レプチンなどのホルモンが思春期発来の抑制および促進に関与することがわかってきた(図1)[1,2]．また，思春期には，成長ホルモン(GH)の分泌量が増加して成長が加速するが，骨成熟も同時に進行し，やがて身長は成人身長に達していく．

PPは，ゴナドトロピン依存性(ゴナドトロピン依存性思春期早発症〈gonadotropin dependent precocious puberty：GDPP〉，中枢性思春期早発症〈central precocious puberty：CPP〉)とゴナドトロピン非依存性(ゴナドトロピン非依存性思春期早発症〈gonadotropin independent precocious puberty：GIPP〉，末梢性思春期早発症)に分類される(表1)．GDPPは，中枢のGnRH分泌亢進から始まるGn分泌促進を認めるもので，さらに頭蓋内病変や中枢神経異常のあるものと，それらを認めないもの(遺伝性のものも含む)に分類される．一方，GIPPは，脳内のホルモン分泌亢進がない状態で，末梢における性ホルモン分泌亢進あるいは外因性の性ホルモン曝露により二次性徴を認めるものであり，脳のGn分泌はむしろ抑制される．

疫学

思春期早発症の定義によると，同性・同年齢の約2.3パーセンタイル未満がPPと診断される可能性があるが，実際に疾患として診療対象となるのはその約半数以下と考えられる．GDPPは前思春期年齢(0～7ないし9歳)1万人に17～22名，GIPPは1万人に5～10名程度と考えられる．

GDPPは，女児の罹患が男児よりも多い．女児の罹患者の80～90％は特発性(頭蓋内病変を認めないもの)と考えられてきたが，最近の報告では，女児のGDPPの約25％に頭蓋内病変を認めたと報告されている[3]．一方，男児では約40％が器質性疾患によるPPであるため，原因検索は必須である．

特発性と考えられるもののなかに，単一遺伝子異常によるCPPがあることが明らかになってきた．いずれもGnRH分泌を促進する遺伝子に変異があるもので，G蛋白結合受容体54(G protein-coupled receptor 54：GPR54)，KISS1，また父系発現のMKRN3，DLK1遺伝子の活性型変異が報告されている[2,4]．このほか，脳腫瘍等による放射線頭蓋照射により起こることがある．

GIPPの病因として，頭蓋内外の腫瘍性病変があげられる(表1)．

主要徴候

CPP・GDPP診断の手引きを表2に示す[5～7]．

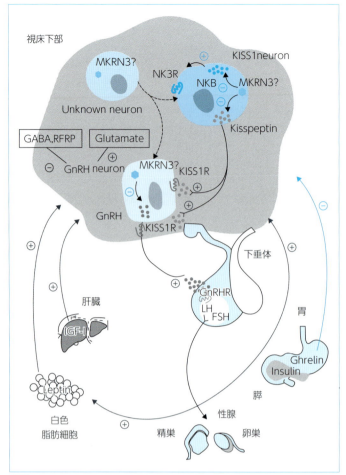

図1 思春期発来に関与するニューロトランスミッター，転写因子などの調節因子と末梢からの調節

点線は予測される調節機構．＋：促進，－：抑制，？：予測されるメカニズム．RFRP（RFアミド関連ペプチド），GnRHR（GnRH受容体），KISS1（キスペプチン），KISS1R（kisspeptin receptor，キスペプチン受容体），MKRN3（マコリンリングフィンガー蛋白3），NKB（ニューロキニンB），NKBR（ニューロキニンB受容体）

〔1）Abreu AP, et al.：Lancet Diabetes Endocrinol 2016；**4**：254-264．
2）Ojeda SR, et al.：Endocrinology 2006；**147**：1166-1174.より一部改変〕

GIPPの診断も徴候はこれに準ずる．

身体徴候として，女児では7歳6陰未満の乳房腫大，8歳未満の陰毛発育，9歳未満の早発月経をきたす．男児では9歳未満の精巣の増大・陰茎の増大，10歳未満の陰毛発育，11歳未満の変声をきたす．成長の加速を認め，骨年齢（bone age：BA）が促進する．GDPPでは副腎の成熟も伴うため，面皰の増加なども認める．視床下部過誤腫によるものでは笑い発作を伴うことがある．

GIPPの場合，女児における男性ホルモン産生腫瘍や副腎皮質過形成症では，男性化を伴う異性性のPPを認める．McCune-Albright症候群（McCune-Albright syndrome：MAS）では特徴的な色素沈着（カフェオレ斑），線維性骨異形成症を伴う．

検　査

検査は，血中Gn（LH，FSH），エストラジオール（E_2），テストステロン，IGF-Iの測定を行う．いずれも思春期レベルに上昇していることを確認する．ホルモンの測定は，感度のよいアッセイで行う．LH基礎値が化学発光免疫測定（chemiluminescence immunoassay：CLIA）法で0.3 IU/mL以上であれば，GDPPが疑われる．GnRH負荷試験は，必ずしも必須ではないが，治療の選択と鑑別診断には有用である．表2の診断の手引きには，LH，FSHの基準値が記載されているので，参考にされたい．

表1 思春期早発症の分類と病因

分類	ゴナドトロピン依存性(中枢性) Gonadotropin-dependent precocious puberty (GDPP)/Central precocious puberty (CPP)/True precocious puberty (TPP)	ゴナドトロピン非依存性(末梢性) Gonadotoropin-independent precocious puberty (GIPP)/peripheral precocious puberty (PPP)/pseudo-precocious puberty
病態	HPG系の早期活性化	HPG系の活性化を伴わない,性腺あるいは副腎からの性ホルモン(エストロゲン・アンドロゲン)分泌亢進,または外因性の性ホルモン曝露
病因	CNS異常を伴わない 　―遺伝子異常(KISS1, GPR54, MKRN3, DLK1) 　―外因性・内因性性ホルモンへの慢性的曝露による続発性 　―内分泌攪乱物質への曝露 　―特発性 CNS異常を有する 　―腫瘍性 　―放射線照射 　―先天奇形:視床下部過誤腫,くも膜下囊胞など 　―後天性:中枢神経系の感染症・炎症疾患	男児 　―ホルモン産生腫瘍・hCG産生腫瘍など腫瘍性病変 　―外因性アンドロゲン曝露 　―先天性副腎皮質過形成 　―家族性テストトキシコーシス(LHR変異) 　―遺伝子異常(KISS1, GPR54, MKRN3, DLK1) 女児 　―卵巣腫瘍・副腎腫瘍など腫瘍性病変 　―McCune-Albright症候群 　―自律性機能性卵巣(囊腫) 　―外因性エストロジェン曝露 　―先天性副腎皮質過形成(異性化を伴う)

　二次性徴進行の傍証として,また治療による身長予後を考えるうえで,左手の単純X線写真をとり,BAを評価することが大事である.

　男児ではhCG(β)の測定が必要となる.特にGIPPでは,胚細胞腫瘍は常に鑑別する必要があるため,髄液中hCGβ,ピリドキサールリン酸(pyridoxal phosphate:PALP)の上昇の有無を調べる.

　頭部MRIは,男児では必須,女児では6歳未満の発症であれば必須と考えられてきたが,女児における頭蓋内病変の頻度が修正されたことから[3],全例に実施することが勧められる.このほか,必要に応じて腹部超音波検査,腹部CT・MRIなどを行う.

診　断

　診断の手引き(表2)にある主要徴候が認められる場合,PPと診断される.GIPPでも同様の基準を用いる.病因による分類は,検査データを参考に行う.

　もちろん,すべての徴候が揃うまで待つ必要はなく,いずれかの症状が診断基準年齢よりも早く出現し,生化学データの裏打ちがあれば診断は可能である.

治　療

　GDPPでは,GnRHアナログ(LHRHアナログ)が有効である.

　治療の目的は,①原疾患があればその治療,②成人身長低下の防止,③精神的成熟と身体成熟の不均衡の是正,の3点である.GDPPでは,診断を受けた者が必ずしも全例治療が必要になるわけではなく,経過観察のみでよい場合もある.特に,発症が6歳以降で進行が緩徐である場合は,BAと身長年齢のバランスをみて治療適応を判断する.

　一方,GIPPでは,LHRHアナログは無効である.GIPPの治療目的は,①が主となり,腫瘍性病変は外科的治療や化学療法で治癒することが多い.原疾患の治療が困難な場合は,ステロイド合成阻害剤(トリロスタン,酢酸シプロテロンなど),性ステロイド阻害薬(アロマターゼ阻害剤,アンドロゲン受容体〈androgen receptor:AR〉阻害剤等)を用いるが,効果は限定的なことが多く,保険適用外使用になる.また,一度治癒した後にCPPに移行することがあるので,注意深い観察が必要である.

　外科的治療では,視床下部過誤腫は,重症笑い発作に対し外科的アプローチをすること以外は,脳外科的治療は必要ない.

　脳腫瘍の放射線照射によるPPの場合,一過性にPPをきたすが,長期的にはゴナドトロピン分泌不全症をきたすことが少なくないので,治療開始時には家族に十分説明をしておく.

予　後

　GDPPでは,低年齢発症のほうが治療による身長予後改善がよい.GIPPの治療困難例は著しい低身長をきたすことがある.PPの性腺機能に関する長期予後はいまだ明らかではないが,GnRHアナログは長期治療後も妊孕性は問題ないとされている.

　女児における早発月経は,乳癌,心血管障害,うつ,行動異常,糖尿病などの危険因子と考えられており,男児の思春期早発は,精巣腫瘍の危険度を高める.また,男女ともに種々の癌,心血管障害など,

表2 中枢性思春期早発症（ゴナドトロピン依存性思春期早発症）診断基準

I．主症候
1．男児の主症候
1）9歳未満で精巣，陰茎，陰嚢等の明らかな発育が起こる．
2）10歳未満で陰毛発生をみる．
3）11歳未満で腋毛，ひげの発生や声変わりをみる．
2．女児の主症候
1）7歳6か月未満で乳房発育がおこる．
2）8歳未満で陰毛発生，または小陰唇色素沈着等の外陰部成熟，あるいは腋毛発生がおこる．
3）10歳6か月未満で初経をみる．

II．副症候
発育途上で次の所見をみる．
1）身長促進現象：身長が標準身長の2.0 SD以上，または年間成長速度が2年以上にわたって標準値の1.5 SD以上．
2）骨成熟促進現象：骨年齢−暦年齢≧2歳6か月を満たす場合．
または暦年齢5歳未満は骨年齢/暦年齢≧1.6を満たす場合．
3）骨年齢/身長年齢≧1.5を満たす場合．

III．検査所見
下垂体性ゴナドトロピン分泌亢進と性ステロイドホルモン分泌亢進の両者が明らかに認められる．

IV．ゴナドトロピン非依存性が除外される

[診断基準]
確実例
1．Iの2項目以上とIII，IVを満たすもの．
2．Iの1項目およびIIの1項目以上とIII，IVを満たすもの．

疑い例
Iの年齢基準を1歳高くした条件で，その確実例の基準に該当するもの．なお疑い例のうちで，主症状発現以前の身長が−1 SD以下のものは，治療上は確実例と同等に扱うことができる．

＊ゴナドトロピン非依存性思春期早発症は，I，IIの確実例基準を満たし性ホルモンの上昇が確認された場合，診断できる．

〔（5）間脳下垂体機能障害に関する調査研究：平成15年度総括・分担研究報告書：厚生労働科学研究費補助金難治性疾患克服研究事業，千原和夫 2004；119-120．6）小児慢性特定疾病情報センター，57 ゴナドトロピン依存性思春期早発症 http://www.shouman.jp/details/5_26_57.html 7）小児慢性特定疾病情報センター，58 ゴナドトロピン非依存性思春期早発症 http://www.shouman.jp/details/5_26_58.html．より一部改変〕

成人疾患の罹患リスクが高くなる可能性がある．

まとめ

小児の二次性徴が，生理的範囲を超えて早期に発来した場合，PPと診断する．Gnが上昇している場合と（ゴナドトロピン依存性，中枢性）と抑制されている場合（ゴナドトロピン非依存性，末梢性）に分類され，診断はGnと性ホルモンの測定，画像検査で行う．特に男児では，腫瘍性病変が原因であることが比較的多いので，注意を要する．それぞれに治療法は異なり，ゴナドトロピン依存性で特発性の場合，治療の対象とならないこともある．

PPがあると，様々な成人疾患の罹患リスクが上昇する．

文献

1) Abreu AP, et al.: *Lancet Diabetes Endocrinol* 2016；**4**：254-264.
2) Ojeda SR, et al.: *Endocrinology* 2006；**147**：1166-1174.
3) Mogensen SS, et al.: *PLoS One* 2012；**7**：e29829.
4) Dauber A, et al.: *J Clin Endocrinol Metab* 2017；**102**：1557-1567.
5) 間脳下垂体機能障害に関する調査研究：平成15年度総括・分担研究報告書：厚生労働科学研究費補助金難治性疾患克服研究事業，千原和夫 2004；119-120.
6) 小児慢性特定疾病情報センターHP, 57 ゴナドトロピン依存性思春期早発症 http://www.shouman.jp/details/5_26_57.html（2018年3月確認）
7) 小児慢性特定疾病情報センターHP, 58 ゴナドトロピン非依存性思春期早発症 http://www.shouman.jp/details/5_26_58.html（2018年3月確認）

第10章 性腺疾患

8 思春期遅発症

POINT

- 男子14歳，女子12歳になっても，二次性徴が発来しない場合に，本症を疑う．性腺機能低下症との鑑別が必要となる．
- 低身長を伴う場合が臨床上問題となるため，男子のほうが医療機関を訪れる頻度が高い．
- 成人身長はほとんど正常身長になると思われるが，低身長による心理社会的問題のために治療が必要な例もある．

診断基準

文字通り思春期が遅く始まる症例のことを示すが，思春期早発症のように具体的に診断基準[1]が決まっているわけではない．しかし，思春期早発症を参考に，具体的な診断基準を検討すると，女子においては乳房Tannerステージ2度の思春期開始の平均が9歳9か月で[2]，思春期早発症が7歳6か月未満とされているので[1]，12歳までに乳房発育が起こらない場合を，思春期遅発とするのが妥当であろう．男子の場合は，精巣容量の4mL以上の増大による思春期開始年齢の平均は11歳6か月で[3]，思春期早発症が9歳未満での精巣容量の増大とされているので[1]，14歳までに精巣容量が4mL以上にならない場合とするのが，妥当であろう．

病態

思春期遅発症で問題になるのは，思春期が遅いこととともに成長障害を伴っている場合である．一般的に，身長の程度（身長SDスコア）が大きい子は思春期が早く，身長SDスコアが小さい子は遅く思春期にはいる．思春期に向けて年間成長率は徐々に低下していくため，身長SDスコアが小さい子の思春期が遅れると，他の子どもたちが思春期成長スパートに入りぐんぐん伸びていくため，他の子どもたちとの身長差が目立ってくる．現在用いられている横断的成長曲線でも，思春期年齢頃より標準曲線は上向きになっているため，思春期の遅い子の身長SDスコアは相対的に低下するため，遅ければ遅いほど低身長となってしまう．したがって，思春期遅発症の小児は，前思春期の身長SDスコアより，思春期開始時の身長SDスコアは低下する．そのための心理社会的問題を抱える場合も多い．

秋田県で1974年4月より1976年3月に生まれた男子で6歳から17歳までの毎年の成長記録のある6,265名の検討で，実際の思春期の開始年齢はわからないので，思春期のピーク成長率(peak height

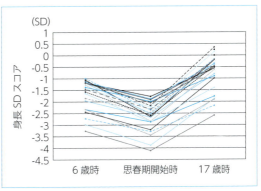

図1 思春期遅発症の身長SDS変化

velocity：PHV)の年齢を思春期の指標として解析した[4]．PHV年齢の平均は12.81±0.91歳で，縦断的成長率曲線のピーク13歳[5]とほぼ一致した．PHV年齢で±1.5 SDで思春期が早い群(11.44歳以下)，平均的な群(11.45～14.17歳)，思春期が遅い群(14.18以上)の3群に分けたとき，6歳時の平均身長SDスコアはそれぞれ，＋0.26 SD，－0.16 SD，－0.58 SDと，思春期が早い群が大きく，思春期の遅い群の身長SDスコアは有意に小さかった．

思春期の遅い群で6歳時の身長SDスコアが－1.0 SD以下の男子52名の成長曲線をeye fit法で描き，思春期成長スパートの開始を成長曲線から読み取って思春期開始時年齢・身長とした．思春期開始年齢が14歳以後の症例は24例で，それらの平均6歳時身長SDスコアは－0.67 SDであったが，思春期開始時には－2.61 SDと平均0.94 SD 身長SDスコアは低下していた（図1）．

思春期遅発症は，最終的には正常の成人身長になるといわれている．6歳時の身長SDスコアが－1.0 SD以下で思春期開始年齢が14歳以後の24例は，17歳までに平均＋1.88 SD 身長SDスコアが上昇して，17歳身長SDスコアは－0.73 SDであった（図1）．17歳時身長SDスコアが－2 SD以下だったのは2例で，22例(92%)が正常身長に達した．17歳時

平均身長は166.2 cmで，身長の分布では，160 cm未満が3例，160〜165 cmが4例，165〜170 cmが13例，170 cm以上が4例であった．思春期遅発の場合には，17歳以後もまだ成長が止まっていない症例も多いので，実際にはほとんどの症例が正常身長になると思われる．

思春期遅発症は男子に多いといわれているが，はっきりした疫学統計があるわけではない．男女共，思春期の開始年齢の分布は正規分布であるので[1,3]，男女とも思春期の開始年齢が上記の年齢よりも遅い例は，存在する．しかし女子より男子のほうが思春期成長スパートが大きいため，思春期遅発による身長SDスコアの低下が男子においてより明らかになる．したがって，低身長を主訴として医療施設を受診する割合が男子のほうが多いためと考えられる．

鑑別診断

思春期遅発症との鑑別が必要な疾患は，性腺機能低下症である．性腺機能低下症には，性腺そのものの機能障害である高ゴナドトロピン性性腺機能低下症と中枢の障害である低ゴナドトロピン性性腺機能低下症がある．

高ゴナドトロピン性性腺機能低下症は，思春期後期の年齢になると，ゴナドトロピン，特にFSHが10 mIU/mL以上と異常高値を示すので，比較的鑑別は容易である．女子においては，Turner症候群，男子においては，精巣低形成，Klinefelter症候群などが高ゴナドトロピン性性腺機能低下症を示す．

低ゴナドトロピン性性腺機能低下症との鑑別は，困難なときがある．男子における先天性の低ゴナドトロピン性性腺機能低下症では，小児期に停留精巣，小陰茎，小精巣などの症状を示すことがある．また無嗅症，低嗅症などの症状があれば，Kallmann症候群の診断ができる．男子の思春期遅発症と低ゴナドトロピン性性腺機能低下症との鑑別には，hCG負荷試験とLHRH負荷試験が有用である[6]．低ゴナドトロピン性性腺機能低下症は，hCGテストにおけるテストステロンの反応は，50 ng/dL以下の低反応を示し，LHRH負荷試験におけるLH，FSHも低反応を示す．

治 療

思春期遅発症の場合は，身長に問題なく，成人身長も正常と予想される場合には，性ホルモンを投与することにより中枢を刺激することでゴナドトロピン系が成熟して，通常の思春期の誘導が可能である．その場合には，男子においては月に1回のエナルモンデポー®の筋注（50〜250 mg），女子においてはプレマリン®0.5〜1錠（0.625 mg/錠）の1日1回の経口投与や，エストラーナ®（0.09 mg〜0.72 mg/枚）の2日に1枚の貼付を行う．

低身長を伴った男子が臨床上問題となり，心理的社会的問題がある場合には，成長率の促進と骨年齢の停滞，成人身長の改善を目的として蛋白同化ホルモン（プリモボラン®）を就寝前に投与する方法も試みられている．しかし，保険で認められている治療法ではない[7]．

◆ 文 献 ◆

1) 厚生労働省 間脳下垂体障害に関する調査研究班：間脳下垂体異常症の診断と治療の手引き 中枢性思春期早発症の診断の手引き（平成15年度版）．
2) 田中敏章, 他：小児保健研究 2005；**64**：33-38．
3) Fujieda K, et al.：*Acta Peadiatr Jpn* 1987；**29**：216-220．
4) 田中敏章, 他：日本成長学会，東京，2013．
5) Suwa, et al.：*Clin Pecliatr Endocrinol* 1992；**1**：5-13．
6) Sato N, et al.：*Jpn J Reprod Endocrinol* 2003；**8**：49-53．
7) 内木康博, 他：日本小児薬理学会雑誌 2005；**18**：143-146．

9 Klinefelter 症候群

POINT
- Klinefelter 症候群は，X 染色体を過剰に有する XY 個体（代表：47,XXY）である．
- 原発性性腺機能低下症であり，高ゴナドトロピン性性腺機能低下症に分類される．
- 男性の性腺機能低下症のなかで最も多く，アンドロゲン補充療法を行う．

病態

Klinefelter 症候群[1]は，X 染色体減数分裂時の分離不良に基づく過剰な X 染色体[2]により，性腺機能低下症を呈する．本症核型は，90% が 47,XXY，10% が 46,XY/47,XXY のモザイク型で，48,XXXY，49,XXXXY などの亜型もある[3]．

疫学

成人における発生頻度は，2,500 人に 1 人と男性性腺機能低下症のなかで最も多い．

主要症候

1）身体的特徴
身長に比して四肢，特に下肢が長い．二次性徴がなく，思春期遅発症を呈する．成長のスパートがなく思春期に低身長を示すが，骨端線閉鎖遅延により最終身長は高い．50～80% の例に女性化乳房を認める．

2）精神的特徴
知能指数の平均は 85～90，内向的で，言語発育障害，集中力と忍耐力低下があり，学習障害（learning Disability：LD）児のなかから見つかることもある．

3）性腺の形態
精細管の線維化と硝子化があり，精巣は小さく硬い（small firm testis）．95% に無精子症があり，不妊率は 99% と高い．

4）合併症
甲状腺機能異常，自己免疫疾患，糖尿病や代謝疾患[4,5]，性腺以外原発の胚細胞腫瘍，乳癌などを合併する．

検査

1）染色体検査
末梢血白血球 G-バンド法分析で核型を診断する（図1）．低頻度モザイク型では，蛍光 in situ ハイブリダイゼーション（fluorescence in situ hybridization：FISH）法による X 染色体分析が有用である．

2）内分泌検査
テストステロン低値を示す．LH および FSH は，基礎値が高く，GnRH 静注に対し高反応を示す．

3）泌尿器科的検査
精巣容積が小さく，精子数減少があり，精巣生検で精細管の線維化と硝子化，Leidig 細胞過形成を認める．

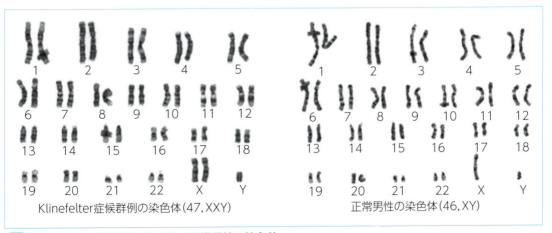

図1 Klinefelter 症候群例の染色体と正常男性の染色体

診　断

本症に特徴的な身体所見と本項「検査」で述べた染色体検査，内分泌検査成績により診断する．

治　療

1) アンドロゲン補充療法

成人の維持療法としては，テストステロンエナント酸エステル(エナルモンデポー®，テスチノンデポー®)を3〜4週ごとに250 mg筋注する．思春期導入時は，本剤少量(50 mg/4週筋注)から，3〜4年かけて成人の維持量とする．

2) 不妊療法

最近では，47,XXY型例でも，精巣から精子を採取し卵子内に注入する顕微授精(intracytoplasmic sperm injection：ICSI)法により，妊娠が成立する例がある．

◆ 文 献 ◆

1) Klinefelter HF, et al.：*J Clin Endocrinol* 1942；**2**：615-627.
2) Thomas NS, et al.：*Horm Rec Update* 2003；**9**：309-317.
3) Bonomi M, et al.：*J Endocrinol Invest* 2017；**40**：123-134.
4) Nielsen J：*Humangenetik* 1972；**16**：165-170.
5) Bojesen A, et al.：*Diabetes Care* 2006；**29**：1591-1598.

10 Turner 症候群

POINT

▶ Turner の症候を示す女性で，1本の正常 X 染色体をもち，他方の性染色体が完全にあるいは短腕を含んで部分的に欠損している場合に Turner 症候群とする．
▶ 小児期には低身長に対する GH 治療，成人期には性腺機能不全に対するホルモン補充療法（HRT）が必要となる．
▶ 成人期における内分泌・心血管系をはじめとする合併症の管理が重要となっており，トランジションに対する配慮が必要である．

病態

2017 年の最新のガイドライン[1])では，Turner の症候をもつ女性で，1本の正常 X 染色体をもち，他方の性染色体が完全に欠損（45,X）する場合や，部分的な欠損の場合に Turner 症候群を考える，とされている．長腕のみの欠損では Turner の症候は呈さず，X 短腕を欠く 46,X i(Xq) や 46,XX,del(p22.3)，46,X,r(X) などは Turner 症候群をきたす．

X および Y 染色体短腕上の成長決定遺伝子である SHOX の半量不全と，染色体不均衡による非特異的広範な発達障害により低身長が生じる．翼状頸など軟部組織の小奇形と心臓の奇形は，性染色体短腕上に存在が推定されるリンパ管形成遺伝子の半量不全によって胎児期にリンパ浮腫を生じ，リンパ管に隣接する臓器・組織の圧迫をきたすことにより引き起こされたと考えられている[2])．

疫学

Turner 症候群は，約 2,500 出生に 1 例と比較的多い染色体異常であり[3])，この頻度は日本と世界とに大きな差異はない．

主要症候

新生児期に心疾患やリンパ浮腫の存在で気付かれることもあるが，幼児期から学童期にかけては低身長，思春期以降は二次性徴の遅れや無月経を主訴に受診し診断に至ることが多い．

1) Turner 徴候

翼状頸，外反肘，高口蓋，楯状胸，爪の低形成，母斑，リンパ浮腫などの Turner 徴候とよばれる外表小奇形を呈するが，表現型には多様性があり，典型的所見を示さない症例が多い（表1）[3])．

2) 低身長

Turner 症候群の身長は，出生時には正常下限の値をとり，小児期に女児の標準から徐々に離れてゆき

表1 Turner 女性の身体的特徴と発現頻度(%)

身体的特徴	Jones (1988)	Lippe (1990)	伊藤 (1992)
低身長	/	100	92
性腺機能不全	90+	96	75
翼状頸	50+	25	54
盾状胸	80+	/	80
外反肘	70+	47	79
中耳炎	/	73	71
先天性心疾患	20+	55	19
腎奇形	60+	39	38
橋本病	/	34	14(抗体陽性)
甲状腺機能低下症	/	10	0
耐糖能異常	/	40	25

〔3)伊藤純子，他：小児内科 1992；24：841-846．より〕

低身長が明らかとなる．疾患特異的成長曲線[4])が作成されており，治療効果判定にはこれを用いる．

3) 性腺機能不全

卵巣が早期に退縮し，索状性腺となって原発性無月経を呈することが多いが，症例によって差があり，20% 程度は二次性徴が発来し月経がみられる．妊娠した症例も報告されている．

4) 内臓奇形

合併する内臓奇形としては，大動脈縮窄症，大動脈二尖弁などの心血管系の異常，馬蹄腎をはじめとする腎臓の形態異常が多い[1,3])．成人期には大動脈解離のリスクが高くなる．

5) 耳鼻科的合併症

小児期は中耳炎の罹患頻度が高い．成人期になると加齢とともに感音難聴の頻度が増す．

6）内分泌・代謝系の異常

　成人期には，自己免疫性甲状腺炎，骨粗鬆症，肥満，耐糖能異常，肝機能障害，高血圧など健康管理上注意すべき合併症が多くなる[1,3]．

検査

　診断確定のためには染色体検査を行う．マーカー染色体がみられた場合はY染色体由来のものか否かを確認しておく[1]．Y染色体成分を含むモザイクの場合は，性腺からの性腺芽腫（gonadoblastoma）の発生が多いため，小児期に性腺摘出を行うか，超音波検査で定期的に観察する．
　診断時には心臓超音波検査，腎臓超音波検査，耳鼻科診察によって合併症検索を行うが，以降も定期的な検査が必要である．成人になると心臓超音波検査では大動脈異常がわかりにくく，MRIが有用である．
　性腺機能不全がある場合には，高ゴナドトロピン性となりFSHが高値をとる．

診断

　Turnerの症候をもつ女性に対し，染色体検査を行って診断を確定する．

治療

　診断時の説明が極めて重要である．Turner症候群は先天的な体質ととらえ，早期治療により，低身長を改善し，合併症による障害発生を予防し，より良好なQOLを維持して他の女性と同じように生活できることを説明する．Turnerということを本人にも伝え，小児向けの説明冊子を用いて年齢に応じた説明をすることが望ましい．
　身長が－2SDを下回っているか，2年以上にわたって成長速度が－1.5SD以下であればGH治療適応となる．GH 0.35 mg/kg/週を，週6～7回に分けて皮下注射する．
　身長，体重，血圧，（骨年齢），血糖，HbA1c，AST，ALT，総コレステロール，甲状腺ホルモン，抗甲状腺抗体，（IGF-I），LH，FSH，E_2，検尿などを定期的に測定する（括弧内は成長期のGH治療中に必要）．
　12歳になっても乳房発育がみられず，FSHが高値を示す場合は，小児内分泌学会のガイドライン[5]に従って補充を開始し，6～12か月ごとに漸増する．エストラジオール貼付剤（エストラーナテープ®）を使用する場合は 0.09 mg 2日ごと貼り替えから開始し，0.18 mg，0.36 mg，0.72 mgと漸増する．結合型エストロゲン（プレマリン® 0.625 mg/錠）の場合は1/10錠から開始，1/4錠，1/2錠，1錠と漸増する．最大量で6か月経過後または消退出血がみられたら黄体ホルモン製剤を加えたKaufmann療法に移行する．骨年齢や身長，患者の希望により時期を調整する．
　骨年齢が15歳に近づき，年間成長率が1 cm未満になったらGH治療を終了する．
　成人のTurner症候群では，性腺機能不全のみならず，自己免疫性甲状腺炎，骨粗鬆症，肥満，耐糖能異常，肝機能障害，高血圧，後天的な大動脈基部の拡張と大動脈解離のリスク，感音難聴など健康管理上注意すべき点が多い[1]．Turner女性自身がこれらの合併症について知識をもち，自覚的に検査を受けることが必要であり，その一助として「思春期以降のターナー症候群のためのHealth Care Book」が2008年小児内分泌学会で作成されている．
　GH治療終了後に病院の受診が途絶えてしまう例があるため，思春期前からトランジションを意識して本人への説明を徐々に進めていくことが重要である．
　Turner女性は，医学的なことだけでなく，人間関係や学業成績，就職・結婚といった問題について悩みや不安をもっている．このような問題については，Turner女性の本人・家族の会へ参加することが支えとなることが多い．

予後

　適切なエストロゲン補充がなされないと骨粗鬆症により若年から骨折リスクが増す．
　Turner女性では大動脈解離のリスクが高く，特に大動脈の異常をもつ症例で注意が必要である．国外では卵子提供による妊娠・出産が行われているが，その際の死亡要因になるため注意喚起がなされている[1]．

◆ 文献 ◆

1) Gravholt CH, et al.：*Eur J Endocrinol* 2017；**177**：G1-G70.
2) 緒方勤：ターナー症候群の遺伝学，メディカルレビュー社 2003.
3) 伊藤純子，他：小児内科 1992；**24**：841-846.
4) Isojima T, et al.：*Pediatr Int* 2009；**51**：709-714.
5) 田中敏章，他：日児誌 2008；**112**：1048-1050.

第10章 性腺疾患

11 精巣女性化症候群

POINT

- ▶ 精巣女性化症候群は，おもにアンドロゲン受容体(AR)の異常により，アンドロゲン作用機構の障害をきたし，種々の程度の男性化障害をきたす疾患である．
- ▶ 検査所見では，核型が46XY，血中テストステロンが正常から高値，黄体形成ホルモン(LH)が高値，卵胞ホルモン(FSH)は正常であり，アンドロゲン受容体遺伝子(AR)異常を認める．
- ▶ 治療は，社会的性の決定，停留精巣の摘出，ホルモン補充療法(HRT)，外性器の治療，精神的なサポートが中心となる．

病態

精巣女性化症候群は，近年，アンドロゲン不応症(androgen insensitivity syndrome：AIS)と言われることが多い．遺伝的性は男性(46XY)でアンドロゲンを十分に分泌する精巣を有しているにもかかわらず，アンドロゲン作用機構の障害により種々の程度の男性化障害を呈する疾患である[1]．以前は，完全型睾丸性女性化症，不完全型睾丸性女性化症，Reifeinstein症候群，男性不妊症の4型に分類されていた．重症度により，完全型アンドロゲン不応症(complete androgen insensitivity syndrome：CAIS)，部分型アンドロゲン不応症(partial androgen insensitivity syndrome：PAIS)，軽症型アンドロゲン不応症(mild androgen insensitivity syndrome：MAIS)と3つに分けるのが一般的である．CAISの頻度は，日本人は，13万人に1人の頻度であり，欧米では，2～10万人に1人の頻度である．原則として，AISではアンドロゲン受容体(androgen receptor：AR)遺伝子の異常を認める．AR遺伝子はX染色体長腕(Xq11-12)に位置し，遺伝形式は伴性劣性遺伝であり，母親が保因者となる．文献上400以上のAR遺伝子異常が報告されている[2]．CAISの95％以上にAR遺伝子に変異を認めるが，AR遺伝子に異常を認めず，共役因子の異常が示唆されるCAIS[3]や，イントロンの異常によるCAISの報告もある．胎児期の精巣から分泌されるテストステロンは，Wolff管を精巣上体・輸精管・精嚢へ，尿生殖洞を前立腺・尿道へ，さらに5α還元酵素にてテストステロンからジヒドロテストステロン(dihydrotestosterone：DHT)に変換され，生殖突起を陰茎・陰嚢へと分化させるとともに，胎生期の脳に対して，男性への性の自認を誘導する．AISは，テストステロンの作用障害の程度により，内・外性器の男性化，脳における男性自認が種々の程度に障害される．一方，抗Müller管ホルモン(anti Müllerian hormone：AMH)の作用は正常であるため，Müller管は退縮し，子宮，卵管，腟上部1/3は形成されない．CAISは外見が完全に女性であり，PAISは男性化の障害が連続的に障害されている．

主要症候

アンドロゲン作用の障害の程度により，臨床症状が異なる[4]．

1) 完全型アンドロゲン不応症

アンドロゲン作用が完全に障害されており，外見上は正常の女性と区別はできない．体型は完全な女性型で，思春期以降に，乳房の発育を認める．髭，陰毛，腋毛は認めず，性格，思考など精神的性も女性である．外性器は完全女性型を呈する．女性内性器である，子宮，卵巣，腟上部は完全に欠失しており，腟は上部が形成されないため，盲端に終わる．精巣は，腹腔内，鼠径部，陰唇部など，種々の場所に存在する．男性内性器である前立腺，精巣上体，精管，精嚢は完全に欠失する．
原発性無月経を呈し，AISの診断のきっかけとなることが多い．

2) 部分型アンドロゲン不応症

アンドロゲン作用が部分的に障害されており，障害の程度により外性器の男性化障害の程度が異なる．子宮，卵巣，腟上部は完全に欠失している．前立腺，精巣上体，精管，精嚢は痕跡から低形成の状態を呈する．

❶ 女性型外性器型

体型は女性型に近く，外性器は，高度な尿道下裂，陰唇肥大，陰唇融合など男性化を認める．精巣は，鼠径部，陰唇部あるいは腹腔内に存在する．

❷ 不完全型男性型

体型は男性型に近く，陰毛は女性型であり，腋毛，顎髭も欠如する．軽度～中等度の尿道下裂，二分陰嚢，小陰茎を呈する．思春期以降，女性化乳房を認める．

3) 軽症型アンドロゲン不応症

外性器，内性器は正常男性型であるが，精子形成

の低下により，男性不妊を呈する．

検査

染色体検査では，核型は，46,XYである．

内分泌検査では，新生児期と思春期以降では，テストステロンの視床下部下垂体系への作用低下により，テストステロン，DHTは正常〜高値，LH高値，FSH正常，hCG負荷にてテストステロン，DHTは正常反応を示す．E_2，性ホルモン結合グロブリン（sex hormone binding globulin：SHBG）は，正常男性より高値であるが，同年代の女性より低値を示す．乳幼児以降思春期前は，テストステロン，DHT，LHは基準値を示す．

画像検査では，超音波検査，MRI，尿道鏡，膣尿道造影にて，精巣，膣，子宮，卵巣，卵管の状態を確認する．

末梢血よりDNAを抽出し，AR遺伝子のシークエンス解析を行う．AR遺伝子解析は，特にPAISにおいて，確定診断と，不完全型男性型でのテストステロン補充療法の効果を予測する上で有用である．

診断

臨床症状から，AISが疑われれば，染色体検査を行い，画像検査にて，性腺や内性器の状態を評価する．内分泌検査では，テストステロン，DHT，LH，FSH，E2，SHBなどのホルモン基礎値の測定とhCG負荷試験を行い，診断を確定するために，AR遺伝子変異の検索を行う．

CAISでは，出生時に，鼠径ヘルニアから停留精巣が診断されれば，性分化異常を疑うきっかけとなり，検査にて，AISと診断されることがある．乳幼児以降では，思春期以降，原発性無月経にて受診し，精査を行うことで，AISと診断されることが多い．PAISでは，外陰部異常を認めれば，AISの可能性も疑い検査を行い，AR遺伝子の変異を同定し，確定診断を行う．

染色体検査で，46,XYであれば，他の46,XY性分化疾患である，性線形成不全，アンドロゲン合成障害や抗Müller管ホルモンの合成障害などとの鑑別が必要である（表1）．

治療

1）性の決定

出生時，社会的性の決定にあたって，外性器の女性化の程度により決められることが多い．

CAISと，女性型外性器型のPAISでは，外性器が女性型であり，男性化への治療が不可能であるため，女性として養育されることとなる．CAISでは，社会的性同一性が女性であるが，PAISでは，女性として社会的性同一性を持たせる．

表1 46,XY 性分化疾患の分類

（Ⅰ）性腺（精巣）形成不全
　1）性腺異型性（SF1異常症など）
　2）性腺無形成性
　3）精巣退縮症候群
（Ⅱ）アンドロゲン合成障害・作用異常
　1）アンドロゲン合成障害（17β-HSD欠損症，5α還元酵素欠損症，StAR異常症，3β-HSD欠損症など）
　2）LH受容体異常症（Leydig細胞無形成，低形成）
　3）アンドロゲン不応症（精巣女性化症候群）
（Ⅲ）抗Müller管ホルモンの合成障害・作用異常
　1）抗Müller管ホルモン異常症
　2）抗Müller管ホルモン受容体異常症（Müller管遺残症）

2）停留精巣摘出とホルモン補充療法

CAISでは，鼠径部と陰唇部の精巣に対しては，早期に摘出を行う．腹腔内の停留精巣に対しては，テストステロンがアロマターゼによりE_2に変換され，乳房発育などの二次性徴発現に必要であるため，思春期以降まで精巣摘出を延期する場合があるが，成人以降は悪性化の頻度が上昇し，30％以上が悪性化するため，定期的な画像検査を行い，思春期以降は早期の摘出が勧められる[5]．精巣摘出後は骨量維持のためにエストロゲン投与を行うことがある．

PAISでは，思春期の男性化を防ぐため，思春期前に精巣摘出を行い，第二次性徴を発現させるため，エストロゲン補充を行う．

3）外性器異常の治療

CAISでは，性交渉を可能にするために膣形成を行うことがある．PAISの不完全型女性型では，生殖器形成術を行う．

PAISの不完全型男性型では，尿道下裂の形成術，停留精巣に対して早期に精巣固定術を行い，陰茎長増大，精子数増加のため，大量テストステロン補充を行うことがある．乳癌予防，外見上の問題より乳房形成術を受けることがある．

4）精神的サポート

出生時期の診断の説明や，社会的性の決定から，思春期の問題，妊孕性に関してなど，本人，家族の精神的な問題に対して，精神的なサポートが必要であるため，臨床心理士やソーシャルワーカー等を加えたチーム医療を行うことが望まれる．

◆ 文献 ◆

1) Quigley CA, et al.：*Endocr Rev* 1995；**16**：271-32.
2) Jääskeläynen J：*Mol Cell Endocrinol* 2012；**352**：4-12.
3) Adachi M, et al.：*N Engl J Med* 2000；**343**：856-862.
4) Hughes IA, et al.：*Lancet* 2012；**380**：1419-1428.
5) Mongan NP, et al.：*Best Pract Res Clin Endocrinol Metab* 2015；**29**：569-580.

12 排卵障害，無月経で使用する薬剤の投与法と基本知識

POINT

- ▶ 月経周期における，各ホルモン分泌の推移，卵巣・子宮内膜・基礎体温の変化を把握し，排卵・月経の起こる機序を理解する．
- ▶ 原発性無月経にはさまざまな原因によるものが含まれ，月経発来，妊娠・出産の可能性は原因により異なるので，原因の検索を適切に行う．
- ▶ 治療の目標は，月経の誘発，妊娠成立を目指すなど，さまざまな段階があるが，目標の設定は患者の年齢や患者の置かれた家族的・社会的状況により異なる．
- ▶ 排卵誘発療法には，副作用として卵巣過剰刺激症候群や多胎妊娠が生じうる．

病態

思春期を迎えた女性には初経が発来し，周期的な月経がみられるようになる．日本人の初経発来の平均年齢は 12 歳であり，満 18 歳を迎えても初経のないものは原発性無月経の診断が確定する．思春期には月経は必ずしも周期的ではないが，徐々に周期が確立していく．性成熟期には周期日数が 25～38 日の場合に，正常な月経周期とみなされる．

性機能が正常であれば，次の月経開始日の約 14 日前頃に排卵が起こることになる．排卵を境に，その前を卵胞期，後の約 14 日間を黄体期という．これは，卵巣における卵胞発育の時期と排卵後の黄体形成から命名されたものである（図 1）．

卵胞期には，下垂体の FSH 分泌が上昇し，卵胞発育とエストロゲン分泌が促進される．エストロゲンは，月経により剝脱した子宮内膜を再生させ増殖させる作用をもち，子宮内膜は徐々に肥厚する．卵巣内のいくつかの卵胞は FSH の作用により徐々に大きさを増し，ごく一部が胞状卵胞の状態から排卵直前の Graaf 卵胞（直径約 20 mm）へと発育する（図 1）．

血中エストロゲンがある濃度に達すると，通常の

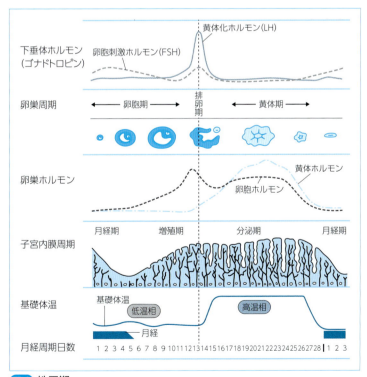

図1 性周期

エストロゲンによるネガティブフィードバックではなく，この時期特有のポジティブフィードバックが起こり，LH の急上昇が引き起こされる．これが LH サージであり，この LH サージにより Graaf 卵胞の破裂が起こり，卵胞液とともに卵子の排卵が起こる（図 1）．

LH はサージ後に下降するが，サージを起こした LH は排卵の終わった卵胞の黄体化を促し，黄体からはプロゲステロンが分泌されるようになる．プロゲステロンは，すでに肥厚している子宮内膜を受精卵の着床に適した状態へと変化させる．プロゲステロンの作用により分泌期の状態となった子宮内膜への受精卵の着床が起これば妊娠が成立し，黄体は存続して，さらにプロゲステロンを分泌し続ける．しかし，着床が起こらなければ，黄体は退縮へと進み，プロゲステロン，エストロゲンのどちらも下降する．両ホルモンの下降により子宮内膜には炎症様の反応が起こり，組織は剥離し出血とともに月経となる．黄体の形成から退縮までの期間は 12～14 日で，ほぼ一定である（図 1）．

FSH と LH は，Gn と総称され，下垂体前葉から分泌される．FSH と LH は，どちらも α サブユニット，β サブユニットという 2 本のペプチドからなる二量体の糖蛋白ホルモンである．α サブユニットは FSH，LH に共通の構造であり，β サブユニットがそれぞれに特異な構造をとる．Gn 分泌は，さらに上位の間脳視床下部から分泌され下垂体門脈に流入し下垂体に至る GnRH により調節されている．GnRH は 10 個のアミノ酸よりなるペプチドである．GnRH の分泌は，1～2 時間間隔のパルス状であり，FSH と LH の分泌も同様のパルス状を示す．

卵巣から分泌されたエストロゲンは，視床下部に作用し，GnRH の分泌を抑制するフィードバック機構を担っている．視床下部の GnRH 分泌神経細胞にはエストロゲン受容体は存在しないが，近年，視床下部内の神経ペプチドであるキスペプチンが，GnRH ニューロン上の受容体である G 蛋白結合受容体 54（G protein-coupled receptor 54：GPR54）を介して，エストロゲンのフィードバックを GnRH ニューロンに伝えていることが解明された．キスペプチンが，他の神経伝達物質との協働で GnRH のパルス状分泌や，LH サージの形成に関与するものと説明されている．

このように，排卵を含む月経周期の形成には，視床下部，下垂体，卵巣の間の精妙な内分泌機構が重要な役割を負っている．したがって，これらのいずれの部位においても，器質的・機能的異常があると排卵に異常をきたしうるし，これらの異常に加えて子宮内膜や，子宮からの月経血流出路である腟，外陰の器質的異常は無月経を含む月経異常の原因となりうる．

疫 学

排卵障害・無月経の頻度を明確に記した記述はみられない．不妊症の原因として，排卵に原因を有する排卵因子がみられる頻度の記述として 20～50％ と，幅のある数値に接することができる．しかしながら，この数値は，不妊症として診療を受けている女性を母数としたものであり，必然的に高い値となっていると推定される．しかしながら，不妊を訴えていない女性にも排卵障害・無月経の女性は存在するので，その頻度は不明である．

主要症候

無月経の症状は，文字どおり月経のないことである．無月経には大別して，満 18 歳を迎えても初経のない原発性無月経と，初経を迎えた後で無月経となる続発性無月経がある．続発性無月経は，3 か月以上の無月経と定義されている．

続発性無月経には，妊娠が成立したことによる無月経や閉経を迎えたことによる無月経も含まれるが，これらは生理的無月経であるので，治療の対象とはならない．無月経を訴える女性で妊娠や閉経に伴う症状がみられる場合には注意する必要がある．授乳中の無月経も生理的無月経である．原発性無月経には，視床下部下垂体系の機能障害のほかに，卵巣，子宮，腟の先天的異常も含まれるので，第二次性徴の欠如や器質的異常に起因する潜伏月経の症状がみられることもある．高プロラクチン血症による無月経の場合には，乳汁漏や，高 PRL を招来する下垂体腫瘍に起因する頭痛や視野狭窄の症状をみることがある．

排卵障害に伴う症候に定型的なものはない．無月経を呈していれば，妊娠が成立していない限り，無排卵であるといえるが，逆に無排卵の場合には必ずしも無月経になるとは限らず，月経異常もなく周期的な月経を有している場合すらある．無排卵で月経のみられる状態を無排卵性月経，無排卵周期などという．また，月経周期が異常であっても排卵を有することがあり，長い無月経の後に排卵が起こり，そのまま妊娠することなども起こりうる．つまり，月経の有無や月経の異常を排卵障害の症状とみなすのは適切ではない．排卵時の下腹痛や黄体期の気分不快，体温上昇，浮腫など，排卵に伴い生じる自覚症状を感じとっていた女性については，それらの症状がみられなくなったことにより，排卵障害の症候とみなすことが可能であるが，正確ではない．

検 査

無月経に対しても，排卵障害に対しても，血液のホルモン検査は，必須である．血中 Gn 値（FSH，

表1 性機能障害の分類（WHO）

type	障害部位	FSH	エストロゲン	臨床像
I	中枢	low	low	第2度無月経
II	中枢—卵巣系	normal	normal	第1度など軽度無月経
III	卵巣	high	low	卵巣不全
IV	子宮			子宮性無月経
hyper-PRL	高プロラクチン	normal	normal	高プロラクチン血症

LH），PRL値，E_2値の測定を必ず行うが，これらは月経周期による変動があるので，卵胞期早期（月経周期の5日目頃まで）に行うのが通例である．しかし，無月経例については月経周期が不明であるので，来院した時点に行ってかまわない．そのほか，甲状腺疾患によっても無月経，排卵障害を起こすので，TSH，T_3，T_4測定を加える．甲状腺機能低下症，甲状腺機能亢進症のどちらも，無月経，排卵障害の原因となる．その他，多囊胞性卵巣症候群（polycystic ovary syndrome：PCOS）など，男性ホルモンが高値となる疾患が疑われる場合は，テストステロン（全または遊離）を測定する．WHOは，血中のGn値，E_2値，PRL値をもとに性機能障害を表1のように分類している．

血液のホルモン検査以外には，その症例に応じて必要と考えられる検査を追加する．原発性無月経の場合には，染色体異常の有無を調べるための末梢血染色体分析や，子宮を確認するための超音波やMRIなどの画像診断，高プロラクチン血症の場合には，下垂体腫瘍の検出のためのX線やMRIなどの画像診断が必要となる．

月経周期にかかわらず，排卵障害を疑う場合には，基礎体温を毎日測定することや，超音波検査による卵胞発育や排卵，黄体化の検出が必要となる．

診 断

病歴や自覚症状の詳細な聴取と，血液ホルモン値の検査をはじめとした必要な検査を行うことにより，無月経の原因を診断することになる．特に続発性無月経の場合に，無月経に至る時期に原因となるエピソードがなかったかの聴取は重要である．体重減少や環境の変化などが無月経や排卵障害の原因となることがあるからである．高プロラクチン血症が疑われる場合に，常用薬剤を聴取し，薬剤によるPRL上昇の可能性を確認する必要がある．

無月経の原因部位は，大別して，視床下部，下垂体，卵巣，子宮に分けられる．血中Gn値，なかでもFSH値が高値の場合は卵巣原因と考えられる．視床下部型と下垂体型は，GnRH負荷試験を行い，GnRH投与によりGnが反応性に上昇するものが視床下部型，Gnの上昇のないものが下垂体型として判別するとされているが，実際には区別がつきにくいことも少なくない．無月経の原因が下垂体にあるものには，高プロラクチン血症を示すものや，汎下垂体機能不全となりGn以外の下垂体ホルモンも低値を示すものが多く，そうでないものは，ほぼ視床下部型と考えてよい．

Kuppermann試験は，プロゲスチン単独投与で消退出血のあるものを第1度無月経，エストロゲンとプロゲスチンの両者を投与して初めて消退出血をみるものを第2度無月経として，無月経の程度を診断する方法である．エストロゲンとプロゲスチンの両者を投与しても消退出血のない例は，Asherman症候群など子宮に起因する無月経の可能性がある．

治 療

無月経，排卵障害に対する治療は，年齢，環境，挙児希望の有無など，患者のおかれた状況や，器質的疾患の有無によって方針が異なる．

1）妊娠を目標としない治療

原発性無月経で第二次性徴のみられない女性の場合，Gn値が高値，染色体異常があるなど，卵巣性無月経であれば，ホルモン補充療法（hormone replacement therapy：HRT）を考慮する．通常の女子が思春期を迎える時期，またはやや遅れて（12歳頃）低用量エストロゲン単独によるホルモン補充をはじめる．結合型エストロゲン（プレマリン®錠）であれば1/8錠/day，E_2（エストラーナ®テープ）であれば0.09 mg/2 dayから開始し，徐々に増量する．約2年かけて成人量に達するようにし，以後は，黄体期に相当する時期にプロゲスチン製剤を併用して休薬期間に消退出血を起こす，Kaufmann療法とする．エストロゲン増量中に破綻出血がみられれば，その時点でKaufmann療法に切り替える．Kaufmann療法は，エストロゲン製剤とプロゲスチン製剤を用いて，正常月経周期の性ステロイドホルモンの推移に類似した環境をつくり出す治療法であり，使用するホルモン剤として，生理的なホルモン作用以上の薬剤を投与するものである．

第二次性徴のみられない原発性無月経でも，検査所見から卵巣性無月経ではないと考えられるものに対しては，病的ではない体質的な初経遅延の可能性もあるので，15〜16歳までは注意深く観察を続ける．16〜17歳になっても初経がみられない場合や，初診時にすでに満18歳を迎えている場合は，染色体検査や様々なホルモン検査に異常ないことがわかれば，Kaufmann療法を開始する．検査所見から特殊な疾患や症候群が疑われる場合は，それぞれに応じ

た治療法を講じる．特殊な疾患や症候群を呈する無月経でなく，ホルモン検査所見から卵巣性無月経でないものの多くは，視床下部性無月経である．

続発性無月経の治療方針は，年齢や挙児希望の有無により大きく分かれる．挙児希望のない女性に対しては，Kaufmann療法を行うのが通例である．Kaufmann療法の意義は，無月経が続くことによる子宮の萎縮を防ぎ，将来の妊娠に備えることと，低エストロゲン状態がまねく悪影響を回避することである．第1度無月経で内因性エストロゲンが分泌されていると考えられる例に対しては，プロゲスチン製剤のみを投与して消退出血を起こすHolmstrom療法を行ってもよい．現在挙児希望がなく，すでに子どもがいて今後も挙児希望が生じることのない高年齢の女性に対しては，Kaufmann療法を行う必要はなく，よりホルモン量の低いHRTを行うか，経過観察のみでもよい．

2）妊娠を目標とする治療

挙児希望のある女性に対しては，排卵誘発療法が必要となる．排卵誘発としては，通常，内服によるクロミフェン療法，注射によるゴナドトロピン療法が行われる．クロミフェン療法は，クエン酸クロミフェンを卵胞期早期（通常，月経または消退出血の5日目から）に5日間内服する方法であり，1日投与量は50～150 mgである．クエン酸クロミフェンに代えて，シクロフェニル（400～600 mg/day）を用いてもよい．これらの薬剤は，選択的エストロゲン受容体調節薬（selective estrogen receptor modulator：SERM）であり，視床下部のエストロゲン受容体に内因性エストロゲンと競合的に結合するが，内因性エストロゲン様の作用は有していない．したがって，内因性エストロゲンによる中枢へのネガティブフィードバックは作動せず，GnRHの分泌を上昇させる結果となり，Gnは上昇する．したがって，クロミフェン療法が奏効するためには，下垂体がGn分泌能を有していることが条件であり，下垂体性無月経や，高度の視床下部機能障害を有する女性に対しては，無効である．ゴナドトロピン療法は，FSH製剤やヒト閉経期尿性性腺刺激ホルモン（human menopausal gonadotropin：hMG）製剤など，Gn活性を有する薬剤を用いて，卵巣を外因性に刺激して排卵へと導く治療法である．注射薬を用いて，連日投薬し，超音波検査で卵胞の発育状況を観察しながら，必要に応じて用量を増量する．下垂体性無月経や，クロミフェン療法が無効の視床下部性無月経にも有効である．

これらの排卵誘発療法は，卵巣への刺激が強力となりすぎて卵巣過剰刺激症候群（ovarian hyperstimulation syndrome：OHSS）を招いたり，多胎妊娠となる可能性を有している．PCOSへの実施には特に注意を要する．OHSS予防には，超音波検査による卵巣のモニターが必須であり，血中E_2値の追跡も有用である．特に，ゴナドトロピン療法ではOHSS発症リスクは高い．

これらの一般的に多用される治療法以外にGnRH療法があり，内因性Gn分泌能が保たれている例に対しては，排卵誘発効果を有する．この方法は，微量のGnRHを1～2時間ごとのパルス状に注入するもので，生理的なGnRHの分泌様式に極めて近いホルモン環境を現出させる．このパルス状に投与されたGnRHが内因性Gnのパルス状分泌を誘起して卵巣を刺激するので，OHSSを起こすリスクは小さく，安全性が高い．しかしながら，シリンジポンプを装着して注入するなど，投与法が煩雑で患者の負担も大きく，行われるのはまれである．

そのほか，特定の原因によることが明らかな女性に対しては，それぞれに合った治療法を選択する．高プロラクチン血症によるものであれば，カベルゴリン，ブロモクリプチンなどのドパミン作動薬製剤の使用，下垂体腫瘍によるもので手術適応とみなされるものに対しては手術，のように方針を立てる．

卵巣性無月経の場合は，排卵や妊娠へと導くことは極めて困難であり，Kaufmann療法により消退出血を起こすことを目標とする．ただし，軽度の卵巣性無月経の場合に，Kaufmann療法施行中に排卵がみられるとする報告もあり，抑制されたGnのリバウンドによるものと説明されている．

予後

無月経や排卵障害を招いている原因により，予後は大きく異なる．原因を正しく診断し，それに応じて予後を考慮することが重要である．特に原因によっては，排卵，妊娠成立が不可能と考えられることや，生殖補助技術によりわずかに可能性が見出されるのみの場合もあり，カウンセリングを含め，症例に応じた個別の対応が必要である．

まとめ

排卵障害，無月経となっている原因により治療方針や対応が大きく異なることから，まず原因を診断することが重要である．原因は必ずしも明確になるとは限らないが，原因が視床下部，下垂体，卵巣，子宮のいずれに存在するのかを明らかにすることによって，治療方針の概略は変わってくる．また，年齢，挙児希望の有無等，患者の置かれた諸条件により治療方針や対応が一様でないことにも留意しなければならない．

13 多囊胞性卵巣症候群

POINT

- 排卵障害による稀発月経や無月経などの月経異常の原因となる．
- 超音波断層法で卵巣に多数の閉鎖卵胞を認め，高LH血症，高アンドロゲン血症を伴うことがある．
- 主病態はインスリン抵抗性であり，肥満，糖尿病，虚血性心疾患のリスクが高く，小児科，産婦人科，内科など，横断的な管理が求められる．

病態

思春期以降の生殖可能年齢の女性において，無月経や希発月経などの慢性排卵障害を呈し，形態学的には卵巣に多数の閉鎖卵胞を認め，時に多毛，男性化徴候，高アンドロゲン血症を認める症候群．産婦人科的には月経異常，不妊症，長期の無排卵による慢性的なエストロゲン曝露による子宮内膜癌のリスク増加，内科的には肥満，高脂血症，耐糖能異常，虚血性心疾患のリスク増加を伴う．多囊胞性卵巣症候群（polycystic ovary syndrome：PCOS）の病態生理を図1に示す．

疫学

診断基準によりその頻度は異なるが，欧米では慢性排卵障害＋高アンドロゲン血症を必須とした診断基準により，4～6％，2003年のRotterdam ESHRE/ASRM-sponsored PCOSコンセンサスワークショップによる診断基準[1]では約20％程度と推定される．PCOSには家族集積性が認められ，母親，同胞発生が多い．また，その家系には2型糖尿病，高インスリン血症なども多い．高アンドロゲン血症，肥満の発現頻度は人種により異なり，コーカシアン，アフリカ系では多いが，アジア系では少ない．しかし，卵巣の形態的変化には人種差がないとも報告されている[2]．

主要症候

わが国では92％に月経異常，99％に不妊症，23％に多毛，2％に男性化，20％に肥満を認めたと報告されている[3]．

検査

1）内分泌学的検査

❶ 視床下部—下垂体—卵巣軸

PCOSではGnRHパルス増加に伴うLH分泌亢進によりLH基礎分泌値が高値（7.0 mIU/mL以上）をとるが，FSH分泌は，卵巣の莢膜細胞，または副腎より分泌されるアンドロゲンが脂肪組織に存在するアロマターゼによりエストロゲンに代謝され，エストロンを中心とした腺外性エストロゲンが増加するため，ネガティブフィードバックによる抑制を受け，基礎分泌は正常範囲内にとどまる．LH分泌亢進は肥満の有無とは関係なく認められる．GnRH負

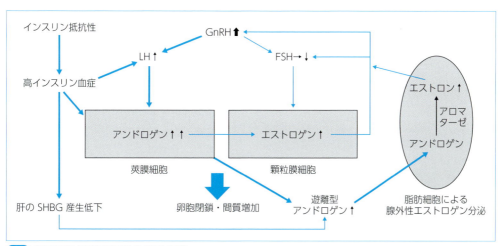

図1 多囊胞性卵巣症候群の病態生理

荷試験ではLHが過剰反応，FSHは正常反応を示す．近年，卵巣の小胞状卵胞の顆粒膜細胞より分泌される抗Müller管ホルモン(anti Müllerian hormone：AMH)の血中濃度がPCOS患者で増加しており，小胞状卵胞の数と相関することから，PCOSの補助診断検査として注目されている．Dewaillyらは超音波検査による卵胞数計測値とAMH値との高い相関があることから，AMH値のカットオフ値を35 pmol/L(5 ng/mL)と設定することにより，PCOSの診断に有用であるとしている[4]．

❷ アンドロゲン検査(卵巣，副腎系)

LH分泌亢進により，莢膜細胞でアンドロゲン産生が亢進するが，FSH分泌が少ないため，顆粒膜細胞でのエストロゲンへの転換が行われず，血中ではテストステロンの他，おもに卵巣由来のアンドロゲンとされるアンドロステンジオン値が上昇する．また，副腎ではACTHに対する反応性の亢進，あるいは卵巣および副腎におけるアンドロゲン生合成の律速酵素である17α-水酸化酵素/17,20脱離酵素活性亢進により，DHEA，DHEA-S値が上昇する．

❸ インスリン抵抗性―代謝系

PCOSに肥満を伴う場合は特に血清総コレステロール高値，LDL-コレステロール高値，HDL-コレステロール低値，トリグリセリド高値の頻度が高い．PCOSでは，インスリン受容体結合後のシグナル伝達系の異常を伴うと報告されている．わが国のPCOS症例は欧米に比べて肥満が少なく，これら高脂血症の頻度は低いが，空腹時の血清インスリン値，HOMA-R(homeostasis model assessment for insulin resistance)指数など，インスリン抵抗性の指標の異常は，欧米と同等とされている．

❹ その他，除外診断に用いる内分泌検査

TSH，プロラクチン，17α-ヒドロキシプロゲステロン測定により，甲状腺疾患，高プロラクチン血症，先天性副腎過形成(congenital adrenal hyperplasia：CAH)を除外する．24時間のUFC測定により，Cushing症候群を除外する．

2) 超音波断層検査

経腹的あるいは経腟の超音波断層検査により，月経周期3～5日目に卵巣縦軸方向の断面で2～9 mm径の卵胞が左右どちらかの卵巣に12個以上存在することとされている[1](図2)．

診断

2007年に改訂されたわが国のPCOSの診断基準を表1に示す[5]．今回の改訂では欧米の基準に沿って，経腟超音波検査による卵胞のサイズ，ならびに数が加えられたこと，また，新たに男性ホルモン高値が加えられたことがポイントである．

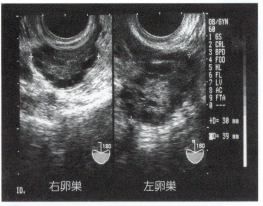

図2 多嚢胞性卵巣症候群の経腟超音波断層像

治療

肥満を認める場合は，まず，運動や食事療法により肥満の改善を図ることがインスリン抵抗性の改善に好影響をもたらす．排卵障害に対する治療は，妊娠を望む場合とそうでない場合とで異なる．

1) 妊娠を望む場合

肥満例ではまずは運動・食事療法を行う．それにより排卵率，生産率ともに向上するとの報告がある[6]．運動・食事療法で排卵の回復がない場合，第一選択はクロミフェンである．クロミフェンによる排卵率は80％，妊娠率は50％とされている．DHEA-Sが高値の場合，すなわち，副腎性アンドロゲンが高値の場合，デキサメタゾンの併用が排卵率を高めるとされている．クロミフェンが無効の場合，インスリン抵抗性改善薬であるビグアナイド剤のメトホルミンとクロミフェンの併用により排卵が促進される．また，リコンビナントFSHによる低用量ゴナドトロピン療法により，LH/FSH比が改善し，排卵が惹起される．PCOSでは排卵誘発剤を使用した場合，卵巣過剰刺激症候群(ovarian hyperstimulation syndrome：OHSS)を発症することがあるため，経腟超音波検査による頻回のモニターが必要である．PCOSの外科的治療としては，腹腔鏡下の卵巣の白膜電気焼灼法，レーザーによるdrillingにより排卵率の向上が期待されるが，効果は一時的である．

2) 妊娠を望まない場合

思春期女性など，排卵障害があっても妊娠を考慮する必要がない場合の治療方針は，拮抗されないエストロゲン分泌による子宮内膜増殖症・子宮体癌の予防，高アンドロゲン血症とそれに伴う代謝異常の是正などである．運動・食事療法で改善が認められない場合，低用量の経口避妊薬(oral contraceptives：OC)を投与する．OCは長期投与で耐糖能低下をきたすとする意見もあるが，OCによるネガティブフィードバックによるLHの低下と，それに

表1 多囊胞性卵巣症候群の新診断基準

以下の1～3のすべてを満たす場合を多囊胞性卵巣症候群とする
1. 月経異常
2. 多囊胞卵巣
3. 血中男性ホルモン高値
   または
   LH基礎値高値かつFSH基礎値正常

注1) 月経異常は，無月経，希発月経，無排卵周期症のいずれかとする
注2) 多囊胞卵巣は，超音波断層検査で両側卵巣に多数の小卵胞がみられ，少なくとも一方の卵巣で2～9 mmの小卵胞が10個以上存在するものとする
注3) 内分泌検査は，排卵誘発薬や女性ホルモン薬を投与していない時期に，1 cm以上の卵胞が存在しないことを確認のうえで行う．また，月経または消退出血から10日目までの時期は高LHの検出率が低いことに留意する
注4) 男性ホルモン高値は，テストステロン，遊離テストステロンまたはアンドロステンジオンのいずれかを用い，各測定系の正常範囲上限を超えるものとする
注5) LH高値の判定は，スパック-Sによる測定の場合はLH≧7 mIU/mL（正常女性の平均値＋1×標準偏差）かつLH≧FSHとし，肥満例（BMI≧25）ではLH≧FSHのみでも可とする
その他の測定系による場合は，スパック-Sとの相関を考慮して判定する
注6) Cushing症候群，副腎酵素異常，体重減少性無月経の回復期など，本症候群と類似の病態を示すものを除外する

〔(4)日本産科婦人科学会生殖・内分泌委員会：日産婦誌 2006；**58**：1072-1083. より〕

伴うアンドロゲンの低下，含有されるプロゲストーゲンにより，子宮内膜増殖症のリスクが軽減するなど，利点が多い．近年，インスリン抵抗性改善薬であるメトホルミンがメタボリックシンドロームの治療に有効とされているが，OCはランダム化試験で遊離テストステロンの減少効果，男性化の抑制効果において，メトホルミンより勝っているとされている．

まとめ

PCOSでは排卵障害，男性化などの内分泌障害をきたすだけでなく，インスリン抵抗性に伴うメタボリックシンドロームのリスクが高い．その診断には排卵障害を基礎とする臨床症状，高LH血症，超音波断層法による多囊胞性卵巣の所見の存在が必要である．高アンドロゲン血症や排卵障害，肥満をきたす疾患を除外診断することが必要．治療では妊娠を望む場合とそうでない場合で異なる．妊娠を望む場合には排卵障害の治療，そうでない場合には高アンドロゲン血症，インスリン抵抗性，子宮内膜癌のリスク軽減を目的とする．

文献

1) Rotterdam ESHRE/ASRM-sponsored PCOS consensus workshop：*Hum Reprod* 2004；**19**：41-47.
2) Welt CK, et al.：*J Clin Endocrinol Metab* 2006；**91**：4361-4368.
3) 杉本 修，他：本邦における多囊胞性卵巣症候群の診断基準設定に関する小委員会（平成2～4年度）検討結果報告．日本産科婦人科学会雑誌 1993；**45**：1359-1367.
4) Dewailly D, et al.：*Human Reprod* 2011；**11**：3123-3129.
5) 日本産科婦人科学会生殖・内分泌委員会：日産婦誌 2006；**58**：1072-1083.
6) Dokras A, et al.：*J Clin Endocrinol Metab* 2016；**101**：2966-2974.

第10章 性腺疾患

14 男性化卵巣腫瘍

POINT

- アンドロゲンを産生する卵巣腫瘍は，多毛，陰核腫大，声音低下などの男性化徴候や稀発月経・無月経や乳房萎縮，子宮の萎縮などの脱女性化徴候を示す．
- 男性化徴候の際は，ホルモン産生腫瘍（卵巣，副腎）のほか多嚢胞性卵巣症候群（PCOS）や Cushing 症候群などの非腫瘍性のホルモン産生の状態を鑑別する．

男性化卵巣腫瘍

男性化卵巣腫瘍とは，ホルモン産生卵巣腫瘍のうちアンドロゲン分泌のため稀発月経，無月経，陰核肥大，多毛などの男性化症状を呈する卵巣腫瘍である．

卵巣腫瘍は①上皮性腫瘍，②間葉系腫瘍，③混合性上皮性間葉系腫瘍，④性索間質性腫瘍，⑤胚細胞腫瘍，⑥胚細胞・性索間質性腫瘍，⑦その他の腫瘍に分類させる．性索間質性腫瘍は性索を由来する顆粒膜細胞，Sertoli 細胞，およびの間質起源の莢膜細胞，Leydig 細胞あるいは繊維芽細胞が単独あるいは種々の組み合わせで腫瘍化したものであり，多くの場合ホルモン産生腫瘍となる[1]．顆粒膜細胞腫，莢膜細胞腫などのエストロゲン産生腫瘍では幼少期の性早熟症，閉経後女性の性器出血や乳房の腫大などの再女性化徴候を示し，Sertoli・間質細胞腫瘍，Leydig 細胞腫などのアンドロゲン産生腫瘍では，多毛，陰核肥大，声音低下などの男性化徴候や稀発月

表1 ホルモン産生腫瘍と分泌ホルモン

	腫瘍	分泌ホルモン
性索間葉性腫瘍	莢膜細胞腫	エストロゲン，アンドロゲン（まれ）
	Leydig 細胞腫	アンドロゲン
	ステロイド細胞腫瘍	エストロゲン，アンドロゲン
	顆粒膜細胞腫	エストロゲン，アンドロゲン（まれ）
	Sertoli 細胞腫	エストロゲン
	輪状細管を伴う性索腫瘍	エストロゲン
混合型性索間質性腫瘍	Sertoli-Leydig 細胞腫	エストロゲン
胚細胞腫瘍	未分化胚細胞腫	hCG

〔1〕卵巣腫瘍・卵管癌・腹膜癌取扱い規約 病理編，日本産婦人科学会，他（編），金原出版 2016；41-46.より作表

表2 アンドロゲン過剰症の鑑別診断

診断	頻度（%）	発症年齢	発症までの時間	月経異常	男性化徴候
多嚢胞性卵巣症候群と関連疾患	>95	15〜25歳	年単位	あり or なし	まれ
先天性副腎過形成	1〜2	先天性	出生時/思春期/成人期	あり	あり or なし
副腎腫瘍	<1	各年齢	週〜月単位	あり	あり
卵巣腫瘍	<1	各年齢	週〜月単位	あり	あり
Cushing 症候群	<1	各年齢	月〜年単位	あり	あり or なし
卵巣莢膜細胞過形成	<1	各年齢	月〜年単位	あり	あり

〔4〕Dennedy MC1, et al.：Eur J Endocrinol 2010；**162**：213-220. を改変引用

経・無月経や乳房萎縮，子宮の萎縮などの脱女性化徴候を示す[1]．

ホルモン産生卵巣腫瘍

おもなホルモン産生卵巣腫瘍とその分泌ホルモンを表1[1]に示す．卵巣腫瘍の初期症状は乏しく気づかれにくいことが多い．しかし，ホルモン産生腫瘍の場合，アンドロゲン産生腫瘍による男性化徴候や脱女性化徴候あるいはエストロゲン産生腫瘍による再女性化徴候など特徴的な症状が現れるためより早期に発見されることが多い[2]．

男性型多毛症および男性化

男性型多毛症とは，アンドロゲン依存性に男性型の毛髪の過剰な成長を示すものと定義される[3]．一方，男性化はアンドロゲン過剰症により，声の低音化，乳房の萎縮，筋肉量の増加，陰核肥大，性欲亢進などの症状をきたした状態であり[3]，卵巣性腫瘍，副腎性腫瘍あるいは多嚢胞性卵巣症候群（PCOS）などの非腫瘍性のホルモン産生の状態を示唆する徴候である．アンドロゲン過剰症の鑑別診断[4]を表2に示す．

◆◇ 文 献 ◇◆

1) 日本産科婦人科学会，他（編）：卵巣腫瘍・卵管癌・腹膜癌取扱い規約 病理編，金原出版 2016；41-46.
2) Quirk JT, *et al*．：*Gynecol Oncol* 2005；**97**：519-523.
3) David A. Ehrmann：Harrison's Principles of Internal Medicine. 19th ed, In：by Dennis L. Kasper, *et al*.（eds），McGraw-Hill Education 2015；331-335.
4) Dennedy MC1, *et al*．：*Eur J Endocrinol* 2010；**162**：213-220.

15 性分化疾患の診断・鑑別診断

> **POINT**
> ▶性分化疾患の診断・鑑別診断について理学的所見，内分泌検査，染色体検査，分子遺伝学的検査をおもに述べる．

性分化疾患（disorders of sex development：DSD）の診断・鑑別診断は，病歴，理学的所見，一般臨床検査，内分泌検査，画像検査，腹腔鏡および性腺生検，染色体検査，分子遺伝学的検査などにより進められる（図1）．このうち，理学的所見，内分泌検査，染色体検査，分子遺伝学的検査について詳述する．

理学的所見

外陰部の所見では，性腺・精巣の有無，陰茎長，尿道口の位置，陰嚢形成の程度，陰核の大きさ，腟口の有無，陰唇融合の程度などを評価する．女性型外性器を有する患者に性腺・精巣を鼠径部や陰唇に触れるときには，精巣成分を有する性腺形成障害または46, XY性分化疾患を疑う．

外陰部以外の所見では，色素沈着の存在は先天性副腎過形成に特徴的で，生命の危険に陥りやすく，迅速な対応が要求される．軽症では，軽度の色素沈着が口唇，乳頭部，外陰部のみに現れることがあり，注意を要する．奇形徴候の存在は，性分化異常を伴う染色体異常症や奇形症候群を示唆する所見で，Turner症候群，campomelic dysplasia，Smith-Lemli-Opitz症候群では特徴的なパターンが認められる．また，Xpの重複，9pモノソミー，10qモノソミーによる精巣形成障害では，種々の小奇形や発

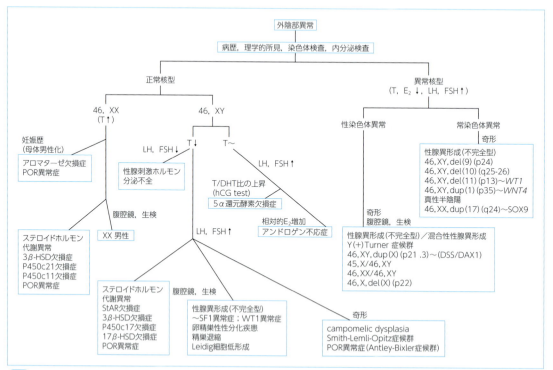

図1 性分化疾患鑑別診断のアプローチ

T（testosterone，テストステロン），POR（cytochrome p-450 oxidoreductase，チトクロム P450 オキシドレダクターゼ），DHT（dihydrotestosterone，ジヒドロテストステロン），StAR（steroidogenic acute regulatory protein，スター蛋白），SF1（steroidogenic factor 1，ステロイド産生因子1），WT1（Wilm's tumour tumor suppressor gene 1），WNT4（Wnt family member 4），SOX9（sex determining region Y-box 9），DAX1（dosage-sensitive sex reversal, adrenal hypoplasia critical region, on chromosome x, gene 1），del（deletion，塩基欠失），dup（duplication，塩基重複）

達障害が認められる.

内分泌検査

　性腺系と副腎系の検査が重要である．性腺系では，テストステロン，エストラジオール（E_2），FSH, LH の基礎値の検討，および GnRH test, hCG test, ヒト閉経期ゴナドトロピン（human menopausal gonadotropin：hMG）テストが行われる．テストステロン産生障害を伴う疾患〔Leydig 細胞低形成，先天性副腎リポイド過形成，3β-ヒドロキシステロイド脱水素酵素欠損症（3β-hydroxysteroid dehydrogenase deficiency：3β-HSD 欠損症），P450c17 欠損症（17α-hydroxylase deficincy/17, 20 lyse deficiency）17βHSD 欠損症，POR 異常症〕では，hCG テストにおけるテストステロン反応の低下と GnRH テストにおける LH/FSH 過剰反応がみられる．5α還元酵素欠損症では，hCG 負荷後のテストステロンとジヒドロテストステロンの比が上昇する（正常男児の比，11±3）．アンドロゲン不応症では，ゴナドトロピンや E_2 の比較的高値がしばしばみられる．ゴナドトロピン欠乏症では，GnRH テストにおける LH/FSH の反応低下がみられる．一方，E_2 を含む女性ホルモンの検討は，正常女性が思春期までホルモン産生細胞の発達に乏しいため，診断的価値が低い．

　副腎系では，コルチゾール，ACTH の基礎値の検討，および，ACTH 負荷時の詳細な血中および尿中ステロイドホルモンプロフィールの検討を行う．性腺と副腎に共通するステロイドホルモン代謝異常による，先天性副腎リポイド過形成，3β-HSD 欠損症，P450c17 欠損症，P450c21 欠損症，P450c11 欠損症，POR 異常症の診断に有用である．

　なお，XX，XY の患者に共通して発症する性分化疾患として，3β-HSD 欠損症と POR 異常症が存在することを付記する．

染色体検査

　性分化疾患では必須の検査である．正常核型は，46,XY DSD, 46,XX DSD, ovotesticular DSD（46,XX が 6 割，46,XY が 2 割，他が 2 割），46,XX testicular DSD, 46,XY gonadal dysgenesis で認められる．異常核型は，性染色体異常症が大多数を占め，Turner 症候群，混合性性腺異形成などが代表である．ときに，XY 性腺異形成において，X 染色体短腕重複や，9p および 10q モノソミーが認められる．

分子遺伝学的検査

　近年，分子遺伝学的検査が比較的簡単に行われるようになり，多数の遺伝子解析が可能となってきている．しかし，遺伝子異常が明らかとなるのは，20～30％程度にすぎない．

第10章 性腺疾患

16 性同一性障害

> **POINT**
> - 性同一性障害（GID）とは，身体的性別とジェンダー・アイデンティティが一致しない状態である．
> - 治療の原則は，身体的な特徴を望む性別に近似させることである．
> - ホルモン療法と性別適合手術が施行される．

病態

性同一性障害（gender identity disorder：GID）は，身体的性別とジェンダー・アイデンティティが一致しない状態と定義される[1]．身体的性別は男性であるが性自認は女性である人を male to female（MTF），この逆を female to male（FTM）と呼称する．原因は不明である．

診断

「性同一性障害に関する診断と治療のガイドライン（第4版）」[1]に従って診断を行う．GIDの診断・治療に十分な理解と経験をもつ2名の精神科医の見解が一致してGIDと診断する．

治療

治療は，精神科領域の治療と身体的治療に大別される．GIDを有する人は，自身の性別違和に苦悩するばかりではなく，対人的・社会的な問題も抱えていることがあるため継続的な精神科的支援が必須である．身体的治療の原則は，身体的な特徴を望む性別に近づけることである．このために，ホルモン療法，乳房切除，性別適合手術が施行される．治療適応は医療チームと倫理委員会などの審査機関により慎重に決定される必要がある．

1）ホルモン療法

狭義のホルモン療法は，身体的性別とは反対の性ホルモン（cross sex hormone）を投与して，身体的性別を望む性別に近づける方法である．典型的なMTFは，身体的性別は男性であるが性の自己認識は女性であるため，女性的な身体的特徴を得るために女性ホルモン（エストロゲン）を投与することになる．逆に，典型的なFTMは，身体的性別は女性であるが性の自己認識は男性であるため，男性的な身体的特徴を得るために男性ホルモン（アンドロゲン）を投与することになる．エストロゲン，アンドロゲンとも，性ホルモンとしての直接的な効果に加えて，視床下部-下垂体系の抑制によるGnRHやGn分泌の低下を介した効果が期待される．

MTFに対してはエストラジオール吉草酸エステルの筋肉内注射や結合型エストロゲン製剤の経口投与などが行われる．プロゲステロン製剤や抗男性ホルモン製剤を併用する場合もある．しかし，MTFに対するホルモン療法の標準的な投与製剤，投与量および投与間隔は確立されていない．FTMに対するホルモン療法の原則は，テストステロン製剤の投与である．効果が持続するデポ製剤の定期的な投与が基本となり，原則，テストステロンエナント酸エステル1回量250 mgを2週間隔で筋肉内注射する．

MTFに対して女性ホルモンを投与すると女性化乳房や女性的な脂肪の蓄積などの副作用が，FTMに対して男性ホルモンを投与すると声の低音化，月経停止，陰核の増大，体毛増加などの副作用が出現する[2]．これらの副作用を利用して，身体的性別を，それぞれ，女性もしくは男性に近づけるため，これらの変化は望まれる副作用（desired/favorable/wanted/positive side effects）である．一方で，肝機能障害，静脈血栓，多血症，痤瘡，インスリン抵抗性などの望まれない副作用（undesired/unfavorable/unwanted/negative side effects）も出現する．したがって，ホルモン療法の施行にあたっては医学的な観察や管理が必要である．

2）性別適合手術

MTFに対しては精巣摘出術，陰茎切断術，造腟術および外陰形成術が一期的に行われ，FTMに対しては卵巣・子宮摘除術，腟狭小化術，尿道延長術および陰核陰茎作成術が一期的に行われる[2]．一部の人に対しては皮弁を用いた陰茎形成術が二期的に行われる．手術の侵襲性は必ずしも低くなく，十分なインフォームド・コンセントが必要である．

性別適合手術を行い，一定の条件を満たす人では，「性同一障害者の性別の取扱いの特例に関する法律」に基づき，戸籍上の性別の変更が可能となる．

◆ 文献 ◆
1) 松本洋輔, 他：精神神経学雑誌 2012；**114**：1250-1266.
2) Masumori N：*Int J Urol* 2012；**19**：401-414.

第10章　性腺疾患

17 女性更年期障害

POINT
- ホルモン値のみでは閉経の予測や更年期かどうかは判断できない
- 器質的疾患の鑑別が重要である
- ホルモン補充療法(HRT)は有効である

女性における更年期障害の定義と疫学

"更年期に現れる多種多様な症状のなかで,器質的変化に起因しない症状を更年期症状とよび,これらの症状のなかで日常生活に支障を来す病態を更年期障害"と定義する[1]．つまり,更年期に現れる原因不明の不定愁訴のうち,日常生活に差し障りのあるものが更年期障害であり,以下の点を満たすことが必要となる．

1) 更年期に現れること
欧米では女性の reproductive stage は STRAW+10(参考資料)に従って示されるため,いわゆる更年期はおおよそ Stage-2 から+1c となるが[1],わが国では更年期とは閉経の前後5年間の10年間をいう[2]．相当の年齢における12か月以上の無月経が閉経であり,日本人女性の閉経年齢の中央値は50.54歳と報告されていることから[3],おおよそ更年期は40歳～60歳ぐらいまでに収まる．したがって,70歳代女性に初めて生じる更年期障害様の症状などは更年期障害とはいえない．ただし,更年期の時期を超えて症状が継続することはある．

2) 器質的変化に起因しないこと
更年期障害の診断は除外診断であり,背後に隠れている可能性のある器質的疾患を見落とさないことが重要となる．

3) 日常生活に支障をきたしていること
閉経は女性のライフサイクルのなかで必ず起こるイベントであり,したがって更年期症状は必発といえる．治療の対象となるものは,原則として日常生活に支障をきたすものである．

わが国における有症率の正確な統計はないが,更年期女性の約50～80%が更年期症状を訴えるといわれており,少なく見積もって,わが国では400万人もが治療対象となるとされている．

更年期障害の病態と症状

発症要因としては,閉経に伴うエストロゲンレベルの低下が最も重要な要素であるが,くわえて,この時期に生じやすい対人関係や家族の問題などの社会的・環境的要因,生来の性格や生育歴などの心理的・性格的要因も複雑に絡み合って,多様な症状を発現している．

一説には300以上の症状があり,この症状があれば更年期障害というような特徴的な症状はないとされている．しかし,程度の差はあれ,のぼせ・ほてりなどの血管運動神経障害様症状は認めるようである．わが国における特徴はホットフラッシュや発汗などに比較して,易疲労感,肩こりが多いことと,身体的症状と同様に精神的症状の頻度が高いことがあげられる．

更年期障害の診断

更年期障害は除外診断であるため,次の項目について検討し,診断する．

1) 更年期であること
子宮摘出後などの場合には,ホルモン的に"FSH値40 mIU/mL 以上かつ E_2 値20 pg/mL 以下"をもって閉経と判断しているが,有子宮者ではあくまで月経の12か月以上の停止により判定される．エストロゲンは性周期中の時期によっても大きく変化することなどから,ホルモン値によって閉経を予測することはむずかしいと考えられている．このため,閉経と診断される前の状況では更年期かどうかを判断することはむずかしく,相当年齢であれば更年期として対応することになる．

2) 症状
上述のとおり,症状のみからの診断は困難である．症状の拾い上げとして,いわゆる更年期指数を使うことは有効であり,Kupperman 指数やそれに基づいた簡易更年期指数(simplified menopausal index:SMI)などが頻用される．しかし,現在わが国で使われている指数では,スコアのみで更年期障害の診断や重症度の判定はできないことには注意を要する[4]．

3) 鑑別診断
鑑別診断は最も重要である．特に,更年期医療の現場ではうつ病を中心とする気分障害とパニック障害を含む不安障害が多いことが知られている．甲状

腺機能異常も少なくはなく，甲状腺機能亢進症・甲状腺機能低下症ともに更年期障害と同様の症状を訴えるため注意が必要である．

更年期障害の治療

薬物療法として，消退したエストロゲンを補うホルモン補充療法(hormone replacement therapy：HRT)，漢方療法，選択的セロトニン再取り込み阻害薬(selective serotonin reuptake inhibitors：SSRI)/セロトニン・ノルアドレナリン再取り込み阻害薬(serotonin and norepinephrine reuptake inhibitors：SNRI)を中心とした向精神薬などが，また，非薬物療法としてカウンセリング，各種心理療法などが施行されている．使い分けにコンセンサスはないが，HRTの効果は高い．懸念されていた乳癌リスクには"HRTの寄与は小さい"という国際的なコンセンサスが得られている[5]．わが国でも，HRTのガイドラインが策定されており[6]，安全・安心かつ有効にHRTが施行できる．

◆ 文 献 ◆

1) Harlow SD, et al.：Climacteric 2012；**15**：105-114.
2) 産科婦人科用語集・用語解説集．改訂第3版，日本産科婦人科学会(編)，日本産科婦人科学会 2013.
3) 日本産科婦人科学会 教育・用語委員会：日産婦誌 1995；**47**：449-451.
4) 髙松 潔：新老年学．第3版，大内尉義，他(編)，東京大学出版会 **2010**：1231-1242.
5) de Villiers TJ, et al.：Climacteric 2016；**19**：313-315.
6) ホルモン補充療法ガイドライン 2017年度版，日本産科婦人科学会・日本女性医学学会(編監)．日本産科婦人科学会 2017.

Stage	−5	−4	−3b	−3a	−2	−1	+1a	+1b	+1c	+2
Terminology	REPRODUCTIVE				MENOPAUSAL TRANSITION		POSTMENOPAUSE			
	Early	Peak	Late		Early	Late	Early			Late
					Perimenopause					
Duration	variable				variable	1-3 years	2 years (1+1)		3-6 years	Remaining lifespan
PRINCIPAL CRITERIA										
Menstrual Cycle	Variable to regular	Regular	Regular	Subtle changes in Flow/Length	Variable Length Persistent ≥7-day difference in length of consecutive cycles	Interval of amenorrhea of >=60 days				
SUPPORTIVE CRITERIA										
Endocrine FSH AMH Inhibin B			Low Low	Variable* Low Low	↑Variable* Low Low	↑>25 IU/L** Low Low	↑Variable Low Low	Stabilizes Very Low Very Low		
Antral Follicle Count			Low	Low	Low	Low	Very Low	Very Low		
DESCRIPTIVE CHARACTERISTICS										
Symptoms						Vasomotor symptoms Likely	Vasomotor symptoms Most Likely			increasing symptoms of urogenital atrophy

* Blood draw on cycle days 2-5　↑=elevated
** Approximate expected level based on assays using current international pituitary standard

参考資料 Stages of Reproductive Aging Workshop (STRAW) criteria；STRAW+10
〔1)Harlow SD, et al.：Climacteric 2012；**15**：105-114. より引用〕

第10章　性腺疾患

18 男性更年期障害と加齢男性性腺機能低下症（LOH症候群）

POINT

- テストステロン低値を伴う男性更年期障害を加齢男性性腺機能低下症候群（LOH症候群）という．
- テストステロン値は男性の健康長寿に関するバイオマーカーである．
- 起床時の勃起の頻度の低下，性欲の低下，勃起不全（ED）がそろうと，LOH症候群が強く疑われる．
- LOH症候群の診断では，テストステロンまたはフリーテストステロンとあわせてLH，FSHの測定が必須である．

はじめに

中高年男性が精神，身体，性機能についての多彩な症状を訴える男性更年期障害は，保険収載病名として定着した．このうちテストステロン低値を伴うものを加齢男性性腺機能低下症候群（late onset hypogonadism：LOH症候群）とよんでいる．

日本泌尿器科学会および日本Men's Health医学会は「加齢男性性腺機能低下症候群（LOH症候群）診療の手引き」[1]を2007年に発刊した．この「LOH症候群診療の手引き」をもとに，LOH症候群の診断について解説する．

テストステロンの作用

テストステロンとその代謝物の作用は広い．思春期では，二次性徴の発現にテストステロンは必須であり，性衝動を促し，精子形成に関与する．成人においては，テストステロンは筋肉の量と強度を保つのに必要であり，また内臓脂肪を減らし，造血作用を持ち，また性欲を起こす[2]．テストステロンは集中力やリスクを取る判断をすることなどの高次精神機能にも関係する．

血液中では，テストステロンは，アルブミンおよび性ホルモン結合グロブリン（sex hormone binding globulin：SHBG）という蛋白と結合しており，フリーのテストステロンは約2％に過ぎない（図1）．SHBGとテストステロンの結合は強く，この結合によりテストステロンの活性は失われる．アルブミンとの結合は比較的緩く，フリーテストステロンとアルブミンと結合したテストステロンを生物活性のあるテストステロン（bioavailable testosterone）とよぶこともある．フリーテストステロンと生物活性のあるテストステロンを比較的正確に算出する方法として，総テストステロン，SHBG，血清アルブミン値から計算する方法がある．これで得られるフリーテストステロン値（calculated free testosterone：cFT）は唾液中のテストステロン値と近似する．現在わが

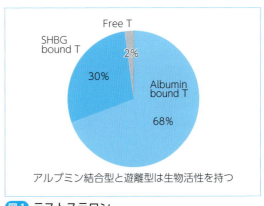

図1　テストステロン
アルブミン結合型と遊離型は生物活性を持つ（bioavaiable testosterone）．

国でRIAで測定されるいわゆるフリーテストステロンは，cFTの約10％程度の値である．両者は相関するため，実際のLOH症候群の診断には特に支障をきたすことはないが，海外の文献とデータを比較するときには注意が必要である．

総テストステロンは加齢に伴い緩徐に低下していく．加齢に伴い精巣でテストステロンを産生するLeydig細胞が減少すること，またGnRHの分泌量が減少することがおもな原因である．Massachusetts Male Aging Studyでは，慢性疾患があるものと健常者を比較すると，健常者のほうがテストステロン値が高く，また1987年と1997年の比較では，1年ごとのテストステロン値の低下率が，1987年では0.3％/年であったのが，1997年には0.8％/年と大きくなっていることを報告している[3]．

一方SHBGは加齢とともに上昇していく．アルブミンと結合したテストステロンはあまり変化がないため，結果としてフリーテストステロンはより急に減少していくことになる[4]．わが国でのフリーテストステロンの年代別平均値をみても，20代より直線的に低下していく（図2）[5]．ただしテストステロン値には個人差が大きく，80歳で20歳より高い値と

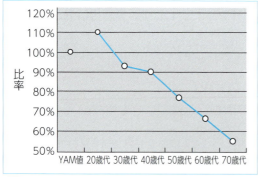

図2 フリーテストステロン YAM 値に対する年代別比率
〔5〕岩本晃明, 他: 日泌会誌 2005 ; **95** : 751-760. より〕

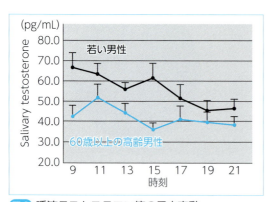

図3 唾液テストステロン値の日内変動
〔7〕Yasuda M, et al. : *J Men Health Gend* 2007 ; **4** : 149-155. より〕

表1 LOH症候群の病態

1. 精巣機能異常
  ・高ゴナドトロピン性
    クラインフェルター症候群
    男性不妊患者
    動脈硬化症
2. 間脳─下垂体─精巣軸の応答異常
  ・正ゴナドトロピン性
3. アンドロゲン受容体の異常

表2 テストステロン値の測定

- 40歳以下では原則として空腹時の午前中に測る
- 高齢者では測定時間の影響は少ない
- 低値の場合は再検する
- 血中 LH およびプロラクチンも測定する

表3 血中テストステロン低下と諸症状

骨	骨密度低下
筋肉, 脂肪	筋肉量減少, 脂肪増加(筋力低下)
身体機能	低下
認知力	低下の可能性
気分低下, うつ	関連の可能性
性機能	性欲, 勃起力低下
健康関連 QOL	低下の可能性
心血管系疾患	危険因子
メタボリックシンドローム	危険因子

〔8〕Miner MM, et al. : *Int J Clin Pract* 2007 ; **61** : 622-632. より〕

いうこともまれでない.

　テストステロンは若い男性では朝高く夜低くなる日内変動パターンが認められる. 夕方に下がったテストステロンは睡眠により回復する. 睡眠障害があるとテストステロンは夜間に増加していかない[6]. 加齢男性ではこの日内変動パターンは顕著でなくなる(図3)[7]. したがって, 40歳以下ではテストステロンは原則として空腹時の午前中に測定することが望ましいが, 高齢者では午後でも臨床的には大きな問題はない.

1) LOH症候群の病型(表1)

　LOH症候群には, LH, FSHが高値の精巣機能異常型と, テストステロンが低値にもかかわらずGnが増加しない, 間脳─下垂体─精巣軸の応答異常の2つの病態がある.

　精巣機能異常型は, Klinefelter症候群, 男性不妊症などの既往歴がある患者, 喫煙者などが該当する. 精巣容積は小さいことが多い.

　間脳─下垂体─精巣軸応答異常はストレスが強い患者にみられ, 精巣容積は正常なことが多い. したがって, テストステロンまたはフリーテストステロンとあわせてLH, FSHの測定がLOH症候群の診断に必須である(表2).

　またメタボリックシンドローム, Parkinson病, Alzheimer病, うつ病, 尿毒症(人工透析)でもテストステロンは低値になる. まれではあるが, 下垂体腫瘍やLH単独欠損症などの下垂体疾患によりLOH症候群を呈していることもあり, プロラクチンも測定すべきである.

2) LOH症候群の意義

　テストステロン値が低いと骨密度の低下, 筋肉量の減少と内臓脂肪の増加, 身体機能の低下, 認知力の低下, 気分の低下とうつ, などが起こりやすくなり男性のQOLを著しく低下させる(表3)[8]. さらに最近のコホート研究からテストステロンの低値はメタボリックシンドローム, 心血管系疾患, 癌, 糖尿病, 呼吸器疾患による死亡リスクを高めることが知られている. したがって, テストステロン値は男性

の健康長寿に関するバイオマーカーであるといえる（表4）[9〜13]．

更年期症状の評価

中高年男性においては，女性の更年期症状と類似した症状を訴えることが多い（表5）．この「男性更年期症状」には精神症状と身体症状がある．男性更年期症状の重症度を知る指標として有用であるのがHeinemannらによるAging Males' Symptoms（AMS）rating scale[16]である（表6）．17の質問から構成されるが，それぞれ重症度により1〜5までの点数がつけられ，合計スコアにより正常，軽症，中等症，重症の4段階に評価される．質問内容により3つのサブカテゴリー，すなわち心理的，身体的，性機能

表4 血中テストステロンと死亡率（全疾患），心血管系疾患死亡率，癌死亡率は負の相関関係にある

Total T	OR of Mortality			
	<360	360〜450	450〜564	564<
All causes	1	0.75	0.62	0.59
CVD	1	0.89	0.60	0.53
Cancer	1	0.74	0.77	0.71

EPIC-Norfolk Population Study（40〜79歳，11,606例，6〜10年フォロー）
〔11〕Khaw KT, et al. : Circulation 2007；**116**：2694-2701. より〕

表5 男性更年期症状

精神症状	身体症状
・健康感の減少	・筋力低下，筋肉痛
・不安	・疲労感
・いらいら	・ほてり，発汗
・うつ	・頭痛，めまい，耳鳴り
・不眠	・性機能低下
・集中力の低下	・頻尿
・記憶力の低下	・起床時の勃起の消失
・性欲の減少	

表6 Aging Males Symptoms Rating Scale

	なし	軽度	中等度	重度	極めて重度
①肉体的・精神的健康状態の低下を感じる．自覚症状がある．	1	2	3	4	5
②関節痛や筋肉痛がある．腰痛，関節痛，手足の痛み，背中全体の痛みなど．	1	2	3	4	5
③汗をよくかく．思いがけない/突然発汗する，緊張していないのに，のぼせたりする．	1	2	3	4	5
④睡眠障害がある．寝付けない．しばしば目が醒める．早く目がさめ，疲れを感じる．睡眠不足，眠れない．	1	2	3	4	5
⑤睡眠の欲求が強く，しばしば疲労感がある．	1	2	3	4	5
⑥怒りっぽく，イライラする．小さなことですぐカッとなる．不機嫌になる．	1	2	3	4	5
⑦神経過敏である．緊張感がある．落ち着かない．そわそわする．	1	2	3	4	5
⑧不安・心配しやすい．パニックになりやすい．	1	2	3	4	5
⑨身体的疲労感・活力不足である．能力全般の低下．活動の低下．余暇活動への興味の低下．無気力．達成感がない．何かをするのにムリに奮い立たせないとできない．	1	2	3	4	5
⑩筋力が低下してきた．弱くなってきたと感じる．	1	2	3	4	5
⑪憂うつ気味である．落ち込む，物悲しい，泣きそうな感じ，意欲減退，気分の浮き沈み，無力感．	1	2	3	4	5
⑫自分のピークは過ぎたと感じる．	1	2	3	4	5
⑬燃え尽きたと感じる．どん底状態にあると感じる．	1	2	3	4	5
⑭あごひげの伸びが遅くなってきた．	1	2	3	4	5
⑮性的活動，頻度が低下した．	1	2	3	4	5
⑯朝だちの回数が減少した．	1	2	3	4	5
⑰性欲や性的衝動が減少した．セックスの喜びの低下．セックスの欲求の低下．	1	2	3	4	5

〔16〕Heinemann LAJ, et al. : Aging Male 1999；**2**：105-114. より作成〕

表7 LOH症候群の基準
・加齢男性性腺機能低下症候群(LOH症候群)診療の手引き 　フリーテストステロン値 8.5 pg/mL 以下(20歳代の平均−2 SD) ・Third international consultation of sexual medicine (ICSM) (2009) 　総テストステロン値 350 ng/dL 以下 ・The European Male Aging Study (EMAS) group (2010) 　総テストステロン値 320 ng/dL 以下

表8 LOH症候群の診断
・質問紙による問診 ・身体所見 　精巣体積，前立腺体積 ・内分泌検査 　LH，FSH，プロラクチン，テストステロン，フリーテストステロン，コーチゾール 　血算，糖尿病，脂質代謝，甲状腺機能

フリーテストステロン 8.5 pg/mL を治療介入の基準.

因子に分別され，それぞれの重症度評価がなされる．

これらの症状のうち，実際にある一定の値以下にテストステロンが低下したときに生じやすい症状を解析してみると，起床時の勃起の頻度の低下，性欲の低下，勃起不全(electile dysfunction：ED)が総テストステロン値 8〜11 nM/L(230〜320 ng/dL)を閾値として出現しやすいことがわかった[15].

したがって，起床時の勃起の頻度の低下，性欲の低下，勃起不全がそろうと，LOH症候群が強く疑われる．一方，AMS症状調査票は男性更年期症状の重症度を評価するものの，LOH症候群の診断には用いることはできない．むしろLOH症候群の重症度のおおよその状況を知るため，治療(男性ホルモン補充療法)前後の変化を客観的に評価する手段としての使用が実際的である．また勃起機能障害の評価のために，IIEF-5(International Index of Erectile Function 5)[16]の使用が勧められる．LOH症候群とED，LUTSとEDは合併しやすいため[17]，排尿状態評価の目的にIPSS(International Prostate Symptom Score)を用いた問診も行う．

LOH症候群の診断基準

LOH症候群の診断基準としては，海外では総テストステロン 320〜350 ng/dL が用いられている(表7)．325 ng/dL を LOH症候群のカットオフとすると，Baltimore Longitudinal Study of Aging では，50代，60代，70代，80代の各年代層でLOH症候群の割合はおおよそ人口の12，20，30および50％と極めて高いことがわかった[4]．わが国においては，若年男性のフリーテストステロン平均値−2 SD を YAM値とし，この値である 8.5 pg/mL を LOH症候群におけるホルモン補充療法の介入基準とした[6]．

表8に，LOH症候群の診断に用いるおもな検査を記載した．

うつ病との鑑別

男性更年期症状のうち，抑うつ症状を訴える者の割合は高く，LOH症候群とうつ病は合併しやすい．

また，生化学的な診断であるLOH症候群と主として症状から診断されるうつ病は，当然共通領域をもつと考えられる．ただし，うつ病患者の中には自殺企図をもつ者もあり，初回受診時に大うつ病があるか，鑑別することが臨床的に必要である．その際に有用と思われるのが，M.I.N.I.(Mini-International Neuropsychiatric Interview)[18]を用いた構造化面接である．この方法で，大うつ病と判定される場合には，まずメンタルヘルスの専門医に紹介するのがよいと思われる．

保険について

地域により状況は異なるものの，2018年3月時点，男性更年期障害，性腺機能不全症でテストステロンの測定が，下垂体(前葉)機能低下症でLH，FSH，フリーテストステロンの測定が保険医療で可能であると思われる．ただし，テストステロンとフリーテストステロンを同時に測定することは認められていない．

まとめ

加齢男性でのテストステロン減少は，抑うつ状態，性機能低下，認知機能の低下，骨粗鬆症，心血管疾患，内臓脂肪の増加，インスリン抵抗性の悪化，HDLの低下，コレステロール値とLDLの上昇に寄与し，メタボリックシンドロームのリスクファクターになる[19]ことから，LOH症候群は新しい疾患概念として注目されている．

◆◆ 文献 ◆◆

1) 日本泌尿器科学会/日本 Men's Health 医学会「LOH症候群診療ガイドライン」検討ワーキング委員会：LOH症候群―加齢男性性腺機能低下症候群診療の手引き．じほう，2007．
2) Bagatell CJ, et al.：N Engl J Med 1996；**334**：707-714．
3) Feldman HA, et al.：J Clin Endocrinol Metab 2002；**87**：589-598．
4) Harman SM, et al.：J Clin Endocrinol Metab 2001；**86**：724-731．
5) Luboshitzky R, et al.：J Clin Endocrinol Metab 2001；**86**：1134-1139．
6) 岩本晃明，他：日泌会誌 2004；**95**：751-760．
7) Yasuda M, et al.：J Men Health Gend 2007；**4**：149-155．

8) Miner MM, *et al.*：*Int J Clin Pract* 2007；**61**：622-632.
9) Laughlin GA, *et al.*：*J Clin Endocrinol Metab* 2008；**93**：68-75.
10) Khaw KT, *et al.*：*Circulation* 2007；**116**：2694-2701.
11) Araujo AB, *et al.*：*Arch Intern Med* 2007；**167**：1252-1260.
12) Menke A, *et al.*：*Am J Epidemiol* 2010；**171**：583-592.
13) Haring R, *et al.*：*Eur Heart J* 2010；**31**：1494-1501.
14) Heinemann LAJ, *et al.*：*Aging Male* 1999；**2**：105-114.
15) Wu FC, *et al.*：*N Engl J Med* 2010；**363**：123-135.
16) 日本性機能学会用語委員会：*Impotence* 1998；**13**，35-38.
17) Takao T, *et al.*：*Aging Male* 2011；**14**：110-114.
18) Sheehan DV, Lecrubier Y（著），大坪天平，宮崎等，上島国利（訳）：M. I. N. I. 精神疾患簡易構造化面接法 日本語版 5.0.0. 星和書店，2003.
19) Nieschlag E, *et al.*：*Eur Urol* 2005；**48**：1-4.

19 生殖医療（男性）

POINT
- 視床下部下垂体精巣軸の内分泌検査により男性不妊症に最も多くみられる原因である造精機能障害の病態を推定することができる．
- 低ゴナドトロピン性性腺機能低下症に対するゴナドトロピン療法の治療成績は良好である．

疫 学

現在，妊娠希望カップルの15%が不妊症で，その約半分に男性因子が存在するとされている．その原因として受診患者に占める割合が最も多いのは8割以上を占める造精機能障害である[1]．

病 態

視床下部，下垂体，精巣は各々が分泌するホルモンによってお互いにその機能を調節され，この調節機構は視床下部下垂体精巣軸とよばれている．

精巣において正常な精子形成が行われている場合，下垂体でのFSHの分泌はSertoli細胞が分泌するインヒビンによるネガティブフィードバックによって制御されている．

精子形成が原発性に障害されるとFSHが上昇することが多い．また精巣全体の機能不全でLeydig細胞の機能も低下するとLeydig細胞の分泌するテストステロン（testosterone）などによるネガティブフィードバックが弱まり，LHも上昇することになる．この場合，結果的にテストステロンは低〜正常値を示す．

FSHが低値の場合は視床下部下垂体系の障害により二次的に精巣の機能低下をきたす，低ゴナドトロピン性性腺機能低下症（male hypogonadotropic hypogonadism：MHH）が考えられる[2]．先天性のMHHではすでに診断がつき治療中のこともあるが，男性不妊症として来院，はじめて診断されることもある．

検 査

1）精液検査
妊孕能の評価にはWHOの基準（精液量 1.5 mL 以上，精子濃度 $1.5×10^6$/mL 以上，運動率 40% 以上）[3]が使用されている．

2）内分泌検査
LH，FSH，テストステロンなどの視床下部下垂体精巣軸のホルモン検査を行う．MHHの診断評価にはhCG負荷試験とLHRH負荷試験は必須である．

3）画像検査
陰嚢内容，副性器などの評価に，超音波検査や骨盤MRI，視床下部下垂体系，副腎の評価に，頭部MRIやCTが行われる．

診 断

精液所見がWHOの基準を満たさなくても必ずしも造精機能障害が原因とは限らず，副性器疾患や精路通過障害もありえ，特にFSHが正常であればまずはそういった原因を検索する（臨床現場では 2〜6 mIU/L 程度ではまず正常な造精機能を有すると考えられ，6〜9 mIU/L ではやや高め，9 mIU/L 以上を高値，2 mIU/L 未満を低値としている）[4]．

FSHが高値であれば原発性造精機能障害がまず考えられる．FSHが低値であればMHHを念頭に診断を進める．MHHではLHとテストステロンも低値を示すが，他の下垂体ホルモンの評価や下垂体腺腫との鑑別のため画像検査も必要となる．

MHHの検査としては，Gn分泌障害部位が下垂体か視床下部かを判定するLHRH負荷試験とLHに対するテストステロンの分泌能の評価のため，hCG負荷試験を行う．また代表的な先天性MHHであるKallmann症候群では嗅覚異常を伴うので嗅覚テストが行われる．

なおLH，FSH低値，テストステロンが正常〜高値であれば先天性副腎過形成やまれではあるが，副腎Leydig細胞腫や精巣腫瘍の存在も考慮すべきである（図1）[5]．

治 療

造精機能障害の内分泌療法は視床下部下垂体精巣軸を介して精巣内テストステロン濃度を上昇させ，造精機能を増強させることを目的とし，hCG製剤，遺伝子組換えヒト卵胞刺激ホルモン（recombinant-human FSH：r-hFSH）製剤や抗エストロゲン剤が投与されるが，造精機能障害の原因が特発性であることが多く，効果も明確ではない．

体外受精，顕微授精などの生殖補助医療の進歩により造精機能障害を治療することなく挙児を得るこ

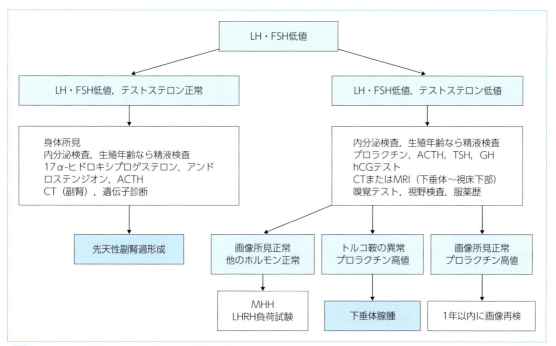

図1 LH・FSH低値を示した場合の診断アプローチ
〔5〕西山博之：男性不妊症の臨床. 岩本晃明, 他（編）, メジカルビュー社, 2007；61-66. より改変〕

とが可能であり，ヨーロッパ泌尿器科学会の男性不妊症のガイドラインで推奨される薬物療法はMHHに対するゴナドトロピン療法のみである．

一般にhCG製剤を1回2～3千単位×週3回とr-hFSH製剤1回150単位×週3回を投与する．わが国では平均8か月の治療で精子出現がみられ，最終的に90％に造精機能の発現がみられている[2]．

◆ 文 献 ◆

1) 白石晃司：薬局 2017；**68**：232-236.
2) 大橋正和, 他：薬局 2017；**68**：301-307.
3) World Health Organization：WHO laboratory manual for the examination of human semen. 5th ed., World Health Organization, 2010. http://apps.who.int/iris/bitstream/10665/44261/1/9789241547789_eng.pdf（2018年3月確認）
4) 日本生殖医学会：生殖医療の必修知識．日本生殖医学会（編），日本生殖医学会 2014；144-146.
5) 西山博之：男性不妊症の臨床．岩本晃明, 他（編），メジカルビュー社，2007；61-66.

第10章 性腺疾患

20 生殖医療（女性）

POINT
- 生殖医療の発展は1900年代以降である．
- 生殖補助医療の急速な発展に法整備と倫理面の議論が追いついていない現状がある．

はじめに

生殖医学が発展する嚆矢となったのは，17～19世紀における卵子および精子の発見である．1651年William Harveyが記した著書「Exercitationes de Generatione Animalium Inservientibus, de clysteribus et de Usu Siphonis in Anatomia」のなかで，"すべての生命は卵から始まる"という卵子説の発表以降，1672年Reijnier de Graafが卵巣の中に卵胞があることを著書「De Virorum Organis Generationi」にて発表し，1827年Karl Ernst von Baerがイヌの子宮の中に胚盤胞，卵管中の卵子をみつけたというのが黎明期の生殖医学における重要な知見である．

1990年代以降の生殖医療

以降1900年代になってからヒトの配偶子を用いた生殖医療が発展していった．人工授精のヒトへの応用は1948年に慶應義塾大学で開始され，現在でも配偶者間人工授精（artificial insemination of husband：AIH）および提供精子による人工授精が行われている．1970年代にヒト体外受精・胚移植（in vitro fertilization-embryo transfer：IVF-ET）の試みの報告が相次いでから，ついに1978年7月25日にRobert Geoffrey Edwards・Patrick Steptoe両博士による世界最初のIVF-ET児が誕生した[1]．わが国においてはそれより5年遅れて東北大学からIVF児の報告があった．これらを契機にIVF-ETが普及して女性不妊症の治療がおおいに発展した．一方，重度の乏精子症，精子無力症や無精子症の場合にはIVF-ETで妊孕能を向上させることは困難であったが，1992年にPalermoらがヒト精子を卵細胞質内に直接顕微鏡下で注入する顕微授精（Intracytoplasmic sperm injection：ICSI）にて4例の妊娠を得られたことを報告[2]してから，男性不妊症の治療は大きく前進した．IVF-ETおよびICSIなど高度の生殖医療を包括的に生殖補助医療（assisted reproductive technology：ART）とよぶ．わが国での2014年ART出生児数は45,000名を超えており，いまやARTは不妊治療を行ううえで臨床上必要不可欠な治療法としての位置を占めている．

表1 日本における生殖医療に関連した出来事

1948年8月	非配偶者間人工授精児誕生（慶應義塾大学）
1983年10月	体外受精児誕生（東北大学）
1989年12月	凍結受精卵による妊娠・出産（東京歯科大学市川病院）
1991年11月	日本人夫婦がアメリカ人女性に卵子を委託し代理出産
1992年4月	顕微授精児誕生（宮城県）
1993年5月	日本人夫婦がアメリカ人女性から卵子提供を受け妊娠・出産
1989年5月	非配偶者間体外受精児誕生（長野県）
2001年5月	妻の妹による代理出産（長野県）
2001年5月	死後凍結精子での体外受精児誕生（香川県）
2003年3月	夫の義姉による代理出産（長野県）
2005年	実母による代理出産（長野県）
2006年3月	着床前診断を行ったのち妊娠・出産（慶應義塾大学）
2017年1月	日本産科婦人科学会着床前スクリーニングの臨床研究を開始

わが国における生殖補助医療（ART）

このように生殖医療は不妊に懊悩する多くのカップルに対しておおいなる福音となっているが，それでもすべてのカップルに対して希望をもたらすことができるほど完成された治療法とはいまだなっておらず，特に加齢に伴う妊孕能の低下を克服することができないという事実は否めない．しかし，生殖医療が過去には治療困難であった多くの難治性不妊症の治療に大きく貢献していることは疑いなく，IVF-ETのみならず，抗Müller管ホルモンを代表とするホルモン値アッセイ，MRIなどの画像診断法，内視鏡手術およびその周辺機器など生殖医療全体の進歩は目覚ましいものがある．

その一方で，生殖医療技術を利用した第三者の卵

子の提供，受精卵の提供，代理懐胎のような医療行為が実施されるようになった(表1)．現行民法はこのような生殖医療の進歩を想定したものとなっていないことから，第三者の配偶子を用いて生まれた児の法的地位が不安定であるなど多くの問題点が指摘されるようになっている．出生児の法的地位を安定なものとするために必要な法整備，第三者および第三者の配偶子を介する ART を適正に実施するための法規制などの整備が必要である．また，IVF および ICSI で得られた受精卵の染色体異常および遺伝子を調べる着床前診断と着床前スクリーニングを行う基盤となる臨床技術が進歩したのに伴い，これらの臨床研究が始まっている．着床前診断は重篤な遺伝性疾患児を出産する可能性のある遺伝子変異ならびに染色体異常を保因する場合，および，均衡型染色体構造異常に起因すると考えられる習慣流産(反復流産を含む)を対象としており，着床前スクリーニングは習慣流産(反復流産を含む)を対象に，染色体異常がない受精卵を子宮に戻して妊娠率が向上するかどうかを調べる技術であり，検査対象を絞って試験的に研究が開始されている．遺伝子改変技術が大きく進歩していることもあいまって，生命の選択になるという批判も根強いことから今後の生殖医療のあり方を考えるうえで検討を重ねるべき事項である．

◆◆ 文 献 ◆◆

1) Steptoe PC, *et al.*：*Lancet* 1978；**312**：366.
2) Palermo G, *et al.*：*Lancet* 1992；**340**：17–18.

第11章

多腺性内分泌疾患，
遺伝性疾患

第11章 多腺性内分泌疾患，遺伝性疾患

1 多発性内分泌腫瘍症

POINT

- 個々の内分泌腫瘍患者から，多発性内分泌腫瘍症(MEN)を疑うべき患者を適切に拾い上げる．
- 個々の腫瘍の治療方針や術式は散発例とは異なる．
- 家族歴は重要だが，家族歴陰性でも多発性内分泌腫瘍症(MEN)を否定しない．
- 甲状腺髄様癌は全例 *RET* 遺伝学的検査(保険適用)を行う．
- 診断が確定したら，血縁者の発症前診断のための遺伝医療に必ずつなげる．

病態

多発性内分泌腫瘍症(MEN)は，複数の内分泌臓器に過形成や腫瘍を発生する常染色体優性遺伝性疾患である[1〜3]．MEN には MEN1 と MEN2 が知られており，両者は原因も臨床像も異なる別個の疾患である．MEN2 はさらに MEN2A と MEN2B に分けられる(表1，表2)．MEN2 には家族性甲状腺髄様癌という病型も設定されていたが，最新の米国甲状腺学会のガイドラインでは家族性甲状腺髄様癌を MEN2A の亜型に位置付けている[2]．

疫学

MEN1，MEN2 のいずれも日本人における正確な頻度は不明であるが，国外ではおよそ3万〜4万人に1人程度とされており，日本人でも大きな違いはないと推測される．MEN は複数臓器病変の確認が診断の基本となるが，関連病変の検索が十分に行われない，あるいは初発病変の発症時には他の病変が未発症であるなどの理由で診断に至らない患者も相当数いると考えられる．原発性副甲状腺機能亢進症の1〜2%，膵神経内分泌腫瘍患者の5〜10%程度はMEN1 によるとされる．また甲状腺髄様癌はわが国で年間約100人程度が診断されているが，そのうちの約30% は MEN2 によるものである．

表1 MEN1 に伴う病変

病変	浸透率*	好発年齢	臨床的な特徴
原発性副甲状腺機能亢進症	95%以上	40歳以前	多腺性 病理像は過形成 骨密度低下が顕著
膵消化管神経内分泌腫瘍	60〜70%	20〜50歳	ガストリノーマは十二指腸に発生 インスリノーマの半数は成人前に発症 75% は腫瘍が多発
非機能性腫瘍	30〜40%		
ガストリノーマ	30%		
インスリノーマ	10%		
グルカゴノーマ	まれ		
ソマトスタチノーマ	まれ		
VIP産生腫瘍	まれ		
下垂体腺腫	40〜60%	20〜50歳	臨床像から散発例との鑑別は困難
非機能性腫瘍	15%		
プロラクチノーマ	20%		
GH産生腫瘍	5%		
ACTH産生腫瘍	まれ		
TSH産生腫瘍	まれ		
副腎皮質腫瘍	20〜30%	青年期以降	ほとんどが非機能性
皮膚結合組織腫瘍	40〜80%	思春期以降	脂肪腫，顔面血管線維腫など
胸腺神経内分泌腫瘍	5%		10年生存率30%

*：全患者に対する罹患者の比率様．

表2 MEN2 の病型と発生病変

	MEN2A (FMTCを含む)	MEN2B
MEN2 に占める割合	97%	3%
甲状腺髄様癌	ほぼ100%	100%
褐色細胞腫	60%	80%以上
原発性副甲状腺機能亢進症	10%	0%
粘膜神経腫(眼瞼，舌，口唇)	0%	100%
マルファン様体型	0%	80%
RET 遺伝子の変異コドン[2]	多様(p. C634 の変異が約半数)	ほぼ全例 p. M918T

甲状腺髄様癌の発症年齢，褐色細胞腫の浸透率は変異コドンによって異なる．

表3 MEN1の診断基準

以下のうちいずれかを満たすものを MEN1 と診断する.
① 原発性副甲状腺機能亢進症,膵消化管神経内分泌腫瘍,下垂体腺腫のうち2つ以上を有する.
② 上記3病変のうち1つを有し,一度近親者(親,子,同胞)に MEN1 と診断された者がいる.
③ 上記3病変のうち1つを有し,*MEN1* 遺伝子の病原性変異が確認されている.

MEN1 遺伝子変異が同定された患者の血縁者で,発症前遺伝子診断によって変異が同定されたが,まだいずれの病変も発症していない者を「未発症 *MEN1* 変異保有者(キャリア)」とよぶ.

〔多発性内分泌腫瘍症診断の手引き. http://square.umin.ac.jp/endocrine/rinsho_juyo/pdf/MEN.pdf. より引用〕

表4 MEN2の診断基準

1) 以下のうちいずれかを満たすものを MEN2 (MEN2A または MEN2B)と診断する.
① 甲状腺髄様癌と褐色細胞腫を有する.
② 上記2病変のいずれかを有し,一度近親者(親,子,同胞)に MEN2 と診断された者がいる.
③ 上記2病変のいずれかを有し,*RET* 遺伝子の病原性変異が確認されている.
2) 以下を満たすものを FMTC と診断する.
家系内に甲状腺髄様癌を有し,かつ甲状腺髄様癌以外の MEN2 関連病変を有さない患者が複数いる.
(注:1名の患者の臨床像をもとに FMTC の診断はできない. MEN2A における甲状腺髄様癌以外の病変の浸透率が 100% ではないため,血縁者数が少ない場合には,MEN2A と FMTC の厳密な区別は不可能である. MEN2B は身体的な特徴から MEN2A や FMTC と区別できる.)

RET 遺伝子変異が同定された患者の血縁者で,発症前遺伝子診断によって変異が同定されたが,まだいずれの病変も発症していない者を「未発症 *RET* 変異保有者(キャリア)」とよぶ.

〔多発性内分泌腫瘍症診断の手引き http://square.umin.ac.jp/endocrine/rinsho_juyo/pdf/MEN.pdf. より引用〕

主要症候

MEN による症状は発症した腫瘍の種類と機能に左右されるため,一様ではない.個々の機能性腫瘍に伴う臨床症状は,散発例におけるものと基本的に違いはない.診断の契機となる臨床症状としては,MEN1 では副甲状腺機能亢進症,インスリノーマ,プロラクチノーマによるもの,MEN2 では無痛性頸部腫瘤が多いが,最近では検診などで偶然に生化学的異常や画像診断での腫瘍の存在を指摘される例も増えている.

検査

1) 内分泌機能検査

ホルモン産生腫瘍ではそれぞれのホルモン値の異常を認め,基本的に散発例と同様である. MEN1 の原発性副甲状腺機能亢進症では血中 Ca と PTH のいずれかが基準範囲内にとどまるいわゆる syndrome of inappropriate secretion of PTH(SIPTH)の状態にとどまる例も多いので見逃さないよう注意を要する.

2) 画像検査

MEN1 の原発性副甲状腺機能亢進症では胸腔内の過剰腺の腫大を認めることがあるため,MIBI シンチグラフィは必須である.ガストリノーマは十二指腸に小結節状に多発することが多いので,CT/MRI では検出がむずかしく,超音波内視鏡が有用である. MEN1 および MEN2 のその他の腫瘍に関しては,基本的に散発例と同様の所見が得られる.

3) 遺伝学的検査

MEN1 では,原因遺伝子である腫瘍抑制遺伝子 *MEN1* の機能喪失型変異が家族例の 90% 以上,散発例の約 50% に認められる[4]. MEN2 では癌遺伝子 *RET* の機能獲得型ミスセンス変異がほぼ全例に認められ,変異コドンと臨床像には強い相関がある[2]. 甲状腺髄様癌患者に対する *RET* 遺伝学的検査は保険適用となっている.

診断

1) 診断基準

日本内分泌学会はホームページ上で「多発性内分泌腫瘍症診断の手引き」を公開している(表3,表4). MEN1,MEN2 のいずれも ①複数腫瘍の存在,②単一腫瘍と家族歴,③単一腫瘍と原因遺伝子の病原性変異,のどれかを満たす場合に診断が確定する.なお,MEN2 では家族性甲状腺髄様癌について米国甲状腺学会の病型分類が変更になったことを受け,わが国の診断基準も変更する予定である.

2) 多発性内分泌腫瘍症を疑うべき症例

MEN の診断の第一歩はまず担当医が本症を想起することにつきるが,(甲状腺髄様癌を除き)単一の内分泌腫瘍を発症したすべての患者に対して MEN を疑って検索を行うのは,効率的ではないし患者の負担も多い. MEN の臨床的な特徴を有する患者の拾い上げが重要となる. MEN を疑うべき所見を次にあげる.これらに該当する症例については,他病変の検索を行い,必要に応じて遺伝学的検査を実施する.

❶ 多発性内分泌腫瘍症1型

・若年(40歳以下)の原発性副甲状腺機能亢進症.
・多腺性あるいは再発性原発性副甲状腺機能亢進症.
・多発性あるいは再発性膵消化管神経内分泌腫瘍.
・ガストリノーマ,特に十二指腸発生例.
・若年(30歳以下)のインスリノーマ.

・MEN1関連病変および関連する臨床症状の家族歴.

❷ 多発性内分泌腫瘍症 2 型
・甲状腺髄様癌（全例遺伝学的検査の対象）．
・若年の褐色細胞腫（40歳以下）．
・両側性褐色細胞腫（悪性例や異所性例は他の遺伝性褐色細胞腫を疑う）．
・MEN2関連病変および関連する臨床症状の家族歴．

3）家族歴について
遺伝性疾患を疑う上で家族歴は極めて重要であるが，患者が血縁者の病歴を正確に記憶していることはむしろ少ない．MEN1であれば頸部手術，胃潰瘍，尿路結石，膵癌，脳外科手術などより想起しやすい質問が有用である．MEN2では家系内の原因不明の突然死は，褐色細胞腫が原因であったことを疑わせる．

治 療

1）多発性内分泌腫瘍症 1 型
❶ 原発性副甲状腺機能亢進症
手術適応は散発例と同様である．MEN1では骨密度低下が顕著な例が多く，より積極的な手術が考慮されるが，一方若年例ではまだ腫大していない腺があるなど，手術をより困難にする．手術は正常腺を含めて全腺を摘出し，最小腺の一部を前腕筋層内に自家移植するのが一般的である．胸腺部に過剰腺を有する患者も少なくないので，手術前に過剰腺の有無をMIBIシンチグラフィで確認する．

術後は副甲状腺機能低下症となり治療を要する場合もある．Ca濃度が安定した後も，年1回のCaとPTHの測定は続ける．画像検査は再発を認めない限り不要である．

❷ 膵消化管神経内分泌腫瘍
機能性腫瘍はすべて手術適応となる．非機能性腫瘍では径2cmを超える場合や増大速度が速いものは手術適応となるが，径1cm以下のものは基本的に経過観察を選択する．径1～2cmの腫瘍については，機能性腫瘍の併存，年齢，患者の希望などを考慮して症例ごとに検討する．診断時にすでに腫瘍が多発していることが多いが，術後の生活の質（QOL）を考慮し，極力膵全摘術は避ける．術式の選択にあたっては機能性腫瘍の局在を明らかにする必要があり，選択的動脈内カルシウム注入検査を行う．

術後は半年後，以降年1回の生化学検査（ガストリン，インスリン，空腹時血糖）と画像検査による経過観察を続ける．

遠隔転移をきたすなど切除不能例に対しては，エベロリムス，スニチニブ，ストレプトゾシンが保険適用となっている．ガストリノーマと血管作動性腸管ペプチド産生腫瘍に対してはホルモン産生抑制の目的でオクトレオチド徐放性製剤が，インスリノーマによる低血糖に対してはジアゾキサイドが用いられる．

❸ 下垂体腫瘍
手術適応や術式は散発例と同様である．プロラクチノーマに対してはドパミン作動薬が第一選択となる．手術で完治しないGH産生腫瘍に対してはソマトスタチン誘導体やペグビソマントの投与，放射線照射が行われる．完治例では再発は少ないが，術後も年1回のホルモン測定と画像検査を行う．

❹ その他の腫瘍
副腎皮質腫瘍は20～30％の患者に認められるが，ほとんどが非機能性で増大傾向も示さないので，経過観察のみで手術を要することは少ない．胸腺NENは約5％に認め，MEN1関連病変のなかでは最も悪性度が高い．診断がつきしだい外科的切除を行う．

2）多発性内分泌腫瘍症 2 型
❶ 甲状腺髄様癌
手術前に必ず褐色細胞腫の存在を確認し，両者を認める場合は褐色細胞腫の治療を先行する．腫瘍の部位やサイズに関係なく甲状腺全摘術と正中リンパ節郭清を行う．周辺リンパ節の予防的郭清には消極的な意見が多い．甲状腺手術時に副甲状腺の予防的摘出は行わない．手術時に血中カルシトニン値が300 pg/mLを超える例や腫瘍径が10 mmを超える例では，約半数は術後もカルシトニン値が正常化しない．手術不能例に対してはバンデタニブ，レンバチニブが承認されている．

予防的副甲状腺摘出は行わない．術後カルシトニンが正常化した例での再発は少ないが，年1回のカルシトニン測定は継続する．

❷ 褐色細胞腫
術式は散発例と同様で，α遮断薬を用いた前治療後に腹腔鏡下腫瘍摘出術を行う．両側発症例では術後に糖質ステロイドの補充が必要となるため，片側手術後の反対側にホルモン分泌の少ない小腫瘍を認めた場合には経過観察を選択する場合もある．一部の施設では副腎皮質機能温存手術が行われている．片側手術例では反対側の副腎に対する画像検査と血中遊離MN/NMN，尿中MN/NMNの測定を年1回継続する．

❸ 原発性副甲状腺機能亢進症
MEN1に比べて浸透率が低く，かつ臨床的にも軽度であることが多いため，発症した場合も原則として腫大腺のみを摘出し，他腺に対する予防的治療は行わない．

❹ 粘膜神経腫（多発性内分泌腫瘍症 2B 型）
眼瞼，口唇，舌に多発する粘膜神経腫はそれ自体悪性化しないが，顔面のために整容上の問題が患者の苦痛となる．必要に応じて形成外科手術を考慮する．

未発症変異保有者への対応

MENは浸透率の高い単一遺伝子疾患であり，患者の診断が確定した場合にはリスクのある血縁者に対して，遺伝カウンセリングを行ったのちの発症前遺伝学的検査を含め，遺伝医療の提供は必ず行うべきである．患者の子は50％の確率で変異遺伝子を受け継ぎ，また患者の同胞も同じ変異を有している可能性がある．患者と同じ変異遺伝子を有しているがまだ腫瘍を発症していない未発症変異保有者(キャリア)に対しては，病変の早期発見，早期治療を目的として定期的な経過観察が推奨される．

1) 多発性内分泌腫瘍症1型

患者の子に対する発症前遺伝学的検査の時期については明確な基準はないが，10歳前の下垂体腫瘍やインスリノーマの発症もあることから，小学校低学年までの実施は妥当である．実施にあたっては両親と本人を対象とした遺伝カウンセリングが必須である．親の受容が十分でなく発症前診断を躊躇する場合もあるが，このような場合はインスリノーマや下垂体腫瘍発症に伴う臨床症状を伝えておく．

❶ 原発性副甲状腺機能亢進症

思春期以降，年1回の血中CaとintactPTHの測定を行う．画像診断は必要としない．

❷ 膵消化管神経内分泌腫瘍

10歳以降からFBGとインスリン，20歳以降からはさらにガストリンの測定を年1回行う．20歳以降はCTまたはMRIによる画像検査を，所見がなければ3年ごと，所見があれば1年ごとに行う．副腎も同時に評価する．海外ではクロモグラニンAや膵ポリペプチドの測定も推奨されている．

❸ 下垂体腫瘍

10歳以降，PRLおよびIGF-Iの測定を年1回，MRIによる画像検査を3～5年ごとに行うが，成長期におけるIGF-Iによるスクリーニングの有用性は証明されていない．

❹ 胸腺神経内分泌腫瘍

20歳以降，CTまたはMRIによる画像検査を3年ごとに行う．

2) 多発性内分泌腫瘍症2型

海外では患者の子に対しては出生後から幼児期までに(変異コドンによる)発症前遺伝学的検査を行い，変異陽性の場合には甲状腺の予防的全摘術が推奨されているが[2]，わが国では発症が確認された時点で手術を行うのが一般的である．

❶ 甲状腺髄様癌

カルシウム負荷カルシトニン分泌誘発試験と甲状腺の超音波検査を年1回行う．負荷試験陽性となった場合には画像上所見を認めなくても微小癌もしくは過形成があると考えて甲状腺全摘術を行う．

❷ 褐色細胞腫

血中遊離メタネフリン，尿中メタネフリン値の測定と，年1回のMRIもしくはCTによる画像検査を行う．

❸ 原発性副甲状腺機能亢進症

血中CaとintactPTHの測定を年1回行う．

予 後

1) 多発性内分泌腫瘍症1型

患者の生命予後に影響するのは胸腺ならびに膵消化管NEN(インスリノーマを除く)であり，これらの腫瘍の存在により，死亡ハザード比は3-4倍に高まる．原発性副甲状腺機能亢進症，下垂体腫瘍，副腎皮質腫瘍は生命予後には影響しないが，それぞれ内分泌機能異常によるQOLの低下が問題となる．

2) 多発性内分泌腫瘍症2型

甲状腺髄様癌は成人までには大多数の症例で微小癌もしくは過形成を生じ，比較的早期に所属リンパ節転移をきたすため，特に発端者では完治しない例が多い．甲状腺髄様癌の10年生存率はMEN2Aで約90％以上，MEN2Bでは約70～80％とされるが，再発例でもカルシトニン値の倍加時間が2年以上の場合には生命予後への影響は小さい．

褐色細胞腫は異所性，悪性例はほとんどないが，診断されない例ではカテコールアミンクリーゼによる突然死をまねくリスクがある．早期発見のもとに適切な治療がなされれば，生命予後への影響はない．

まとめ

MEN1もMEN2も，臨床医が疑うことで初めて診断がなされ，1人の患者の診断がリスクのある血縁者の早期確定と早期介入，これによる予後改善につながる．患者・家族にとってMENは，単に多くの腫瘍ができるだけでなく，治療終結の日が来ないこと，子どもを含む血縁者への影響など，様々な心理的負担を強いるものである．関連する複数の診療科と遺伝医療部門の密な連携のもとに診断・治療・経過観察を行うことが重要である．

◆◆ 文 献 ◆◆

1) Thakker RV, et al.：J Clin Endocrinol Metab 2012；**97**：2990-3011.
2) Wells SA Jr, et al.：Thyroid 2015；**25**：567-610.
3) 多発性内分泌腫瘍症診療ガイドブック，多発性内分泌腫瘍症診療ガイドブック編集委員会(編)，金原出版 2013.
4) Sakurai A, et al.：Clin Endocrinol (Oxf) 2012；**76**：533-539.

2 自己免疫性多内分泌腺症候群

POINT

- 複数の自己免疫性内分泌疾患およびその他の自己免疫性疾患が合併し，対応する臓器に対する自己抗体がみられる．
- 自己免疫性多内分泌腺症候群1型（APS1型）は自己免疫調節（*AIRE*）遺伝子の変異により，2型はヒト白血球抗原（HLA）と関連し，腸疾患を伴う伴性劣性免疫調節異常（IPEX）症候群は制御性T細胞Foxp3の変異により生じる．
- APS1型とAPS2型は副腎皮質機能低下症の治療を行うとともに，APS1型ではカンジダ症と副甲状腺機能低下症の治療を，APS2型は甲状腺機能の正常化あるいは1型糖尿病に対してのインスリン治療を行う．
- APS1型の予後は悪性腫瘍と免疫不全が重要で，その他の型も含めて副腎不全などクリーゼの予防が必要である．

病態

　自己免疫を病因とする複数の内分泌疾患の合併により機能障害を生じる症候群である．古くから自己免疫性多腺性内分泌不全症—カンジダ症—外胚葉ジストロフィー（autoimmune polyendocrinopathy-candidiasis-ectodermal dystrophy：APECED〈OMIM：240300〉）あるいはHAM（Hypoparathyroidism, Addison's disease, mucocutaneous candidiasis）症候群，そしてSchmidt症候群として知られていたものが自己免疫性多内分泌腺症候群（autoimmune polyglandular syndrome：APS）1型および2型としてそれぞれまとめられ，これまでに1～4型と腸疾患を伴う伴性劣性免疫調節異常（immune dysregulation, polyendocrinpathy, enteropathy, X-linked：IPEX）症候群に分類された（表1）[1]．複数の内分泌腺に対する臓器特異的な自己抗体が検出され，それぞれの臓器の機能不全がみられるほかに，内分泌腺以外の自己免疫性疾患を消化管，肝，皮膚，神経系などにも合併する．複数の自己免疫疾患が同一の個体に生じる機序について，これまでにAPS1型，APS2型とIPEX症候群で明らかにされてきている．自己免疫性の慢性副腎皮質機能低下症（Addison病）がなく頻度が高い3型は様々な組合せがみられるが，そのなかでも自己免疫性甲状腺疾患と1型糖尿病の合併は罹病率が高く，皮膚症状や消化器症状，リウマチ性疾患などが合併するとAPSが疑われる．しかし，合併する症例と合併しない症例の違いについての詳細は明らかにされていない．APS1型は胸腺におもに発現し，自己と非自己の認識に関連する転写調節機能をもつ自己免疫調節（*autoimmune regulator*：*AIRE*）遺伝子の単一遺伝子変異によるもので，染色体21q22.3にある遺伝子の115か所にこれまで変異が報告されている[2]．地域差・人種差があり，イタリアのサルデーニャ地方やイランの一部，北欧に多く創始者効果（founder effect）と考えられ，わが国における報告は少ない．APS2型はヒト白血球抗原（human leucocyte antigen：HLA）クラスIIハプロタイプが関連するが，APS1型・APS2型ともにAddison病が基盤にあり，自己免疫によるものはHLA *DR-3-DQ2/DRB1*04:04-DQ8*の関連性が強く，このフェノタイプが少ないわが国における頻度は少ない．APS2型の病因としては，$CD4^+CD25^+$制御性T細胞の機能異常が推定されている[3]が，このT細胞の分化のマスター遺伝子でもある転写因子forkhead box p3（Foxp3）の異常はIPEX症候群の病因と関連する[1]．IPEX症候群には種々の自己免疫疾患が合併するが内分泌腺の異常としては甲状腺機能低下症と1型糖尿病がみられる．細胞傷害の機序として，橋本病では甲状腺特異抗原に反応するヒト主要組織適合性複合体（major histocompatibility complex：MHC）クラスI拘束性傷害性T細胞がみられるとされるが，最近副甲状腺機能低下症でもCaSRに特異的な傷害性T細胞がみられるとする報告[4]があり，T細胞機能異常がAPSの病態に関与していると推測される．

疫学

　APS1型は最も頻度の高いイラン系ユダヤ人でも1/9,000で，1/10万人未満とされ，2型は4～5/10万人である[3]．代表的なAPSの1型と2型にはAddison病が存在するが，自己免疫性Addison病の頻度は欧米では93～140/100万人とまれな疾患である[5]．わが国では関連するHLAクラスIIハプロタイプの頻度からさらに低い．比較的頻度の高いAPS3型について，欧米からの報告では1型糖尿病で自己免疫性

表1 Neufeld and Blizzard による分類を基にした各型の主たる疾患と特に内分泌腺に対する自己抗体

APSの分類	1型	2型	IPEX症候群	3型	4型
病因	AIRE	HLA CD4⁺CD25⁺制御性T細胞異常?	FOXp3変異	不明	HLA?
皮膚粘膜カンジダ症	++	−	−	−	−
特発性副甲状腺機能低下症	++	−	−	−	−
Addison病	++	++	−	−	++
自己免疫性甲状腺疾患	+	++	−	++	−
1型糖尿病	+	++	−	−	−
性腺機能低下症	++	+	−	−	++
自己免疫性肝炎	+	+/−	−	−	−
全身性結合組織病	+	−	−	+	+
白斑・脱毛	+	+	+	+	+
その他の症状	歯牙・爪の低形成, 悪性貧血, 胃炎, 吸収不全など	悪性貧血, 胃炎など	難治性下痢湿疹免疫不全腎障害など	悪性貧血, 胃炎など	−
特異的な自己抗体（診断, スクリーニングなどに用いられる）	抗インターフェロン-ω, -α抗体抗副腎皮質抗体, 抗CYPC21, CYPSCC抗体	抗副腎皮質抗体, 抗CYPC21, CYPSCC抗体抗Tg抗体, 抗TPO抗体, 抗GAD抗体	−	−	抗副腎皮質抗体, 抗CYPC21, CYPSCC抗体
その他の自己抗体	抗NALP5抗体, 抗ステロイド合成細胞抗体	抗IA-2抗体, 抗インスリン抗体, 抗ZnT8抗体, 抗ステロイド合成細胞抗体	抗GAD抗体抗TPO抗体	抗Tg抗体, 抗TPO抗体, 抗GAD抗体, 抗ステロイド合成細胞抗体	抗ステロイド合成細胞抗体

〔1）伊藤光泰, 他：内分泌代謝専門医ガイドブック. 第4版, 成瀬光栄, 他（編), 診断と治療社 2016；335-339.〕

甲状腺疾患を合併する頻度は 20% くらいとされ，なかでも橋本病・甲状腺機能低下症が 19% と多く，一方 Addison 病は 1% 未満と少ない[6]．内分泌代謝専門外来ではより高頻度と考えられ，自験例では 1型糖尿病の 18.5% に Basedow 病，51.9% に橋本病の合併を認めた[7]が，そのなかには Addison 病の合併はなかった．

主要症候

APS を構成する各疾患の症状・所見の組合せがみられる．Addison 病では倦怠感，体重減少，食欲低下がみられ，他覚的には色素沈着が，特に口唇，歯肉などに特徴的であり，るい痩，筋力低下が目立つ．ミネラロコルチコイド不足により血圧は低下し，副腎皮質由来の性ホルモンの低下により性腺機能も低下し早発閉経や性欲低下をきたす．これらの症状に，甲状腺腫，体重変動，食欲の変化，発汗の異常など自己免疫性甲状腺疾患を疑わせる所見がある場合には APS の合併を考える．重症な Basedow 病では代謝の亢進により相対的な副腎不全の状態にあり，副腎皮質機能低下症の合併は副腎不全が進行して副腎クリーゼになることもある．自己免疫性甲状腺疾患では甲状腺腫がみられ，Basedow 病では発汗増加，体重減少，倦怠感，月経異常がみられる．橋本病に甲状腺機能低下症を伴うときには耐寒性低下，体重増加，粘液水腫顔貌，皮膚乾燥，蒼白がみられる．1型糖尿病の合併では体重減少，口渇，多飲・多尿がみられ，Basedow 病を合併するとケトアシドーシスや甲状腺クリーゼなど重篤な病態をきたすことがある．消化器症状として下痢，黄疸など，皮膚症状として白斑や脱毛などがみられる．リウマチ性疾患を合併すると，口腔や眼球の乾燥，関節痛，

日光過敏，Raynaud 症状などを認める．

1) 自己免疫性多内分泌腺症候群 1 型
Addison 病による副腎皮質機能低下症の症状に加えて，副甲状腺機能低下症の合併によりテタニー，Chvostek 徴候や Trousseau 徴候がみられる．T 細胞免疫不全により慢性反復性のカンジダ症や日和見感染など免疫不全状態がみられる．口腔内の形成不全がみられ，歯牙エナメル質の形成不全がみられる．口腔内，消化管，外陰部に慢性反復性のカンジダ症を伴う．

2) 自己免疫性多内分泌腺症候群 2 型
副腎皮質機能低下症症状に甲状腺腫，甲状腺機能低下症，低血糖症状などがみられる．

3) 腸疾患を伴う伴性劣性免疫調節異常症候群
自己免疫性の腸疾患，難治性の下痢，湿疹，免疫不全，溶血性貧血，血小板減少症，腎症に加えて，橋本病，甲状腺機能低下症，1 型糖尿病がみられる．

検 査

末梢血では貧血がみられ，悪性貧血や萎縮性胃炎の合併がみられる．APS 1 型と APS 2 型では Addison 病により好酸球増加がみられる．血液生化学では，低ナトリウム血症，高カリウム血症がみられる．血清コルチゾール(F)の低下と日内変動の消失，尿中 F の低下，血漿 ACTH の高値，DHEA-S の低下がみられる．抗副腎抗体，抗 21 水酸化酵素抗体がみられる．これらがみられないときには APS 1 型および APS 2 型は否定される．ACTH 負荷試験において血漿 F の増加がみられない．臨床症状がなく副腎皮質ホルモン合成酵素に対する抗体が検出される，あるいは ACTH 試験で低反応であるときには 4 型も考えられるので，経時的に副腎皮質機能低下症の顕在化に注意する必要がある．視床下部におけるグルココルチコイドの不足は TRH-TSH 系に対する抑制を解除し，血清 TSH を増加させるので血液所見のみから原発性甲状腺機能低下症を合併していると混同しないように注意する．

他の自己免疫疾患を合併すると高 γ-グロブリン血症があり，それぞれの特徴的な自己抗体が検出される．リウマチ性疾患では抗核抗体に加えて，関節リウマチではリウマトイド因子，抗シトルリン化ペプチド(cyclic citrullinated peptide：CCP)抗体，全身性エリテマトーデス(systemic lupus erythematosus：SLE)では抗 DNA 抗体，Sjögren 症候群では抗 SS-A/Ro 抗体，抗 SS-B/La 抗体など，重症筋無力症では抗アセチルコリン受容体抗体，原発性胆汁性肝硬変では抗ミトコンドリア抗体，自己免疫性肝炎では抗平滑筋抗体がみられる．日常臨床では測定されないが，吸収不全ではトリプトファン水酸化酵素 1(tryptophan hydroxylase 1)や芳香族 L-アミノ酸脱炭酸酵素に対する抗体，白斑では転写因子 Sox9 および Sox10 に対する抗体などがみられる．

1) 自己免疫性多内分泌腺症候群 1 型
副甲状腺機能低下症により低カルシウム血症と高リン血症を生じる．さらに PTH および活性型ビタミン D_3 の低下がみられる．CaSR や NACHT leucine-rich repeat protein 5 に対する自己抗体が検出されることもある．

2) 自己免疫性多内分泌腺症候群 2 型
橋本病により甲状腺機能は正常もしくは低下を示し，抗サイログロブリン抗体および抗甲状腺ペルオキシダーゼ抗体(+)がみられる．抗核抗体(+)となることがある．Basedow 病を合併した場合には，FT_3，FT_4 の上昇と TSH 低値，抗 TSH 受容体抗体(+)がみられる．1 型糖尿病の合併では高血糖，HbA1c の上昇，抗グルタミン酸脱炭酸酵素(glutamic acid decarboxylase：GAD)抗体(+)，血中および尿ケトン体の増加がみられ，空腹時および食後の C ペプチド免疫活性(CPR)低値，尿中 CPR 低値を示す．合併する自己免疫疾患により，リウマトイド因子，抗核抗体，抗 DNA 抗体，抗 SS-A/R_O 抗体などがみられる．

診 断

慢性副腎皮質機能低下症の有無をもとに鑑別診断を進めていく(図 1)[1]．APS 1 型について欧米では抗インターフェロン-ω 抗体や AIRE 遺伝子の変異の検索，APS 2 型では抗 21 水酸化酵素抗体が診断に応用されているがわが国では利用できないため，個々の内分泌疾患の診断の組合せによる．鑑別診断として自己免疫性内分泌疾患の単独例のほかに，APS 1 型では副甲状腺機能低下症と T 細胞欠損を伴う Di George 症候群(22 g 11.2 の欠失)，APS 2 型では多彩な臨床症状から polyneuropathy，organomegaly，endocrinopathy，M-protein and skin changes(POEMS)症候群を鑑別診断する．

APS 3 型については，いわゆるコモンディジーズである自己免疫性甲状腺疾患や 1 型糖尿病で急激な臨床症状の悪化や血液生化学所見の増悪・変動をみたときに，APS の合併を疑う．さらに他の自己免疫疾患でみられるような症状・所見，炎症性腸疾患，肝機能障害，神経・骨格筋の症状，リウマチ性疾患に伴う関節症状，Raynaud 症状，日光過敏，紅斑，白斑などの皮膚症状，早発閉経などの所見がみられたときには APS の可能性を考えて鑑別を進める．Betterle らは APS 3 型を主として合併する組合せにより，内分泌疾患を中心とした"3A"，胃腸肝疾患を中心とした"3B"，皮膚，造血系，神経系の"3C"，膠原病・血管炎を中心とした"3D"に細分化している[8]．

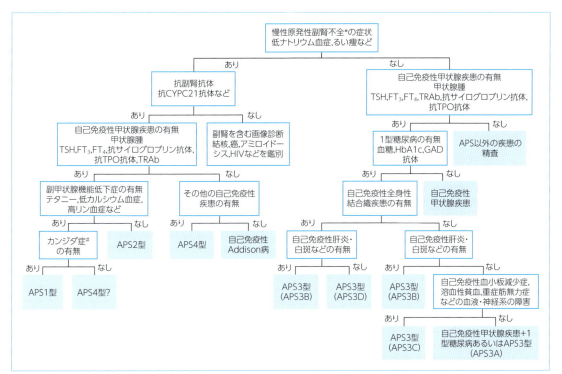

図1 慢性原発性副腎皮質機能低下症(*血中 ACTH 高値,コルチゾール低値)からみた APS 各型診断へのフローチャート
( )内は Betterle らの分類を基にした.
#:慢性反復性カンジダ症は APS1 型の初発症状であるが,この症候群のわが国における頻度は極めて少ない. IPEX 症候群は難治性下痢症を特徴とする.
〔1〕伊藤光泰,他:内分泌代謝専門医ガイドブック.第 4 版,成瀬光栄,他(編),診断と治療社 2016;335-339. より〕

治療

構成する各疾患に対する治療を行う. Addison 病を合併しているときには,副腎皮質機能を正常化することを優先する. クリーゼなど緊急時には副腎皮質ステロイド薬の非経口投与を甲状腺ホルモンあるいはインスリンなどと併用して治療を進めるが,常に代謝状態を念頭に副腎皮質機能を低下させないように注意する.

1) 自己免疫性多内分泌腺症候群 1 型

副腎皮質機能の正常化とともにカンジダ症には抗真菌薬,低カルシウム血症には活性型ビタミン D_3 やカルシウム製剤などの治療が必要である. 経年的に悪性腫瘍の発症が危惧されるため定期的に検査を行う.

2) 自己免疫性多内分泌腺症候群 2 型

副腎皮質機能の正常化を目指すとともに,甲状腺機能低下症にはレボチロキシン Na の経口投与, Basedow 病にはチアマゾールあるいは PTU の経口投与, 1 型糖尿病にはインスリンの投与を行う.

3) 自己免疫性多内分泌腺症候群 3 型

甲状腺機能低下症にはレボチロキシン Na の経口投与, Basedow 病にはチアマゾールあるいは PTU の経口投与, 1 型糖尿病にはインスリンの投与を行う. 血糖コントロールと甲状腺機能の両方が安定しないときには, Basedow 病は放射線内用療法や外科的治療に切り替えインスリン治療下での変動を少なくして 1 型糖尿病の血糖を安定させる. 関節リウマチには抗リウマチ薬(disease-modifying antirheumatic drugs:DMARDs), 全身性エリテマトーデス(systemic lupus erythematosus:SLE)には副腎皮質ステロイド薬あるいは免疫抑制薬による治療, Sjögren 症候群には人工涙液・唾液やセビメリンなどの治療を行う. 原発性胆汁性肝硬変にはウルソデオキシコール酸,自己免疫性肝炎には副腎皮質ステロイド薬あるいは免疫抑制薬による治療などを行う.

予後

APS 1 型は免疫不全による合併症が予後を決定する. 死因として悪性腫瘍,副腎不全・低カルシウム血症によるクリーゼがあげられている[2]. Addison 病では副腎不全による緊急時の対応が予後に影響するため日常での緊急対処法の指導も重要である.

まとめ

APSは自己免疫機序により，複数の内分泌腺の機能異常を示す疾患で，臨床的には対応する臓器に対する自己抗体の検出により診断される．APS 1型は *AIRE* 遺伝子の点突然変異による単一遺伝子病で，Addison病，副甲状腺機能低下症，慢性カンジダ症，外胚葉性の形成異常からなる．APS 2型はHLAが関連し，Addison病に橋本病あるいは1型糖尿病を合併する．IPEX症候群はFoxp3の異常により炎症性腸疾患，湿疹，免疫不全，血液障害，腎症に加えて橋本病，甲状腺機能低下症，1型糖尿病を合併する．APS 3型はAddison病を含まない様々な自己免疫性内分泌疾患とほかの自己免疫疾患の組合せからなる．

治療は副腎皮質機能の正常化と免疫不全に伴う合併症の予防と治療が主体であり，内分泌疾患には単独例と同様な治療を行う．予後は1型の悪性腫瘍の発生予知，免疫不全の管理，その他の型も含めてクリーゼの予防が重要になる．

文 献

1) 伊藤光泰, 他：内分泌代謝専門医ガイドブック．第4版, 成瀬光栄, 他(編), 診断と治療社 2016；335-339.
2) Bruserud O, et al.：*J Clin Endocrinol Metab* 2016；**101**：2975-2983.
3) 伊藤光泰：内科 2010；**105**：1564-1568.
4) Mahtab S, et al.：*J Clin Endocrinol Metab* 2017；**102**：167-175.
5) Arlt W, et al.：*Lancet* 2003；**361**：1881-1893.
6) Hughes JW, et al.：*J Clin Endocrinol Metab* 2016；**101**：4931-4937.
7) 伊藤光泰：日本女性医学学会雑誌 2016；**23**：359-364.
8) Betterle C, et al.：*Endocr Rev* 2002；**23**：327-364.

第11章 多腺性内分泌疾患，遺伝性疾患

3 膵・消化管神経内分泌腫瘍

POINT
- 膵消化管神経内分泌腫瘍はインスリノーマの一部を除けば潜在的に悪性腫瘍である．
- 機能性神経内分泌腫瘍は特徴的な症状で発見されることが多い．
- 内分泌症状の治療と抗腫瘍効果を目指した治療が行われる．治療の際は可能であれば外科治療で，外科治療で治癒できない場合や不可能の場合は薬物療法を含めた集学的治療が行われる．

はじめに

神経内分泌腫瘍は大きく機能性と非機能性に分類される．機能性神経内分泌腫瘍はおもに分泌するホルモン（ペプチドやアミン）によって症状が異なることから，そのホルモンの種類によって分類されている．

機能性神経内分泌腫瘍の診断はおもに内分泌症状によって疑われ，疑われるペプチドやアミン，もしくはその代謝産物を測定することによって行われる．本項では，それぞれの機能性神経内分泌腫瘍が呈する症状と非機能性腫瘍も含めた診断方法，治療の概要を説明するが，詳細については，「膵・消化管神経内分泌腫瘍（NET）診療ガイドライン」を参照いただきたい．

神経内分泌腫瘍とはなにか

内分泌細胞には，チロシンから甲状腺ホルモンを産生する甲状腺細胞，ステロイド骨格を有するホルモンを産生する細胞，アミンやペプチドを産生する神経内分泌細胞の3種類がある．アミンやペプチドは親水性であり脂質二重膜である細胞膜を通過しないので，細胞内の分泌顆粒に蓄えた後，分泌顆粒膜と細胞膜を融合させて放出する開口放出という仕組みで分泌する．神経内分泌細胞の分泌顆粒は電子顕微鏡で dense-core granule という特徴的な形態を呈する（図1）．この細胞は電気的興奮性を有し，活動電位の発生頻度などによってホルモンの放出が調節される点など，神経細胞に類似した性質を有し，電位依存性チャネルや顆粒蛋白や開口放出に関与する共通の分子（シナプトフィジンなど）を発現している．また，多くの細胞が分泌顆粒内にホルモンやアミンのほかにクロモグラニンが共存している．神経内分泌腫瘍は神経内分泌細胞に由来する腫瘍と考えられ，腺癌や上皮癌などとは腫瘍発生機構や腫瘍の生物学的特性が異なっている（図2）．最近の研究から，混合型腺神経内分泌腫瘍（mixed adenoneuroendocrine tumor：MANET）や神経内分泌癌（neuroen-

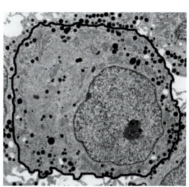

図1 神経内分泌細胞の電子顕微鏡写真
dense core granules がみられる．

docrine carcinoma：NEC）は，本来は腺癌由来の腫瘍で神経内分泌腫瘍成分を併存しているものと考えるほうが腫瘍の性質を説明しやすいという考えも出はじめている．

神経内分泌腫瘍の病理分類（表1，2，図2）

神経内分泌腫瘍の病理分類は組織型と増殖細胞の割合で行われることになった．2010年のWHO分類（表1）では核分裂像数や Ki-67 指数が分類の中心となり，組織型の役割は少なかった．しかし，増殖細胞の割合の多い腫瘍〔これまでは神経内分泌癌（neuroendocrine carcinoma：NEC）と一括されてきた〕の中で，神経内分泌腫瘍としての特徴的な組織型を示す腫瘍（NET G3）とそのような組織型を示さずに均一な腫瘍細胞からなる（small cell type や large cell type のような）NEC とが進行性や治療への反応性が異なることが知られるようになり，2017年の改定では，膵神経内分泌腫瘍ではこれらを分けることとなった（表2）．

機能性腫瘍と非機能性腫瘍（図3〜図8）

神経内分泌腫瘍はホルモンを産生して臨床症状を呈する機能性神経内分泌腫瘍とホルモンを産生しない非機能性神経内分泌腫瘍に分けられ，診断と治療

表1 2010年のWHO分類

分類	核分裂像数	Ki-67指数	
1. NET G1	<2	≦2%	高分化型
2. NET G2	2〜20	3〜20%	高分化型
3. NEC (large cell or small cell type)	>20	>20%	低分化型
4. mixed adenoneuroendocrine carcinoma (MANEC)			
5. Hyperplastic and preneoplastic lesions			

NET: neuroendocrine tumor (神経内分泌腫瘍).
〔Bosman FT, et al. (eds.): WHO Classification of Tumours of the Digestive System 4th Edition. IARC 2010. より引用.〕

表2 2017年のWHO分類(膵NENについて)

分類	核分裂像数	Ki-67指数
well differentiated NENs (NET)		
G1NET	<2	<3%
G2NET	2〜20	3〜20%
G3NET	>20	>20%
poorly differentiated NENs (NEC) 　small cell type 　large cell type	>20	>20%
mixed neuroendocrine-nonneuroendocrine neoplasm (MiNEN)	0	0

Neuroendocrine neoplasm (NEN) と総称し，well-differentiated NENs (NET) (このなかに G1〜G3NET を分類)，poorly-differentiated NENs (NEC)，mixed neuroendocrine-nonneuroendocrine neoplasm (MiNEN) に分類している．

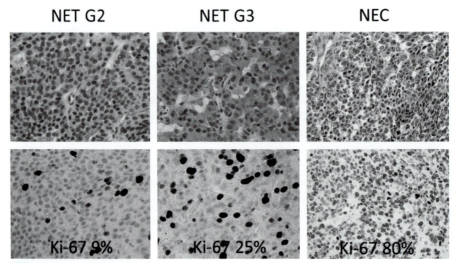

図2 膵NET【口絵18参照】
NETG2 と NETG3 は腫瘍細胞の配列が分化した神経内分泌腫瘍の特性を示し，増殖期の細胞の頻度が異なる．NEC ではこのような特徴的な配列がみられない．

で異なる対応が必要である．機能性神経内分泌腫瘍では，特徴的な症状によって診断が疑われることが多いので，以下にそれぞれの腫瘍の主要な症状をあげておく．

インスリノーマ（insulinoma）は，低血糖を主訴に受診することが多く，若年発症ではMEN1合併が多い．大部分（85％程度）が良性と考えられているが，術後，長時間経って多発肝転移で見つかる場合もあり，術後の長期経過観察が重要である．ガストリノーマ（gastrinoma）は膵神経内分泌腫瘍（pancreatic neuroendocrine tumor：P-NET）や十二指腸の腫瘍として発生し，難治性や多発性，再発を繰り返す消化性潰瘍（十二指腸，空腸），消化管出血，消化管穿孔などがみられ，胃切除後も潰瘍が再発しやすい場合が多い．また，腹痛，下痢がみられることも多い．4分の1の症例がMEN1の部分症である．グルカゴノーマ（glucagonoma）はグルカゴンの生理的作用がアミノ酸からの糖新生であることから耐糖能異常，糖尿病が生じ，低アミノ酸血症，低アルブミン血症，体重減少，さらに低アミノ酸血症による壊死性遊走性紅斑が起こる．時に静脈血栓症も認められる．消化器症状として腹痛，食欲低下，下痢，便秘などが多い．VIP産生腫瘍の特徴は，大量の分泌性下痢である．消化液の産生が亢進しそれによる高度の脱水とそれに伴う腎前性腎不全，電解質異常が生じる．その他の原因で説明できない激しい分泌性水様下痢・脱水，低カリウム血症，低クロール血症，代謝性アシドーシスなどが認められる患者さんに疑われる．また，低カリウム血症や脱水による疲労感，筋力低下，息切れ，筋肉のけいれん，つり，悪心・嘔吐，皮膚潮紅や高血糖，高カルシウム血症がある．ソマトスタチノーマ（somatostatinoma）の患者は腹痛や黄疸，体重減少などの原因精査中に画像検査で膵，十二指腸に腫瘍が見つかり，三主徴の糖尿病，胆石，脂肪便の存在に気づかれ診断に至る場合と，ソマトスタチンの生理作用に関係する糖尿病，脂肪便，貧血，胆石症の精査中に膵や十二指腸の腫瘍が見つかって診断される場合がある．カルチノイド症候群（carcinoid syndrome）は多くの場合，消化管由来の神経内分泌腫瘍によって生じる．発作性の皮膚紅潮（dry flush），下痢，腹痛などの消化器症状，喘鳴，ペラグラ様皮疹，右心不全などが経過中に異時的あるいは同時に発症する．まれに，気管支や卵巣，膵神経内分泌腫瘍などの消化管以外の神経内分泌腫瘍でも起こる．カルチノイド症候群を呈する症例の約9割に肝転移が認められる．卵巣や気管支などの腸管外の神経内分泌腫瘍では肝転移なしで認められる．前腸（胃，気管支）由来腫瘍や後腸（大腸遠位，直腸，泌尿生殖系）由来腫瘍では症候群を示すことは少ない．鑑別診断と局在診断については「膵・消化管神経内分泌腫瘍（NET）診療ガイドライン」を参照されたい．

多発性内分泌腫瘍1型の診断

神経内分泌腫瘍はMEN1の部分症であることがあり，MEN1の場合は，腫瘍が多発したり，経過中に次々と微小腫瘍が出現してくることなど特徴が多く，治療において特別の注意が必要であるのでその診断が重要である．MEN1の診断には，補正後カルシウム値とintact PTHの測定が必須であり，補正後カルシウム値が正常上限でintact PTHが抑制されていない場合もPTH分泌が不適切と考えてMEN1を疑う必要がある．

治療の実際

神経内分泌腫瘍の治療の第一選択は外科処置による切除である．早期に診断し，切除を行うことが生命予後の改善に直結する．しかしながら，機能性，非機能性にかかわらず，初診時において遠隔転移のある症例が半数以上を占めている．

膵神経内分泌腫瘍の治療は，①ホルモン過剰症状に対する治療，②原発腫瘍に対する治療，③肝転移等に対する治療の3つに分かれる．

1）ホルモン過剰症状に対する治療

ホルモン過剰症状治療の第一選択は，外科治療である．ホルモン過剰症状を示す膵内分泌腫瘍でも，多くは肝転移などの遠隔転移を伴っており全摘困難な場合が多い．その場合，ホルモン過剰症状についてはそれぞれのホルモンに対して特異的な治療と，ソマトスタチン誘導体（somatostatin analogue：SSA）による治療が有効である．

特異的治療としては，インスリノーマについては糖質大量補液のほかにカリウムチャネルオープナーのジアゾキシド等が用いられる．ジアゾキシドは，少量から開始し副作用に注意しながら増量するが，浮腫，起立性低血圧，心不全などの副作用で使用困難になる場合も多い．これらでもコントロール困難で，後述のSSAが無効の場合にプレドニゾロンがインスリン抵抗性増加を目的として用いられる．また，国内未承認であるが，mTOR（mammalian target of rapamycin）阻害薬のエベロリムスが，インスリノーマの低血糖に特効的に有効なことが報告されている．

ガストリノーマについてはプロトンポンプ阻害薬，H_2受容体拮抗薬が用いられ，有効性は高い．

グルカゴノーマについては，高血糖に対するインスリン療法などの特異的治療，遊走性壊死性紅斑に対してはアミノ酸輸液が有用である．

これらの特異的治療の効果が少ない場合や，特異的治療がない場合はSSAが用いられる．膵神経内分

泌腫瘍の約8割にソマトスタチン受容体が発現しており有効例は多い．特に，VIP産生腫瘍やグルカゴン産生腫瘍，セロトニン・キニン産生腫瘍での有効性は高い．

SSAは，機能性膵神経内分泌腫瘍のホルモン過剰症状治療の第一選択である．（わが国ではオクトレオチドが機能性神経内分泌腫瘍の症状改善に対して保険収載）．有効例の頻度は多く，報告では50〜70%に有効である．作用機構はペプチドやアミンの分泌抑制の直接作用のほかに消化液の分泌抑制，消化管運動の抑制などの間接作用が想定されている．VIP産生腫瘍，グルカゴノーマ，カルチノイド症候群を呈するセロトニン・キニン産生腫瘍（膵や消化管）で有効性が高いが，インスリノーマ，ガストリノーマでは有効性は限られる．

2) 原発腫瘍に対する治療

機能性腫瘍でホルモン過剰症状が臨床的に問題になり，原発病変の切除で症状の改善が得られると考えられる場合は原発病変の外科的切除が第一選択である．肝転移がある場合も治癒切除可能である場合は，原発病変を含め外科的切除を目指す．

非機能性で転移病変がない場合，かつては長径が2 cm以上の場合に切除の対象となるとされていたが，1 cm以上の腫瘍でも患者の状態が許せば切除したほうがよいという意見が出はじめている．

MEN1に合併する膵神経内分泌腫瘍の外科治療については散発例と異なり，膵や十二指腸に多発病変を有していることが多く治療方針も異なっている．

3) 肝転移に対する治療

肝転移の数が少なく，切除可能である場合は（状態が許せば）外科切除が第一選択である．切除不能の場合は，肝動脈化学塞栓療法（transcatheter arterial chemoembolization：TACE），ラジオ波焼灼術，化学療法やSSA（後述）による治療が行われている．

進行した神経内分泌腫瘍に対する内科治療薬

1) ソマトスタチン誘導体

機能性，非機能性にかかわらず進行した高分化型の消化管神経内分泌腫瘍に適応がある．上記の内分泌症状の管理のほかに，腫瘍の安定化作用がある．前向き二重盲検の第三相臨床試験で無増悪期間の有意な延長が認められ，非機能性腺腫にも適用となった．

2) mTOR阻害薬やチロシンキナーゼ阻害薬

膵神経内分泌腫瘍では腫瘍増殖に関与するmTOR経路の活性化が起こっていることが多く，経口のmTOR阻害薬であるエベロリムスの前向き二重盲検の第三相臨床試験が行われ，無増悪期間を一次エンドポイントとしてエベロリムスはプラセボに比して有意にTTP（無増悪期間）を延長し，腫瘍を安定化することが示されている．チロシンキナーゼ阻害薬のスニチニブでも同様の抗腫瘍作用が認められ承認されている．これら2つの使い分けについては，2つの薬剤の特性（副作用による使い分けなど）をみて各症例ごとに選択されている．

3) 化学療法薬

進行した神経内分泌腫瘍に対して，ストレプトゾシンが適用になっている．また，進行した低分化型腫瘍について，シスプラチンを中心にエトポシドやイリノテカンを組み合わせた，（肺の小細胞癌の治療に準じた）治療法が行われている．今後の開発が期待されている化学療法薬として，カペシタビンや（脳腫瘍のグリオーマに適用のある）テモゾロミドなどがあげられる．

緊急症の治療

1) カルチノイドクリーゼ

❶ カルチノイドクリーゼの予防と治療

カルチノイドクリーゼは，腫瘍への直接刺激〔生検，肝動脈塞栓療法（transcatheter arterial embolization：TAE），ベッドサイドや手術中の触診，化学療法〕や，麻酔導入，心理的，身体的ストレスによって誘発され，皮膚発赤，下痢，頻脈，不整脈，血圧変動，気管支れん縮，高体温，精神症状がおもな症状である．直ちに治療しないと致命的となる．手術手技や麻酔や侵襲的検査や治療の際は，オクトレオチドを用意しておく．術前のオクトレオチド（300 μg皮下注）でクリーゼの発症を減らせるため，標準的に行われる．カルチノイドクリーゼが起こった場合は，通常の手術中の低血圧とは異なり補液のみで回復することは少なく，カテコールアミンやカルシウム製剤の使用により症状が増悪することがある（これらが腫瘍からのホルモン分泌を刺激するため）．治療は，血圧低下に対し血漿を輸注し，オクトレオチド（300 μg静注とそれに続いて時間50〜150 μg持続点滴）を用いる．

2) VIP産生腫瘍によるショック

VIP産生腫瘍で生じる水様下痢は分泌性下痢であり，1日10 Lなどの大量になることが多い．電解質濃度も高く，著しい脱水のためのショック，強い倦怠感，意識低下など緊急状態で来院する場合がある．大量の水分と電解質の喪失は通常の補液療法では補正が追いつかないことが多い．疑った場合は治療を優先させることが重要である．一般的な止痢薬は無効であるため，（治療前の血清，血漿を保存用に確保してから）直ちにSSAによる治療と大量補液を開始し，腎前性腎不全の進行を食い止め，状態の改善を優先しつつ診断することが大切である．

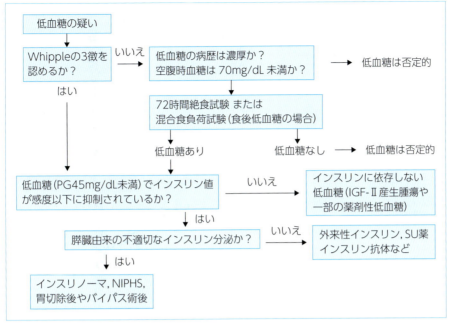

図3 インスリノーマの鑑別診断のフローチャート

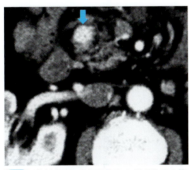

図4 膵神経内分泌腫瘍の造影CT像
（動脈相早期）
➡は結節．

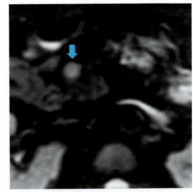

図5 膵神経内分泌腫瘍のMRI画像
（T2強調画像）
➡は高信号の結節．

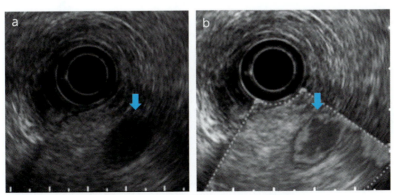

図6 膵神経内分泌腫瘍の超音波内視鏡像【口絵19参照】
a：➡の低エコーの結節．
b：同結節に豊富な血流がみられる．

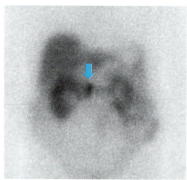

図7 ソマトスタチンシンチグラムで取り込みのみられた膵神経内分泌腫瘍(➡)

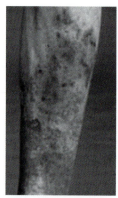

図8 グルカゴノーマで起こりうる壊死性遊走性紅斑の一例【口絵20参照】

◆◆ 参考文献 ◆◆

【Glucagonoma】
- Parker CM, *et al*.：*J Dermatol Surg Oncol* 1984；**10**：884-889.
- Soga J, *et al*.：*J Hepatobiliary Pancreat Surg* 1998；**5**：312-319.
- Wermers RA, *et al*.：*Medicine（Baltimore）*1996；**75**：53-63.
- Mullans EA, *et al*.：*J Am Acad Dermatol* 1998；**38**：866-873.
- Wermers RA, *et al*.：*Mayo Clin Proc* 1996；**71**：1030-1038.

【VIPoma】
- Donowitz M, *et al*.：*N Engl J Med* 1995；**332**：725-729.
- American Gastroenterological Association：*Gastroenterology* 1999；**116**：1461-1463.
- Kirkwood KS, *et al*.：*Compr Ther* 1995；**21**：719-725.

【Somatostatinoma】
- Soga J, *et al*.：*J Exp Clin Cancer Res* 1999；**18**：13-22.
- Mao C, *et al*.：*J Surg Oncol* 1995；**59**：67-73.
- O'Brien TD, *et al*.：*Surgery* 1993；**114**：1144-1147.
- Angeletti S, *et al*.：*Gut* 1998；**42**：792-794.

【異所性ACTH産生腫瘍】
- Alexandraki KI, *et al*.：*Rev Endocr Metab Disord* 2010；**11**：117-126.

【Carcinoid syndrome】
- Modlin IM, *et al*.：*Gastroenterology* 2005；**128**：1717-1751.
- Kvols LK：*Ann N Y Acad Sci* 1994；**733**：464-470.
- Feldman JM：*Semin Oncol* 1987；**14**：237-246.
- Swain CP, *et al*.：*Gastroenterology* 1976；**71**：484-489.
- Hendrix TR, *et al*.：*Am J Med* 1957；**23**：886-893.
- von der Ohe MR, *et al*.：*N Engl J Med* 1993；**329**：1073-1078.
- Wilkin JK：*Ann Intern Med* 1981；**95**：468-476.
- Korse CM, *et al*.：*J Clin Oncol* 2009；**27**：4293-4299.

第11章 多腺性内分泌疾患，遺伝性疾患

4 インスリノーマ

POINT
- Whipple三徴（低血糖症状，血糖値≦50 mg/dL，糖分摂取による症状改善）があればインスリノーマを疑う．
- 各種負荷試験（絶食試験，混合食試験，選択的動脈内刺激薬注入法〈SASI test〉など）を用いて，慎重に診断する．
- インスリン過剰分泌に伴う低血糖症状をコントロールしながら，腫瘍に対する適切な治療法を選択する．

病態

インスリノーマはインスリンの過剰分泌によって低血糖症状をきたす膵神経内分泌腫瘍（pancreatic neuroendocrine neoplasm：p-NEN）である．その症状は非特異的かつ多様であり，慎重な存在診断と局在診断を行う[1]．インスリノーマの多くは外科的切除術にて根治可能であるが，治癒切除不能症例では低血糖症状のコントロールがむずかしく，個々の症例にあわせた集学的治療が必要とされる．

疫学

人口100万人当たりの年間新規発症者数は1〜4人と非常にまれな疾患である．好発年齢は50歳代で，やや女性に多いとされる．インスリノーマは機能性内分泌腫瘍のなかでは最も多くを占め，4〜12％がMEN1に合併する[1,2]．

主要症状

インスリノーマによる低血糖症状は複視，意識障害，傾眠傾向などの中枢神経症状と振戦，動悸，発汗などの自律神経症状の2つに大別される[1]．低血糖症状の出現タイミングは空腹時が最も多いが，食後にのみ症状が出現する症例も存在する[3]．

診断・検査

低血糖の診断フローチャート（図1）[4]に沿って診断する．古典的診断基準としてWhipple三徴（低血糖症状，血糖値≦50 mg/dL，糖分摂取による症状改善）がある．

1）存在診断

低血糖症状出現時に血糖値や血清中のインスリン，プロインスリン（保険適用外），Cペプチド，インスリン自己抗体（anti-insulin autoantibody：IAA）などを測定する．自発的な低血糖を認めない場合には絶食試験，混合食試験などの負荷試験にて低血糖を誘発する[1,5]．

❶ 絶食試験

72時間絶食試験が存在診断におけるゴールドスタンダードとされる．近年ではインスリンや，βヒドロキシ酪酸（β-hydroxybutyric acid：βOHBA），遊離脂肪酸（nonesterified fatty acid：NEFA），絶食試験終了時のグルカゴン負荷試験に対する血糖値の反応性などを同時に測定することで，48時間に短縮可能とする報告もある[5]．血糖値≦45 mg/dLかつ低血糖症状の出現をもって絶食試験陽性とする[1,5]．

❷ 混合食試験

混合食を摂取することで低血糖を誘発する試験である．食後にのみ低血糖症状が出現する症例やインスリノーマとの鑑別が困難な非インスリノーマ低血糖症候群（noninsulinoma pancreatogenous hypoglycemia syndrome：NIPHS）を疑う場合に重要である[1,3]．

2）局在診断

インスリノーマの99％が膵に発生し，その腫瘍サイズは約80％が2.0 cm未満と小さいものが多い．造影CT検査やMRI検査のみでは描出できない症例も多く，内視鏡的超音波検査や選択的動脈内刺激薬注入法（selective arterial secretagogue injection test：SASI test），術中超音波検査などを組み合わせて評価する．近年では^{11}In-DOTA exendin-4を用いたGLP-1受容体シンチグラフィが少数の検討ながら，感度100％とすぐれていることが報告されている[1]．

治療

1）ホルモン過剰分泌症状の治療

頻回食や経口または経静脈的ブドウ糖補充を行う．薬物療法ではジアゾキサイドが膵β細胞に直接作用し，インスリン分泌を抑制することで低血糖症状を改善させる．SSAであるオクトレオチドも35〜50％の症例において低血糖症状の改善を認める．哺乳類ラパマイシン標的蛋白（mammalian target of rapamycin：mTOR）阻害剤であるエベロリムスも低血糖症状の改善に有効とされる[1,6]．

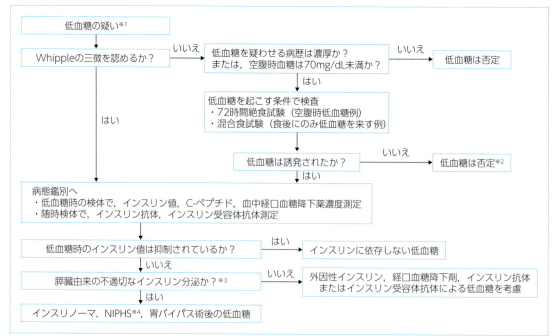

図1 低血糖の診断フローチャート
※1 薬物治療中の糖尿病患者では糖尿病の治療内容を調節し，低血糖を合併し得る他の病態（重篤な疾患，コルチゾール(F)欠乏症，インスリノーマ以外の腫瘍，IGF-Ⅱ産生腫瘍など）の存在が疑われる症例では，Whippleの三徴を確認後，各病態の診断・治療を行う．
※2 誘発試験で否定されても繰り返し症状を呈して臨床的に疑わしい場合に，C-ペプチド抑制試験や，時にはSASIテストを用いてインスリノーマやNIPHSの診断が得られる場合がある．
※3 C-ペプチドが抑制されず，経口血糖降下剤・インスリン抗体・インスリン受容体抗体が検出されないものが該当する．
※4 Noninsulinoma pancreatogenous hypoglycemia syndrome（機能性のβ細胞障害）．
〔(4)日本神経内分泌腫瘍研究会（JNETS），他：膵・消化管神経内分泌腫瘍（NET）診療ガイドライン 2015，金原出版，2015．より〕

2）腫瘍に対する治療

インスリノーマにおける根治的治療は外科切除である．術式はサイズや腫瘍数，局在，MEN1合併の有無などで異なるが，縮小手術も積極的に行われている[1]．切除不能症例では分子標的薬（エベロリムスやスニチニブ）や，ストレプトゾシンまたはプラチナベースの全身化学療法が選択される[6]．内科的治療のみでホルモン症状がコントロール困難な場合には，腫瘍減量手術や肝局所療法，peptide receptor radiotherapy（保険適用外），肝移植（保険適用外）なども行われている[1,6]．

◆ 文 献 ◆

1) Falconi M, et al.：Neuroendocrinology 2016；**103**：153-171.
2) Ito T, et al.：J Gastroenterol 2015；**50**：58-64.
3) Placzkowski KA, et al.：J Clin Endocrinol Metab 2009；**94**：1069-1073.
4) 日本神経内分泌腫瘍研究会（JNETS），他：膵・消化管神経内分泌腫瘍（NET）診療ガイドライン 2015，金原出版，2015．
5) Ueda, K. et al.：Pancreas 2017；**46**：476-481.
6) Ito T, et al.：Expert Opin Pharmacother 2016；**17**：2191-2205.

第11章 多腺性内分泌疾患，遺伝性疾患

5 ガストリノーマ

POINT

- ガストリン過剰分泌により易再発性，多発性の消化性潰瘍を生じる．
- 他の高ガストリン血症との鑑別のため，確定診断には血清ガストリン値(IRG)と胃酸過剰分泌の共存が必要である．
- 多発性内分泌腫瘍症1型(MEN1)の合併も多く，初診時に血清Ca値(補正値)，P値およびintact PTH測定を行う．
- 局在診断には選択的動脈内刺激薬注入法(SASI test)やソマトスタチン受容体シンチグラフィ(SRS〈オクトレオスキャン®〉)が有用である．
- 遠隔転移を起こしうる悪性疾患であり，症状の程度，腫瘍の悪性度，増殖速度，病期などを考慮した治療選択が必要である．

病 態

ガストリノーマは膵または十二指腸に発症したNENにより，ガストリンが過剰分泌され，消化性潰瘍や下痢などを生じる疾患である．Zollinger-Ellison症候群ともよばれる．リンパ節転移や遠隔転移をきたしうる悪性疾患である．

疫 学

消化性潰瘍患者の1%程度を占め，機能性の膵神経内分泌腫瘍(pancreatic neuroendocrine neoplasm：P-NEN)ではインスリノーマに次いで多く，MEN1に伴うNENでは最多である．P-NEN全体のMEN1合併率は10%前後だが，ガストリノーマでは20%前後と高率である[1]．

主要症候

胃酸過剰分泌による消化性潰瘍(容易に再発・難治性，多発性，十二指腸球部に多いが下行脚以降にも発症しうることなどが特徴)や逆流性食道炎を発症し，消化管出血，腹痛，胸焼けなどの症状を生じる．下痢も高頻度にみられ，過剰に分泌された胃酸により腸内が酸性となり，膵消化酵素が不活性化されることが原因となる[2]．

診 断

1) 存在診断
❶ 血液検査
空腹時血清ガストリン値(serum immunoreactive gastrin concentration：IRG)の高値を認める．ただし，この値はプロトンポンプ阻害薬やH₂受容体拮抗薬の内服で上昇するため，1週間前から中止後測定する．しかし症状の増悪に十分注意し，必要に応じてH₂受容体拮抗薬への切り替え後，検査48時間前に中止とする方法もある．空腹時血清ガストリン値が1,000 pg/mL以上であればガストリノーマが強く疑われる．150以上1,000 pg/mL未満では鑑別のため負荷試験が必要である．また，本項「疫学」でも述べたようにMEN1を合併する症例が少なくないことから，初診時にスクリーニングで血清Ca(補正値)，P値およびPTH(おもにintact PTH)測定を行う[2]．

❷ 胃酸分泌測定
24時間胃内pH測定もしくは空腹時胃内pH測定を行う．前者ではpH<2 holding timeが90%以上，後者ではpH<2をもって過酸状態と判断する．ガストリン高値でも胃酸分泌が増加していない病態としてHelicobacter pylori感染，萎縮性胃炎，G細胞過形成，慢性腎不全などがあり，これらの除外のためにも必要である[2]．

2) 局在診断
超音波検査，CT，MRI，超音波内視鏡検査(endoscopic ultrasonography：EUS)を行う．また上部消化管内視鏡で十二指腸粘膜下腫瘍として認められることがある．微小腫瘍の検索，存在部位の診断には選択的動脈内刺激薬注入法(selective arterial secretagogue injection test：SASI test)が有用である[2]．これは選択した動脈からのCa注入によりガストリノーマ細胞がガストリンを分泌することを利用し，存在領域を同定する．ガストリノーマでは他の機能性や非機能性のNENが併存する場合があり，責任病変を確定し治療方針を判断するうえで重要な検査となる．また，2016年1月にわが国でも保険適用となったSRS(オクトレオスキャン®)が他の腫瘍との鑑別や全身の遠隔転移の有無の検索をするうえでも重要となる．高分化のNETやガストリノーマでは

SSTRが発現しており感度が高いとされている[3]．

3) 病理診断

超音波内視鏡下穿刺吸引生検(EUS-guided fine needle aspiration：EUS-FNA)などを行い分化度，細胞分裂数Ki67指数によりNET G1，NET G2，NET G3，神経内分泌癌(neuroendocrine carcinoma：NEC)G3に分類する．これらは予後予測および治療方針に関連しており重要である．

治　療

急性期には，プロトンポンプ阻害薬を中心とした薬物治療，必要に応じて補液，電解質補正などを行う．

原則，専門施設で精査，治療を行う．外科的治療が第一選択であるが，多発肝転移などで根治手術ができない場合は薬物治療を行う．エベロリムス，スニチニブ，ストレプトゾシン，オクトレオチドなどを悪性度や増殖速度，患者の合併症などを考慮し選択する．また腫瘍量の減量により症状緩和が期待できる場合には減量手術も考慮する．肝転移の局所治療として肝動脈塞栓(化学)療法，ラジオ波焼灼術を行う場合もある．

◆ 文　献 ◆

1) Ito T, et al.：*J Gastroenterol* 2015；**50**：58-64.
2) 日本神経内分泌腫瘍研究会(JNETS)膵・消化管神経内分泌腫瘍診療ガイドライン作成委員会(編)：膵・消化管神経内分泌腫瘍(NET)診療ガイドライン2015年．金原出版2015.
3) Gibril F, et al.：*Ann Intern Med* 1996；**125**：26-34.

第11章 多腺性内分泌疾患，遺伝性疾患

6 その他の消化管ホルモン産生腫瘍

> **POINT**
> ▶神経内分泌腫瘍（NET）はインスリノーマを除き悪性頻度が高い．
> ▶膵消化管神経内分泌腫瘍（GEP-NET）の内科的治療としてはソマトスタチン誘導体（SSA），分子標的治療薬（エベロリムス，スニチニブ）が有効である．

概念

消化管ホルモン産生腫瘍は膵臓や胃・十二指腸および種々の神経内分泌細胞から発生する腫瘍（NET）である．わが国の報告では，膵NET（pancreatic neuroendocrine tumor：P-NET）の新規発症率は人口10万人あたり約1.27人と推定され，機能性P-NETにおける発生頻度はインスリノーマ（60.6％）とガストリノーマ（23.7％）が多く，グルカゴノーマ（9.6％），VIPオーマ（1.8％），ソマトスタチノーマ（0.9％）は少ない[1]．機能性P-NETはインスリノーマを除いて悪性頻度が高く，症状出現時にはすでに遠隔転移している症例が多い．特徴的臨床症状に注意し早期発見・診断および治療が重要である．

1）グルカゴノーマ

❶病因

膵α細胞由来の腫瘍で発症部位は膵尾部（50％），膵体部（40％），膵頭部（10％）であり，異所性腫瘍はまれである．腫瘍増大は緩徐で，小さい（<3 cm）時点では無症状で，発見時には大きい（5～10 cm）ことが多い．悪性腫瘍の割合が高く（50～80％），すでに肝・リンパ節転移していることが多い（60～70％）．

❷主要徴候

耐糖能障害（impaired glucose tolerance：IGT），壊死性遊走性紅斑（necrolytic migratory erythema），体重減少が特徴的な臨床症状である．ほかに口角・口内炎，低アミノ酸血症，正球性正色素性貧血，血栓塞栓症，下痢などが特徴である．

❸診断

IGTに皮膚症状の合併を認め，空腹時血漿グルカゴンが高値（500～1,000 pg/mL以上）であれば診断可能．症状発現時には腫瘍が大きいことが多い．

❹治療

腫瘍摘出術が第一選択．症状発現時には腫瘍が大きく転移していることが多く，根治治療が不可能な場合が多い．腫瘍増大速度は緩徐であり腫瘍減量術で長期間生存可能な場合もある．長時間作用型ソマトスタチン誘導体（オクトレオチド酢酸塩徐放性製剤〈サンドスタチン®LAR®〉）に加え，ストレプトゾトシンや分子標的治療薬（エベロリムス，スニチニブ）が有効である．

2）VIPオーマ

❶病因

VIPの生理作用は①腸管におけるNa$^+$，Cl$^-$，水分の分泌亢進作用および吸収阻害作用と大腸でのK$^+$排出亢進作用，②胃腸運動亢進作用，③胃酸分泌抑制作用，④血管拡張作用，⑤骨吸収刺激作用，⑥グリコーゲン分解作用があげられる．成人では膵内（特に膵尾部）に発生することが多いが，小児では神経芽細胞腫，神経節神経腫，神経節芽細胞腫のように交感神経節あるいは副腎に発生することが多い（異所性VIPオーマ）．症状出現時には腫瘍は比較的大きい（>2 cm）．好発年齢は40～50歳代，男女比は2：3．

❷症状

特徴的な症状である紅茶様・無臭の水様性下痢（watery diarrhea），低カリウム血症（hypokalemia），胃低酸症（achlorhydria）からWDHA症候群ともよばれる．ガストリノーマと違い食事に関係なく持続する水様性下痢が特徴的である．その他，低クロール性代謝性アシドーシス，体重減少，皮膚紅潮（flushing），高カルシウム血症などがある．

❸診断

1日に数Lに及ぶコレラ様の分泌性水様下痢（膵性コレラ症候群）を認めた場合本症を疑う．血中VIPは高値（>1,000 pg/mL）で，症状発現時腫瘍が大きい（>2 cm）ことから診断は容易．

❹治療

対症療法として高度の脱水と電解質異常の補正が重要．根治的腫瘍摘出術が第一選択だが，発見時にはすでに転移例（50～60％）が多く根治手術は不可能な場合が多い．症状軽減にはVIP抑制作用をもつオクトレオチドが有効（80％以上）である．また，ストレプトゾシンや分子標的治療薬（エベロリムス，スニチニブ）が有効．

3）ソマトスタチノーマ

❶病因

ソマトスタチンは中枢神経系，末梢神経系（消化

管粘膜下・筋層神経線維，交感神経節，Auerbach神経叢など），甲状腺（傍濾胞細胞〈C細胞〉），膵臓（D細胞），消化管上皮，副腎髄質など神経内分泌細胞に広く分布する．腫瘍の局在は膵と十二指腸（Vater乳頭部とその近傍）が約半々で，肺小細胞癌，甲状腺髄様癌，褐色細胞腫に伴うこともある．悪性頻度は高く（70～90％），大部分（約90％）は非機能性偶発腫として発見され，摘出腫瘍標本の免疫組織学的検査でソマトスタチン陽性細胞を証明する．

❷ 症状

ソマトスタチンは下垂体ホルモン（GH，TSH）や膵・消化管ホルモンなどの分泌抑制作用のほかに，外分泌機能・腸管運動・吸収機能・内臓血流量などを抑制することから，ソマトスタチノーマではIGT，低酸症，胆石症・胆囊腫大，脂肪便・慢性下痢などの多彩な症状を呈する．

❸ 診断

上述症状に加え血中ソマトスタチン高値（＞100 pg/mL）を認めた場合本症を疑い，消化管腫瘍（膵，十二指腸）の局在診断を行う．

❹ 治療

外科手術が原則．腫瘍径（＞2 cm）で転移のリスクが高く，発見時すでにリンパ節（約25～35％），肝臓（約10％）に転移を認める．腫瘍は緩徐に増大するため，転移巣を含め可能な限り腫瘍減量術を行うべきである．化学療法としてストレプトゾシン単独あるいはフルオロウラシル（5-FU）との併用全身投与や肝転移例ではマイトマイシンC＋エピルビシン＋5-FU各剤併用の肝動脈塞栓術（transcatheter arterial embolization：TAE）などで有効な場合もあるが，その奏効率は低い．近年，分子標的治療薬（エベロリムス，スニチニブ）が有効とする報告が多い．

◆ 文献 ◆

1) Ito T, *et al.*：*J Gastroenterol* 2015；**50**：58-64.

第11章 多腺性内分泌疾患，遺伝性疾患

7 カルチノイド症候群

POINT

- カルチノイド腫瘍は，現在ではWHO分類により神経内分泌腫瘍(NEN)と総称される．しかし，セロトニンを代表として腫瘍が産生する複数の生理活性物質によってもたらされる多彩な症候は，カルチノイド症候群として呼称されている．
- カルチノイド症候群の主要な症状は，発汗を伴わない皮膚紅潮(dry flushing)，激しい下痢と腹痛，右心不全，喘鳴や喘息，ペラグラ様皮疹など多彩である．これに低血圧，高体温，頻脈などが伴発するとカルチノイドクリーゼとよばれる重篤な病態となり，直ちに治療を開始しないと致命的となる．
- 本症の生化学的診断はセロトニンの代謝産物である尿中5-ハイドロキシインドール酢酸(5-HIAA)排泄量の増加である．
- 本症の根治的治療は外科的切除である．しかし進行例（特に肝転移例）では根治は困難なことが多く，集学的治療が必要である．カルチノイド症状に対してはソマトスタチン誘導体(SSA)が有効である．

概念

カルチノイド腫瘍は神経内分泌細胞に由来する腫瘍で，当初良性腫瘍と考えられていたが，現在では転移能を有する悪性腫瘍と認識されている．カルチノイド腫瘍は2017年のWHO分類で内分泌系の性質と表現型を有する神経内分泌腫瘍(neuroendocrine neoplasm：NEN)と総称され，高分化型の神経内分泌腫瘍(neuroendocrine tumor：NET)と低分化型の神経内分泌癌(neuroendocrine carcinoma：NEC)に大別され(表1)[1]，NENはさらに増殖能によりNET G1～3とNEC G3にグレード分類される．NEN(カルチノイド腫瘍)は膵・消化管に最も多く発生し，次いで肺・気管支に多く，胸腺や卵巣などにも発生する．

神経内分泌細胞はアミン前駆体を取り込み，脱炭酸によって活性アミンを合成する能力(amine precursor uptake and decarboxylation：APUD)やペプチドホルモンの産生能をもつことから，腫瘍化したNENでは複数の生理活性物質やホルモンを産生・分泌することが多い．NENが産生する複数の生理活性物質（セロトニン，ブラジキニン，ヒスタミン，PGなど）によって引き起こされる多彩な症候はカルチノイド症候群とよばれる[2,3]．

疫学

わが国(2005年)の膵神経内分泌腫瘍(pancreatic neuroendocrine neoplasm：P-NEN)および消化管内分泌腫瘍(gastroentero-neuroendocrine neoplasm：GE-NEN)の人口10万人当たりの有病患者数はそれぞれ2.23人と3.5人，また新規発症率はそれぞれ1.01人/年と2.1人/年であり，欧米よりも2～3倍高い[4]．またわが国のGE-NENは前腸由来(28.8％)，中腸由来(5.2％)，後腸由来(66％)と中腸が少なく[4]，欧米の中腸由来(30％)が多いのと対照的である．

病態生理

胎生・発生学的に発生する部位（前腸，中腸，後腸）によってNENの腫瘍特性が異なる(表2)．前腸由来NENは5-ハイドロキシトリプトファン(5-hydroxytryptophan：5-HTP)やヒスタミンを産生しやすく，またペプチドホルモン(ACTH，バゾプレシンなど)を産生して異所性ホルモン症候群を合併することがある．中腸由来NENはセロトニンを産生しやすく，トリプトファンを基質として5-HTPを経て5-ハイドロキシトリプタミン（セロトニン）が生成されると，肝で代謝されて5-ハイドロキシインドール酢酸(5-hydroxyindole acetic acid：5-HIAA)として尿中へ排泄される．後腸由来NENは活性アミンを産生することはまれである．

臨床症状

カルチノイド症候群の主要な症状には発作性の皮膚紅潮(flushing)，激しい下痢と腹痛，気管支喘息，右心不全，ペラグラ様皮疹などがある．腫瘍が肝転移するとこれらの症状が出現しやすい．これは肝転移巣で産生された生理活性物質は肝での代謝を受けずに直接全身を循環するためである．カルチノイド症候群の出現は，前腸由来NEN（胃・十二指腸，膵，気管支，肺）によるものが多い．しかし，本症候群の出現は全NENのうちわずか（欧米3～5％，わが国1.7％）である[4]．

発汗を伴わない皮膚紅潮(dry flushing)は本症に

表1 WHO2017 分類による神経内分泌腫瘍(NEN)と増殖能による Grading

神経内分泌腫瘍(NEN)	Ki-67 指数(%)	核分裂像数(10HPF)
高分化型 NEN		
神経内分泌腫瘍(NET) G1	<3	<2
神経内分泌腫瘍(NET) G2	3〜20	2〜20
神経内分泌腫瘍(NET) G3	>20	>20
低分化型 NEN		
神経内分泌癌(NEC) G3 　小細胞型 　大細胞型	>20	>20
混合型神経内分泌非内分泌腫瘍(MENEN/MINEN)		

〔1) Lloyd RV, et al. (eds):WHO Classification of Tumours of Endocrine Organs, 4th ed. WHO Classification of Tumours, Vol. 10, IARC, 2017.〕

表2 神経内分泌腫瘍(NEN)の発生部位による特徴

発生部位	前腸	中腸	後腸
臓器	気管支・肺，胸腺，胃，近位十二指腸，膵	遠位十二指腸，空・回腸，虫垂，上行結腸，横行結腸前半	横行結腸後半，下行結腸，直腸
組織像	混合型	島状	索状/充実性
銀反応	銀好性(argyrophil)	銀親和性(argentaffin)	いずれもない
5-HTP 分泌	増加	少ない	ない
セロトニン分泌	少ない	多い	ない
尿中 5-HIAA	正常〜軽度上昇	上昇	正常
ヒスタミン分泌	しばしば	ない	ない
カルチノイド症候群	しばしば(30%)	多い(70%)	ない
皮膚紅潮(dry flushing)	斑状，鮮紅色(非定型的)持続性(流涙，低血圧を伴う)	一過性，びまん性，紫紅色(定型的)，慢性，赤紫色	ない
異所性ホルモン症候群との合併	あり	まれ	まれ
遺伝子異常	11q13 欠失	18q, 18p の欠失	不明

特徴的な症状である(約80%)．小腸 NEN では定型的なびまん性で赤色の皮膚紅潮で，発作的に顔面，頸部，上半身に出現し，持続時間も数分と短い．しかし，慢性化すると赤紫色の皮膚紅潮となり，顔面の毛細血管拡張を伴う．胃 NEN では非定型的でヒスタミンによる斑状の鮮紅色の皮膚紅潮を呈する．また，気管支 NEN では全身に出現する皮膚紅潮が数時間(時には数日)持続して流涙，唾液腺腫脹，顔面腫脹，低血圧を伴う．ストレス，アルコール，感染，香辛料，薬物などによって誘発されることもある．腫瘍から分泌されるセロトニンや複数の血管拡張性物質(ブラジキニン，ヒスタミン，PG，タキキニンなど)が原因と考えられる．

腫瘍から分泌される生理活性物質は腸管蠕動亢進作用による激しい下痢(70%)や腹痛(40%)，おもに右心系の弁膜異常(肺動脈狭窄，三尖弁閉鎖不全)や右心不全(10〜20%)，気管支収縮作用による喘鳴や喘息(15%)，トリプトファン不足によるペラグラ様皮疹(5%)など，多彩な症状を呈する．
カルチノイドクリーゼは特発的あるいは何らかの誘因(麻酔，感染，化学療法，肝動脈塞栓術など)によって，著明な皮膚紅潮，下痢，低血圧，高体温，頻脈などを呈する重篤な病態で，直ちに治療しないと致命的となる．

診　断

　NEN（カルチノイド腫瘍）の大部分は無症状のため，画像検査で偶然発見されることが多い．また，発生部位によっては腫瘍による圧迫・狭窄といった局所症状が診断の契機となる．部位に応じて画像検査（超音波検査，CT，MRI）や上・下部の消化管造影，内視鏡検査などを行う．NENではソマトスタチン受容体（SSTR）が過剰発現するため，わが国でもオクトレオスキャン®を用いたソマトスタチン受容体シンチグラフィ（SRS）が腫瘍の局在診断に用いられるようになった．欧米では最近，感度の高い^{68}G標識ソマトスタチン誘導体（DOTATE）を用いた陽電子放射断層撮影（PET）が用いられている．

　本症の生化学診断には尿中5-HIAAの測定が特異性（73%）と感度（ほぼ100%）ともに高い．しかし，食品（バナナ，アボカドなど）や薬品（アセトアミノフェン，フェナセチン，カフェインなど）の過剰摂取により陽性になることがあるので注意を要する．神経特異的エノラーゼ（neuron specific enolase：NSE），pro Gastrin-releasing peptide（proGRP），クロモグラニンA（わが国では未承認）といった腫瘍マーカーの測定も有用である．異所性ACTH症候群やSIADHが疑われた場合，それぞれACTHやバソプレシンを測定する．

治　療

　NENの根治的治療は外科的切除である．腫瘍が限局（2 cm未満）している場合，予後は良好である．しかし周囲臓器や大血管へ浸潤したり，全身に転移した進行例では根治はむずかしく，外科療法，薬物療法，放射線療法などを組み合わせた集学的治療が必要となる．肝転移巣に対しては，肝部分切除術，肝動脈塞栓術（transcatheter arterial embolization：TAE）・肝動脈化学塞栓術（transcatheter arterial chemoembolization：TACE），ラジオ波焼灼術（radiofrequency ablation：RFA）や抗悪性腫瘍薬（ストレプトゾシン，ダカルバジン，ドキソルビシン，フルオロウラシル）の単剤や多剤併用による化学療法が用いられる．NECに対しては肺小細胞癌治療に準じた抗癌剤（シスプラチン，エトポシド，イリノテカン）が用いられる．最近では分子標的治療薬（スニチニブ，エベロリムスなど）が用いられたり，進行性SRS陽性NENに対して欧米では放射能標識（^{111}In，^{90}Y，^{177}Lu）SSAを用いたペプチド受容体放射線療法（peptide receptor radionuclide therapy：PRRT）が試みられている．

　カルチノイド症状に対する薬物治療としてはSSA（オクトレオチド，ランレオチド）が90%以上で有効である．SSAは腫瘍から産生されるセロトニンを代表とする種々の生理活性物質の分泌を抑制することから，本症の症状を速やかに軽減させ，尿中5-HIAA排泄も減少する．また，SSAは手術，TAE，化学療法などに伴って急激に発症するカルチノイドクリーゼの予防にも有効である．インターフェロンαもカルチノイド症状の約40〜50%に有効である．

予　後

　NET G1〜G3は高分化型NENであり，異型度および悪性度は低い．一般に腫瘍の発育が緩徐で進展が遅いため治癒率が高く，たとえ転移がみられても術後の長期生存も可能である．特に，虫垂，直腸，気管支NETの5年生存率は高い（80〜90%）．しかし，NEC G3は低分化型NENであり，異型度および悪性度が高く，予後不良である．

◆ 文　献 ◆

1) Lloyd RV, et al.（eds）：WHO Classification of Tumours of Endocrine Organs, 4th ed. WHO Classification of Tumours, Vol. 10, IARC, 2017.
2) Eriksson B, et al.：Endocrinology. 5th ed, In：DeGroot LJ, et al.（eds），Elsevier-Health Sciences Division 2005；3571-3584.
3) Oberg K：Williams Textbook of Endocrinology. 13th ed, In：Malmed S, et al.（eds），W.B. Saunders 2016；1833-1853.
4) 膵・消化管神経内分泌腫瘍（NET）診療ガイドライン，日本神経内分泌腫瘍研究会（JNETS），膵・消化管神経内分泌腫瘍診療ガイドライン作成委員会（編），金原出版 2015.

第11章 多腺性内分泌疾患，遺伝性疾患

8 ホルモン受容体異常症

POINT
- Laron症候群は成長ホルモン受容体（GHR）遺伝子の変異により発症し，インスリン様成長因子-I（IGF-I）投与による治療を行う．
- 甲状腺ホルモン不応症（RTH）は甲状腺ホルモン受容体β（TRβ）の異常により発症し，変異TRβがドミナントネガティブ作用を示す．
- 偽性副甲状腺機能低下症（PHP）は，近位尿細管におけるGsαの機能不全により発症する．

はじめに

ホルモン受容体異常症とはホルモンの作用機構の異常に起因する疾患群で，代表的疾患としてLaron症候群，甲状腺ホルモン不応症（resistance to thyroid hormone：RTH），偽性副甲状腺機能低下症（pseudohypoparathyroidism：PHP）があげられる．

Laron症候群

1）病態

重症型の成長ホルモン分泌不全性低身長症と同じ症状（低身長〈short stature：SS〉，特異的顔貌，肥満等）にもかかわらず血漿GH値が高値を示す症例が1966年にLaronにより報告された．Laron症候群は，本来は成長ホルモン不応性症候群全般が該当するが，一般的には成長ホルモン受容体（GHR）遺伝子の変異によるものを指す場合が多い．

2）疫学

1966年以降，ユダヤ人を中心にこれまでに250例以上の成長ホルモン不応性症候群患者が報告され，70種類以上のGHR遺伝子変異が発見されている[1]．GHRの細胞外ドメインの変異例が多いが，細胞質内・細胞内ドメインの変異例も報告されている．わが国では，数例の報告があるのみである．遺伝形式は常染色体劣性遺伝を示す．

3）主要症候

著明なSS（-4〜-10 SD），特異的顔貌（前額突出，鞍鼻），肥満，思春期遅発，骨端線閉鎖の遅延，骨密度（bone mineral density：BMD）の減少等が認められる．

4）検査

血清GH基礎値は高値で，各種のGH分泌刺激試験に対しては過剰分泌を示す．一方，血清インスリン様成長因子（IGF）-I・IGF結合蛋白（IGF-binding protein：IGFBP）3は低値を示し，外因性のGH投与（0.1 U/kg/day，1日1回，4〜5日間）に対しても無反応である[2]．また，血中に放出されたGHRの細胞外ドメインからなるGH結合蛋白（GH-binding protein：GHBP）が多くの症例で測定感度以下を示すが，GHBPが正常値を示す症例も存在する．

5）診断

-3 SD未満の高度のSSが認められ，低栄養や肝障害などIGF-I低値をきたす病態が存在しない場合，前述の検査所見を満たせばLaron症候群とほぼ診断できる．GHRの遺伝子変異の同定により診断が確定する．

6）治療

遺伝子組換えヒトIGF-Iを，1回0.05〜0.2 mg/kg，1日1〜2回食前に皮下注する．本疾患においてはIGFBP3が低値であるためIGF-Iの血中半減期が短くなることから，1日2回の投与が望ましい．また，副作用として低血糖症を起こすことがあるので，低用量から開始して症状・血中IGF-I濃度をモニターしながら慎重に増量を行う．

7）予後

骨に対するGHの直接作用が改善しないこともあり，GH分泌不全性のSS児にGH補充療法を行った場合のような成長速度（gromth velocity：GV）の促進は認められない．

甲状腺ホルモン不応症

1）病態

RTHは，甲状腺ホルモンの作用機構上の問題により，甲状腺ホルモンの標的臓器における反応性が障害された病態である．そのため，下垂体においてT3によるTSH分泌抑制が不十分となり，血中FT3・FT4が高値にもかかわらずTSHが正常〜高値となる，不適切TSH分泌症候群（syndrome of inappropriate secretion of TSH：SITSH）を示す．RTHの原因はTRβの遺伝子異常で，これまで1,000例以上の報告がなされている．近年TRαの遺伝子異常も発見された[3]．図1に示されるように，TRβの変異はT3結合領域内の3か所に限定されている[4]．大部分の症例は家族内発症で，常染色体優性遺伝を示すこ

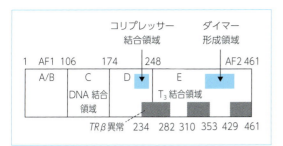

図1 甲状腺ホルモン不応症に認められる TRβ 異常
〔(4)梅澤良平,他:甲状腺ホルモン不応症.ホルモンと臨床 2008;**56**:53-59 より改変〕

とから,変異 TRβ がドミナントネガティブ作用により正常 TR の機能を抑制していると考えられている.散発例は 10～15% で認められる.また,臨床的には RTH であっても,TRβ に異常が認められない症例が 20% ほど存在しており,甲状腺ホルモン作用における TR 以外(転写共役因子など)の異常も推定されている.

2) 疫学

RTH の発症に,性差・人種差は認められていない.全世界では 3,000 人以上が報告されている.わが国においては 2009 年の集計で 71 家系 98 人の報告にとどまっているが,アメリカならびに北海道で行われた新生児スクリーニングで出生 40,000 例中 1 例程度の発症頻度が推測されていることから,実際はもっと多くの症例が存在している可能性が考えられる.

3) 主要症候

びまん性甲状腺腫は 66～95% の症例で,頻脈は 33～75% の症例で認められる.小児では情緒不安定や多動を示す注意欠陥/多動性障害(atten-tion-deficit/hyperactivity disorder:AD/HD)が 40～60% の症例で認められる.多くの症例では増加した甲状腺ホルモンにより反応性の低下が代償され,全身の代謝状態はほぼ正常に保たれる(全身型).一部の症例(下垂体型)では,下垂体における反応性の低下が末梢組織における反応性の低下より強いために,甲状腺機能亢進症状が出現する.同一の家系・TRβ 異常から両型が認められることから,両型の差異は遺伝子異常のタイプによっては区別されない.

4) 検査

血中 $FT_3 \cdot FT_4$ が高値にもかかわらず TSH が抑制されていない SITSH を呈する.血中 T_3/T_4 比は,Basedow 病が T_3 優位なのに対して,正常範囲内を示す.抗 TSH 受容体抗体(TRAb, TSAb)や,抗 TPO 抗体・抗サイログロブリン抗体は基本的には陰性である.甲状腺放射性ヨウ素摂取率は,Basedow 病同様に高値を示す.甲状腺刺激ホルモン放出ホルモン(thyrotropin releasing hormone:TRH)試験に対しては,TSH は正常の反応を示す.また,甲状腺ホルモン(T_3 製剤)を 100 μg 経口投与すると,正常では下垂体の TSH 分泌が抑制されて TRH 試験に無反応になるが,RTH では TRH に対する TSH の反応性が残存する.生化学検査では,血中コレステロールやクレアチンキナーゼ(creatine kinase:CK)が,甲状腺ホルモン高値とそぐわない値を示す.

5) 診断

SISTH を示す下垂体 TSH 産生腺腫との鑑別が重要である〔詳細は「11 甲状腺ホルモン不応症(その他の不適切 TSH 分泌症候群を示す疾患)」(p. 304)参照〕.また,臨床的に甲状腺ホルモンの不応性を診断する目的で,T_3 抑制試験を行う必要があるが,プロトコルが煩雑で実際に施行するには困難を伴う.遺伝子診断で TRβ の変異が認められれば,診断は確定する.変異部位はエクソン 8, 9, 10 に対応した 3 か所の hotspot(図1 の灰色部分)に集中しており,この領域の遺伝子解析を行う.

6) 治療

大部分の症例は甲状腺ホルモンの上昇により TRβ の異常が代償されているので,治療は不要である.小児で発育障害や機能低下症状を認める場合は,血中甲状腺ホルモンが高値でも T_4 の補充を行う.甲状腺機能亢進症状を訴える患者に対しては,頻脈・動悸や振戦に対して β 遮断薬や抗不安薬を投与する.抗甲状腺薬は TSH 分泌をさらに亢進させるので用いない.近年,TRβ に対する親和性が高い T_3 誘導体の 3,5,3'-triiodothyroa-cetic acid(TRIAC)の有効性が報告されている[4].

7) 予後

RTH の母親は,流産や低出生体重児の出産が多いことが報告されており,妊娠時は注意が必要である.

偽性副甲状腺機能低下症

1) 病態

PTH がその標的臓器(特に腎近位尿細管)において不応であるため,低カルシウム血症・高リン血症をきたす.PHP は,外因性 PTH に対する反応性(Ellsworth-Howard 試験)により,サブタイプに分類される(表1).PHP1 型は PTH に対する尿中 cAMP・尿中 P 排泄の増加反応が認められないもので,さらに 1a, 1b, 1c に分類される[5].PHP2 型では尿中 cAMP の増加反応は正常であるが,尿中 P 排泄の増加反応が認められない.近年では,1c 型と 2 型の存在は疑問視されつつある.

PHP1a 型は,PTH/PTH 関連ペプチド受容体(PTH/PTHrP receptor:PTHR1)と共役する Gs 蛋白 α サブユニット(Gsα)をコードする遺伝子である GNAS の機能喪失型変異に由来する.GNAS は近位

表1 偽性副甲状腺機能低下症の分類

		PHP1a	PPHP	PHP1b
AHO 徴候		あり	あり	なし
遺伝形式		常染色体優性・母系遺伝	常染色体優性・父系遺伝	常染色体優性・母系遺伝
血清 Ca 濃度		正常〜低値	正常	低値
Ellsworth-Howard 試験	尿中 cAMP	低下	正常	低下
	尿中リン排泄	低下	正常	低下
PTH 以外のホルモン抵抗性		あり	なし	軽度あり
赤血球膜 Gsα 活性		50% に低下	50% に低下	正常
GNAS 異常		機能喪失型変異	機能喪失型変異	メチル化異常

尿細管では父性刷り込みをされており，母性由来のアリルのみが発現している．したがって，母性由来のアリル変異では近位尿細管の PTHR1 のシグナル伝達が障害されて PTH 不応となる．その結果，近位尿細管におけるビタミン D 活性化・P 排泄が障害される．他臓器では父性由来のアリルが発現しているため，Gsα は 50% の活性を示す．そのため，Albright 遺伝性骨異栄養症（Albright hereditary osteodystroph：AHO）徴候を示す．一方，父性由来のアリル変異では，近位尿細管では正常の母性由来のアリルが発現しているために PTH 不応症は起こさないが，他臓器での Gsα 活性は 1a 型同様 50% の活性を示すため AHO 徴候をきたす（偽性偽性副甲状腺機能低下症〈pseudopseudohypoparathyroidism：PPHP〉）．PHP1b 型は孤発例と家族例の両方が存在するが，GNAS 変異ではなく遺伝子上流域のメチル化異常等が原因と考えられている．なお，PHP1b 型では AHO 徴候を認めない．

2）疫学

厚生省研究班の1998年度全国疫学調査では203例の本症患者が報告されたが，これによりわが国の患者数は約 430 例と推計されている．その大部分はⅠ型で，Ⅰ型の約半数がⅠa 型である．

3）主要症候

症状は小児期に発症する例が多い．低カルシウム血症に伴うテタニー（Trousseau 徴候，Chvostek 徴候を含む），けいれん，てんかん，感覚異常が認められる．さらに，白内障，歯牙発育障害，大脳基底核石灰化も認められる．また，精神遅滞や Gsα を介するほかのホルモンに対する抵抗性をきたす場合もある．PHP1a および PPHP に特徴的な所見として，AHO 徴候（SS，肥満，円形顔貌，短指（趾）症，第四〜五中手骨短縮，歯牙低形成，皮下・軟部組織の異所性石灰化など）があげられる．

4）検査

低カルシウム血症，高リン血症を示す．血清 PTH は高値を示す．X 線像では，中手骨・中足骨短縮がみられることが多い．頭部 CT ではほとんどの症例で大脳基底核の石灰化が認められる．

5）診断

低カルシウム血症，高リン血症をきたした症例で低マグネシウム血症や腎不全が除外され，血清 PTH が高値であれば，PHP が考えられる．Ellsworth-Howard 試験，AHO 徴候の有無，他ホルモン（TSH や LH・FSH など）の上昇の有無から，サブタイプの分類を行う．

6）治療

活性型ビタミン D_3 の投与により，血清 Ca 値の正常化を図る．一般的に，カルシウム製剤の使用は不要である．通常，血清 Ca 値が正常化すれば血清リン値も正常化する．

7）予後

血清 Ca 値が良好にコントロールされれば，予後は良好である．活性型ビタミン D_3 の過剰投与による高カルシウム尿症の出現に注意する．

◆ 文 献 ◆

1) David A, et al.：*Endocr Rev* 2011；**32**：472-497.
2) 加治秀介：日本臨牀 2002；**60**：306-312.
3) Bochukova E, et al.：*N Engl J Med* 2012；**366**：243-249.
4) 梅澤良平，他：ホルモンと臨床 2008；**56**：53-59.
5) 皆川真規：日本内科学会雑誌 2007；**96**：713-718.

第11章 多腺性内分泌疾患，遺伝性疾患

9 下垂体関連遺伝子疾患

POINT

- 下垂体関連遺伝子疾患をきたす代表的な原因遺伝子には，下垂体ホルモンの遺伝子のほか，視床下部ホルモンとその受容体，下垂体特異的な転写因子の遺伝子などがある．
- 典型的な表現型は先天性・家族性であるが，成人発症・孤発性となるものもある．
- 発生・分化の遺伝子の異常では，臨床像が幅広かったり，浸透率が不完全なこともある．
- 先天性の複合型下垂体ホルモン欠損症*(CPHD)の一部は脳神経系奇形を合併する．

はじめに

下垂体機能低下症をきたす下垂体関連遺伝子疾患は，下垂体の異常のほか，視床下部などの上位器官によっても生じることはよく知られている．1981年に遺伝子欠損による先天性GH単独欠損症*が報告されたのを皮切りに，日本からは先天性TSH単独欠損症*(1989年)，家族性中枢性尿崩症(1991年)，さらに，ホルモン遺伝子の転写調節にかかわるPIT1異常症(1992年)が世界に先駆けて報告された．原因遺伝子としては，図1と表1に示したように，下垂体ホルモンの遺伝子の他，視床下部ホルモンとその受容体，転写因子，ホルモンの産生分泌にかかわる酵素，ホルモン産生細胞の発生・分化・遊走・増殖にかかわる各種の遺伝子などがある．近年では，次世代シークエンサーを用いて新たな遺伝子の異常が次々と明らかにされてきたが，まだまだ原因が不明な症例も多い．

遺伝子疾患は典型例では先天性・家族性であるが，成人発症・孤発性となるものもある．また，特に発生・分化に関与する遺伝子の異常では，臨床像は幅広く，たとえ同じ遺伝子の異常であっても発症年齢や障害ホルモンの種類・程度が異なることも少なくない．また，浸透率が不完全で患者と同じ変異があっても発症しない場合もある．

本項ではすべては言及できないので，先天性TSH欠損症をきたす遺伝子疾患と先天性の複合型下垂体ホルモン欠損症(combined pituitary hormone deficiency：CPHD)をきたす転写因子の異常を中心に概説することにより全体を概観する．

主要症候・検査・診断・治療

欠損するホルモンの種類による．先天性のホルモン欠損で特徴的な症候としては，GH，ACTHの重

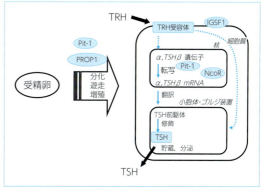

図1 下垂体関連遺伝子疾患の原因蛋白
先天性TSH欠損症をきたす代表的な蛋白の細胞内局在を青の地で示した．

度の欠損では出生後間もなく低血糖をきたすことがあり，TSHの重度の欠損では新生児黄疸の遷延などクレチン症の早期症状をきたすことがある．一方，軽度の欠損の場合，遅発性となり，成人になってからホルモン分泌低下症をきたすこともある(詳しくは，他の項を参照)．

1) 先天性TSH欠損症をきたす遺伝子疾患

先天性のTSH欠損をきたす代表的な蛋白・遺伝子としては，図1・表1[2~4)]のように，ホルモンのTSH・TSHB遺伝子の他，TRH受容体のPIT1・TRHR遺伝子，TSHB遺伝子の転写調節にかかわるPROP1・PIT1遺伝子，TSH産生細胞の分化などにかかわる転写共役因子のNcoR・PROP1遺伝子，膜蛋白のIGSP1・IGSF1遺伝子，聴覚障害を伴うTBL1X遺伝子がある．

先天性TSH単独欠損症という疾患単位は，宮井らが1971年に初めて家族発症例により報告し，その後ヒトTSHβ(TSHB)鎖遺伝子のクローニングに初めて成功し，1989年にはそのQ29R変異が本症の原

---

*本項の複合型下垂体ホルモン欠損症は下垂体前葉機能低下症，GH単独欠損症はGH分泌不全症，TSH単独欠損症はTSH分泌低下症として指定難病78「下垂体前葉機能低下症」に含まれている．

表1 下垂体関連遺伝子疾患[2~4)]

A. 先天性下垂体ホルモン単独欠損症

病因遺伝子(報告年)遺伝形式	蛋白の種類	疾患名
TSHB(1989) AR	ホルモン蛋白(TSHβ鎖)	先天性 TSH 単独欠損症
TRHR(1997) AR	ホルモン受容体	(同上)
IGSF1(2012) XLR	膜蛋白	(同上)
TBL1X(2016) XLR	転写共役因子(NcoR)	(同上)
GH1(1981) AR, AD	ホルモン蛋白	先天性 GH 単独欠損症
GHRHR(1996) AR	ホルモン受容体	(同上)
POMC(1998) AR	ホルモン蛋白	先天性 ACTH 単独欠損症
TBX19/TPIT(2001) AR	転写因子	(同上)
FSHB(1993) AR	ホルモン蛋白(FSHβ鎖)	先天性 FSH 単独欠損症
LHB(1992) AR	ホルモン蛋白(LHβ鎖)	先天性 LH 単独欠損症
AVP(1991) AD	ホルモン蛋白	家族性中枢性尿崩症

B. 主な複合型下垂体機能低下症

病因遺伝子(報告年)遺伝形式	蛋白の種類	機能低下ホルモン, 併発症
PIT1/POU1F1(1992) AD, AR	転写因子	GH, TSH, PRL
PROP1(1998) AR	転写因子	GH, TSH, PRL, (Gn, ACTH).
HESX1(1998) AD, AR	転写因子	GH, (ACTH, TSH, Gn, PRL). 中隔視神経異形成症(SOD)
LHX3(2000) AR	転写因子	GH, TSH, PRL, Gn, (ACTH). 頸の回旋障害, (感音難聴)
LHX4(2001) AD, AR	転写因子	GH, (ACTH, TSH, PRL, Gn). Chiari 奇形
OTX2(2008) AD	転写因子	GH, (ACTH, TSH, PRL, Gn). (無・小眼球症)
ARNT2(2013) AR	転写因子	AVP, TSH, GH, ACTH. Webb-Dattani 症候群

C. 下垂体機能低下を併発する症候群

病因遺伝子(報告年)遺伝形式	蛋白の種類	機能低下ホルモン, 併発症
PCSK1/PC1(1997) AR	プロホルモン変換酵素	ACTH, Gn. 肥満, 食後低血糖, 低インスリン
SHOX(1997) AR	転写因子	GH. (Leri-Weill 症候群)
SOX3(2002) XLR	転写因子	GH, (TSH, PRL, Gn, ACTH). (精神遅滞)
SOX2(2003) AD	転写因子	Gn, (GH). (無・小眼球症)
WFS1(1998) AR	小胞体ストレスシグナル伝達	AVP. Wolfram 症候群
DMXL2(2014) AR	分泌小胞関連	TSH, Gn. Polyendocrine-polyneuropathy syndrome

複合型下垂体機能低下症を併発する全前脳胞症
GLI2, GLI3, SHH, TGIF, SIX3, ZIC2

Kallmann 症候群の原因遺伝子
KAL1, FGFR1, FGF8, FGF17, IL17RD, PROK2, PROKR2, CHD7, TAC3, TAC3R, NSMF/NELF, WDR11, HS6ST1, KISS1, KISS1R, FEZF1, SPRY4, DUSP6, FLRT3

副腎皮質機能低下症を併発する中枢性性腺機能不全
NR0B1/DAX1, NR5A1/AD4BP/SF1

肥満を併発する中枢性性腺機能不全
LEP, LEPR, KLB

他の中枢性性腺機能低下症
GNRH1, GNRHR, POLR3A, POLR3B, SEMA3A, SMCHD1, PNPLA6, RAB3GAP2, STUB1, CHD4

AR:常染色体潜性(劣性)遺伝, AD:常染色体顕性(優性)遺伝, XLR:X連鎖(伴性)潜性(劣性)遺伝は, 症例により機能低下ホルモン, 併発症が多様なものには( )をつけた. *SHOX* 遺伝子は, Xp22.3 と Yp11.3 の偽常染色体領域に男女とも1対存在する.
[2)] 伊達木澄人:小児内科 2017;49:193-197. 3)長谷川行洋:たのしく学ぶ小児内分泌. 診断と治療社, 2015. 4)OMIM- Online Mendelian Inheritance in Man https://www.omim.org/より)

因であることを明らかにした．さらに TSHB 遺伝子の転写調節因子 Pit-1 をコードする PIT1 遺伝子のクローニングに初めて成功し，1992 年には PIT1 異常症による新しい型の TSH 欠損症も報告し，転写因子の異常という新たな疾患概念も提唱した[1]．

❶ TSHB 遺伝子

TSHB 遺伝子に関しては日本ではこの Q29R 変異のみが数家系で報告され，患者家族の出身地が一つの地域に関係することから創始者効果で変異が広がったと考えられた．世界的には他に遺伝子欠損を含めて 9 つの常染色体潜性（劣勢）変異が報告されている．

❷ TRHR 遺伝子

TRHR 遺伝子変異は PRL の分泌低下もきたすが，臨床的には TSH 単独欠損症と扱われることが多い．TSHB 遺伝子ではクレチン症をきたすのに対し，成長障害を認めるものの精神遅滞を認めず，幼児期までの甲状腺機能は一部保たれている．これまで外国の 2 家系 3 症例で 2 つの常染色体潜性（劣勢）変異が報告されている．

❸ IGSF1 遺伝子

IGSF1 遺伝子は X 染色体にあり，遺伝子産物は 12 の免疫グロブリン様のドメインをもつ膜蛋白で，mRNA は膵臓，精巣，胎児脳，Rathke 囊，下垂体で，蛋白はとりわけ GH，PRL，TSH を産生する細胞で発現する．最近の研究で TRH 受容体の発現を調節していると考えられている．IGSF1 遺伝子変異は当初は中枢性甲状腺機能低下症と思春期の頃に精巣腫大を認めた複数の家族例で報告され，多くで PRL は低値，一部は一過性の GH 分泌低下を認めた．これまでに 2 種類の遺伝子欠失を含めて 14 の X 染色体潜性（劣勢）変異が日本人を含めて報告されている．2/3 が PRL 分泌低下を，また，一部は一過性の GH 分泌低下と多様性を呈する．ヘテロの女性キャリアーの 1/3 で中枢性甲状腺機能低下，10% で PRL 低値を認めたが授乳には影響を認めなかった．

❹ TBL1X 遺伝子

TBL1X 遺伝子も X 染色体にあり，遺伝子産物は転写因子である甲状腺ホルモン受容体の転写共役因子（転写制御因子）NcoR の構成分子で，下垂体と視床下部室傍核で発現する．X 染色体潜性（劣勢）遺伝の家族例で，次世代シークエンサーによる X 染色体の全ゲノム解析で TBL1X 遺伝子に変異が同定され，孤発例 50 例の TBL1X 遺伝子を解析し，5 人で 5 つの異なる変異が同定された．患者は全員，軽度から重度の聴力障害を認めた．家族解析ではヘテロの変異を認めた女性 2 人が中枢性甲状腺機能低下症と診断され 1 人は 27 歳に診断・治療開始された．変異が 1 つのアリルにあった残りの男性 2 人と女性 8 人の FT_4 値は基準範囲内の半分以下であるという．多様性を呈した．

2）先天性の複合型下垂体ホルモン欠損症（CPHD）をきたす遺伝子疾患

PIT1 異常症が報告された後，様々な新たな転写因子異常による CPHD が報告されてきた．転写因子はホルモン遺伝子の転写調節だけでなく，ホルモン産生細胞の発生・分化・遊走・増殖にも働くことがある．ここでは CPHD をきたす代表的な転写因子異常症について概説する．

❶ PIT1/POU1F1** 遺伝子

PIT1 遺伝子産物（Pit-1）は動物で GH1 遺伝子と PRL 遺伝子の転写調節領域に結合して転写を活性化する下垂体特異的な核蛋白／転写因子として同定され 1988 年に動物でクローニングされた．291 アミノ酸よりなり，POU 特異的領域と POU 型ホメオドメインを有する．マウスでは胎生 13.5 日から発現が始まり，GH・PRL・TSH 産生細胞に発現が限局する．

PIT1 異常症は，GH，TSH，PRL が欠損し，CPHD として初めて原因遺伝子が同定された．本症では GH と PRL を乳児期までに完全に欠損し，出生当日に GH 欠損のため，低血糖症状で発症することもある．TSH は多くは乳児期までに完全に欠損する一方，Pit-1 の活性低下が軽い変異では 10 代で初めて下垂体性甲状腺機能低下症を呈する不完全機能欠失の遅発例も報告されている．下垂体の大きさは低形成ないし正常であることから，TSH，GH，PRL 産生細胞の分化・増殖に必須であることも症例や GH・TSH・PRL 複合欠損マウス（dw）などを通じて示された．このように，PIT1 異常症は標的遺伝子や発現細胞が明快で，転写因子異常症を説明するモデル疾患といえる．

遺伝子異常は対立遺伝子が共に異常があって初めて発症する常染色体潜性（劣性）変異と対立遺伝子の一方に異常があるだけで発症する常染色体顕性（優性）変異の両者が報告されている．

一番多い R271W 変異は顕性（優性）阻害性変異（dominant negative mutation）で，約半数の症例で発見されており，ほとんどが配偶子の形成時に新しく起こった（de novo）変異で，変異の起こりやすい部位である．

本疾患はわが国で一番多く報告されていて，発症

**POU1F1 は，PIT1 遺伝子に対するヒトの遺伝子命名の国際委員会（HGNC；HUGO Gene Nomenclature Committee）推奨の遺伝子名称．HGNC は遺伝子名をイタリック表記することも推奨しており，一部の Journal ではこれらを編集時の指標としているが，常に使用しないといけないという状況ではない．

頻度は2年に1人(約230万人に1人)以上である.

❷ *PROP1* 遺伝子

PROP1 遺伝子産物(PROP1)はGH・TSH・PRL複合欠損マウス(*df*)の病因遺伝子として1996年にポジショナルクローニングされた. PROP1はペアード型ホメオドメインをもつ226アミノ酸の転写因子である. マウスでは*PIT1*遺伝子の発現より早期に一過性に発現し, PIT1の上位で働く転写因子と考えられている.

*PROP1*遺伝子異常ではヒトでは*PIT1*異常症に比較して軽度のTSH・GH・PRLの分泌不全に加えて, ゴナドトロピン(Gn)やACTHの分泌不全もきたす. ホルモン欠損は進行性で, まずGH欠損による発育遅延を認め, 乳児期から思春期までにTSHを不完全に欠損する. 性腺機能低下症は, 二次性徴を欠如する場合と, 遅発性で二次性徴の出現を認めた後に性腺機能低下症をきたす場合がある. 副腎機能低下症は10歳代から認められ始め40歳以上では過半数を占める. 下垂体の大きさは低形成, 腫大, トルコ鞍空洞(empty sella)など多様で, 経時的に低形成の後, 腫大することもある.

現在まで欧州では複数の変異が認められ, CPHDのおもな原因であるが, 日本人では稀である.

❸ *HESX1* 遺伝子

HESX1 遺伝子産物(HESX1)はペアード型ホメオドメインをもつ185アミノ酸の転写因子である. マウスでは下垂体特異的転写因子としては胎生8.5日からと最も早期に一過性に, 前脳からRathke嚢にかけて発現が認められる.

*HESX1*遺伝子異常と最初に報告された症例は, 出生当日に低血糖症状で発症し, 先天性ACTH・GH・TSH・PRL・Gn複合欠損症に脳梁欠損, 透明中隔欠損, 視神経低形成の中隔視神経異形成症(septo-optic dysplasia:SOD)を合併し, HESX1の機能を完全喪失した劣勢変異をホモに認めた1家系である. 報告された他の3家系は優性変異で, GH単独欠損からGH・TSH・Gn複合欠損症まで多彩な病態を呈し, 浸透は不完全で, 健常な家族にも変異をヘテロで認める. また, 本疾患はSOD症例の約1%に認める. 日本人例では出生当日に無呼吸, 低血糖症状で発症し, 先天性ACTH・GH・TSH・Gn複合欠損, 下垂体低形成, 左視神経形成不全を認めた.

❹ *LHX4* 遺伝子

*LHX4*遺伝子産物(LHX4)は2つのLIMドメインとLIM型ホメオドメインをもつ390アミノ酸よりなる転写因子で, 同じLHXファミリーに属するLHX3とほぼ全長にわたりアミノ酸配列が63%一致する. マウスでは胎生8.5日から前脳からRathke嚢にかけて発現が認められる. Lhx3とLhx4の両方の遺伝子を欠失したマウスでは胎生12.5日でRathke嚢が形成されず, *Lhx4*遺伝子欠失マウスではRathke嚢は形成されるものの, 下垂体前葉の分化, 増殖が高度の障害され, GH, PRL, TSH, ACTH, FSH, LHの産生細胞がアポトーシスに陥る.

最初のヒトの*LHX4*遺伝子異常は, GH・TSH・ACTH複合欠損症で, 下垂体低形成, 異所性後葉, トルコ鞍が小さくChiari奇形を合併した家族性の2症例で報告され, 変異は祖父, 母から優性遺伝した. その後の*LHX4*異常症の症例は, GH単独欠損症からPRLやFSH, LHを欠損するもの, 17歳時点ではACTH欠損を認めないものなど, 表現型は多彩である.

❺ *OTX2* 遺伝子

OTX2 遺伝子産物(OTX2)は, ホメオドメインをもつOTXファミリーに属する転写因子である. マウスでは中枢神経系, 耳, 眼球などに発現する. *Otx2*遺伝子欠失マウスは様々な神経系の奇形で胎生致死である. ヘテロ欠損マウスは脳・顔面の奇形, 無・小眼球症などを発症する. OTX2は様々な遺伝子の転写因子で, 下垂体関連では*HESX1*遺伝子, *PIT1*遺伝子, *GNRH1*遺伝子上流に結合領域がある.

ヒトでは最初は無・小眼球症の症例で, 次いで視床下部, 下垂体機能不全の症例で解析された. この結果, 下垂体機能は正常からGH単独欠損からCPHDまで, 眼球症状ないもの, 下垂体低形成や異所性後葉, 精神運動発達の遅れの有無など, 表現型は多彩で, 遺伝形式は常染色体顕性(優性)だが, 浸透度は不完全である.

◆ 文 献 ◆

1) Tatsumi K, *et al.*: *Nat Genet* 1992;**1**:56-58
2) 伊達木澄人:小児内科 2017;**49**:193-197
3) 長谷川行洋:たのしく学ぶ小児内分泌. 診断と治療社, 2015
4) OMIM- Online Mendelian Inheritance in Man https://www.omim.org/(2018年3月確認)

第11章 多腺性内分泌疾患，遺伝性疾患

10 副腎関連遺伝性疾患

POINT

- 副腎皮質刺激ホルモン(ACTH)不応症は家族性グルココルチコイド欠損症(FGD)，ともよばれる．この疾患群はいくつかの遺伝子異常により発症する．
- 副腎白質ジストロフィー(ALD)などの代謝疾患も副腎不全を起こす．
- アルドステロン単独の欠損はアルドステロン合成酵素(CYP11B2)の異常により発症する．

先天性副腎過形成症(congenital adrenal hyperplasia：CAH)と先天性副腎低形成症以外の副腎関連遺伝性疾患について概説する．表1に代表的疾患をまとめた．ACTH不応症は家族性グルココルチコイド欠損病(familial glucocorticoid deficiency：FGD)ともいわれる．ほかにまれな代謝疾患やミトコンドリア病が原因となる．ミネラロコルチコイドの単独欠損としてアルドステロン合成酵素欠損症がある．図1に副腎関連遺伝性疾患の診断フローチャートを示した．

副腎皮質刺激ホルモン不応症，家族性グルココルチコイド欠損症

1) 病因・病態

ACTH不応症またはFGDはACTHの刺激にもかかわらず，グルココルチコイドの分泌不全のみを示し，ミネラロコルチコイドの分泌は保たれている．メラノコルチン2型受容体(melanocortin 2 receptor：MC2R)はACTH受容体をコードする遺伝子，MRAPはMC2R修飾蛋白(MC2R accessory protein：MRAP)をコードする遺伝子である．MRAPは一回膜貫通型の蛋白であり，MC2Rとともに発現し，MC2Rの細胞膜表面への発現に必須である[1]．この両者はACTHの受容体異常として捉えることができる．いずれも常染色体劣性遺伝を示す．

臨床的にはACTH過剰による色素沈着を示す．新生児期からの低血糖，色素沈着，哺乳不良で発症する．原因は不明であるが，高身長を示す．しかしグルココルチコイド補充後に身長は正常化する[1]．

ミトコンドリア活性酸素の分解に必要な酵素であるニコチナマイドヌクレオチドトランスヒドロゲナーゼ(nicotinamide nucleotide transhydrogenase：NNT)遺伝子とチオレドキシンレダクターゼ2(thioredoxin reductase 2：TXNRD2)遺伝子の異常でもFGDが発症する．これらの変異は酸化ストレスを増加させ，副腎皮質細胞のアポトーシスを引き起こすと考えられている[2,3]．まれな病態としてMCM4遺伝子異常によるFGDが報告されている．この異常により染色体の不安定が起こり，FGDに加え，発癌リスクが増加し，低身長，精神発達の遅れなどが起こる．

Allgrove症候群(トリプルA症候群)

ACTH不応症に，食道アカラシア(Acalasia)，無涙症(Alacrimia)を合併することからトリプルA症候群とよばれる．この疾患はalacrimia-achalasia-

表1 原発性副腎不全を起こす遺伝性疾患

病態・疾患	遺伝子	遺伝形式	臨床症状
ACTH作用不全*	MC2R MRAP	常染色体劣性	グルココルチコイド分泌不全，高身長
DNA修復機構異常*	MCM4	常染色体劣性	NK細胞欠損，低身長，小頭症，染色体脆弱性
Allgrove症候群 (トリプルA症候群)	AAAS	常染色体劣性	Achalasia(食道アカラシア)，Alacrimia(無涙症)，難聴，発達遅滞
ミトコンドリアでの活性酸素の分解障害*	NNT TXNRD2	常染色体劣性	グルココルチコイド分泌不全
代謝疾患 副腎白質ジストロフィー	ABCD1	X連鎖劣性	学習障害，性格変化，視力障害，難聴 急速に進行
コレステロール合成障害 Wolman病 Smith-Lemli-Opitz症候群	LIPA DHCR7	常染色体劣性 常染色体劣性	脂肪便，肝脾腫，高脂血症，副腎の石灰化 多発奇形，精神発達遅延

＊：これらの疾患は家族性グルココルチコイド欠損症(FGD)とよばれることがある．
MCM4(ミニ染色体維持複合体成分4)，LIPA(lipase A, lysosomal acid, cholesterol esterase)，DHCR7(7-デヒドロコレステロールレダクターゼ)．

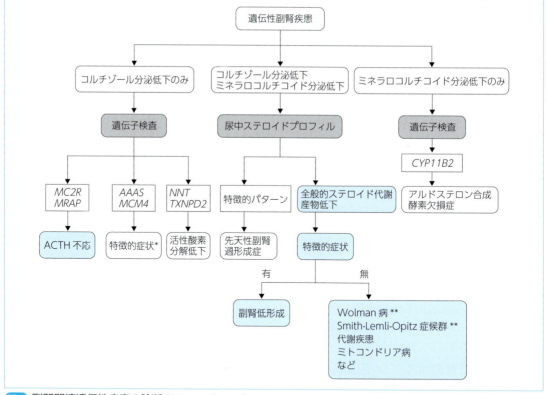

図1 副腎関連遺伝性疾患の診断のフローチャート
グルココルチコイドとミネラロコルチコイド分泌不全の両者を示す場合は先天性副腎過形成症，副腎低形成症がおもな原因である．遺伝子名はイタリックで表示している．
＊：AAAS やミニ染色体維持複合体成分 4 異常の場合，グルココルチコイド分泌不全に加えそれぞれ特徴的症状を示す．
＊＊：Wolman 病や Smith-Lemli-Opitz 症候群はコレステロールの合成障害によりグルココルチコイド，ミネラロコルチコイド分泌不全を示す先天性代謝疾患である．それぞれ表1 に示すような特徴的症状を示す．

adrenal insufficiency neurologic disorder(ALADIN)をコードする *AAAS*(achalasia-adrenocortical insufficiency-alacrimia syndrome)の異常により発症し，常染色体劣性遺伝を示す[2,3]．ALADIN 蛋白は核と細胞質間の物質の移動に関与するとともに，染色体の有糸分裂の紡錘体形成にも役割を果たす[4]．

副腎白質ジストロフィー

副腎白質ジストロフィー(adrenoleukodystrophy：ALD)は X 連鎖劣性の遺伝形式をとり，原発性副腎不全，中枢神経の脱髄，飽和極長鎖脂肪酸の蓄積を起こす[5]．副腎不全に加え，学習障害，性格変化を示し，急速に進行する．

本症の原因は *ABCD1* をコードする X 染色体に存在する *ATP-binding cassette, subfamily D, member 1(ABCD1)* 遺伝子の異常による．*ABCD1* によりコードされる ABCD1 は細胞膜の脂肪酸輸送体であり，ALD ではこの蛋白の異常により細胞質からペルオキシゾーム内への極長鎖脂肪酸の輸送が障害されることにより発症する[5]．副腎では，ABCD1 は副腎皮質にのみ発現している．副腎不全は15歳以前に発症することが多い．

アルドステロン合成酵素欠損症

アルドステロン合成酵素欠損症は常染色体劣性遺伝性疾患であり，新生児期に哺乳不良，低血圧，低ナトリウム血症，高カリウム血症を呈する疾患である[6]．この疾患は CYP11B2 をコードする *CYP11B2* 遺伝子異常によって発症する．この酵素は副腎皮質球状層のみに発現する．内分泌学的に PRA は著しく高値を示す．血液中 DOC の上昇，尿中コルチコステロン(B)代謝物の増加を認める．

文 献

1) 勝又規行：小児内分泌学．第2版，日本小児内分泌学会(編)，診断と治療社 2016；394-395.
2) Malikova J, et al.：Horm Pedaitr Res 2014；**82**：145-157.
3) Brett M, et al.：Endocr Pract 2015；**21**：395-399.
4) Carvalhal, et al.：Mol Biol Cell 2015；**26**：342-348.
5) 三善陽子：小児内分泌学．第2版，日本小児内分泌学会(編)，診断と治療社 2016；395-397.
6) Kondo E, et al.：Endocr J 2013；**60**：51-55.

第11章 多腺性内分泌疾患，遺伝性疾患

11 下垂体腺腫

POINT
- 徐々に下垂体腺腫の遺伝子異常が解明されつつある．
- 下垂体性巨人症／先端巨大症の *GNAS* 異変，Cushing 病の *USP8* 変異の頻度が高い．

下垂体腺腫は，人口1,000人に1人程度の有病率であり，極めてまれというわけではない．その60%はその発症機序が不明であるが，約40%の例について腫瘍発生にかかわる遺伝子異常の背景が推定されている．家族内発症を認める生殖細胞突然変異(germline mutation)および後天的に下垂体腺腫の原因となる体細胞突然変異(somatic mutation)，さらにモザイク変異(mosaic mutation)が報告されている．それぞれを表1にまとめる．

表1 下垂体腺腫とおもな遺伝子変異

	関連遺伝子
遺伝子変異不明(〜60%)	
生殖細胞突然変異(〜5%)	
FIPA	AIP, GPR101
MEN1/4	MEN1, CDKN1B
Carney 複合	PRKAR1A, PRKACB
神経線維腫症1型	NF1
体細胞突然変異	
先端巨大症	GNAS
Cushing 病	USP8
種々のタイプ	PI3KCA
モザイク変異	
McCune-Albright 症候群	GNAS

生殖細胞突然変異

この型のものとしては，家族性下垂体腺腫(familial isolated pituitary adenoma：FIPA)，多発性内分泌腫瘍症(MEN)1型と4型，Carney 複合などが知られている．

1) 家族性下垂体腺腫

FIPA については，ダイオキシン受容体相互作用蛋白(aryl hydrocarbon receptor interacting protein：AIP)とG蛋白結合受容体101(G-protein coupled receptor 101：GPR101)の遺伝子変異が知られている．*AIP* は腫瘍抑制遺伝子であり，その異常は家族性の下垂体腺腫の20%弱に認められる[1]．孤発例でも *AIP* 遺伝子変異を認めるが，*AIP* 遺伝子変異による下垂体腺腫の約半数に家族性を認める．*AIP* 遺伝子変異例においては，大型の下垂体腺腫が多く，下垂体腺腫内のソマトスタチン受容体(SSTR)2型の発現が少ない．よって，*AIP* 遺伝子変異を有する患者の家族スクリーニングは，若年者における下垂体腺腫の早期発見や，下垂体性巨人症／先端巨大症患者における薬物選択に有用な情報を提供する．GPR101 は X 染色体上にあり，その遺伝子変異による発症はほとんどが女性にみられる(X染色体連鎖性巨人症〈X-linked acrogigantism〉)．GPR101 異常はその微小重複(microduplication)によって生じ，細胞内 cAMP 産生亢進によってホルモン分泌過剰となる[2]．

2) 多発性内分泌腫瘍症1型

MEN1(*MEN1* 遺伝子異常)は原発性副甲状腺機能亢進症，下垂体腺腫(30〜40%)，神経内分泌腫瘍(60%)を特徴とする．*MEN1* はユビキタスに発現し，細胞周期にかかわる p27 などの補因子(cofactor)として働いている．*MEN1* 遺伝子変異による下垂体腺腫には，プロラクチノーマが多く，次いで非機能性下垂体腺腫，GH 産生下垂体腺腫となる[3]．

3) 多発性内分泌腫瘍症4型

MEN1 と同じ臨床像を有するも MEN1 の異常を認めないものに cyclin-dependent kinase inhibitor 1B (*CDKN1B*)の遺伝子異常が報告されている[4]．これを MEN4 型とする．

4) Carney 複合

cAMP-プロテインキナーゼ A(protein kinase A：PKA)のシグナル伝達系において重要な役割を果たす PKA の調節サブユニット(PRKAR1A)の変異が報告されている．PRKR1A の機能消失により結果的に PKA は活性化状態となる．また，まれではあるが PKA の触媒サブユニット(PRKACB)の機能獲得変異によって同様に PKA 活性化状態となる例が報告されている．

体細胞突然変異

この型の代表としては，下垂体性巨人症／先端巨大症における *GNAS* 遺伝子変異，Cushing 病にける *USP8* 遺伝子変異が知られている．

1) GNAS

　GRH 受容体と GHRH の結合によって Gs 蛋白が活性化されるが，その Gs 蛋白を構成するサブユニット（α，β，γ）の内，G 蛋白機能を制御する Gsα の変異によって，Gs 蛋白が恒常的に活性化され，アデニル酸シクラーゼが持続的に活性化し，細胞内 cAMP が増加する．その結果として，GH の持続的分泌が続き，先端巨大症を発症する．わが国でも，GH 産生下垂体腺腫の約半数に GNAS の変異を認めている．

2) USP8

　ACTH 産生下垂体腺腫の成因として，上皮成長因子受容体（epidermal growth factor receptor：EGFR）のユビキチン化にかかわる酵素の1つである USP8 の変異が ACTH 産生下垂体腺腫の約 40％ に認められる．EGFR の非ユビキチン化によって，EGFR の活性亢進が生じ，ACTH を産生する機序が明らかにされつつある．USP8 遺伝子変異を有する ACTH 産生下垂体腺腫は，微小で ACTH 産生能が高いと報告されている[5]．

モザイク変異

　極めてまれではあるが，McCune-Albright 症候群（McCune-Albright syndrome：MAS）例において，GNAS のモザイク変異がみられることがあり，下垂体腺腫を合併することがある．

◆◆ 文　献 ◆◆

1) Hernández-Ramírez LC, et al.：J Clin Endocrinol Metab 2015；**100**：E1242-1254.
2) Beckers A, et al.：Endocr Relat Cancer 2015；**22**：353-367.
3) de Laat JM, et al.：J Clin Endocrinol Metab 2015；**100**：3288-3296.
4) Pellegata NS, et al.：Proc Natl Acad Sci U S A 2006；**103**：15558-15563.
5) Reincke M, et al.：Nat Genet 2015；**47**：31-38.

第11章 多腺性内分泌疾患，遺伝性疾患

12 副腎腫瘍における体細胞変異

POINT

▶機能性副腎腫瘍のエクソーム解析からアルドステロン産生腺腫の原因遺伝子としてKCNJ5，CACNA1DやATP2B3，ATP1A1変異，副腎性Cushing症候群の原因遺伝子としてPPKACA，GNAS，CTNNB1体細胞変異が頻発する遺伝子として注目されている．

▶各体細胞変異ごとに副腎腫瘍の内分泌学的特性は異なることがわかってきており，副腎腫瘍発症分子機序が明らかになりつつある．

副腎腫瘍における体細胞変異

近年，次世代型シーケンサーによる全エクソーム解析研究が機能性副腎腫瘍にも応用され，副腎腫瘍の発症機序が解明されつつある．ここでは，副腎皮質系の機能性腫瘍における遺伝子異常の特徴，内分泌的特性および腫瘍発生機序とのかかわりについて概説する．

原発性アルドステロン症の遺伝子異常

原発性アルドステロン症（primary aldosteronism：PA）は，副腎皮質からアルドステロンの過剰分泌によるNa貯留によって高血圧が引き起こされる疾患である．二次性高血圧の原因の約10%程度を占める．若年高血圧や治療抵抗性高血圧をきたすだけでなく，アルドステロンの直接作用により心・腎・血管障害をきたし心血管合併率を上昇させる．近年，アルドステロン産生腺腫（aldosterone producing adenoma：APA）組織を用いたエクソーム解析から原因遺伝子として電位依存性K$^+$チャネルであるpotassium voltage-gated channel subfamily J member 5（KCNJ5）やATP依存性Na$^+$チャネル（ATPase NA$^+$/K$^+$ transporting subunit alpha 1：ATP1A1），ATP依存性Ca^{2+}チャネル（ATPase plasma membrane Ca^{2+} transporting 3：ATP2B3），電位依存性Ca^{2+}チャネル（calcium voltage-gated channel subunit alpha 1 D：CACNA1D）変異が報告され，話題を集めている[1〜3]．

APAの分子病態として一連のチャネル遺伝子における体細胞変異の結果，過剰なCa流入によりアルドステロン合成酵素（cytochrome P 450 family 11 subfamily B member 2：CYP11B2）の発現亢進がその中心的機序であると推察されている．しかし，患者ごとにアルドステロン自律能や内分泌的特性は異なっており，同じKCNJ5遺伝子変異にもかかわらずCYP11B2の発現量や17α-水酸化酵素（cytochrome P 450 family 17 subfamily A member 1：CYP17A1）/hydroxy-delta-5-steroid dehydrogenase, 3 beta-and steroid delta-isomerase 2（HSD3B2）比にバリエーションを認める．腫瘍径が小さいものでも強い病勢の腫瘍が存在しており，遺伝子変異だけでPA病勢の違いや腫瘍のアルドステロン産生能の違いを説明できない．腫瘍細胞表面に発現する種々の受容体や細胞内シグナル制御因子がステロイド合成酵素発現プロファイルやアルドステロン分泌刺激応答性などを介して，PAの病態形成に複雑に絡み合い関与していると考えられる．

副腎性Cushing症候群の遺伝子異常

ACTH非依存性Cushing症候群は，副腎皮質に発生する腫瘍からのコルチゾールの分泌過剰により，高血圧・耐糖能異常を合併し，中心性肥満，満月様顔貌，野牛肩，皮膚の菲薄化，腹部の赤色皮膚線条，近位筋の筋力低下などグルココルチコイドによる多彩な症状を認める．副腎性Cushing症候群は腫瘍病理学的特徴から，副腎腺腫，副腎癌，ACTH非依存性大結節性副腎皮質過形成（ACTH independent macronodular adrenocortical hyperplasia：AIMAH/PMAH）*，原発性副腎皮質小結節性異形成（primary pigmented nodular adrenocortical disease：PPNAD）に大別される．いずれも多くは孤発性であり，その成因は不明であったが，エクソーム解析により顕性Cushing症候群を呈する単発性副腎腺腫の37％に，両側副腎皮質過形成（PPNADもしくはPMAH）の14％で，プロテインキナーゼA（protein kinase A：PKA）の触媒サブユニットをコードするprotein kinase cAMP-activated catalytic subunit alpha（PRKACA）に体細胞変異を認めることが報告された[4,5]．また，約17％の症例においてcAMPの産生に関わるGNAS遺伝子に体細胞変異を認める．そして，2011年に副腎皮質腫瘍100例中36例（36％）にcatenin beta 1（CTNNB1）の活性型変異を認めることを報告された[6]．さらに2016年に99例のPRKACA変異陰性の副腎腫瘍（Cushing症候群39

例，サブクリニカルクッシング症候群 35 例，非機能性 25 例）の全エクソーム解析がなされた．多彩な体細胞変異の蓄積が認められ，最も高頻度の体細胞変異として CTNNB1 遺伝子変異を認めた[7]．活性型 CTNNB1 は核内に移行し転写因子 Tcf/Lef と複合体を形成して標的遺伝子の発現を促進することによって，細胞増殖や様々な細胞機能を制御する．遺伝子変異と臨床的特徴とのかかわりについては，興味深い知見が報告されている．腫瘍サイズの大きい非機能性やサブクリニカルクッシング症候群において CTNNB1 遺伝子変異が認められ，PRKACA 遺伝子変異を伴う Cushing 症候群の副腎腺腫の腫瘍サイズは，正常型に比較して有意に小さい．機能性に関しては，変異を有する Cushing 症候群患者では，デキサメタゾン抑制試験（dexamethasone suppression test：DST）後の血清コルチゾール値が有意に高く，自律性が強い腫瘍の特性を有している．それに一致して，ステロイド合成酵素のボトルネックとなる steroidogenic acute regulatory protein（STAR）遺伝子の発現が，変異を伴う腫瘍において有意に高いことも報告されている[8]．

最後に

機能性副腎腫瘍の遺伝子異常が明らかになりつつあるが，その発症分子機序にはいまだに多くの疑問が残されており，今後の研究による解明が望まれる．

一方，AIMAH/PMAH に特異的な遺伝子異常として，armadillo repeat containing 5（ARMC5）遺伝子が報告されている[9]．AIMAH/PMAH 患者の約 50％に，その体細胞変異や胚細胞変異を認める．さらに腫瘍部では両アレル性に ARMC5 遺伝子の異常を有することから，腫瘍抑制遺伝子として機能すると考えられている．

◆ 文 献 ◆

1) Choi M, et al.：Science 2011；**331**：768-772.
2) Beuschlein F, et al.：Nat Genet 2013；**45**：440-444.
3) Scholl U1, et al.：Nat Genet 2013；**45**：1050-1054.
4) Beuschlein F, et al.：N Engl J Med 2014；**370**：1019-1028.
5) Assie G, et al.：N Engl J Med 2013；**369**：2105-2114.
6) Bonnet S, et al.：J Clin Endocrinol Metab 2011；**96**：E419-E426.
7) Ronchi C. L., et al.：J Clin Endocrinol Metab 2016；**101**：3526-3538.
8) Goh G, et al.：Nat Genet 2014；**46**：613-617.
9) Assié G, et al.：N Engl J Med 2013；**369**：2105-2114.

＊AIMAH は近年の論文では PMAH とされることもあり，本項も倣っている．

第12章

肥満症

第12章 肥満症

1 摂食，エネルギー代謝の基礎知識

POINT
- ▶ 摂食・エネルギー代謝は全身のネットワークで調節されている．
- ▶ 報酬系や末梢臓器（消化管など）からの情報も摂食調節に重要である．
- ▶ 肥満者では腸内細菌叢の変化や報酬系による過剰調節により過食に陥りやすい．

摂食調節機構概論

ヒトの食欲は視床下部を中心に制御されているが，視床下部内に存在する特定の摂食調節物質を産生するニューロン群，末梢臓器（消化管，脂肪組織，膵臓，肝臓，筋肉，骨など）から液性または神経性に脳内へ伝達された情報，報酬系や扁桃体といった上位中枢からの情報などが複雑かつ巧妙に統合されて，最終的に摂食行動が決定される．

視床下部における摂食調節

視床下部には部位ごとに特定の摂食調節物質が存在している．視床下部弓状核には食欲亢進作用をもつニューロペプチドY（neuropeptide Y：NPY）/agouti-related peptide（AgRP）ニューロンならびに食欲抑制作用をもつプロオピオメラノコルチン（proopiomelanocortin：POMC）ニューロンが存在する．POMCからはα-メラニン細胞刺激ホルモン（α-melanocyte stimulating hormone：α-MSH）が生成され，α-MSHはメラノコルチン4型受容体（melanocortin 4 receptor：MC4R）の作動薬として食欲抑制に作用する．MC4R遺伝子欠損マウスは過食と肥満を呈し，ヒトでもMC4R遺伝子変異に伴う過食と肥満が報告されている．POMCニューロンが活性化するとエネルギー消費も亢進するため，MC4Rの作動薬は抗肥満薬として臨床研究が行われている．AgRPはMC4Rの逆作動薬（inverse agonist）であり，α-MSHと拮抗して食欲を亢進する．また，AgRPは内向き整流性K$^+$チャネルKir7.1の作動薬としても作用し，室傍核（paraventricular nucleus：PVN）のMC4R発現ニューロンの過分極をきたすことでも食欲を亢進する．さらに，NPY/AgRPニューロンはGABAを放出し，POMCニューロンやオキシトシン（oxytocin：OXT）ニューロンのGABA受容体を介してこれらのニューロンを抑制して摂食を亢進する[1]．POMCニューロンとNPY/AgRPニューロンの神経軸索は，視床下部諸核（PVN，腹内側核〈ventromedial hypothalamic nucleus：VMN〉，外側野〈lateral hypothalamic area：LHA〉，背内側核〈dorsomedial hypothalamic nucleus：DMN〉）や視床下部以外の脳領域に投射している（図1）．

視床下部PVNには食欲抑制物質であるCRH，ネスファチン，OXT，TRHなどの産生ニューロンも存在する．視床下部LHAや弓状核などからの神経入力がある一方，食欲抑制に作用するヒスタミンニューロンなどに神経投射を認める．幼少期より過食と肥満を認めるPrader-Willi症候群（Prader-Willi syndrome：PWS）ではOXTニューロンの一部消失が認められる．末梢投与されたOXTは迷走神経求心路を活性化し，延髄孤束核を通じて摂食を抑制する．そのため，OXTは抗肥満薬としても研究されており，経鼻投与製剤を使用した二重盲検単回投与試験では，自由摂食によるエネルギー摂取量がプラセボ群よりも有意に少なかった．

視床下部LHAには食欲亢進作用をもつオレキシンとメラニン凝集ホルモンを産生するそれぞれのニューロンが存在し，MC4Rを介してPOMCニューロンとNPY/AgRPニューロンから相反的な調節を受けている．オレキシンは覚醒保持に必須なペプチドで，摂食を含む動機付け行動を促進する．レプチンは，オレキシンとメラニン凝集ホルモンを抑制する（図1）．

視床下部VMNは古くから満腹中枢とよばれ，レプチン受容体（leptin receptor：LEPR）やMC4Rが多く発現しており，ステロイド産生因子1（steroidogenic factor 1：SF1）や下垂体アデニル酸シクラーゼ活性化ポリペプチド（pituitary adenylate cyclase-activating polypeptide：PACAP）含有ニューロンが存在する．SF1は転写因子として，エネルギー過剰摂取後のエネルギー消費や視床下部VMNでのLEPRの発現量の調節に作用している．PACAPは，弓状核でのPOMC mRNA発現増強やPOMCニューロンの活性化を介して摂食を抑制する（図1）．

脂肪細胞から分泌されるレプチンは，血液脳関門がおろそかになっている部位から視床下部に入り，POMCニューロンの活性化とNPY/AgRPニューロンの抑制をきたす．レプチン遺伝子欠損の*ob/ob*マ

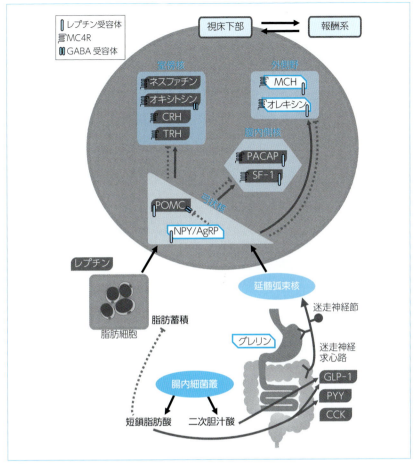

図1 全身のネットワークによる摂食・エネルギー代謝調節機構
MCH（メラニン凝集ホルモン）．
脂肪細胞から分泌されるレプチンは血流を介して視床下部弓状核へ，グレリンやGLP-1などの消化管ペプチドは迷走神経を介して視床下部へ作用する．黒字は食欲亢進物質，白字は食欲抑制物質で，MC4RやGABA受容体，LEPRを介して相互作用している．POMCから生成されるα-MSHはMC4Rの作動薬として，一方AgRPはMC4Rのインバースアゴニストとして拮抗的に食欲を調節している．視床下部内の実線は促進的，破線は抑制的な作用伝達を示す．腸内細菌叢も代謝産物などを介して食欲やエネルギー代謝に影響を及ぼしている．図示した以外の作用経路も報告されている．

ウスと *LEPR* 遺伝子欠損の *db/db* マウスでは，NPY/AgRPニューロンが活性化されている．レプチンの摂食抑制作用や白色脂肪細胞における交感神経活性化作用にはPACAPも介在している．胃から分泌されるグレリンは，おもに迷走神経求心路と延髄孤束核を経由して弓状核に作用し，レプチンとは逆にNPY/AgRPニューロンの活性化とPOMCニューロンの抑制を介して食欲を亢進する（図1）．

セロトニンやノルアドレナリンの脳内アミン系は食欲を抑制し，現在わが国で唯一抗肥満薬として使用可能なマジンドールはこれらを標的にしている．マジンドールは前シナプス部位でのノルアドレナリン再取り込み抑制作用があり，PVNの興奮とLHAの抑制がその作用機序である．欧米で抗肥満薬として認可されているlorcaserinはセロトニン5-HT2C受容体の作動薬で，POMCニューロンに発現している5-HT2C受容体を介して摂食を抑制する．

報酬系による摂食調節

大脳辺縁系は帯状回，扁桃体，海馬などを含み，快・不快，怒り，愛着，恐怖といった情動や摂食行動を制御している．ヒトでは，大脳辺縁系をさらに上位から調節する大脳新皮質が発達している．摂食行動や性行動などでは，欲求刺激を感知して行動する過程において"報酬系"とよばれる脳部位が関与しており，その1つが中脳腹側被蓋野から側坐核へのドパミンニューロンの投射経路であり，レプチンはこの系を抑制している．

肥満者では，報酬系による食欲調節が視床下部による食欲調節を凌駕して，過食に陥りやすい．たとえば，正常体重者を対象にして，体重を維持する適性エネルギー量の食事を1週間継続したあと，その1.5倍量を3日間摂取させると，食前の空腹感が有意に減り，食後の満腹感が増加した．しかし，肥満者に同様の試験を行うと食前の空腹感は変化せず，満腹感はわずかに増加したのみであった．さらに，過量摂取3日間終了後に自由摂食させると，正常体重者では摂取エネルギー量が約30%減少したが，肥満者では変化がなかった[2]．functional MRIを用いた検討では，肥満者に食物の写真を見せたときの線条体での反応は，正常体重者の反応よりも亢進しており，摂食後の反応低下も起こりにくかった．高脂肪食では報酬系が活性化されるが，その機序も次第に明らかになりつつある．摂取された脂肪により消化管でオレオイルエタノールアミド(oleoyl ethanolamide：OEA)が産生され，消化管のペルオキシゾーム増殖因子活性化受容体-α(peroxisome proliferator-activated receptor-α：PPAR-α)を介して迷走神経を刺激し，延髄孤束核から線条体に至るドパミンニューロンが活性化されて満腹感が作り出された結果，摂食は抑制される．一方，高脂肪食を常時与えたマウスでは消化管でのOEA産生が低下しており，報酬系の活性化が不十分となり過食を続けることになる．また，肥満外科手術であるRoux-en-Y胃バイパス術施行後には，消化管でのOEA産生が増加し，上述の経路がより活性化されて食欲(高脂肪食嗜好性)が抑制されることも報告されている[3]．

消化管による摂食調節

消化管では摂取された栄養素などの刺激により，多くの摂食調節ペプチドが産生されている．そのなかで胃で産生されるグレリンは唯一食欲亢進作用をもち，腸で産生されるGLP-1，ペプチドYY(peptide YY：PYY)，コレシストキニン(cholecystokinin：CCK)などは食欲を抑制する．消化管ペプチドはおもに迷走神経を介して，中枢へ食欲調節情報を伝達する．迷走神経は，ほとんどが無髄の感覚神経で，迷走神経節の神経細胞から延髄孤束核へ内臓感覚を伝達している(図1)．CCK，PYY，GLP-1，グレリンの各受容体は迷走神経節神経細胞で合成され，迷走神経を介して消化管の粘膜層まで輸送され，各ペプチドと結合する．消化管ペプチドが各受容体に結合すると，グレリンの場合は迷走神経求心路の発火頻度が抑制され，摂食抑制ペプチドであるCCK，PYY，GLP-1では増大する．このように消化管ペプチドの情報は電気的な信号に変換されて脳幹に達し，脳幹部での神経伝達物質の放出を制御して視床下部に向かう次のニューロンに情報を伝達している．迷走神経は肥満治療の標的としても研究されており，間欠的に迷走神経を遮断する埋め込み型デバイスを使用した二重盲検比較試験では，1年後に対照群よりも有意に多い平均9.2%の体重減少がみられた．

腸内細菌叢による摂食・エネルギー代謝調節

ヒトの腸管内には1,000種類以上，約50～100兆個の常在細菌が存在しており，食欲やエネルギー代謝に密接に関係している．肥満マウスと正常マウスでは腸内細菌叢の組成が異なっており，肥満マウスの腸内細菌や糞便を正常マウスに移植すると，肥満となる．ヒトでも同様のことが報告されており，肥満者が食事療法で減量すると腸内細菌叢も変化する．その機序として腸内細菌由来の物質や代謝産物の関与が明らかになってきた．腸内細菌が食物繊維を発酵する際に作られる短鎖脂肪酸は，腸内分泌細胞に発現しているG蛋白共役型受容体GPR41やGPR43を介して，PYYやGLP-1の分泌促進による摂食抑制，交感神経節の活性化→ノルアドレナリン分泌促進→エネルギー消費亢進，白色脂肪細胞でのインスリンシグナル抑制→脂肪細胞の肥大化抑制といった作用をもつことが報告されている(図1)．ヒトへの短鎖脂肪酸であるプロピオン酸の投与は，PYYやGLP-1の血中濃度を増加し，摂食量と内臓脂肪量の減少および糖代謝改善に作用する[4]．また，腸内細菌が産生する二次胆汁酸は，消化管L細胞のG蛋白共役型受容体TGR5を介してGLP-1分泌を促進する[5]．これらのG蛋白共役型受容体に対する作動薬は，抗肥満症薬候補として研究されている．

まとめ

消化管は食事摂取の情報をいち早く受容し，その情報を脳および全身に発する重要な役割を担っている．大脳辺縁系はストレスや外部環境に対する摂食応答，記憶，情動や精神機能による食欲調節や快楽的摂食に関与するとともに，摂食障害や肥満における摂食変調にも関係しており，食欲調節の統合的な理解に重要である．全身のネットワークで調節されている摂食・エネルギー代謝調節機構のさらなる解明は，肥満症の治療に重要である．

◆ 文 献 ◆

1) Wu Q, et al.：Cell 2009；**137**：1225-1234.
2) Cornier MA, et al.：Appetite 2004；**43**：253-259.
3) Hankir MK, et al.：Cell Metab 2017；**25**：335-344.
4) Chambers ES, et al.：Gut 2015；**64**：1744-1754.
5) Thomas C, et al.：Cell Metab 2009；**10**：167-177.

2 脂肪細胞の基礎知識

> **POINT**
> ▶脂肪細胞は，白色脂肪細胞と褐色脂肪細胞に大きく2つに分けられる．
> ▶白色脂肪細胞は，エネルギーを貯蔵するとともに，生理活性物質を分泌する．
> ▶褐色脂肪細胞は，寒冷環境，運動や食事，生理活性物質により活性化され，熱産生をする．
> ▶褐色脂肪細胞は，発生学的に古典的褐色脂肪細胞とベージュ細胞の2つに分類される．

はじめに

脂肪細胞はエネルギーを貯蔵または消費し，内分泌を介して全身の代謝を制御している．脂肪細胞は，脂肪滴のなかに，おもにトリグリセリドとしてエネルギーを貯蔵し，生理活性物質を分泌する．脂肪細胞は，白色脂肪細胞と褐色脂肪細胞に大きく2つに分けられる．白色脂肪細胞は，1つの大きな脂肪滴に脂肪を貯蔵して，アディポネクチンをはじめとする生理活性物質を分泌して，全身の代謝を制御している．褐色脂肪細胞は，多くの小さい脂肪滴と，エネルギーを産生する多数のミトコンドリアを有している．褐色脂肪細胞は，寒冷などの刺激に適応して熱を産生する場であり，褐色脂肪細胞の活性が高いことで，肥満や糖尿病や脂質異常症などの代謝疾患が予防できる可能性が明らかとなってきている．

白色脂肪細胞の機能

白色脂肪細胞は，1つの大きな脂肪滴を有して，余剰となったエネルギーをトリグリセリドとして貯蔵する．他の臓器において必要が生じた場合に，トリグリセリドを分解して，遊離脂肪酸（nonesterified fatty acid：NEFA）として細胞外へ放出して，エネルギーを供給する．このエネルギーの供給は，神経系とホルモンにより制御されている．交感神経の活性化により神経終末から分泌されたノルアドレナリンは，β3アドレナリン受容体を介して，アデニル酸シクラーゼを活性化してcAMPを合成し，プロテインキナーゼA（protein kinase A：PKA），ホルモン感受性リパーゼ（hormone-sensitive lipase：HSL）を活性化させ，トリグリセリドを分解する（図1）．逆に，インスリンの作用により，リポ蛋白リパーゼ（lipoprotein lipase：LPL）が活性化されて生じたNEFAが，白色脂肪細胞に取り込まれ，またHSLが抑制され，トリグリセリドが合成される．また，インスリンにより脂肪細胞への糖取り込みが促進され，取り込まれた糖はトリグリセリドの合成に用いられる．内臓脂肪は皮下脂肪と比べて，脂肪酸の代謝が

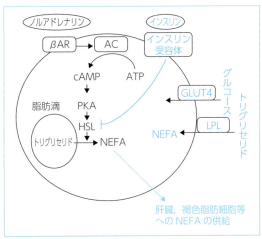

図1 白色脂肪細胞におけるノルアドレナリンとインスリンの効果
βAR（βアドレナリン受容体），AC（アデニル酸シクラーゼ）．
白色脂肪細胞において，ノルアドレナリンによりHSLを活性化を介して，NEFAが産生される．
インスリンはHSLを抑制し，LPLを活性化してNEFAを産生し脂肪細胞へ取り込む．

活発で，インスリン抵抗性，2型糖尿病，メタボリックシンドロームの発症と進展に関連している．

白色脂肪細胞は，アディポネクチンなどの生理活性物質を分泌して，全身の代謝を制御している．脂肪細胞から分泌される生理活性物質には，アディポネクチン，レプチン，TNF-α，単球走化活性因子1（monocyte chemoattractant protein-1：MCP-1）等がある（図2）[1]．レプチンは，視床下部に作用して食欲を抑制し，交感神経の活性化を促し，抗糖尿病作用を有する[2]．

アディポネクチンの機能

脂肪細胞から分泌されるアディポネクチンは，肥満によって血中濃度が低下し，糖・脂質代謝障害，メタボリックシンドロームを引き起こす．アディポネクチンは，2種類のアディポネクチン受容体1型（adiponectin receptor 1：AdipoR1）とアディポネク

チン受容体2型(adiponectin receptor 2：AdipoR2)を介して，抗糖尿病，抗炎症作用を発揮する[3]．肝臓においてAdipoR1はAMP活性化プロテインキナーゼ(AMP-activated protein kinase：AMPK)を活性化し，AdipoR2はペルオキシゾーム増殖因子活性化受容体(peroxisome proliferator-activated receptor：PPAR)-αを活性化して脂肪酸の燃焼を促進することで，耐糖能障害(impaired glucose tolerance：IGT)を改善する．また，筋肉においてAdipoR1はミトコンドリア機能の改善により，代謝と運動持久力を高める．さらに，アディポネクチン受容体作動薬(adiponectin receptor agonist：AdipoRon)は，AdipoRを介して代謝を改善することから，今後の開発と最適化が期待される．

肥満における白色脂肪細胞の変化

肥満においては，白色脂肪細胞が肥大化して，抗糖尿病作用があるアディポネクチンとレプチンの作用が低下し，炎症性サイトカインであるMCP-1やTNF-αの分泌が増加する．炎症性サイトカインによりマクロファージが脂肪組織に浸潤して，マクロファージから炎症性サイトカインが分泌され，慢性炎症が引き起こされる．炎症の誘導と進展には，免疫細胞の相互作用，低酸素などが関与している[4]（図3）．さらに，肥満時には脂肪組織に，炎症細胞の浸潤とともに血管新生や線維化が起こる．マクロファージは，炎症を促進する古典的活性化マクロファージ(M1)〔classically activated macrophage(M1)〕と，炎症を抑制する代替活性化マクロファージ(M2)〔alternatively activated macrophage(M2)〕の2つの型がある．M1マクロファージの多くは骨髄に由来して脂肪組織に浸潤して炎症性サイトカインを産生するのに対して，M2マクロファージは脂肪組織に常在しており炎症を抑制して線維化促進にも関与する．

脂肪細胞の分化

白色脂肪細胞は，中胚葉に由来する間葉系幹細胞から分化し，さらに前駆脂肪細胞を経て，脂肪細胞が発生する．前駆脂肪細胞から脂肪細胞への分化は，転写因子PPAR-γによる調整される．PPAR-γは，脂肪細胞に特異的なアディポネクチンなどの遺伝子の発現を促進する．

褐色脂肪細胞は発生学的に，古典的褐色脂肪細胞

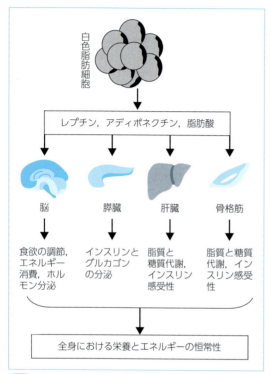

図2 白色脂肪細胞から分泌される生理活性物質による全身のエネルギー代謝の制御
〔1〕Stern JH, et al.：Cell Metab 2016；**23**：770-784．をもとに作成］

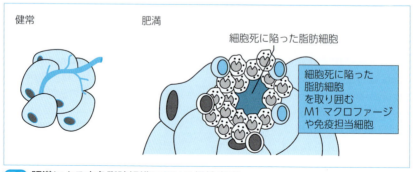

図3 肥満による白色脂肪組織における慢性炎症
肥満にともなって，脂肪細胞が肥大する．
炎症性サイトカインによりマクロファージの脂肪組織への浸潤が促され，浸潤したマクロファージから炎症性サイトカインが分泌され，慢性の脂肪組織の炎症が引き起こされる．
〔4〕Brestoff JR, et al.：Cell 2015；**161**：146-160．をもとに作成］

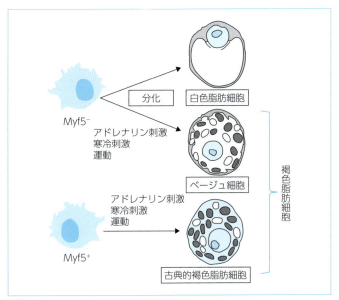

図4 白色脂肪細胞と古典的褐色脂肪細胞・ベージュ細胞
〇脂肪滴，●ミトコンドリア，◎核．
〔5〕Mathis D, et al.: Cell 2016; **166**: 794-795. をもとに作成〕

とベージュ細胞の2つに分類される．古典的褐色脂肪細胞は，骨格筋細胞と同じ Myogenic Factor 5（Myf5）が陽性の前駆細胞から分化し，ベージュ細胞は Myf5 陰性の中胚葉由来の前駆細胞から分化する（図4）[5]．どちらの分化においても，転写調節因子である PRD1-BF1-RIZ1 homologous domain containing 16（PRDM16）による転写活性の制御が必要と考えられている[6]．本項では，古典的と断りのない褐色脂肪細胞は，古典的褐色細胞とベージュ細胞の両方を含めて記載している．

褐色脂肪細胞の機能

褐色脂肪細胞は，組織学的に多房性の脂肪滴と，多数のミトコンドリアを有する．褐色脂肪細胞では，交感神経刺激によりアドレナリン受容体が活性化されると，脂肪分解により脂肪酸が産生され，また血液中に循環している脂肪酸を取り込む（図5）．NEFA は，ミトコンドリアにおいて β 酸化を受けてアセチル CoA に代謝され，トリカルボン酸（tricarboxy acid：TCA）回路に入る．またアドレナリン受容体が活性化されると，cAMP 応答配列結合蛋白（cAMP response element binding protein：CREB）の活性を介してアンカップリング蛋白質（uncoupling protein：UCP）1 の発現を増加させて，ミトコンドリアにおける熱産生を促進される．UCP1 により，ミトコンドリアにおける呼吸と ATP 産生の共役を解消することで，エネルギーを消費して熱産生を行う（図6）[7]．

古典的褐色細胞は，肩甲骨間と腎周囲に存在する

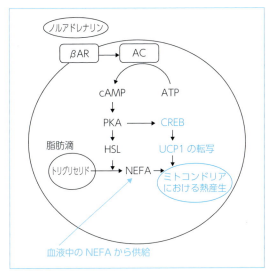

図5 褐色脂肪細胞におけるノルアドレナリンの効果
褐色脂肪細胞において，ノルアドレナリンは HSL を活性化して，NEFA を産生する．
またノルアドレナリンは CREB の活性を介して UCP1 の発現を増加させて，ミトコンドリアにおける熱産生を促進する．

が，ヒトにおいては加齢とともに徐々に失われる．ヒト胚性幹（embryonic stem：ES）細胞や人工多能性幹（induced pluripotent stem：iPS）細胞から褐色脂肪細胞を誘導する技術が開発されている．造血性サイトカインの組み合わせを用いることで，高い効率で熱産生機能をもつ褐色脂肪細胞が誘導されており，創薬や治療への応用が期待される[8]．

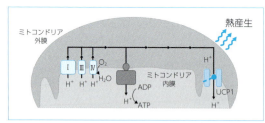

図6 褐色脂肪細胞のミトコンドリアに発現するUCP1による熱産生

電子伝達系で生じたプロトンを用いて，adenosine triphosphate (ATP) 合成酵素によりATPを合成する代わりにUCP1蛋白において熱産生を行う．
〔7) Bertholet AM, et al.: Cell Metab 2017; **25**: 811-822. をもとに作成〕

ベージュ細胞の誘導

ベージュ細胞が，長期間の寒冷環境やβ3アドレナリン受容体作動薬投与により，白色脂肪組織のなかに出現する現象は，Browningとよばれ注目されている．ヒトにおいて，鎖骨上部や頸部の褐色脂肪細胞が，ベージュ細胞の発生的な特徴をもっている[9]．

熱産生を行うベージュ細胞を誘導することは，肥満や糖尿病の治療につながると考えられる．ベージュ細胞の誘導を促進する因子として，ノルアドレナリン，ナトリウム利尿ペプチド，悪性腫瘍に伴い分泌されるPTHrP等が報告されており，様々な刺激で誘導される可能性が考えられる．

脂肪細胞におけるエピゲノム機構

栄養や環境の変化によって，DNAの塩基配列を変えずに遺伝子発現を調節する，エピゲノムといわれる機構の解明が進んでいる．DNAはヒストンに巻き付けられて，核内に収納されている．転写を活性化するには，ヒストンの修飾が重要と考えられている．ヒストンH3K9メチル化酵素であるeuchromatic histone-lysine N-methyltransferase 1 (EHMT1) は，褐色脂肪組織 (brown adipose tissue: BAT) への分化に関与するPRDM16と複合体を形成しており，褐色脂肪細胞の分化や熱産生に関与することが示唆されている[10]．

転写の制御において，遠く離れた位置にあるエンハンサーが，重要な役割を果たすことが明らかとなってきた．全ゲノム関連解析にて肥満と相関がある*FTO*遺伝子の一塩基変異は，エンハンサーとして約50万塩基の遠隔にある*IRX3*遺伝子のプロモーターに作用して，ベージュ細胞の分化に関与することが報告されている．

おわりに

脂肪細胞の発生や分化，内分泌，代謝，分子シグナルなど幅広い分野において，飛躍的な解明が進展している．脂肪組織は，代謝疾患に加え健康寿命と深い関連があり，個々人の代謝の特徴に応じた疾患の予防とともに，創薬・臨床への応用の可能性が大きく拓かれている．

◆ 文 献 ◆

1) Stern JH, et al.: Cell Metab 2016; **23**: 770-784.
2) Zhang Y, et al.: Nature 1994; **372**: 425-432.
3) Yamauchi T, et al.: Nature 2003; **423**: 762-769.
4) Brestoff JR, et al.: Cell 2015; **161**: 146-160.
5) Mathis D, et al.: Cell 2016; **166**: 794-795.
6) Seale P, et al.: Nature 2008; **454**: 961-967.
7) Bertholet AM, et al.: Cell Metab 2017; **25**: 811-822.
8) Nishio M, et al.: Cell Metab 2012; **16**: 394-406.
9) Shinoda K, et al.: Nat Med 2015; **21**: 389-394.
10) Ohno H, et al.: Nature 2013; **504**: 163-167.

第12章 肥満症

3 肥満症—総論

POINT

- 肥満症は,内臓脂肪の蓄積,あるいは肥満に関連した健康障害を合併し,医学的に減量を必要とする疾患である.
- わが国では,男性は女性より肥満者の割合が多く,男性ではなお増加傾向である.
- 体格指数(BMI)25 kg/m^{2}以上であり,肥満による健康障害を認めるか臍周囲の内臓脂肪面積(VFA)100 cm^{2}以上であれば肥満症と診断される.

定義

肥満は脂肪組織が過剰に蓄積した状態であり,BMI 25 kg/m^{2}以上のものを指す.これに対して,"肥満症"は肥満により健康障害が生じている状態であり,医学的に減量が必要な状態として1つの疾患単位として取り扱われる.また,肥満により引き起こされる内臓脂肪の蓄積は,高リスク肥満と位置付けられ,この場合も肥満症と定義される.また,特にBMI 35 kg/m^{2}以上は高度肥満症と定義される(図1)[1].

病態

肥満はエネルギー摂取量が消費量を上まわることで生じる.肥満によって引き起こされる病態は種々あるが,特に内臓脂肪蓄積型肥満は合併症の発症率が高い.内臓脂肪蓄積状態下の脂肪細胞は肥大化することが知られており,その機能異常が病態形成に関与していると考えられている.すなわち,肥大化した大型脂肪細胞からはアディポネクチンの分泌が減少するとともに,炎症性サイトカイン(TNF-α,単球走化活性因子1〈monocyte chemoattractant protein-1:MCP-1〉,インターロイキン-6〈interleukin-6:IL-6〉など)分泌が増加し,脂肪組織に炎症性変化を誘導する[2].このような脂肪組織炎症がインスリン抵抗性をさらに増大させ,動脈硬化性疾患をはじめとした様々な疾患の発症・進展に関与している.

また,肝臓,骨格筋,膵臓,心血管系など脂肪組

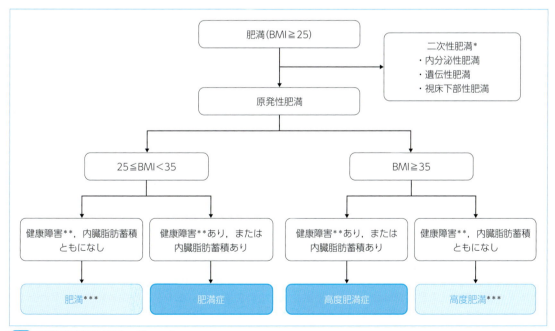

図1 肥満症診断のフローチャート
*:常に念頭において診療する. **:表1の1に相当. ***:肥満,高度肥満でも減量指導は必要.
〔1〕日本肥満学会:肥満症診療ガイドライン2016,ライフサイエンス出版2016:xiii. より改変〕

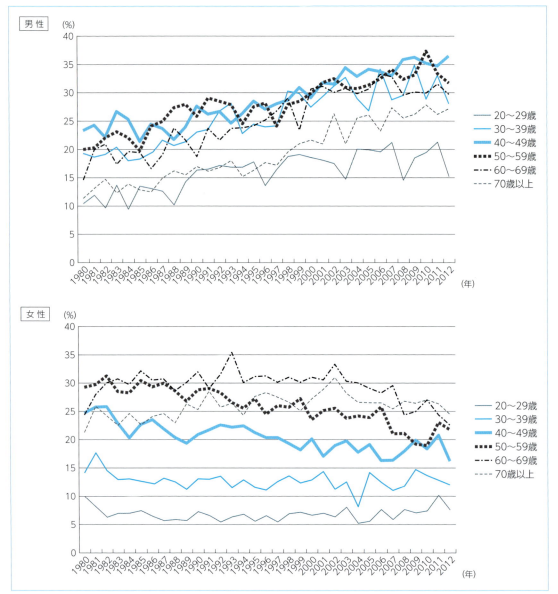

図2 日本人成人の性・年齢階級別にみた肥満者の割合の推移
〔(3)日本肥満学会：肥満症診療ガイドライン2016, ライフサイエンス出版 2016：28. より引用〕

織以外の臓器にも脂肪が蓄積することがあり，このような脂肪を異所性脂肪とよぶ．肝臓や骨格筋に蓄積した脂肪はインスリン抵抗性と，膵臓に蓄積した脂肪はインスリン分泌障害と関係しており，肥満症による健康障害と関係が深い．

疫　学

2016年の国民健康・栄養調査において，わが国の肥満基準に合致するのは，成人男性で31.3%，成人女性では20.6%であり，男性のほうが多い．過去30年間の肥満者の割合の推移を年代別にみると（図2）[3]，男性はすべての年齢階級で増加傾向を認めているのに対して，女性は20代，30代で横ばい，40代，50代，60代ではむしろ減少傾向，70代も2000年以降は減少傾向である．一方，年齢階級による肥満者の割合の変化については，男性が40代をピークに低減傾向に転ずる一方，女性では一貫した増大傾向を示す．

また，BMIの増加は，冠動脈疾患や脳血管障害などの肥満に伴う重大な合併症の死亡リスクとして確立している．欧米の成績であるが，90万人の成人においてBMIが5増加すると死亡率が30%増加し，死亡率が最も低い最適なBMIは男女ともに22.5〜25 kg/m^{2}であった[4]．

表1 肥満に起因ないし関連し，減量を要する健康障害

1. 肥満症の診断基準に必須な健康障害
   1) 耐糖能障害（2型糖尿病・耐糖能異常など）
   2) 脂質異常症
   3) 高血圧
   4) 高尿酸血症・痛風
   5) 冠動脈疾患：心筋梗塞・狭心症
   6) 脳梗塞：脳血栓症・一過性脳虚血発作（TIA）
   7) 非アルコール性脂肪肝疾患（NAFLD）
   8) 月経異常・不妊
   9) 閉塞性睡眠時無呼吸症候群（OSAS）・肥満低換気症候群
   10) 運動器疾患：変形性関節症（膝・股関節）・変形性脊椎症，手指の変形性関節症
   11) 肥満関連腎臓病
2. 診断基準には含めないが，肥満に関連する健康障害
   1) 悪性疾患：大腸がん，食道がん（腺がん），子宮体がん，膵臓がん，腎臓がん，乳がん，肝臓がん
   2) 良性疾患：胆石症，静脈血栓症・肺塞栓症，気管支喘息，皮膚疾患，男性不妊，胃食道逆流症，精神疾患
3. 高度肥満症の注意すべき健康障害
   1) 心不全
   2) 呼吸不全
   3) 静脈血栓
   4) 閉塞性睡眠時無呼吸症候群（OSAS）
   5) 肥満低換気症候群
   6) 運動器疾患

〔5〕日本肥満学会：肥満症診療ガイドライン2016，ライフサイエンス出版2016：xii. より引用〕

診断

わが国で発表された最新の診断基準は，2016年に日本肥満学会により策定された「肥満症診療ガイドライン2016」に記載されている．

図1[1])に肥満症診断のフローチャートを示す．まず重要なのは二次性肥満を確実に診断し，適切な治療をする機会を逃さないことである．二次性肥満が否定されれば，肥満による健康障害の有無を判別する．BMI 25 kg/m^{2}以上であり，表1[5)]に記載された，肥満症の診断基準に必須な健康障害のどれかが存在すれば，肥満症と診断される．また，内臓脂肪蓄積が健康障害と関係することから，腹部CT検査により内臓脂肪蓄積が認められた場合でも肥満症と診断される．内臓脂肪蓄積の基準は臍周囲での内臓脂肪面積（visceral fat varea：VFA）≧100 cm^{2}であり，この水準は男女とも肥満関連健康障害の平均合併数≧1であり，ウエスト周囲長は男性85 cm，女性90 cmに相当する．診断基準には含めないが，肥満と関連し，注意をはらうべき疾患群として，胆石症，静脈血栓塞栓症・肺塞栓症，気管支喘息，皮膚疾患，男性不妊，胃食道逆流症，および一部の悪性腫瘍があげられる．なお，BMI 35 kg/m^{2}以上で表1[5)]の健康障害を認めるか，内臓脂肪蓄積があれば高度肥満症と診断される．高度肥満症では，心不全，呼吸障害，運動器疾患，精神的問題などがみられることが多く，これらの評価が必要である．

治療

肥満症は体重増加により健康障害をきたした病態であるため，当然ながら減量は，複数の健康障害を同時に改善する非常に効果的な治療アプローチである．減量の手段としては，食事による摂取エネルギーを運動・代謝による消費エネルギーが上まわるように食事療法，運動療法，行動療法を組み合わせるのが基本である．高度肥満症患者はこれらの治療に抵抗性を示すことも多く，薬物療法や外科的治療の適応も考慮すべきである．

◆ 文献 ◆

1) 日本肥満学会：肥満症診療ガイドライン2016，ライフサイエンス出版2016：xiii.
2) Suganami T, et al.：J Leuko Biol 2010；**88**：33-39.
3) 日本肥満学会：肥満症診療ガイドライン2016，ライフサイエンス出版2016：28.
4) Prospective Studies Collaboration, et al.：Lancet 2009；**373**：1083-1096.
5) 日本肥満学会：肥満症診療ガイドライン2016，ライフサイエンス出版2016：xii.

第12章 肥満症

4 二次性肥満（内分泌性，薬剤性など）

POINT
- 肥満のなかでは原発性肥満が最も多く，二次性肥満のなかには内分泌性肥満，薬剤性肥満，遺伝性肥満，視床下部性肥満などが含まれる．二次性肥満はかつて症候性肥満とよばれた．
- 肥満の原因が明らかなものを二次性肥満として包括し，肥満の原因が明らかでなく過食や運動不足など生活習慣の乱れとの関連が強いものを原発性肥満とする．
- 運動療法・食事療法・行動変容療法を一定期間行っても明らかな肥満の改善が認められない場合に内分泌性肥満（甲状腺機能低下症，Cushing症候群，性腺機能低下症，成人成長ホルモン分泌不全症，多囊胞性卵巣症候群（PCOS），インスリノーマなど）や薬剤性の肥満が潜在している場合が少なくない．

病態

原発性肥満は明らかな原因がなく，成因として，過食（特に，動物性脂肪や炭水化物）や運動不足，睡眠不足や睡眠の質の低下（不眠症など），生活リズムの乱れ，過剰なストレスなどの生活習慣の複合要因が関連している．肥満の多くは原発性肥満である．一方，肥満の原因が明らかな二次性肥満のなかには内分泌性肥満，薬剤性肥満，遺伝性肥満，視床下部性肥満などが含まれる．また，原発性肥満の病態に二次性肥満の要素が合併する場合も少なくない．

疫学

肥満全体のなかで原発性肥満が占める割合は90％以上と書かれている教科書が多いが，原発性肥満の病態に二次性肥満の要素が合併する場合も少なくないことからわが国における精確な統計は未整備である．

主要症候・検査・診療・治療・予後

二次性肥満のなかにはおもに，内分泌性肥満，薬剤性肥満，遺伝性肥満，視床下部性肥満が含まれる．それぞれに関する主要疾患とメカニズムを概説する．

1）内分泌性肥満

❶ 甲状腺機能低下症

内分泌性肥満のなかで圧倒的に頻度が高いものは甲状腺機能低下症である．トリヨードサイロニン（T_3）は脂肪分解を促進し，褐色脂肪組織において熱産生を促進することからT_3の作用不足は活動量の低下，基礎代謝の低下，体温の低下などの複合効果によって体脂肪量の増加（肥満）を助長する．一方，体液貯留（粘液水腫）やムコ多糖類の蓄積に伴う体重増加効果も共存する場合が多い．血中T_3レベルからみて明らかな甲状腺機能低下症は体格指数（body mass index：BMI）増加と関連するが，潜在性甲状腺機能低下症〔血中TSHレベルの上昇（＋）/軽度なT_3レベルの低下（－）〕と肥満との関連性には一定の見解はない．

血中T_3レベルが正常域の肥満者でときどき認められる血中TSHレベルの軽度～中程度の上昇は減量により正常化することが多い．肥満に伴う血中レプチン濃度の上昇はTSH分泌を高め，痩せに伴う血中レプチン濃度の低下はTSH分泌を抑制することも含め，肥満病態における脳下垂体TSH分泌調節の意義が注目される[1]．

❷ Cushing症候群・Cushing病

副腎皮質におけるコルチゾール（F）の慢性的な過剰分泌が原因となり，F産生性の副腎腫瘍（腺腫や副腎癌）やACTH産生性の脳下垂体腫瘍（Cushing病），脳下垂体以外の部位に発生する種々の癌に伴う異所性ACTH産生腫瘍に由来する．高コルチゾール血症は肝臓や骨格筋において強いインスリン抵抗性を生じ，高インスリン血症を招来する．高インスリン血症は骨格筋や肝臓に比べてはるかに低濃度からインスリンの同化作用を誘導しやすい脂肪組織に対してトリグリセリド蓄積のシグナルをいれるため，肥満を惹起する．高コルチゾール血症は特に体幹部，鎖骨上部，肩甲骨部位に脂肪組織の蓄積を促進することも知られている．

高コルチゾール血症は視床下部において食欲亢進物質であるニューロペプチドY（neuropeptide Y：NPY）の作用を高める一方で，食欲低下物質であるCRHの作用をネガティブフィードバックによって抑制することから食欲が増進し肥満を誘発しやすくなる．また，高コルチゾール血症は脳下垂体においてはLH，FSH，GH，TSH，ACTHを抑制するため，女性における無月経，骨格筋や骨重量の低下，甲状腺機能の低下などを伴うことがある．骨格筋において高コルチゾール血症は哺乳類ラパマイシン標的蛋白質（mammalian target of rapamycin：mTOR）

シグナルを減弱させてサルコペニアを誘発する．また，骨芽細胞に働いて骨基質蛋白質であるオステオカルシンの分泌を抑制し，骨粗鬆症を誘導する[2]．骨格筋や骨の減少は糖代謝の悪化や活動量の低下，フレイル状態を招き，二次的に肥満を助長することにつながる．

❸ 性腺機能低下症

テストステロンやエストロゲンの作用不足が肥満（特に内臓脂肪型肥満）を招来することが知られており，加齢に伴うものや男性の前立腺癌治療によるテストステロン欠乏などが臨床的に重要である．

男性の前立腺癌治療として，GnRHアナログによるテストステロン除去を行うとしばしば肥満が誘発されることが知られており，薬剤性肥満ともオーバーラップする[3]．男性における血中テストステロン濃度の低下は体脂肪量と正相関し，体脂肪量が増加している性腺機能低下症の男性に対するテストステロンの投与は体脂肪量を減らす効果がある．加齢に伴うテストステロンレベルの低下はうつ症状や易疲労感，筋力低下，夜間尿（テストステロンはAVP分泌を刺激する）を伴う場合があり，中高年期の男性における肥満病態の鑑別において参考になる．

女性においても閉経に伴って血中17β-エストラジオール（17β-estradiol：17β-E_2）濃度が急激に低下すると特に内臓脂肪量が増加し，心血管イベントや糖脂質代謝異常，非アルコール性脂肪性肝疾患（nonalcoholic fatty liver disease：NAFLD）の頻度が上昇する．逆に，閉経後の女性に対するエストロゲン補充により内臓脂肪量が減少する[4]．17β-E_2は本来，妊娠・出産，授乳に備えてエネルギーを蓄えるべく皮下脂肪組織の蓄積に寄与すると考えられており，E_2レベルの低下によって皮下脂肪蓄積能が減弱する結果，内臓脂肪組織や肝臓などの異所性脂肪蓄積が促進されると考えられている．

❹ 成人成長ホルモン分泌不全症

GHにはホルモン感受性リパーゼの活性化を介する体脂肪分解作用があり，GH産生脳下垂体腫瘍の患者ではしばしば体脂肪量の減少が認められる．このミラー・イメージとして，成人成長ホルモン分泌不全症の場合には体脂肪量の増加が認められる．また，性腺機能低下症と同様，成人成長ホルモン分泌不全症の場合にはしばしば，うつ症状，認知機能の低下，易疲労感，性欲の低下などの症状と骨格筋量の低下，骨密度の低下が併発することから肥満病態の鑑別において参考になる．

成人成長ホルモン分泌不全症，Cushing症候群，性腺機能低下症はいずれも，骨格筋量の低下と肥満が併存するサルコペニア肥満をきたしやすい病態としての共通点があり，注意を要する．サルコペニア肥満は肥満のみの場合よりも心血管イベントの発生や死亡リスクが高まることが判明している[5]．

❺ 多嚢胞性卵巣症候群

多嚢胞性卵巣症候群（PCOS）は古典的にStein-Leventhal症候群とよばれ，強いインスリン抵抗性を伴う不妊（99％の頻度）の肥満女性に発見される．卵巣の両側性・多嚢胞性の腫大，月経異常（90％以上の頻度）のほか，多毛や男性化徴候を伴う場合もあるが，アンドロゲン高値は必須ではなく，男性化徴候（約2％）や多毛（約23％）は比較的，低頻度である．

肥満を伴わないPCOSにもインスリン抵抗性が存在することからインスリン抵抗性がPCOSの基盤病態とされるが，高インスリン血症は診断基準にははいっておらずLH基礎値の高値とFSH基礎値が正常域であることが有力な参考所見になる．PCOSのインスリン抵抗性にはメトホルミンやチアゾリジン誘導体（thiazolidine derivatives：TZD）が有効であり，特にメトホルミンは妊孕性の回復に有効例が多いとする国外報告がある．

❻ インスリノーマ

膵β細胞腫瘍に起因し，血糖レベルに依存しないインスリンの過剰分泌による低血糖発作を回避するために過食を生じ，肥満を発症する．持続的な高インスリン血症に伴う体脂肪増加効果も関与する．インスリンは中枢神経系では摂食抑制性に機能することもあり，大半のインスリノーマ症例で肥満は顕著ではない．

2）薬剤性肥満

薬剤性肥満をきたしやすい医薬として，高用量のスルホニル尿素薬，インスリン製剤，TZD，三環系抗うつ薬，リチウム製剤，非定型精神病治療薬，グルココルチコイド製剤などがあげられる．セロトニン再取り込み阻害薬（SSRIs）には明らかな肥満誘発作用は観察されない．

❶ 糖尿病治療薬

高用量のSU剤やインスリン製剤の過剰投与は低血糖に伴う食欲増進やインスリンの同化作用の増強（体脂肪蓄積効果）により，肥満を助長することがある．

また，インスリン抵抗性改善薬であるPPARγアゴニスト，TZD（ピオグリタゾン）では皮下脂肪組織が増加する場合があるが，一方で内臓脂肪量の減少や脂肪肝の改善が期待できる．腎臓の上皮型Naチャネル（epithelial sodium channel：ENaC）を介して体液量の増加（浮腫）をきたして体重増加をまねく場合もあり，脂肪組織の増加とは限らない点に注意する．女性，特に高齢者では低用量から開始し，減塩指導，あるいは必要に応じて低用量の利尿剤を併用しながら慎重に増量していけば浮腫を起こさずにTZDのベネフィットを最大限に発揮させることができる場合も多い．

❷ 精神疾患治療薬

　三環系抗うつ薬(アミトリプチリン，イミプラミン)や炭酸リチウム製剤は高率に(30%～60%)に肥満が誘発されることが知られている．しかし，その脳内分子メカニズムに一定の見解は出されていない[6]．うつ病は食欲低下を伴うことが多いので，うつ症状の改善に伴い，食欲亢進が顕在化する場合もある．

　また，第二世代の非定型精神病薬治療薬でドパミンD2受容体の拮抗薬であるオランザピンなどで著明に肥満を誘導する場合がある[7]．一方，選択的セロトニン再取り込み阻害薬(selective serotonin reuptake inhibitor：SSRI)には明らかな体重増加作用は観察されない．

❸ グルココルチコイド製剤

　グルココルチコイド製剤は様々な医療分野で広く用いられている．副腎摘出手術がマウスやラットの種々の病態モデル動物の重症肥満を正常化できることからもグルココルチコイドが肥満の形成や進展に決定的な影響をもっていることが容易に理解できる．グルココルチコイド製剤による二次性肥満のメカニズムは本項「Cushing症候群・Cushing病」で記載したとおりである．

3) 遺伝性肥満

　現在までに同定されているヒトの単一遺伝子肥満(monogenic obesity)の責任遺伝子の大部分はレプチン・メラノコルチン系の構成分子群(レプチン，レプチン受容体，プロオピオメラノコルチン〈proopiomelanocortin：POMC〉，プロホルモン変換酵素〈proprotein convertase subtilisin/kexin type 1：PCSK1〉，メラノコルチン4型受容体〈melanocortin 4 receptor：MC4R〉，メラノコルチン3型受容体〈melanocortin 3 receptor：MC3R〉)に属している．

　特に，MC4Rの遺伝子変異は比較的頻度が高く，独立した数施設の研究から小児肥満の7%程度を占める寄与度をもつと考えられている．また，単一遺伝子異常に起因するヒト肥満で最も高頻度であり欧州では全肥満者の数%を占めるという報告がある．遺伝子変異は全コード領域にわたって報告されており，ヘテロ接合体変異でも肥満や過食を引き起こすこと(優性遺伝)，晩発性の肥満，比較的高身長などの特徴がある．

　一方，遺伝性症候性肥満としては現在までに25疾患以上が同定されている．従来はカロリー制限療法や対症療法にとどまっていたが病因遺伝子の解明に伴って特異的な薬剤介入の道が開かれる可能性が期待されている．Prader-Willi症候群(Prader-Willi syndrome：PWS)は最も頻度の高い遺伝性症候性肥満であり，15,000～20,000人の出生当たり1人の割合で出現する．15染色体長腕(q11-13)の父系遺伝子群の欠失とゲノムインプリンテイング機構の障害によって生じる[8]．乳幼児期からの筋緊張の低下，高度肥満，発達指数(developmental quotient：DQ)または知能指数(intelligence quotient：IQ)の低下，性腺発育不全を伴うことが多い．診断基準の参考事項としてアーモンド様眼裂，魚様口唇，歯の異常，低身長，短頸，手足の短小化があげられている．

4) 視床下部性肥満

　視床下部性肥満では食行動調節以外の視床下部機能にも障害が及ぶ場合が多く，肥満以外の種々の症状を示す．不眠症などの睡眠覚醒リズム障害，変動体温などの体温調節異常，内分泌機能異常が代表的であり，腫瘍による頭蓋内圧迫症状に由来する視野欠損や頭痛を伴うこともある．腫瘍や炎症による視床下部の器質的破壊，外科手術や脳血管障害による食行動調節中枢の障害により，過食，肥満を発症する．単一遺伝子異常に起因する遺伝性肥満の大半は視床下部性肥満でもある．

　Fröhlich症候群は下垂体腫瘍により肥満や性腺機能不全を生じる症候群である．GnRHの産生が減少し，脳下垂体におけるLH，FSHの産生が減少する．empty sella症候群はトルコ鞍の完全または部分的な中空化により生じる．中年以上の経産婦に多いとされ，肥満のほか，頭痛や視力障害，無月経を伴う．Kleine-Levin症候群は過食と傾眠発作を繰り返す症候群で若年男性(10～20歳)に好発する．攻撃性亢進や性行動異常など精神科的症状を示す．視床下部および他の脳部位の機能異常と考えられており，摂食促進ペプチドのオレキシンの関与が注目されている．

◆ 文献 ◆

1) Reinehr T：*Mol Cell Endocrinol* 2010；**316**：165-171.
2) Brennan-Seranza TC, *et al*.：*J Clin Invest* 2012；**122**：4172-4189.
3) Braga-Basaria M, *et al*.：*J Clin Oncol* 2006；**24**：3979-3983.
4) Salpeter SR, *et al*.：*Diab Obes Metab* 2006；**8**：538-554.
5) Chen LK, *et al*.：*J Am Med Dir Assoc* 2014；**15**：95-101.
6) Breum L, *et al*.：International Textbook of Obesity. In：Per Björntorp(eds), Wiley 2001；269-281.
7) Anterburn D, *et al*.：*Obes Res Clin Pract* 2016；**10**：408-423.
8) Chung WK, *et al*.：*Trends Endocrinol Metab* 2005；**16**：267-272.

第12章 肥満症

5 遺伝性肥満症

POINT

- 肥満の大部分は，明らかな原因がなく，生活習慣などの複合要因が関連している原発性肥満であるが，原因が明らかな二次性肥満のなかに，内分泌性肥満，視床下部性肥満，薬剤性肥満，そして遺伝性肥満がある(表1)[1]．
- 遺伝性肥満には，遺伝性の疾患に随伴して起こるもの(先天性異常症候群：syndromic forms of obesity)と単一遺伝子の異常により起こるもの(monogenic obesity)がある．遺伝性肥満では幼少時からの過食により高度肥満症を呈する例が多く，特にsyndromic forms of obesityでは，特徴的な顔貌，精神遅滞や性腺機能低下症などが発見の端緒となる．
- 遺伝子異常による高度肥満では，小児期からの早期の介入が重要であり，いわゆる生活習慣病や動脈硬化性疾患のみならず，心不全，呼吸不全，静脈血栓，閉塞性睡眠時無呼吸症候群(OSAS)，肥満低換気症候群，運動器疾患など特有の疾病を合併することも留意する．

遺伝性肥満とは

"肥満"とは脂肪組織に脂肪が過剰に蓄積した状態であり，BMIが25 kg/m²以上で定義されるが，なかでも，病因が明白なものが二次性肥満である．二次性肥満には，ホルモン異常に伴う内分泌性肥満や摂食調節を担う視床下部の異常によって生じる視床下部性肥満，遺伝性の疾患に随伴して起こる遺伝性肥満などが相当し，症候性肥満ともよばれてきた．近年では二次性肥満と名称が統一されている(表1)．

遺伝性肥満には，遺伝性の疾患に随伴して起こるもの(syndromic forms of obesity)と単一遺伝子の異常により起こるもの(monogenic obesity)がある(表1)[2,3]．

"肥満"のみで直ちに疾病となり，治療の対象となるわけではなく，医学的な治療，管理の対象となる肥満とそうでない肥満を明確にするため，BMI≧25で，肥満に関連する健康障害*を有するか，健康障害を伴いやすい高リスク肥満である内臓脂肪蓄積〔内臓脂肪面積(visceral fat area：VFA)≧100 cm²〕を認める場合を医学的に減量が必要な病態である"肥満症"とし，疾患単位として取り扱う．ただし，原発性肥満と異なり遺伝性肥満は，高度肥満に伴う将来の健康障害が予測されるので，小児期からの早期の介入が重要である．幼小児期からの肥満に加えて，syndromic forms of obesityでは，精神遅滞や性腺機能低下症が比較的共通した特徴で，それらが遺伝性肥満を疑う端緒となりうる．

先天性異常症候群[3,4,5]

1) Prader-Willi症候群

❶ 疫学
相対的に高頻度で，1～1.5万人出生に対して1人．国内では2,000人程度の患者がいるといわれている．

❷ 遺伝子異常
約70%の患者には父方由来の15番染色体q11-13領域の欠失が認められており，その他15番染色体の片親性ダイソミーなどが原因であることが報告されている．

❸ 症状
H3O徴候：Hypotonia(筋緊張低下)，Hypogonadism(性腺機能低下)，Hypomentia(知能低下)，Obesity(肥満)．

新生児期から乳児期にかけては筋緊張低下(floppy infant)のため運動発達の遅れが目立ち，幼児期になるとアーモンド様と記される眼，開いたV字型の口といった特有の顔貌を呈する．過食による肥満，思春期から2型糖尿病の発症も多くなる．低身長，外性器の低形成(停留精巣，小陰茎，陰囊・陰唇低形成)，皮膚色素低下，性腺機能低下症もみられ，これらの症状から多くは本症を疑われ，染色体・遺伝子診断で診断される．早期診断，治療介入することにより，その長期予後やQOLが大きく改善することが示されている．

---

*肥満に関連する健康障害[1]
①耐糖能障害(impaired glucose tolerance：IGT)，②脂質異常症，③高血圧，④高尿酸血症・痛風，⑤冠動脈疾患・心筋梗塞・狭心症，⑥脳梗塞：脳血栓症・一過性脳虚血発作(transient ischemic attack：TIA)，⑦非アルコール性脂肪性肝疾患(nonalcoholic fatty liver disease：NAFLD)，⑧月経異常・不妊，⑨閉塞性睡眠時無呼吸症候群(obstructive sleep apnea syndrome：OSAS)・肺胞低換気症候群，⑩運動器疾患：変形性関節症(膝・股関節)・変形性脊椎症，手指の変形性関節症，⑪肥満関連腎臓病．

表1 二次性肥満

1) 内分泌性肥満
    ① Cushing症候群
    ② 甲状腺機能低下症
    ③ 偽性副甲状腺機能低下症
    ④ インスリノーマ
    ⑤ 性腺機能低下症
    ⑥ Stein-Leventhal症候群　など
2) 遺伝性肥満
    先天性異常症候群；syndromic forms of obesity
    ① Prader-Willi症候群
    ② Bardet-Beidl症候群
    ③ Alström症候群
    ④ Carpenter症候群
    ⑤ Cohen症候群
    など
    単一遺伝子異常による肥満；monogenic obesity
    ① レプチン遺伝子異常
    ② レプチン受容体遺伝子異常
    ③ POMC遺伝子異常
    ④ PC-1遺伝子異常
    ⑤ メラノコルチン4型受容体遺伝子異常
    など
3) 視床下部性肥満
    ① 間脳腫瘍
    ② Fröhlich症候群
    ③ empty sella症候群　など
4) 薬剤性肥満
    ① 向精神薬
    ② 副腎皮質ホルモン　など

〔1) 肥満症診療ガイドライン2016, 日本肥満学会(編), ライフサイエンス出版 2016. 2) Clement K：C R Biol 2006；**329**：608-622. 3) 肥満の疫学, Frank B. Hu(著), 小林良哉, 他(監訳), 名古屋大学出版会 2010. より作表〕

2) Bardet-Biedl症候群

❶ 疫学

欧米では, 12～17万人出生に対して1人程度の非常にまれな遺伝性疾患であるが, それより高頻度にみられる地域もある[4]. 東アジアではさらに低頻度とされている.

❷ 遺伝子異常

常染色体劣性遺伝を示し, 原因遺伝子として*BBS1-BBS17*が同定されているが, 原因不明例も多い.

❸ 症状

網膜色素変性症や多指症が特徴的である. 肥満は本症の約80%にみられるとされる. primary features(網膜変性, 多指症, 肥満, 性器形成異常, 腎形成異常, 学習障害)のうち, 少なくとも4つの症状を示す, もしくは前述の3つの症状に加えsecondary features(言語発達障害, 発達成長遅延, 糖尿病, 歯叢生, 心機能障害, 短指, 合指, 運動失調, 無嗅覚)のうち2つの症状を呈する場合本症が疑われ, 遺伝子診断で診断される.

3) Alström症候群

❶ 疫学

1959年から現在までに, 世界で約450例の報告がある.

❷ 遺伝子異常

常染色体劣性遺伝を示し, *ALMS1*遺伝子の変異が認められている.

❸ 症状

Bardet-Biedl症候群(Bardet-Biedl syndrome：BBS)と類似した臨床像を呈するが, 多指症, 精神遅滞を示さないのが特徴である.

4) Carpenter症候群

❶ 疫学

本症候群の報告は, 海外で約70例, わが国でも10例に満たない程度である.

❷ 遺伝子異常

Carpenter症候群1型は, 2007年に*RAS-associated protein*(*RAB23*)が責任遺伝子であることが報告された. Carpenter症候群II型は, 2012年に*multiple epidermal growth factor-like domains 8*(*MEGF8*)が責任遺伝子であることが報告された.

❸ 症状

尖頭多指癒合症ともいわれており, 特徴的な顔貌をしている.

5) Cohen症候群

❶ 疫学

10万人に1人ほどの罹患率であり, 北欧からは多数の報告例があるが, わが国からの報告は少なく罹患率は不明である.

❷ 遺伝子異常

常染色体劣性遺伝を示し, 責任遺伝子として*VPS13B*が報告されている.

❸ 症状

出生直後の頭囲は正常範囲だが, 徐々に小頭症になる. また5歳までに脈絡網膜ジストロフィーや高度近視などの特徴的眼科所見を認める.

単一遺伝子異常による肥満

現在までに同定されているヒトの単一遺伝子肥満の責任遺伝子のほとんどが, レプチン・メラノコルチン系の構成分子(レプチン, レプチン受容体, プロオピオメラノコルチン〈proopiomelanocortin：POMC〉, 転換酵素-1〈proconvertase-1：PC-1〉, メラノコルチン4型受容体〈melanocortin 4 receptor：MC4R〉など)である(図1)[6]. 単一遺伝子変異による肥満症例数は極少数で, 2005年の報告によれば, 11の異なる遺伝子での単一遺伝子変異によるヒト肥満症例は200例に満たない[7]. 単一遺伝子異常症では, それぞれの遺伝子に変異が同定されており, 自然発生的変異から生じて, メンデル型の遺伝形質を示す.

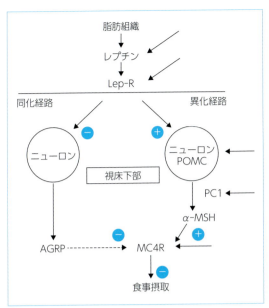

図1 レプチンとメラノコルチン経路
Lep-R：レプチン受容体，α-MSH：α-メラノコルチン刺激ホルモン，AGRP：アグーチ関連蛋白質，PCSK1：プロホルモン転換酵素1，＋：活性化，－：経路抑制，→：ヒトでの単一型肥満症の原因となる遺伝子変異部位，点線→：AGRPはMC4Rの自然拮抗物質．
〔6〕Clement K：*Proc Nutr Soc* 2005；**64**；133-142．より〕

単一遺伝子変異では，出生間もなくより過食による重篤な肥満を呈し，多様な神経内分泌系異常に至る[2,3]．

1）レプチン遺伝子異常
常染色体劣性遺伝，出生食後からの肥満，Gn低下，TSH低下．

2）レプチン受容体遺伝子異常
常染色体劣性遺伝，出生直後からの重篤な肥満，Gn低下，TSH低下，GH低下，レプチン高値．

3）プロオピオメラノコルチン（POMC）遺伝子異常
常染色体劣性遺伝，出生直後からの重篤な肥満，ACTH低下，軽度の甲状腺機能低下，赤髪（ginger hair）．

4）転換酵素-1（PC-1）遺伝子異常
常染色体劣性遺伝，出生直後からの重篤な肥満，Gn低下，ACTH低下，消化管ペプチド機能不全．

5）メラノコルチン4型受容体遺伝子異常
常染色体優性遺伝，単一遺伝子異常のなかでは高頻度で，肥満は早期発症，重篤度は様々，比較的高身長（巨体）などの特徴がある．

治療法

肥満症治療の原則は食事療法による摂取エネルギーの制限である．特に幼児期よりの過食傾向が出現するため，肥満傾向が目立つようになる前からの食環境，食習慣の調整が重要となる．幼少期より高度な肥満を認めることも多く，食事・運動療法のみならず，行動療法・作業療法含め，多職種による介入を検討する．規則正しく食事をとる，ながら食いをしない，手の届くところに食べ物を置かないなどの食行動への配慮が必要である．また体重測定とその記載を勧め，連回指導によって，可能な範囲で体重の自己コントロールを根気強く繰り返し伝えることも重要である．先天的レプチン欠損症には，レプチン補充療法により体重が劇的に減少する[8]．Prader-Willi症候群では，GHや性ホルモン補充療法が試みられることがある[4]．

経　過

精神遅滞のレベルによっては，根気強い体重管理にもかかわらず高度肥満症になるケースも多い．糖尿病などの生活習慣病の悪化による動脈硬化性疾患とともに，閉塞性睡眠時無呼吸症候群，呼吸不全，心不全，血栓症などによる突然死も報告されており，それらの管理も重要である．一方で，レプチン欠損症に対するレプチン補充療法の確立は，従来はエネルギー制限療法や対症療法にとどまっていた遺伝性肥満症の治療に対し，病因遺伝子の解明に伴って特異的な薬剤介入の道が開かれる可能性を示している．

一般的に，遺伝性肥満は前述遺伝性の疾患に随伴して起こる症候群と単一遺伝子異常による肥満を指すが，最近のゲノムワイドスキャンの成果により多数の肥満感受性遺伝子が報告されており，多くの原発性肥満は，環境要因などの複合要因と多数の肥満感受性遺伝子の相互作用の関与があると考えられている．ゲノムワイドスキャンによる肥満感受性遺伝子の探索により200以上の肥満感受性候補遺伝子座が明らかにされており，特にfat mass and obesity-associated gene（FTO）遺伝子座と肥満との関連が多くの地域や民族で確認されている[9,10]．また，おもに動物実験などの成績からは，環境要因によるゲノム修飾変化（エピゲノム）が肥満の感受性や進展に関与することが示唆されている．

◆ 文　献 ◆

1) 肥満症診療ガイドライン 2016, 日本肥満学会（編），ライフサイエンス出版 2016.
2) Clement K：*C R Biol* 2006；**329**：608-622.
3) 肥満の疫学，Frank B. Hu（著），小林良哉，他（監訳），名古屋大学出版会 2010.
4) 日本臨牀 2014；**72** 増刊 4.
5) 日本内分泌学会，遺伝性肥満 http://square.umin.ac.jp/endocrine/ippan/03_disease/05_02.html（2018年3月確認）.
6) Clement K：*Proc Nutr Soc* 2005；**64**：133-142.
7) Rankinen T, et al.：*Obesity*（*Silver Spring*）2006；**14**：529-644.
8) Farooqi IS, et al.：*J Clin Invest*. 2002；**110**：1093-1103.
9) Loos RJ, et al.：*Nat Rev Endocrinol* 2014；**10**：51-61.
10) Hotta K, et al.：*J Hum Genet* 2012；**57**：305-310.

6 メタボリックシンドローム

POINT

- メタボリックシンドロームは肥満・インスリン抵抗性を基盤に，高血糖，脂質代謝異常，高血圧といった心血管疾患の危険因子が一個人に集積した病態である．
- メタボリックシンドロームは心血管疾患発症リスクが男女ともに有意に高い．
- メタボリックシンドロームの治療の根幹は，食事療法・運動療法，禁煙といった生活習慣の改善にある．

病態

近年，過剰な栄養摂取や運動不足に象徴される生活習慣の増悪により，肥満人口が急増している．この肥満，特に内臓肥満を基盤に脂質代謝異常，高血圧，耐糖能異常（impaired glucose tolerance：IGT）などが発症し，各々の程度は軽くても一個人に多数集積することにより動脈硬化の強い危険因子になる．従来，この病態は"シンドローム X"[1]，"死の四重奏"[2]，"インスリン抵抗性症候群"[3]，"マルチプルリスクファクター症候群"，といった様々な名称でよばれてきた．近年，WHO やアメリカの National Cholesterol Education Program Adult Treatment Panel III（NCEP-ATP III）などでは，いずれも"メタボリックシンドローム（metabolic syndrome）"と命名し，その診断基準を提示し注目された（表1）[4〜6]．わが国でも，メタボリックシンドロームの診断基準が 2005 年 4 月に新しく設定された（表2）[7]．わが国の「平成 23 年国民健康・栄養調査報告」によると，メタボリックシンドロームが強く疑われるものとその予備軍の年代別の割合をみると，男性では 30 歳代から，女性では 40 歳代から加齢に伴い増加し，40〜74 歳全体では男性では 2 人に 1 人，女性では 5 人に 1 人が該当する[8]．

従来単なるエネルギーの貯蔵場所として考えられてきた脂肪組織は，近年の分子学的研究の発展により，様々なホルモンや生理活性物質（アディポサイトカイン）を活発に分泌する巨大な内分泌組織であり，脳，肝臓，筋肉，血管，脂肪組織などに様々な作用を及ぼすことが明らかになった（図1）[2]．

内臓脂肪から放出された遊離脂肪酸（nonesterified acid：NEFA）は門脈を介して直接肝臓内へと流入するので，脂肪合成の亢進やインスリン感受性低下を誘発する．特に脂肪細胞から分泌されるアディポサイトカインの産生調節異常がメタボリックシンドロームの病態形成のうえで密接に関与している[9]．TNF-α やレジスチンはインスリン抵抗性を，レプチンやアンジオテンシノーゲンなどは高血圧発症に関与する．また，血栓形成促進因子のプラスミノーゲン活性化抑制因子-1（plasminogen activator inhibitor-1：PAI-1）は特に内臓脂肪から過剰分泌され動脈硬化を促進し[10]，反対に脂肪組織に特異的な分泌蛋白・アディポネクチンは内臓脂肪蓄積により分泌が低下し，この低アディポネクチン血症が，インスリン抵抗性，糖代謝異常，高血圧，さらには動脈硬化の発症に直接影響する[11]．以上，メタボリックシンドロームでは内臓脂肪蓄積は多数の危険因子が集積する上流に位置し，アディポサイトカイン産生分泌異常やインスリン抵抗性を惹起し，動脈硬化を発症・進展させると考えられている[12]．

主要症候

内臓肥満を基盤に，脂質代謝異常，高血圧，IGT の各症状の加わった病態であるので，各疾患の症状が出現することもあるが，各病態は極度に進行していない場合，初期段階では自覚症状がほとんどなく見過ごしてしまうことが多い．したがって症状がなくても腹囲（臍周囲径）が男性 85 cm，女性 90 cm 以上でないかをチェックし，基準以上であれば次の生化学検査を行うことが肝要である[12]．

検査

1）身体測定

❶ 臍周囲径測定

臍周囲径は立位，軽呼気時，臍レベルで測定する．脂肪蓄積が著明で臍が下方に偏移している場合は，肋骨下縁と前上腸骨棘の中点の高さで測定する（表2）．

❷ 血圧測定

毎日一定の時間に坐位で 1〜2 分安静にしてから腕と心臓を同じ高さにして測定する．家庭血圧（早朝血圧，夜間血圧）も重要である．

❸ 体脂肪率

二重エネルギー X 線吸収測定法（dual-energy X-ray absorptiometry：DXA），二光子吸収法（dual photon absorptiometry：DPA），全身電気伝導度法，生体電気インピーダンス法（bioelectric impedance

表1 メタボリックシンドロームの国内外の診断基準

	WHO (1999)	AHA/NHLBI 改訂版 NCEP-ATP III (2005)*1	IDF	日本(2005)*2	共同声明 (2009)*3
診断基準	糖尿病, IGT, IFG, インスリン抵抗性のいずれかと下記の2項目以上	下記の3項目以上	①腹腔内脂肪蓄積 + ②～④の2項目以上	①腹腔内脂肪蓄積 + ②～④の2項目以上(高トリグリセリドと低HDL-コレステロールは脂質代謝異常として1項目とする)	人種および国に特異的な基準
①(腹部)肥満	BMI>30 kg/m² or 臍ヒップ比 >0.9(男性) >0.85(女性)	臍周囲径 ≧102 cm(男性) ≧88 cm(女性)	臍周囲径 ≧85 cm(男性) ≧90 cm(女性)	臍周囲径 ≧85 cm(男性) ≧90 cm(女性)	
②トリグリセリド	≧150 mg/dL	≧150 mg/dL	≧150 mg/dL	中性脂肪≧150 mg/dL かつ/または HDL-コレステロール<40 mg/dL	≧150 mg/dL
③HDL-コレステロール	<35 mg/dL(男性) <39 mg/dL(女性)	<40 mg/dL(男性) <50 mg/dL(女性)	<40 mg/dL(男性) <50 mg/dL(女性)		<40 mg/dL(男性) <50 mg/dL(女性)
④血圧	≧140/90 mmHg	≧130/85 mmHg	≧130/85 mmHg	≧130/85 mmHg	≧130/85 mmHg
⑤空腹時血糖		≧100 mg/dL	≧100 mg/dL または2型糖尿病の既往	≧110 mg/dL	≧100 mg/dL
⑥尿中微量アルブミン	≧20 μg/min or 30 mg/g クレアチニン				

IFG: impaired fasting glucose.
*1: NCEP-ATP III(米国コレステロール教育プログラム—成人治療基準〈第3次改訂版〉)の改訂版.
*2: 国内基準は, 動脈硬化学会, 肥満学会, 糖尿病学会, 高血圧学会, 循環器学会, 内科学会, 腎臓病学会, 血栓止血学会の8学会の合同診断基準検討委員会にて策定.
*3: IDF, NHLBI, AHA, World Heart Federation, International Atherosclerosis Society, International Association for the Study of Obesity が共同で統一した診断基準を作成し, 発表した声明.
〔4) Alberti KG, et al.: Diabet Med 1998; **15**: 539-553. 5) Expert Panel on Detection, Evaluation, and Treatment of High Blood Cholesterol in Adults: JAMA 2001; **285**: 2486-2497. 6) Grundy SM, et al.: Circulation 2004; **109**: 433-438. より作表〕

analysis method: BIA methold), 体水分法, 体密度法などにより体脂肪量(体脂肪率)を測定する.

2) 一般生化学検査

中性脂肪(トリグリセリド)値, HDL-コレステロール値, 空腹時血糖(fasting blood glucose: FBG)値の測定は必須である. ほかに関連項目として, 肝機能検査(AST〈GOT〉,〈GPT ALT〉, γ-グルタミルトランスペプチターゼ〈γ-glutamyl transpeptidase: γ-GTP〉), 尿酸値や尿糖・尿蛋白などの検査も重要である.

3) 内分泌学的検査

メタボリックシンドロームと診断された場合, 糖負荷試験(glucose tolerance test: GTT)が勧められるが, 診断には必須ではない. しかし, IGTが疑われた場合はOGTTを施行するのが望ましい. 月経異常などがある場合は, 血中アンドロゲンやLHなどの内分泌ホルモンの測定も重要である.

4) 画像検査

臍レベルでのCTスキャン断層図で内臓脂肪, 皮下脂肪量を測定する(表2)[7].

5) 生理学的検査

必須ではないが, 動脈硬化性疾患の診断・リスク評価に用いられる非侵襲的な簡便指標である頸動脈内膜中膜複合体厚や大動脈の脈波伝播速度/心臓足首血管指数(PWV/CAVI)などの測定も動脈硬化の進展度, 心血管合併症の早期発見のために重要である.

診 断

表1に示すように, WHO, NCEP-ATP III, 国際糖尿病連合(IDF)などの基準がそれぞれのコンセプトで規定されている[4～6]. わが国の診断基準では, 内臓脂肪蓄積がメタボリックシンドロームの病態において必須かつ重要な役割を担っているという見解より, 表2[7]に示すようにわが国の診断基準では

表2 メタボリックシンドロームの診断基準

1. 必須項目：内臓脂肪（腹腔内脂肪）蓄積
   ウエスト周囲長　男性≧85 cm, 女性≧90 cm（内臓脂肪面積　男女とも≧100 cm²に相当）
2. 上記1に加え、以下の3項目のうち2項目以上を満たすものをメタボリックシンドロームと診断する
   1) 脂質異常
      トリグリセライド値　≧150 mg/dL　かつ/または
      HDL-C 値　＜40 mg/dL（男女とも）
   2) 血圧高値
      収縮期血圧　≧130 mmHg　かつ/または
      拡張期血圧　≧85 mmHg
   3) 高血糖
      空腹時血糖値　≧110 mg/dL

* CTスキャンなどで内臓脂肪量測定を行うことが望ましい．
* ウエスト径は立位、軽呼気時、臍レベルで測定する．脂肪蓄積が著明で臍が下方に偏位している場合は肋骨下縁と前上腸骨棘の中点の高さで測定する．
* メタボリックシンドロームと診断された場合、糖負荷試験が薦められるが診断には必須ではない．
* 高トリグリセライド血症、低HDL-C血症、高血圧、糖尿病に対する薬物治療をうけている場合は、それぞれの項目に含める．
* 糖尿病、高コレステロール血症の存在はメタボリックシンドロームの診断から除外されない．

〔7〕メタボリックシンドローム診断基準検討委員会：日本内科学会雑誌 2005；**94**：794-809. より〕

IDFと同様に、内臓脂肪蓄積が必須項目となっており、その判定には臍周囲径が用いられ、男性85 cm、女性90 cmが基準値になる[7]．この値は、腹部臍位CT断面像から計算された内臓脂肪面積100 cm²（内臓脂肪量評価の基準値）に対応する値である．この内臓脂肪蓄積に加え、脂質代謝異常（高トリグリセリド血症または低HDLコレステロール血症）、高血圧（収縮期血圧130 mmHg以上、または、拡張期血圧85 mmHg以上）、空腹時高血糖（110 mg/dL以上）の3項目のうち2項目以上あれば、診断が確定する．

一方、NCEP-ATP III基準やその改訂版であるAmerican Heart Association/National Heart, Lung, and Blood Institute（AHA/NHLBI）基準では、メタボリックシンドロームの病因が1つかどうか明らかでないという理由から、内臓脂肪蓄積を必須項目にしていない[6]．その後、2009年にIDF、NHLBI、AHA、World Heart Federation、International Atherosclerosis Society、International Association for the Study of Obesityが共同で、メタボリックシンドロームの統一した診断基準を作成し、共同声明を発表した（表1）[13]．従来の項目と同様であるが、必須項目を設けず、人種によって腹囲の基準を変えるという案になっている．腹囲を必須項目にすべきか否か、各項目のカットオフ値（特に腹囲）について今後議論の余地がある．

治　療

メタボリックシンドロームの臨床的な帰結（clinical outcome）は、動脈硬化性疾患の発症にある[12]．脂質代謝異常、高血圧、IGTが一個人に集積して発症すれば、これら一つひとつが軽症であっても動脈硬化が進行し、心血管疾患が発症することを患者自身が十分に理解できるよう努める．メタボリックシンドロームの治療の主目標は、病態の基盤をなしている内臓脂肪蓄積を軽減することになる．内臓脂肪は皮下脂肪と違い代謝回転が活発なので、食事療法・運動療法による少しの減量でも皮下脂肪と比べ減少しやすい．したがって、従来の体重を標準体重まで減らすといった大幅な減量治療ではなく、"現在の体重から3～6か月で3%以上減少"、高度肥満では"現在の体重から3～6か月で5～10%以上減少"とし、減量治療による肥満症の健康障害への改善効果をあわせて評価することを推奨する[12]．その際の減量治療効果の簡易な評価法は体重と臍周囲径になるので、まずこれらの測定の重要性を教育して積極的な計測を指導し、わずかな臍周囲径の減少でも生活習慣病の検査値の改善が認められることを患者自身に認識してもらうことが重要である[11～13]．

1）食事療法

厚生労働省の調査からは、内臓脂肪蓄積を促進する生活習慣の特徴として、食事を満足するまで食べる、間食が多い、脂肪摂取過多などが明らかになっている．したがって、このような嗜好を改善し、基本的には摂取エネルギーを消費エネルギーより少なくする（500 kcal/dayの負のエネルギーバランスにする）という食事療法を指導する．わが国の臨床においては、肥満症の場合、内臓脂肪量減少による脂肪細胞の質的異常の改善を目指して、25 kcal/kg×標準体重/以下を基準として医師や栄養士が個々の肥満症患者に適した摂取エネルギー量を選択する．当初の指示エネルギー量で減量が得られなくなった場合は、さらに低い摂取エネルギー量を再設定する．高度肥満症では、20～25 kcal/kg×標準体重/day以下を目安に摂取エネルギー量を算定し、現在の体重から5～10%の減少を目指す．減量が得られない場合は600 kcal/day以下の超低カロリー食療法の選択を考慮する（「8 肥満症治療」、図1（p.582）参照）[12]．

2）運動療法

肥満症患者では、運動習慣がなく運動不足である場合が多い．特に歩行、水泳、水中歩行、自転車（エアロバイク）などの有酸素運動が毎日継続しやすく、内臓脂肪の軽減には有効である．仕事や通勤、家事労働などの日常の生活活動でもエネルギー消費量を

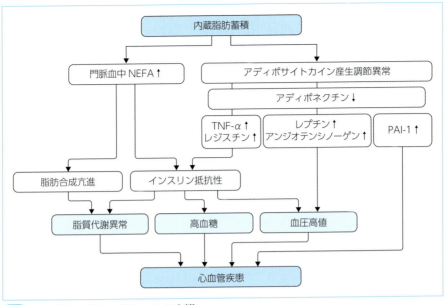

図1 メタボリックシンドロームの病態
〔肥満症診療ガイドライン 2016：72 より改変〕

増加させることにより，肥満の合併症改善が期待できる．運動のプログラムの原則は，低〜中等度の運動から開始し，週5日以上（合計30〜60分/day，150〜300分/week）実施することである．また，有酸素運動を主体として，レジスタンス運動，ストレッチング，種々のエクササイズを併用するとよいとされている[12]．

3）行動療法的アプローチ

メタボリックシンドロームの患者には，まず今までの内臓脂肪が蓄積しやすい悪い生活習慣を改善するための指導を行うことが必須だが，食事療法や運動療法の実施を長期に継続させるためには行動療法が効果的である．減量指導のツールとして，坂田らの食行動質問票[14]，食事記録やグラフ化体重日記[14,15]を活用すると，患者自身が自分の"食行動のずれとくせ"を客観的に自覚でき，生活習慣の改善に伴う体重減少も認識することができ，減量への動機づけとリバウンド防止に効果的である．

メタボリックシンドロームの心血管疾患発症リスク

メタボリックシンドロームによる冠動脈疾患死は，メタボリックシンドロームでない群よりオッズ比で3.8倍，心血管死はオッズ比で3.6倍高く[16]，わが国の久山町研究でも，メタボリックシンドロームの構成因子保有数が増えるほど心血管病発症が有意に上昇し，メタボリックシンドロームではメタボリックシンドロームでない群より男女ともに心血管病発症率が約2倍上昇していた[17]．わが国における企業労働者約12万人を対象にした調査でも，冠動脈疾患を発症した例は，非発症例と比較して肥満度，血圧，血糖値，中性脂肪，尿酸値のいずれも有意に高値であり，危険因子がない場合の危険度を1とすると，保有数が3〜4のいわゆるメタボリックシンドロームになると約30倍以上にまで上昇することが報告されている[18]．

◆◆ 文 献 ◆◆

1) Reaven GM：*Diabetes* 1988；**37**：1595-1607.
2) Kaplan NM：*Arch Intern Med* 1989；**149**：1514-1520.
3) DeFronzo RA, et al.：*Diabetes Care* 1991；**14**：173-194.
4) Alberti KG, et al.：*Diabet Med* 1998；**15**：539-553.
5) Expert Panel on Detection, Evaluation, and Treatment of High Blood Cholesterol in Adults：*JAMA* 2001；**285**：2486-2497.
6) Grundy SM, et al.：*Circulation* 2004；**109**：433-438.
7) メタボリックシンドローム診断基準検討委員会：日本内科学会雑誌 2005；**94**：794-809.
8) 厚生労働省．平成23年国民健康・栄養調査報告．（平成25年3月）http://www.mhlw.go.jp/bunya/kenkou/eiyou/h23-houkoku.html（2018年3月確認）
9) Matsuzawa Y：*Diabetes Metab Rev* 1997；**13**：3-13.
10) Shimomura I, et al.：*Nat Med* 1996；**2**：800-803.
11) Ouchi N, et al.：*Circulation* 1999；**100**：2473-2476.
12) 肥満症診療ガイドライン作成委員会：肥満症診療ガイドライン 2016．日本肥満学会（編），ライフサイエンス出版，2016.
13) Alberti KG, et al.：*Circulation* 2009；**120**：1640-1645.
14) 坂田利家：肥満症治療マニュアル，坂田利家（編）．医歯薬出版，1996；55-102.
15) 吉松博信，他：日本内科学会雑誌 2001；**90**：12-22.
16) Lakka HM, et al.：*JAMA* 2002；**288**：2709-2716.
17) Ninomiya T, et al.：*Stroke* 2007；**38**：2063-2069.
18) Nakamura T, et al.：*Jpn Circ J* 2001；**65**：11-17.

7 非アルコール性脂肪肝炎

POINT

- 非アルコール性脂肪肝炎(NASH)は非アルコール性脂肪肝(NAFL)に炎症,線維化が加わった病態であり,予後が悪い.
- 診断のゴールドスタンダードは肝生検であるが,線維化についてバイオマーカーを用いてある程度の推測は可能である.
- 成人成長ホルモン分泌不全症には高頻度に合併するので注意が必要である.

病態

非アルコール性脂肪性肝疾患(non-alcoholic fatty liver disease:NAFLD)は,アルコール多飲(エタノール換算で男性 30 g/day,女性 20 g/day 未満)がないにもかかわらず組織所見や画像所見で脂肪肝を認める疾患である.NAFLDは非アルコール性脂肪肝(NAFL)と非アルコール性脂肪肝炎(nonalcoholic steatohepatitis:NASH)に分類される.

NASHは,脂肪滴の沈着(steatosis)に加えて,脂肪変性,炎症,肝細胞障害(風船様変性)が加わった病態であり,線維化とともに進展していく.診断には肝生検による組織学的診断が必要である.

NASHの20〜50%は進行性であり肝硬変,肝細胞癌に進展しうることから予後が悪く,治療の進歩によってウイルス性肝炎が減少しているわが国においてもNASHの重要性が増加している.

NAFLDはメタボリックシンドロームの肝臓における表現型と考えられている.内臓肥満に伴うインスリン抵抗性や酸化ストレス,レプチンやアディポネクチンなどのアディポサイトカインの分泌異常,PNPLA3やTM6-SF2遺伝子多型などの遺伝的背景が発症,進展に関与している.単純性脂肪肝(NAFL)からNASHへの進展機序として,肥満,インスリン抵抗性がfirst hitとなり,酸化ストレス亢進,アディポサイトカイン異常,エンドトキシンなどが加わって炎症が起こり肝臓星細胞の活性化とともに線維化が進展していくといういわゆるmultiple parallel hit theoryが受けいれられている[1].

最近,内分泌疾患とNASHの関連が注目されている.甲状腺機能低下症,Cushing症候群,ステロイド過剰,DHEA低値などはNAFLDリスク増加と関連する.GH—IGF-I系も肝臓において重要な働きをしており,成人GH分泌不全症ではNAFLD/NASHの頻度が増加し,GH補充療法によって改善する.成人GH分泌不全症に,加齢,肥満,糖尿病などのリスクが加わり肝硬変に進展している場合もあるので注意が必要である[2].その機序として,GHの直接作用による肝細胞脂肪蓄積の防止,IGF-Iによるミトコンドリア機能改善,酸化ストレス軽減,さらに線維化進展の鍵である肝星細胞の活性抑制が報告されている[3].その他,Turner症候群,肥満を呈するPrader-Willi症候群(Prader-Willi syndrome:PWS),Bardet-Biedl症候群(Bardet-Biedl symdrome:BBS),Alstrom症候群,多囊胞性卵巣症候群(polycystic ovary syndrome:PCOS)も高頻度にNAFLDを合併する.

疫学

NAFLDの有病率には人種差があり,欧米では24%,南米では30%,アジアでは27%と報告されている.アジア人では肥満が比較的軽度でも発症しやすく,中国ではBMI 25未満でも7.3%にNAFLDを認め,わが国でも同様と考えられている.わが国におけるNAFLDの有病率は9〜30%とされており最新の大規模後ろ向き調査では29.7%という報告がある.男性では40〜50歳代に多く,女性では閉経後の50〜60歳代に多い.NASHの診断には肝生検が必要であることから正確な有病率は不明であるが,NASHはNAFLDの10〜20%と考えられており,以前は人口の1〜3%といわれていたが,最近では3〜5%と推測されている.肝硬変全体におけるNASH由来の肝硬変は2.1%,肝細胞癌全体におけるNASHを背景にしたものは2〜5%と報告されているが,肝細胞癌の約20%が非B/非C型慢性肝炎を背景にしており,その大部分がNASH由来の可能性が示唆されるとともに年々増加している.

NAFLD発症リスクと最もかかわっているのは肥満であり,日本人においてBMI 23未満は有病率2.7%,23≦BMI<25では10.5%,25≦BMI<30では34.6%,30≦BMIでは77.6%と報告されている.糖尿病との関連においては,日本人の空腹時血糖(fasting blood glucose:FBG)正常群,空腹時血糖異常(impaired fasting glucose:IFG)群,新規糖尿病群

におけるNAFLD有病率はそれぞれ27％，43％，62％であり，発症のリスクとなる．高血圧も発症リスクであり，脂質異常については低HDLコレステロール血症，高トリグリセリド血症が発症リスクになる[1]．

主要症候

NASHは一般に肝硬変に進展するまで無症状であることも多いが，倦怠感，右上腹部不快感に加えてうつや不安症状など精神症状の割合が高い．またNAFLD，特にNASHではQOLの低下を認める．高頻度に合併するメタボリックシンドロームに伴う耐糖能異常（impaired glucose tolerance：IGT），脂質異常などの代謝異常や高血圧，睡眠時無呼吸症候群に伴う症状を認めることがある．肝硬変の症状は一般的なものと同様だが，NASHが診断された時点で10〜20％は肝硬変まで進展している．

検査

1) 画像検査

腹部超音波検査（ultrasound：US）は脂肪沈着の有無には高い診断能をもつが，肝内脂肪化が30％未満の際には診断が困難であること，定量性が乏しい点が短所である．利便性，コスト，安全性からUSはスクリーニング検査としては非常に有用であるが，陰性であってもNAFLD/NASHは否定できない．腹部CTではCT値の低下を認め診断に有用であるが，やはり肝内脂肪化が30％未満の際には診断が困難である．MRIを用いたMRスペクトロスコピー（magnetic resonance spectroscopy：MRS）では脂肪定量が可能であるが，撮像時間，コストの問題がある．最大の問題はいずれの画像診断でも炎症，線維化は評価できないことである．

2) 血液生化学

軽度の肝障害が診断のきっかけになることが多い．ALT（GPT）優位のトランスアミナーゼの上昇を認めるが，20％は正常範囲である．NASH，肝硬変に進展するとAST（GOT）優位となる．

3) バイオマーカー

NASHとNAFLを鑑別できる確立された臨床検査値はないが，AST，ALT，AST/ALT低値，血清フェリチン，ヒアルロン酸，IV型コラーゲン7S，高感度CRP，インスリン抵抗性指数（homeostatic model assessment insulin resistance：HOMA-IR），サイトケラチン18フラグメント（CK18fragment）などの有用性が報告されている．

NASHの予後を規定する線維化のバイオマーカーについても検討されている．一般に線維化の進行したNASHを疑う因子として高齢，高度肥満，糖尿病，AST/ALT比高値，血小板低値，肝線維化マー

表1　NAFLDの分類

	組織所見	診断
type 1	脂肪沈着	NAFL
type 2	脂肪沈着＋小葉内炎症	NAFL
type 3	脂肪沈着＋肝細胞の風船様変性	NASH
type 4	type 3＋肝線維化あるいはMallory-Denk小体	NASH

〔(4) Matteoni CA, et al.：*Gastroenterology* 1999；**116**：1413-1419.より引用〕

カー（ヒアルロン酸，IV型コラーゲン7S）高値があげられる．これらを組み合わせたNAFLD fibrosis score（年齢，高血糖，BMI，血小板，アルブミン，AST/ALT比），FIB4 index（年齢，AST，ALT，血小板），国内からはNAFIC score（フェリチン，空腹時インスリン，IV型コラーゲン7S）などのスコアリングシステムの有用性が報告されている．

4) 病理検査

現状におけるNASHの診断のゴールドスタンダードは，肝生検による病理診断である．診断においてはMatteoni分類（表1）[4]が，重症度の評価にはBrunt分類，NAFLD activity score（NAS）が用いられている．組織学的には5％以上の肝細胞への脂肪滴の沈着で脂肪肝と診断される．NASHは進行すると線維化の進展により多くの症例で脂肪滴の沈着が減少，消失する（burned-out NASH）ので注意が必要である．Matteoni分類はよく用いられているが，病理医の主観がはいりやすい問題点が指摘されている．また生命予後は線維化の程度によく相関する．

診断

鑑別すべきなのは脂肪肝を呈する慢性肝疾患であり，アルコール性肝疾患，ウイルス性肝炎（B型肝炎ウイルス〈hepatitis B virus：HBV〉，C型肝炎ウイルス〈hepatitis C virus：HCV〉），自己免疫性肝炎，原発性胆汁性肝硬変，代謝性肝疾患（Wilson病，ヘモクロマトーシス，α1アンチトリプシン欠損症など）などがある．肝炎ウイルスマーカー（HCV抗体，HBs抗原，HBc抗体），自己抗体（抗核抗体，抗平滑筋抗体，抗ミトコンドリア抗体），血清Fe，総鉄結合能（total iron binding capacity：TIBC），フェリチン，血清Cu，セルロプラスミンなどを必要に応じて測定する．

治療

治療の基本は減量である．7％以上の減量によって有意な組織学的改善を認める．最近では高度肥満を合併した症例における減量手術の有効性が報告さ

れている．比較的大規模な前向き試験において組織学的改善を認めた薬剤はピオグリタゾンとビタミンEである．「NAFLD/NASH診療ガイドライン」では基礎疾患がない場合にはビタミンEを，糖尿病を合併している場合にはピオグリタゾン投与を推奨している．組織学的改善効果は不明であるがスタチンあるいはエゼチミブ，アンジオテンシンII受容体拮抗薬(angiotensin II receptor blocker：ARB)についても肝機能改善が報告されていることから脂質異常や高血圧の合併症がある場合には使用が提案されている．一方でメトホルミン，ウルソデオキシコール酸は組織学的改善についての効果が否定されている．内分泌学的異常を背景にしている場合には，適切な治療が必要である．成人GH分泌不全症に合併したNASHに対するGH補充療法では組織学的改善が示唆されている．またNASH進展肝不全には肝移植は有効である．

予 後

NAFLDでは8～21年の経過で5～8％が肝硬変に進展する．NASHでは20～50％が進展し，5～10年の経過で10％は肝硬変に進展する．NASH肝硬変から5年で10％に肝細胞癌が発症する．NASH由来の肝細胞癌の5年生存率は75％と報告されている．NAFLDは全身疾患と考えられており心血管疾患，CKD，大腸癌のリスクなどが増加し，死因に関しては心血管疾患，悪性疾患，肝疾患の順であることから肝臓以外の合併症にも注意が必要である．特に糖尿病患者ではNAFLDリスクは2.0倍，肝細胞癌リスクが2.2倍に上昇しており糖尿病合併悪性腫瘍のなかでは最も頻度が高い．NAFLDの生命予後は線維化の程度と強く関連しており，NASHにおいての総死亡率，肝臓関連死はNAFLより有意に高い．

◆ 文 献 ◆

1) NAFLD/NASH診療ガイドライン 2014，日本消化器病学会（編），南江堂 2014．
2) Takahashi Y：*Endcrine J* 2012；**59**：955-962．
3) Nishizawa H, *et al.*：*Sci Rep* 2016；**6**：34605．
4) Matteoni CA, *et al.*：*Gastroenterology* 1999；**116**：1413-1419．

第12章 肥満症

8 肥満症の治療

> **POINT**
> - 治療の目的は単なる体重減少ではなく，減量による合併疾患の改善である．
> - 減量目標は，3～6か月間で，肥満症では現体重の3％，高度肥満症では現体重の5～10％である．
> - 食事療法，運動療法，行動療法による生活習慣改善が重要．

治療目的

肥満症を治療する目的は単に体重を減らすことではなく，体重を減らすことで合併する疾患を改善，軽快させ，心筋梗塞や脳梗塞，癌，認知症などの重篤な疾患の発症，進展を予防することにある[1]．肥満症を適切に治療するためには，肥満症を正しく診断する必要がある（「3　肥満症—総論（p.565）」参照）．

肥満と肥満症の区別

治療にあたり，肥満と肥満症を明確に区別する必要がある．肥満とは"脂肪組織に脂肪が過剰に蓄積した状態でBMIが25以上"と定義されている．BMI（body mass index：体格指数）高値とは，身長に比し体重が重いことを示しているだけで，必ずしも治療を必要とする疾患と診断するものではない．肥満症は"肥満に起因ないし関連する健康障害を合併するか，その合併が予測される場合で，医学的に減量を必要とする病態をいい，疾患として取り扱う"と定められている．肥満症とは治療すべき肥満である．

肥満に起因ないし関連する11種の健康障害は，減量により改善が期待できる病態である．また，健康障害の合併が予測される場合とは内臓脂肪の過剰蓄積を意味する．

肥満症と高度肥満症

BMI 25以上で肥満と判定され，過食，運動不足が主たる原因の肥満を原発性肥満という．BMI 25以上35未満の肥満と，35以上の高度肥満に分け，健康障害を合併しているか，内臓脂肪蓄積のいずれかがあれば肥満症，高度肥満症と診断する．肥満症と高度肥満症とは病態が異なり，治療，管理が異なるため区別して扱うべきであり，単にBMIの大小だけで区別したものではない．

治療法

肥満症の治療法には食事療法，運動療法，行動療法，薬物療法，外科療法の5つがある．

肥満は過食による摂取エネルギー過多，運動不足による消費エネルギー不足によるエネルギー過剰状態の持続が原因である．したがって，治療は摂取エネルギーを消費エネルギーより少ない状態に保つことにある．治療の基本は生活習慣改善による減量，体重増加の予防である（図1）[1]．

1）肥満症
❶ 治療目標

肥満症の治療目的は減量によって合併症を軽減，予防することにある．標準体重とされるBMI 22に相当する体重，あるいは普通体重であるBMI 25未満に体重を減少させることではない．

治療目標は，減量目標は3～6か月で現体重の3％減である．以前は肥満症では5％減少を目標としていたが，特定健診・特定保健指導で肥満症患者を対象とした1年間積極的に介入し体重を減少させた解析で，体重減少率に相関して血糖や脂質，血圧，肝機能，尿酸等の値の改善が認められたためである[2]．1～3％の体重減少した群を体重減少のない群と比較すると，トリグリセリド，LDL-コレステロール，HDL-コレステロール，HbA1c，AST（GOT），ALT（GPT），γ-GTPが有意に改善し，3～5％の減量では収縮期，および拡張期血圧，空腹時血糖，尿酸の改善が認められた．

内臓脂肪量の増減と心血管疾患の危険因子数の変化をみた報告では，内臓脂肪面積（visceral fat area：VFA）が減少すると危険因子数が減り，増加すると増えることが示されている[3]．1～3％の体重減少でも，内臓脂肪の減少が大きいため，治療効果が大きいと考えられている．

急激な体重減少後はリバウンドする可能性が高いので緩徐な体重減少が勧められる．減量とリバウンドを繰り返すと，減量時には体脂肪と筋組織はともに減るが，リバウンド時には体脂肪しか増えないためサルコペニア肥満となりやすいので，リバウンド防止に努める．

❷ 食事療法

食事制限により摂取エネルギーを減少させる食事療法は最も有効な治療法であり，肥満症の治療の基本である．

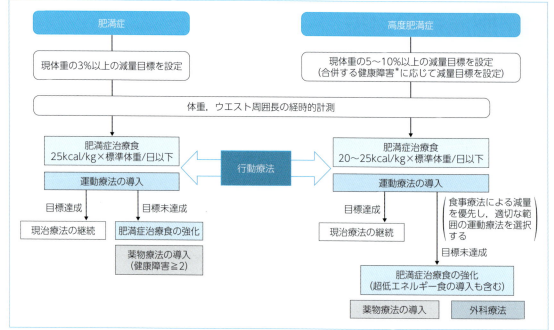

図1 肥満症治療指針
標準体重（理想体重）はもっとも疾病の少ないBMI 22を基準として，標準体重(kg)＝身長(m)^2×22で計算された値とする．
3〜6か月を目安に各治療成果を評価．
＊：「3 肥満症総論，表1 (p.567)」の3に相当．
〔日本肥満学会（編）：肥満症診療ガイドライン2016，ライフサイエンス出版 2016：巻頭図表 図E：xvii．より改変〕

体格や年齢，性別により基礎代謝量を推計し，患者の日常活動から身体活動量を算出し消費エネルギー量を求める．摂取エネルギー量は消費エネルギーより300〜500 kcal低く設定する．その際の摂取エネルギー量の目安は標準体重1 kg当たり25 kcal以下である．3〜6か月で十分な体重減少が得られない場合は，さらに摂取エネルギー量を減少させる．

食事の栄養素配分は摂取エネルギーの50〜60%を糖質，15〜20%を蛋白質，20〜25%を脂質とし，栄養素バランスを崩さないよう留意する．低糖質ダイエット食は半年〜1年間は体重減少は大きくても，2年後には通常のエネルギー摂取制限食と差がなくなるという報告もある[4]．低糖質食は高脂肪食であり動脈硬化を促進するので，極端な糖質制限は避けるべきである．蛋白質，ビタミン，ミネラル，食物繊維も適切な摂取が必要である．アルコールは1 g当たり7 kcalであり，多飲はエネルギー摂取量の増加をきたすので注意が必要である．

❸ 運動療法

運動療法は減量や肥満予防，さらには減量後の体重の維持に有用である．特に食事療法との併用で糖質，脂質異常，血圧の改善効果があり，糖尿病の発症予防にも有用である．運動には有酸素運動とレジスタンス運動がある．有酸素運動にはウォーキングや自転車，スロージョギング，水中歩行等で，週5回以上，1日30〜60分，週150〜300分行うのが目標である．運動以外にも日常の身体活動を増やし，座位時間を短くするよう努める．

運動療法開始時にはメディカルチェックを行う．脳・心血管疾患や高血圧，糖尿病，筋骨格系に問題がないかを調べる．

❹ 行動療法

食事療法，運動療法に行動療法を取り入れ生活習慣を改善させると治療効果が高まる．行動療法はまず問題行動の抽出にはじまり，問題行動を修復し，適正行動を持続させ，問題点の改善・克服のために認知を再構築し，適正行動が行われれば報酬による強化・維持を行い，減量効果の長期維持を目指す．そのためには食行動質問表やグラフ化体重日記などのツールを用いるのが効果的である．

❺ 薬物療法

わが国では現在のところBMI 25〜35の肥満症に使用できる肥満症治療薬はない．

❻ 外科療法

2018年2月時点ではBMI 35未満である肥満症には外科療法の保険適用はないが，肥満手術により体重の減少だけでなく，血糖や脂質，血圧などの改善が認められているので，代謝手術（metabolic surgery）が今後行われると思われる．

2) 高度肥満症

❶ 治療目標

高度肥満症の改善のためには，肥満症よりさらに大きな体重減少が必要であり，「肥満症診療ガイドライン2016」では3～6か月で5～10%の減少とされている[1]．しかし，合併する疾患によって減量必要量は異なる．変形性関節症の痛みは3～5%の体重減少で半減する．一方，睡眠時無呼吸症候群では15%以上の減量が必要であるとされている．

合併症には肥満低換気症候群，心不全，吸収不全，静脈血栓症，変形性関節症などの重篤な疾患がある．治療目標は継続した減量と個々の合併疾患に対する治療による病態の改善，死亡率の低下である．また，精神疾患の合併あるいは心理的な問題を抱える症例も多く，精神科医や臨床心理士のサポートやケアが必要になる．

❷ 食事療法

摂食量の目安は標準体重1kg当たり20～25kcal以下である．低エネルギー食であるので，栄養素の不足には注意が必要で，特に蛋白質摂取は標準体重1kgあたり1g/day以上必要である．さらに体重減少が必要であれば，600kcal/day以下の超低エネルギー食療法（very low calorie diet：VLCD）を行う．蛋白質，ビタミン，ミネラルを十分量含有するフォーミュラー食を用いる．飢餓療法は行うべきではない．

❸ 運動療法

運動療法は食事療法と併用すると効果があるが高度肥満症患者においては運動の実践が困難で，食事療法を先行せざるをえない場合も多い．開始直後は運動の頻度，強度，時間等の条件を緩く設定する．若年，中年の高度肥満症患者は体力レベルが高い場合もあり，個々の状態や合併症に応じた運動を選択する．運動の種類は立位で俊敏性を必要とするものより，有酸素運動の水泳，アクアビクスやレジスタンス運動などが適している．運動により血圧，脂質，糖質代謝の改善が期待できる．

❹ 行動療法

減量のモチベーションや減量をした体重の維持に，食事，運動療法に行動療法を併用すると効果が大きい．食行動質問表で食習慣にずれや癖のあることを理解させ，グラフ化体重日記で食行動が体重に及ぼす影響を認識させる．また体重測定の習慣が有効である．

高度肥満症患者は精神疾患の合併やメンタルな問題を抱えていることが多く，治療の継続が困難でリバウンドしやすい．無理のない減量プログラムを提示し，患者の精神的背景を理解した治療が必要で，精神科医，臨床心理士のサポートが有用である．

❺ 薬物療法

日本ではマジンドール（サノレックス®）がBMI 35以上の高度肥満症に保険適用されている．マジンドールは中枢性食欲抑制薬であり，12～14週で体重が5～6%減量することが認められている[5]．しかし，服用期間は3か月までの制限があり，長期投与ができないなど，現実の肥満症治療に適しているとはいいがたい．

❻ 外科療法

「9 肥満外科（p.584）」に詳説．

◆ 文 献 ◆

1) 日本肥満学会（編）：肥満症診療ガイドライン2016, ライフサイエンス出版 2016 巻頭図表：図E：xvii.
2) Muramoto A, et al.：Obes Res Clin Pract 2014；**8**：e466-e475.
3) Okauchi Y, et al.：Diabetes Care 2007；**30**：2392-2394.
4) Nordmann AJ, et al.：Arch Intern Med 2006；**166**：285-293.
5) Inoue S, et al.：Am J Clin Nutr 1992；**55**：199S-202S.

第12章 肥満症

9 肥満外科

> **POINT**
> - 内科治療抵抗性の高度肥満症に対する外科治療は高い減量効果，肥満関連疾患改善効果が示されている．
> - 腹腔鏡下スリーブ状胃切除術が保険収載されている（適応基準あり）．
> - 肥満を伴う2型糖尿病に対する治療選択肢として，各種の糖尿病診療ガイドラインに記載されるようになっている．

術 式

　減量手術として広く行われている術式は数種類あるが，原理としては，胃を小さく形成することで摂食量を抑制することと，消化管（小腸）をバイパスすることで消化吸収を抑制することにより，効果的な体重減少を得ようとするものである．摂食量を抑制する術式には，調節性胃バンディング術や袖（スリーブ）状胃切除術が含まれ，摂食量と消化吸収を抑制する術式には，ルーワイ胃バイパス術やスリーブバイパス術が含まれる（図1）．現在，多くの減量手術は開腹手術（open surgery）ではなく，腹腔鏡下（laparoscopic surgery）にて行われている．わが国では，腹腔鏡下スリーブ状胃切除術（laparoscopic sleeve gastrectomy：LSG）が保険収載されており，全体の84％（2016年）を占めている（図2）．

適 応

　アメリカ肥満代謝外科学会を含め，欧米では1991年のアメリカ国立衛生研究所のガイドライン，すなわち，
① BMI 40 kg/m²以上，もしくは35 kg/m²以上でなおかつ肥満に伴う合併疾患（2型糖尿病，睡眠時無呼吸症候群，心不全，高血圧など）を有している．
② 手術に先立って，内科的治療（食事療法，運動療法，薬物療法，栄養カウンセリング，その他の減量プログラムなど）が十分に行われている．
③ 外科医，内科医，看護師，栄養士，運動療法士，心理療法士など，複数の専門家で構成されるチームアプローチにより，術前評価ならびに術後管理が行われている．
に準じる形で手術適応を定めていることが多い．わが国では，アジア人は欧米人と比較して内臓脂肪蓄積型肥満者が多く，より軽度の肥満でも合併疾患を併発しやすいことを考慮し，2013年に日本肥満症治療学会が，"減量が主目的の手術適応はBMI 35 kg/m²以上，合併疾患治療が主目的の手術適応は糖尿病かまたは糖尿病以外の2つ以上の合併疾患を有する場合はBMI 32 kg/m²以上とする"規定している．表1に腹腔鏡下スリーブ状胃切除術を保険診療で行う際の適用基準を示す．日本肥満症治療学会が提唱する基準と同一でない点に注意が必要である．

　最近，2型糖尿病に対する外科治療（metabolic surgery）にフォーカスした2nd Diabetes Surgery Summit（DSS-II）によるガイドラインがDiabetes

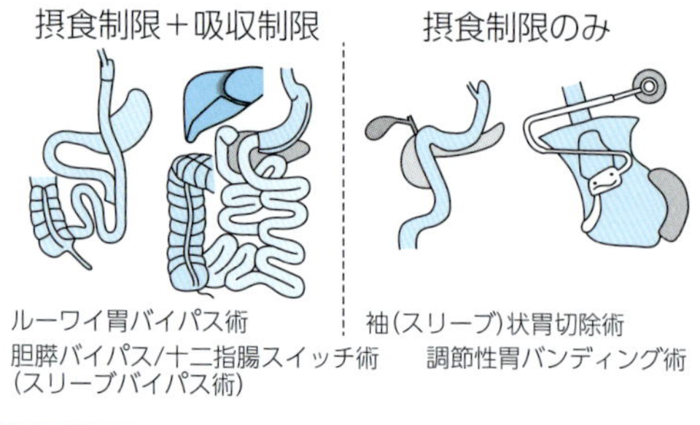

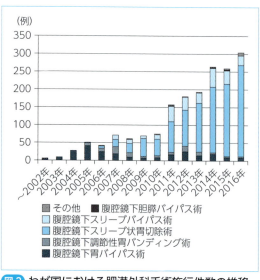

図1 代表的な減量手術の術式

図2 わが国における肥満外科手術施行件数の推移
〔日本内視鏡下肥満・糖尿病外科研究会年次アンケート〕

Care誌に掲載され，米国糖尿病学会（American Diabetes Association：ADA）の「Standards of medical care in diabetes 2017」にも反映されている（図3）[1]．わが国においても，「糖尿病診療ガイドライン2016」（日本糖尿病学会）において，"肥満外科療法は減量に難渋する肥満2型糖尿病症例に対する有効な選択肢（推奨グレードB）"と述べられており，肥満を伴う糖尿病に対する治療選択肢の1つとして位置づけられつつある．

手術の非適応

次の疾患あるいは状態の場合，一般的に手術の非適応と考えられる．
- 二次性肥満．
- 薬物中毒，アルコール中毒者．
- コントロール不良の精神疾患（統合失調症，双極性障害，境界性人格障害など）を合併している場合．
- 外科治療のリスク/ベネフィット，予想される治療効果，代替治療，外科治療においても生活習慣改善が必要であること，などについて理解し，同意を得ることが困難な場合．
- 重症のうっ血性心不全，不安定狭心症など，手術リスクが著しく高い場合．

減量効果

Harutaらが，2005年から2015年までの間に，国内の9施設において外科治療が行われた計831名（男性366名，女性465名）の長期成績をまとめて報告している．手術時の平均年齢41歳，平均体重114 kg，平均BMI 42 kg/m²で，60%はLSG，18%は腹腔鏡下スリーブバイパス術（laparoscopic sleeve gastrectomy with duodenojejunal bypass：LSG/DJB），12%は腹腔鏡下ルーワイ胃バイパス術（laparoscopic Roux en Y gastric bypass：LRYGB），10%は腹腔鏡

表1 腹腔鏡下スリーブ状胃切除術の保険適用基準

腹腔鏡下スリーブ状胃切除術（K656-2）
(1) 6か月以上の内科的治療によっても，十分な効果が得られないBMIが35以上の患者であって，糖尿病，高血圧症又は脂質異常症のうち1つ以上を合併している患者に対して腹腔鏡下にスリーブ状胃切除術を実施した場合に限り算定する．
(2) 実施するにあたっては，高血圧症，脂質異常症又は糖尿病の治療について5年以上の経験を有する常勤の医師（当該保険医療機関に配置されている医師に限る．）が治療の必要性を認めていること．
(3) 長期継続的に生活習慣病の管理を行うため，患者の同意を得た上で治療計画を作成し，当該手術の副作用等を含めて患者に説明し，文書により提供するとともに，術後の継続的な治療を他の保険医療機関において行う場合は，術後の継続的な治療を担う他の保健医療機関へ当該患者に係る治療計画及び診療情報を文書により提供すること．また，手術前のBMI，手術前に行われた内科的管理の内容及び期間，手術の必要性等を診療報酬明細書の摘要欄及び診療録に記載すること．

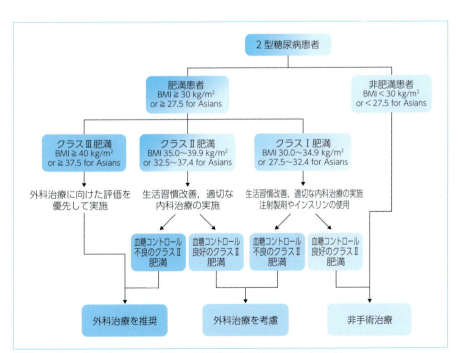

図3 DSS-Ⅱガイドラインにおける2型糖尿病治療のアルゴリズム
〔1〕Rubino F, et al.：*Diabetes Care* 2016；**39**：861-877.〕

下調節性胃バンディング術(laparoscopic adjustable gastric banding：LAGB)が行われていた．術式別の減量効果に関して，術後1年目ならびに5年目における総体重減少率(percent total weight loss：％TWL)は，LSGで29％/26％，LSG/DJBで24％/32％，LRYGBで33％/29％，LAGBで21％/19％であった(図4)[2]．

術後の体重減少のペースも術式による特徴があり，一般に，LAGBでは術後2年程度かけて，緩徐に体重減少が得られるのに対して，LRYGBやLSGなどでは術後6か月から1年の間に速やかに体重減少が得られ，その後安定化する傾向がある(図5)．

糖尿病に対する効果

近年，標準治療である内科治療と外科治療を比較した，ランダム化比較試験(randomized controlled trial：RCT)が複数報告されている．Ribaricらは，5つのRCTを含む16の研究に含まれる6,131名(内科治療群3,055名，外科治療群3,076名，平均観察期間17.3か月)のアウトカムをまとめたメタ解析を報告した．それによると，術後超過体重減少率(percent excess weight loss：％EWL)は内科治療群の11.3％に対して，外科治療群は75.3％であった．糖尿病の寛解率については，外科治療群63.5％に対して内科治療群は15.6％であり，糖尿病寛解に関するオッズ比は内科治療と比較して外科治療は9.8～15.8倍高かった[3]．

Swedish Obese Subject(SOS)studyは，外科治療群2,010名(343名が糖尿病合併)と内科治療群2,037名(260名が糖尿病合併)を長期間前向き観察したものである．それによると，観察開始後2年目においては，内科治療群の糖尿病寛解率13.3％に対して，外科治療群は72.3％であった(オッズ比13.3，$p<0.001$)．15年目においては，内科治療群の糖尿病寛解率6.5％に対して，外科治療群は30.4％であった(オッズ比6.3，$p<0.001$)．平均観察期間17.6年における血管合併症の累積発生率は，細小血管障害が内科治療群では1,000人・年当たり41.8名に対して，外科治療群では20.6名であった(ハザード比0.44，$p<0.001$)．大血管障害に関しては，内科治療群では1,000人・年当たり44.2名に対して，外科治療群では31.7名であった(ハザード比0.68，$p=0.001$)[4]．外科治療により得られる長期にわたる減量効果が，ハードエンドポイントにポジティブな影響を与える可能性を示唆している．

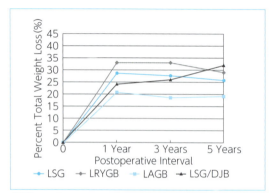

図4 わが国における外科治療の術式別減量効果
〔[2]Haruta H, et al.：*Obes Surg* 2017；**27**：754-762.〕

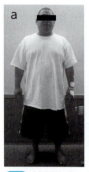 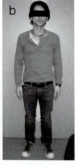

図5 外科治療の効果
a：30代男性．体重118 kg，BMI 39.6 kg/m²．2型糖尿病，高血圧，脂質異常症，睡眠時無呼吸症候群を合併．LRYGBを施行．
b：術後1年4か月．体重70 kg，BMI 24.2 kg/m²．術前に認められた肥満関連合併症は臨床的に寛解した．

安全性

Longitudinal Assessment of Bariatric Surgery(LABS)studyは，アメリカにおいて，認定を受けた外科医により外科治療が行われた患者データで構成される，多施設，前向きコホート研究である．これによると，外科治療(初回手術)が行われた4,776名の患者(平均年齢44.5歳，平均BMI 46.5 kg/m²)の術後30日間の手術関連死亡率は0.3％であった．本研究では死亡以外に，深部静脈血栓症，再手術，30日以内に退院できなかった場合，の3つを主要有害事象と定義しているが，全症例の4.3％が少なくとも1つを発症していた[5]．経験豊富な施設，外科医のもとで治療が行われた場合には，一般的な他良性疾患手術とほぼ同程度のリスクと考えられる．

◆ 文献 ◆

1) Rubino F, et al.：*Diabetes Care* 2016；**39**：861-877.
2) Haruta H, et al.：*Obes Surg* 2017；**27**：754-762.
3) Ribaric G, et al.：*Obes Surg* 2014；**24**：437-455.
4) Sjöström L, et al.：*JAMA* 2014；**311**：2297-2304.
5) Longitudinal Assessment of Bariatric Surgery(LABS)Consortium：*N Engl J Med* 2009；**361**：445-454.

第13章

糖尿病

第13章 糖尿病

1 糖代謝―総論

> **POINT**
> ▶ エネルギー恒常性においてインスリンとインスリン拮抗ホルモンが重要な役割を果たす．
> ▶ 血漿ブドウ糖濃度はインスリンとインスリン拮抗ホルモンの作用により極めて狭い範囲に保たれている．

エネルギーの貯蔵の基礎知識

現代は飽食の時代であるが，もともとヒトは長い間飢餓と戦いながら，飢餓に忍容性を獲得し生き延びてきた．飢餓に対応するために，エネルギー摂取時に効率的にエネルギーを貯蔵する機構が備わっている．

人体での基本的なエネルギー源はブドウ糖と脂肪酸であり，細胞内ではグリコーゲンとトリグリセリドという形でエネルギーは蓄積される．人体における最大のグリコーゲン蓄積臓器は骨格筋（一晩絶食後約400 g）であるが，体循環に供給されるグリコーゲンを蓄積しているのは肝臓（一晩絶食後約75 g）である．一方，このグリコーゲンに比して圧倒的多量なエネルギーがトリグリセリドという形で脂肪組織に蓄えられている（一晩絶食後約15 kg）．グリコーゲンは1 g当たり4 kcalというエネルギー蓄積効率であるのに対し，トリグリセリドは1 g当たり9 kcalのエネルギー貯蔵効率であるため，トリグリセリドとして蓄えるほうがエネルギー貯蔵効率が圧倒的によいからそのようなシステムが備わっているのであろう．ちなみに，トリグリセリドの蓄積には20％の水分が伴うので，ヒトの体重1 kgを落とすのには7,000 kcalを消費しなくてはならないことになる．栄養素として，体内には，糖質，脂質のほかに蛋白質が存在するが，蛋白質は，様々な細胞の機能を果たすために必要であり，エネルギーの蓄積には向いていない．絶食時には蛋白質はアミノ酸に分解されエネルギー源として用いられるが，飢餓が継続した際にはなるべく蛋白質を分解しないような機構も存在する．

エネルギー貯蔵におけるホルモンの作用

エネルギーの貯蔵に関しては，ホルモンが極めて重要な働きをする．エネルギー貯蔵をあらゆる形で正に調節するホルモンはインスリンである．インスリンは同化促進ホルモンであり，肝臓や筋肉のグリコーゲンの合成を促進し，脂肪細胞の脂肪合成を促進し，様々な細胞におけるアミノ酸取り込みと蛋白合成を促進する．

おもなインスリン拮抗ホルモンであるカテコールアミンは肝臓のグリコーゲン分解，糖新生を促進し，ケトン体合成を促進するとともに，脂肪組織における脂肪分解，筋肉におけるグリコーゲン分解を促進させ，異化促進作用を発揮する．一方，グルカゴンは肝臓のグリコーゲン分解，糖新生を促進し，ケトン体合成を促進するという点では異化作用を示すが，肝臓におけるアミノ酸取り込み亢進という同化作用を示す．この作用は糖新生を介した血糖上昇作用と強く相関している．

一方，GHは脂肪組織においては脂肪分解を促進するという異化作用を発揮するが，蛋白質合成促進を介した細胞成長作用という同化作用を有している．このように，インスリン拮抗ホルモンはインスリンの血糖増加に対する拮抗であり，必ずしもインスリンの同化作用すべてに対して拮抗作用を示すわけではない．また，これらのホルモンのバランスにより，糖質，脂質，蛋白質の異化と同化が制御されている．

正常血漿ブドウ糖値

臨床的に血漿ブドウ糖濃度が頻繁に測定されている．これはその名の通りで血漿でブドウ糖のみの糖を測定した時の濃度であり，その他の糖は含んでいない．わが国では血漿ブドウ糖濃度（plasma glucose, blood glucose）のことを血糖値とよんでいるが，これはblood glucoseを日本語に訳したものである．その血糖値という語を英語に直訳した用語が，blood sugar（BS）となるが，この用語は国外では全く使われていない．したがって，BS，fasting BS（FBS）などの用語の使用は避けるべきである．

神経細胞は長期絶食によって増加するケトン体以外ではブドウ糖を唯一のエネルギー源としている．そのため，血漿ブドウ糖値が低下すると，中枢神経機能低下につながり，生死にかかわる．したがって，通常は，血漿ブドウ糖値が70 mg/dL程度以下になると，重篤な低血糖を回避する目的で警告サインとして交感神経が活性化される．その後血漿ブドウ糖値が50 mg/dL程度以下になると意識障害などの高次神経機能低下の症状が出現する．これを放置する

と中枢神経に不可逆的な障害をきたしうるため，低血糖時には素早い対応が不可欠である．

一方，高血糖状態での最も大きな問題は血漿浸透圧増加に伴う細胞障害である．腎糸球体において，血漿ブドウ糖はすべて濾過され尿細管に流れるが，必要に応じて再吸収されるという機構がある．通常状態では，おもには近位尿細管に存在するNa$^+$-グルコース共役輸送体（sodium-glucose cotransporter：SGLT）2とSGLT1により近位尿細管に流れ込んだブドウ糖はすべて再吸収されるが，血漿ブドウ糖値が160〜180 mg/dL程度以上になると尿細管に流れ込んだブドウ糖のすべては再吸収されず一部尿に排泄される．これは血漿ブドウ糖値増加に応じて血漿浸透圧を低下させるために効果的な機構である．

ただし，尿糖が出続けることはエネルギーの無駄遣いとなるため，本項「エネルギーの貯蔵の基礎知識」で述べたように長い間飢餓と戦いながら生き延びてきたヒトにとっては，この機構は使わないですむなら使わないほうがよい．したがって，血漿ブドウ糖値は通常状態ではいかなるときでも70〜160 mg/dL程度に保持されている．実際に健常者では，一晩絶食したとしても血糖値は70 mg/dL以上であり，食後でも140 mg/dLを超えない．この血漿ブドウ糖値の恒常性も本項「エネルギー貯蔵におけるホルモンの作用」で述べたエネルギー貯蔵に作用するホルモンにより調節されている．本項「エネルギー貯蔵におけるホルモンの作用」で述べたグルカゴンの作用はグルカゴンがエネルギー異化よりもむしろ，血漿ブドウ糖値上昇を目的としたホルモンと考えると理解しやすい．

空腹時の"糖のながれ"

絶食時でも，中枢神経や赤血球をはじめとして，多くの組織がブドウ糖を血液中から取り込んでエネルギー源として利用している．代謝状況により変動するが，体重60 kgのヒトの一定程度の空腹時におけるブドウ糖利用量は1時間当たり10 g程度である．臨床的には，低血糖が出現したときにまずは10 gのブドウ糖を経口ないしは静脈内注射で様子をみることが多いが10 gとはそのような量である．このブドウ糖を補うために，同量のブドウ糖が肝臓から産生される．これはインスリンとその拮抗ホルモンのバランスの結果，厳格に制御されている．すなわち，空腹時はインスリン作用が抑制されている状態であるが，必要以上にインスリン作用が抑制されていると，消費されるブドウ糖以上に肝糖産生が亢進し，血漿ブドウ糖値が増加することになるためちょうど良いインスリン作用が保たれている状態といえる．絶食初期には主として，肝に蓄えられたグリコーゲンが分解され全身に糖が供給され，そのうちの半量以上は神経細胞に取り込まれる．前述したとおり全身では骨格筋のほうが肝よりグリコーゲン蓄積量が多いが，骨格筋にはブドウ糖6リン酸をブドウ糖に変換するグルコース-6-ホスファターゼ（glucose-6-phosphatase：G-6-Pase）が発現していないため，ブドウ糖を全身に供給することができない．ちなみに糖原病1型ではG-6-Paseに異常があるため，肝のグリコーゲンの分解が抑制され，グリコーゲンが蓄積し，肝糖産生が低下し空腹時低血糖を示す．

その後も絶食が続くと，骨格筋などの細胞の嫌気性代謝の結果増加する乳酸や，トリグリセリド分解の結果増加するグリセロール，筋の蛋白質分解の結果増加するアラニンを肝臓が取り込み，これらの基質を用いて糖新生が増加し，肝糖産生の源としてグリコーゲン分解よりも糖新生が主となる．

さらに，その後も絶食が続き蛋白質分解が進むと細胞機能低下に陥るため，アミノ酸には依存しない基質要求性が出現する．まずは，脳，赤血球以外の組織ではトリグリセリドから分解される遊離脂肪酸（nonesterified fatty acid：NEFA）をおもな栄養源として用いるようになる．さらに肝臓にNEFAが取り込まれると，それを用いてβ酸化によりアセチルCoAが作られる．糖新生亢進時にはこのアセチルCoAを用いてケトン体合成が増加し，血中のケトン体濃度が増加し，脳のおもなエネルギー源となる．この過程はグルカゴンにより亢進しインスリンにより抑制される．さらには，甲状腺ホルモンの低下（low T$_3$状態），レプチン低下に伴う交感神経活性低下により基礎代謝が抑制され，エネルギー消費抑制により蛋白質分解の抑制が計られる．

摂食時の"糖のながれ"

本項「空腹時の"糖のながれ"」で述べた飢餓状態に備えるには，摂食時に効率よくエネルギーを蓄積する機構が不可欠である．糖質を適正に含有する食事を食べた場合のことを考えてみる．たとえば，白米約300 gを摂取すると消化酵素の作用で約110 gのブドウ糖が腸管から吸収される．体重65 kgの人では血液量はおよそ5 Lと計算される．この人の空腹時ブドウ糖値が90 mg/dLである場合，血中には4.5 gしかブドウ糖は存在していないこととなる．この状況で110 gのブドウ糖が腸から流れ込むことになるが，それでも健常者であれば血糖値は140 mg/dLは超えない．これは体外からのブドウ糖の流入に対して，極めてタイミングよく血糖降下作用を有するインスリンが分泌亢進するためと考えられる．このタイミングよいインスリン分泌促進反応には①食事摂取刺激による腸管から神経を介した膵β細胞への作用，②食事摂取により腸管に存在するK細胞やL

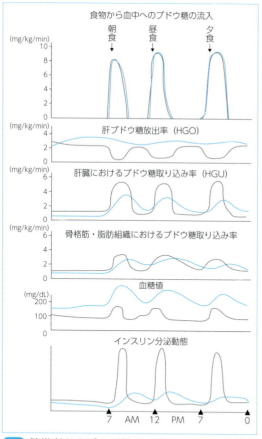

図1 健常者および2型糖尿病患者における血糖応答と制御因子
―：健常者の変動パターン，―：2型糖尿病患者の変動パターン．
HGO（肝ブドウ糖放出），HGU（肝ブドウ糖取り込み）．

られる食後の血糖増加となるが，このブドウ糖はおもには骨格筋，脂肪細胞においてインスリン作用により取り込まれる．骨格筋に取り込まれたブドウ糖はおもにはグリコーゲンとして蓄えられ，脂肪細胞に取り込まれたブドウ糖はおもにはトリグリセリドとして蓄えられる．したがって，図1に示すような糖のながれの結果，血糖値の恒常性が維持される．2型糖尿病でブドウ糖応答性のインスリン分泌の低下とインスリン作用の低下が起こると，図1に示すような血糖応答の変化の結果，血漿ブドウ糖値が増加する[1]．

膵β細胞におけるインスリン分泌機構

このような糖のながれを考えるとインスリンは摂食時に効率的に増加し，非摂食時にはほどよく抑制される必要がある．インスリンの同化作用を考えるとどのような栄養素流入に応じてもインスリンが増加すべきであるが，インスリンの作用の結果，血漿ブドウ糖値が低下し，神経機能低下が生じるとなると血漿ブドウ糖値の低下をまねくことのないインスリン分泌の調節機構が必須となる．そこで，膵β細胞におけるインスリン分泌機構は主にブドウ糖により調整されている．血漿ブドウ糖が増加すると，膵β細胞にブドウ糖が流入する．膵β細胞においては他の細胞と異なり，ブドウ糖をグルコース6リン酸に代謝するおもな酵素としてグルコキナーゼ（glucokinase：GK）が発現しており，そのため，血漿中のブドウ糖濃度に応じて解糖系へ流れる基質量が増加する．さらには，膵β細胞では，乳酸脱水素酵素（lactate dehydrogenase）の発現が少ない，ニコチンアミドアデニンジヌクレオチド（nicotinamide adenine dinucleotide：NADH）シャトル機構が発達している等，解糖系により代謝されたピルビン酸がミトコンドリアのTCAサイクル（tricarboxylic acid cycle）に流れ込みやすい状況が備わっている．この結果，血漿中のブドウ糖量に応じてTCAサイクルによりATPが産生される．その結果，膵β細胞においてATP感受性K^+チャネルが閉鎖する．その後，細胞内から外へのK流出が低下し，膜電位が上昇し電位依存性Ca^{2+}チャネルの活性化がおこり，細胞外からCa^{2+}が流入し，これが膵β細胞に貯蔵されているインスリン分泌顆粒の分泌を促進させる（図2）．

インスリン分泌顆粒には顆粒膜に存在する亜鉛輸送担体8（zinc transporter 8：ZnT8）を介してZnが取り込まれる．このZnを中心にインスリンB鎖-C鎖-A鎖で形成されるプロインスリン6量体が存在するが，成熟とともにprohorome convertaseの作用でCペプチドとインスリンとなりZnとともに分泌される．この分泌顆粒が未成熟の場合はプロインスリンが分泌されることになる．したがって，血中の

細胞からグルコース依存性インスリン分泌刺激ポリペプチド（glucose-dependent insulinotropic peptide：GIP），GLP-1の分泌が亢進，これらのホルモンが膵β細胞に作用しインスリン分泌を促進させる作用，③食事摂取によるブドウ糖，NEFA，アミノ酸が膵β細胞に取り込まれインスリン分泌を亢進させる作用，が相乗的にインスリン分泌を促進させることが関与していると考えられている．

これらの作用により，血漿ブドウ糖濃度が増加すると速やかにインスリン分泌が促進し，門脈に流入する．このインスリンは肝に作用し，絶食時に亢進している肝糖産生を抑制するとともに門脈内に流入したブドウ糖により，門脈内ブドウ糖濃度と中枢ブドウ糖濃度の較差が生じ，それにより肝糖取り込みが促進される．この細胞内に取り込まれたブドウ糖を基に肝臓ではグリコーゲンが合成され，その後の絶食に備える．しかし，肝臓においてすべてのブドウ糖を取り込むことはできず，肝を通り抜けたブドウ糖は大循環に流れ，これが健常者においても認め

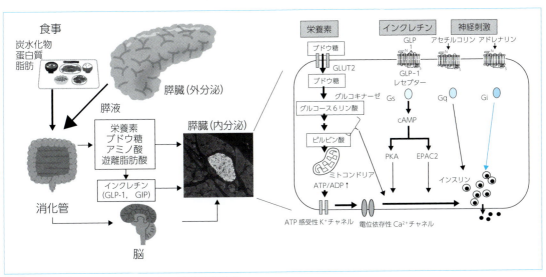

図2 膵β細胞におけるインスリン分泌調節機構
ADP（アデノシン二リン酸），PKA（プロテインキナーゼA）．

　プロインスリン-インスリン比は膵β細胞の障害あるいは負荷増加の指標として用いられる．また，Cペプチドはインスリンとほぼ等量分泌されるので内因性インスリン分泌の指標として用いられる．
　ちなみに，ATP感受性K^+チャネルは内向き整流系Kチャネル（Kir）6.2とSURのヘテロ8量体の構造をとっており，SU薬やグリニド薬はSURへの結合を介してATPとは独立してこのチャネルを閉鎖させるため，低血糖が起こりやすいこととなる．
　ブドウ糖応答性インスリン分泌の機構はインスリン分泌の惹起機構であるが，本機構のみでは生理的インスリン分泌量は確保できない．先述したように消化管への栄養流入に誘発されるGIPやGLP-1の増加が重要である．GIPやGLP-1は膵β細胞に存在する膜7回貫通型受容体でGs蛋白と共役しているGIPおよびGLP-1受容体を介してcAMPを増加させ，プロテインキナーゼAあるいはexchange protein activated by cAMP 2（EPAC2）を介した機構によりインスリン分泌を促進する．この経路を介したインスリン分泌機構は増幅経路とよばれ，この機構は惹起経路が活性化しているときのみ作用する．したがって，グルカゴン様ペプチド-1受容体刺激単独ではインスリン分泌増加はほとんど起こらず，低血糖は起こりにくい．また，神経によるアセチルコリン刺激はGq共役型受容体を介してやはり惹起経路が活性化しているときのみインスリン分泌を促進させる．さらにNEFAによるインスリン分泌促進作用も惹起経路が活性化しているときのみインスリン分泌を促進させると考えられている．このような機構の存在のため低血糖が回避される．
　増幅経路の存在は腸管を介した栄養供給の重要性

を示唆する．すなわち，経静脈栄養時にはインスリンは分泌されるが腸管からのシグナルがないため，インスリン分泌はグルコース応答性のインスリン分泌量のみとなり経腸栄養時に比べて少ない．さらに，2型糖尿病における膵β細胞機能障害の最大の特徴はブドウ糖応答性のインスリン分泌の低下であり，他の機構は病期が進展するまで比較的保たれている．したがって，通常状態では非常に軽度な耐糖能異常（impaired glucose tolerance：IGT）しか示さない症例，血糖コントロールに難渋しない2型糖尿病であっても経静脈栄養時には容易に高血糖が出現することがあるため注意が必要である．

糖のながれに関与するインスリン作用の分子機構

　インスリン受容体は肝臓，骨格筋および脂肪細胞に豊富に発現しており，インスリンの代謝作用はこれらの臓器の作用を通じておもに発揮される．インスリン受容体は細胞外に存在するαサブユニットと細胞膜を貫通するβサブユニットが2つずつ結合したヘテロ4量体の構造をとる受容体である．インスリンがこの受容体に結合するとインスリン受容体自身がリン酸化される．するとこの受容体自身がチロシンリン酸化酵素として作用する．その基質となるのがインスリン受容体基質（insulin receptor substrate：IRS）であり，そのなかのIRS1，2がおもにインスリンの代謝作用を仲介する．
　その結果IRSのチロシン残基がリン酸化されるとPI3キナーゼ（phosphatydilinositol-3 kinase）がIRSに結合し活性化する．PI3キナーゼは細胞膜リン脂質であるホスファチジルイノシトール（phosphati-

dylinositol：PI)4, 5-2リン酸をリン酸化し，PI3, 4, 5-3リン酸が生成される．この産生を介してセリンスレオニンキナーゼであるAktが活性化するとこのAktを介して様々な代謝作用が生じる．

インスリンによる肝臓における糖新生の抑制にはAktによる転写因子FoxO1のリン酸化が関与する．FoxO1のリン酸化により，FoxO1は核外に移行し，FoxO1により転写調節されている糖新生酵素であるG-6-Paseやホスホエノールピルビン酸カルボキシキナーゼ（phosphoenolpyruvate carboxykinase：PEPCK）の遺伝子発現が抑制される．またcAMP response element binding protein regulated transcription coactivator 2（CRTC2）はcAMP response element binding protein（CREB）を介した糖新生酵素の転写調節を行う転写調節因子であるがCRTC2のリン酸化はCREBとの会合を抑制することで糖新生酵素の発現を抑制する．

インスリンによるグリコーゲン合成の促進にはAktを介したグリコーゲン合成酵素（glycogen synthase kinase-3：GSK-3）のリン酸化が関与する．GSK-3はグリコーゲン合成酵素を不活化する酵素であるが本酵素はリン酸化により不活化する．そのためグリコーゲン合成酵素の不活化が抑制されグリコーゲン合成が促進される．

インスリンによる骨格筋，脂肪細胞における糖取り込み亢進にはAktを介したAkt substrate of 160 kD（AS160）が関与する．AS160はリン酸化されると，糖輸送体（glucose transporter：GLUT）4の細胞内から細胞膜への移行を促進し結果として糖取り込みの促進につながる．

◆◆ 文 献 ◆◆

1) Kawamori R, *et al.*：Diabetes in the New Millennium, In：Umberto Di Mario, et al.(eds), Wiley 2000；73-84.

2 糖尿病医療学

> **POINT**
> - 糖尿病医療においては患者の考え方や行動の変化が重要な課題である．
> - 医師の関わり方，態度，コミュニケーションが大きな影響力を持つ．
> - 医師－患者関係にはいくつかの原則や理論があり，その体系を糖尿病医療学とよぶ．

糖尿病における医学と医療—糖尿病医療学とは

医療とは，科学（医学）を基盤として，人の疾病の診断，治療，予防，健康の支援に努める術（アート）である．それは元来，"癒しの術"とよばれた技術的・人間的行為である[1,2]．糖尿病医学は科学や（工学）技術を土台としており，糖尿病をもつ（あるいはリスクが高い）人にこれらを適用していく過程が糖尿病医療である．医療は病をもつことに伴う心身の苦悩をやわらげる，あるいは治すために人と人の間で行われる行為である．

したがって，医療の場において，医師による最善，最適な方法での糖尿病医学の適用（医療）が必要である．しかし，それだけでは不十分で，患者がその方法を継続実行していく必要がある．つまり，糖尿病医療は一方向性のケアではなく，医師（医療者）と患者の共同作業であり，相互に影響しあう関係にある．

ここでの医師の役割は単なる科学技術の提供ではなく，患者がそれを実行していけるように，患者の個別的特性を知り，それを尊重したケアを提供していく術（アートあるいは技）を応用していくことである．そこには臨床の知の体系が必要であり，それを糖尿病医療学と名付ける（図1）．

糖尿病の影響と治療の効果—医学的アウトカムと患者評価アウトカム：糖尿病医療の評価法（図2）

疾患の影響および治療の効果は種々の方法で評価される．1つは，生化学的指標，生理学的指標，あるいは平均余命などの医学的アウトカムである．一方，患者が直接認識できるものとして，QOLや治療満足度がある．これらは患者評価アウトカム（patient-reported outcome：PRO）とよばれている．QOL評価は，身体機能，社会的機能，日常生活機能，精神心理的機能，痛みなどの領域について，適切な質問紙への患者の主観的回答によってなされる[3]．

医療は，患者の身体的，精神的な苦痛の軽減を目的とすることから，その結果の評価法として，医学的アウトカムのみならず，PROを用いた影響や効果判定が必要である．

糖尿病自己管理（治療実行度）に関係する心理社会的要因（図3）

治療による医学的および患者評価アウトカムは，患者の医学的状態（病態）とともに，患者による自己管理（治療実行）の程度が影響する．自己管理実行度（アドヒアランス）に影響する心理社会的要因には以

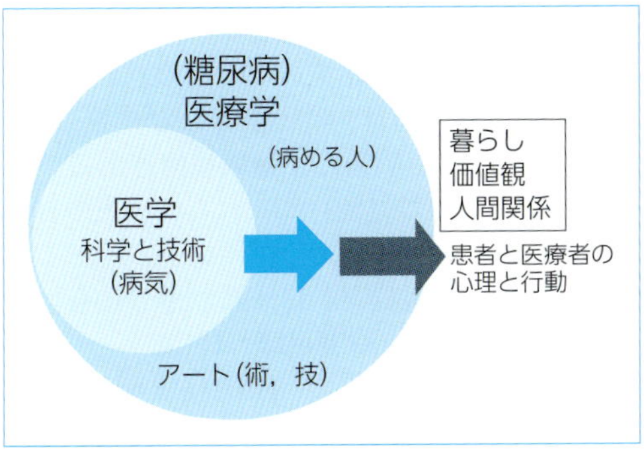

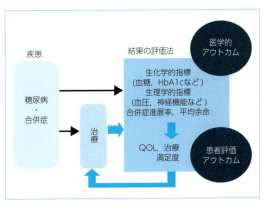

図1 糖尿病における医学と医療学

図2 疾患の影響と治療の結果の評価法

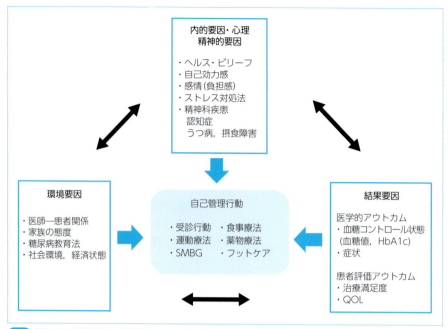

図3 糖尿病療養行動に影響する心理社会的要因
SMBG（血糖自己測定）．

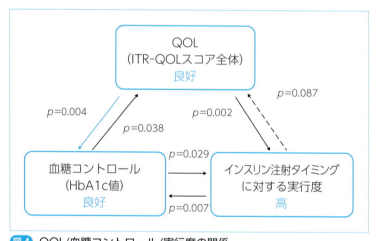

図4 QOL/血糖コントロール/実行度の関係
〔4）Ishii H, et al. *Diabetes Res Clin Pract* 2008；**81**：169-178．より〕

下のようなものがある[3]．医学的（病態）情報とともに以下の情報も必要に応じて収集する必要がある．

1）環境要因
①医師—患者関係，②家族の態度，③糖尿病教育法，④社会環境，経済状態．
②は家族の援助的な関わり（非難ではなく共感的理解と支援）の有無，④は職場や地域，収入や就業状態，①，③は後述参照．

2）内的要因（心理精神的要因）
①ヘルス・ビリーフ，②自己効力感（セルフエフィカシー），③感情（負担感），④ストレス対処法，⑤認知症，精神疾患（うつ病，摂食障害）．
①は疾患の重大性や治療の有効性の認識，②特定行動を実行できる自信，③治療および疾病（糖尿病であること）の負担感情，④糖尿病関連あるいは一般的ストレスへの対処法，⑤これらの疾患の有無と程度．

3）結果要因：血糖コントロール状態（HbA1c，血糖値），症状，治療満足度，QOL

QOLはアドヒアランス，HbA1cと相関する（図4）[4]．QOLの高い治療法は実行度が高まり，それはHbA1cを低下させる．HbA1cの低下はQOLを高

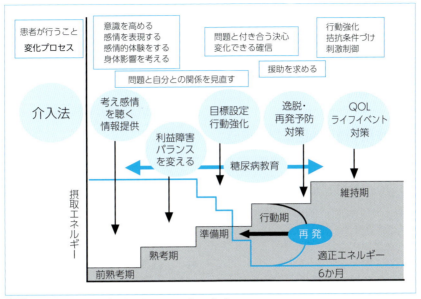

図5 多理論統合モデル(変化ステージモデル)
①前熟考期(precontemplation):全く変化を考えていない/6か月以内に始めるつもりはない.
②熟考期(contemplation):迷っている/6か月以内に始めるつもりがある. ③準備期(preparation):すぐに始めるつもりがある/1か月以内に始めるつもりがある. ④行動期(action):望ましい行動を始めて6か月以内. ⑤維持期(maintenance):望ましい行動が6か月以上持続.

める.一般的に良好な医学的アウトカムは患者評価アウトカムを高める.

自己管理行動の開始から維持までの時間的推移:変化ステージモデル(多理論統合モデル)と心理学的方法

患者が各種の自己管理に取り組む時期,モチベーションの程度を知り,適切な介入(かかわり)をするための体系として変化ステージモデル(多理論統合モデル)があり,以下の要素から成立している[3,5](図5).

1) 変化ステージ

いつ行動変化が起こるか.①前熟考期,②熟考期,③準備期,④行動期,⑤維持期に分類される.全く行動変化を考えていない~望ましい行動が6か月を超える.

2) 変化プロセス

どのような心理社会的方法が変化ステージを前進させるか.精神分析療法から認知行動療法までの技法を選抜し,時間軸にそって提示.

3) プロズ/コンズバランス

目標とする行動(たとえば食べかたの修正)についての利益と障害の認識.利益の認識(例:血糖が改善)が増え,障害の認識(例:注射が怖い)が減ることが変化ステージを進行させる.

ほかにも,動機づけ面接,認知行動療法などが単独の心理的方法として応用されている.

医師―患者関係,医師の態度

1) 糖尿病医療における医師―患者関係のありかた

患者がどの程度治療に取り組むかがアウトカムに大きな影響を及ぼす慢性疾患における医師―患者関係については,いくつかの重要な理念がある.

❶ 治療参加,自律性の支援,治療同盟

医師の指示を患者が順守する(パターナリズム―コンプライアンス)モデルは糖尿病治療に適しておらず,患者が積極的に治療に参加し,自律性をもつことが血糖コントロールにつながることが証明されている.

❷ エンパワーメント

エンパワーメント(empowerment)とは従来の糖尿病教育にみられた一方的な知識提供ではなく,患者の自己管理能力を育て援助するというかかわりかたを指す.

❸ 患者中心アプローチ

患者中心アプローチ(patient centered approach)とは,生活の場で治療を選択するのは患者であるから,患者の選好,要求,価値観を尊重し,それに応えるようなケアを提供するという方針.ADA/EASD position statement 2012で発表[6].

2) 医師の態度:clinical inertia

医師(医療者)が必要な治療を開始あるいは強化しないことを(惰性あるいは無気力)clinical inertiaと

いう．糖尿病においては，患者が不適切な血糖コントロール状態にあるにもかかわらず，適切な治療法が時宜にかなって開始あるいは強化されないことであり，特にインスリン治療の開始あるいは強化は遅れがちである．医師側にもインスリン開始への抵抗理由がある[7]．つまり，適切な治療の選択や開始に，医師と患者の双方の態度が影響しあっている．

医師—患者相互作用：糖尿病医療学の核心

医師と患者の行動および心理は相互に影響する．たとえば，最初に投与された経口薬へのアドヒアランス（服薬率）が高いほど，6か月後，12か月後の医師による治療法強化の割合が高くなる（clinical inertia が減少する）[8]．診察室で医師が足のチェックをするほど，また，運動量について尋ねるほど，患者の足観察と運動回数が増える．さらに，治療法について医師と話ができていると認識する患者ほどQOLが高い．それは治療実行度に反映される．

患者にとって糖尿病は一生ともにする病気であり，医学的な問題であるとともに，人生に影響を与える課題である．学業や仕事，結婚や妊娠・出産，子育てなど人生の重要な場面において，糖尿病であること，治療することを適応させていかねばならない．それらを通じて，変わる，納得する，耐える，希望をもつなど心の在りようを習得していくという人間的成長過程が展開していくことになる．

医療は患者の身体的，精神的な苦痛の軽減を目的としており，医師はそのような過程をともに歩むことになるが，医師—患者間の信頼関係がそれを可能にする．また人間的成長過程は医師としての存在にも影響を与える相互成長モデルと考えられる．それは医師を支える医療チームメンバーとの関係にもいえる．

その基本は，患者の語りを聴くことであり，医療を継続することである（すぐに効果が見えなくとも，あるいは有効な医学的手段がなくとも）．患者が考えや行動を変えるには時間がかかる場合があることを心しておく[9]．

糖尿病を介する医師—患者関係は一生続くものである．糖尿病医療学は患者と医師の心理と行動，そして関係性に重点を置いている．

文 献

1) 近代医学の史的基盤．川喜田愛郎（著），岩波書店 1977．
2) 日本医師会 医事法関係検討委員会．「医療基本法」の制定に向けた具体的提言（最終報告）．平成26年3月 http://dl.med.or.jp/dl-med/teireikaiken/20140409_5.pdf（2018年3月確認）
3) 糖尿病医療学入門—こころと行動のガイドブック．石井均（著），医学書院 2011．
4) Ishii H, et al. *Diabetes Res Clin Pract* 2008；**81**：169-178．
5) Prochaska JO, et al.：*Am Psychol* 1992；**47**：1102-1114．
6) Inzucchi SE, et al.：*Diabetes Care* 2012；**35**：1364-1379．
7) Ishii H, et al.：*PLoS One* 2012；**7**：e36361．
8) Grant R, et al.：*Diabetes Care* 2007；**30**：807-812．
9) 病を引き受けられない人々のケア—聴く力，続ける力，待つ力．石井均（著），医学書院 2015．

第13章 糖尿病

3 糖尿病の分類と成因―概略

POINT

- ▶糖尿病は成因(発症要因・機序)と病態(病期)の二元軸で分類される.
- ▶成因から1型糖尿病, 2型糖尿病, その他の特定の機序, 疾患によるものおよび妊娠糖尿病の4分類が基本である.
- ▶病態としては, インスリン依存状態であるかが重要である.
- ▶病態は悪化, 改善するものであり, 糖尿病の診断は病歴において変遷する場合がある.

糖尿病の概念

糖尿病とは"インスリン作用不足による慢性の高血糖状態を主徴とし, 種々の特徴的な代謝異常を伴う疾患群"と定義される[1,2]. インスリン作用不足とはインスリンの標的臓器・細胞(肝臓, 筋肉, 脂肪組織など)における効果減弱を示す. さらに膵β細胞からのインスリン供給の不足(内因性インスリン分泌能の低下)が糖尿病発症に関与する. インスリン供給の絶対的不足が病因であるものが, 1型糖尿病である. 一方, 2型糖尿病はインスリン作用不足のなかでも, インスリン抵抗性(インスリンの効き難さ)が病態の主体で, さらにインスリンの相対的不足が様々な程度で加わり発症する. 従来, 日本人の2型糖尿病はインスリン分泌不全が発症要因の主体であったが, 近年の生活習慣の欧米化に伴い, 内臓肥満を主体としたメタボリックシンドロームを呈する, いわゆる欧米型の2型糖尿病患者の割合が急増している.

糖尿病の診断

詳細は別項「6 診断:病歴, 診察, 検査のポイント(p.609)」があり, 詳述しないが, 病態や成因を考察するには, まず糖尿病と診断することが必要である. 臨床診断のフローチャートを(図1)に示すが, 血糖値やHbA1cの検査結果の判定には"型"を付け加えることを認識すべきである. これは, 糖尿病の診断と検査結果判定は異なるという観点からの措置である. たとえば, 純粋な検査結果判定のみで糖尿病と診断される場合もあるが, 検査結果に加え, 糖尿病の典型的症状や確実な糖尿病網膜症の存在があれば初回検査のみでも糖尿病と診断可能であり, 臨床症状も重要な診断項目であるからである.

また, "境界型"の診断は, あくまでも75g経口糖負荷試験(75g OGTT)に基づく診断名であり, 軽症糖尿病の意味ではないことも認識すべきである.

糖尿病の成因と分類

糖尿病の成因と分類に関しては, 表1に示す通り, 日本糖尿病学会の「糖尿病の分類と診断基準に関する委員会」による1970年の第一回報告から現在までに計4回の報告があり, 極めて論理的かつ明確な分類が可能となっている[1,2].

糖尿病は成因(発症要因・機序)と分類(病態, 病期)の両面から捉えるべきであるが, 「糖尿病の分類と診断基準に関する委員会」の報告では, 特に成因分類を重要視し糖尿病分類を体系化した. さらに成因と分類は, 各々独立したものであるとの基本理念から図2に示す通り, 成因と分類の二元軸で構成されている[1,2]. 図2[1,2]の平行線は右側に移動すれば耐糖能障害(impaired glucose tolerance:IGT)の程度の重症化を示し, 左側移動ならば, IGTの改善を意味する. 異なる成因で発症したものであっても, 病態が類似している場合もあり, また, 逆の場合もあり, 個々の症例について検討されるべきである. よって, 同一患者に, 異なる成因の糖尿病が異時性に発症する可能性もあり, 糖尿病診断は患者の病歴において変更を要する場合がある.

また, 糖尿病病態を示す用語として, "インスリン依存"があげられる. インスリン依存状態とは, 生命維持のために外来性にインスリン投与が必要である状態を示す. 成因とは無関係に定義されるものであり, 2型糖尿病であっても, 長期間に渡り血糖管理状態が不良であれば, 内因性インスリン分泌が経年的に低下, 最終的には枯渇をきたし, インスリン依存状態に陥る.

表2に糖尿病の分類を示す. 前述の通り, その成因(発症要因)から, 大きく4分類される. これは, 世界共通の概念であり, アメリカ糖尿病学会(American Diabetes Association:ADA)の分類と概念は共有されているが, わが国の分類は, 病態も加味され, より詳細に検討されている.

4分類とは, ①1型糖尿病, ②2型糖尿病, ③そ

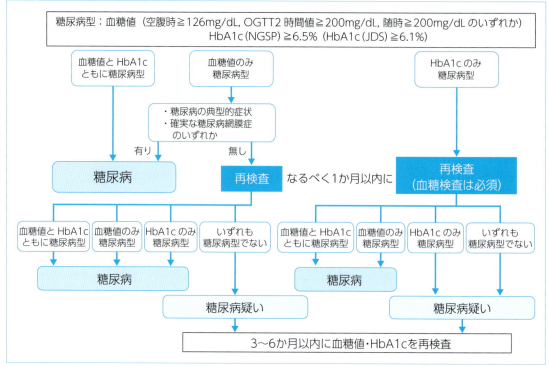

図1 糖尿病診断のフローチャート
NGSP(全米グリコヘモグロビン標準化プログラム), JDS(日本糖尿病学会).

表1 糖尿病診断基準と分類に関する日本糖尿病学会委員会報告

	報告年度	おもな内容
第1回	1970年	経口糖負荷試験(OGTT)での判定基準 正常型，境界型，糖尿病型の診断名の確定
第2回	1982年	アメリカ，WHOの診断基準を踏まえた75g OGTTを用いた判定基準の作成
第3回	1999年	糖尿病の成因分類，病態(病期)分類の併用 世界に先駆け，HbA1c値を糖尿病診断の補助手段として採用
第4回	2010年	HbA1c値を診断の第一段階に採用 HbA1cのJDS値からNGSP値への変更提案および変更実施

NGSP(National Glycohemoglobin Standardization Program, 全米グリコヘモグロビン標準化プログラム), JDS (Japan Diabetes Society, 日本糖尿病学会), WHO (World Health Organization, 世界保健機関).
〔(1)清野裕，他：糖尿病 2010；**53**：450-467／2)清野裕，他：糖尿病 2012；**55**：485-504 より作表〕

の他の特定の機序，疾患により発症するもの，4)妊娠糖尿病である．それぞれに関して概説する．

1) 1型糖尿病

1型糖尿病はさらに自己免疫性(免疫担当細胞による膵β細胞の破壊)のA型(1A)と劇症糖尿病に代表される特発性(発症原因不明)のB型(1B)に2分される．1型糖尿病，特に自己免疫性の1A型は，表現型は糖尿病であるが，病因論的には自己免疫性疾患であり，臓器特異的自己免疫疾患と認識すべきである．よって，1A型糖尿病患者には，Basedow病などの自己免疫性甲状腺疾患や関節リウマチなど，他の自己免疫性疾患の併発が多いことも特徴である．緩徐進行1型糖尿病(slowly progressive insulin dependent diabetes mellitus：SPIDDM)も1A型に分類されるが，抗グルタミン酸脱炭酸酵素(glutamic acid decarboxylase：GAD)抗体などの膵島関連自己抗体が陽性ではあるが，内因性インスリン分泌能が保持されており，発症早期には2型糖尿病様の病像を呈する．数年の経過で，徐々にインスリン分泌が低下し，最終的にインスリン依存状態に陥る特徴がある．詳細は別項「7 1型糖尿病(p.612)」があるため割愛する．

一方，1B型では膵島関連抗体は証明されないものの，明らかにインスリン依存状態に陥っている病態で，劇症1型糖尿病が代表的である．これはわが

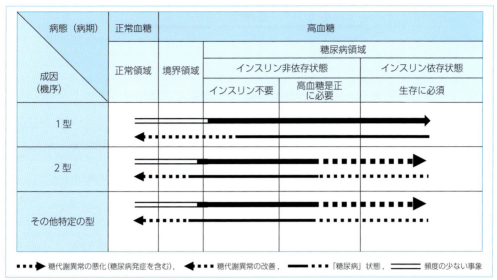

図2 糖尿病における成因（発症機序）と病態（病期）の概念

〔1）清野裕，他：糖尿病 2010；**53**：450-467, 2）清野裕，他：糖尿病 2012；**55**：485-504 より引用・一部改変〕

表2 糖尿病と糖代謝異常*の成因分類

I. 1型　膵β細胞の破壊，通常は絶対的インスリン欠乏に至る
　　A．自己免疫性
　　B．特発性

II. 2型　インスリン分泌低下を主体とするものと，インスリン抵抗性が主体で，それにインスリンの相対的不足を伴うものなどがある

III. その他の特定の機序，疾患によるもの
　　A．遺伝因子として遺伝子異常が同定されたもの
　　　①膵β細胞機能にかかわる遺伝子異常
　　　②インスリン作用の伝達機構にかかわる遺伝子異常
　　B．他の疾患，条件に伴うもの
　　　①膵外分泌疾患
　　　②内分泌疾患
　　　③肝疾患
　　　④薬剤や化学物質によるもの
　　　⑤感染症
　　　⑥免疫機序によるまれな病態
　　　⑦その他の遺伝的症候群で糖尿病を伴うことの多いもの

IV. 妊娠糖尿病

注記：現時点では上記のいずれにも分類できないものは分類不能とする．

*：一部には，糖尿病特有の合併症をきたすかどうか確認されていないものも含まれる．

国から疾患概念が提唱されたものとして重要である[3]．エンテロウイルスなどの複数のウイルス感染が発症要因として特定されつつあり，今後，解明が進めば，特発性からその他の特定の機序，疾患によるものへと分類変更される可能性がある．

また近年，難治性悪性疾患に対する免疫チェックポイント阻害薬である，program death-1（PD-1）およびprogram death ligand-1（PDL-1）抗体薬による，1A型あるいは劇症1型糖尿病の発症が報告され注目されている[4]．この事象を契機に，従来の概念になかった新規の自己免疫活性化機序として，今後解明が進むと期待される．また，ソフトドリンクケトーシスなど，一時的にインスリン依存状態に陥るものは，1B型とは分類しない．

2）2型糖尿病

これも別項があり，詳細は譲るが〔「8　2型糖尿病（p.618）」〕，わが国の糖尿病患者の90％以上が2型であり，診療の主体を占める．成因は単独のものは特定されないが，1型糖尿病よりも遺伝的素因の関与が濃厚といえる．これまでに発症との関連が示された遺伝子として *TCF7L2*（*transcription factor 7-like 2 gene*），*KCNJ11*（*inwardly-rectifying potassium channel, subfamily J, member 11 gene*）などがあり，前者はGLP-1分泌，後者はインスリン分泌への関与が推察される．ほかにも肥満関連遺伝子など多数の遺伝子の関与が報告されているが，いわゆる単一遺伝子変異での発症ではなく，あくまで複合的発症要因の1つとの位置付けである．また，病態は極めて多様であり，さらに生活習慣や治療背景も患者毎に異なるため，患者個別の病態の理解と，それに応じた治療戦略が必要である．図3に2型糖尿病の進展様式を示すが，2型は診断時から遡り，平均10年程度のIGT（境界型糖尿病やITG〈impaired fasting

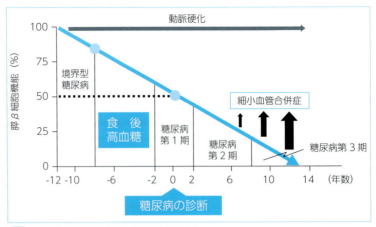

図3 2型糖尿病歴と膵β細胞機能低下
━━━：糖尿病患者の膵β細胞機能自然歴，・・・・・・：2型糖尿病発症時点での膵β細胞機能
〔Lebovitz HE：*Diabetes Reviews* 1999；**7**：139．より改変〕

glycemia，空腹時血糖異常〉）の期間をもって発症する．境界型糖尿病は2型の範疇には含まれないが，本来はこの段階での治療介入が望ましい．すなわち，診断時には内因性インスリン分泌能は健常者の50％に減少しており，さらにはメタボリックシンドロームを背景に発症したものでは，長期間の高インスリン血症による潜在的な動脈硬化の進行があることも重要である．2型糖尿病患者の死因に占める動脈硬化性疾患の頻度を鑑みれば，IGT時期の介入の重要性が理解できよう．今後の重要な課題といえる．さらに，糖尿病は一旦発症すれば，通常，血糖管理状態が改善，正常化しても根治は困難であり，糖尿病として取り扱われる．

3）その他の特定の機序，疾患により発症するもの

表3にこれに属するものの詳細を示すが，診療機会の比較的多いものとしては，肝疾患（脂肪肝を背景にした，非アルコール性肝障害〈nonalcoholic fatty liver disease：NAFLD〉/非アルコール性脂肪肝炎〈nonalcoholic steatohepatitis：NASH〉），いわゆる膵性糖尿病（膵外分泌疾患）や，薬剤性（グルココルチコイド，インターフェロンなど），インスリン自己免疫症候群などがあげられる．これらも独立した別項（p.634，636，640）があり，詳述は割愛するが，欧米化した現在の日本人の生活環境を考慮すれば，糖尿病とNAFLD/NASH連関についての十分な理解が求められる．

また，薬剤性のなかでも，その他に含まれるもので重要なものとしては，後天性免疫不全症候群（acquired immuno-deficiency syndrome：AIDS）患者に対する抗ヒト免疫不全ウイルス（human immunodeficiency virus：HIV）薬およびHIV感染自体に起因するIGTが注目されている[5]．近年，抗HIV薬の進歩により，AIDS患者の生命予後が著明に改善し，健常者と同等となっており，今後，抗HIV薬に起因する糖尿病発症についても十分留意する必要がある．

さらに臓器移植の症例数増加に伴い，移植後糖尿病（post-transplant diabetes mellitus：PTDM）なる疾患概念も確立されている．これらは，分類中に独立して反映されてはいないが，特に腎移植後症例での検討が進んでいる．移植後の拒絶防止のため使用するタクロリムスなどの影響で2型糖尿病発症頻度が高まることも報告されており，特殊な背景の糖尿病であるが，注目に値する．

4）妊娠糖尿病

詳細は別項に譲るが〔「10　妊娠糖尿病（p.628）」〕，疾患概念と診断基準を表4に提示する．2010年の改訂[6]にて，"妊娠糖尿病とは，妊娠中にはじめて発見または発症した糖尿病に至っていない糖代謝異常である"と定義され，糖尿病患者が妊娠したものは，糖尿病合併妊娠として区別する．また，fasting plasma glucose 126 mg/dL以上，あるいはHbA1c 6.5％以上の場合には妊娠期間中の明らかな糖尿病と診断するため，混同に注意する．妊娠期間中の血糖管理は胎児・母体ともに影響が大きく，それゆえ，厳格な血糖管理が求められる．

おわりに

先達の諸先生方の不断の尽力により，糖尿病の成因分類は体系化され，完成した．確立した疾患基本概念は将来も不変である．今後，内分泌代謝科専門医を目指す諸先生方には，糖尿病診療には，診断や成因分類の十分な理解が必須であることを肝に銘じて頂きたい．

表3 その他の特定の機序，疾患による糖尿病と糖代謝異常＊

A. 遺伝因子として遺伝子異常が同定されたもの
(1) 膵β細胞機能にかかわる遺伝子異常
インスリン遺伝子(異常インスリン症，異常プロインスリン症，新生児糖尿病)
*HNF4α*遺伝子(MODY1)
グルコキナーゼ遺伝子(MODY2)
*HNF1α*遺伝子(MODY3)
*IPF-1*遺伝子(MODY4)
*HNF1β*遺伝子(MODY2)
ミトコンドリアDNA(MIDD)
*NeuroD1*遺伝子(MODY6)
*Kir6.2*遺伝子(新生児糖尿病)
*SUR1*遺伝子(新生児糖尿病)
アミリン
その他
(2) インスリン作用の伝達機構にかかわる遺伝子異常
インスリン受容体遺伝子
(インスリン受容体異常症A型，妖精症，Rabson-Mendenhall症候群ほか)
その他

B. 他の疾患，条件に伴うもの
(1) 膵外分泌疾患
膵炎
外傷/膵摘手術
腫瘍
ヘモクロマトーシス
その他
(2) 内分泌疾患
Cushing症候群
先端巨大症
褐色細胞腫
グルカゴノーマ
アルドステロン症
甲状腺機能亢進症
ソマトスタチノーマ
その他
(3) 肝疾患
慢性肝炎
肝硬変
その他
(4) 薬剤や化学物質によるもの
グルココルチコイド
インターフェロン
その他
(5) 感染症
先天性風疹
サイトメガロウイルス
その他
(6) 免疫機序によるまれな病態
インスリン受容体抗体
stiff-person症候群
インスリン自己免疫症候群
その他
(7) その他の遺伝的症候群で糖尿病を伴うことの多いもの
Down症候群
Prader-Willi症候群
Turner症候群
Klinefelter症候群
Werner症候群
Wolfram症候群
セルロプラスミン低下症
脂肪萎縮性糖尿病
筋強直性ジストロフィー
Friedrich運動失調症
Laurence-Moon-Biedl症候群
その他

＊：一部には，糖尿病特有の合併症をきたすかどうか確認されていないものも含まれる．
MODY(若年発症成人型糖尿病)，HNF(肝細胞核因子)，IPF-1(インスリンプロモーター因子1)，SUR1(スルホニル尿素受容体1)．

表4 妊娠糖尿病(GDM：gestational diabetes mellitus)

定義
妊娠中にはじめて発見または発症した糖尿病に至っていない糖代謝異常

診断基準
　75g OGTTにおいて以下の基準の1項目以上に該当
　　①空腹時血糖値≧92 mg/dL
　　②1時間値≧180 mg/dL
　　③2時間値≧153 mg/dL
また，以下のいずれかの基準を満たせば，妊娠期間中の新規の糖尿病(overt diabetes in pregnancy)とする
　　①空腹時血糖値≧126 mg/dL
　　②HbA1c 6.5%

◆◆ 文 献 ◆◆

1) 清野裕，他：糖尿病 2010；**53**：450-467.
2) 清野裕，他：糖尿病 2012；**55**：485-504.
3) Imagawa A, et al.：*Diabetes Care* 2003；**26**：2345-2352.
4) Mellati M, et al.：*Diabetes Care* 2015；**38**：e137-e138.
5) Brown TT, et al.：*Arch Intern Med* 2005；**165**：1179-1184.
6) Metzger BE, et al.：*Diabetes Care* 2010；**33**：676-682.

第13章 糖尿病

4 糖尿病の疫学と主要な大規模臨床試験

> **POINT**
> ▶ 1型・2型を問わず,糖尿病では早期からの厳格な血糖コントロールは細小血管合併症の発症・進展を抑制させることから,早期から長期間に渡り,低血糖,体重増加を避けた良好な血糖コントロールを継続することが重要である.
> ▶ 大血管合併症の抑制には血糖コントロールのみならず,同時に血圧,脂質のコントロールが重要である.

1型糖尿病患者における血糖管理

1) DCCT試験

DCCT試験ではアメリカ,カナダで13〜39歳の1型糖尿病患者を対象にし,糖尿病網膜症を有さず,尿中アルブミン排泄量＜40 mg/day以下,罹患期間5年以内である726人を平均6.5年(3〜9年)追跡した[1].強化療法群は従来療法群と比較し,糖尿病網膜症発症を76％有意に減少させた.また,軽症〜中等症の非増殖性網膜症を有し,尿中アルブミン排泄量＜200 mg/day以下の715人を平均6.5年(3〜9年)追跡した検討では,強化療法群は従来療法群と比較し,糖尿病網膜症進展のリスクを54％有意に減少させた.上述の1,441人を合わせた検討では,強化療法群は従来療法群と比較し,尿中アルブミン排泄量＞40 mgの発症,尿中アルブミン排泄量＞300 mg/dayの発症,進展リスクをそれぞれ,39％,54％有意に低下させた.また糖尿病神経障害の発症を60％有意に抑制した.心疾患,末梢血管イベントの相対リスクは41％低下したが,従来療法群と比較し,統計学的に有意差はなかった[1].

2型糖尿病患者における血糖管理

1) 熊本スタディ

熊本スタディはわが国で行われ,28〜68歳のインスリン治療中のインスリン非依存型糖尿病患者110人を対象とし,糖尿病網膜症を有さず,尿中アルブミン排泄量＜300 mg/day以下の55人(一次予防群)と,単純性糖尿病網膜症を有し,尿中アルブミン排泄量＜300 mg/day以下である55人(二次予防群)を強化療法群と従来療法群に割り付け,6年間追跡した[2].追跡期間中,HbA1cの平均値,空腹時血糖(fasting blood glucose:FBG)は強化療法群で有意に低下した.強化療法群は従来療法群と比較し,網膜症発症の相対リスクを一次予防群で76％,二次予防群で56％有意に低下させた.さらに,強化療法群では従来療法群と比較し,腎症の発症および進展,神経障害の進展を有意に抑制した[2].

2) UKPDS試験

UKPDS試験では,イギリスで新規に2型糖尿病と診断され,除外基準に該当しない5,102人を対象にし,おもに大血管合併症について厳格な血糖コントロールによる合併症抑制効果を検討した試験である.3か月間食事療法を施行したあと,FBG値109 mg/dL以上270 mg/dL以下の4,209名を,非肥満者(体重≦理想体重120％)をインスリンによる強化療法群,SU(sulfonylurea)薬による強化療法群,従来治療群に無作為に割り付けた.肥満者(体重＞理想体重120％)にはメトホルミンによる強化療法を加え,最終的にインスリンによる強化療法群,SU薬による強化療法群,メトホルミンによる強化療法群,従来治療群に割り付け(24％,32％,20％,24％),中央値10.0年間追跡した.強化療法により細小血管合併症の相対リスクは25％有意に低下し,おもに光凝固術施行を低下させた[3].一方,大血管症の相対リスクを16％低下させたものの,従来治療群と統計学的有意差はなかった[3].

このように,厳格な血糖コントロールは1型・2型問わず糖尿病患者における細小血管合併症の発症・進行を抑制させることが明らかとなったが,大血管合併症の抑制に関しては検討課題とされた.

血糖管理による大血管合併症抑制効果

1) ACCORD試験,ADVANCE試験,VADT試験

ACCORD試験は,アメリカ,カナダにおいて,HbA1c 7.5％以上の40〜79歳の心血管疾患高リスク2型糖尿病患者10,251人を,HbA1c＜6.0％を目指す強化療法と,7.0％≦HbA1c≦7.9％を目指す従来療法群に無作為に割り付けて,非致死性心筋梗塞,脳卒中,心血管死を一次エンドポイントとして介入した試験である[4].経過中,強化療法群で死亡率が上昇したため,平均3.4年の追跡期間で試験中断となった.同試験では,試験開始時のHbA1cの中央値8.1％に対して,強化療法群では1年後にはHbA1c 6.4％と比較的急速に血糖コントロールが改善したものの,同時に,強化療法群において,10 kg

を超える体重増加が対象の27％にみられ，重篤な低血糖を経験した患者は16.2％であった．低血糖では交感神経の緊張を介して，致死的不整脈や急性冠症候群と関連することも知られており，低血糖，肥満，高インスリン血症などが死亡率を上昇させた一因ではないかと推測された．ADVANCE試験やVADT試験においても，強化療法による心血管疾患，総死亡の発症の抑制にはつながらなかった[5,6]．その後報告されたADCCORDのサブ解析では，強化療法群において，特にHbA1cが高値の群や，急激に血糖コントロールが改善した群で死亡率が上昇したことが示された[7]．ADVANCEのサブ解析でも，他の因子を調節した結果，重篤な低血糖の報告があった患者は，そうでない患者と比較して，全死亡が3.27倍（2.39〜4.65），心血管疾患が3.79倍(2.36〜6.08)有意に高値であった[8]．つまり，血糖コントロールの目標に関しては，全患者に統一した指標を設定することはむずかしく，年齢，糖尿病罹患期間，現在の血糖コントロール，合併症など様々な指標をもとに，個々の患者に合わせたコントロールを行う必要性があることが示唆された．実際に，2012年からのthe American Diabetes Association(ADA)/the European Association for Study of Diabetes(EASD)のposition statementにおいても，治療の個別化の重要性が強調されている．

一方，強化療法の効果をみた研究のメタアナリシスにおいては，強化療法群では，従来療法群と比較して，非致死性心筋梗塞を17％，冠動脈心疾患を15％有意に減少させている[9]．しかしながら，全死亡，心血管死を検討したメタアナリシスでは，強化療法群は従来療法群・プラセボ群と比較して，全死亡，心血管死を抑制しなかった[10]．つまり厳格な血糖コントロールの大血管合併症に対する効果については，一定の見解が得られておらず，今後さらに検討していく必要があり，特に高齢者での治療目標，急激な血糖コントロール，低血糖，体重増加を避けた強化治療の効果を検討していかなければならない．

遺産効果，メタボリックメモリー

アメリカ人1型糖尿病患者を対象にしたDCCTでは，介入試験終了後，介入を行わない観察研究として継続された[11]．介入終了に伴いHbA1c値の群間差が消失したにもかかわらず，もともと発症が抑制されていた細小血管合併症の低下はその差が維持され，介入中にみられなかった大血管合併症の累積発症率の有意差が介入終了後に出現し，介入開始17年後においても，元強化治療群の累積発症率は，元従来治療群より有意に低かった[12]．近年の報告では，介入開始30年後においても，大血管合併症の累積発症率は有意に抑制されていた[13]．2型糖尿病を対象にしたUKPDSでも同様に，血糖コントロール強化治療の心筋梗塞ならびに全原因死亡に対する有効性が強化療法終了後にも継続し，いわゆる遺産効果あるいはメタボリックメモリーといわれるに至っている[14]．ACCORD試験の終了後，介入を行わない観察研究として継続されたACCORD Follow-on Study(ACCORDION)では，大血管疾患発症の抑制効果はなく，心血管疾患による死亡は依然として有意ではあるものの，減弱した[15]．VADT試験の終了後，介入を行わない観察研究として継続された研究でも心血管疾患の抑制はみられなかった[16]．

マルチプルリスクファクター改善の効果

血糖，血圧，脂質を同時に改善させると大きな大血管合併症抑制効果が得られるはずである．それを実証したSteno-2試験(Steno-2 study)[17]では，2型糖尿病患者160人を無作為に強化治療群と通常治療群に分け，前者には食事・運動・喫煙などの生活習慣指導に加え，高血糖，脂質異常症，高血圧に対して積極的な薬物治療を行ったところ，心血管疾患やそれによる死亡，下肢切断や冠動脈バイパス術などの発生が，通常治療群より約8年間で53％抑制された．介入終了後も観察が続けられたが，両群の血管イベント差はその後も広がり続け，包括的管理の効果が13年余りに渡って継続していた[18]．

◆ 文 献 ◆

1) The Diabetes Control and Complications Trial Research Group.：*N Engl J Med* 1993；**329**：977-986.
2) Shichiri M, et al.：*Diabetes Care* 2000；**23**：B21-29.
3) Intensive blood-glucose control with sulphonylureas or insulin compared with conventional treatment and risk of complications in patients with type 2 diabetes(UKPDS 33). UK Prospective Diabetes Study(UKPDS)Group.：*Lancet* 1998；**352**：837-853.
4) Action to Control Cardiovascular Risk in Diabetes Study Group：*N Engl J Med* 2008；**358**：2545-2559.
5) ADVANCE Collaborative Group：*N Engl J Med* 2008；**358**：2560-2572.
6) Duckworth W, et al.：*N Engl J Med* 2009；**360**：129-139.
7) Riddle MC, et al.：*Diabetes Care* 2010；**33**：983-990.
8) Zoungas S, et al.：*N Engl J Med* 2010；**363**：1410-1418.
9) Ray KK, et al.：*Lancet* 2009；**373**：1765-1772.
10) Hemmingsen B, et al.：*BMJ* 2011；**343**：d6898.
11) Nathan DM, et al.：*N Engl J Med* 2005；**353**：2643-2653.
12) (DCCT)/EDIC Research Group：*N Engl J Med* 2011；**365**：2366-2376.
13) Diabetes Control and Complications Trial (DCCT)/Epidemiology of Diabetes Interventions and Complications (EDIC) Study Research Group：*Diabetes Care* 2016；**39**：686-693.
14) Holman RR, et al.：*N Engl J Med* 2008；**359**：1577-1589.
15) ACCORD Study Group：*Diabetes Care* 2016；**39**：701-708.
16) Hayward RA, et al.：*N Engl J Med* 2015；**372**：2197-2206.
17) Gaede P, et al.：*N Engl J Med* 2003；**348**：383-393.
18) Gaede P, et al.：*N Engl J Med* 2008；**358**：580-591.

5 糖尿病診断基準と管理目標

POINT

- 糖尿病の診断は，血糖値，ヘモグロビンA1c(HbA1c)値，臨床症状，網膜症の有無などをもとに，慢性的な高血糖状態を証明することによって行う．
- 糖尿病患者における血糖コントロール目標は，個々の症例の病態や治療環境などを考慮して個別に設定する．
- 特に高齢者糖尿病患者においては低血糖を回避するため，患者の年齢・病態・身体機能やサポート体制のほか，認知機能や日常生活動作(ADL)，使用中の薬剤も考慮にいれ管理目標を設定する．

糖尿病診断のために必要な検査

1) 血糖値

血糖測定の採血部位は，静脈血，毛細血管血，まれに動脈血などが使用される．末梢組織でブドウ糖が消費されるため，血糖値は動脈血＞毛細血管血＞静脈血の順に低値となる．検体としては，静脈血漿，静脈血清，静脈全血，毛細管血がある．解糖系を有する赤血球を含む全血には誤差因子が多い．検査室の測定では，凝結後に遠心する血清検査に比べ，凝結を必要とせず測定までの時間が節約できる静脈血漿が使用されることが多い．糖代謝異常の判定，糖尿病の診断に用いる血糖値は，原則として静脈血漿値を指す．

空腹時血糖値とは通常，10時間以上絶食の後，早朝空腹のまま採血した静脈血のグルコース濃度をいい，食事と採血時間との間隔を問わずに測定した血糖値(ただしOGTT後は除く)を随時血糖値とよぶ．いずれも糖尿病を診断するうえで重要な検査値である．

2) 75g経口ブドウ糖負荷試験(OGTT)

75g OGTTは，糖尿病の診断に有用ではあるが必須ではなく，自覚症状などから明らかな高血糖が推測される場合には，まず空腹時血糖値または随時血糖値を測定すべきである．著しい高血糖状態で糖負荷試験(glucose tolerance test：GTT)を行うと，さらなる高血糖を引き起こす可能性があるため注意を要する．75g OGTTで，30分，1時間の血糖値は糖尿病の診断基準には含まれないが，糖尿病ハイリスク群を見出すために役立つ．また75g OGTT施行時にインスリン値も同時に測定すると，インスリン初期分泌能の指標であるインスリン分泌指数(insulinogenic index：II)の算出やインスリン分泌パターンの検討を行うことができ，糖尿病の病態や発症リスクの評価に有用である．

表1 HbA1c値に影響を及ぼす血糖値以外の因子

HbA1cが実際よりも高値	HbA1cが実際よりも低値
急速に改善した糖尿病 鉄欠乏状態 異常ヘモグロビン症	急激に悪化した糖尿病 鉄欠乏性貧血の回復期 溶血 失血後，輸血後 エリスロポエチン治療 肝硬変 異常ヘモグロビン症

【75g OGTTの手順】

①150g以上の糖質を含む食事を3日間以上摂取後，10時間以上絶食させ，空腹のままで実施する．
②空腹のまま採血し，血糖値を測定した後，ブドウ糖(無水ブドウ糖75gを水に溶かしたもの，またはでんぷん分解産物の相当量，たとえばトレーラン®G)を飲用させる．
③ブドウ糖負荷後，30分，1時間，2時間で採血し血糖値を測定する．

3) HbA1c

HbA1cの値は患者の過去1～2か月間の平均血糖値を反映しており，同一患者内での値のばらつきが少なく，血糖値とともに，糖代謝異常の判定および血糖コントロール状態の指標として重要性が高い．その反面，HbA1c値では血糖日内変動など細かな変化は把握できず，HbA1c値に影響を及ぼす血糖以外の因子も存在する(表1)．患者の代謝状態はHbA1c値，空腹時血糖値，食後2時間血糖値などを勘案して総合的に判断する必要がある．

糖代謝異常の判定区分と判定基準

本項「糖尿病診断のために必要な検査」で述べた空腹時血糖値，随時血糖値，75g OGTT，HbA1c値に基づいて，"正常型"，"境界型"，"糖尿病型"に分類する．
①早朝空腹時血糖値126mg/dL以上．

②75 g OGTT で 2 時間値 200 mg/dL 以上．
③随時血糖値 200 mg/dL 以上．
④HbA1c が 6.5％ 以上．
①～④のいずれかが確認された場合は"糖尿病型"と判定する．
⑤早朝空腹時血糖値 110 mg/dL 未満．
⑥75 g OGTT で 2 時間値 140 mg/dL 未満．
⑤および⑥が確認されれば"正常型"と判定する．
上述の"糖尿病型"，"正常型"いずれにも属さない場合は"境界型"と判定する．

"境界型"は，糖尿病に準ずる状態と考えられ，動脈硬化性疾患の合併の有無を評価するとともに，高血圧症，脂質異常症，肥満などリスク因子を有する場合はそれらに対して積極的に介入する．また 3～6 か月に 1 回程度の頻度で代謝状態を評価する．"正常型"であっても 75 g OGTT 1 時間値が 180 mg/dL 以上の場合は，180 mg/dL 未満のものに比べて糖尿病に移行するリスクが高いので，"境界型"に準じて経過観察などの対応が必要である．

また，血糖値，HbA1c 値が"正常型"，"境界型"であっても，次の場合には，現在糖尿病の疑いが否定できない例や将来糖尿病の発症リスクが高い例が含まれる可能性があるため，75 g OGTT を行い，より詳細に代謝状態を評価することが推奨される．

1) 75 g OGTT が推奨される場合

❶ 強く推奨される場合（現在糖尿病の疑いが否定できないグループ）
- 空腹時血糖値が 110～125 mg/dL のもの
- 随時血糖値が 140～199 mg/dL のもの
- HbA1c が 6.0～6.4％ のもの（明らかな糖尿病の症状が存在するものを除く）

❷ 行うことが望ましい場合（将来糖尿病を発症するリスクが高いグループ，高血圧症，脂質異常症，肥満など動脈硬化のリスクをもつものは特に施行が望ましい）
- 空腹時血糖値が 100～109 mg/dL のもの
- HbA1c が 5.6～5.9％ のもの
- 上記を満たさなくても，濃厚な糖尿病の家族歴や肥満を有するもの

糖尿病診断の進めかた

糖尿病の診断には，劇症 1 型糖尿病の発症時などの特別な場合を除いては，慢性高血糖状態を確認することが不可欠である．本項「糖代謝異常の判定区分と判定基準」で述べた"糖尿病型"の判定基準①早朝空腹時血糖値 126 mg/dL 以上，②75 g OGTT で 2 時間値 200 mg/dL 以上，③随時血糖値 200 mg/dL 以上，④HbA1c が 6.5％ 以上，のなかで，①～③のいずれかと④を同時に認めた場合には，同日検査でも糖尿病と診断する．①，②，③のいずれかと口渇・多飲・多尿・体重減少などの典型的な糖尿病の症状を認める場合，または確実な糖尿病網膜症の存在が証明できる場合には 1 回の検査でも糖尿病と診断してよい．また別の日に行った検査で①～④のいずれかを 2 回とも認めれば糖尿病と診断する．ただし，慢性鉄欠乏状態など HbA1c が偽性高値となる場合があるため，2 回とも④のみの場合には，糖尿病と診断できない．糖尿病の臨床診断の流れを図 1 に示す[1]．

血糖管理目標

1 型糖尿病患者を対象とした DCCT 試験や，罹患歴の短い 2 型糖尿病患者を対象に行われた UKPDS 試験および熊本スタディなどの結果により，早期から適切な血糖コントロールを維持することによって糖尿病細小血管症のみならず糖尿病大血管症の発症・進展が抑制しうることが示されている．一方で厳格すぎる血糖低下は死亡率を増加させるとの報告もなされており[2]，年齢，罹病期間，合併症の状態，低血糖のリスクならびにサポート体制など患者の病態に応じた血糖管理目標を示すべきであるとの考えかたが，近年特に強調されてきた．これらのエビデンスを踏まえ日本糖尿病学会は 2013 年に，糖尿病細小血管症の発症予防や進展の抑制のためには HbA1c 7.0％ 未満，低血糖をきたさずに厳格な血糖コントロールが可能な症例では HbA1c 6.0％ 未満，低血糖をきたしやすいなど様々な理由から血糖コントロールの強化がむずかしい症例に関しては HbA1c 8.0％ 未満を HbA1c の目標値として設定した（図 2）[1]．

1）高齢者糖尿病の血糖コントロール目標

上述の基準は患者の病態に応じて個別に目標を設定することの重要性を明確に示した画期的なものであったが，特に重症低血糖を起こしやすい高齢者について具体的な基準は示されていなかった．わが国での高齢者糖尿病に対する前向き大規模臨床介入研究（Japanese Elderly Diabetes Intervention Trial：J-EDIT）では，65 歳以上の高齢糖尿病患者 1,173 例を対象とし 5 年間の追跡調査が行われた．その結果，HbA1c 高値が脳卒中のリスク因子であることが示されたが，一方で HbA1c が最も低値の群で脳卒中の頻度が増加するという J カーブ現象が認められた（図 3a）[3]．また国外からの報告ではあるが，高齢糖尿病患者 71,092 人について行った後ろ向き研究で，HbA1c 6.0％ 未満と 10.0％ 以上で死亡率が高いという J カーブ現象が認められた（図 3b）[4]．このような臨床研究の結果から，高齢者糖尿病においては厳格すぎる血糖コントロールが心血管イベントや死亡率の増加につながる可能性が示唆される．アメリカ糖尿病学会（American Diabetes Association：ADA）と

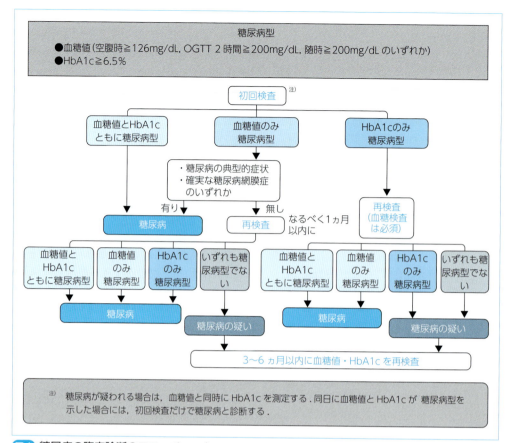

図1 糖尿病の臨床診断のフローチャート
〔日本糖尿病学会編・著:糖尿病治療ガイド 2016-2017:**21**,文光堂,2016.〕

目標	コントロール目標値[注4]		
	血糖正常化を 目指す際の目標[注1]	合併症予防 のための目標[注2]	治療強化が 困難な際の目標[注3]
HbA1c(%)	6.0% 未満	7.0% 未満	8.0% 未満

・治療目標は年齢,罹病期間,臓器障害,低血糖の危険性,サポート体制などを考慮して個別に設定する.

[注1] 適切な食事療法や運動療法だけで達成可能な場合,または薬物療法中でも低血糖などの副作用なく達成可能な場合の目標とする.
[注2] 合併症予防の観点からはHbA1cの目標値を7%未満とする.対応する血糖値としては,空腹時血糖値 130 mg/dL 未満,食後2時間血糖値 180 mg/dL 未満をおおよその目安とする
[注3] 低血糖などの副作用やその他の理由で治療の強化が難しい場合の目標とする.
[注4] 上記はいずれも成人に対しての目標値であり,また妊娠例は除くものとする.

図2 血糖コントロール目標
65歳以上の高齢者については「高齢者糖尿病の血糖コントロール目標」図4 を参照.
〔日本糖尿病学会編・著:糖尿病治療ガイド 2016-2017:**27**,文光堂,2016.〕

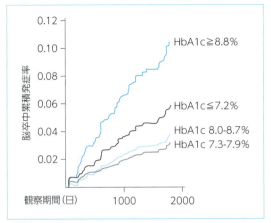

図3a 血糖コントロール状況と脳卒中累積発症率
HbA1c高値が脳卒中のリスク因子であることに加え，HbA1cが最も低値の群でも脳卒中の頻度が増加することが示された．
〔3〕Araki A, et al.：Geriatr Gerontol Int 2012；**12**（Suppl）1：18-28. より〕

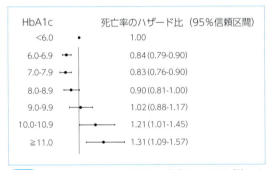

図3b 60歳以上の2型糖尿病患者71,092例によるコホート研究
HbA1c 6.0%未満と10.0%以上で死亡率が高いというJカーブ現象が認められた．
〔4〕Huang ES, et al.：Diabetes Care 2011；**34**：1329-1336 より〕

アメリカ老年医学会（American Geriatrics Society：AGS）との高齢者糖尿病に関するコンセンサスレポート（ADA/AGS Consensus Report on Diabetes in Older Adults）[5]，国際糖尿病連合（International Diabetes Federation：IDF）[6]の「Global Guideline For Managing Older People with Type 2 Diabetes」といった欧米のガイドラインでは，高齢者糖尿病における低血糖リスクを考慮し，患者の健康状態に応じた高齢者糖尿病の治療目標を示している．日本糖尿病学会と日本老年医学会の合同委員会は，このような大規模臨床研究の結果や海外の治療ガイドラインなどを参考に，日本人高齢糖尿病患者における適切な血糖コントロール目標に関して慎重な議論を行い，2016年に「高齢者糖尿病の血糖コントロール目標（HbA1c値）」を提示した[1]（図4）．

この目標のなかでは，患者の特徴や健康状態を認知機能や日常生活動作（activities of daily living：ADL）の程度により，3つのカテゴリーに分類している．カテゴリーIは"認知機能が正常かつADLが自立している状態"，カテゴリーIIは"軽度の認知障害～軽度の認知症がある，または手段的ADL（買い物，食事の準備，服薬管理，金銭管理など）の低下があるが，基本的ADL（着衣，移動，入浴，トイレの使用など）は自立している状態"，そしてカテゴリーIIIは，"中等度以上の認知症，または基本的ADLの低下，または多くの併存疾患や機能障害を有する状態"である．さらに重症低血糖が危惧される薬剤の使用の有無により，分類がなされている．重症低血糖が危惧される薬剤とは，一般的にはインスリン製剤やスルホニル尿素（SU）薬を指すが，グリニド薬についても種類や使用量，血糖値によっては該当しうる．

重症低血糖が危惧される薬剤の使用がない場合は，前述のカテゴリーI，II，IIIにおけるHbA1cの目標値は，特に下限値を設けず，それぞれ7.0%未満，7.0%未満，8.0%未満と設定されている．カテゴリーIあるいはIIにおいては2013年に設定した血糖管理目標（図2）の，"合併症予防のための目標"に準じてHbA1c 7.0%未満とし，適切な食事療法や運動療法だけで達成可能な場合，あるいは薬物療法の副作用なく達成可能な場合の目標は6.0%未満としている．また，カテゴリーIIIは血糖管理目標（図2）の"治療強化が困難な際の目標"に準じてHbA1c 8.0%未満と設定されているが，カテゴリーIIIに該当する状態で，多剤併用による有害作用が懸念される場合や，重篤な併存疾患を有し社会的サポートが乏しい場合などには，HbA1c 8.5%未満を目標とすることも許容されるとしている[1]．

重症低血糖が危惧される薬剤の使用がある場合には，目標HbA1c値に下限値を設けている．また，カテゴリーIについては65歳以上75歳未満では7.5%未満（下限6.5%），75歳以上では8%未満（下限7.0%）に設定し，カテゴリーIIは8.0%未満（下限7.0%），カテゴリーIIIは8.5%未満（下限7.5%）としている．なお，65歳未満からこれらの薬剤を用いて治療中であり，かつ血糖コントロール状態が図4の目標や下限を下回る場合には，基本的に現状を維持するが，重症低血糖に十分注意する必要がある．

上述の"血糖コントロール目標"，"高齢者糖尿病の血糖コントロール目標"を参考に，個々の症例に応じた個別の管理目標を設定することが重要である．

◆ **文 献** ◆
1) 糖尿病治療ガイド 2016-2017．日本糖尿病学会（編著），文光堂 2016．

患者の特徴・健康状態 注1)		カテゴリーⅠ ①認知機能正常 かつ ②ADL自立		カテゴリーⅡ ①軽度認知障害～軽度認知症 または ②手段的ADL低下，基本的ADL自立	カテゴリーⅢ ①中等度以上の認知症 または ②基本的ADL低下 または ③多くの併存疾患や機能障害
重症低血糖が危惧される薬剤（インスリン製剤，SU薬，グリニド薬など）の使用	なし 注2)	7.0%未満		7.0%未満	8.0%未満
	あり 注3)	65歳以上 75歳未満 7.5%未満 （下限6.5%）	75歳以上 8.0%未満 （下限7.0%）	8.0%未満 （下限7.0%）	8.5%未満 （下限7.5%）

治療目標は，年齢，罹病期間，低血糖の危険性，サポート体制などに加え，高齢者では認知機能や基本的ADL，手段的ADL，併存疾患なども考慮して個別に設定する．ただし，加齢に伴って重症低血糖の危険性が高くなることに十分注意する．

注1）認知機能や基本的ADL（着衣，移動，入浴，トイレの使用など），手段的ADL（IADL：買い物，食事の準備，服薬管理，金銭管理など）の評価に関しては，日本老年医学会のホームページ（http://www.jpn-geriat-soc.or.jp/）を参照する．エンドオブライフの状態では，著しい高血糖を防止し，それに伴う脱水や急性合併症を予防する治療を優先する．

注2）高齢者糖尿病においても，合併症予防のための目標は7.0%未満である．ただし，適切な食事療法や運動療法だけで達成可能な場合，または薬物療法の副作用なく達成可能な場合の目標を6.0%未満，治療の強化が難しい場合の目標を8.0%未満とする．下限を設けない．カテゴリーⅢに該当する状態で，多剤併用による有害作用が懸念される場合や，重篤な併存疾患を有し，社会的サポートが乏しい場合などには，8.5%未満を目標とすることも許容される．

注3）糖尿病罹病期間も考慮し，合併症発症・進展阻止が優先される場合には，重症低血糖を予防する対策を講じつつ，個々の高齢者ごとに個別の目標や下限を設定しても良い．65歳未満からこれらの薬剤を用いて治療中であり，かつ血糖コントロール状態が表の目標や下限を下回る場合には，基本的に現状を維持するが，重症低血糖に十分注意する．グリニド薬は，種類・使用量・血糖値等を勘案し，重症低血糖が危惧されない薬剤に分類される場合もある．

［重要な注意事項］糖尿病治療薬の使用にあたっては，日本老年医学会編「高齢者の安全な薬物療法ガイドライン」を参照すること．薬剤使用時には多剤併用を避け，副作用の出現に十分注意する．

図4 高齢者糖尿病の血糖コントロール目標（HbA1c値）
〔日本老年医学会・日本糖尿病学会編・著：高齢者糖尿病診療ガイドライン2017：46，南江堂，2017.〕

2) Action to Control Cardiovascular Risk in Diabetes Study Group：*N Engl J Med* 2008；**358**：2545-2559.
3) Araki A, et al.：*Geriatr Gerontol Int* 2012；**12** Suppl 1：18-28.
4) Huang ES, et al.：*Diabetes Care* 2011；**34**：1329-1336.
5) Kirkman MS, et al.：*J Am Geriatr Soc* 2012；**60**：2342-2356.
6) International Diabetes Federation：https://www.idf.org/e-library/guidelines/78-global-guideline-for-managing-older-people-with-type-2-diabetes.html（2018年1月確認）

第13章 糖尿病

6 診断：病歴，診察，検査のポイント

> **POINT**
> ▶病歴聴取では，糖尿病の診断・治療に関する情報のほかに，体重歴や生活習慣・生活環境に関する情報を聴取する．
> ▶身体診察では通常の内科診察に加え，肥満度の評価や糖尿病合併症に関連した所見の有無を調べる．
> ▶耐糖能異常（IGT）の正確な評価のためには，75g経口ブドウ糖負荷試験（75g OGTT）を行う．

病歴聴取のポイント

糖尿病の疑いがある場合には現病歴，既往歴，家族歴について聴取する．また，すでに糖尿病と診断されている場合には，それらに加えて治療歴についても聴取する[1,2]．

1）主訴
高血糖による症状（口渇，多飲，多尿，体重減少，易疲労感など）や合併症を疑う症状（視力低下，足のしびれ，歩行時下肢痛，勃起障害〈erectile dysfunction：ED〉，無月経，発汗異常，便秘，下痢，立ちくらみ）など．しかし，糖尿病では自他覚症状が全くないことも多く，カルテには受診目的や入院目的として，血糖コントロールなどと記載されることもある．

2）現病歴
次の内容を聴取する．
❶ 診断のきっかけ
何がきっかけで糖尿病が疑われたのか．上述自覚症状のほかに，過去の尿糖検査や血糖測定の有無，時期と結果．特に健康診断の記録が役立つ．
❷ 治療歴
糖尿病と診断されてから受けた指導や治療内容．経口血糖降下薬（oral hypoglycemic agent：OHA）や注射薬の種類と使用量．HbA1cや血糖値など血糖コントロール状況の推移．合併症の有無と治療経過．治療を受けた医療機関と主治医名，治療コンプライアンスの状況．

3）既往歴
❶ 糖尿病を引き起こしうるまたは糖尿病に合併しやすい疾患の有無と治療歴
内分泌疾患，膵疾患，肝疾患，胃切除，肥満症，メタボリックシンドローム，高血圧，脂質異常症など．
❷ 糖尿病合併症の有無と治療歴
糖尿病腎症，糖尿病網膜症，糖尿病神経障害（diabetic neuropathy：DN），脳血管障害，虚血性心疾患，糖尿病足病変など．

❸ 体重歴
20歳時の体重，過去最大の体重とその年齢，体重の経過．
❹ 妊娠・出産歴
妊娠時の尿糖・血糖検査の有無，妊娠糖尿病（gestational diabetes mellitus：GDM）と診断されたか，自然流産や奇形児出産の有無，4,000kg以上の巨大児や低体重児出産の有無．

4）家族歴
❶ 糖尿病の家族歴
血縁者の糖尿病の診断（1型か2型か，など），発症年齢，治療内容，合併症，死因など．
❷ 糖尿病に合併しやすい病態や疾患の家族歴
肥満，脳血管障害，虚血性心疾患，など．
  ＊ミトコンドリア糖尿病や若年発症成人型糖尿病（maturity-onset diabetes of the young：MODY）などでは，血縁者の遺伝形式や併発症状が診断に役立つ．

5）糖尿病に関する知識と生活歴
❶ 糖尿病に関する教育
糖尿病教育入院や糖尿病教室受講経験の有無など．
❷ 食事療法
摂取すべきエネルギー量や栄養バランスを知っているか，誰が食事を作っているか，嗜好品，飲酒習慣など．
❸ 運動療法
運動の種類，頻度，時間，日常生活や仕事に関連した身体活動量など．
❹ 社会的背景
家族構成や生活状態（高齢独居，単身赴任，など），職業に関連した問題点（シフトワーカー，定時に食事が摂れない，など）．

診察のポイント

通常の内科診察に加え，下記の点が重要[1,2]．
1）肥満度の評価
身長，体重，BMI（25以上で肥満），ウエスト周囲長（男性85cm以上，女性90cm以上で内臓脂肪型肥

満).

$$BMI = 体重(kg) \div \{身長(m) \times 身長(m)\}$$

2) 循環器系の評価

血圧, 心電図, 胸部X線など.

3) 糖尿病合併症に関連した診察

❶ 皮膚

白癬・カンジダ症などの感染症, 黒色表皮腫, など.

❷ 眼

眼科受診による視力と眼圧測定, 眼底の観察, 白内障の有無など.

❸ 口腔

う歯, 歯周病, 歯牙欠損など.

❹ 下肢

足背動脈・後脛骨動脈の拍動減弱や消失, 浮腫. 足底の乾燥・角化, 胼胝形成, 外反母趾, 巻爪, 爪・趾間白癬など.

検査のポイント

糖尿病の診断には, 劇症1型糖尿病の発症時などの特殊な場合を除いて, 慢性の高血糖状態を証明する必要がある. ここでは実際の検査のポイントについて記す. 糖尿病の診断規準については,「5 糖尿病診断基準と管理目標(p.604)」を参照.

1) 糖代謝異常の判定区分と判定基準(図1)[1,4]

2) 75 g 経口ブドウ糖負荷試験(75 g OGTT)の検査手順[1〜4]

以下に 75 g 経口ブドウ糖負荷試験(75 g oral glucose tolerance test:75 g OGTT)の検査手順[1〜4]を述べる.

①朝まで10時間から14時間絶食の後, 空腹のままで来院させる. この検査は午前9時ごろに開始することが好ましい.

②空腹のまま採血し, 血糖値を測定する.

③ブドウ糖を飲用させる. 欧米では無水ブドウ糖75 gを水に溶かしたものが用いられるが, わが国ではこれに相当するでんぷん分解産物(たとえばトレーラン® G)が用いられることが多い. 5分以内で飲用し, 飲み始めてからの時間を測定する.

④ブドウ糖負荷後, 30分後(30分値), 1時間後(1時間値), 2時間後(2時間値)に採血し, 血糖値を測定する(表1).

⑤空腹時血糖(fasting blood glucose:FBG)と2時間値による判定基準(図1)[1,3]に従い, 糖尿病型, 正常型, 境界型のいずれかに判定する.

- 正確な判定を得るためには, 150 g以上の糖質を含む食事を3日以上摂取したあとに実施する. 糖質摂取が少ない場合, 耐糖能は低下する.
- 検査終了までは喫煙と運動を控える. また, 本試験は上部消化管X線造影検査や内視鏡検査後に

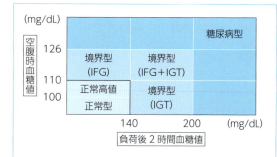

(a) 早朝空腹時血糖値[注1),2)]:126 mg/dL 以上
(b) 75 g OGTT で2時間値 200 mg/dL 以上
(c) 随時血糖値[注3)]:200 mg/dL 以上
(d) HbA1c 6.5% 以上

(a)〜(d)のいずれかが確認された場合は「糖尿病型」と判断する.

(e) 早朝空腹時血糖値 110 mg/dL 未満[注2),4)]
(f) 75 g OGTT で2時間値 140 mg/dL 未満

(e)および(f)の血糖値が確認された場合には「正常型[注4)]」と判断する.
「糖尿病型」「正常型」のいずれにも属さない場合には「境界型[注5)]」と判断する.

注1:血糖値は特に記載のない場合には静脈血漿値を用いる.
注2:空腹時血糖値とは, 通常10時間以上の絶食の後, 早朝空腹のまま採血した静脈血の血糖値を指す.
注3:随時血糖値とは, 食事と採血時間を問わずに測定した血糖値をいう. ただし, OGTT後の血糖値を除く.
注4:正常型であっても1時間値が180 mg/dL以上の場合は180 mg/dL未満のものに比べて糖尿病に進行する危険が高い. そのため, 経過観察など境界型に準じた取り扱いが必要である. また, 空腹時の血糖値が100〜109 mg/dLは正常域であるが,「正常高値」とする. この集団は糖尿病への移行やOGTT時の耐糖能障害の程度からみて多様な集団であるため, OGTTを行うことが薦められる.
注5:境界型のうち OGTT 2時間値 140 mg/dL 未満で空腹時血糖値が 110〜125 mg/dL のものを空腹時血糖異常(impaired fasting glucose:IFG)とよび, OGTT 2時間値が 140〜199 mg/dL のものを耐糖能異常(impaired glucose tolerance:IGT)とよぶことがある. IFGが糖尿病の発症リスクのみ高いのに対し, IGTは心血管疾患の高リスク者でもあるといわれている. いずれの場合でも糖尿病発症の高リスク者として, 生活習慣の介入や定期的な検査などのフォローを必要とする.

図1 空腹時血糖値および 75 g 糖負荷試験による判定区分と判定基準

〔1)日本糖尿病学会(編著):糖尿病治療ガイド 2016-2017, 文光堂 2016;17-20 3)清野裕, 他:日本糖尿病学会糖尿病診断規準に関する調査検討委員会:糖尿病の分類と診断規準に関する委員会報告(国際標準化対応版) 糖尿病 2012;**55**:485-504より一部改変〕

表1 75 g OGTT*¹の目的別採血項目

	空腹時	30 分	60 分	120 分
血糖値	75 I R	I	(75)	75
インスリン値	I R	I		

75：75 g OGTT の型判定に必要*²
I：インスリン分泌指数(insulinogenic index)の算出に必要*³
R：HOMA-IR(インスリン抵抗性指数)の算出に必要

*¹：75 g OGTT は糖尿病の診断において必須ではなく，自覚症状などから明らかな高血糖が推測される場合にはまず空腹時血糖または随時血糖を測定するべきである．著しい高血糖状態で 75 g OGTT を行うと，さらなる高血糖を引き起こし有害である．
*²：75 g OGTT で 30 分，1 時間の血糖値は糖尿病の診断には必ずしも必要ないが，糖尿病ハイリスク群を見出すために役立つ．
*³：75 g OGTT 前後のインスリン値を測定する場合には，負荷前および負荷後 30 分にインスリン測定用のサンプルを採取する．
〔(1)日本糖尿病学会(編著)：糖尿病治療ガイド 2016-2017，文光堂 2016；17-20．より一部改変〕

は行わない．
- 小児に OGTT を行う場合には，
  実際の体重(kg 当たり)×1.75 g(最大 75 g)
  のブドウ糖を負荷する．高血糖の判定区分ならびに糖尿病の診断は成人と同じ．
- 妊婦に OGTT を行う場合には，「27 糖尿病合併妊婦の管理(p.685)」を参照

3) 75g 経口ブドウ糖負荷試験が推奨される場合

❶ **強く推奨される場合(現在糖尿病の疑いが否定できない場合)**
  ・空腹時血糖が 110〜125 mg/dL．
  ・随時血糖が 140〜199 mg/dL．
  ・HbA1c が 6.0〜6.4%．
  (ただし，明らかな糖尿病の症状が存在するものを除く)

❷ **行うことが望ましい場合(将来糖尿病を発症するリスクが高い場合．特に，高血圧，脂質異常症，肥満など動脈硬化のリスクをもつものは，施行が望ましい)**
  ・空腹時血糖が 100〜109 mg/dL．
  ・HbA1c が 5.6〜5.9%．
  ・上記を満たさなくても，濃厚な糖尿病の家族歴や肥満が存在するもの．

◆ 文 献 ◆

1) 日本糖尿病学会(編著)：糖尿病治療ガイド 2016-2017，文光堂 2016；17-20．
2) 日本糖尿病対策推進会議：糖尿病治療のエッセンス 2017 年度版，日本糖尿病対策推進会議 2016：4-5．
3) 清野裕，他：日本糖尿病学会糖尿病診断規準に関する調査検討委員会：糖尿病の分類と診断規準に関する委員会報告(国際標準化対応版) 糖尿病 2012；**55**：485-504．
4) 日本糖尿病学会：糖尿病専門医研修ガイドブック．改訂 7 版，診断と治療社 2017；55-60．

第13章 糖尿病

7　1型糖尿病

POINT

- 1型糖尿病は遺伝因子と環境因子の相互作用によって発症し、膵β細胞が破壊されるため、通常は、絶対的インスリン欠乏に至る疾患である。
- 強化インスリン療法を一生涯続けなければならないが、血糖コントロールを良好に維持していくことにより、細小血管障害の発症・進展の予防、大血管障害の予防および心血管イベントによる死亡率を下げることが可能である。
- 持続血糖モニター(CGM)や、パーソナルCGMを搭載したインスリンポンプによるsensor augmented pump(SAP)療法により、個々の患者に応じて血糖変動を最適にコントロールする治療法をより的確に選択することが可能となっている。

病　態

日本糖尿病学会の「糖尿病の分類と診断基準に関する委員会報告」によると、1型糖尿病は膵β細胞の破壊性病変によりインスリンの欠乏が生じて発症する糖尿病と定義されている[1]。膵β細胞の破壊・消失が進行し、通常、インスリンの絶対的欠乏、いわゆるインスリン依存状態に陥る。インスリン依存状態に陥った場合、生命を維持するためにインスリン投与が必要となる。典型的には若年者に急激に発症するとされていたが、実際はあらゆる年齢層に起こりうる疾患である。

1) 1型糖尿病の成因による分類

1型糖尿病はその成因により2つに分類される(表1)[1]。膵島関連自己抗体の存在が認められ、膵β細胞破壊が自己免疫機序により引き起こされたと考えられるものは"自己免疫性1型糖尿病(1A型)"と分類される。自己免疫の存在が証明できない症例も少なからず存在し、それらは"特発性1型糖尿病(1B型)"と分類されている。ただし、膵島関連自己抗体が陰性でインスリン依存状態を呈する症例のなかには、特定の遺伝子異常によるものや、ソフトドリンクケトーシスなどによって一時的にインスリン依存状態に陥った症例が含まれることがあるが、このような症例は特発性1型糖尿病には含めない。

❶ 自己免疫性1型糖尿病(1A型)

1型糖尿病の多くはこのタイプに分類される。膵β細胞が自己免疫機序で破壊されているか否か、また膵β細胞を攻撃する細胞傷害性T細胞が存在するか否かを直接証明することは実際の臨床の場では困難である。そこで臨床上は、自己免疫性1型糖尿病であるかどうかについて、血液中の膵島関連自己抗体の有無を用いて診断を行っている。

自己免疫性1型糖尿病にはほかの自己免疫疾患が

表1　糖尿病と糖代謝異常の成因分類

Ⅰ. 1型(膵β細胞の破壊、通常は絶対的インスリン欠乏に至る)
　A. 自己免疫性
　B. 特発性
Ⅱ. 2型(インスリン分泌低下を主体とするものと、インスリン抵抗性が主体で、それにインスリンの相対的不足を伴うものなどがある。)
Ⅲ. その他の特定の機序、疾患によるもの
　A. 遺伝因子として遺伝子異常が同定されたもの
　B. 他の疾患、条件に伴うもの
Ⅳ. 妊娠糖尿病

注：現時点では上記のいずれにも分類できないものは分類不能とする。

〔1〕清野裕, 他：糖尿病 2012；**55**：485-504. より改変〕

合併したり、血縁者に自己免疫疾患を認めたりする頻度が高い。自己免疫性甲状腺疾患の合併が最も頻度が高く、関節リウマチ、悪性貧血が次に多い。

❷ 特発性1型糖尿病(1B型)

このタイプの糖尿病は、1A型と同様にインスリン値やCペプチド(CPR)値が低値でケトアシドーシスになりやすい特徴をもつが、自己免疫の存在は確認されない。

2) 1型糖尿病の発症過程による分類(膵β細胞破壊の速度に基づいた分類)

1型糖尿病においてβ細胞の破壊の速度は極めて多様である。ケトアシドーシスを伴って発症し、発症時点で膵β細胞機能がほとんど廃絶している症例から、何年もの間ケトアシドーシスを防ぐのに十分な膵β細胞機能が維持される症例もある。

実際の臨床現場においては、成因による分類ではなく、発症過程による分類、すなわち、膵β細胞破壊の速度に基づいた分類が用いられることが多い(表2)。"急性発症典型例"に加えて、破壊の速度が

表2 1型糖尿病の病型の特徴

	劇症	急性発症典型例	緩徐進行
発症年齢	20歳以上に多い	小児・若年に多い	30～50歳に多い
発症形式	数日間で急激に進行	急性に発症	数年で徐々に進行
糖尿病症状[*1]出現からケトーシス，ケトアシドーシスまでの期間	1週間前後以内	3か月以内	3か月以上[*2]
発症時ケトーシス	ケトアシドーシスで発症することが多い	ケトーシスまたはケトアシドーシスを伴う	ケトーシスを伴うことはまれ
膵島関連自己抗体	原則として陰性	しばしば陽性	陽性
血中膵外分泌酵素	上昇	変化なし	変化なし
血液・尿中 CPR	発症時に完全に枯渇	極めて低い	数年で徐々に低下
インスリン治療	生存のために必要	生存のために必要	最終的に必要となる

[*1]：渇，多飲，多尿，体重減少などの高血糖症状.
[*2]：糖尿病の発症（もしくは診断）後，インスリン療法が必要になるまでの期間.

ゆるやかな"緩徐進行1型糖尿病"と急速に破壊が進む"劇症1型糖尿病"の3病型である．"急性発症典型例"では，高血糖による症状が出現してからケトーシスあるいはケトアシドーシスに至るまでに数週間～数か月の単位で急速に症状が進行するが，"緩徐進行1型糖尿病"では数年～十数年の経過のなかでインスリン分泌が徐々に低下しインスリン依存状態に至る．一方，"劇症1型糖尿病"は，高血糖症状の出現から診断まで数日単位という極めて短期間に症状が進行する．

"急性発症典型例"の多くは何らかの膵島関連自己抗体が陽性であり，"1A型"に分類される．"緩徐進行1型糖尿病"は定義上，膵島関連自己抗体陽性者を対象としているので"1A型"に属する．劇症1型糖尿病の多くは自己免疫の関与が証明されないため，"1B型"に分類される．後者の2病型，"緩徐進行1型糖尿病"と"劇症1型糖尿病"は，わが国において疾患概念が確立された病型である．

疫　学

1型糖尿病の発症率は，国別・人種別に多様性が認められる．小児1型糖尿病の年齢調整発症率（/10万人）は，フィンランドやイタリアのサルデーニャでは約40と高値であるのに対し，わが国では1.4～2.2と低い．

わが国では女性の発症率のほうが男性より高く，欧米では同程度もしくは男性の発症率が高い傾向にある．一般に低発症率の国では女性の頻度が高く，高発症率の国では男性の頻度が高いことが報告されている．

主要症候

急性発症の1型糖尿病では，明らかな高血糖症状（口渇，多飲，多尿，体重減少，易疲労感）出現後，おおむね3か月以内に，ケトーシスもしくはケトアシドーシスに陥る．糖尿病の診断早期より継続してインスリン治療を必要とする．劇症1型糖尿病では，高血糖症状発現後ケトーシスあるいはケトアシドーシスに陥るまでの期間が短く，1週間前後以内である．

しかし，成人1型糖尿病には，糖尿病診断時は2型糖尿病と区別がつきにくい緩徐進行1型糖尿病（slowly progressive type 1 diabetes mellitus：SPIDDM）が少なからず存在し，膵島関連自己抗体の測定を機に1型糖尿病と診断される場合が多い．

検　査

1）高血糖状態に関する検査
- 血糖値
- 尿糖
- HbA1c，グリコアルブミン（glycoalbumin：GA）

2）ケトーシス／ケトアシドーシスに関する検査

ケトン体はアセト酢酸（acetoacetate：AcAc），βヒドロキシ酪酸（β-hydroxybutyric acid：βOHBA），およびアセトンの総称である．インスリンの作用不足は肝臓でのケトン体の産生増加と，末梢組織でのケトン体の利用低下を招き，その結果血中ケトン体が増加する．AcAc とβOHBA は酸性物質であるため，血中濃度が増加すると代謝性アシドーシスを生じ，ケトアシドーシスに至ることがある．

❶ 血中ケトン体

ケトアシドーシスにおいては，総ケトン体は3

mmol/L 以上になることが多い．また，ケトアシドーシスではβOHBAがAcAcに比して増加するため，βOHBA/AcAcは2以上になることが多い．βOHBAの簡易測定器が市販されており，救急の場では有用である．

❷ 尿ケトン体

ケトアシドーシスにおいては，尿中ケトン体は強陽性となるが，尿試験紙のなかにはβOHBAを認識しないものもあるので注意を要する．

❸ 動脈血ガス

動脈血pH7.3以下でアシドーシスと診断する．

3) 膵島自己免疫に関する検査

自己免疫機序により引き起こされた糖尿病であるかどうかは，臨床の場では，血液中に膵島関連自己抗体が存在するか否かによって診断している．次に述べる5つの抗体がこれまでに報告されているが，保険適用されていて，臨床の現場で比較的容易に測定できるのはグルタミン酸脱炭酸酵素(glutamic acid decarboxylase：GAD)抗体と insulinoma-associated-antigen-2(IA-2)抗体である．

自己免疫性1型糖尿病は発症早期にこれらの膵島関連自己抗体を測定することによって多くは診断可能である．しかし，自己抗体の抗体価は経過とともに低下するので，自己抗体が陰性であっても1A型であることを完全に否定することはできない．また，一見2型糖尿病の臨床像を呈していてもインスリン分泌能低下が進行する症例(緩徐進行1型糖尿病)が膵島関連自己抗体を測定することにより診断されることがある．

❶ グルタミン酸脱炭酸酵素抗体

グルタミン酸脱炭素(glutamic acid decarboxylase：GAD)抗体の1型糖尿病の発症早期患者における陽性率は70～80%である．2015年12月に測定法がラジオイムノアッセイ(radioimmunoassay：RIA)法から酵素免疫定量(enzyme-linked immune sorbent assay：ELISA)法に変更になったが，いくつかの問題点が指摘されており，現在検討が進められている．詳細は2016年3月に日本糖尿病学会「日本人1型糖尿病の成因，診断，病態，治療に関する調査研究委員会」から発表された「GAD抗体測定法の変更への対処法に関する Recommendation」を参照のこと(http://www.jds.or.jp/modules/important/index.php?page=article&storyid=60)．

❷ IA-2抗体

insulinoma-associated-antigen-2(IA-2)抗体の1型糖尿病の発症早期患者における陽性率は50～60%である．若年発症例や急性発症例で陽性率が高い．

❸ インスリン自己抗体

インスリン自己抗体(insulin autoantibody：IAA)とはインスリン治療を受けていないヒトの血中に存在するヒトインスリン結合抗体のことである．

❹ 亜鉛輸送担体8抗体

亜鉛輸送担体8(zinc transporter 8：ZnT8)抗体とは2007年に報告された新しい膵島関連自己抗体である．1型糖尿病の発症早期患者における陽性率は50～60%であり，若年発症例や急性発症例で陽性率が高い．

❺ 膵島細胞抗体

膵島細胞抗体(islet cell antibody：ICA)は1型糖尿病患者で最初に報告された膵島関連自己抗体であり，発症早期の患者の陽性率は70～80%である．1型糖尿病の診断・発症予知の指標のゴールドスタンダードとして用いられてきたが，手技や判定が必ずしも容易でないことや，材料の正常ヒト膵組織の入手が困難であることなどから，一般の臨床検査としては実施されていない．

4) 膵β細胞機能の評価

❶ 血中Cペプチド

空腹時血中Cペプチドが0.6 ng/mL未満が内因性インスリン欠乏あるいはインスリン依存状態の判定基準とされている．

❷ 尿中Cペプチド

尿中Cペプチド20 μg/day未満がインスリン依存状態の目安とされている．

❸ グルカゴン負荷試験

グルカゴン負荷試験でのCPR頂値が1.0 ng/mL未満または ΔCPR5(グルカゴン負荷前と負荷5分後の血中CPR値の差)0.5 ng/mL未満がインスリン依存状態の目安とされている．

発症早期の1型糖尿病では，発症時点における環境負荷(先行する感染・炎症などの影響，口渇による清涼飲料水の多飲，高血糖による糖毒性など)により，残存膵β細胞が機能的に低下している場合が少なくない．したがって，発症早期に加えて，初期治療により血糖コントロールが安定化した段階で再度膵β細胞機能を評価することが望ましい．特に，自己免疫の存在が確認されない場合は，膵β細胞機能を再評価することにより，"特発性1型糖尿病(1B型)"と2型糖尿病やその他の遺伝子異常による糖尿病とを鑑別診断することができる．

診 断

1) 病歴聴取：特に留意すべき事項

❶ いつ頃から高血糖による症状が出現したか，またその症状の程度と進行状況を確認する

典型例では，数週間～数か月の単位で症状が急速に進行する．

❷ 血縁者に糖尿病があるか

1型糖尿病は2型糖尿病と比較し血縁者に糖尿病

患者を有する頻度が低い．しかし，最近の一般人口における糖尿病患者数増加により，1型糖尿病患者に糖尿病の家族歴（大部分は2型糖尿病）を有する例が増加している．したがって，家族歴を有するからといって1型糖尿病ではないとはいえないが，逆に，糖尿病の家族歴を認めない症例では1型糖尿病を念頭におくべきである．

❸ 肥満歴があるか

　肥満を認める1型糖尿病も存在するが，2型糖尿病と比較すると肥満の頻度は低い．肥満歴を認めない糖尿病では1型糖尿病を念頭におく必要がある．

2) 身体所見および一般臨床検査成績：特に留意すべき事項

❶ 脱水徴候の有無

　初診時に脱水状態を認めることが多い．

❷ 血糖

　著しい高値を示すことが多い．

❸ 尿ケトン体

　陽性のことが多い．

❹ 血中ケトン体

　著しい高値を示すことが多い．

3) 臨床病期（ステージ）診断：膵β細胞機能の評価

　臨床病期として膵β細胞機能が著しく低下し，インスリン依存状態が疑われるような際は，多くの場合1型糖尿病と考えられる．本項「4)膵β細胞機能の評価」に従い，病期を診断する．

4) 病型診断："急性発症典型例"　"緩徐進行1型糖尿病"　"劇症1型糖尿病"

　日常臨床の場では膵β細胞破壊の速度に基づいた分類，"急性発症典型例"，"緩徐進行1型糖尿病"，"劇症1型糖尿病"が用いられることが多い．それぞれの診断基準を表3[2]，表4[3]，表5[4]に示す．

　診断が遅れると生命にかかわる劇症1型糖尿病の診断においては，感冒症状や腹痛に加えて著明な口渇・多尿などを伴った場合は，劇症1型糖尿病を疑って精査を進めこの疾患を見逃さないようにしたい．

　一方，インスリン依存状態に至っていない緩徐進行1型糖尿病の診断においては，糖尿病の診断時（特に家族歴や肥満歴を認めない症例）に膵島関連自己抗体を測定することが有用であり，経時的に膵β細胞機能を追跡することが必要である．

　急性発症典型例が疑われる症例で表3の診断基準の1, 2を満たし，インスリン依存状態と考えられるにもかかわらず，3, 4の検査値が表3の診断基準を満たさない場合は "診断保留" とし，1型糖尿病に準じた対応をしながら後日再検査で診断を確定する．

表3　急性発症1型糖尿病の診断基準（2012）
（日本糖尿病学会1型糖尿病調査研究委員会報告）

1. 口渇，多飲，多尿，体重減少などの糖尿病（高血糖）症状の出現後，おおむね3か月以内にケトーシスあるいはケトアシドーシスに陥る[1]．
2. 糖尿病の診断早期より継続してインスリン治療を必要とする[2]．
3. 膵島関連自己抗体が陽性である[3]．
4. 膵島関連自己抗体が証明できないが，内因性インスリン分泌が欠乏している[4]．

判定：上記1〜3を満たす場合，「急性発症1型糖尿病（自己免疫性）」と診断する．1, 2, 4を満たす場合，「急性発症1型糖尿病」と診断してよい．内因性インスリン分泌の欠乏が証明されない場合，あるいは膵島関連自己抗体が不明の場合には，診断保留とし，期間をおいて再評価する．

【参考事項】

[1] 尿ケトン体陽性，血中ケトン体上昇のいずれかを認める場合，ケトーシスと診断する．また，臨床的判断により直ちにインスリン治療を開始した結果，ケトーシスやケトアシドーシスに陥らない例がある．

[2] 1型糖尿病の診断当初にインスリン治療を必要とした後，数か月間インスリン治療なしで血糖コントロールが可能な時期（honeymoon period）が一過性に存在しても，再度インスリン治療が必要な状態となりそれが持続する場合も含める．

[3] グルタミン酸脱炭酸酵素（GAD）抗体，IA-2抗体，インスリン自己抗体（IAA），亜鉛輸送担体8（ZnT8）抗体，膵島細胞抗体（ICA）のうちいずれかの自己抗体の陽性が経過中に確認された場合，膵島関連自己抗体陽性と判定する．ただし，IAAはインスリン治療開始前に測定した場合に限る．

[4] 空腹時血清Cペプチド<0.6 ng/mLを，内因性インスリン分泌欠乏の基準とする．ただし，劇症1型糖尿病の診断基準を満たす場合は，それに従う．また，HNF-1α遺伝子異常，ミトコンドリア遺伝子異常，KCNJ11遺伝子異常などの単一遺伝子異常を鑑別する．

〔2）川崎英二，他：糖尿病 2013；**56**：584-589. より引用〕

治療

1) 強化インスリン療法

　1型糖尿病において血糖コントロールを可能な限り良好に維持していくことにより，細小血管障害の発症・進展の予防，大血管障害の予防，心血管イベントによる死亡率を下げることが可能であると考えられている．

　より生理的パターンに近い血糖コントロールの達成を可能にするために，通常，強化インスリン療法が行われている．強化インスリン療法は，頻回インスリン注射法（multiple daily insulin therapy：MIT）または持続皮下インスリン注入療法（continuous subcutaneous insulin infusion：CSII）に血糖自己測定（self-monitaring of blood glucose：SMBG）を併用

表4 緩徐進行1型糖尿病の診断基準（2012）
（日本糖尿病学会1型糖尿病調査研究委員会報告）

1. 経過のどこかの時点でグルタミン酸脱炭酸酵素（GAD）抗体もしくは膵島細胞抗体（ICA）が陽性である[a]．
2. 糖尿病の発症（もしくは診断）時，ケトーシスもしくはケトアシドーシスはなく，ただちには高血糖是正のためインスリン療法が必要とならない[b]．

判定：上記1，2を満たす場合，「緩徐進行1型糖尿病（SPIDDM）」と診断する．

[a] Insulinoma-associated antigen-2（IA-2）抗体，インスリン自己抗体（IAA）もしくは亜鉛輸送担体8（ZnT8）抗体に関するエビデンスは不十分であるため現段階では診断基準に含まない．
[b] ソフトドリンクケトーシス（ケトアシドーシス）で発症した場合はこの限りではない．

【参考事項】
1) 経過とともにインスリン分泌能が緩徐に低下し，糖尿病の発症（もしくは診断）後3か月を過ぎてからインスリン療法が必要になり，高頻度にインスリン依存状態となる．なお小児科領域では，糖尿病と診断された時点で，ただちに少量（0.5単位/kg体重以下）のインスリン投与を開始することがある．内科領域でもGAD抗体陽性が判明すると，インスリン分泌低下阻止を考慮してインスリン治療がただちに開始されることがある．
2) GAD抗体やICAは多くの例で経過とともに陰性化する．
3) GAD抗体やICAの抗体価にかかわらず，インスリン分泌能の低下がごく緩徐であるため，あるいは変化しないため，発症（診断）後10年以上たってもインスリン依存状態まで進行しない例がある．

〔3〕田中昌一郎，他：糖尿病 2013；**56**：590-597．より引用〕

表5 劇症1型糖尿病の診断基準（2012）
（日本糖尿病学会1型糖尿病調査研究委員会報告）

下記1～3のすべての項目を満たすものを劇症1型糖尿病と診断する．

1. 糖尿病症状発現後1週間前後以内でケトーシスあるいはケトアシドーシスに陥る（初診時尿ケトン体陽性，血中ケトン体上昇のいずれかを認める．）
2. 初診時の（随時）血糖値が288 mg/dL（16.0 mmol/L）以上であり，かつHbA1c値（NGSP）＜8.7%＊である．
3. 発症時の尿中Cペプチド＜10μg/day，または，空腹時血清Cペプチド＜0.3 ng/mLかつグルカゴン負荷後（または食後2時間）血清Cペプチド＜0.5 ng/mLである．

＊：劇症1型糖尿病発症前に耐糖能異常が存在した場合は，必ずしもこの数字は該当しない．

＜参考所見＞
A) 原則としてGAD抗体などの膵島関連自己抗体は陰性である．
B) ケトーシスと診断されるまで原則として1週間以内であるが，1～2週間の症例も存在する．
C) 約98%の症例で発症時に何らかの血中膵外分泌酵素（アミラーゼ，リパーゼ，エラスターゼ1など）が上昇している．
D) 約70%の症例で前駆症状として上気道炎症状（発熱，咽頭痛など），消化器症状（上腹部痛，悪心・嘔吐など）を認める．
E) 妊娠に関連して発症することがある．
F) HLA DRB1＊04：05-DQB1＊0401との関連が明らかにされている．

〔4〕今川彰久，他：糖尿病 2012；**55**：815-820．より引用〕

し，医師の指示に従い，患者自身がインスリンを決められた範囲内で調節しながら，可能な限り良好な血糖コントロールを目指す治療法である．

MITは，以前は速効型と中間型の組み合わせが一般的であったが，超速効型や持効型インスリンアナログ製剤の出現により多様な組合せが可能になっている．使用するインスリンの組み合わせや投与タイミングについては症例に応じて考慮する．

CSIIは持続皮下注入ポンプを用い，皮下に挿入したカテーテルを通して，超速効型（もしくは速効型）インスリンを持続的に注入する治療法である．正常のインスリン分泌を模倣するために，基礎注入を24時間持続的に行い，追加注入（ボーラス〈bolus〉）を毎食前に行う．基礎インスリンの注入速度は生理的必要量に合わせてプログラミング可能であるので，基礎インスリンの補充方法として現在最も生理的な方法であるといえる．したがって，基礎インスリンのインスリン分泌能が著しく低下している症例においてMITでコントロール困難な場合や，より厳格なコントロールを要求される妊娠症例などで有用である．

近年，持続血糖モニター（continuous glucose monitoring：CGM）を搭載したインスリンポンプが発売され，パーソナルCGM機能搭載インスリンポンプ（sensor augmented pump：SAP）療法が可能になった．SAPを用いることにより，血糖変動を患者自身が随時確認することができ，低血糖・高血糖時のアラーム機能も備わっているため，より適切なインスリン量調整が可能となり，高血糖リスクと低血糖リスクの低減が期待される．

いずれの治療法を行う場合においても，患者にはインスリン自己注射と血糖自己測定手技の指導のみではなく，インスリン治療に関する基本的な教育を行わなければならない．患者が自分のインスリン療法をどのように自己管理していけばよいかを習得するためには，継続した教育やカウンセリング，メディカルスタッフを含めた支援体制が必要である．

発症直後の1型糖尿病においては，初期のインスリン治療により，インスリン必要量が減少し，一見寛解したかのようにみえるときがある．しかしなが

ら，この状態においても，膵β細胞機能の負担を軽減し，残存膵β細胞機能をできうる限り温存させることを期待して必要十分量のインスリン治療を続ける．

2）膵臓移植・膵島移植

内因性インスリン分泌能が枯渇した1型糖尿病患者では，厳格に強化インスリン療法を行ったとしても，良好な血糖コントロールを維持することに難渋する場合が少なくない．また，糖尿病合併症により，慢性腎不全から透析導入へと進む場合がある．このような症例に，インスリンからの離脱，もしくは少量のインスリンにより低血糖のリスクなく厳格な血糖コントロールを実現することを目的として，膵臓移植あるいは膵島移植が行われている．膵臓移植には，腎機能が保たれている症例に行う"膵単独移植"（pancreas transplantation alone：PTA），末期腎不全症例に行う"膵腎同時移植"（simultaneous pancreas with kidney transplant：SPK），生体腎移植後に膵臓移植を行う"腎移植後膵移植"（pancreas transplantation after kidney：PAK）の3つの術式がある．1997年に臓器提供の場合に限り脳死を人の死とする法律「臓器の移植に関する法律」（臓器移植法）が制定され，2000年4月に1例目の膵腎同時移植が施行された．2010年7月までに，総数で64例の膵臓移植が脳死下の臓器提供により行われた．2010年7月に臓器移植法が改正され，"家族の承諾による"脳死下臓器移植が可能となり，2010年8月から2016年12月の間には220例の膵臓移植が施行された（日本臓器移植ネットワークのデータによる）．しかし，ドナー不足の問題，移植に起因する急性合併症や拒絶反応，免疫抑制薬が引き起こす副作用など多くの課題が存在する．

膵島移植は，ドナーから提供された膵臓から膵島組織のみを分離し，門脈内に輸注する組織移植治療である．わが国では2004年に開始され，2007年12月までに18症例に施行された．インスリン離脱に至ったのは3例であり，移植後の膵島生着率は経時的に低下する．分離用酵素の問題によりわが国の膵島移植は一時的に停止していたが，新たに安全な消化酵素が開発され再開可能となった．2012年6月から高度医療として臨床試験が再開され，2013年3月には脳死ドナーを用いることも承認された．現在，重症低血糖発作を伴うインスリン分泌枯渇糖尿病症例を対象とした臨床試験が先進医療Bとして継続中である．

予 後

わが国における1型糖尿病の標準化死亡比（その疾患に罹患した場合，標準人口の死亡リスクに対して生命予後が何倍不良になるかを示す指標）は，1965〜1969年発症群では発症15年時には15.7であったが，1975〜1979年発症群では6.9と著明な減少を認めている[5]．糖尿病にかかわる急性合併症や糖尿病腎症による死亡の減少が影響していると考えられる．

◆ 文 献 ◆

1) 清野裕，他：糖尿病 2012；**55**：485-504.
2) 川崎英二，他：糖尿病 2013；**56**：584-589.
3) 田中昌一郎，他：糖尿病 2013；**56**：590-597.
4) 今川彰久，他：糖尿病 2012；**55**：815-820.
5) Asao K, *et al. Diabetes Care* 2003；**26**：2037-2042.

第13章　糖尿病

8　2型糖尿病

POINT

- 2型糖尿病は，インスリン分泌低下などの遺伝因子に生活習慣病・肥満などの環境因子が加わって発症する．
- わが国では，（2型糖尿病を主とすると考えられる）糖尿病の有病者，予備群の数はそれぞれおよそ1,000万人である．
- 2型糖尿病は大部分が無症状であり，血糖値を検査することによって初めて診断される．
- 病態を知るうえではインスリン分泌能とインスリン抵抗性を評価することが重要である．
- 治療の目標は，健康な人と変わらない健康寿命とQOLを確保することである．
- そのためには血糖のみならず，体重，血圧，血清脂質をコントロールすることが重要である．

病態

糖尿病のおよそ90%を占める2型糖尿病は，一般にインスリン分泌低下やインスリン抵抗性をきたす複数の遺伝因子に，過食（特に高脂肪食）・運動不足などの生活習慣およびその結果としての肥満・インスリン抵抗性が環境因子として加わり，インスリン作用不足を生じて発症する糖尿病である（表1）[1]．インスリン分泌低下とインスリン感受性低下の両者が発病にかかわっており，この両因子の関与の割合は症例によって異なる．1型糖尿病では自己免疫などにより膵β細胞が破壊され，大部分の場合には絶対的インスリン欠乏をきたす．2型糖尿病では膵β細胞量はある程度保持され，通常相対的インスリン欠乏となる（表1）．

2型糖尿病では膵β細胞の機能や量の低下が認められ，特にグルコースに対するインスリンの分泌の遅延・低下が大部分の症例で認められ，おそらくは生下時から存在する遺伝的なものである可能性が高い[2]．このようなインスリン分泌低下だけでは糖尿病発症に十分でない場合が多い．遺伝的なインスリン分泌低下に加えて，環境因子からくる肥満・内臓脂肪蓄積などによる骨格筋，肝臓のインスリン抵抗性が加わると初期には膵β細胞が代償的にその機能や量を高める（図1）[3]．しかし，2型糖尿病の遺伝因子を有する膵β細胞では代償機転が破綻し，インスリン分泌は逆に低下し，初期には食後高血糖，病態が進みインスリン分泌がさらに低下すると空腹時高血糖も惹起される（図1）．

わが国では戦後2型糖尿病が激増し最近でも増加が続いている（図2）[4]．その要因として，日本人やアジア人に特徴的なインスリン分泌低下の素因があ

表1 糖尿病の成因による分類と特徴

糖尿病の分類	2型	1型
発症機構	インスリン分泌の低下やインスリン抵抗性をきたす複数の遺伝因子に過食（とくに高脂肪食），運動不足などの環境因子が加わってインスリン作用不足を生じて発症する	主に自己免疫を基礎にした膵β細胞破壊，HLAなどの遺伝因子に何らかの誘因・環境因子が加わって起こる．他の自己免疫疾患（甲状腺疾患など）の合併が少なくない
家族歴	家系内血縁者にしばしば糖尿病がある	家系内の糖尿病は2型の場合より少ない
発症年齢	40歳以上に多い．若年発症も増加している	小児〜思春期に多い．中高年でも認められる
肥満度	肥満または肥満の既往が多い	肥満とは関係ない
自己抗体	陰性	GAD抗体，IAA，ICA，IA-2抗体，ZnT8抗体などの陽性率が高い
インスリン作用不足の程度	通常相対的インスリン欠乏（ソフトドリンクケトーシスなど糖毒性の強い状態を除いて）	大部分が絶対的インスリン欠乏

HLA (human leukocyte antigen), ICA (islet cell antibody), GAD (glutamic acid decarboxylase), IA-2 (insulinoma-associated antigen-2), IAA (insulin autoantibody), ZnT8 (zinc transporter 8).
〔1〕日本糖尿病学会：糖尿病治療ガイド2016-2017，文光堂2016：14．を改訂・追加

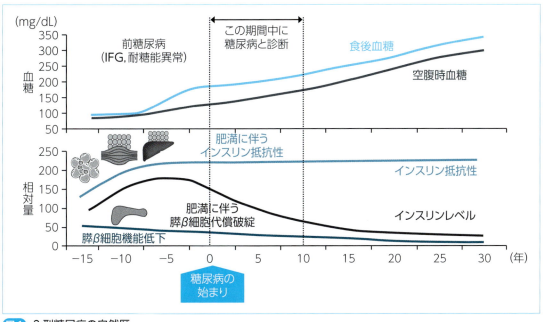

図1 2型糖尿病の自然歴

IFG (impaired fasting glucose)；空腹時血糖異常
2型糖尿病の自然経過では，発症前から増大するインスリン抵抗性は発症後も一定のレベルに達したまま推移する．一方，インスリンレベル，膵β細胞機能の低下は疾患の経過にしたがい進行する．その結果，空腹時血糖および食後血糖も上昇することとなる．
〔3〕Kendall DM. et al.：Am J Med 2009；**122**：S37-S50. を一部改変〕

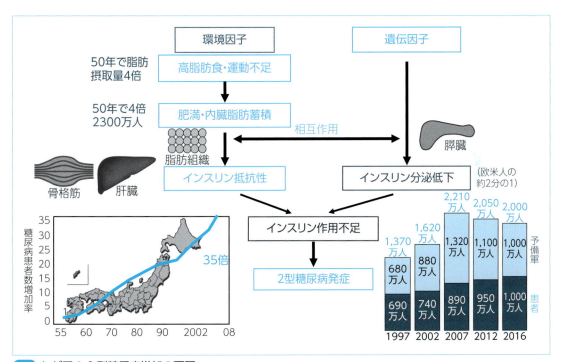

図2 わが国の2型糖尿病増加の要因

〔4〕厚生労働省：国民健康・栄養調査（平成28年） http://www.mhlw.go.jp/bunya/kenkou/kenkou_eiyou_chousa.html
（2018年2月確認）より〕

る．しかし，この素因だけでは糖尿病の発症には至らなかった．それに加えて，高脂肪食・運動不足などの欧米型生活習慣が一般化し，それに伴い肥満・内臓脂肪蓄積が増加しその結果生ずるインスリン抵抗性が2型糖尿病発症の直接の引き金となっている（図2）．

2型糖尿病発症に遺伝的要因が大きく関与していることは，一卵性双生児では発症の一致率が高いことや家系内血縁者にしばしば糖尿病の発症があることから明らかである．遺伝因子としては，これまでゲノムワイド相関解析(genome-wide association study：GWAS)により約100個の2型糖尿病感受性遺伝子が同定されている．欧米人の2型糖尿病が著明な肥満によって発症するのに対して，日本人やアジア人の2型糖尿病は比較的軽度の肥満によって容易に発症するという特徴がある．現在までのところ，これまで同定された2型糖尿病感受性遺伝子の大部分は民族を超えて共通であるが，今後，より大規模なGWASや次世代シークエンサーを用いた全ゲノムシークエンスにより日本人やアジア人に特徴的な2型糖尿病感受性遺伝子が同定されることが期待される．

一方，環境因子については，高脂肪食，特に動物性脂肪摂取の増加など食事内容の変化，自動車保有台数増加などによる身体活動量の低下，およびその結果としての肥満・内臓脂肪蓄積の増加などがあげられる．日本人やアジア人では皮下脂肪に比べて内臓脂肪蓄積をきたしやすいことが知られている．また社会経済的弱者では肥満・2型糖尿病発症と関連があるとされている．さらに，胎生期の子宮内環境も環境因子の1つと考えられる．母体の低栄養や逆に高血糖などの子宮内環境が児の将来の2型糖尿病のリスクになることが知られている．

疫　学

成人(20〜79歳)における世界の糖尿病人口は，国際糖尿病連合(International Diabetes Federation：IDF)の「糖尿病アトラス第8版」[5]によると，2017年に約4億2,500万人にのぼり，今後も増え続け，2045年には約6億2,900万人に達するとみられている．特に中国，日本を含む西太平洋地域は，糖尿病人口が多く2017年には1億5,900万人であり，2045年には1億8,300万人に達するとみられている[5]．

わが国では，2007年の国民健康・栄養調査によると糖尿病が強く疑われる者(糖尿病有病者)は890万人であったが，2012年には950万人，2016年には1,000万人となり，増加を続けている(図2)[4]．しかし，わが国が超高齢社会であり，加齢とともに糖尿病の発症率が増加することから，糖尿病の増加はゆるやかとなっている可能性がある．一方，糖尿病の

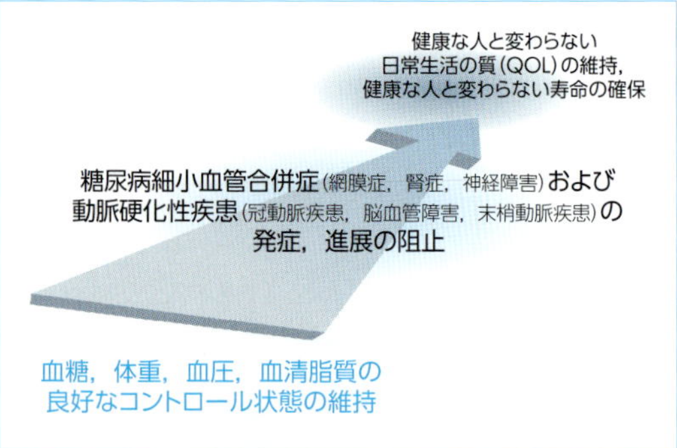

図3 糖尿病治療の目標
〔(7)日本糖尿病学会編・著：糖尿病治療ガイド2016-2017：26, 文光堂2016．〕

可能性を否定できない者(糖尿病予備軍)は2007年に1,320万人だったものが2012年には1,100万人，2016年には1,000万人と続けて減少している(図2)[4]．これは，特定健診・特定保健指導などわが国の糖尿病対策が一定程度効果を現わしているためである可能性が高い．

日本の2型糖尿病患者の年齢構成比の変化をみると1996年には糖尿病患者の54%が65歳以上，23%が75歳以上であった．2014年の調査によれば糖尿病患者の68%が65歳以上，36%が75歳以上であった[6]．今後，高齢者2型糖尿病はますます増加していくと考えられる．高齢者糖尿病では，通常の血管合併症に加え，加齢や低栄養を背景としたサルコペニアやフレイル，日常生活動作(activities of daily living：ADL)の低下，認知機能の低下などの老年症候群を合併する場合が増加し，自立生活，自己管理を困難とする機能障害をもつ頻度が高い．

主要症候

口渇，多飲，多尿，体重減少，易疲労感などといった高血糖などの代謝異常による症状と視力低下，足のしびれ感，歩行時下肢痛，足潰瘍などの合併症が疑われる症状に大別される．しかし2型糖尿病において，糖尿病患者の代謝異常は軽度であればほとんど症状を表さないため，大部分の患者は糖尿病の存在を自覚せず，そのため長期間放置され，合併症が疑われる症状が出現し，そこで初めて医療機関を受診する場合も少なくない．すなわち2型糖尿病の最大の特徴は"無症状であること"である．そのため，定期的な検査により血糖値を確認すること，高血糖を指摘されたら医療機関を受診すること，症状がなくても通院・治療の必要性があることを周知させることが重要である．

検　査

2型糖尿病の病態を考えるうえで，インスリン分

表2 体重，血圧，血清脂質のコントロール目標

1. 体重	標準体重(kg)＝身長(m)×身長(m)×22 BMI(body mass index)＝体重(kg)/身長(m)/身長(m) （上記標準体重を目標にする．BMI25以上を肥満とし，当面は，現体重の5%減を目指す）
2. 血圧	収縮期血圧　130 mmHg 未満 拡張期血圧　 80 mmHg 未満 （家庭血圧の場合は，収縮期血圧125 mmHg 未満，拡張期血圧75 mmHg 未満）
3. 血清脂質	LDLコレステロール　　　　　　120 mg/dL 未満（冠動脈疾患がある場合100 mg/dL 未満） HDLコレステロール　　　　　　 40 mg/dL 以上 中性脂肪　　　　　　　　　　　150 mg/dL 未満（早朝空腹時） non-HDLコレステロール＊　　　150 mg/dL 未満（冠動脈疾患がある場合130 mg/dL 未満） ＊non-HDLコレステロール…総コレステロール値からHDLコレステロール値を引いたもの

〔(9)日本糖尿病学会：糖尿病治療ガイド2016-2017，文光堂2016：28．を改変〕

泌能とインスリン抵抗性を評価することは，治療方針を決定するうえでも重要である．インスリン分泌能を評価する方法としては，HOMA-β指数（homeostasis model assessment for β cell function：HOMA-β）＝360×〔空腹時インスリン値(μU/mL)〕÷〔空腹時血糖値(mg/dL)－63〕が用いられる．欧米人では80%以上が基準値であるが，わが国では40〜60%が基準値であり，30%未満ではインスリン分泌能の低下があると考えられる．HOMA-βはインスリン注射時には用いることができない．その場合には血中Cペプチドを測定する．空腹時血中Cペプチドが0.5 ng/mL以下であればインスリン依存状態を疑う．グルカゴン負荷試験は，刺激前と刺激6分後のCペプチドの差が1.0 ng/mL未満であればインスリン療法が必要である可能性が高い．境界型の患者で糖尿病発症のリスクを評価する場合などに，OGTT時のインスリン分泌指数（insulinogenic index：II）＝Δ血中インスリン値(30分値－0分値)(μU/mL)÷Δ血糖値(30分値－0分値)(mg/dL)は，インスリン初期分泌の指標となり，糖尿病患者では多くの場合，0.4以下となる．OGTTで境界型を示す場合でも，IIが0.4以下の場合には，糖尿病への移行が高率であり注意を要する．

一方，内因性インスリン分泌能を評価する方法としては，HOMA-R指数（homeostasis model assessment for insulin resistance：HOMA-R）＝〔空腹時血糖値(mg/dL)〕×〔空腹時インスリン値(μU/mL)〕/405　が用いられる．1.6以下が正常であり，2.5以上の場合インスリン抵抗性が存在すると考えられる．ただし空腹時血糖値が140 mg/dLの場合は信頼性が低下すること，おもに肝臓でのインスリン抵抗性を評価していることなどに留意する必要がある．

診　断

2型糖尿病と診断するには，1型糖尿病とその他の特定の機序，疾患によるものの除外が必要である．その鑑別のためには，膵島関連抗体や内因性インスリン分泌能の評価のほかに，家族歴，ほかの疾患の有無，服用薬剤の確認や特徴的な身体所見のチェックなど，詳細な問診の聴取と身体所見の診察が重要である．

治　療

糖尿病治療の目標は，健康な人と変わらない日常生活の質（QOL）の維持，健康な人と変わらない寿命を確保することであり，糖尿病細小血管合併症（網膜症，腎症，神経障害）および動脈硬化性疾患（虚血性心疾患，脳血管障害，閉塞性動脈硬化症）さらには脂肪肝，歯周病，認知症，フレイルなどの発症，進展を阻止することが重要である（図3）[7]．そのためには，血糖，体重，血圧，血清脂質の良好なコントロール状態の維持が重要である．低血糖や体重増加に注意しつつ，早期から厳格に血糖管理を行うことが長期にわたる合併症予防に重要である．2013年6月より血糖コントロールの目標が改訂され，治療目標は，HbA1c7.0%未満を"合併症予防の目標"として中心的な目標としつつ，年齢，罹病期間，臓器障害，低血糖の危険性，サポート体制などを考慮して個別に設定する，いわゆる6—7—8方式とした〔「5 糖尿病診断基準と管理目標，図1（p.604）」参照〕．2016年5月に高齢者糖尿病の血糖コントロール目標が発表され，認知機能や基本的ADL，手段的ADL，併存疾患ならびに重症低血糖の危険性も考慮して，きめ細かなHbA1c目標値が策定された[8]．合併症の抑制には血糖管理に加えて，体重，血圧，血清脂質の管理が重要であり，表2に現行のコントロール目標を示す[9]．2017年10月にはJ-DOIT3研究により，血糖，血圧，血清脂質を現行の目標値よりさらに厳格にコントロールすることにより，血管合併症をさらに抑制することができる可能性が示された[10]．

予後

　日本糖尿病学会のアンケートによる日本人糖尿病の死因調査の結果，日本人糖尿病患者の平均死亡時年齢は男性71.4歳，女性75.1歳で，同時代の日本人一般の平均寿命に比し，それぞれ8.2歳，11.2歳短命であった[11]．また死因の第1位は悪性新生物（38.3%）であり，第2位は感染症（17.0%）であり，血管障害（糖尿病腎症，虚血性心疾患，脳血管障害）（14.9%）は第3位となった[11]．近年，糖尿病と癌との関連が注目されており，糖尿病患者では，特に肝臓，膵臓，大腸などの発癌リスクが増大することに留意しておく必要がある．

◆ 文 献 ◆

1) 日本糖尿病学会：糖尿病治療ガイド2016-2017，文光堂2016：14.
2) Kadowaki T, et al.：*Diabetologia* 1984；**26**：44-49.
3) Kendall DM. et al.：*Am J Med* 2009；**122**：S37-S50.
4) 厚生労働省：国民健康・栄養調査（平成28年）http://www.mhlw.go.jp/bunya/kenkou/kenkou_eiyou_chousa.html（2018年2月確認）
5) IDF Diabetes Atlas 8th Edition, IDF, 2017 https://www.idf.org/e-library/epidemiology-research/diabetes-atlas/134-idf-diabetes-atlas-8th-edition.html（2018年2月確認）
6) 厚生労働省：患者調査（平成26年）http://www.mhlw.go.jp/toukei/saikin/hw/kanja/14/index.html（2018年2月確認）
7) 日本糖尿病学会：糖尿病治療ガイド2016-2017，文光堂2016：26.
8) 日本糖尿病学会：糖尿病治療ガイド2016-2017，文光堂：27.
9) 日本糖尿病学会：糖尿病治療ガイド2016-2017，文光堂：28.
10) Ueki K, et al.：*Lancet Diabetes Endocrinol* 2017；**5**：951-964.
11) 中村二郎，他：糖尿病 2016；**59**：667-684.

9 遺伝子異常による糖尿病

POINT
- 単一遺伝子異常による糖尿病は糖尿病全体の数パーセントを占めるにすぎないが，正しい診断により，関連する他の病態を説明でき，適切な治療法を選択できる．
- 若年発症であることが多く，成因同定はその予後に大きく影響する．
- 発端者を正しく診断することにより，その家系内罹患者も適切な糖尿病治療を受けることができる．

単一遺伝子異常によるインスリン分泌不全型の糖尿病

1) 新生児糖尿病

新生児糖尿病とは，生後6か月未満に発症する糖尿病で，わが国では非常にまれと考えられていたが，近年の報告では，1/89,000人と欧米人に比べて高頻度であることがわかってきた．新生児糖尿病には，生涯続く新生児永続型糖尿病（permanent neonatal diabetes mellitus：PNDM）と，おもに生後1年以内に寛解する新生児一過性糖尿病（transient neonatal diabetes mellitus：TNDM）が，およそ半々の割合で存在する．TNDMの約40%はのちに再発し，2型糖尿病の表現型を示す．

TNDMでは6q24領域のインプリンティング異常が最も多く，日本人での報告でもTNDMの69%を占めている．PNDMの原因遺伝子で最も多いのは，ATP感受性K^+チャネルを構成するKir6.2サブユニットをコードするKCNJ11遺伝子（*inwardly-rectifying potassium channel, subfamily J, member 11gene*）である．KCNJ11遺伝子異常ではまれに，DEND（developmental delay, epilepsy, neonatal diabetes）症候群とよばれる神経学的症候を合併する（表1）．

2) 若年発症成人型糖尿病（MODY）

若年発症成人型糖尿病（maturity-onset diabetes of the young：MODY）は，膵β細胞の機能異常により若年でインスリン非依存性の糖尿病を発症する．単一遺伝子異常による代表的な糖尿病で，常染色体優性遺伝性疾患であり，糖尿病全体の1〜5%程度を占めるとされる．MODY遺伝子は，14番目まで報告されているが，複数家系による再現性により，確立されているのはMODY1〜6である[1]（表2）．MODYの典型像は，当初発端者あるいは家系内の1人の罹患者が25歳以下の若年発症で，3世代以上の濃厚な家族歴を有する痩せ型の糖尿病症例とされていた．しかし症例の蓄積が進むにつれて，おおむね35歳までに糖尿病を発症し，著明な肥満歴がなく，インスリン分泌能の低下した膵島自己抗体陰性の症例をみた場合に，MODYを疑う必要があると考えられる．

❶ MODY3（HNF1A-MODY）

ホメオドメインを有する転写因子であるHNF1A遺伝子が原因遺伝子である．MODYのなかでは現時点で最も頻度が高い．日本人での診断年齢は10歳前後に集中し，学校検尿が診断のきっかけとなることが多い．この理由の1つとして，HNF1A遺伝子がNa^+-グルコース共役輸送担体（sodium-glucose cotransporter：SGLT）2遺伝子の発現をコントロールするため，尿細管における糖再吸収閾値が低下しているためと考えられる．治療においては，SU薬に対する感受性のよいことが特徴としてあげられる．MODY3変異は肝腫瘍におけるファーストヒットとなるため，診断後は年に一度程度の腹部超音波検査が望ましい．

❷ MODY2（GCK-MODY）

原因遺伝子のグルコキナーゼ（glucokinase：GCK）遺伝子がコードするGCKは，膵臓ではグルコース濃度に応じてβ細胞からのインスリン分泌を調整しており，グルコースセンサーとよばれる．MODY2では空腹時血糖（fasting blood glucose：FBG）値が軽度上昇するのみで，グルコースの恒常性は保たれている．そのため，糖尿病細小血管障害や糖尿病大血管障害はほとんど出現せず，欧米では妊娠時を除いて，糖尿病の治療は必要ないとされている．日本人では永らくMODY2がまれと考えられてきたが，欧米人と同様に日本人でも，MODY3と同程度の頻度であるとの報告がある[2]．

❸ MODY5（HNF1B-MODY）

原因遺伝子がHNF1B遺伝子のMODY5においては，点変異よりも全エクソンあるいは一部エクソンの片側欠損が多いという特徴があり，それを反映して孤発性が多い．糖尿病以外に多彩な表現型を合併するが，最も多いのは腎疾患（多発性腎嚢胞，腎形成異常，腎機能低下など）である．そのため，MODY5はRenal Cysts and Diabetes（RCAD）ともよばれる．そのほかに，双角子宮などの性腺形成異常，膵奇形

表1 新生児糖尿病で報告されている原因遺伝子

遺伝子	位置	遺伝形式	PNDM/TNDM	糖尿病以外の臨床所見
【膵形成異常】				
PLAGL1	6q24	種々(インプリンティング)	TNDM	巨舌, 臍帯ヘルニア
ZFP57	6p22.1	常劣	TNDM	巨舌, 発達遅延, 臍帯ヘルニア, 先天性心疾患
PDX1	13q12.1	常劣	PNDM	膵の無形性
PTF1A	10p12.3	常劣	PNDM	膵の無形性, 小脳低形成, 中枢性呼吸不全
HNF1B	17cen-q21.3	常優	TNDM	膵の低形成, 腎嚢胞
RFX6	6q22.1	常劣	PNDM	小腸閉鎖, 胆嚢の無形成
GATA6	18q11.1-q11.2	常優	PNDM	心奇形, 胆道系の異常
GLIS3	9q24.3-p23	常劣	PNDM	甲状腺機能低下, 緑内障, 肝の線維化, 腎嚢胞
NEUROG3	10q21.3	常劣	PNDM	先天性下痢, 腸内分泌細胞欠失
NEUROD1	2q32	常劣	PNDM	小脳低形成, 視力障害, 難聴
PAX6	11p13	常劣	PNDM	小頭症, 小眼症, 汎下垂体機能低下症
【β細胞機能異常】				
KCNJ11	11p15.1	孤発, 常優	PNDM/TNDM	DEND
ABCC8	11p15.1	孤発, 常優, 常劣	TNDM/PNDM	DEND
INS	11p15.1	常劣	PNDM/TNDM	なし
GCK	7p15-p13	常劣	PNDM	なし
SLC2A2(GLUT2)	3q26.1-q26.3	常劣	PNDM	Fanconi-Bickel症候群(高ガラクトース血症, 肝障害)
SLC19A2	1q23.3	常劣	PNDM	Roger症候群
【β細胞の破壊】				
INS	11p15.1	孤発, 常優	PNDM	なし
EIF2AK3	2p12	常劣	PNDM	Wolcott-Rallison症候群(低身長, 再発性肝障害)
IER3IP1	18q12	常劣	PNDM	小脳症, 無脳回症, てんかん性脳症
FOXP3	Xp11.23-p13.3	伴性劣性	PNDM	IPEX症候群
WFS1	4p16.1	常劣	PNDM	Wolfram症候群

(膵体尾部欠損, 膵低形成), 肝機能異常, 高尿酸血症, 胆管拡張, 気管支拡張, 下顎骨奇形などが合併する. 欧米人ではインスリン抵抗性がみられる時期があるが, 日本人では病初期からインスリン分泌は低下しており, 民族間の遺伝的背景の相違が影響しているものと考えられる[3].

❹ MODY1 (HNF4A-MODY)

原因遺伝子である HNF4A 遺伝子は, 膵臓において HNF1A 遺伝子と転写を相互に活性化しているため, MODY1 の表現型は MODY3 とよく似ているが, 頻度はまれである. 臨床的特徴としては, 巨大児と新生児期の高インスリン性低血糖である. 治療については, MODY3 と同様に SU 薬に対する感受性がよいとされている.

❺ MODY6 (NEUROD1-MODY)

極めてまれで, 欧米から数家系の報告があるのみ

表2 MODY 1〜6 の臨床的特徴

	遺伝子名	特徴的臨床像	治療
MODY1	HNF4A	MODY3 と類似 他に巨大児，低 HDL 血症，一過性新生児低血糖	少量 SU 薬
MODY2	GCK	生下時より高血糖を呈する 空腹時血糖値の軽微な上昇 罹患母の胎児が GCK 正常型の場合要治療	無治療
MODY3	HNF1A	高血糖は年齢とともに進行 尿糖の閾値が低い→学校検尿で指摘されることあり 合併症の進行は 1 型や 2 型と同じ 肝腫瘍のファーストヒットとなる	SU 薬によく反応する
MODY4	PDX1	ホモで PNDM，膵外分泌不全，膵の無形成，ヘテロでは IGT〜DM までさまざま	食事療法〜インスリン
MODY5	HNF1B	腎嚢胞，腎異形成，性腺形成異常，膵低形成，肝機能異常，高尿酸血症など	早期にインスリン
MODY6	NEUROD1	ヘテロは late-onset も呈する ケトーシスでの発症中枢神経系症状	食事療法〜インスリン

太字は頻度が高いものを示す．

であった．NEUROD1 変異の糖尿病発症効果は比較的弱く，欧米ではヘテロ接合変異の約半数が晩発性（late-onset）の糖尿病発症形態をとっている．また神経系障害もホモ接合変異では認められているが，ヘテロ接合変異での報告例はまだない．最近 Horikawa らは日本人で最初の 4 家系を同定した[4]．

❻ MODY4（PDX1-MODY）

原因遺伝子の PDX1 遺伝子は，膵臓，膵β細胞の発生/機能に非常に重要な役割を果たす転写因子である．ホモ接合変異では膵無形成が認められるが，これまで日本人での報告はなく，世界でも 4 家系しか報告がなく頻度は極めてまれと考えられる．

❼ その他の MODY

現在 MODY14 まで報告されているが，いずれも単発的な 1〜2 家系の報告にとどまる．MODY10 の INS 遺伝子は日本人での報告はなく，MODY12 の ABCC8 遺伝子（ATP-binding cassette transporter sub-family C member 8 gene：ABCC8），MODY13 の KCNJ11 遺伝子は，新生児糖尿病の原因遺伝子としては頻度が高いが，MODY での発症は極めてまれである．

単一遺伝子異常によるインスリン抵抗性型の糖尿病

単一遺伝子異常によるインスリン抵抗性症例は，インスリン分泌低下症例に比べてまれである．卵巣由来の高アンドロゲン血症による症候は，青年期に目立つようになるため，女性のほうが男性よりも診断に至りやすい．また，著明なインスリン抵抗性によりβ細胞が疲弊し，糖尿病を発症して初めて受診する場合も多いため，受診時は必ずしも高インスリン血症を呈するとは限らず，黒色表皮腫，男性化徴候，稀発月経，脂肪組織の異常な分布などの臨床所見が重要である（表3）．

1）インスリンシグナル伝達経路の異常

インスリン受容体（insulin receptor：INSR）遺伝子異常と，受容体後の AKT2 遺伝子異常がよく知られている．INSR 遺伝子異常は 100 種類以上が報告されているが，症状の重篤さの順に，Donohue 症候群（妖精症〈leprechaunism〉）（常染色体劣性遺伝），Rabson-Mendenhall 症候群（常染色体劣性遺伝），インスリン受容体異常症 A 型（常染色体優性遺伝）に分けられる．Donohue 症候群では，空腹時低血糖および食後高血糖，子宮内発育遅延（intrauterine growth retardation：IUGR）および出生後発育不全，特徴的顔貌，性ホルモン依存性組織の早熟な発達，黒色表皮腫などを認め，1〜2 歳までに感染症などで死亡する．Rabson-Mendenhall 症候群は成人期まで生きるが，糖尿病細小血管障害や糖尿病性ケトアシドーシス（diabetic ketoacidosis：DKA）などで死亡する場合が多い．インスリン受容体異常症 A 型は，ほかの 2 つに比べて軽症で，典型的には，青年期女性で高インスリン血症，無月経あるいは稀発月経，黒色表皮腫を示す．先端巨大症の身体所見がみられることもある．INSR 遺伝子異常では脂質異常症や著明な脂肪肝を認めないが，インスリン受容体以降の経路に位置する AKT2 遺伝子異常では認められ，肝の選択的インスリン抵抗性の存在が示唆される．

2）脂肪組織の異常

重度の肥満を呈する場合と，脂肪萎縮（全身性あ

表3 著明なインスリン抵抗性を示す遺伝子異常

	位置	遺伝形式	付記
1. 脂肪組織の異常			
(全身性脂肪萎縮症)			
AGPAT2	9q34.3	常劣	眼窩，手掌，足底，血管周囲の脂肪組織は保たれる
BSCL2	11q13	常劣	すべての脂肪組織が欠損
CAV1	7q31.1	常劣	低身長，ビタミンD抵抗性
PTRF	17q21.2	常劣	ミオパチー，幽門狭窄，心筋障害
(部分性脂肪萎縮症)			
LMNA	1q22	常優	Dunnigan型，顔面や頸部の脂肪組織は保たれる
PPARG	3p25	常優	四肢遠位側の脂肪萎縮が近位側に比べて著明
PLIN1	15q26.1	常優	四肢の脂肪萎縮
ZMPSTE24	1p34.2	常劣	下顎肢端異形成，プロジェリア様顔貌
CIDEC	3p25.3	常劣	脂肪細胞内に多房性の脂肪滴
AKT2	19q13.2	常劣	四肢の脂肪萎縮
(重度の肥満を呈する)			
LEP	7q31.3	常劣	低ゴナドトロピン性性腺機能低下，免疫異常
LEPR	1p31	常劣	LEPよりは程度が軽い
MC4R	18q22	常優，常劣	著明な肥満と過食，長身
POMC	2p23.3	常劣	ACTH欠乏，青白い肌，赤毛
2. インスリン受容体シグナル伝達経路の異常			
INSR	19p13.3-p13.2		
Donohue症候群およびRabson-Mendenhall症候群		常劣	子宮内発育遅延，低出生体重，骨格系の異常
インスリン受容体異常症A型		常優	空腹時低血糖を伴うことあり
AKT2	19q13.2	常優	脂肪肝，脂質異常症

るいは部分性)を呈する場合がある[5]．重度の肥満を呈する遺伝子異常としては，エネルギー摂取および消費を調整してエネルギーの恒常性を維持する，レプチン―メラノコルチン経路に位置する4遺伝子（LEP遺伝子；常染色体劣性遺伝，レプチン受容体〈leptin receptor：LEPR〉遺伝子；常染色体劣性遺伝，プロオピオメラノコルチン〈proopiomelanocortin：POMC〉遺伝子；常染色体劣性遺伝，メラノコルチン4型受容体〈melanocortin 4 receptor：MC4R〉遺伝子；常染色体優性遺伝/常染色体劣性遺伝）がおもに知られており，若年発症の重度肥満によるインスリン抵抗性から糖尿病を発症する．

先天性全身性脂肪萎縮症の原因遺伝子としては，*1*-acylglycerol-3-phosphate *O*-acyltransferase *2*（AGPAT2）遺伝子と *Berardinelli-Seip congenital lipodystrophy type 2*（seipin〈BSCL2〉）遺伝子が大部分を占める．両者ともホモ接合異常，あるいは複合ヘテロ接合異常によるもので，頻度は100万人に1人以下と推測されている．糖尿病は10代以降に発症する場合が多い．

家族性部分性脂肪萎縮症のなかでは，LAMIN A/C（LMNA）遺伝子異常によるDunnigan型部分性脂肪萎縮症が最も多く報告されている．幼児期から小児期前半までは正常な脂肪分布を示すが，その後，四肢を中心に脂肪組織が萎縮する．脂肪萎縮症に伴う高血糖，高トリグリセリド血症に対して，2013年にレプチン製剤が保険適用となっている．

ミトコンドリア遺伝子異常による糖尿病

ミトコンドリア遺伝子異常による糖尿病（maternally inherited diabetes and deafness：MIDD）は日

本人の糖尿病の約1.5%を占め，欧米よりも頻度が高いとされており，感音性難聴を伴う母系遺伝の糖尿病患者を診察した場合には，MIDDを疑わなくてはならない．点変異m.3243A＞Gが代表的な変異であるが，m.8296A＞Gやm.14577T＞Cもわずかながら報告されている．ミトコンドリアDNA（mtDNA）は，変異mtDNAと正常mtDNAが混在（ヘテロプラスミー）し，さらに組織ごとにその程度が違っており，表現型も多様となる．また表現型としては，糖尿病や難聴単独，mitochondrial myopathy, encephalopathy, lactic acidosis and stroke-like episodes（MELAS）まで多様であるが，m.3243A＞Gを有する場合の糖尿病の浸透率は約85%と推定されている．糖尿病の平均診断年齢は30歳代であり，診断後，平均2年でインスリンが必要となる．乳酸/ピルビン酸比が高く，メトホルミンは乳酸アシドーシスを引き起こすリスクがあるため，使用は避けるべきである．ミトコンドリア蛋白は核遺伝子にもコードされているので，核遺伝子の異常によるミトコンドリア病（この場合は常染色体優性遺伝あるいは常染色体劣性遺伝である）もあることに注意が必要である．

単一遺伝子変異による糖尿病を含む症候群

1）Wolfram症候群

数十万人に1人のまれな常染色体劣性遺伝疾患で，90%以上がWFS遺伝子異常であるが，cdgsh iron sulfur domain protein 2（WFS 2）遺伝子変異も報告されている．10歳前後に発症する糖尿病を初発症状とし，視神経萎縮，難聴，尿崩症（diabetes insipidus：DI）を伴い，DIDMOAD症候群（diabetes insipidus, diabetes mellitus, optic atrophy and deafness：DIDMOAD syndrome）ともよばれる．平均寿命は30歳で，脳幹萎縮による呼吸不全で亡くなる場合が多い．

2）Alström症候群

進行性桿体錐体網膜ジストロフィー，感音性難聴，肥満，インスリン抵抗性糖尿病を呈する．Bardet-Biedl症候群（Bardet-Biedl syndrome：BBS）と異なり，多指症，性腺発達異常，精神遅滞はみられない．ALMS1遺伝子という機能不明の遺伝子変異による，常染色体劣性遺伝疾患である．

3）Bardet-Biedl症候群

小児からの肥満を認め，高血圧と糖尿病以外に精神発達遅延，性腺発達遅延，多指症・合指症，網膜変性，腎奇形などが認められる．原因遺伝子座は18か所（BBS1-BBS18）報告されており，大部分が常染色体劣性遺伝である．

4）Prader-Willi症候群

乳児期は低緊張乳児（floppy infant）と称される，筋緊張低下による哺乳障害，発育不全，幼児期から学童期には過食に伴う肥満，思春期には二次性徴発来不全，成人期には肥満や糖尿病を呈する．原因としては，最近，本領域のnoncoding RNA gene SNORD116の欠失が原因でPCSK1遺伝子の発現が低下していることが，Prader-Willi症候群（Prader-Willi syndrome：PWS）患者のiPS（induced pluripotent stem）細胞から作成された神経細胞や本RNAの父型欠失マウス（Snord116p-/m+）で報告され，さらなる病態解明が期待されている．本来本領域は父親由来が発現すべきであるが，父親由来の遺伝子領域欠損（75%），母親片親性ダイソミー（25%），あるいはインプリンティング中心の領域欠損（1%未満）により，母親由来が発現することによる．臨床像のみから確定診断することは困難で，遺伝子検査が必要とされる．

5）IPEX症候群

多腺性内分泌不全症，腸疾患を伴う伴性劣性免疫調節異常（immune dysregulation, polyendocrinopathy, enteropathy, X-linked：IPEX）症候群は，forkhead box protein 3（FOXP3）遺伝子異常によるX連鎖性遺伝形式で遺伝する．膵島抗体陽性の新生児糖尿病のほかに，免疫不全，水溶性下痢，湿疹性皮膚炎がみられ，罹患男児の多くが生後1～2年で死亡する．

6）NDH症候群（neonatal diabetes, hypothyroidism）

2006年に原因がgli-similar protein 3（GLIS3）のホモ接合変異であることが報告された．ほかに多発性腎囊胞，肝線維症，子宮内発育不全，顔面奇形，先天性緑内障なども認められている．なお複合ヘテロ接合変異では新生児糖尿病のみ認められる．GLIS3はインスリン合成・分泌，膵β細胞の分化・アポトーシス・増生すべてに他の転写因子と相互作用して関わっている．また1型糖尿病（type 1 diabetes mellitus：T1DM）や2型糖尿病（type 2 diabetes mellitus：T2DM）のゲノムワイド関連解析（genome-wide association study：GWAS）でGLIS3領域の多型が感受性アリルとして同定されており，1型糖尿病，2型糖尿病，MODYをリンクする膵β細胞の転写因子として注目されている[6]．

◆◆ 文 献 ◆◆

1) Fajans SS, et al.：Diabetes Care 2011；**34**：1878-1884.
2) Yorifuji T, et al.：Pediatr Diabetes 2012；**13**：26-32.
3) Horikawa Y, et al.：Diabet Med 2014；**31**：721-727.
4) Horikawa Y, et al.：Pediatr Diabetes 2018；**19**：236-242.
5) Xia Q, et al.：Ann N Y Acad Sci 2013；**1281**：178-190.
6) Yang Y, et al.：Endocr Rev 2016；**37**：190-222.

第13章 糖尿病

10 妊娠糖尿病

POINT

- 妊娠糖尿病(GDM)の診断基準は，非妊娠時の糖尿病診断基準とは異なり，周産期合併症と母体の分娩後の糖尿病発症予防を目的としている．
- 食事療法を中心とした治療による食後血糖値*の抑制が，巨大児などの周産期合併症を予防する．
- 妊娠糖尿病既往女性では将来の2型糖尿病発症リスクが高く，分娩後の定期的フォローアップが必要である．

*本項の血糖値は静脈血漿値である．

病態

糖尿病の成因分類では，1型糖尿病，2型糖尿病，その他の特定の機序，疾患によるもの，妊娠糖尿病(gestational diabetes mellitus：GDM)の4つに分類される．GDMは，妊娠という特別で一時的な状況における糖代謝異常であるとともに，非妊娠時の糖尿病とは診断基準が異なる．

妊娠時には，各種ホルモンの変化や胎児の存在などにより糖代謝は変化する．プロゲステロン，胎盤性ラクトゲン，プロラクチンなどによりインスリン抵抗性が生じ，高血糖をきたしやすくなる．特に，胎盤が十分に形成された妊娠後期には，これらのホルモンが著しく増加しインスリン抵抗性も顕著となる．一方で，胎盤を通してブドウ糖は胎児に供給され，母体の血糖値は，特に空腹時に低下しやすくなる．結果として，妊娠時の糖代謝異常は，非妊娠時と比べて食後血糖値が上昇しやすくなる．さらに，GDMの診断は，児の過剰発育に伴う周産期合併症と母体の将来の糖尿病発症予防を目的としており，非妊娠時の糖尿病診断基準が糖尿病の慢性合併症である糖尿病網膜症の発症頻度を根拠の1つとしていることから，非妊娠時の診断基準は使用できない．

疫学

全例に75g経口ブドウ糖負荷試験(75gOGTT)を施行した場合には，1984年に日本産科婦人科学会が提案した診断基準によるGDM頻度は2.92%であったが[1]，2015年8月の新診断基準(本項「診断」参照)では12.08%と4.1倍に増加する．新診断基準では約1割の妊婦がGDMを発症することになる．

また，代表的なGDM発症のリスク因子として，①肥満，②糖尿病の家族歴，③過度の体重増加，④GDMの既往，⑤多胎妊娠，⑥多囊胞性卵巣症候群，⑦巨大児出産の既往，⑧高齢出産などがあげられる．

主要症候

通常の糖尿病とは違って，高血糖に基づく症状(口渇，多飲，多尿，体重減少，易疲労感など)は通常みられず，糖尿病合併症に基づく症状(視力低下，足のしびれ，発汗異常，便通異常，歩行時下肢痛，足潰瘍・壊疽など)は認められない．妊娠前に糖尿病と診断されていない妊婦がこうした症状を伴う場合には，GDMではなく，"妊娠中の明らかな糖尿病"(本項「診断」参照)を疑う．

GDMでは，妊娠経過中の母体高血糖に基づく周産期合併症が起こりやすい．母体高血糖は胎盤を経由して胎児に高血糖をもたらし胎児膵β細胞の過形成，高インスリン血症を引き起こす．胎児の高インスリン血症は巨大児や新生児低血糖の原因となるとともに，巨大児に基づく難産・帝王切開率の増加につながる．

検査

1) スクリーニング検査

妊娠初期に随時血糖検査(95 mg/dLあるいは100 mg/dLがカットオフ値)，妊娠中期(24～28週)に随時血糖検査(100 mg/dLがカットオフ値)もしくは50gGCT(glucose challenge test)(随時のブドウ糖50g負荷1時間後140 mg/dLがカットオフ値)を行う．

2) 診断的検査

上述のスクリーニング検査陽性者やGDM発症のリスク因子(本項「疫学」参照)をもつ場合に，75gOGTTを施行して診断する．

3) 妊娠中の検査

妊娠中は，空腹時血糖値70～100 mg/dL，食後2時間血糖値120 mg/dL未満(食後の時間は食事開始時からとする)を目標とする．必要に応じて，血糖自己測定(self-monitoring of blood glucose：SMBG)を指導する．持続血糖モニター(continuous glucose monitoring：CGM)も血糖変動の把握と改善に有用である．長期的な血糖コントロール指標について

は，HbA1cは6.2%未満，グリコアルブミンは15.8%未満を目指す．

4）分娩後の検査

分娩後6〜12週時に75gOGTTを行い，非妊娠時の糖尿病診断基準で評価し，その後も定期的なフォローアップが必要である．

診　断

妊娠中の糖代謝異常には，妊娠の前から糖尿病が存在する糖尿病合併妊娠と，妊娠中に発見される糖代謝異常がある．わが国の以前のGDMの概念は"妊娠時には耐糖能低下をきたすが，分娩後には正常化するもの"であった．しかし，この定義では分娩後まで診断が確定しないという問題があったため，"妊娠中に発症したか，または初めて発見された耐糖能低下"と定義されていた．ただし，この場合も妊娠時に初めて発見された糖尿病までもがGDMと診断され，本来軽症の耐糖能低下であるはずのGDMに，すでに細小血管障害の進行した例も含まれるおそれがあった．また，GDMの診断基準も国際的に統一されていなかった．

そうした背景のもと，GDMは"妊娠中に初めて発見または発症した糖尿病に至っていない糖代謝異常であり，妊娠中の明らかな糖尿病，糖尿病合併妊娠は含めない"と定義され，国際糖尿病妊娠学会(International Association of Diabetes and Pregnancy Study Groups：IADPSG)がHAPO(Hyperglycemia and Adverse Pregnancy Outcome)試験[2]をもとに作成した診断基準を取り入れて，わが国でも2010年に診断基準が改訂された．しかし，日本糖尿病学会の診断基準と日本糖尿病・妊娠学会および日本産科婦人科学会の診断基準との間に一部不一致があったため，合同委員会による診断基準の統一化がなされ，三学会の合意を得て2015年8月に統一した診断基準が作成された(表1)[3]．

表1 妊娠中の糖代謝異常と診断基準

1) 妊娠糖尿病 gestational diabetes mellitus (GDM)
   75gOGTTにおいて次の基準の1点以上を満たした場合に診断する．
   ① 空腹時血糖値 ≧92 mg/dL　(5.1 mmol/L)
   ② 1時間値　　 ≧180 mg/dL　(10.0 mmol/L)
   ③ 2時間値　　 ≧153 mg/dL　(8.5 mmol/L)

2) 妊娠中の明らかな糖尿病 overt diabetes in pregnancy (注1)
   以下のいずれかを満たした場合に診断する．
   ① 空腹時血糖値 ≧126 mg/dL
   ② HbA1c値 ≧6.5%
   ＊随時血糖値≧200 mg/dL あるいは 75gOGTTで2時間値≧200 mg/dLの場合は，妊娠中の明らかな糖尿病の存在を念頭に置き，①または②の基準を満たすかどうか確認する．(注2)

3) 糖尿病合併妊娠 pregestational diabetes mellitus
   ① 妊娠前にすでに診断されている糖尿病
   ② 確実な糖尿病網膜症があるもの

注1．妊娠中の明らかな糖尿病には，妊娠前に見逃されていた糖尿病と，妊娠中の糖代謝の変化の影響を受けた糖代謝異常，および妊娠中に発症した1型糖尿病が含まれる．いずれも分娩後は診断の再確認が必要である．

注2．妊娠中，特に妊娠後期は妊娠による生理的なインスリン抵抗性の増大を反映して糖負荷後血糖値は非妊時よりも高値を示す．そのため，随時血糖値や75gOGTT負荷後血糖値は非妊時の糖尿病診断基準をそのまま当てはめることはできない．

〔(3)日本糖尿病・妊娠学会と日本糖尿病学会との合同委員会(平松祐司，羽田勝計)：妊娠中の糖代謝異常と診断基準の統一化について．日本産科婦人科学会雑誌 2015；67：1656-1658．より〕

治　療

1）治療の原則

糖尿病に準じた食事療法と運動療法を行い，本項「検査」で述べた目標血糖を達成できない場合にはインスリン使用を考慮する．なお，2015年8月改訂の「GDM診断基準(妊娠中の糖代謝異常と診断基準)」によりGDMと診断される女性が4倍程度に増加することを述べたが，増加するGDM例の多くが軽度の耐糖能異常であり，食事療法のみで十分に治療できるものと考えられる．

2）食事療法

栄養管理の目標は，健全な児の発育と母体の良好な血糖コントロールを維持し過度な体重増加をきたさないことなどである．摂取エネルギー量は標準体重×30 kcalを基本とし，非肥満妊婦〔非妊娠時の体格指数(BMI)＜25〕には付加量を加える(肥満妊婦には加えない)．付加量は，妊娠期間中一律に200 kcalとする方法と妊娠時期によって付加量を変更する方法(初期+50 kcal，中期+250 kcal，後期+450 kcal)があるが，優劣については今後検討される予定である．極端なエネルギー制限は母体のケトーシスの原因となり，低出生体重児の増加や児の将来の生活習慣病発症リスクを高める可能性がある．現状では，母体および児の体重増加，血糖コントロール，ケトン体の有無をみながらエネルギー量を調整することが重要である．

また，適正なエネルギー量，栄養素の配分によっても食後血糖値が十分に抑制できない場合は，食事回数を増やす分割食も有用であり，GDMでは分割食にすることでインスリン使用を回避できる場合も多い．

3）運動療法

GDMでは食事療法のみで血糖コントロールが良好になることが多いが，補助療法として運動療法を

行うことで血糖コントロールの改善や過度の体重増加の抑制などが期待できる．ただし，切迫流・早産など，産科的に問題がある場合などには運動は禁忌となる．

4) 薬物療法

食事・運動療法で十分な血糖コントロールが得られない場合には薬物療法が必要となる．経口血糖降下薬やグルカゴン様ペプチド-1(glucagon-like peptide-1：GLP-1)受容体作動薬の妊婦におけるエビデンスは十分ではなく，薬物療法としてはインスリン治療を行う．GDM 例で使用するインスリンは超速効型インスリンが中心となる．速効型インスリンでは食後血糖の抑制が不十分で食間や夜間に低血糖をきたしやすい．また，空腹時血糖の管理のために中間型インスリンや持効型溶解インスリンを必要とすることは少ない．なお，インスリンアナログ製剤には妊娠中の安全性がほぼ確立されているものとそうでないものがある．

予 後

1) 児の予後

すでに述べたように，GDM の新診断基準は 2008 年に発表された HAPO 試験の結果を根拠としている．HAPO 試験では，出生時体重，帝王切開率，新生児低血糖率が 75gOGTT での各時点の血糖値と正の相関を示し，これらのリスクは血糖値の上昇とともに直線的に増加していた[2]．さらに，糖代謝異常母体から出生した児は，肥満，2 型糖尿病発症のリスクが高い．そのため，GDM 例について，できるだけ血糖値を正常妊婦の血糖値に近づけておくことは必要と考えられる．日本人において GDM 治療の妥当性についての前向き研究が進行中である．

2) 母体の予後

分娩後の授乳は，将来の 2 型糖尿病発症を抑制することも報告されており，母子関係確立のためにも重要である．分娩後の食事は，非肥満例では 標準体重×30 kcal を基本とし，授乳中では 350 kcal を付加する．肥満例では 標準体重×30 kcal を基本とし授乳の付加を行わない．

GDM は，将来の 2 型糖尿病発症の高リスク群である．メタアナリシスでは GDM 既往女性の糖尿病発症リスクは正常血糖女性の 7.43 倍，産後 10 年間で 15% 以上が発症すると報告されている[4]．日本人における，新しい GDM 診断基準による GDM 例の産後の糖尿病発症率は約 20% であった[5]．また，GDM 例の次回妊娠時の GDM 再発率は，最近のメタアナリシスでは 48%[6]，日本人の報告では平均 57.6% であった．

◆ 文 献 ◆

1) 杉山隆，他：糖尿病と妊娠 2006；**6**：7-12.
2) HAPO study Cooperative Research Group：*New Engl J Med* 2008；**358**：1991-2002.
3) 日本糖尿病・妊娠学会と日本糖尿病学会との合同委員会(平松祐司，羽田勝計)：妊娠中の糖代謝異常と診断基準の統一化について．日本産科婦人科学会雑誌 2015；**67**：1656-1658.
4) Bellamy N, *et al.*：*Lancet* 2009；**373**：1773-1779.
5) 中林正雄，他：糖尿病と妊娠 2011；**11**：85-92.
6) Schwartz N, *et al.*：*Am J Obstet Gynecol* 2015；**213**：310-317.

11 内分泌性を含む二次性糖尿病

POINT

- 内分泌疾患，膵疾患，肝疾患，薬剤，遺伝子異常，感染症など他の疾患によって発症した糖尿病が二次性糖尿病である．
- 2型糖尿病として治療されている患者のなかに存在することがしばしばあり，特徴的な身体所見や検査所見の異常に十分な注意が必要である．
- 二次性糖尿病の原因となっている基礎疾患が判明すれば，その治療を優先することによって糖尿病が改善・治癒することが多い．

病態

他の疾患（基礎疾患）が原因で発症した糖尿病を二次性糖尿病とよんでいる（「糖尿病と糖代謝異常の成因分類」の「III．その他の特定の機序，疾患によるもの」[1]）に該当）．内分泌疾患，膵疾患，肝疾患，薬剤，感染症，遺伝子異常などがあるが，本項では内分泌疾患と肝疾患について述べる．基礎疾患によって，インスリン分泌低下が主であるものと，インスリン抵抗性増強が主であるものに分けられる（表1）[2〜5]．

疫学

各疾患での二次性糖尿病の発症頻度を表1[2〜5]に示す．なお，表1[2〜5]の疾患の推定患者数は，慢性肝疾患が最も多く，内分泌疾患では甲状腺機能亢進症，原発性アルドステロン症（primary aldosteronism：PA），先端巨大症，Cushing症候群，褐色細胞腫の順に多く，グルカゴン産生腫瘍やソマトスタチン産生腫瘍は極めてまれな疾患である．

二次性糖尿病発症のメカニズム[2]

1) Cushing症候群

過剰のコルチゾール（F）による①肝における糖新生系酵素の誘導，②肥満に伴うGLUTの細胞内移動等によるインスリン抵抗性の増強，③グルカゴン分泌の亢進，④直接的なインスリン分泌抑制．なお，他の二次性糖尿病の基礎疾患に比較して空腹時血糖（fasting blood glucose：FBG）は上昇しにくい[2]．その理由として，早朝のインスリンの過剰分泌とFのグリコーゲン分解抑制などが考えられている．

2) 先端巨大症

過剰のGHによる①GLUTの遺伝子発現抑制などによるインスリン抵抗性の増強，②脂肪分解亢進による糖利用の低下．

表1 膵疾患，薬剤，遺伝子異常によるものを除いた二次性糖尿病

分類	疾患名	糖尿病発症頻度(%)	おもな糖尿病発症メカニズム
内分泌疾患	Cushing症候群	40〜50	インスリン抵抗性の増強
	先端巨大症	40〜50	インスリン抵抗性の増強
	甲状腺機能亢進症	3〜5	インスリン抵抗性の増強
	グルカゴン産生腫瘍	76〜94	インスリン抵抗性の増強
	ソマトスタチン産生腫瘍	約75	インスリン分泌の低下
	原発性アルドステロン症	10〜20	インスリン分泌の低下
	褐色細胞腫	20〜40	インスリン分泌の低下
肝疾患	慢性C型肝炎	約20	インスリン抵抗性の増強
	肝硬変	15〜30	インスリン抵抗性の増強

〔2) 山岡孝，他：糖尿病 1995；**38**：421-429．　3) 嶋照夫，他：糖尿病 1991；**34**：491-197．　4) Zhang M, et al.：Hepatobilliary Pancreat Dis Int 2004；**3**：473-475．　5) Arao M, et al.：J Gastroenterol 2003；**38**：355-360． より作表〕

3) 甲状腺機能亢進症

過剰の甲状腺ホルモンによる①肝での糖新生亢進，②消化管での糖吸収促進．一方，インスリン分泌の増加があり，FBGは高くないが，食後全血血糖値(postprandial blood glucose：PPBG)が急に上昇しその後比較的早期に正常範囲に復する急峻高血糖(oxyhyperglycemia)を呈することがある[6]．なお，Graves病に合併する糖尿病患者の半数は1型糖尿病(多腺性自己免疫症候群3型)である．

4) グルカゴン産生腫瘍

過剰のグルカゴンによる肝での糖新生とグリコーゲン分解の亢進[6]．

5) ソマトスタチン産生腫瘍

過剰のSSTによるインスリン分泌抑制．

6) 原発性アルドステロン症

過剰のアルドステロンによる①低カリウム血症によるインスリン分泌の低下と，②アルドステロンと同時に産生されるFによるインスリン抵抗性の増強[2]．

7) 褐色細胞腫

過剰のカテコールアミンによる①膵島でのα2受容体を介するインスリン分泌抑制，②肝でのβ2受容体を介する糖新生とグリコーゲン分解の亢進，③筋でのGLUTのリン酸化抑制によるブドウ糖取り込みの低下．アドレナリンのほうがノルアドレナリンよりβ2受容体に対する親和性が高いため，アドレナリン優位型のほうがノルアドレナリン優位型より血糖が上昇しやすい．

8) 慢性C型肝炎や肝硬変

C型肝炎ではB型肝炎より脂肪肝が起こりやすいことが知られており，インスリン抵抗性がB型肝炎より増強するため糖尿病の頻度が高い．肝硬変のなかでは非アルコール性脂肪性肝炎(nonalcoholic steatohepatitis：NASH)で特にインスリン抵抗性が強い．肝硬変では高インスリン血症が認められるが，膵β細胞でのインスリン分泌の代償機構が破綻している．

検査と診断

内分泌疾患は，それぞれに特徴的な症状や身体所見があり，特異的なホルモン検査や負荷試験，および画像診断によって診断がつけられる．基礎疾患に関しては，一般血液検査所見にヒントが隠されていることも多い．一方，早期には特徴的な症状や身体所見が顕著には現れないため，2型糖尿病として見過ごされていることも少なくない．

1) Cushing症候群

下垂体前葉のACTH産生腫瘍(Cushing病)，副腎皮質のF産生腫瘍，異所性ACTH産生腫瘍による．しばしば血糖コントロール困難な肥満患者のなかに存在する．特徴的な身体所見(満月様顔貌，中心性肥満，紫色皮膚線条，易出血性皮膚，野牛肩〈buffalo hump〉など)がみられる．また，血液検査では好酸球や血清Kが減少していることがある．一方，Fの軽微な自律分泌があるが，中心性肥満などの特徴的な身体所見が全くみられないsubclinical Cushing症候群がある．2型糖尿病の2～5％に本症が含まれているといわれている[6]．subclinical Cushing病の場合，0.5 mgデキサメタゾン抑制試験(dexamethasone suppression test：DST)で翌朝の血中F値が3 μg/dL以上を示すことで診断が可能である．

2) 先端巨大症

下垂体前葉の成長ホルモン産生腫瘍による．特徴的な身体所見(手足の容積の増大，眉弓・下顎の突出，鼻・口唇の肥大，巨舌)がある．時に高血圧や睡眠時無呼吸症候群(sheep apnea syndrome：SAS)を起こすことがある．発症初期や非典型例では身体所見が明瞭ではなく，早期診断は困難である．70％の患者に高リン血症が認められ，GH分泌過剰があり，血中IGF-I高値，MRIで下垂体腺腫が認められる．

3) 甲状腺機能亢進症

Graves病の場合は，頻脈，体重減少，手指振戦，発汗増加，びまん性甲状腺腫大，眼球突出などがあり，一般検査では総コレステロール低値，ALP高値を示すことが多い．FT_4が上昇し，TSHが低下し，TRAb(＋)またはTSAb(＋)となる．

4) グルカゴン産生腫瘍

おもに膵臓から発生する．壊死性遊走性紅斑，体重減少，下痢，悪心・嘔吐などを伴う．血漿グルカゴン高値(＞500 pg/mL)と，MRIでNETに特徴的なT1強調画像で低信号，T2強調画像で高信号の腫瘤が認められる．

5) ソマトスタチン産生腫瘍

おもに膵臓もしくは十二指腸から発生する．腹痛，体重減少のほか，胆石，下痢を伴う．空腹時血漿SST高値(＞30 pg/mL)と，MRIでグルカゴン産生腫瘍と同様の所見が認められる．

6) 原発性アルドステロン症

高血圧があり低カリウム血症を伴うことがある．PAC(pg/mL)/PRA(ng/mL/h)比200以上かつPAC＞120 pg/mLの際に疑って，フロセミド立位試験などの負荷試験や副腎の画像診断を行って診断を確定する．

7) 褐色細胞腫

副腎髄質もしくは傍神経節由来のカテコールアミン産生腫瘍による．高血圧，動悸，発汗，頭痛，体重減少，起立性低血圧，便秘などが認められる．24時間尿中カテコールアミンおよびMN排泄量が高値となる．MRIではNETに特徴的な所見(上記)が認

められる．

8) 慢性C型肝炎や肝硬変

血液検査では，血小板減少，血清アルブミンや総コレステロールの低下，AST (GOT) 有意のトランスアミナーゼ上昇，肝線維化マーカーの上昇など，画像診断での肝硬変に特異的な変化が認められる．HbA1cでコントロールを判定すべきでない．

治療

基礎疾患の治療が重要である．NETによるものでは手術治療が第一選択となるが，それに際しての血糖コントロールは重要である．その場合，インスリンが必要となることが多い．

予後

基礎疾患が治癒すれば二次性糖尿病も通常治癒するが，罹病期間によってはインスリン分泌が十分に改善せず，完全に治癒しない場合も多い．基礎疾患が悪性腫瘍の場合には予後は不良である．

まとめ

糖尿病として発症し，2型糖尿病として治療しているる患者のなかに内分泌疾患が隠れている場合や2型糖尿病として発症後に内分泌疾患や肝疾患が合併してくる場合もある．これらの疾患の早期診断は困難なことも少なくないが，2型糖尿病では説明ができない症状や身体所見がみられたり，特に説明できる理由もなく血糖コントロールが悪化したりする場合には，二次性糖尿病の可能性を視野にいれ，血糖コントロール悪化の機序を考えながらホルモン検査や画像診断を行って診断していく必要がある．

◆◆ 文 献 ◆◆

1) 日本糖尿病学会（編・著）：糖尿病治療ガイド 2016-1017．文光堂 2016；13．
2) 山岡孝，他：糖尿病 1995；**38**：421-429．
3) 嶋照夫，他：糖尿病 1991；**34**：491-197．
4) Zhang M, *et al.*：*Hepatobilliary Pancreat Dis Int* 2004；**3**：473-475．
5) Arao M, *et al.*：*J Gastroenterol* 2003；**38**：355-360．
6) 照井健，他：糖尿病 2008；**51**：195-198．

12 膵性糖尿病

> **POINT**
> ▶ 膵性糖尿病は膵炎，膵腫瘍，膵切除などに伴って出現した糖尿病である．
> ▶ 膵性糖尿病は，膵内外分泌障害を合併しているため，その病態は複雑である．
> ▶ 膵性糖尿病の治療は，適切な栄養管理と膵内外分泌の補充が重要である．

病　態

　膵性糖尿病は，慢性膵炎，膵腫瘍などの膵外分泌疾患や膵切除後に伴って出現，増悪した糖尿病である．日本糖尿病学会「糖尿病の分類と診断基準に関する委員会報告（国際標準化対応版）」[1]によると，"膵炎，膵外傷，膵摘出術，腫瘍，ヘモクロマトーシスといった膵外分泌疾患に伴う糖尿病"として分類されている．厳密には，膵疾患の発症，膵切除術後にはじめて出現した糖尿病を膵性糖尿病と定義するが，一次性糖尿病，または耐糖能異常（impaired glucose tolerance：IGT）が先行していても，明らかに膵疾患に伴って悪化した症例も，膵性糖尿病と捉えることができる．

　膵性糖尿病の病態（図1）は，慢性膵炎，膵腫瘍などの膵疾患や膵切除後の結果，膵Langerhans島の破壊や減少のため，インスリンやグルカゴンの合成・分泌不全を認める．その結果，血糖値の急激な変化や低血糖の遷延化を容易に誘発するため，血糖コントロールにしばしば難渋する．一方，膵外分泌細胞の破壊，減少も伴っているため，栄養状態も不良であることが多く，血糖コントロールをさらに不安定にする要因ともなっている[2]．

疫　学

　膵性糖尿病は，全糖尿病患者の1%以下とされている[3]．一方，慢性石灰化膵炎症例の60〜70%[3]に，膵切除後症例の20〜50%[4]に糖尿病を併発する．慢性膵炎患者の追跡調査では，糖尿病を新たに発症する症例が増加していた．膵炎の管理が不十分（飲酒の継続など）な症例は，膵線維化の進行とともに糖尿病が発症すると考えられている[5]．

主要症候

　膵性糖尿病の主要な臨床症状は，一次性糖尿病のそれと同様に，口渇感，多尿，倦怠感などの糖毒性による症状を示すが，さらに，表1に示すような臨床的特徴を併せもつことが多い[6]．

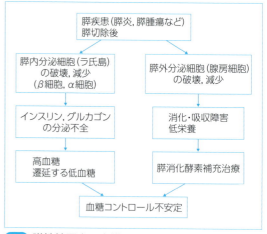

図1 膵性糖尿病の病態

治　療

1）食事療法

　一次性糖尿病の食事療法は，良好な血糖コントロールにより糖尿病性合併症の進展抑制を目標としているが，膵性糖尿病に対する食事療法は，良好な栄養状態を保ちながら血糖変動を安定化することが目標となる．膵性糖尿病症例における適正なエネルギー摂取量は，【理想体重（kg）×30〜35 kcal】または【安静時エネルギー消費量×1.2×1.2 kcal】とし，この45〜50%を炭水化物で摂取させる．蛋白質は標準体重（kg）あたり1.0〜1.2 gの摂取が理想とされ，残りを脂肪とする．1日の脂肪摂取量は40〜60 gが推奨されている[6]．

2）膵消化酵素補充療法の重要性

　膵性糖尿病は多くの症例で，膵外分泌細胞の破壊，減少を合併しているため，リパーゼ，トリプシン，アミラーゼなどの膵消化酵素の分泌不全を示す．その結果，低血糖，低蛋白血症などの栄養障害を認める．長期の低栄養状態は，患者のQOLを低下させ，さらには予後の増悪をきたす．そのため，膵外分泌機能低下を合併した膵性糖尿病症例には，十分な膵酵素製剤による補充療法が重要となる[1]．膵酵素補充の目安は，1回の食事あたりリパーゼ活

表1 膵性糖尿病の臨床的特徴

1. 痩せ型が多い．
2. インスリン治療を必要とする症例が多い．
3. 低血糖を惹起しやすい．
4. 初期にはインスリン抵抗性を示すが，膵障害の進行に伴いインスリン感受性となる．
5. グルカゴン分泌不全によりケトン体産生が抑制されるため，ケトアシドーシスが起こりにくい．
6. 膵外分泌機能不全による消化吸収障害を合併する．
7. 糖尿病性細小血管合併症の頻度は一次性糖尿病と同等である．
8. 脂質異常症の合併が少ない．

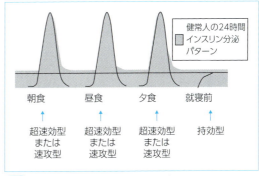

図2 膵性糖尿病のインスリン治療

食後の血糖上昇に対しては，超速効型または速効型インスリンを毎食後に投与し，さらに基礎インスリンの補充のために持効型インスリンを追加投与することで，生理的インスリン分泌を反映した補充を行う．
〔2）Kawabe K, et al.：Clin J Gastroenterol 2009；**2**：1-8. より引用〕

性として 25,000～75,000 IU（軽食では 10,000～25,000 IU）が妥当と考えられている．近年，臨床の現場で使用されている膵消化酵素を比較的多く含有する製剤として，パンクレリパーゼ（リパクレオン®），パンクレアチン®，ベリチーム®などがある．

3）薬物治療

膵性糖尿病は，その背景に様々な程度で膵内分泌障害が存在する．慢性膵炎では，早期から非代償期に至るまで膵障害の程度によって，残存する膵β細胞の数は違ってくる．また，膵切除後の症例においても，残膵の大きさによって残存する膵β細胞数が違ってくる．そのため，内因性のインスリン分泌能はそれぞれの症例において異なってはいるものの，正常と比較して明らかに減少している．

インスリン分泌を促す経口血糖降下薬（oral hypoglycemic agent：OHA）（SU，グリニド薬）や糖吸収阻害薬（α-グルコシダーゼ阻害薬〈α-glucosidase inhibitor：α-GI〉）の効果は限定的と考えられる．もちろん，膵全摘症例には OHA は無効であり，インスリン投与の絶対適応となる．

4）インスリン治療

SU やグリニド薬は膵β細胞を刺激し，インスリン分泌を促すことがおもな作用機序であるため，慢性膵炎や膵切除で少なくなった残存膵β細胞への過剰刺激は，インスリン分泌能の疲弊きたす可能性がある．膵性糖尿病症例においては，内因性インスリン分泌能を可能な限り維持し，安定した血糖コントロールを目指す観点から，インスリン治療を早期に導入することが重要である．

膵性糖尿病のインスリン治療は，適切な栄養管理下で行い，可能な限り生理的インスリン分泌を反映することが原則である．つまり，食事ごとの超速効型または速効型インスリンの投与に加えて，インスリンの基礎分泌を補充するための持効型インスリンを投与する強化インスリン治療が最も理想的である[2]（図2）．

膵性糖尿病における糖尿病性合併症

従来，膵性糖尿病症例には糖尿病性合併症の頻度は少ないと考えられていたが，網膜症の合併頻度は 20～40％，腎症の合併頻度は約 30％ とされ，一次性糖尿病に比べ決して低いことはない．一方，糖尿病性末梢神経障害の出現頻度は網膜症や腎症と比較して高いとされている[7]．この原因として，膵性糖尿病の背景疾患となる慢性膵炎の成因にアルコール性が多いことや，膵外分泌機能障害に起因する消化吸収不全が関与しているため，アルコール性や栄養障害による末梢神経障害も併存している可能性が考えられている．さらに細小血管障害合併症の頻度とは異なり，大血管障害の合併は一次性糖尿病と比較して頻度が低いとされている[7]．

まとめ

非代償期慢性膵炎や膵切除後などに起因する膵性糖尿病は，併存する膵内外分泌障害から，著しい血糖値の変動や低血糖の遷延，慢性的な低栄養状態などの症状を示すことが多く，その病態は一次性糖尿病よりも複雑である．膵性糖尿病の管理には，その病態の特殊性を理解して，膵内外分泌機能の補充（インスリン製剤や膵消化酵素製剤）を十分に行うことが重要である．

◆ 文 献 ◆

1) 糖尿病の分類と診断基準に関する委員会報告（国際標準化対応版）：糖尿病 2012；**55**：485-504.
2) Kawabe K, et al.：Clin J Gastroenterol 2009；**2**：1-8.
3) Koizumi M, et al.：Pancreas 1998；**16**：385-391.
4) Kahl S, et al.：Best Pract Res Clin Gastroenterol 2004；**18**：947-955.
5) Ito T, et al.：J Gastroenterol 2007；**42**：291-297.
6) 丹藤雄介，他：胆と膵 2009；**30**：1361-1366.
7) 伊藤鉄英，他：肝胆膵 2006；**53**：573-581.

13 薬剤性糖尿病

POINT

- 薬剤性糖尿病として，グルココルチコイドによるステロイド糖尿病が最も高頻度である．
- インターフェロンはインスリン抵抗性を主とする糖尿病だけでなく，1型糖尿病の発症頻度も高める．
- 前立腺癌や乳癌に対するホルモン療法は，テストステロンやエストラジオール（E_2）の産生を抑制して内臓脂肪型肥満や糖尿病を誘発する．
- 免疫チェックポイント阻害薬（抗PD-1抗体）は1型糖尿病の発症を誘発するため注意が必要である．

薬剤性糖尿病

表1に示す薬剤は耐糖能異常をきたすことが知られている．各薬剤の催糖尿病作用はインスリン分泌とインスリン感受性のいずれか，または両者に負の作用を引き起こす結果，一部の症例で適応能力を超えることとなり糖尿病が発症する．また，一部の薬剤では免疫応答機構や直接的な作用により，膵島炎や膵β細胞破壊をきたし1型糖尿病を発症させる．

グルココルチコイド

グルココルチコイドは，薬剤性糖尿病として最も高頻度に遭遇する．グルココルチコイドは，骨格筋や脂肪組織の末梢組織から糖新生基質（アミノ酸，グリセロール）の放出を増加させ，肝臓ではホスホエノールピルビン酸カルボキシキナーゼ（phosphoenolpyruvate carboxykinase：PEPCK）の活性増強から糖新生を亢進させる．このため肝ブドウ糖放出が増加し高血糖を引き起こす[1]．一方，インスリン標的臓器では，インスリン結合能を低下，インスリンシグナル伝達障害，さらにはGLUT4の細胞膜移行（トランスロケーション）障害を介しインスリン抵抗性を惹起する．さらに，膵島でのインスリン分泌の低下やグルカゴン分泌の亢進を介して耐糖能を悪化させる．

グルココルチコイド治療の6～25％程度にステロイド糖尿病が発症するとされる．投与量が増大するとそのリスクが高まり，多くは1年以内に発症する．ステロイド糖尿病の発症リスクとして加齢，糖尿病の家族歴があげられる．その臨床的特徴として，空腹時血糖値が正常であっても，昼食以降，特に夕食後に著しい高血糖を呈する場合が多い．

治療は，軽症であればα-グルコシダーゼ阻害薬や速効型インスリン分泌促進薬（グリニド薬），DPP IV阻害薬を中心に治療を行う．それでも血糖管理が困難な場合は，インスリン治療を行う．超速効型インスリン製剤では夕食前血糖が上昇することが多く，その場合は速効型インスリン製剤や混合インスリン製剤を検討する．

表1 耐糖能異常をきたしうる薬剤

1) グルココルチコイド
2) インターフェロン
3) ホルモン薬
   α-アドレナリン作動薬，β-アドレナリン作動薬，成長ホルモン，グルカゴン，エストロゲン，プロゲステロン，LHRHアゴニスト，抗エストロゲン薬，アロマターゼ阻害薬
4) 向精神薬
   オランザピン，クエチアピン，クロザピン，リスペリドン，ペロスピロン，ブロナンセリン，アリピプラゾール，
5) 利尿薬・降圧薬
   利尿薬：サイアザイド，フロセミド
   降圧薬：β遮断薬，ジアゾキサイド
6) 免役チェックポイント阻害薬
   抗PD-1抗体
7) その他
   抗けいれん薬：ジフェニルヒダントイン
   抗腫瘍薬：L-アスパラキナーゼ
   免疫抑制薬：シクロスポリン，タクロリムス
   抗原虫薬：ペンタミジン
   抗菌薬：ガチフロキサシン，リファンピシン
   脂質異常症薬：ニコチン酸，スタチン

PD-1（プログラム細胞死蛋白1）．

インターフェロン

インターフェロンによる催糖尿病性はインスリン抵抗性の増強に起因し[2]，その病態はインスリン拮抗ホルモン（成長ホルモン，グルカゴン，副腎皮質ホルモン）の産生が増加および末梢組織でのGLUT4の発現低下が示唆されている．

インターフェロン治療者の0.3％に糖尿病が発症するが，慢性肝炎患者は元来耐糖能が低下していることが多く，糖尿病が発症しやすい．

1型糖尿病疾患感受性HLA遺伝子保有者では，自己免疫機序や膵β細胞への直接的機序による膵島炎

をきたし1型糖尿病を発症することがある．発症時にグルタミン酸脱炭酸酵素(glutamic acid decarboxylase：GAD)抗体など膵島関連自己抗体が高頻度に陽性となる．

ホルモン薬

α-アドレナリン作動薬，β-アドレナリン作動薬は肝臓でのグリコーゲン分解と糖新生の亢進を介してHGOを増大させるため高血糖をきたしやすい．また，$\alpha2$-アドレナリン作動薬のクロニジンは膵β細胞でのインスリン分泌を抑制し，耐糖能を悪化させる．$\beta2$-アドレナリン作動薬はムスカリン受容体を介してインスリン分泌を促進するが，肝臓からの糖産生を高めるため高血糖をきたしやすい．

エストロゲンはグルココルチコイド分泌を促進する結果，インスリン抵抗性が高まり高血糖をきたす．また，プロゲステロンもインスリン抵抗性を高めることが知られている．

近年前立腺癌の治療としてLHRH作動薬や抗アンドロゲン薬を用いたアンドロゲン除去療法が広く行われているが，新規の糖尿病発症頻度は10.9%と報告されている[3]．また，乳癌に対し抗エストロゲン薬，アロマターゼ阻害薬，LHRH作動薬が用いられるが，これら治療によるテストステロンやE_2の低下が，内臓脂肪の増加，さらにはインスリン抵抗性を増悪させ糖尿病やメタボリックシンドロームの発症リスクを高めるとされる．

向精神薬

統合失調症などでよく用いられる第二世代(非定型)向精神薬は，臨床適用後にケトアシドーシスを含む糖尿病の発症が頻発した．このため，オランザピン，クエチアピン，クロザピンは"糖尿病患者またはその既往のある患者に対して投与禁忌"とされ，リスペリドン，ペロスピロン，ブロナンセリン，アリピプラゾールは"糖尿病の家族歴，高血糖，肥満などの糖尿病の危険因子を有する患者には慎重投与"となっている．

第二世代向精神薬は投与開始後6か月以内に糖尿病の発症が認められ，その約30%が1か月以内と早期である．したがって，治療開始直後から自覚症状の変化や血糖値の評価が重要である．セロトニン受容体阻害作用による摂食亢進，さらに抗コリン作用による口渇が清涼飲料水の過剰摂取などが関与する．

利尿薬・降圧薬

サイアザイドは糖尿病の家族歴を有する患者に高用量かつ長期間使用すると糖尿病をきたしやすい．K喪失によるインスリン分泌能の低下が成因と考えられている．β遮断薬もインスリン分泌を抑制する．糖尿病発症リスクは，サイアザイドで3～4倍に，β遮断薬では5～6倍に，その併用で11倍になることが報告されている．

ジアゾキサイドは膵β細胞のK^+チャネルを開口し，細胞膜を過分極状態に維持することによりインスリン分泌を強く抑制する．

免疫チェックポイント阻害薬

近年臨床適応された免疫チェックポイント阻害薬である抗PD-1(Programmed Cell Death 1)抗体は，0.25%に1型糖尿病を発症することが報告されている．急性発症1型糖尿病のみならず劇症1型糖尿病が認められることが特徴であり，迅速かつ適切な対応が必要となるため注意喚起がなされている[4]．

その他

抗けいれん薬のジフェニルヒダントインはNa-K-Mg ATPaseポンプを刺激し，細胞内Naを減少させ，膵β細胞興奮性を抑制し，インスリン分泌を抑制する．

白血病に対し使用されるL-アスパラギナーゼは，アスパラギン代謝障害によりインスリン分泌抑制し，可逆的ではあるがインスリン依存状態にまで至り，糖尿病性ケトアシドーシスに至る場合がある．免疫抑制薬のシクロスポリンやタクロリムスは，用量依存性かつ可逆性にインスリン分泌の障害を引き起こす．

カリニ肺炎の治療薬であるペンタミジンイセチオン酸は膵β細胞を直接破壊するため，一過性のインスリン放出による低血糖ののち，持続的インスリン分泌障害をきたしてインスリン治療が必要となる．フルオロキノロン系抗菌薬ガチフロキサシンは，ATP感受性K^+チャネルを遮断することで早期にはインスリン分泌亢進による低血糖をきたし，その後は膵β細胞が障害され高血糖をきたす．抗結核薬のリファンピシンは消化管からの糖吸収を亢進させることにより，食後過血糖をきたす．

ニコチン酸は肝臓からのHGOを亢進させ，末梢組織のインスリン抵抗性をきたす．スタチンは糖尿病の発症リスクを高めることが報告されており，この機序にGLUT4の発現低下や性ホルモンの低下が関与することが示唆されている[5]．

文献

1) Yoon JC, et al.：*Nature* 2001；**413**：131-138.
2) Imano E, et al.：*J Hepatol* 1998；**28**：189-193.
3) Keating, N. L. et al.：*J Clin Oncol* 2006；**24**：4448-4456.
4) 「免疫チェックポイント阻害薬使用患者における1型糖尿病の発症に関するRecommendation」日本糖尿病学会2016年5月18日 http://www.fa.kyorin.co.jp/jds/uploads/recommendation_nivolumab.pdf(2018年2月確認)
5) Preiss D, et al.：*JAMA* 2011；**305**：2556-2564.

第13章 糖尿病

14 脂肪萎縮症

> **POINT**
> ▶ 全身の脂肪組織が消失する全身性と特定の領域の脂肪組織が消失する部分性に大別され，それぞれに遺伝性のものと後天性のものが存在する．
> ▶ インスリン抵抗性糖尿病や高トリグリセリド血症，脂肪肝等の糖脂質代謝異常を高頻度に合併する．
> ▶ 糖脂質代謝異常は低レプチン血症が原因の1つであり，レプチン製剤が治療に有効である．

病　態

　脂肪萎縮症は個体のエネルギー収支にかかわらず脂肪組織が萎縮，欠如する疾患の総称である．全身の脂肪組織が消失する全身性と特定の領域の脂肪組織が消失する部分性に大別され，それぞれに遺伝性のものと自己免疫異常などによる後天性のものが存在する．このため脂肪萎縮症は先天性全身性，後天性全身性，家族性部分性，後天性部分性の4つに分類される（図1）[1,2]．先天性全身性脂肪萎縮症の原因遺伝子としては*BSCL2*（*seipin*遺伝子），*AGPAT2*，*CAV1*，*PTRF*が同定されている．わが国では*BSCL2*の異常が最も多く報告されている[3]．家族性部分性脂肪萎縮症の原因遺伝子としては*LMNA*や*PPARG*などが同定されている．後天性全身性脂肪萎縮症は皮下脂肪織炎や若年性皮膚筋炎，若年性関節リウマチなどの膠原病に合併することも多いが，約半数は原因不明の特発性である．アメリカにおいてはヒト免疫不全ウイルス（human immunodeficiency virus：HIV）感染や高活性抗レトロウイルス療法によるHIVに関連した部分性脂肪萎縮症が多数報告されている．このほかの後天性部分性脂肪萎縮症としてはC3補体価の低下や膜性増殖性糸球体腎炎に合併するBarraquer-Simons症候群が知られている．

疫　学

　脂肪萎縮症は希少疾患で，遺伝性脂肪萎縮症は数

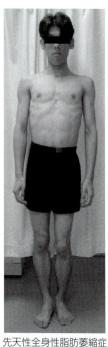 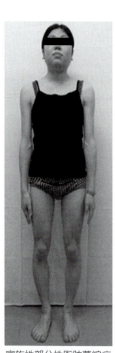 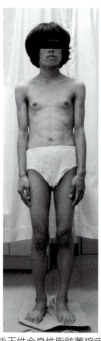 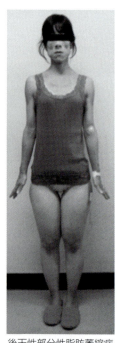

先天性全身性脂肪萎縮症　　家族性部分性脂肪萎縮症　　後天性全身性脂肪萎縮症　　後天性部分性脂肪萎縮症
Berardinelli-Seip 症候群　　　　Dunnigan 型　　　　　　　Lawrence 症候群　　　　Barraquer-Simons 症候群

図1 脂肪萎縮症の病型

百万人に1人，後天性脂肪萎縮症はHIV関連のものを除けばさらに少ないと推定される．後天性全身性脂肪萎縮症は1：3の割合で，また後天性部分性脂肪萎縮症は1：4の割合で女性に多い．HIV関連脂肪萎縮症についてはアメリカで10万人以上が罹患していると推定されている．

主要症候

全身性脂肪萎縮症では全身の脂肪組織の消失と筋肉質な外見を認め，黒色表皮腫や先端巨大症様顔貌，臍ヘルニア，心筋肥大，また女性では性器肥大や多毛を認める．部分性脂肪萎縮症のうち *LMNA* 異常では思春期頃より四肢の皮下脂肪が減少する一方で代償性に頭頸部や上背部皮下に脂肪組織の増大を認める．*PPARG* 異常では四肢，頭頸部の脂肪組織の萎縮を認める．HIV関連脂肪萎縮症は高活性抗レトロウイルス療法開始後3～6か月で発症し，顔面や四肢，体幹の皮下脂肪組織が減少するとともに，代償性に内臓脂肪や背部皮下脂肪組織が増大する．Barraquer-Simons症候群は腹部より上半身の脂肪組織が減少し，下半身の脂肪組織は代償性に増大する．脂肪萎縮症では病型にかかわらず脂肪組織が一定以上消失すると食欲異常やインスリン抵抗性糖尿病，高トリグリセリド血症，脂肪肝など種々の糖脂質代謝異常を呈する．女性では多嚢胞性卵巣症候群（PCOS）や無月経も認める．ただしBarraquer-Simons症候群では代謝異常が軽微であることが多い．

診 断

インスリン抵抗性糖尿病や高トリグリセリド血症，脂肪肝などの糖脂質代謝異常を伴うやせの症例を診た場合には脂肪萎縮症を鑑別診断としてあげるべきである．脂肪組織の萎縮程度や部位の評価方法には専用キャリパーによる皮膚厚測定，二重エネルギーX線吸収法（dual energy X-ray absorptiometry method：DEXA methold），CT，MRI T1強調画像などがある．これらの検査で脂肪組織量の減少が認められた場合でも，低栄養や消耗性疾患などがある場合には鑑別診断から脂肪萎縮症を除外すべきである．病歴聴取により遺伝性か後天性かを判断し，遺伝性が疑われる場合には遺伝子診断を行い，既知の原因遺伝子に異常を認めた場合には診断が確定する．後天性の場合には発症原因が明らかである場合には診断が確定できる．

治 療

代謝合併症に対しては低脂肪食を中心とした食事療法がある程度有効である．一方，脂肪組織から分泌されるレプチンには食欲抑制作用やインスリン感受性亢進作用があり，低レプチン血症が脂肪萎縮症に伴う糖脂質代謝異常の原因であると考えられている．脂肪萎縮症に伴う高血糖，高トリグリセリド血症に対してレプチン製剤（メトレレプチン®）が2013年に承認され第一選択薬となっている．レプチンは黒色表皮種や脂肪肝，無月経に対しても改善効果が報告されている．

◆◆ 文 献 ◆◆

1) Brown RJ *et al.*：*J Clin Endocrinol Metab* 2016：**101**：4500-4511.
2) Handelsman Y. *et al.*：*Endocrine Practice* 2013：**19**：107-116.
3) 海老原健，他．：肥満研究 2011：**17**：15-20.

15 インスリン自己免疫症候群

POINT

▶ インスリン注射歴がないにもかかわらず低血糖を起こす.
▶ 血中に大量のインスリンとインスリン自己抗体(IAA)が存在する.
▶ 特異的ヒト白血球抗原(HLA)を有する.

病　態

インスリン自己免疫症候群(insulin autoimmune syndrome：IAS)は，1970年，大分県在住の低血糖症患者の詳細な検討から，平田らによって世界に先駆けて発見された[1].

IASの主症状は食前および早朝時の低血糖症状であるが，食後は正常域を超えて血糖が上昇しやすい．IAS男性患者の55%，女性患者の51%が経口ブドウ糖負荷試験(oral glucose tolerance test：OGTT)で境界型か糖尿病型(1998年以前の診断基準)を呈していた.

インスリン自己抗体(anti-insulin autoantibody：IAA)が血中インスリンをトラッピングしていくにつれて，遊離インスリン濃度が低下する．遊離インスリンが減少するとインスリン受容体と結合するインスリンが少なくなり，末梢組織ではインスリンによる糖分の取り込みの減少が起こり，血糖が上昇しやすい.

遊離インスリンは血糖の上昇とともにいずれは最大限にIAAと結合する．インスリン［IRI］，IAA［IAA］，結合した複合体［IRI＋IAA］とのあいだに，［IRI］＋［IAA］⇄［IRI＋IAA］という式でキネティクスを考えることができる[2].

血糖値が最大に達して尿糖として排泄しはじめると，血糖値は低下しはじめ，インスリン分泌も低下しはじめ，IAAとインスリンの結合は解離のほうに傾く．すると，遊離インスリンが血中に大量に存在することになり，低血糖が起こると考えられている[3].

IASに関連する薬剤として，Basedow病のためにチアマゾール(メルカゾール®)を，肝疾患，白内障，皮膚炎や関節リウマチのためにチオプロニン(チオラ®)，じんましんのためにグルタチオン(タチオン®)，トルブタミド，ステロイド，ゴールドチオグルコース，カプトプリル，ペニシラミン，抗悪性腫瘍薬のアセグラトン，インターフェロンアルファ，加えて，カルバペネム系ペニシリンG，カルバペネム系イミペネム，ロキソプロフェン，pyritinol(国内未発表)，イソニアジド，ヒドララジンが，これまでの報告のなかから抽出されており，SH基との関連が言及できる可能性をもつものが多い．関節リウマチ治療薬ブシラミン[4]も加わる.

最近，サプリメントのα-リポ酸[5]による本症候群発症が最も多い．α-リポ酸は，水解後SH基を表わし，強力な還元作用をもつ.

疫　学

IAS患者は，学会報告，および1982年と1988年に全国2,094の病院で実施したアンケート調査，さらに当方に報告いただいた症例，医学中央雑誌データベースの報告をあわせると，2003年には延べ274名にのぼった．また，2004～2007年9月の医学中央雑誌データベースからは，56名のIASと診断される症例が抽出できる.

発症年齢は比較的高く，60～69歳にピークを示した．男女差は全体的にははっきりしないが，20～29歳の女性が比較的多い．これはこの年代層の本症候群女性にBasedow病を合併していることが多いことによると思われる.

本症後群は特異的ヒト白血球型抗原(human leukocyte antigen：HLA)とSH基をもつ薬剤との関連が強い疾患である[6]．$DRB1*04:06$はIASに対する疾患感受性をもつ．$DRB1*04:03$ないし$DRB1*04:07$，およびDR9は，たまたまIASを発症することがあるが，発症しやすさに関与してはいない．SH基がヒトインスリンを還元し，ヒトインスリン分子のcryptic selfを顕性化させることによって，自己抗原となると予想される.

主要症候

IASの主要徴候は，①インスリン注射歴がないにもかかわらず重症の低血糖症があること，②血中に大量のインスリンが存在する，③その大部分はIAAと結合していること，である[1]．IASは特定のHLAと強く相関することが明らかになった[6]ので，④HLA-DR4($DRB1*04:06$)との強い相関，もつけ加える．IASは特定のHLAとの強い相関をもつ5番

目の疾患となる．さらに，⑤食後高血糖症も起こりやすい．

検　査

血糖値(早朝空腹時，食前，食後)，血中インスリン値(早朝空腹時，食前，食後)，インスリン抗体価(濃度，%)を測定し，さらにHLAタイピングを行う．

鑑別診断は，インスリノーマ，膵外腫瘍，インスリン受容体抗体による低血糖症，諸々のインスリン拮抗ホルモン低下症などがある．

診　断

インスリン治療をはじめ経口血糖降下薬服用歴のない患者に低血糖があること，血中インスリン値の高値，血中インスリン抗体の存在，さらに，HLAが特異的であること，によって診断される．

治療・予後

まず，本項「病態」で述べたような薬物の使用があれば即中止とする．血中のインスリン抗体が大量に存在する状況では，甘いものを摂取すると食後3時間あたりに低血糖になりやすいのでできるだけ甘いものを避ける．その間，6分割食，α-グルコシダーゼ阻害薬の投与が効果的である．

低血糖症状が持続するときには一時的に血漿交換を施行したり，ステロイド治療を開始する場合もある．

◆◆ 文　献 ◆◆

1) Hirata Y, et al.：*J Jpn Diabetes Soc* 1970；**13**：312-320.
2) Uchigata Y, et al.：*Diabetes* 1995；**44**：1227-1232.
3) Eguchi Y, et al.：*Autoimmunity* 1994；**19**：279-284.
4) 山口実菜, 他：糖尿病 2011；**54**：698-702.
5) Uchigata Y, et al.：*Diab Res Clin Prac* 2009；**83**：e19-20.
6) Uchigata Y, et al.：*Lancet* 1992；**339**：393-395.

16 インスリン療法

POINT

▶ インスリン療法は妊婦や周産期の患者を含め適応が広く，個々の状況に合ったきめ細かい治療を提供できる．
▶ インスリン製剤には作用時間の異なる様々なものがある．
▶ 低血糖や体重増加に注意して使用することが大切である．

インスリン療法の歴史

インスリンは1921年BantingとBestにより発見された膵臓からの抽出物で，その単位の定義は，"約2kgの24時間絶食のウサギの血糖値を3時間以内にけいれんレベルにまで下げうる量"と規定されている．その後100年近くにわたり，糖尿病治療薬として改良を重ねられながら使用されてきた．

開発当初はブタやウシのインスリンが用いられていたが，遺伝子工学の進歩に伴いヒトインスリンが常識となり，1980年代後半以降はインスリンアナログ製剤が開発され，1990年代後半には近年の超速効型インスリンが発売されるに至った．持効型インスリンは超速効型インスリンに追随する形で2000年にインスリングラルギンが世界で初めて発売され，その後も開発・改良が続いている．

インスリン製剤は2018年2月時点では基本的には注射製剤であり，注入器や針が必要となるが，それらもインスリン注射液の開発と並行して開発・改良が続けられ，近年は老若男女問わず容易に注射ができるようになっており，目や手指が不自由な患者でも自分で注射ができるように様々な工夫が施されている．

このような先人たちの努力のおかげで，開発当初はケトアシドーシスによる昏睡を治療することが主であったインスリン療法も，近年では妊婦や周術期の患者などを含めて最も適応が広く，様々な注射レジメンの組合せにより個々の状況に合ったきめ細かい治療を提供できるものにまで発展した．

2018年2月時点での最新の治療としては，小型の携帯デバイスで血糖レベルを間質液の糖濃度を指標に持続モニターしつつ，インスリン量を調節しながら持続皮下注射可能なsensor augmented pump（SAP）療法が，血糖変動・低血糖にさらされやすい1型糖尿病患者のさらなる良好なコントロール・QOL改善に期待されている．今後も従来の皮下注射での注射剤の開発はもちろん，皮下注射以外の吸収様式を取り入れた様々なタイプのインスリンの開発が進められており，インスリン療法はさらに新しい展開が期待される．

インスリン製剤の種類

2018年2月現在のおもなインスリン製剤のラインナップを表1に示す[1]．作用時間に分けて考えると処方する際に選びやすくなる．なお，使い切るたびに交換が必要なカートリッジ製剤は使い捨てのプレフィルド製剤に比べて安価であり2018年2月現在も販売されているが，21世紀にはいり，わが国では安全性・利便性の観点からほとんどがプレフィルド製剤として処方されるようになった．

近年の選択としては，食事ごとに打つインスリンとしては超速効型インスリンが，内因性インスリン分泌低下など様々な理由で空腹時血糖値が高い場合には持効型インスリンが処方されることが多い．妊娠糖尿病においても食後高血糖が主体であり，分割食でコントロール困難な場合には超速効型インスリンが使用される．一方で，あえて超速効型ではなく速効型インスリンが用いられる例としては，ステロイド使用により血糖上昇が長時間に渡りやすい場合や，皮下ではなく静脈注射によりコントロールが必要な場合（集中治療室の重症患者やケトアシドーシス時）があげられる．持効型インスリンが発売される前に基礎インスリンとして用いられていた中間型インスリンは，その作用時間をあえて期待するような特殊な場面を除き，ほとんど用いられなくなった．持効型インスリンは，2018年2月時点ではインスリンデグルデク（トレシーバ®）が最も作用時間が長く，それに付随した様々なメリットが期待されている．しかし，入院中など病状が日ごとに変わりやすい状況では，インスリンデグルデクはその長い効果ゆえにインスリン調節に難渋することがある．

近年発売されたユニークなインスリン製剤として，3種紹介する．

①2015年8月に発売されたインスリングラルギンBS注「リリー」は，わが国初のインスリン製剤の遺伝子組換後発品である．品質特性，非臨床および臨床試験の結果から，先行遺伝子組換医薬品であるランタス®との同等性/同質性が確認されている．しか

表1 インスリン製剤の種類

分類	商品名			発現時間	最大作用時間	持続時間
	インスリンカートリッジ	インスリンプレフィルド/キット	インスリンバイアル			
超速効型	ヒューマログ®注カート	ヒューマログ®注ミリオペン®	ヒューマログ®注100単位/mL	15分未満	30分〜1.5時間	3〜5時間
	ノボラピッド®注ペンフィル®	ノボラピッド®注フレックスペン® ノボラピッド®注フレックスタッチ® ノボラピッド®注イノレット®	ノボラピッド®注100単位/mL	10〜20分	1〜3時間	3〜5時間
	アピドラ®注カート	アピドラ®注ソロスター®	アピドラ®注100単位/mL	15分未満	30分〜1.5時間	3〜5時間
速効型	ヒューマリン®R注カート	ヒューマリン®R注ミリオペン®	ヒューマリン®R注100単位/mL	30分〜1時間	1〜3時間	5〜7時間
		ノボリン®R注フレックスペン®	ノボリン®R注100単位/mL	約30分	1〜3時間	約8時間
混合型	ヒューマリン®3/7注カート	ヒューマリン®3/7注ミリオペン®	ヒューマリン®3/7注100単位/mL	30分〜1時間	2〜12時間	18〜24時間
		ノボリン®30R注フレックスペン® イノレット®30R注		約30分	2〜8時間	約24時間
	ヒューマログ®ミックス25注カート	ヒューマログ®ミックス25注ミリオペン®		15分未満	30分〜6時間	18〜24時間
	ヒューマログ®ミックス50注カート	ヒューマログ®ミックス50注ミリオペン®		15分未満	30分〜4時間	18〜24時間
	ノボラピッド®30ミックス注ペンフィル®	ノボラピッド®30ミックス注フレックスペン®		10〜20分	1〜4時間	約24時間
		ノボラピッド®50ミックス注フレックスペン®		10〜20分	1〜4時間	約24時間
		ノボラピッド®70ミックス注フレックスペン®		10〜20分	1〜4時間	約24時間
配合溶解		ライゾデグ®配合注フレックスタッチ®		10〜20分	1〜3時間	42時間超
中間型	ヒューマリン®N注カート	ヒューマリン®N注ミリオペン®	ヒューマリン®N注100単位/mL	1〜3時間	8〜10時間	18〜24時間
		ノボリン®N注フレックスペン®		約1.5時間	4〜12時間	約24時間
持効型溶解	レベミル®注ペンフィル®	レベミル®注フレックスペン® レベミル®注イノレット®		約1時間	3〜14時間	約24時間
	ランタス®注カート	ランタス®注ソロスター®	ランタス®注100単位/mL	1〜2時間	明らかなピークなし	約24時間
	トレシーバ®注ペンフィル®	トレシーバ®注フレックスタッチ®		—	明らかなピークなし	42時間超
		ランタス®XR注ソロスター®		1〜2時間	明らかなピークなし	24時間超
	インスリングラルギンBS注カート「リリー」	インスリングラルギンBS注ミリオペン®「リリー」		1〜2時間	明らかなピークなし	約24時間

[1] 日本糖尿病学会編・著:糖尿病治療ガイド 2016-2017, 文光堂 2016, 64-67. より作成

表2 インスリン治療の目標

1. 高血糖症状の改善
2. 糖尿病ケトアシドーシスの予防
3. 重篤な異化状態の改善と体重減少からの回復
4. 易感染性の低減
5. 胎児および母体の妊娠合併症の低減
6. 細小血管障害および大血管障害の発症と進展の防止

〔(2)ジョスリン糖尿病学．第2版，Kahn CR，他(編)，金澤康徳，他(監訳)，メディカル・サイエンス・インターナショナル 2007；740．より〕

表3 インスリンの絶対的適応

1. インスリン依存状態
2. 高血糖性の昏睡(糖尿病ケトアシドーシス，高血糖高浸透圧症候群，乳酸アシドーシス)
3. 重症の肝障害，腎障害を合併しているとき
4. 重症感染症，外傷，中等度以上の外科手術(全身麻酔施行例など)のとき
5. 糖尿病合併妊娠(妊娠糖尿病で食事療法だけでは良好な血糖コントロールが得られない場合も含む)
6. 静脈栄養時の血糖コントロール

〔(1)糖尿病治療ガイド2016-2017，日本糖尿病学会(編著)，文光堂2016，64-67．より作成〕

し，薬価は安く設定されており，医療費負担軽減が期待される．その後，2016年7月にはインスリングラルギンBS注キット「FFP」が富士フイルムファーマから発売され，上述の日本イーライリリーのインスリンよりもさらに安価で話題をよんでいる．

②2015年9月に発売されたインスリングラルギン300単位/mL製剤(ランタス®XR)は，濃度が従来の3倍となっている．そのため，同単位注射する際に注射液量が少なく，皮下の無晶性沈殿物の単位量あたりの表面積が小さいため，インスリンの吸収がより穏やかになる．したがって，ランタス®よりも平坦で持続的な薬物動態および薬力学プロファイルとなり，24時間以上にわたり安定した血糖降下作用を示し，低血糖・体重増加の出現頻度が低いといわれている．

③2015年12月に発売されたライゾデグ®配合注は，最新の持効型インスリンデグルデクと超速効型インスリンアスパルトを7：3の割合で配合した製剤である．従来の混合型インスリン製剤と比較して，中間型インスリンではなく持効型インスリンを配合しているおかげで効果が持続し，1日2回打たなくても基礎インスリンとしての補充は十分可能である．従来の混合型インスリン製剤は撹拌が必要であるが，均一な撹拌が困難なためその作用が不安定であるのに対し，ライゾデグ®配合注は撹拌不要で作用が安定し患者の満足度も高い．

インスリン治療の目標

インスリン治療の目標は表2[2)]に示すように，患者の病態にあわせて必要かつ十分なインスリンを使用することで，高血糖に由来する臨床症状の解消，糖尿病性ケトアシドーシスの予防，体重減少からの回復，易感染性の低減など，患者のQOLを高めることや，正常に近い血糖値を保つことによって合併症の発症および進展を抑止することである．

その一方で，高血糖状態を長期間放置していた未治療患者に対してインスリンを用いて急激に血糖コントロールを改善させることにより，糖尿病網膜症が増悪することや，治療後有痛性神経障害を生じることもあり，注意が必要である．

インスリン療法の適応

1) 絶対的適応

インスリン療法の絶対的適応としてあげられるのは表3[1)]に示すような状態であり，このような場合はインスリン療法を必ず選択しなければならない．

2) 相対的適応

インスリン療法の相対的適応は表4[1)]に示す通りであり，広がってきている．特に近年，2型糖尿病患者に対しても，内因性インスリン分泌能が保持されている時期から積極的に導入して膵β細胞機能を温存するというコンセプトで，早期からのインスリン導入が行われるようになってきた．なかでも，経口血糖降下薬(oral hypoglycemic agent：OHA)で良好な血糖コントロールが得られない患者や，体重減少傾向などのインスリン分泌障害を示唆するような患者に対しては，積極的なインスリン導入が望まれる．

インスリン療法の実際

個々の患者にあった適切なインスリン処方のためには，患者の生活様式や年齢，自己管理能力，治療目標などへの配慮が必要である．

インスリン療法の絶対的適応例では入院による導入が望ましいが，相対的適応例では外来でのインスリン療法の開始が可能である．インスリン療法の基本は，健常者にみられるような基礎分泌と追加分泌の血中インスリン変動パターンをインスリン注射によって模倣することである．インスリン投与量の変更は，責任インスリン(その血糖値に最も影響を及ぼしているインスリン)の増減によって行う．1型糖尿病では強化インスリン療法による治療を基本とし，発症初期のインスリンが不要なハネムーン期を除いて，いかなる場合にもインスリン注射を中断してはならない．持効型インスリンと超速効型インスリンを用いた頻回注射療法でコントロール困難な場合は，プログラム注入も可能な持続皮下インスリン注入療法(continuous subcutaneous insulin infu-

表4 インスリンの相対的適応

1. インスリン非依存状態の例でも，著明な高血糖（たとえば空腹時血糖値 250 mg/dL 以上，随時血糖値 350 mg/dL 以上）を認める場合
2. 経口薬療法では良好な血糖コントロールが得られない場合（SU薬の一次無効，二次無効など）
3. やせ型で栄養状態が低下している場合
4. ステロイド治療時に高血糖を認める場合
5. 糖毒性を積極的に解除する場合

〔1）糖尿病治療ガイド 2016-2017, 日本糖尿病学会（編著），文光堂 2016，64-67. より作成〕

sion：CSII）や，持続血糖モニター（continuous glucose monitoring：CGM）を行いながら持続インスリン注入速度を調節可能な SAP 療法が有用である．一方で 2 型糖尿病患者においては，食事・運動療法，各種 OHA で適切な血糖コントロールが得られなかった場合にインスリン療法の適応となり，インスリンは単独または OHA と併用して使用される．その場合も，患者にあったインスリン製剤を上述の責任インスリンの考えかたを用いて適切なタイミングで投与する．近年は持効型インスリンの普及に伴い，OHA をサポートする形で持効型インスリンを 1 日 1 回併用投与する経口薬併用基礎インスリン療法（basal-supported oral therapy）が 2 型糖尿病に対して広く用いられるようになった．

インスリン療法の副作用・注意点

1）低血糖

低血糖はインスリン治療のなかで最も高頻度に起こり，最も注意の必要な合併症である．インスリン療法導入直前に経口薬を用いていた場合，経口薬の減量や中止後も経口薬の効果が残存し，低血糖を起こすことがある．また，インスリン療法導入により糖毒性が解除された際にも，インスリン必要量が急激に減少して，インスリンの減量が追いつかずに低血糖が起きることがある．したがって，インスリン療法開始時には低血糖に対する注意事項と対処法を，患者本人とできれば家族にも十分に指導する．その他に低血糖が起こりうる状況として，不適切なタイミングでの食事，運動，インスリン注射のタイミングや量の間違い，また特に高齢者において投与したのを忘れて再投与してしまうことなどがあげられる．糖尿病による自律神経障害により交感神経刺激症状が欠如する場合や，繰り返して低血糖を経験する無自覚性低血糖の場合には，低血糖の前徴がないまま昏睡に至ることもあるので一層の注意を要する．頻回の低血糖や意識消失を伴う重症低血糖が起こったときには，出現時の具体的な状況を把握し，その後の再発を防止すべく治療法の見直しや生活指導が重要である．

2）急性代謝失調

インスリン依存状態の患者のインスリン中断や，感染症などの高度の相対的インスリン不足により，DKA や高血糖高浸透圧症候群や乳酸アシドーシスといった急性代謝失調を起こす．いずれも様々な程度の意識障害をきたし，重度の場合は昏睡に至るため，十分なインスリンの補充や脱水・電解質の補正が必要である．

3）シックデイ

糖尿病患者が治療中に発熱，下痢，嘔吐，食欲不振などをきたし食事ができないようなときをシックデイという．シックデイでは，インスリン非依存状態の患者であっても著しい高血糖をきたし，急性代謝失調をきたすことがある．インスリン依存状態の患者では特に起こりやすく，食事が摂れなくても十分に水分は摂って，インスリン注射を中断しないように指導することが大切である．

4）体重増加

過剰なインスリン投与は空腹感を増強し，過食による体重増加をもたらしうる．また，インスリン自体が脂肪合成作用をもつので，食事療法が守られないと脂肪組織増大・体重増加をまねく．

5）脂肪異栄養症

インスリン注射を限局した部位に続けることで，その部位の皮下脂肪が増大する．さらに，皮下脂肪の増大は痛みへの感受性を低下させ，同部位への繰り返し注射を招き，悪循環を形成しうる．大きくなった皮下脂肪組織へのインスリン注射の効果は減弱し，指示量のインスリンを注射しても血糖値が予想通り下がらなくなる．不可解な血糖変動，血糖上昇をみかけた場合には，患者が皮下脂肪組織に注射していないかを確認することが大切である．また，極力このような事態を招かぬように，普段より注射部位を少しずつずらして打つように指導しておくことが大切である．

6）インスリン抗体

インスリン治療中の患者で血糖値が不安定となりコントロールが困難となるもう 1 つの要因としてインスリン抗体がある．これはインスリン自己免疫症候群や 1 型糖尿病などにおけるインスリン自己抗体とは異なり，インスリン治療後に外来性インスリンに対して産生される抗体である．インスリン抗体（＋）を確認した場合には，インスリンの種類を変更することが一般的に有効な対策である．

◆ 文 献 ◆

1) 糖尿病治療ガイド 2016-2017, 日本糖尿病学会（編著），文光堂 2016，64-67.
2) ジョスリン糖尿病学．第 2 版，Kahn CR，他（編），金澤康徳，他（監訳），メディカル・サイエンス・インターナショナル 2007；740.

17 GLP-1 受容体作動薬

第 13 章　糖尿病

> **POINT**
> ▶ GLP-1 受容体作動薬は 2 型糖尿病の治療薬で，血糖コントロールの改善や体重減少が期待できる．
> ▶ わが国では作用時間の異なる 5 種類の GLP-1 受容体作動薬が上市されている．
> ▶ スルホニル尿素（SU）薬と併用する際には低血糖，インスリン製剤から切り替える際には高血糖に注意する．

GLP-1 とは

　GLP-1 は，下部小腸などに存在する L 細胞から分泌される消化管ホルモンである．活性型 GLP-1 は，GLP-1（7-36）amide あるいは GLP-1（7-37）であるが，血中などにある蛋白分解酵素である dipeptidyl peptidase IV（DPP IV）によって分解されるため，活性型 GLP-1 の血中半減期は数分である．活性型 GLP-1 は，標的細胞の細胞膜上に発現する GLP-1 受容体に結合し，主として細胞内 cAMP 濃度を上昇させることで，その作用を発揮する．

　GLP-1 受容体は様々な臓器・細胞で発現しているため，多様な生理活性を発揮する．その 1 つが GLP-1 の膵作用であり，食後に血中レベルが増加した GLP-1 が膵 β 細胞に作用することで，インスリンの追加分泌を促進することができる．この作用にはグルコース濃度依存性があり，血糖値が低いときはインスリン分泌を促さないが，血糖値が高いときは強くインスリン分泌を増強する．その結果，食事に伴う血糖値の変動を抑制することができる．また，膵 β 細胞のアポトーシスを抑制し増殖を促進する作用のあることが，糖尿病モデル動物などで示されている．

　膵外にも GLP-1 受容体は発現している．ただし，通常の血中レベルで発揮される作用（生理作用）だけではなく，非常に高い血中レベルで発揮される作用（薬理作用）がある．中枢神経系に直接，あるいは，自律神経系に作用することで，食欲を抑制する．また，胃に直接，あるいは，自律神経系に作用することで胃排泄を抑制するが，いずれも薬理作用と考えられている．また，糖尿病合併症の発症・進展に関与する血管内皮細胞・末梢神経細胞などにも GLP-1 受容体は発現しており，糖尿病モデル動物を中心に種々の合併症抑制効果が示されている．

GLP-1 受容体作動薬

　DPP IV による分解に抵抗性を示す GLP-1 受容体作動薬が開発され，わが国でも 5 種類の製剤が上市されている（表 1，平成 29 年 12 月 1 日の時点）．いずれも GLP-1 受容体に特異的に結合して，作動薬として作用する共通点を有している．これらは，① ヒト GLP-1 由来か exendin-4 由来か，② 作用時間が短いか長いか，で分類可能である．ただし，① については，抗体産生の頻度に違いがあるが，臨床的に有効性や安全性にはっきりとした違いはない．② については，1～2 回/day の皮下注射から 1 回/week の皮下注射までの投与法の違いに反映される．また，胃運動抑制には tachyphylaxis があり，常時高い GLP-1 濃度で刺激すると，その効果が減弱することが示されている．したがって，長時間作用型では胃運動抑制が継続しないことが多いが，短時間作用型では継続し，食後の血糖上昇抑制に有効であることが示されている．

表 1　GLP-1 受容体作動薬一覧

		血中半減期（時間）	投与法	適応
短時間作用型	エキセナチド	1.30～1.35	5～10 μg を 1 日 2 回	SU 薬（ビグアナイド薬，TZD との併用を含む）を使用している 2 型糖尿病
	リキシセナチド	2.12～2.45	10～20 μg を 1 日 1 回	2 型糖尿病
長時間作用型	リラグルチド	14～15	0.9 mg を 1 日 1 回	2 型糖尿病
	エキセナチド（持続性注射製剤）	―	2 mg を 1 週 1 回	SU 薬，ビグアナイド薬，あるいは TZD（併用を含む）を使用している 2 型糖尿病
	デュラグルチド	108	0.75 mg を 1 週 1 回	2 型糖尿病

心血管イベントにどのような影響があるか，心血管イベントのリスクを有する 2 型糖尿病患者を対象として，大規模臨床研究が行われている．2017 年 12 月時点，日本でまだ承認されていない薬剤あるいは投与量を含めて，心血管イベント（心血管死，非致死性心筋梗塞，非致死性脳卒中の複合エンドポイント）をプライマリーのエンドポイントとした 4 つの研究が報告されている．リキシセナチドは心血管イベントを増やさないことが示された[1]．リラグルチド（平均投与量 1.78 mg/day）は心血管イベントの発症を減らすことが示された[2]．セマグルチド（1 週 1 回，2017 年 12 月時点ではわが国で未承認）は心血管イベントの発症を減らすことが示された[3]．エキセナチド（持続性注射製剤）は心血管イベントの発症を増やさないことが示された[4]．このような結果の違いは，対象患者の違いの可能性はある．

使用上の注意点

GLP-1 受容体作動薬は注射薬であるが，膵 β 細胞からのインスリン分泌を促進することがその主たる作用機序であり，インスリン依存状態の患者に使用することはできない．したがって，インスリン製剤から GLP-1 受容体作動薬に切り替えるにあたり，血中・尿中 C ペプチド測定などでインスリン依存状態でないことを確認し，切り替え後も血糖自己測定などを用いて顕著な高血糖が出現しないことを確認する．

SU 薬と GLP-1 受容体作動薬を併用すると，重篤な低血糖が出現する可能性がある．特に，高齢者や腎機能低下患者で併用する際は，あらかじめ SU 薬を減量（グリメピリド 2 mg/day，グリクラジド 40 mg/day，グリベンクラミド 1.25 mg/day 以内）にすることが推奨される．

GLP-1 受容体作動薬で最も多い副作用は悪心，嘔吐，便秘，下痢などの消化器症状である．ただし，投与開始当初に出現し，徐々に軽減することが多い．また，膵炎・膵癌・甲状腺癌が増加したとの報告もあるが，これらについては，評価は定まっていない．

◆ 文 献 ◆

1) Pfeffer MA, *et al.*：*N Engl J Med* 2015；**373**：2247-2257.
2) Marso SP, *et al.*：*N Engl J Med* 2016；**375**：311-322.
3) Marso SP, *et al.*：*N Engl J Med* 2016；**375**：1834-1844.
4) Holman RR, *et al.*：*N Engl J Med* 2017；**377**：1228-1239.

18 経口血糖降下薬

> **POINT**
> ▶ 7種類の経口血糖降下薬(OHA)が存在する.
> ▶ 各 OHA の作用機序を理解し,糖尿病の病態に応じて選択する.
> ▶ 低血糖など,各 OHA の副作用に留意する.

経口血糖降下薬

1) 経口血糖降下薬の種類

経口血糖降下薬(oral hypoglycemic agent:OHA)は,ビグアナイド(biguanide:BG)薬,チアゾリジン薬(thiazolidine derivatives:TZD),SU薬,速効型インスリン分泌促進薬(グリニド薬),DPP IV阻害薬,α-グルコシダーゼ阻害薬(α-glucosidase inhibitor:α-GI),Na$^+$-グルコース共役輸送担体(sodium glucose cotransporter:SGLT)2 阻害薬の 7 つに分類される.これらの薬剤の主要な標的臓器と作用機序を図1に示す[1].

日本糖尿病学会では,これら OHA の主要な作用機序から,ビグアナイド薬,TZD 薬を"インスリン抵抗性改善系",SU 薬,グリニド薬,DPP IV 阻害薬を"インスリン分泌促進系",α-GI,SGLT2 阻害薬を"糖の吸収・排泄調節系",と3つに大別している(表1)[2,3].

食事・運動療法に取り組んでいるにもかかわらず血糖コントロールの目標が達成できない場合に,これらの OHA の使用を検討する.OHA の選択には,糖尿病の病態,血糖コントロール状態,肥満の有無,基礎疾患や合併症の程度,年齢,社会的背景,アドヒアランスなど,様々な点を考慮する必要がある.

2) 経口血糖降下薬の作用機序と使用上の留意点[4] (表1)

❶ ビグアナイド薬

ビグアナイド薬(メトホルミン,ブホルミン,フェンホルミン)は古くから使用されてきた糖尿病治療薬である.フェンホルミンよる乳酸アシドーシスの副作用が問題となり使用は一時激減していたが,大規模臨床試験によってメトホルミンの肥満糖尿病患

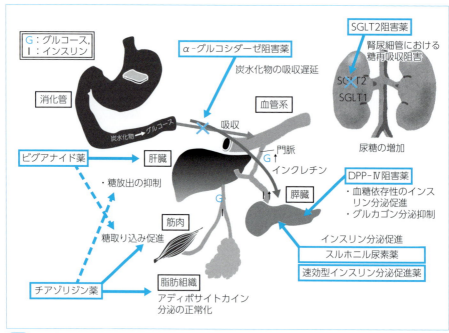

図1 経口糖尿病薬の主な標的臓器と作用機序
〔1〕石井規夫,他:日本臨床 2015;**73**:1974-1978.より改変〕

表1 主な経口血糖降下薬の特徴（青字は重要な副作用）

		主な作用臓器と作用	種類	薬品名（1錠中の含有量）	主な副作用
インスリン抵抗性改善系	肝臓	肝臓での糖新生の抑制	ビグアナイド薬	メトホルミン（250,500 mg）　など	乳酸アシドーシス 胃腸障害 （単独投与では低血糖の可能性は少ない）
	脂肪組織	骨格筋・肝臓でのインスリン感受性の改善	チアゾリジン薬	ピオグリタゾン（15,30 mg）	浮腫・心不全 肝障害 骨折（女性） （単独投与では低血糖の可能性は少ない）
インスリン分泌促進系	膵島	血糖依存性のインスリン分泌促進とグルカゴン分泌抑制	DPP IV 阻害薬	1日1〜2回内服 シタグリプチン（12.5,25,50,100 mg） ビルダグリプチン（50 mg） アログリプチン（6.25,12.5,25 mg） リナグリプチン（5 mg） テネリグリプチン（20 mg） アナグリプチン（100 mg） サキサグリプチン（2.5,5 mg） 週1回内服 トレラグリプチン（50,100 mg） オマリグリプチン（12.5,25 mg）	低血糖増強（特にスルホニル尿素薬との併用の場合）
		インスリン分泌の促進	スルホニル尿素薬	グリメピリド（0.5,1,3 mg） グリクラジド（20,40 mg）　など	低血糖
		より速やかなインスリン分泌の促進・食後高血糖の改善	グリニド薬（速効型インスリン分泌促進薬）	ナテグリニド（30,90 mg） ミチグリニド（5,10 mg） レパグリニド（0.25,0.5 mg）	
糖吸収・排泄調節系	小腸	炭水化物の吸収遅延・食後高血糖の改善	α-グルコシダーゼ阻害薬	アカルボース（50,100 mg） ボグリボース（0.2,0.3 mg） ミグリトール（25,50,75 mg）	肝障害 消化器症状（放屁・下痢・腹満・便秘） （単独投与では低血糖の可能性は少ない）
	腎臓	腎での再吸収阻害による尿中ブドウ糖排泄促進	SGLT2 阻害薬	イプラグリフロジン（25,50 mg） ダパグリフロジン（5,10 mg） トホグリフロジン（20 mg） ルセオグリフロジン（2.5,5 mg） カナグリフロジン（100 mg） エンパグリフロジン（10,25 mg）	脱水 尿路感染症・性器感染症（とくに女性） 皮膚障害 （単独投与では低血糖の可能性は少ない）

特に注意すべき副作用を青字で示す．
〔2〕日本糖尿病学会（編著）：糖尿病治療ガイド　2016-2017，文光堂 2016；26-40，3）日本糖尿病対策推進会議（編）：糖尿病治療のエッセンス　2017年版，文光堂 2017；12-17．より作成〕

者における血糖低下作用や他薬との併用療法の有用性が再確認されたことに加え，糖尿病関連の合併症（心筋梗塞，虚血性心疾患，脳血管障害など）の発症率，および死亡率が他の治療法（SU薬やインスリン療法）群より有意に低率であることが示されたため，その有用性が見直された．

ビグアナイド薬にはインスリン分泌増強作用はなく，末梢のインスリン標的臓器に作用する．ビグアナイド薬は肝臓からのブドウ糖放出を抑制し，また末梢臓器，特に筋肉組織でのブドウ糖の取り込みを増加させることで血糖値を低下させる．

メトホルミン作用の分子学的機序については，肝細胞および骨格筋のアデノシン一リン酸（adenosine monophosphate：AMP）キナーゼの活性化を介していることが報告されている．AMPキナーゼはセリン・スレオニンリン酸化酵素の一種で，細胞内AMPの増加（ATPの消費）により活性化され，ATP産生系や消費系の各種酵素活性を制御する燃料セン

サー(fuel gauge)として働く．

骨格筋において活性化されたAMPキナーゼはGLUT4の発現や細胞膜上への移行を促進し，筋肉内へのブドウ糖取り込みを増加させる．一方肝臓においては糖新生系酵素の発現を抑制することで肝臓からのブドウ糖放出を低下させ，またアセチル-CoAカルボキシラーゼ(acetyl-CoA carboxylase：ACC)の活性や，脂肪酸合成酵素(fatty acid synthase：FAS)発現を抑制することで肝臓での脂肪合成の減少と脂肪酸酸化をもたらし，脂質改善作用を示すと考えられている．

また新たな作用機序として，メトホルミンが肝臓においてcAMPの産生を抑制しグルカゴンの作用と拮抗することや，小腸におけるAMPキナーゼの活性化と小腸から中枢(脳)を経由して肝臓に至る神経系を介した経路が存在することなどが報告されている．

メトホルミンはSU薬やTZD薬とほぼ同等の強い血糖降下作用をもち，単独では低血糖の危険性も低く，また体重増加をきたしにくく，他の薬剤と比べて薬価が安いというメリットをもつ．

副作用としては胃腸障害が認められ，また頻度は少ないが重篤な副作用として乳酸アシドーシスがある．特に重篤な肝・腎・心・肺機能障害や循環障害のある患者，脱水や大量飲酒者には使用しない．高齢者への使用には腎機能等に留意する．シックデイには休薬する．ヨード造影剤使用前には休薬し，48時間は投与を再開しない．

❷ チアゾリジン薬

現在わが国で使用されているTZD薬は，ピオグリタゾンのみである．TZD薬は，おもに核内受容体であるペルオキシゾーム増殖因子活性化受容体-γ(peroxisome proliferator-activated receptor-γ：PPAR-γ)に作用することでインスリン抵抗性を改善する．PPAR-γは核内受容体型転写因子であるレチノイドX受容体(retinoid X receptor：RXR)とヘテロダイマーを形成し，特異的な遺伝子配列PPRE(peroxisome proliferator response element)に結合することによりPPAR-γの標的遺伝子群の転写を制御する．

PPAR-γは特に脂肪細胞に多く発現し，脂肪細胞の分化誘導を促進することから，脂肪細胞がTZD薬の主要な標的細胞と考えられるが，直接骨格筋や肝臓に作用しインスリン抵抗性を改善させるという報告もある．

脂肪組織はエネルギー貯蔵臓器として機能するのみならず，生理活性をもつ種々の液性因子(アディポサイトカイン)を分泌し，積極的に代謝調節に関与している．TZD薬は，サイズの小さい脂肪細胞の数を増加させ，肥大した脂肪細胞の数を減少させることでインスリン感受性を高める．小さい脂肪細胞からは，アディポネクチンが多く分泌され，またブドウ糖の取り込みも亢進する．一方，肥大した脂肪細胞から多く分泌されるTNF-αなどインスリン抵抗性惹起性のアディポサイトカインは減少する．その他，TZD薬は，脂肪組織中のリポ蛋白リパーゼ(lipoprotein lipase：LPL)，脂肪酸輸送蛋白質(fatty acid transport protein：FATP)，アシル-CoAシンテターゼ(acyl-CoA synthetase：ACS)などの脂肪酸トランスポートに関連する酵素群の発現を上昇させる．また，グリセロールキナーゼは脂肪細胞内のトリグリセリド合成を促進するが，TZD薬はグリセロールキナーゼの発現を上昇させることにより血中の遊離脂肪酸を減少させ，インスリン抵抗性を改善させる．

TZD薬は特に肥満や内臓脂肪蓄積が示唆される患者に有効性が高い．また単独で低血糖を発症する頻度は低い．一方，食事療法が遵守できなければ，体重増加をきたしやすい．通常，30 mg/dayを経口投与するが，女性や高齢者では15 mg/dayから開始する．

特徴的な副作用として，体液貯留による浮腫と骨折の発現頻度上昇があげられ，特に女性においてその頻度が高くなる．

❸ スルホニル尿素薬

SU薬は古くから糖尿病治療に使用されている．現在わが国で使用されているSU薬はグリメピリド，グリクラジド，グリベンクラミドなどである．インスリン分泌に重要な役割を果たす膵β細胞のATP感受性Kチャネルは，ブドウ糖の代謝シグナルを電気的シグナルへと変換する役割を担っており，4分子の内向き整流性カリウムチャネル(Kir6.2)と4分子のSU受容体(sulfonylurea receptor：SUR)1から構成されている．このSUR1がSU薬の作用点である．ブドウ糖が代謝されて生じたATPは細胞内よりATP感受性Kチャネルに結合してチャネルを閉鎖するが，SU薬もATP感受性Kチャネルを閉鎖し，細胞膜の脱分極を介して電位依存性カルシウムチャネルを活性化し，細胞内Ca^{2+}の増加をもたらしてインスリン分泌を促進する．

SU薬はOHAのなかで最も血糖降下作用が強い薬剤の1つであり，インスリン分泌能が比較的保たれている患者が適応となる．使用に際しては，最少量から使用を開始する．体重が増加しやすいので注意が必要である．

副作用として最も頻度が高いのが低血糖であり，遷延しやすい．腎機能，肝機能障害のある患者や高齢者には特に注意を要する．他のOHAのなかでも，特にDPP-IV阻害薬との併用ではその作用が増強されるので低血糖に留意する．また，消炎鎮痛薬など

他の薬剤との併用でも血糖降下作用が増強される可能性があり，注意が必要である．

❹ グリニド薬

グリニド薬はSU骨格をもたないもののSU薬と類似の立体構造を有するため，SUR1に選択的に結合し，ATP感受性Kチャネルの閉鎖を介してインスリン分泌を促進する．SU薬に比してSUR1との結合力が弱く，解離が速いことからインスリン分泌は速効性であり，短時間でその作用は低下・消失する．

グリニド薬は，毎食直前の内服が推奨されている．作用時間が短いために空腹時血糖値を下げる効果は少なく，おもに食後の高血糖を低下させる臨床効果をもつ．副作用として，SU薬ほどではないが，低血糖に留意する．

❺ DPP IV 阻害薬

DPP IVは，セリンプロテアーゼの1つであり，N末端から2番目のアミノ酸がアラニン（alanine：Ala）またはプロリン（proline：Pro）のペプチド配列を認識して切断する．766アミノ酸から成り，分子量110 kDaの糖蛋白として肝臓，腸管，腎臓，内皮細胞，リンパ球などの細胞表面に広く分布する．

インクレチンとは，摂食時に分泌されインスリン分泌促進作用をもつ腸管ホルモンの総称である．代表的なインクレチンであるグルカゴン様ペプチド-1（glucagon like peptide-1：GLP-1）や胃酸分泌抑制ポリペプチド/グルコース依存性インスリン分泌刺激ポリペプチド（gastric inhibitory polypeptide/glucose-dependent insulinotropic polypeptide：GIP）は，食物摂取によってそれぞれ小腸のL細胞とK細胞から分泌され，膵β細胞に存在する7回膜貫通型G蛋白共役受容体であるGLP-1受容体やGIP受容体と結合し，アデニル酸シクラーゼ活性化を介してcAMPを増加させ，ブドウ糖反応性のインスリン分泌を増強する．GLP-1とGIPはともにDPP IVによって切断されるアミノ酸配列を有しており，分泌されたGLP-1やGIPは数分以内にDPP IVにより切断され，その活性が消失する．

DPP IV阻害薬は，GLP-1やGIPのDPP IVによる切断を阻害することによって食後の血糖上昇に伴うインスリン分泌効果を増強させ，糖尿病における高血糖改善効果をもつ．また糖尿病においては，インスリンによるグルカゴン分泌抑制効果が障害されているが，GLP-1は糖尿病状態におけるグルカゴン分泌増加を抑制することも報告されており，このグルカゴン分泌抑制作用も血糖上昇抑制の機序と考えられる．

DPP IV阻害薬は，単独では低血糖の危険性は低く，また体重増加もきたしにくい．現在1日1〜2回投与のものと，1週間に1回投与の薬剤がある．

前述のように，SU薬との併用時には低血糖の危険性が高まる．また，頻度は少ないが，間質性肺炎や類天疱瘡の発症との因果関係が注目されている．インクレチン以外にもDPP IV阻害薬の影響を受ける生理活性ペプチドが存在する可能性があり，今後も注意深い観察が必要である．

❻ α-グルコシダーゼ阻害薬

一般的に摂取する糖質の構成は，約55％がでんぷん，約35％がしょ糖，約5％が乳糖，約3％が果糖である．経口摂取されたでんぷんは唾液中のα-アミラーゼで加水分解を受け，次いで膵液中のα-アミラーゼによってα-1,4グルコシド結合部位が切断され，α-リミットデキストリン，マルトトリオース，マルトースなどのオリゴ糖に分解される．オリゴ糖は十二指腸，小腸粘膜の刷子縁に局在するマルターゼ，スクラーゼなどの二糖類水解酵素やα-デキストリナーゼによってブドウ糖や果糖などの単糖類になり消化吸収され肝臓に達する．α-グルコシダーゼとはα-グルコシド結合を加水分解する酵素の総称である．

α-GIは，オリゴ糖や単糖類類似の構造をもち，二糖類水解酵素を競合的かつ拮抗的に阻害する．その結果，摂取した糖質のブドウ糖や果糖への分解が徐々に起こり，十二指腸・空腸上部での吸収は少なく，小腸中部・下部で消化吸収するようになるため，食後の急峻な血糖上昇が穏やかになり，過剰なインスリン分泌が抑えられる．

毎食直前の内服が推奨されており，食後高血糖の是正に用いられる．その作用機序から，1型糖尿病患者にもインスリンと併用可能である．単独では低血糖の危険性は低く，また体重増加をきたしにくい．

比較的高頻度に認められる副作用として，腹部膨満感，放屁や下痢等の消化器症状がある．高齢者や開腹手術歴のある患者では，腸閉塞等の重篤な副作用をきたす可能性があり，注意を要する．重篤な肝障害の報告もあるので，定期的な検査を行う．他の糖尿病治療薬との併用によって低血糖を生じた場合には，ブドウ糖の服用が推奨される．

❼ SGLT2 阻害薬

血液中のブドウ糖は糸球体で一旦濾過されるが，健常者では原尿中のブドウ糖はすべてが腎の近位尿細管から再吸収される．このブドウ糖の再吸収は，近位尿細管の起始部に多く存在するSGLT2と遠位部に存在するSGLT1の2つのSGLTによって行われており，原尿中のブドウ糖の約90％がSGLT2を，残りの10％がSGLT1を介して再吸収されている．SGLT2はこのように尿細管におけるブドウ糖再吸収を担う最も重要な輸送体であり，腎臓に強く発現している．SGLT2阻害薬は，このSGLT2に特異的に作用して尿細管におけるブドウ糖再吸収を阻害し，尿中へのブドウ糖排泄を促進することで血糖降

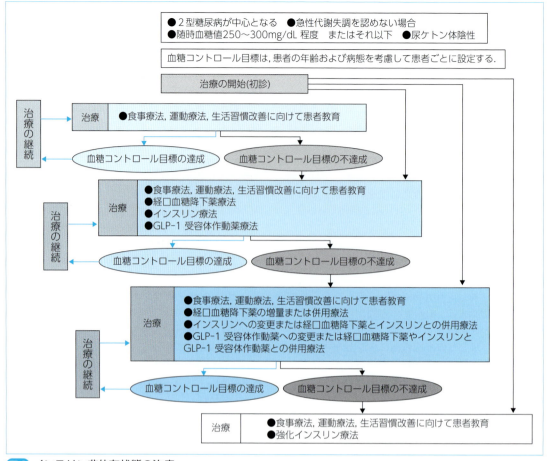

図2 インスリン非依存状態の治療
〔4〕日本糖尿病学会編・著：糖尿病治療ガイド 2016-2017, 文光堂 2016；49-72. より作成〕

下作用を発揮する.
　健常状態における尿糖再吸収の閾値は血糖値でおよそ160～180 mg/dL程度とされている. 糖尿病状態では，高血糖に対応するために尿細管上皮におけるSGLT2の発現が代償性に増加し，その結果尿糖再吸収の閾値が上昇していることが報告されている. SGLT2阻害薬は，SGLT2を選択的に阻害することにより糖尿病状態で上昇した尿糖再吸収の閾値を低下させ，尿中のブドウ糖排泄を増加させることによって血糖値を低下させる. 一方，腎機能が障害されている場合には，その効果が減弱する.
　血糖降下作用以外のSGLT2阻害薬のメリットは，体重減少効果である. 投与後初期の体重減少は尿糖排泄増加に伴う浸透圧利尿によるものと考えられるが，その後も体重減少効果は継続して認められる. これは，ブドウ糖排泄増加に伴うエネルギー喪失と，これに関連した内臓脂肪の分解亢進によると推測されている. ただし，SGLT2阻害薬投与後約2週間程度までは，脱水傾向とケトン体の増加を認めるので注意を要する. 近年，心血管イベントの既往のある2型糖尿病患者において，心血管イベントの再発を抑制したとの臨床研究の報告があり，注目を集めている.
　単独では低血糖の危険性は低い. 他のOHAと異なり，体重を減少させる効果が期待できる. 一方で，頻尿・多尿や脱水，尿路・性器感染症など，この薬剤に特徴的な副作用に注意が必要である. 血糖値の上昇が著明でないケトアシドーシスが報告されており，シックデイには注意が必要である. 血糖コントロールが良好であっても尿糖は強陽性を示し，尿糖量や1,5-AG（1,5-anhydroglucitol）は血糖コントロールの指標とならないので注意を要する.

3）糖尿病治療の流れ

　日本糖尿病学会（編著）の「糖尿病治療ガイド2016-2017」における，インスリン非依存状態時の治療の手順を図2に示す[4]．
　インスリン抵抗性やインスリン分泌不全によるインスリン作用の不足は，当初は一過性の食後高血糖として現れる. 一過性の食後高血糖はブドウ糖毒性によりインスリン抵抗性，インスリン分泌不全をさ

らに増悪させる．ここに悪循環が生じ，やがて空腹時血糖も上昇する．糖尿病ではこれらの病態が混在しているが，いずれの病態においても生活習慣の是正を優先することが必須である．それでも糖代謝異常の改善が不十分な場合にOHAを使用する．

OHAを使用する場合でも，いずれを第一選択とするかを明記していない点でアメリカ糖尿病学会（American Diabetes Association：ADA）や欧州糖尿病学会（European Association for the Study of Diabetes：EASD）のガイドラインとわが国のガイドラインは異なっている．この差異は，わが国においては個々の患者の病態にあわせて最適のOHAを選択することが望ましい（best choice）という考えに基づく[5]．

OHAの選択の際は，インスリン分泌能・インスリン抵抗性などの病態を評価し，病態に対応した作用機序のOHAを選択する必要がある．1種類のOHAで良好な血糖コントロールが得られない場合は，作用機序の異なった薬剤の併用を行う．この際には，副作用や低血糖の頻度が増加する可能性があり，より慎重な管理を行う．

近年，数種類の配合薬も使用可能となり，患者のアドヒアランス向上が期待されている．しかしこれら配合薬は第一選択薬として用いることはできず，また含有されるそれぞれの薬剤の副作用に十分留意する必要がある．

◆◆ 文 献 ◆◆

1) 石井規夫, 他：日本臨床 2015；**73**：1974-1978.
2) 日本糖尿病学会（編著）：糖尿病治療ガイド 2016-2017, 文光堂 2016；26-40.
3) 日本糖尿病対策推進会議（編）：糖尿病治療のエッセンス 2017年版, 文光堂 2017；12-17.
4) 日本糖尿病学会（編著）：糖尿病治療ガイド 2016-2017, 文光堂 2016；49-72.
5) 石井規夫, 他：内科 2015；**116**：919-925.

19 食事療法・運動療法

第13章 糖尿病

POINT

- 糖尿病における食事療法の目的は，代謝異常を是正して合併症を抑制することである．
- 肥満を伴う糖尿病患者では，現体重の5%の減量を目指す．
- 栄養素の摂取比率は，患者の病態と嗜好に応じて個別化を図る．

食事療法

2型糖尿病における食事療法は，総エネルギー摂取量の適正化によって肥満を解消し，インスリン作用からみた需要と供給のバランスを円滑にし，高血糖のみならず糖尿病における種々の病態を是正することを目的としている（図1）．インスリンの作用は糖代謝のみならず，脂質ならびに蛋白質代謝など多岐に及んでおり，これらは相互に密接な連関をもつことから，食事療法を実践するにあたっては，個々の病態に合わせ，高血糖のみならず，あらゆる側面からその妥当性が検証されなければならない．さらに，長期に渡る継続を可能にするためには，安全性とともに地域の食文化あるいは患者の嗜好性に配慮した個別化が必須である．諸外国においても，生活習慣の介入による肥満の是正を重要視し，そのために総エネルギーを調整し，合併症に対する配慮のうえで栄養素バランスの個別化を図ることが推奨されている．しかし，各栄養素についての推定必要量の規定はあっても，相互の関係に基づく適正比率を定めるための十分なエビデンスには乏しい．このためわが国では，三大栄養素のバランスの目安は健常者の平均摂取量に基づいているのが現状である．

一方，糖尿病では動脈硬化性疾患や糖尿病腎症など種々の臓器障害を合併することから，予防のためのそれぞれの食事基準が設定されており，その制約を受けることも忘れてはならない．さらに，年齢などライフステージを加味した包括的な視野に立って，栄養素摂取比率を勘案することが求められるのである（図2）．

1）総エネルギー摂取量の適正化による体重管理と糖尿病改善効果

食事療法を開始するうえで，最も重要なことは総エネルギー摂取量の設定である．体重の減少によって糖尿病発症リスクを低減しうることは，すでに多くの研究によって示されている．そのためには，目標体重を決め，それに見合う必要エネルギー量を設定する必要がある．「日本人の食事摂取基準［2015年版］」では，必要エネルギー量は，基礎代謝量と身体活動レベルから算出される推定必要エネルギー量をもとに設定するとされている[1]．しかし，自由生活下において，個々の必要エネルギーを正確に評価するとは困難である．一方，身体活動が不変であれば，エネルギー摂取量の管理は，体格の管理とほぼ同等とみなしてよい．糖尿病の食事療法における指示エネルギーの処方にあたっては，表1のように標準体重（BMI 22 kg/m^2）と日常労作量から計算される値を目安として利用することが推奨されてきた[2]．「日本人の食事摂取基準［2015年版］」では，総死亡率が最も低いことを根拠として，望ましいBMIを20〜25としている．糖尿病におけるBMIと

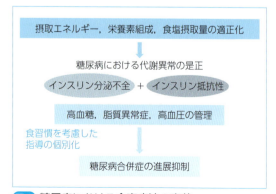

図1 糖尿病における食事療法の意義

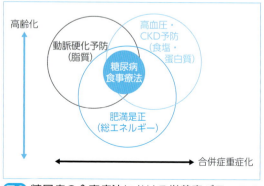

図2 糖尿病の食事療法における栄養素バランスの考え方

表1 総エネルギー摂取量算定の目安

標準体重(kg) = [身長(m)]² × 22
総エネルギー摂取量 = 標準体重 × 身体活動量
身体活動量(kcal/kg 標準体重)
= 25～30　軽い労作(デスクワークが多い職業など)
　 30～35　普通の労作(立ち仕事が多い職業など)
　 35～　　重い労作(力仕事が多い職業など)

肥満を有する糖尿病患者では,まず現体重の5%の減少を目指す

〔(2)日本糖尿病学会(編著):糖尿病診療ガイドライン2016, 南江堂 2016;37-49. より作成〕

総死亡率との関係もV字型を示すことが知られており,BMIがほぼ20～25で総死亡率が最も低い.したがって,目標BMIは22を目安としてよい.表1[2]に示した総エネルギー摂取量の設定法は,糖尿病のみならず動脈硬化予防,肥満症,CKDなどの慢性疾患の食事療法の指針に広く使われている.確かに本法によればBMIから簡単にエネルギー摂取量を計算でき,患者にも理解しやすい.しかし,労作量と必要エネルギー量との関係などについて,必ずしも科学的根拠に基づいて設定されているわけではなく,あくまでも目安を提示したものであって,その値が日常の臨床経験上大きな乖離がなかったことから,定着したのである.また,本法でBMI 22を基準にエネルギーを計算することにしているので,これに従えば,治療開始前のBMIがどのようであっても,おしなべてBMI 22を目指すことになる.しかし,目標体重の設定根拠を総死亡率が低いことに求めるならば,BMIは20～25と幅をもたせてよい.実際にBMI 30以上の肥満患者の体重を,BMI 22にまで減量することは,ほとんど不可能である.また,必要エネルギー量は年齢とともに変化することから,特に高齢者糖尿病患者に対して,本法をそのままあてはめてよいかどうかは論議の余地がある.加えて,「日本人の食事摂取基準[2015年版]」に記載された推定エネルギー必要量との解離も指摘されている.したがって,本法で算定される総エネルギー摂取量は,食事療法を進めるための当面の目安であることを認識し,その後,身体活動や代謝パラメータを評価しながら,個々の適正体重と総エネルギー摂取量を決めることが必要である.

本来求められている科学的検証は,現体重の何パーセントの減量を図れば糖尿病状態の改善が期待でき,そのためには総エネルギー摂取量のうち何パーセント減少させればよいか,日本人糖尿病患者を対象として明らかにすることである.栄養指導において,一律に総エネルギー摂取量を規定されるより,何をどのくらい減らせばよいか,個々の例について指導することのほうが理にかなっており,実効

性も期待できる.「糖尿病診療ガイドライン2016」では,これまでの内外の研究から,肥満のある場合は,診断時の体重の5%の減量を目標としている[2].しかし,肥満度や病態によっても異なる可能性があり,この検討は今後の大きな課題といえよう.

2) エネルギー産生栄養素摂取比率

エネルギー産生栄養素とは,三大栄養素とよばれている炭水化物,蛋白質,脂質を指している.現在のところ,特定の栄養素摂取パターンが,糖尿病の管理に効果的であるというエビデンスはない.各栄養素のバランスの推奨基準は,健常者の平均摂取量が基準となっている.「糖尿病診療ガイドライン2016」[2]では,炭水化物50～60%,蛋白質20%以下を目安とし,残りを脂質とするが,25%を超える場合には,飽和脂肪酸を減じるなど脂肪酸組成に配慮するとしている.ただし,嗜好や合併症の状態に応じ,柔軟性をもたせていることを推奨している.次に,各栄養素の意義について述べる.

❶ 炭水化物

炭水化物摂取量と糖尿病発症の関係について定まった見解は得られていない.最近のメタ解析では,炭水化物摂取量は糖尿病発症リスクに有意な影響を与えないとされている[2].一方,炭水化物制限の体重減少効果については,永い議論が存在する.Dietary Intervention Randomized Control Trial (DIRECT)研究では総エネルギーを脂質で制限した脂質制限群,エネルギー制限を地中海食で行った地中海食群,エネルギー制限を指導しなかった炭水化物制限群の3群による減量効果を2年間に渡って追跡し,地中海食群と炭水化物制限群で,体重減少効果が優っていたと報告した[3].しかし,3群ともに摂取エネルギーが同程度に低減しており,エネルギーとは無関係に,炭水化物を制限すれば体重が減少するとの結論は下せないとの批判がある.炭水化物制限の体重減少効果に関するこれまでの研究のほとんどが,炭水化物の摂取比率の低下に伴って総エネルギーが減少しており,炭水化物制限のみによる体重減少効果は実証されていない.

❷ 蛋白質

蛋白質の推奨量の下限値は,低栄養を回避するために設定されており,健常者における耐用上限量の規定はない.蛋白質の過剰摂取は腎臓への負担になるとされてきたが,蛋白質摂取量がCKD発症リスクとなるとするエビデンスは糖尿病,非糖尿病を問わず認められない.一方,エビデンスレベルは低いながら,現在,蛋白質摂取量と正の相関が示唆されているイベントには,糖尿病,骨粗鬆症,癌,動脈硬化性疾患などがある.さらに,アメリカの追跡研究では,20%を超す高蛋白質摂取群では,糖尿病関連死が低蛋白質摂取群に比較して有意に増加すると

表2 運動療法の効用

1. 急性効果として，ブドウ糖，脂肪酸の利用が促進され，血糖値が低下する
2. 慢性効果として，インスリン抵抗性が改善する
3. エネルギー摂取量と消費量のバランスが改善され，減量効果がある
4. 加齢や運動不足による筋萎縮や骨粗鬆症の予防に有効である
5. 高血圧や脂質異常症の改善に有効である
6. 心肺機能をよくする
7. 運動機能が向上する
8. 爽快感，活動気分など日常生活のQOLを高める効果も期待できる

〔5〕日本糖尿病学会（編著）：糖尿病治療ガイド 2016-2017，文光堂 2016；45-47．より引用〕

表3 100 kcalを消費する運動と時間（体重60 kgの場合）

軽い運動	軽い散歩　30分前後 軽い体操　30分前後
やや強い運動	ウオーキング　25分前後 自転車（平地）　20分前後 ゴルフ　20分前後
強い運動	ジョギング　10分前後 自転車（坂道）　10分前後 テニス　10分前後
激しい運動	バスケットボール　5分前後 水泳（クロール）　5分前後

〔5〕日本糖尿病学会（編著）：糖尿病治療ガイド 2016-2017，文光堂 2016；45-47．より引用・改変〕

している[4]．以上のことから，糖尿病では，蛋白質摂取比率が20％を超えた場合の長期的な安全性は確認できていない．

❸ 脂質

脂質栄養は動脈硬化性疾患の発症予防の観点からも重要であるが，脂質摂取量と糖尿病発症リスクの関係については，明らかな関係は認められていない．総摂取量だけではなく，その組成に目を向ける必要がある．多価不飽和脂肪酸/飽和脂肪酸比が高いほど糖尿病発症リスクが抑制されるとする報告がある一方，n-3系脂肪酸の摂取量と糖尿病との関係は明確ではない．現時点では，糖尿病について，特別に脂質摂取比率を設定する根拠はなく，日本人の摂取基準である摂取比率20〜30％，飽和脂肪酸7％以下としてよいが，25％を超える場合には，飽和脂肪酸を減じるなど，脂肪酸組成への配慮が必要である．

❹ 高齢者糖尿病への対応

高齢者糖尿病患者の増加は，わが国の糖尿病診療の大きな問題となっている．高齢者においても肥満の是正が糖尿病の管理に有効であることが示されている．その一方で，低栄養に起因するフレイル，サルコペニアの予防が重視されるに至り，そのための総エネルギー摂取量ならびに栄養素比率の設定が喫緊の課題となっている．また，高齢者では種々の臓器障害を合併していることが多く，これらへの対処も求められる．高齢者糖尿病における至適エネルギーに関するエビデンスは乏しいが，若年者とは異なった視点から，個別化した栄養管理が必要である．

運動療法

1）運動療法の意義

運動療法は，表2のような効用を糖尿病治療に利用することを目的としている[5]．運動の種類には，有酸素運動とレジスタンス運動がある．前者には歩行，ジョギング，水泳などが含まれるが，酸素の供給に見合った強度の運動を継続して行うことによって，インスリン感受性を高める．レジスタンス運動は，腹筋運動，ダンベル体操などが該当するが，一定の抵抗負荷に対する運動で，無酸素運動が加味され，筋力の増強，筋肉量の維持が期待できる．

2）運動の負荷量と注意事項

一般に中等度の強度の有酸素運動が勧められている．中等度とは最大酸素摂取量（maximal oxygen consumption：VO_2max）の50％前後を指し，週3〜5回，1日20〜60分行うことが推奨されている．運動で消費できるエネルギーは少なく（表3）[5]，食事で摂取するエネルギーと同義に考えることはできない．一方，食事のエネルギー制限のみで体脂肪を減量することは容易ではなく，筋肉を維持しながら，体脂肪を落とすためには運動療法を併用することが必要になる．

運動療法を禁止あるいは制限を考える条件には，次のようなものがあげられているので，指導上注意する．①糖尿病のコントロールが極端に悪い（尿ケトン体陽性例），②未治療の進行した網膜症がある，③腎不全状態にある，④運動に耐えられない虚血性心疾患，心肺機能障害の合併例，⑤骨・関節疾患の合併例，⑥急性感染症，⑦糖尿病壊疽，⑧高度の自律神経障害の合併などである．

◆ 文　献 ◆

1) 菱田　明，他：日本人の食事摂取基準［2015年版］，第一出版 2014；45-163.
2) 日本糖尿病学会（編著）：糖尿病診療ガイドライン 2016，南江堂 2016；37-49.
3) Shai I, et al.：N Engl J Med 2008；**359**：229-241.
4) Levine ME, et al.：Cell Metab 2014；**19**：407-417.
5) 日本糖尿病学会（編著）：糖尿病治療ガイド 2016-2017，文光堂 2016；45-47.

20 糖尿病における急性代謝失調

POINT

- 糖尿病における急性代謝失調として，著しい高血糖を呈する高血糖緊急症（hyperglycemic crisis）と低血糖症がある．
- 高血糖緊急症は糖尿病ケトアシドーシス（DKA）と高浸透圧高血糖状態（HHS）とに大別される．
- 高血糖緊急症および低血糖症は診断の遅れや不適切な治療が患者の生命に大きな危機をもたらす病態であり，迅速で的確な対応が求められる．

糖尿病ケトアシドーシス

糖尿病ケトアシドーシス（diabetic ketoacidosis：DKA）は，1型糖尿病（劇症1型糖尿病を含む）の初発症状，1型糖尿病患者でのシックデイ（感染症，胃腸炎などの併発により十分な摂食ができないとき）にインスリンを減量ないしは中止するなどのインスリン注射のマネジメントエラーやアルコール多飲によって引き起こされる．また，ステロイドホルモンや向精神薬（クエチアピン），免疫チェックポイント阻害薬（ニボルマブ）などの薬剤が原因となることもある．さらに，Na^+-グルコース共役輸送担体（sodium-glucose cotransporter：SGLT）2阻害薬を使用している患者で糖質の摂取を制限している際などには，随時血糖値200〜300 mg/dL程度であってもDKAを引き起こしていることが注目されており，"euglycemic diabetic ketoacidosis"と呼称される[1]．2型糖尿病患者でも炭酸飲料の過剰摂取などによりDKAを引き起こすことがある（ソフトドリンクケトーシス）．

1）病態

DKAではインスリンの極端な欠乏とインスリン拮抗ホルモンであるグルカゴン，コルチゾール（F），カテコールアミンなどの過剰により，ブドウ糖の利用が阻害され，脂肪分解が促進されて高血糖，高遊離脂肪酸血症がもたらされる（図1）．

インスリンの欠乏とグルカゴンの増加により脂肪組織におけるホルモン感受性リパーゼ（hormone-sensitive lipase：HSL）の活性が亢進し，脂肪分解が促進するとともに，ケトン体産生の律速酵素であるカルニチンパルミトイルトランスフェラーゼ（carnitine palmitoyltransferase：CPT）-Ⅰに対する阻害作用を有するマロニルCoA（malonyl CoA）の産生が低下する．そのためミトコンドリア内でのβ酸化が亢進し，アセチル-CoAからケトン体であるアセト酢酸（acetoacetate：AcAc），3-ヒドロキシ酪酸（3-hydroxybutyrate, 3-hydroxybutyric acid：3-OHBA）への反応が促進されて高ケトン血症をもたらす．ケトン体の著しい増加は，血液の緩衝系に破綻をもたらしてアシドーシスと著しい脱水をきたす．

2）疫学

DKAの頻度は1型糖尿病患者1,000人当たり1年で14〜15例と推計されており，DKAによる死亡率は1%未満ではあるが，小児やいくつもの疾患の共存した高齢者では5%以上にも及ぶ[2]．

3）主要徴候と検査所見

DKAでは，1〜2日の経過での急激な口渇，多飲，多尿，倦怠感，腹痛，悪心などの症状を主訴とすることが多い．臨床症状としては，代謝性アシドーシスを補正するための過呼吸（Kussmaul呼吸），呼気のアセトン臭，口腔粘膜の乾燥，低血圧，頻脈などを認める．検査所見としては，高血糖（≧250 mg/dL），高ケトン血症（β-ヒドロキシ酪酸〈β-hydroxybutyric acid：βOHBA〉の増加），アシドーシス（pH≦7.30，重炭酸イオン濃度<18 mEq/L）などの所見が特徴的である．著しい脱水があるにもかかわらず，血清Naは高血糖のために偽性低ナトリウム血症をきたすことがある．一般に血糖値が100 mg/dL増加すると血清Naは1.3〜1.6 mEq/L低下する．

4）診断と治療

口渇，多飲などの症状に種々の程度の意識障害，過呼吸，皮膚や口腔粘膜の脱水所見を認め，高血糖とアシドーシスを伴う場合はDKAと診断し，迅速に治療を開始する．治療の基本は生理食塩水を中心とした十分な補液と，インスリンの持続静脈内投与である．

DKAでは，おおむね体重の10%の水分と10 mEq/kgのNaClが欠乏しており，心機能に問題がなければ，生理食塩水を500 mL/hのスピードで開始して最初の3〜4時間は200〜500 mL/hで輸液しつつ，血糖値が250〜300 mg/dLとなった時点で，Na含有維持輸液を5〜10%ブドウ糖に調整して点滴静注を行う．インスリンは少量持続静注法が原則であり，速効型インスリンを生理的食塩水に溶解し

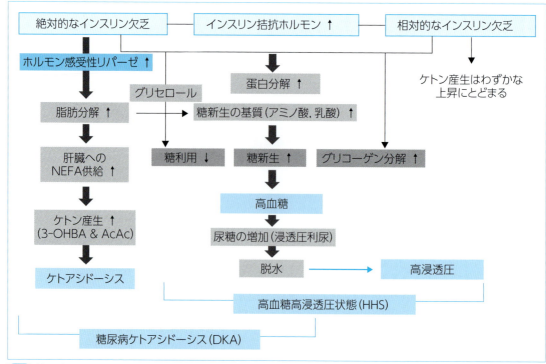

図1 糖尿病ケトアシドーシス，高浸透圧高血糖状態の病態
NEFA（遊離脂肪酸）．
DKA，HHS ではインスリンの欠乏を背景として，高血糖と脱水がもたらされる．
DKA の場合はインスリンの絶対的な欠乏のために脂肪分解，ケトン体の産生が亢進するが，HHS ではインスリンの欠乏は相対的なものであり，高血糖と脱水による高浸透圧状態が病態の主体となる．

て 0.1 U/kg/h の速度で点滴静注することで 75〜100 mg/dL/h の速度で血糖が低下することが期待される．K の補給も重要である．DKA の際には 3〜5 mEq/kg の K 不足があると考えられるため，血清 K が 5.3 mEq/L 以下で，腎機能に異常がない場合には，インスリン治療と並行して輸液中の K 濃度を 20〜30 mEq/L に調節し，血清 K 濃度を 4.0〜5.0 mEq/L の範囲に維持することが推奨されている[2]．

DKA においてはアシドーシスを補正するための重炭酸ナトリウム（$NaHCO_3$）の投与は原則として行わない．重炭酸イオン（HCO_3^-）は水素イオン（H^+）と結合して水と二酸化炭素に分解される．二酸化炭素は脳血管関門を通過し，中枢神経系の細胞内において二酸化炭素が増加するため，アシドーシスをもたらす可能性がある（奇異性アシドーシス〈paradoxical acidosis〉）．pH 6.9 未満の重症アシドーシスで昏睡，高カリウム血症に伴う不整脈などの症状がある場合に限って，50〜100 mEq/L の重炭酸ナトリウムを輸液 1〜2 L に添加して点滴静注を行うことが考慮される．また，DKA では平均 1 mmol/L の P の欠乏が存在するが，IP の補充は低カルシウム血症のリスクを高める．血清 P 濃度が 1.0 mg/dL 未満の場合にのみ，心筋の機能低下，呼吸抑制を予防する目的で使用されることがある．しかし，重炭酸イオンや P の補充が生命予後の改善に寄与するというデータはない．

5）予後

DKA に対する診断や治療の方法が確立した現在にあっても，小児や多くの合併症・併発症をもつ高齢者，また，糖尿病の既往がなく数日の経過で DKA をきたす劇症 1 型糖尿病にあっては生命予後に大きな影響を及ぼす病態である．

高浸透圧高血糖状態

従来，高浸透圧非ケトン性昏睡（hyperosmolar non-ketotic coma：HONC），非ケトン性高浸透圧昏睡（non-ketotic hyperosmolar coma：NKHC）などと称されていた病態であるが，ケトーシスを伴うこともあり，また昏睡になることはまれであるために高浸透圧高血糖状態（hyperglycemic hyperosmolar state：HHS）と呼称されることが多くなっている．

1）病態

著明な高血糖と浸透圧利尿に基づく高度の脱水のために高浸透圧血症をもたらす（図 1）．脱水の程度

はDKAよりも高度であり，ケトーシスの程度は軽度にとどまることが多い．その理由としては，ケトン体産生の要因である脂肪分解を抑止するのに十分なインスリンが存在すること，脂肪分解を促進する抗インスリンホルモンの増加がDKAほどではなく，肝臓での脂肪酸からケトン体を合成する経路が障害されているなどの理由が考えられている．

2）疫学

HHSは，インスリン分泌が保たれている2型糖尿病患者が，急性感染症，脳血管障害，心血管障害，手術，高エネルギー輸液，利尿薬やステロイドホルモンの不適切な投与によって高血糖をきたした場合に発症しやすい．高齢者に多くみられ，その理由としては，高齢者では渇中枢の機能が低下しているために，飲水行動が減少することにより病態が増悪しやすいことが考えられている．HHSを契機として糖尿病と診断されることもあり，欧米においては小児・思春期の2型糖尿病の初発症状としても注目されている．

3）主要徴候と検査所見

様々な程度の意識障害と脱水に基づく多飲，多尿，体重減少，倦怠感を認める．身体所見としては，血圧の低下，頻脈，皮膚や口腔粘膜の乾燥が認められる．高齢者では，片麻痺，片側性の腱反射亢進，病的反射の出現などの巣症状を伴うこともあり，脳血管障害と誤診されることもある．DKAとは違い，発症までには数日の期間がある．検査成績として高血糖（≧600 mg/dL），高浸透圧血症（≧320 mOsm/L）を認めるが，アシドーシスはないか軽度にとどまるためにpH＞7.30，HCO_3＞18〜20 mEq/Lである．

4）診断と治療

2型糖尿病の既往がある高齢者で，感染症や心筋梗塞，術後の高エネルギー輸液を行っているときに，軽度の意識障害が疑われた場合には速やかに血糖値を確認する必要がある．

HHSにおいてもDKAと同様に，治療の基本は生理食塩水を中心とした十分な補液とインスリンの持続静脈内投与である．心不全をきたすような基礎疾患がなければ，まず生理食塩水を1時間当たり500〜1,000 mLで開始する．その後，血清Naを次の式を用いて補正する．補正Na濃度＝実測Na＋{（血糖値−100）/100}×1.65．

補正Na濃度が135 mEq/L以下と低値であれば，そのまま生理食塩水を継続し，補正Na濃度が正常（135〜145 mEq/L）または146 mEq/L以上と高値であれば，輸液を0.45%食塩水（half saline）に変更する．インスリンの投与についてはDKAの場合と同様で速効型インスリンを生理的食塩水に溶解して0.1 U/kg/hの速度で点滴静注する．HHSを引き起こす患者は高齢者が多いため，腎機能低下がある場合には，Kの補充量に注意し，高カリウム血症をきたさないようにする．また，大量輸液により肺水腫をきたしやすいことにも留意する．さらに，脳浮腫，肺炎，消化管出血，腎不全，脳血管障害，肺動脈血栓症などを合併することもあるので，治療中には意識状態，バイタルサインに留意し，血液生化学検査を経時的に測定する必要がある．

低血糖症

国内外の大規模臨床試験の結果から，厳格な血糖管理は慢性合併症の発症・進展の阻止に有用であることが示されている．しかし，厳格な血糖コントロールを目指すことで引き起こされる低血糖は心血管イベントの契機となる可能性もある．低血糖の際に惹起される炎症反応，好中球や血小板の活性化，凝固系の異常，心電図におけるQT間隔の延長，血管内皮機能への影響などが要因として想定されている．

低血糖は良好な血糖管理を行ううえでの大きな障壁であり，その予防や対策は極めて重要である．

1）病態

脳の神経細胞は，エネルギー源のほとんどすべてをブドウ糖に依存しているため，低血糖は中枢神経機能に重大な影響を及ぼす．そのため，生体にはブドウ糖濃度を維持するための巧妙なメカニズムが備わっている．

（血漿）血糖（plasma glucose：PG）は常に100 mg/dL前後に維持されており，50〜60 mg/dL以下になったときに"低血糖"と判定される．しかし，低血糖と診断する血糖値のレベルには，はっきりとした定義はない．日常の臨床の場にあっては，動悸，発汗，頻脈，手指振戦などの交感神経刺激症状や，頭痛，行動異常，意識レベルの低下などの中枢神経系の症状があり，血糖値が70 mg/dL以下の場合に低血糖と診断される．

空腹時であっても，肝臓におけるグリコーゲンの分解，アミノ酸からの糖新生，腎臓における糖新生によって血糖値は一定の値に維持されている．また，何らかの原因によって血糖値が低下した場合には，インスリン拮抗ホルモンであるアドレナリン，ノルアドレナリン，F，グルカゴン，GHが増加し，肝臓における糖新生を促進して血糖値が上昇する．低血糖の際にみられる動悸や発汗などの症状は，アドレナリン，ノルアドレナリンにより交感神経が刺激されたための症状である．これらのインスリン拮抗ホルモンのうち，アドレナリンとグルカゴンは，低血糖からの回復に必須のホルモンである．

2）主要徴候と検査所見

血糖値が55 mg/dL前後になると発汗，動悸，手指振戦，不安感，熱感，空腹感などアドレナリンの過剰分泌による症状が出現する．これらの症状は交

感神経症状とよばれており，後述する意識障害などの中枢神経症状が出現する前に出現するため，"警告症状(warning sign)"とも称される．血糖値が 50 mg/dL 未満になると中枢神経系のブドウ糖の欠乏による症状が出現する．眠気，脱力感，疲労感，集中力の低下(考えがまとまらない)，不安感などである．さらに血糖値が降下し 30 mg/dL 未満になると意識消失，けいれんなどの重篤な症状が出現する．

罹病期間が長く血糖コントロールが不十分な患者では，低血糖の際に，前駆症状である警告症状なしに中枢神経症状が出現し，低血糖であることを自覚せずに意識障害を引き起こすことがある．無自覚性低血糖とよばれるもので，低血糖を頻繁に繰り返すことによって，アドレナリンの分泌が開始される血糖値のレベルが正常以下になったためと考えられている．また，重篤な低血糖を経験した患者では交通事故を起こすリスクが高いことが知られており，2014 年 6 月に道路交通法の一部が改正され，無自覚低血糖を含む低血糖によって自動車の運転に支障をきたす可能性がある患者が運転免許を取得，更新する際に虚偽の申請をした場合の罰則規定が設けられた[3]．

3) 診断と治療

動悸，発汗，脱力，意識レベルの低下などの低血糖症状があり，血糖値が 70 mg/dL 以下の場合は低血糖と診断して速やかに対応を行う．

可能な場合は，血糖自己測定(self-monitoring of blood glucose：SMBG)器などで血糖値を確認する．経口摂取ができる場合にはブドウ糖を中心とした糖質を摂取させる．ブドウ糖以外の糖類では効果発現が遅延することがある．α-グルコシダーゼ阻害薬(α-glucosidase inhibitor：α-GI)服用中の患者では必ずブドウ糖を摂取する．経口摂取が不可能な場合には，グルカゴンの筋肉内注射などの処置を行い，速やかに医療機関へ搬送する．これらの処置については患者本人だけでなく家族などにもサポートできるように指示する必要がある．医療機関で対応する際は，血糖値の確認とともにブドウ糖 10〜20 g の静脈内投与を行い，症状の回復と血糖値の上昇を確認する．

意識レベルが低下するような重症低血糖，特にスルホニル尿素薬(SU)による低血糖は応急処置で症状が回復しても，再発することが多い．SU による低血糖の場合は，短期間であっても入院のうえ，24 時間程度は経過を観察する必要がある．

◆ 文 献 ◆

1) Ogawa W, et al.：J Diabetes Investig 2016；**7**：135-138.
2) Nyenwe EA, et al.：Diabetes Res Clin Pract 2011；**94**：340-351.
3) 糖尿病における急性代謝失調・シックデイ(感染症を含む)：糖尿病診療ガイドライン 2016, 日本糖尿病学会(編著), 南江堂 2016；449-472.

第13章 糖尿病

21 糖尿病大血管障害

POINT
- 動脈硬化疾患のリスクは糖尿病患者では非糖尿病者に比較して2〜4倍と高い.
- 日本人でも糖尿病患者では脳卒中より冠動脈疾患の発症率が高く,欧米型の大血管障害を呈している.
- 高齢者において認知機能や日常生活動作(ADL),併存疾患など患者の健康状態に基づいた血糖コントロール目標値が設定された.

病態

1) 心血管疾患に寄与する原因

Japan Diabetes Complications Study(JDCS)では冠動脈疾患発症にはトリグリセリドとLDL-コレステロールが,脳卒中発症には収縮期血圧が強く関与していた.脂質に関して糖尿病患者ではLDL-コレステロールが37 mg/dL低下するごとに心筋梗塞や冠動脈疾患死を含めた主要冠動脈イベントが22%,脳卒中は21%減少することが示され,血圧については収縮期血圧が10 mmHg上昇するのに伴い冠動脈疾患は18%増加がみられた.血糖コントロールに関して,HbA1c値1%の増加で心血管イベントは18%増加したが,Asia Pacific Cohort Studies Collaboration(APCSC)では脳卒中と虚血性心疾患の発症はいずれも空腹時血漿血糖(fasting plasma glucose)が関与し,空腹時血漿血糖が18 mg/dL低くなるごとに脳卒中発症リスクは21%,虚血性心疾患発症リスクは23%低下した.しかし,食後高血糖も心筋梗塞の発症に関与することが示唆されており,International Diabetes Federation(IDF)の「食後血糖値の管理に関するガイドライン」では食後高血糖は大血管障害の独立した危険因子であるとしている.

2) 大血管障害発症機序

糖尿病による大血管障害発症には様々な機序が関与していると考えられている.

❶ 活性酸素の産生亢進
コレステロールに富んだLDLは酸化変性を受けて酸化LDLとなり,血管内皮下のマクロファージ(macrophage:MΦ)に異物として取り込まれる.MΦは脂肪を溜め込んで泡沫細胞化し,それらが集簇して粥状動脈硬化病変が形成される.

❷ 脂質代謝異常
糖尿病の脂質異常はトリグリセリドを主体とするWHOのⅡb型やⅣ型高脂血症であるが,高LDLコレステロール血症や低HDLコレステロール血症,高カイロミクロン血症,高レムナント血症も呈する.インスリン抵抗性によりトリグリセリドを加水分解するリポ蛋白リパーゼ(lipoprotein lipase:LPL)活性が低下するため,カイロミクロンや超低比重リポ蛋白(very low density lipoprotein:VLDL)の異化が減弱することによりトリグリセリドに富むレムナントリポ蛋白が増加する.また高トリグリセリド血症では催動脈硬化作用の強い小型高密度LDL(small dense LDL:sdLDL)も増加する.

❸ 終末糖化産物
糖化反応の進行や終末糖化産物自体は酸化ストレスの産生を促し,サイトカインや増殖因子などの分泌を促進し動脈硬化症を惹起する.

❹ インスリン抵抗性
高インスリン血症はプラスミノーゲン活性化抑制因子-1(plasminogen activator inhibitor-1:PAI-1)を介した線溶系の阻害や,血管平滑筋細胞の増殖,組織レニン-アンジオテンシン系の活性化など血圧上昇と動脈硬化を起こす.

❺ 解糖系側副経路の活性化
細胞内のグルコース過剰状態は解糖系側副路においてプロテインキナーゼC(protein kinase C:PKC)の活性化を惹起し,血管基底膜の肥厚や血管透過性亢進,血管収縮などを起こし糖尿病細小血管障害や大血管障害をまねくと考えられている.

疫学

Finnish studyでは,心筋梗塞の既往のない糖尿病患者の冠動脈疾患発症率は1,000人・年当たり26.8と非糖尿病患者の発現率(1,000人・年当たり3.2)の8倍に相当し,また非糖尿病心筋梗塞既往例の再発の死亡率と同程度であった.Japan Lipid Intervention Trial(J-LIT)のサブ解析では非糖尿病の冠動脈疾患発症率は1,000人・年当たり0.76人であるのに対して糖尿病では1.8人であった.糖尿病患者では非糖尿病者に比較して動脈硬化疾患のリスクが2〜4倍とハイリスクになると考えられる.久山町研究では一般住民における脳卒中発症は冠動脈疾患よりも多かったが,JDCSでは冠動脈疾患の発症件数は1,000人・年あたり9.6で,脳卒中の7.5より

高値であった．日本人でも糖尿病患者では脳卒中より冠動脈疾患の発症率が高く，欧米型の大血管障害を呈している．

主要症候

1）冠動脈疾患

糖尿病患者の急性心筋梗塞は，胸痛などの症状がない（無症候性）ことがある．発症時には冠動脈に多枝病変を有するなど病変進行例が多く，心不全・不整脈をきたしやすい．

2）脳血管障害

皮質枝のアテローム血栓性脳梗塞だけでなく，高血圧合併例が多いことから脳深部の細動脈病変であるLacunar梗塞も多い．

3）末梢動脈疾患

虚血の重症度分類にRutherford分類やFontaine分類がある．虚血の程度により冷感・しびれ感，虚血による間欠性跛行，または安静時疼痛，壊疽・潰瘍を呈する．糖尿病における下肢閉塞性動脈硬化症の特徴は，若年者にもみられ，性差がない．また，進行が早いのも特徴である．部位的には膝下の末梢動脈に多く，広範囲で連続的かつ複数の動脈におよび，細動脈や小動脈領域が障害されやすい．

検査・診断

1）冠動脈疾患

心電図に加え，労作性狭心症では運動負荷心電図を行う．心臓超音波検査では，心機能や壁運動異常を評価する．心筋シンチグラフィでは虚血部の信号が欠損する．冠動脈造影CTや冠動脈造影検査により狭窄部位や程度など質的診断ができる．

2）脳血管障害

超急性期脳梗塞にはCTよりもMRI拡散強調画像（diffusion weighted image：DWI）が有用であり，急性期には高信号を呈する．粥状動脈硬化に起因するアテローム血栓性脳梗塞，心原性脳塞栓症，Lacunar梗塞などの病型を評価するため頭部核磁気共鳴血管撮影（magnetic resonance angiography：MRA），頸動脈および心臓超音波検査，心電図検査を行う．

3）末梢動脈性疾患

下肢の血流障害には膝窩，足背および後脛骨動脈の拍動をみる．また下腿-上腕血圧比（ankle-brechial index：ABI）が0.9以下は末梢動脈性疾患（peripheral arterial disease：PAD）の存在を疑う．その場合，下肢CT angiographyや，MRA，血管造影検査を行う．

治療

1）血糖コントロールと大血管障害

大血管障害の治療には低血糖を回避した血糖コントロールに加え，厳格な血圧，脂質管理が必要である．血糖コントロールは細小血管障害の発症予防や進展の抑制にはHbA1c 7.0%未満を目標値としているが，厳格な血糖管理が大血管障害の発症や進展の抑制をするかについてはいまだ一定の見解が得られていない（「5 糖尿病診断基準と管理目標，図2（p.604）図4（p.606）」参照）．ACCORD試験ではHbA1cを6%台に厳格に血糖を管理したが心血管イベントを抑制することはできず，逆に低血糖リスクの増加と心血管死亡が有意に高率であった[1]．しかし，DCCT試験やUKPDS試験において糖尿病早期の厳格な血糖管理が短期間では大血管障害発症に影響しないが，その後長期間を経て発症を抑制したことから，その効果を"遺産効果（legacy effect）"と表現している．

2）大血管障害の治療

大血管障害の予防には禁煙を含めた食事，運動療法が基本となる[2]（表1）．

❶食事療法

適正体重を維持するためのエネルギー摂取の制限とエネルギー比率の適正化，飽和脂肪酸の制限，ω3系多価不飽和脂肪酸の摂取，コレステロールの摂取制限，アルコールや食塩の制限を行う．

❷運動療法

3 METs（metabolic equivalents〈METsは安静坐位の酸素消費量にあたりエネルギー消費量を表わす〉）以上の有酸素運動を中心に行う．3 METsは平地での普通速度の歩行（4 km/h）に相当する．有酸素運動にレジスタンス運動を組みあわせると，筋肉量や筋力の維持・向上につながる．少なくとも週3回以上，30分間以上が望ましい．

❸薬物療法

a）糖尿病治療薬

大血管障害抑制効果が報告されている薬剤にビグアナイド薬（biguanide）（メトホルミン），チアゾリジン薬（thiazolidine derivatives：TZD）（ピオグリタゾン），α-グルコシダーゼ阻害薬（α-glucosidase inhibitor：α-GI）（アカルボース），Na^+-グルコース共役輸送担体（sodium-glucose cotransporter：SGLT）2阻害薬（エンパグリフロジン，カナグリフロジン），GLP-1受容体作動薬（リラグルチド）がある．EMPA-REG OUTCOME試験（Empagliflozin, Cardiovascular Outcomes, and Mortality in Type 2 Diabetes Study：EMPA-REG OUTCOME Study）では心血管疾患の既往がある2型糖尿病患者にエンパグリフロジン投与により心血管死亡，非致死的心筋梗塞および脳卒中の複合発症リスクや心血管死亡が有意に減少した．また，心不全による入院も35%有意に低下した．SGLT2阻害薬の効果には血糖低下作用だけでなく脂質や血圧の改善に加え，心筋

表1 生活習慣の改善

禁煙	食事管理	体重管理	身体活動・運動	飲酒
禁煙は必須 受動喫煙を防止	減塩：食塩6g/日未満にする 適切なエネルギー量と，三大栄養素（炭水化物・蛋白質・脂肪）およびビタミン・ミネラルをバランス良く摂取する 野菜や食物繊維，果物を適量摂取する 3食を規則正しく，ゆっくりよく噛む コレステロールや飽和脂肪酸を過剰に摂取しない，魚を積極的に摂取する	定期的に体重を測定する．BMI<25であれば，適正体重を維持する BMI≧25の場合は，摂食エネルギーを消費エネルギーより少なくし，体重減少を図る	中強度以上[1)]の有酸素運動を中心に，定期的に（毎日30分以上を目標に）行う[2)] 運動療法以外の時間も，こまめに歩くなど，座ったままの生活にならないよう，活動的な生活を送るように注意を促す	アルコールはエタノール換算で1日25g[3)]以下にとどめる

1) 中等度以上とは3 METs以上の強度を意味する．METsは安静時代謝の何倍に相当するかを示す活動強度の単位．通常歩行は3 METs，速歩は4 METs，ジョギングは7 METsに相当する．
2) 運動習慣がない者には，軽い運動や短時間の運動から実施するように指導する．
3) およそ日本酒1合，ビール中瓶1本，焼酎半合，ウイスキー・ブランデーダブル1杯，ワイン2杯に相当する．
〔(2)脳心血管病予防に関する包括的リスク管理合同会議：日本内科学会雑誌 2015；**104**：824-859. より改変〕

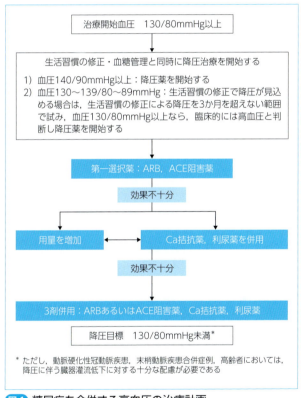

図1 糖尿病を合併する高血圧の治療計画
〔(3)日本高血圧学会高血圧治療ガイドライン作成委員会：高血圧治療ガイドライン2014，ライフサイエンス出版 2014：78. より引用〕

おける遊離脂肪酸酸化からグルコースとケトン体（βヒドロキシ酪酸〈β-hydroxybutyric acid：βOHBA〉）酸化によるエネルギー代謝向上の機序も推測されている．なお，メトホルミンおよびSGLT2阻害薬を投与するにあたり，適正使用に関する委員会よりrecommendationが発表されており，症例に応じた適切な処方が望まれる．

b）降圧薬

脳卒中には血圧管理による予防効果は認められたが，冠動脈疾患については明らかではなかった．しかし，欧米と比較して日本では脳卒中が多いことから「高血圧治療ガイドライン2014（JSH2014）」では糖尿病を合併した場合130/80 mmHg未満を目標とした厳格な降圧管理が示されている[5)]．降圧薬選択

表2 糖尿病患者の脂質管理目標値

冠動脈疾患	脂質管理目標値(mg/dL)			
	LDL-C	HDL-C	TG	non-HDL-C
なし	<120	≧40	<150	<150
あり	<100			<130

LDL-C：LDL-コレステロール．
HDL-C：HDL-コレステロール．
TG：トリグリセリド(早朝空腹時の採血による)．
non-HDL-C：non-HDL-コレステロール．
LDL-C 値は TG 値が 400 mg/dL 未満の場合，下記の Friedwald の式で計算するのが望ましい．
　LDL-C＝TC−HDL-C−TG/5(TC：総コレステロール)
TG 値が 400 mg/dL 以上，および食後採血の場合は，non-HDL-C(TC−HDL-C)を参考とする．
〔4）日本糖尿病学会（編著）：糖尿病治療ガイド 2016-2017，文光堂 2016：72．より引用〕

に際しては，アンジオテンシン II 受容体拮抗薬（angiotensin II receptor blocker：ARB），アンジオテンシン変換酵素（angiotensin-converting enzyme：ACE）阻害薬が第一選択薬として推奨されている．降圧効果が不十分な場合にはカルシウム拮抗薬や利尿薬を併用する（図1）[3]．冠動脈疾患の治療に際して β 遮断薬が使用されることがあるが，PAD の併存症例や低血糖症状をマスクするため低血糖の重症化に注意を要する．

c）脂質改善薬

糖尿病患者の脂質管理目標値は，冠動脈疾患を有しない場合には LDL-コレステロール 120 mg/dL 未満，冠動脈疾患を有する患者では 100 mg/dL 未満である．またトリグリセリドは 150 mg/dL 未満，HDL-コレステロール 40 mg/dL 以上，non-HDL-コレステロールは 150 mg/dL 未満（冠動脈疾患を有する場合 130 mg/dL 未満）を目標とする（表2）[4]．生活習慣の改善を行っても脂質の改善が得られない場合には薬物療法を考慮する．高 LDL コレステロール血症に対してはスタチンを，また高トリグリセリド血症に対してはフィブラート系薬が推奨される．

d）抗血小板薬

「糖尿病診療ガイドライン 2016」では抗血小板薬投与は糖尿病大血管障害の一次予防のためには推奨されないとしている[5]．PAD にはシロスタゾールやクロピドグレルが適応となっている．

予後

高齢者においても高血糖は大血管障害の危険因子であり，虚血性心疾患に HbA1c との関連がみられている．また，HbA1c と脳卒中発症との間に J カーブ現象がみられ，HbA1c 7.2% 未満と 8.8% 以上で脳卒中が増加した．高血糖は大血管障害のみならず認知機能の低下やフレイルなどの老年症候群を増加させる．しかし，ACCORD において厳格な血糖コントロールはかえって総死亡が増加した．そこで年齢や低血糖のリスクなどを勘案し，日本糖尿病学会と日本老年医学会の合同委員会により認知機能や日常生活動作（activities of daily living：ADL），併存疾患など患者の健康状態に基づいた「高齢者糖尿病の血糖コントロール目標（HbA1c）」が発表された〔「5 糖尿病診断基準と管理目標，図 2(p.606) 図 4 (p.608)〕．

まとめ

糖尿病診療は細小血管障害のみならず大血管障害の発症・進展を抑制することにほかならない．そのためには血糖管理のみならず血圧や脂質管理および生活習慣への介入を含めた包括的な医療が必要である．

◆◆ 文献 ◆◆

1) Action to Control Cardiovascular Risk in Diabetes Study Group：N Engl J Med 2008；**358**：2545-2559.
2) 脳心血管病予防に関する包括的リスク管理合同会議：日本内科学会雑誌 2015；**104**：824-859.
3) 日本高血圧学会高血圧治療ガイドライン作成委員会：高血圧治療ガイドライン 2014, ライフサイエンス出版 2014：78.
4) 日本糖尿病学会（編著）：糖尿病治療ガイド 2016-2017, 文光堂 2016：72.
5) 日本糖尿病学会：糖尿病診療ガイドライン 2016, 南江堂 2016.

第13章 糖尿病

22 糖尿病腎症

> **POINT**
> - 糖尿病腎症の診断は，アルブミン尿と腎機能の把握が重要である．
> - 末期腎不全への進展，心血管イベントの抑制および腎症の寛解を目指し，早期より包括的治療を行う．
> - 糖尿病腎症患者に併発する心血管イベントがその予後に影響を及ぼす．

病態

　糖尿病腎症は，糖尿病が発症してから約5〜10年の経過で，微量アルブミン尿の出現をもって臨床的に発症する．その後，顕性アルブミン尿／蛋白尿，持続的蛋白尿（一部は，ネフローゼ症候群を発症）へと進展し，さらに腎機能の低下，末期腎不全へと進行する（図1）．糖尿病腎症の発症・進展は，高血糖に起因する糸球体構成細胞，特にメサンギウム細胞内代謝異常，腎臓内血行動態異常に基づく糸球体高血圧，さらに何らかの遺伝因子の関与により，メサンギウム細胞の細胞外基質産生増加，メサンギウム領域の拡大および糸球体結節性病変（Kimmelstiel-Wilson結節）が引き起こされ，最終的に糸球体硬化を惹起する（図1）．また糸球体病変に加え，尿細管間質病変も種々の程度に併発し腎予後と関連すると考えられる．

疫学

1）糖尿病腎症の有病率（2型糖尿病を中心に）

　糖尿病患者数の増加はおもに2型糖尿病の増加によると考えられるが，2型糖尿病による糖尿病腎症の有病率に関しては，微量アルブミン尿あるいは，顕性アルブミン（蛋白）尿を有する割合として，わが国・アジア地域のみならず，欧米諸国を含む世界的規模において，いくつかの横断的データにて示されている（表1）[1〜3]．その結果，わが国を含むアジア地域における2型糖尿病患者の約30〜40％が微量アルブミン尿を呈する早期腎症であり，約10〜20％が顕性アルブミン（蛋白）尿を有していると考えられ，またアジア人は白人に比べてアルブミン尿を有する率が高い傾向にある可能性がある[1〜3]．また，アメリカにおける腎症の有病率は2005〜2008年に行われたNHANES（National Health and Nutrition Examination Survey）において，20歳以上の糖尿病患者のアルブミン尿（≧30 mg/g Cr）を有する割合は，

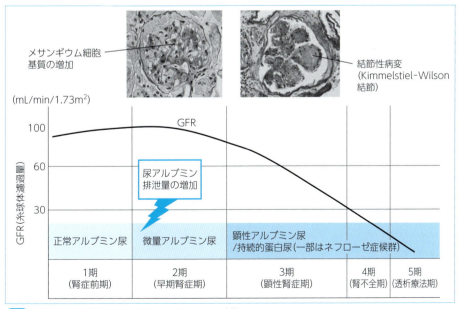

図1　糖尿病腎症の病理組織像，自然経過と病期

23.7%，また GFR の低下（eGFR＜60 mL/min/1.73 m²）を有する割合は，17.7% であったと報告されている[4]．

2）糖尿病腎症の罹患率

わが国における糖尿病腎症の累積罹患率は，30歳以前に発症した1型糖尿病患者620人と2型糖尿病患者958人についての報告によると，1型・2型糖尿病ともに，その発症から5～10年後には糖尿病腎症を発症し，30年後の累積発症率は，1型糖尿病患者では 20.2%，2型糖尿病患者では 44.4% であった[5]．また，1型糖尿病では，約20年後からは糖尿病腎症発症率はほぼプラトーに達するのに対して，2型糖尿病では，30年まで増加傾向を示した．一方，Hasslacher らは1型糖尿病患者312人と2型糖尿病患者496人における累積罹患率は，糖尿病罹病期間が約20年後，各々 28%，27% と同等であり，また，蛋白尿出現からの腎不全へ移行する割合もほぼ同等であると報告している[6]．このように糖尿病腎症の罹患率は，1型あるいは2型糖尿病，人種や国別の統計，また治療目標の達成度などにより異なっている．

3）わが国の糖尿病腎症による透析導入患者数の推移

わが国の維持透析療法中の患者数は，2015年末の日本透析医学会の統計データによると，32万人を超えるに至っている．また新規透析療法導入患者における原疾患の推移において，糖尿病腎症は，1998年より慢性糸球体腎炎を抜いて透析療法導入症例の第1位となり，年間新規透析療法導入患者の 43.7%（16,072人）を占めるに至っている．さらに慢性維持透析患者における主要原疾患もまた，2011年から糖尿病腎症が第1位となっている．

表1 糖尿病腎症（2型糖尿病）の有病率

	微量アルブミン尿	顕性アルブミン（蛋白）尿
JDDM[1] 日本人 n=8,897	31.6%	10.5%
MAP[2] アジア人 n=5,549（日本人含まず）	39.8%	18.8%
DEMAND[3]		
白人 n=9,441	33%	7.6%
ヒスパニック n=1,180	44%	10%
アジア人 n=9,111	43%	12%

JDDM（Japan Diabetes Clinical Data Management Study Group，糖尿病データマネジメント研究会），MAP（MicroAlbuminuria Prevalence），DEMAND（Developing Education on Microalbuminuria for Awareness of renal and cardiovascular risk in Diabetes）．
(1) Yokoyama H, et al.: *Diabetes Care* 2007；**30**：989-992．2) Wu AY, et al.: *Diabetologia* 2005；**48**：17-26．3) Parving HH, et al.: *Kidney Int* 2006；**69**：2057-2063．より作成］

主要症候

早期腎症に特有の症状はないが，高血圧を合併していることが多い．糖尿病腎症の進行にしたがい，蛋白尿の増加あるいはネフローゼ症候群に伴う症状（体液量過剰による浮腫・高血圧など）が出現する．糖尿病腎症患者では，他の腎疾患と比較して血中 Cr 値がそれほど高値でなくとも，肺水腫・溢水状態となり緊急に透析療法が必要となることもある．さら

表2 糖尿病腎症の早期診断基準

1．測定対象：尿蛋白陰性か軽度陽性（＋1程度）の糖尿病患者
2．必須項目
　尿中アルブミン値：30～299 mg/g Cr　3回測定中2回以上
3．参考事項
　尿中アルブミン排泄量：30～299 mg/24 時間または，20～199 μg/分
　尿中Ⅳ型コラーゲン値：7～8 μg/g Cr 以上
　腎サイズ：腎肥大

検尿条件：
なるべく午前中の随時尿を用いる．通院条件によっては容易に上記の基準を上回る可能性があるため，来院後一定の時間を経て採尿する．早朝尿を用いるなどの工夫も必要である．
測定法：アルブミンを免疫測定法で測定し，同時に尿中クレアチニン（Cr）値も測定する．
注意事項：
1）高血圧（良性腎硬化症），高度肥満，メタボリックシンドローム，尿路系異常・尿路感染症，うっ血性心不全などでも微量アルブミン尿を認めることがある．
2）高度の希釈尿，妊娠中・月経時の女性，過度な運動後，過労，感冒などの条件では，検査を控える．
3）定性法で微量アルブミン尿を判定するのはスクリーニングの場合に限り，後日必ず上記定量法で確認する．
4）血糖や血圧コントロールが不良な場合，微量アルブミン尿の判定は避ける．

〔糖尿病性腎症合同委員会：糖尿病性腎症の新しい早期診断基準．糖尿病 2005；**48**：757-759 より〕

に，腎不全の進行とともに，他の腎疾患と同様に様々な尿毒素症状(腎性貧血・食欲低下など)が出現する．また糖尿病腎症が進展した患者では，糖尿病網膜症・末梢神経障害・動脈硬化性疾患(虚血性心疾患・閉塞性動脈硬化症・脳血管障害など)を合併していることが多く，それらに伴う症状を有する可能性がある．

診断・検査

臨床的な糖尿病腎症の診断と進展度は，尿中アルブミン排泄量とGFRに基づいた病期分類により把握する．尿中アルブミンは，随時尿(なるべく午前中)の尿中アルブミン値とCr値から尿中Cr 1 gあたりを1日排泄量として算出し，GFRは血清クレアチニン値あるいは血清シスタチンC値をもとに推算糸球体濾過量(eGFR)として算出する．尿中アルブミン値<30 mg/g Crでは腎症前期，微量アルブミン尿(30〜299 mg/g Cr，日をかえて3回測定中2回以上)が確認できれば早期腎症期とする(表2)．尿アルブミン値≧300 mg/g Cr(顕性アルブミン尿/蛋白尿)では顕性腎症期，さらにeGFR<30 mL/min/1.73 m^{2}をもって腎不全期(アルブミン尿/蛋白尿の程度は問わない)と分類する(表3)．なお，糖尿病腎症の診断には他の腎疾患の鑑別が重要であるが，①糖尿病発症の初期(5年以内)から蛋白尿を認める例，②糖尿病腎症の臨床経過にあわない急激な腎機能低下，③突然の大量の蛋白尿などを示す例，④中等度以上(赤血球50個/視野以上)の血尿や活動性を示す尿沈査が認められる例，⑤糖尿病網膜症がない例では，糖尿病腎症以外の腎疾患を鑑別するために，腎生検による診断も考慮すべきである．また，アルブミン尿の増加を伴わずに腎機能低下が先行する例もあることから注意が必要である．

慢性腎臓病(CKD)は，腎障害の存在(アルブミン尿・蛋白尿・血尿・画像的異常など)とGFR<60 mL/min/1.73 m^{2}未満の低下のいずれかあるいは，両方が3か月以上続く疾患群と定義される．糖尿病腎症を含むCKDにおいて，アルブミン尿および腎機能の低下は，末期腎不全のみならず心血管疾患の独立した危険因子である，いわゆる"心腎連関"として認識されている．CKDの重症度は，末期腎不全への進展・心血管疾患の発症リスクとして，GFRおよびアルブミン尿の程度によりその分類が視覚的にとらえられやすいように作成されている(表4)．

治療

糖尿病腎症に対する治療は，末期腎不全への進展抑制ならびに心血管疾患の発症抑制を目指す(心腎連関を断ち切る)ことが肝要である．腎機能の悪化因子は，高血糖，高血圧のみならず，脂質異常，肥

表3 糖尿病腎症の病期分類

病期	尿アルブミン値(mg/gCr)あるいは尿蛋白値(g/gCr)	GFR(eGFR)(mL/分/1.73 m^2)
第1期(腎症前期)	正常アルブミン尿(30未満)	30以上[注2]
第2期(早期腎症期)	微量アルブミン尿(30〜299)[注3]	30以上
第3期(顕性腎症期)	顕性アルブミン尿(300以上)あるいは持続性蛋白尿(0.5以上)	30以上[注4]
第4期(腎不全期)	問わない[注5]	30未満
第5期(透析療法期)	透析療法中	

注1：糖尿病性腎症は必ずしも第1期から順次第5期まで進行するものではない．本分類は，厚労省研究班の成績に基づき予後(腎，心血管，総死亡)を勘案した分類である(URL：http://mhlw-grants.niph.go.jp/. Wada T, Haneda M, Furuichi K, Babazono T, Yokoyama H, Iseki K, Araki SI, Ninomiya T, Hara S, Suzuki Y, Iwano M, Kusano E, Moriya T, Satoh H, Nakamura H, Shimizu M, Toyama T, Hara A, Makino H：The Research Group of Diabetic Nephropathy, Ministry of Health, Labour, and Welfare of Japan. Clinical impact of albuminuria and glomerular filtration rate on renal and cardiovascular events, and all-cause mortality in Japanese patients with type 2 diabetes. Clin Exp Nephrol, 2013 Oct 17.[Epub ahead of print])

注2：GFR 60 mL/分/1.73 m^{2}未満の症例はCKDに該当し，糖尿病性腎症以外の原因が存在し得るため，他の腎臓病との鑑別診断が必要である．

注3：微量アルブミン尿を認めた症例では，糖尿病性腎症早期診断基準に従って鑑別診断を行った上で，早期腎症と診断する．

注4：顕性アルブミン尿の症例では，GFR 60 mL/分/1.73 m^{2}未満からGFRの低下に伴い腎イベント(eGFRの半減，透析導入)が増加するため注意が必要である．

注5：GFR 30 mL/分/1.73 m^{2}未満の症例は，尿アルブミン値あるいは尿蛋白値に拘わらず，腎不全期に分類される．
しかし，特に正常アルブミン尿・微量アルブミン尿の場合は，糖尿病性腎症以外の腎臓病との鑑別診断が必要である．

【重要な注意事項】本表は糖尿病性腎症の病期分類であり，薬剤使用の目安を示した表ではない．糖尿病治療薬を含む薬剤特に腎排泄性薬剤の使用に当たっては，GFR等を勘案し，各薬剤の添付文書に従った使用が必要である．

〔糖尿病性腎症合同委員会，他：糖尿病性腎症病期分類2014の策定(糖尿病性腎症病期分類改訂)について．日本腎臓学会誌 2014；**56**：547-552より〕

表4 CKDの重症度分類

原疾患	蛋白尿区分		A1	A2	A3
糖尿病	尿アルブミン定量 (mg/日) 尿アルブミン/Cr比 (mg/g Cr)		正常 30 未満	微量アルブミン尿 30〜299	顕性アルブミン尿 300 以上
高血圧 腎炎 多発性嚢胞腎 移植腎 不明 その他	尿蛋白定量 (g/日) 尿蛋白/Cr比 (g/g Cr)		正常 0.15 未満	軽度蛋白尿 0.15〜0.49	高度蛋白尿 0.50 以上
GFR区分 (mL/分/1.73 m^2)	G1	正常または高値	≧90		
	G2	正常または軽度低下	60〜89		
	G3a	軽度〜中等度低下	45〜59		
	G3b	中等度〜高度低下	30〜44		
	G4	高度低下	15〜29		
	G5	末期腎不全 (ESKD)	<15		

重症度は原疾患・GFR区分・蛋白尿区分を合わせたステージにより評価する．CKDの重症度は死亡，末期腎不全，心血管死亡発症のリスクを□のステージを基準に，□，□，■の順にステージが上昇するほどリスクは上昇する．
〔日本腎臓学会編：1. CKDの定義，診断，重症度分類．CKD診療ガイド 2012. 東京医学社，2012；3. より〕

満，高尿酸，喫煙など多数あり，それらの多くは動脈硬化症の危険因子と共通しているため，これら両者に共通する多数の危険因子を適切に管理する必要がある（図2）．近年の多くの臨床研究の結果，血糖・血圧・脂質管理を中心とした包括的治療により，糖尿病腎症の発症・進展の抑制のみならず，寛解に導くことができ（特に早期腎症から腎症前期への寛解），さらに腎機能の保持および心血管疾患の発症抑制にもつながる可能性が示された[7〜10]．また包括的治療は，生活習慣の改善（食事・運動療法），薬物療法など多岐にわたるため，医師・看護師・管理栄養士を中心に構成される医療チームにより各職種が治療方針の計画と実施・患者教育について互いに共有・連携して行うことが治療効果を発揮するうえで重要である．

1）生活習慣の改善

適正体重を維持（BMI＜25）するために，年齢，活動度，糖尿病腎症の病期，他の合併症の有無と重症度，個々のライフスタイル，アドヒアランスを考慮にいれ，後述2）および3）の食事療法・運動療法を行う．また，禁煙，過度な飲酒を避けるよう指導を行う．

2）食事療法

❶ 摂取エネルギー量

肥満度・活動度を考慮にいれ，25〜30 kcal/標準体重(kg)/day を〔高度肥満の場合には，20〜25 kcal/標準体重(kg)/day とすることもある〕，蛋白質制限を行う場合にはその程度に応じて，栄養障害に陥らないよう 25〜35 kcal/標準体重(kg)/day とする．

❷ 蛋白質

腎症前期〜早期腎症期では，過剰な蛋白質摂取〔＞1.3 g/標準体重(kg)/day〕を避け，進行した糖尿病腎症では摂取蛋白質の制限を考慮する〔後述7)〕．

❸ 食塩摂取制限

腎症前期・早期腎症で高血圧を有している場合，顕性腎症以降の病期では食塩摂取 6 g/day 未満とする．

❹ カリウム(K)・リン(P)制限

顕性腎症期では原則 K 制限は必要ないが，高カリウム血症を併発した際には，2 g/day 未満の K 制限を，腎不全期では，1.5 g/day 未満を目安に行う．腎不全期で，高リン血症を併発した際には，P 制限を行う（ただし，蛋白質摂取量と関連あり）．

3）運動療法

血圧・尿アルブミン/蛋白・腎機能・大血管障害・網膜症の程度を慎重にみながら適切な指導を行う必要があるが，増殖網膜症・虚血性心疾患の急性期などを有する場合は糖尿病腎症の病期にかかわらず激しい運動を避ける．腎症前期・早期腎症期では，糖尿病に対する運動療法に準じた運動を，顕性腎症においては原則として運動は可であるが，過激な運動は避け，個々に応じて運動の程度を調節する．腎不全期では，運動は制限するが，日常生活における活動低下をきたさぬよう適度な運動（散歩やラジオ体操など）を行うよう指導する．勤務・家事については，腎症前期〜顕性腎症期では特に制限はないが，腎不全期では，残業・夜勤は避け，いずれも疲労を

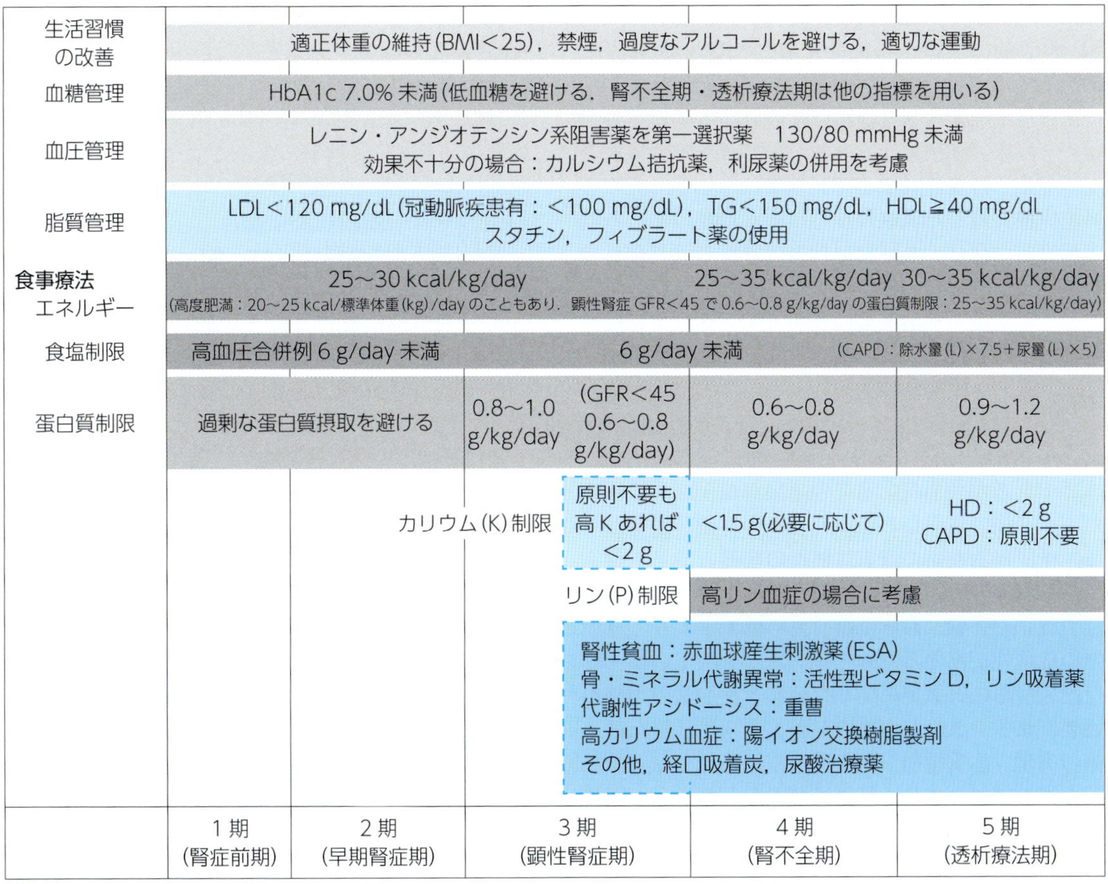

		1期(腎症前期)	2期(早期腎症期)	3期(顕性腎症期)	4期(腎不全期)	5期(透析療法期)
生活習慣の改善		適正体重の維持(BMI<25),禁煙,過度なアルコールを避ける,適切な運動				
血糖管理		HbA1c 7.0% 未満(低血糖を避ける,腎不全期・透析療法期は他の指標を用いる)				
血圧管理		レニン・アンジオテンシン系阻害薬を第一選択薬　130/80 mmHg 未満 効果不十分の場合:カルシウム拮抗薬,利尿薬の併用を考慮				
脂質管理		LDL<120 mg/dL(冠動脈疾患有:<100 mg/dL),TG<150 mg/dL,HDL≧40 mg/dL スタチン,フィブラート薬の使用				
食事療法	エネルギー	25~30 kcal/kg/day (高度肥満:20~25 kcal/標準体重(kg)/dayのこともあり.顕性腎症 GFR<45 で 0.6~0.8 g/kg/day の蛋白質制限:25~35 kcal/kg/day)			25~35 kcal/kg/day	30~35 kcal/kg/day
	食塩制限	高血圧合併例 6 g/day 未満	6 g/day 未満			(CAPD:除水量(L)×7.5+尿量(L)×5)
	蛋白質制限	過剰な蛋白質摂取を避ける	0.8~1.0 g/kg/day	(GFR<45 0.6~0.8 g/kg/day)	0.6~0.8 g/kg/day	0.9~1.2 g/kg/day
	カリウム(K)制限			原則不要も 高Kあれば <2 g	<1.5 g(必要に応じて)	HD:<2 g CAPD:原則不要
	リン(P)制限				高リン血症の場合に考慮	
					腎性貧血:赤血球産生刺激薬(ESA) 骨・ミネラル代謝異常:活性型ビタミンD,リン吸着薬 代謝性アシドーシス:重曹 高カリウム血症:陽イオン交換樹脂製剤 その他,経口吸着炭,尿酸治療薬	

図2 糖尿病腎症の治療
末期腎不全への進展と心血管疾患の発症抑制を目指し,病期と個々に応じた治療を,チーム医療により包括的に行う.
TG(トリグリセリド),CAPD(連続携行式腹膜透析),HD(血液透析療法).

感じない範囲で行う.

4) 血糖コントロール

血糖コントロールは糖尿病治療の基本であり,高血糖の持続が糖尿病腎症を含む糖尿病合併症の発症・進展に最も寄与している.厳格な血糖コントロールの早期糖尿病腎症の発症阻止あるいは,早期腎症から顕性腎症への進展阻止に対する有効性は,1型あるいは2型糖尿病を対象とした大規模臨床研究により明らかにされている[11].特にわが国で行われた Kumamoto study では,HbA1c 値 6.9% 未満,食後血糖値 180 mg/dL 未満,空腹時血糖値 130 mg/dL 未満では糖尿病腎症および網膜症の発症・進展が有意に抑制されることが示され,これらの結果を踏まえ腎症を含む細小血管合併症の発症・進展を抑制するための HbA1c 値は 7.0% 未満を目標とすることが提唱された.

顕性腎症期~腎不全期への進展抑制に対する血糖コントロールの有効性を示した前向き研究はなく,血糖コントロール単独での進展抑制は困難である可能性がある.しかし,透析導入時あるいは,血液透析患者における血糖管理不良が透析導入後の予後あるいは心血管疾患の発症に影響を及ぼす可能性が報告されているため,腎不全期・透析療法期においても血糖コントロールは軽視できない.

腎不全期~透析療法期では腎性貧血とそれに対する赤血球造血刺激製薬(erythropoiesis stimulating agent:ESA)による治療,また透析患者では赤血球寿命も短縮するため,HbA1c 値が低値となり血糖コントロール状況を正しく反映しない.グリコアルブミン(糖化アルブミン〈glycated albumin:GA〉)はそれらの影響を受けないので,特に保存期腎不全期~透析期における血糖コントロールの指標として有用である.「血液透析患者の糖尿病治療ガイド2012」において,随時血糖値(透析前血糖値:食後約2時間血糖値)180~200 mg/dL 未満,GA 値 20.0% 未満,また心血管イベントの既往歴を有し,低血糖傾向のある対象者には GA 値 24.0% 未満を血糖コントロールの暫定的目標値として提唱されている.腹膜透析患者では,透析液中へのアルブミン漏出により低値を示すことがあるため,血糖値を指標

5) 低血糖の回避と腎機能に応じた糖尿病治療薬の選択

糖尿病治療薬として作用機序の異なる多種類の薬物が実臨床で使用可能であるが，それらの糖尿病腎症の発症・進展に対する抑制効果について，その優劣を直接比較した試験はないため，現在のところ糖尿病腎症の発症・進展抑制効果に対するそれぞれの糖尿病治療薬間の優劣は明らかにされていない．しかし，近年糖尿病治療薬のなかでインクレチン関連薬（DPP IV 阻害薬〈dipeptidy-peptidase IV inhibiter〉，GLP-1 受容体作動薬）[12,13]ならびに Na$^+$-グルコース共役輸送担体（sodium-glucose cotransporter：SGLT）2 阻害薬の腎保護効果[14,15]についてのエビデンスが大小臨床研究の結果が報告されているため，今後のさらなる臨床データの蓄積が期待される．糖尿病治療薬の選択は個々の病態に応じて行うが，腎機能低下が進行した例や高齢者では，薬物動態の変化や腎臓における糖新生の低下により，低血糖の危険性が高まるため，インスリンあるいは，経口糖尿病薬の腎機能に応じた種類と投与量の調整が必要になる．厳格な血糖コントロールが重篤な低血糖の出現，体重増加，致死性不整脈の誘発などから死亡率の増加をまねく可能性があるとの結果が報告されているため[16]，特に，長い糖尿病罹患歴・高齢者・心血管病の既往を有する患者では，低血糖を起こさないよう個々のリスクに応じた血糖コントロールが必要である．その他，低血糖は，進行した網膜症を有する患者に対する急激な血糖改善による一時的な悪化，認知症などとも関連することが報告されているため注意を要する．

6) 血圧コントロール

高血圧は糖尿病腎症の成因および進展因子であるためその管理は重要である．これまでに糖尿病腎症に対するレニン・アンジオテンシン系（renin-angiotensin system：RAS）阻害薬の有効性を検証する多くの大規模なランダム化比較試験が行われた結果，アンジオテンシン変換酵素（angiotensin converting enzyme：ACE）阻害薬，アンジオテンシンII受容体拮抗薬（angiotensin II recepter blocker：ARB）ともに，正常から早期腎症の発症，早期腎症から顕性腎症への進行，さらに顕性腎症における腎機能低下を有意に抑制することが示されている[11]．したがって，高血圧を合併した腎症症例では，第一選択薬として，RAS 阻害薬を用い，130/80 mmHg 未満を目標に適宜用量を調整する．目標血圧を達成できない場合，カルシウム拮抗薬（特に心血管イベントの既往がある場合），利尿薬（浮腫など体液過剰状態の場合）などを併用する．なお，RAS 阻害薬を投与する際，投与後の急速な腎機能低下とKの上昇には十分に注意をはらう必要があり，特に ACE 阻害薬と ARB あるいはレニン阻害薬の併用はこれらの有害作用がより生じやすいため避ける．RAS 阻害薬としては，その他，スピロノラクトンがあるが，腎症の発症・進展抑制効果については今後の大規模臨床研究による検証が必要である．

7) 食事療法（蛋白質制限食）

わが国では顕性腎症期から 0.8 g～1.0 g/標準体重 kg/day，腎不全期では 0.6～0.8 g/標準体重(kg)/1.73 m^2 の蛋白質制限を行うことが推奨されている．なお，顕性腎症期でも GFR＜45 mL/min/1.73 m^2 から 0.6～0.8 g/標準体重 kg/day の蛋白質制限を考慮する．

蛋白質制限の腎症抑制効果に関するこれまでの臨床研究の結果から，現在のところ"効果が期待できる""期待できない"が混在し，十分なエビデンスがあるとはいい難いが[17,18]，蛋白質制限の腎保護効果に対する効果を否定するものではなく，糸球体高血圧/過剰濾過の改善による腎保護，P 負荷の軽減，酸負荷の軽減，尿毒素症状出現および透析導入遅延などによる糖尿病腎症の進展抑制効果が期待できる可能性はある．しかし，画一的な蛋白質制限の指導は適切ではなく，個々の年齢，病態，リスク，アドヒアランスなどを総合的に判断して行われるべきであると考えられる．また，蛋白質制限を開始した後は，蛋白尿，腎機能の推移とともに，サルコペニアを含む栄養状態の評価も行う必要がある．

8) 脂質代謝異常の管理

脂質代謝異常は，腎症の進展のみならず心血管疾患発症の危険因子であるため，その管理は重要である．スタチン（HMG-CoA 還元酵素阻害薬）による脂質低下療法が腎保護作用を示すとの臨床試験の結果がいくつか報告されているが，腎保護効果の機序については今後のさらなる検討が必要である．さらに，2 型糖尿病腎症に対するフィブラート系薬の有効性が大規模臨床試験にて示されている[19]．したがって，脂質代謝異常を伴う糖尿病腎症では，スタチン薬，フィブラート系薬などによる加療が必要であるが，GFR＜60 mL/min/1.73 m^2 では横紋筋融解症の発症には十分注意が必要である．なお，脂質の管理目標としては，LDL コレステロール値＜120 mg/dL（心血管疾患既往ありの場合＜100 mg/dL），トリグリセリド値＜150 mg/dL，HDL コレステロール値≧40 mg/dL とする．

9) 包括的治療

デンマークのステノ糖尿病センターで行われた Steno-2 study は，糖尿病腎症を含む糖尿病合併症に対する包括的治療の重要性を示した．微量アルブミン尿を有する 2 型糖尿病患者に対して，医師，看護師，栄養士からなるプロジェクトチームにより，厳

格な血糖，血圧管理に加え，血清コレステロールの管理，ACE阻害薬かアンジオテンシンII受容体拮抗薬の投与，ビタミン/ミネラル投与，アスピリン投与，食事・運動指導を行なった包括的治療の糖尿病腎症を含む合併症の進展に対する効果が，通常治療群と比較検討された．この研究結果（7.8年間の観察）により，早期腎症から顕性腎症への進展は，通常治療群と比較して包括的治療群で61％減少しており，また，30％の患者では微量アルブミン尿の正常化がみられ，さらに心血管疾患もまた，包括的治療群で53％減少した[7,20]．試験終了後の5.5年間の追跡観察をした結果，血糖値，コレステロール値，血圧値に通常治療群と包括的治療群の間に差はなくなっていたが，試験開始から7.8年間の包括的治療が，総死亡率約50％低下をはじめ，心血管死，糖尿病腎症の増悪の抑制に寄与していた[8]．さらに介入開始後21.2年における観察において元々の包括的療法群は通常治療群と比較して中央値で7.9年生存が長く，ランダム化後から最初の心血管イベント発症までの期間も8.1年，包括的治療群で長かった．また末梢神経障害を除くすべての細小血管合併症の発症・進展に対するハザード比（hazard ratio：HR）も包括的治療群で低下を認めた（HR：0.52～0.67）[21]．これらの結果は，糖尿病腎症を有する患者に対する早期からの包括的治療は，心血管疾患の発症，腎症を含む細小血管合併症の進展，さらに長期的な生存を達成する可能性があることを示している．

近年，日本人2型糖尿病患者において，血糖，血圧，脂質に対する厳格な統合的強化治療（治療目標：HbA1c＜6.2％，血圧＜120/75 mmHg，LDL-コレステロール＜80 mg/dL（冠動脈疾患既往の場合＜70 mg/dL），HDL-コレステロール≧40 mmHg，トリグリセリド＜120 mg/dL）の血管合併症，総死亡に対する有効性を現行標準治療と比較した臨床試験（J-DOIT3）の結果が報告された．腎症に関しては，腎イベント（アルブミン尿の発症・進展，血清Cr値の倍化，腎代替え療法）が標準治療群と比べて強化治療群で32％有意に低下した．日本人2型糖尿病患者の血糖，血圧，脂質に対する目標値を厳格にすべきか否か今後の検証が必要である[22]．

10）腎不全期における治療

腎不全期の治療は，前述の血糖・血圧・脂質代謝異常の管理を引き続き行うが，くわえて，腎不全の進行に伴う腎不全関連合併症（腎性貧血，骨・ミネラル代謝異常，代謝性アシドーシス，高カリウム血症）の評価と治療も併せて行う必要がある．ESA，活性型ビタミンD3，重曹，リン吸着薬，高カリウム血症治療のためのイオン交換樹脂製剤，経口吸着炭製剤などを個々に応じて用いる．

11）予後：腎症の進展率および心血管疾患との関連

UKPDS（The United Kingdom Prospective Diabetes Study）64にて，新規に2型糖尿病と診断された5,097人を対象とした糖尿病腎症の年間進展率と死亡率が示されている．その報告によると，正常アルブミン尿から微量アルブミン尿への年間進展率：2.0％，微量アルブミン尿から顕性蛋白尿への進展率：2.8％，顕性蛋白尿から腎不全への進展率：2.3％であり，また糖尿病の診断から10年後の微量アルブミン尿，顕性蛋白尿，腎不全の罹患率はそれぞれ，24.9％，5.3％，0.8％であった．一方，各病期の心血管疾患による年間死亡率は，正常アルブミン尿：1.4％，微量アルブミン尿：3.0％，顕性蛋白尿：4.6％，腎不全：19.2％/年と腎症病期の進行とともに増加を認めた[23]．

◆◆ 文 献 ◆◆

1) Yokoyama H, et al.：Diabetes Care 2007；30：989-992.
2) Wu AY, et al.：Diabetologia 2005；48：17-26.
3) Parving HH, et al.：Kidney Int 2006；69：2057-2063.
4) de Boer IH, et al.：JAMA 2011；305：2532-2539.
5) Yokoyama H, et al.：Kidney Int 2000；58：302-311.
6) Hasslacher C, et al.：Nephrol Dial Transplant 1989；4：859-863.
7) Gaede P, et al.：N Engl J Med 2003；348：383-393.
8) Gaede P, et al.：N Engl J Med 2008；358：580-591.
9) Araki S, et al.：Diabetes 2005；54：2983-2987.
10) Araki S, et al.：Diabetes 2007；56：1727-1730.
11) Kitada M, et al.：World J Diabetes 2014；5：342-356
12) Penno G, et al.：Nutr Metab Cardiovasc Dis 2016；26：361-373.
13) Marso SP, et al.：N Engl J Med 2016；375：311-322.
14) Zinman B, et al.：N Engl J Med 2015；373：2117-2128.
15) Wanner C, et al.：N Engl J Med 2016；375：323-334.
16) Goto A, et al.：BMJ 2013；347：f4533
17) Koya D, et al.：Diabetologia 2009；52：2037-2045.
18) Nezu U, et al.：BMJ Open 2013；3：e002934
19) Keech A, et al.：Lancet 2005；366：1849-1861.
20) Gaede P, et al.：Nephrol Dial Transplant 2004；19：2784-2788.
21) Gæde P, et al.：Diabetologia 2016；59：2298-2307.
22) Ueki K, et al.：Lancet Diabetes Endocrinol 2017；5：951-964.
23) Adler AI, et al.：Kidney Int 2003；63：225-232.

第13章 糖尿病

23 糖尿病網膜症

POINT

- 有病率とわが国の患者数推計から糖尿病網膜症を有する人が312万人～774万人とされる.
- 増殖網膜症(PDR)で新生血管や増殖膜が存在していても,黄斑浮腫(ME),硝子体出血や牽引性網膜剥離をきたさない限り症状が出ないことも多い.
- Davis分類での増殖前糖尿病網膜症や福田分類での悪性網膜症のB1期以上で汎網膜光凝固(PRP)が推奨されてきた.

病態

　糖尿病網膜症は段階によって様々な臨床所見を呈する.毛細血管瘤,網膜出血,軟性白斑,網膜浮腫,硬性白斑,新生血管,線維血管増殖といった所見は初期から段階的に発症していくものであり初期から新生血管や増殖膜が発症することはない.それは網膜微小血管の障害によりまずは血管透過性亢進から始まり血管閉塞,血管新生という段階,つまり病勢の変化・悪化がその病態の本質であり糖尿病網膜症を理解するうえで重要な点である.また各段階における主病態は,血管透過性亢進(単純網膜症),血管閉塞(増殖前網膜症),血管新生(増殖網膜症)と考えることができる.

疫学

　糖尿病網膜症は腎症,神経障害とならぶ糖尿病3大合併症である[1].Wisconsin Epidemiologic Study of Diabetic Retinoipathy(WESDR)では1型糖尿病患者では罹病期間20年でほぼ全例に,2型糖尿病患者では15年で約80%に糖尿病網膜症が認められたと報告されている[2].以前は成人の失明原因第一位であったが,様々な網膜症に対する治療の効果により現在では第二位となっている.しかしわが国でも食事の欧米化や2型糖尿病の若年化の傾向にあることより今後も重要な疾患である.
　わが国の2007年の厚生労働省による国民健康・栄養調査によれば,糖尿病が強く疑われる人が890万人,糖尿病の可能性が否定できない人が1,320万人であり合計すると2,210万人が糖尿病をもっていると推測される.また近年のメタ解析により糖尿病網膜症の有病率は35%で,増殖糖尿病網膜症(proliferative diabetic retinopathy:PDR),糖尿病黄斑症がそれぞれ7%でありそのうち視力低下の可能性がある網膜症は12%であった[3].つまりこの有病率とわが国の患者数推計から糖尿病網膜症を有する人が312万人～774万人,PDR,糖尿病黄斑症がそれぞれ62万人～155万人,視力に影響を及ぼす網膜症が107万人～265万人となる.

主要症候

　初期はほとんどの場合は無症状で視力低下することはない.網膜症の進展に伴い徐々に網膜出血や黄斑浮腫(macular edema:ME)が生じ,視力低下や変視症を認めるようになる.視力低下の原因は初期ではMEによるものが多いが,進行し増殖性変化をきたすと硝子体出血や広範囲な眼底出血を伴い,飛蚊症や急激な視力低下を示す.血管新生緑内障に陥ると眼圧上昇による視神経障害が生じ,視野の悪化や眼痛などの症状が現れる.しかしPDRで新生血管や増殖膜が存在していても,ME,硝子体出血や牽引性網膜剥離をきたさない限り症状が出ないことも多く,そのために発見が遅くなり視力予後が悪くなることがある.つまり症状出現時にはかなり網膜症が進行しているケースも多く,本項「検査」に示す検査や定期検診が重要となる.

検査

1)眼底検査

　人間ドックや検診などでは散瞳せずに行える無散瞳眼底カメラで写真を撮り,その後に眼科医もしくは内科医によってスクリーニングされることが多い.眼科外来での診察であれば,散瞳後に倒像鏡で網膜全体を検査する.そこで網膜症がない場合や初期の単純網膜症であれば診察は終了するが,MEや網膜症変化がみられた場合は以降の検査を行う(図1a).

2)フルオレセイン蛍光眼底造影検査

　フルオレセイン蛍光眼底造影検査(fluorescein angiography:FA)は,眼底検査やOCTにてMEや網膜の虚血や血管異常を認めた場合に行う.所要時間は10分程度であり外来で容易に行える.たとえばMEの場合であれば毛細血管瘤からの局所的漏出なのかそれともびまん性漏出なのかが,治療法を選択

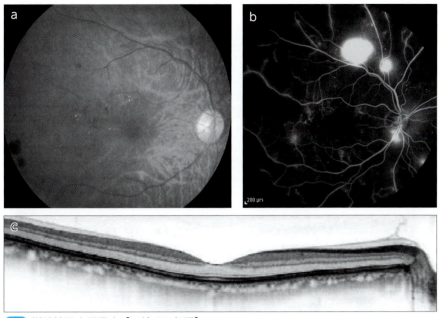

図1 増殖糖尿病網膜症【口絵21参照】
a：眼底写真，b：フルオレセイン蛍光眼底造影検査（新生血管からの病出），c：光干渉断層計．

するうえで重要となる．また無血管領域があればその程度により汎網膜光凝固（panretinal photocoagulation：PRP）の適応かどうかの判断基準になる（図1b）．

3）光干渉断層計

光干渉断層計（optical coherence tomography：OCT）は非侵襲的に眼底の詳細な断層画像を撮像できる機器で，解像度は3〜5μである．眼底疾患の病態解明に貢献しており眼科臨床に不可欠な機器となっている．特に眼底検査でもはっきりしないMEや黄斑牽引の存在を同定するときに役立つ（図1c）．

診 断

網膜症の管理，治療を考慮する際に網膜症の進行度を把握し，予後を予測しうる分類法が非常に有用になる．多様な網膜所見の有無，程度をグレーディングすることにより網膜症の重症度を的確にとらえうる分類が考案されてきた．病期分類にはDavis分類，新福田分類，ETDRS（Early Treatment Diabetic Retinopathy Study）分類，国際糖尿病網膜症重症度分類などが提唱されているが現在統一されたものはない．

1）Davis分類

網膜症なし，単純網膜症，増殖前網膜症，増殖網膜症の4期に分類されており，わが国では増殖前網膜症が汎網膜光凝固の時期として広く受け入れられており網膜症管理において煩雑さがなく理解しやすい分類として評価されている．

しかし欧米諸国ではほとんど使用されることはない．その理由として欧米諸国では網膜症に対して蛍光眼底造影（fluorescein fundus angiography：FAG）検査は積極的には行われておらず，血管閉塞を主体とする増殖前網膜症の同定は重要視されていない．また各病期の病態の幅が広いため病変の改善や増悪などの評価をすることが困難であるためと思われる．

❶ 単純網膜症

軽症・中等度の非増殖網膜症である．毛細血管瘤，網膜出血，硬性白斑，網膜浮腫を認める時期で病変が網膜の中心である黄斑部まで及ばなければ視力低下はない．

❷ 増殖前網膜症

重症の非増殖網膜症であり，単純網膜症からPDRへの移行段階の病期である．網膜表層の微小血管閉塞による軟性白斑，数珠状網膜静脈拡張（venous beading）などが代表的な，静脈の変形・拡張，および血管閉塞に隣接している部位に起こる網膜内細小血管異常（intraretinal microvascular abnormality：IRMA）が出現する．

❸ 増殖網膜症

新生血管が発生した段階からPDRとなる．網膜内に限局していた病変が網膜の前面や硝子体中に波及・進展していき網膜前出血，硝子体出血や牽引性網膜剥離などを引き起こす．高度の視力障害をきたし無治療であれば直ちにPRPや硝子体手術などが必要になってくる．

2）新福田分類

1970年に福田らによって作成されその後幾度かの改定を重ねた現在は新福田分類として知られている．網膜症を大きく"良性網膜症"と"悪性網膜症"に大別し悪性網膜症のなかの活動性の高い網膜症と低い網膜症を設定している．臨床的には悪性網膜症が増殖前網膜症から始まっており，この時期が光凝固などの治療介入が必要な時期と考えると理解しやすい．また，他の分類と異なる特徴は合併症として，黄斑病変（M），牽引性網膜剝離（D），血管新生緑内障（G），虚血性視神系症（N）を記載するようになっており，さらに治療した際は網膜光凝固（P），硝子体手術（V）を記載する．もう1つの特徴としては，増殖前網膜症に一度分類されても，光凝固などの治療により沈静化した場合は増殖停止網膜症として分類される点があげられる．臨床的に治療により状態が落ち着いていることが明示できる．

3）ETDRS

ETDRSは網膜症に対する光凝固治療の効果やアスピリン内服治療の効果を検討した大規模多施設無作為化研究であった．網膜症評価をより客観的にするために，七方向ステレオ眼底写真を撮影し，基準写真と比較することで判定を行った．新生血管の有無でPDRと非増殖網膜症（non-proliferative diabetic retinopathy：NPDR）に分類する点はDavis分類と同様である．検眼的には初期網膜症より観察されるものには，出血/毛細血管瘤（hemorrhage/microaneurysm：H/Ma），IRMA，数珠状静脈拡張，綿花様白斑，硬性白斑，静脈ループ，静脈白鞘化，細小動脈異常などがある．ETDRS report 12では，こうした所見のなかで失明する可能性の高いPDRへの進行と関連が深い初期網膜症における眼底所見がいずれかという検討が行われた．H/Ma，IRMA，数珠状静脈拡張はその程度が強くなるにつれてPDRになる確率が高くなる．一方，硬性白斑，綿花様白斑においては程度が強くなってもPDRになる危険率はあまり上昇しない．その他の眼底所見についてもPDR進展との相関はみられなかった[4]．このようにPDRに将来どのくらいの可能性で移行するかを予測しうる分類を考慮するにはH/Ma，IRMA，数珠状静脈拡張を基準とすることが合理的であることがわかった．同様にPDRでは視神経乳頭の新生血管膜の有無，大きさ，網膜前出血，硝子体出血の有無を判定することができる．

4）糖尿病網膜症国際重症度分類

さらにETDRSにより得られてきたeridenced based medicine（EBM）をもとに国際新分類が作成された．ETDRSの煩雑なステレオ眼底写真や基準写真との比較は必要なく，眼底の象限あたりのMa，IRMA，数珠状静脈拡張がみられる象限の数を用いることで評価する．専門施設でなくとも日常臨床において検眼鏡的に評価が可能である．世界的にもコンセンサスが得られており，内科医と眼科医の情報共有に非常に有用である．

治　療

1）眼局所治療

❶ ステロイド

糖尿病網膜症はインターロイキン-6（interleukin-6：IL-6）などの様々なサイトカインが関与していることがわかってきており，そのためにステロイドであるトリアムシノロンアセトニドのTenon囊下注射や硝子体内注入が行われた．特にMEにおいては有効性が確認されている．ただし3～6か月で再燃することが多く，そのため繰り返し投与する必要があり，白内障や眼圧上昇などの合併症が避けられないことが問題である．

❷ 抗血管内皮増殖因子薬

現在の糖尿病MEに対する中心的治療は抗血管内皮増殖因子（vascular endothelial growth factor：VEGF）薬である．現在わが国ではラニビズマブ，アフリベルセプトが保険適用であるが保険適用外でベバシズマブ（アバスチン®）も使用されている．ステロイドよりも効果が極めて早期から現れるが，ステロイド以上に反復投与が必要になる場合が多い．またステロイドに比べて非常に高額であり，有意な視力改善のためには200万円以上の薬剤費が必要とされており医療費の高騰が問題となっている．

2）外科的治療

❶ 網膜光凝固

網膜症に対する網膜光凝固（レーザー）の効果のエビデンスはアメリカの研究結果で明らかになっている．光凝固（photocoagulation：PC）には大別して増殖網膜症および増殖前網膜症に対して行われるPRP（わが国のみ行われている無血管領域に凝固する選択凝固を含む）とMEに対するPC（局所凝固，格子状凝固）がある．

アメリカではETDRS分類の重症非増殖糖尿病網膜症（severe NPDR）以上に対してPRPが行われる．わが国ではDavis分類での増殖前糖尿病網膜症や福田分類での悪性網膜症のB1期以上でPRPが推奨されてきた．またわが国では以前より，造影検査の結果から無血管領域を同定してその部位に選択的にPCする方法も長くとられてきた．近年わが国からの研究結果で，その方法がPDRの発症予防に有効である可能性が示唆されてきた．

❷ 硝子体手術

従来，進行した重症のPDRに対して行われ，急速に発展を遂げた治療法である．以前は遷延する硝子体出血や増殖膜の牽引による網膜剝離などがおも

なターゲットであったが，機器や技術の進歩により早期の増殖網膜症やMEに対しても広く行われるようになった．手術目的としては硝子体の混濁の除去，増殖膜の牽引解除，そして硝子体内の酸素分圧を上げることで眼内環境を改善しMEや虚血状態を軽減させることにある．

近年では経結膜無縫合硝子体手術により切開創が0.9 mm（20 G）から0.5 mm（25 G）さらに0.4 mm（27 G）となり，より侵襲の少ない手術が可能で日帰りでも行えるような手術になってきている．また保険適用外ではあるがアバスチン®などの抗VEGF薬を術前に硝子体注射して新生血管を縮小させ，より安全に出血の少ない手術が可能になっている．

予　後

前述の通り，より早期の発見，早期介入が糖尿病網膜症の進行を阻止し視力予後を左右する．どのステージの網膜症であっても抗体療法や手術の進歩により完全失明になることは以前より減少してきたが，血管新生緑内障まで発展すると治療に難渋することがいまだ多い．緑内障治療においても様々なデバイスが使用されるようになり治療成績は向上しているもののいまだ難治な疾患である．

やはり内科医と眼科医の連携が早期発見の鍵となることは明白である．網膜症がなければ1年ごと，早期の軽度出血のみであれば6か月ごと，中等度～重症NPDRであれば3か月ごとの眼科診断が望ましく，PDRであれば症例ごとに毎週もしくは毎月の診察が必要になってくる．

◆ 文 献 ◆

1) Mohamed Q, *et al.*：*JAMA* 2007；**298**：902-916.
2) Klein R, *et al.*：*Ophthalmology* 2008；**115**：1859-1868.
3) Yau JW, *et al.*：*Diabetes Care* 2012；**35**：556-564.
4) Early Treatment Diabetic Retinopathy Study（ETDRS）：*Ophthalmology* 1991；**98**：823-833.

24 糖尿病神経障害

POINT
- 糖尿病神経障害（DN）の診断は，糖尿病以外の原因を除外する必要がある．
- 神経因性疼痛には，プレガバリンまたはデュロキセチンが推奨される．
- 足病変や心血管自律神経障害合併例は，心血管イベントおよび死亡リスクを高める．

病態

糖尿病神経障害（diabetic neuropathy：DN）は，糖尿病の最も高頻度にみられる合併症である．高血糖の持続により，慢性進行性に末端性神経軸索変性から神経線維の脱落をきたす．DNは，広汎性神経障害，単神経障害，神経根障害の3つに分類される（表1）[1]．典型例は，小径神経および大径神経がともに障害される糖尿病多発神経障害（diabetic polyneuropathy：DPN）である．発症機序としては，ポリオール代謝経路・酸化ストレス・炎症性ストレスの亢進などが複合的に，神経細胞を傷害することが示唆されている[1]．

表1 糖尿病神経障害の分類

A. 広汎性神経障害
 感覚運動神経障害
  小径神経障害
  大径神経障害
  小径および大径神経障害の混合型（典型的）
 自律神経障害
  心血管系
   心拍変動低下，安静時頻脈，起立性低血圧，突然死
  消化管系
   胃不全麻痺，下痢，便秘
  泌尿生殖器系
   神経因性膀胱，勃起障害，女性性機能障害
  発汗障害
   遠位性無汗症，食事性発汗
  無自覚低血糖
  瞳孔機能異常
B. 単神経障害
 孤発性
  脳神経障害または末梢神経障害
 多発性
  単神経障害
C. 神経根障害または多発神経根障害
 神経根叢障害
 胸部神経根障害

〔1〕Pop-Busui R, et al.：*Diabetes Care* 2017；**40**：136-154.より〕

疫学

DNの診断は，血糖コントロール，罹病期間，病型，検査方法などの影響を受け，報告によってその有病率は大きく異なる．わが国における大規模調査では，「糖尿病性神経障害を考える会」の簡易診断基準（表2）[2]を満たしたDPNは35.8%であった[3]．

主要症候

初期症状は，疼痛や異常感覚である．特に疼痛は，医療機関を受診する契機となる．進行すると，しびれや感覚鈍麻をきたす．感覚鈍麻は，足潰瘍や壊疽の危険因子である．足の乾燥，亀裂，胼胝，潰瘍などの身体所見は，神経障害の存在を示唆している．末期には，下肢筋力低下が顕在化する．

検査

末梢神経は，大径神経および小径神経に大別される．大径神経には，運動神経および感覚神経の触覚・振動覚・位置知覚，小径神経には，感覚神経の温痛覚および自律神経が含まれる．

大径神経線維の機能は，アキレス腱反射や振動覚（C128音叉），圧触覚（モノフィラメント）検査で評価する．5.07（10g）モノフィラメントは，足潰瘍や下肢切断のリスク評価に有用である．定量的な検査として神経伝導検査はゴールドスタンダードとされているが，実施可能な施設は限られている．簡易版の神経伝導検査DPNチェック®も診断の一助となる．

小径神経線維の機能検査には，温度覚検査や痛覚検査（pin-prickテスト）がある．定量的検査として，皮膚生検による表皮内神経線維密度や角膜共焦点顕微鏡による角膜神経線維密度を評価する手法があるが，実施可能な施設は非常に少ない．

自律神経機能検査として，安静時および深呼吸時のCV_{R-R}（coefficient of variation of RR intervals），Schellong試験などがあり，簡便で有用な検査として日常診療で用いられている．

表2 糖尿病性多発神経障害の簡易診断基準

必須項目(以下の2項目を満たす)
1. 糖尿病が存在する.
2. 糖尿病性多発神経障害以外の末梢神経障害を否定しうる.

条件項目(以下の3項目のうち2項目以上を満たす場合を「神経障害あり」とする)
1. 糖尿病性多発神経障害に基づくと思われる自覚症状
2. 両側アキレス腱反射低下あるいは消失
3. 両側内踝の振動覚低下

注意事項
1. 糖尿病性多発神経障害に基づくと思われる自覚症状とは,
    1) 両側性
    2) 足趾先および足底の「しびれ」「疼痛」「異常感覚」のうちいずれかの症状を訴える
        上記2項目を満たす
        上肢の症状のみの場合および「冷感」のみの場合は含まれない
2. アキレス腱反射の検査は膝立位で確認する
3. 振動覚低下とはC128音叉にて10秒以下を目安とする
4. 高齢者については老化による影響を十分考慮する

参考項目
以下の参考項目のいずれかを満たす場合は, 条件項目を満たさなくても「神経症状あり」とする
1. 神経伝導検査で2つ以上の神経でそれぞれ1項目以上の検査項目(伝導速度, 振幅, 潜時)の明らかな異常を認める
2. 臨床症候上, 明らかな糖尿病性自律神経障害がある
    しかし, 自律神経機能検査で異常を確認することが望ましい

〔2)糖尿病性神経障害を考える会:末梢神経 2004;**15**:92-94. より〕

診 断

DPNは, 臨床的所見から除外診断を行う.

鑑別を要する末梢性神経障害は, 甲状腺機能異常などの代謝性疾患, ビタミンB_{12}欠乏などの栄養障害, アルコール性や薬剤性などがあげられる[1]. 急性の発症, 感覚障害よりも運動障害が主体, 症状が非対称など, 臨床的特徴が非典型的である場合には, 電気生理学的検査を行い, 神経内科あるいは整形外科への受診を考慮する[1].

DPNの臨床病期および重症度に対する一定のコンセンサスはなく, 神経伝導検査異常をベースに診断するように提唱されている[4]. わが国では, 問診と神経学的所見から診断, 病期判定ができるよう, DPNの簡易診断基準(表2)[2]および臨床病期分類が「糖尿病性神経障害を考える会」より提唱されている.

治 療

厳格な血糖コントロールによりDPNの発症や進展を抑制できる[5]. 長期間の高血糖状態を急激に是正すると, 治療後有痛性神経障害をきたすことがある.

ポリオール代謝経路の亢進を抑制するアルドース還元酵素阻害薬は, 神経障害の進行を抑制できることがある[5].

神経因性疼痛に対しては, プレガバリンまたはデュロキセチンが第一選択薬として推奨される[5].

単神経障害は, 血糖コントロールとは無関係に発症し, 3か月程度で自然寛解する. 多くは多発神経障害を伴っていることから, 血糖コントロールとともに生活習慣の改善を指導する.

予 後

糖尿病患者において, 足病変や心血管自律神経障害の合併は, それぞれ総死亡率および心血管イベントを増加させる[1,5]. よって進行したDPNは, 死亡リスクが高い病態と理解して診療にあたるべきである.

◆ 文 献 ◆

1) Pop-Busui R, *et al.*: *Diabetes Care* 2017;**40**:136-154.
2) 糖尿病性神経障害を考える会:末梢神経 2004;**15**:92-94.
3) 佐藤譲, 他:糖尿病 2007;**50**:799-806.
4) Tesfaye S, *et al.*: *Diabetes care* 2010;**33**:2285-2293.
5) 糖尿病診療ガイドライン2016, 日本糖尿病学会(編), 南江堂 2016.

第13章 糖尿病

25 その他の糖尿病合併症

POINT
- 慢性糖尿病合併症は高血糖，脂質異常，高血圧などのために血管が障害され形成される．
- 合併症の発症予防，早期発見と進展抑制が重要である．
- 糖尿病では重篤な感染症を生ずることがあり，インフルエンザワクチンや肺炎球菌ワクチンなどの投与を行う．

はじめに

慢性糖尿病合併症は，慢性的な高血糖や脂質異常などの代謝障害に高血圧などの危険因子が加わり，全身の血管に障害が生じて形成される．慢性合併症は，おもに細小血管症と大血管症に分類され，細小血管症には網膜症，腎症，神経障害が，大血管症には心血管障害，脳血管障害，末梢動脈閉塞症（閉塞性動脈硬化症）がある（表1）．細小血管症は細い血管が障害を受ける糖尿病に特有の合併症で，大血管症は太い血管が障害される動脈硬化症である．その他の合併症としては，糖尿病足病変，歯周病，認知症，骨粗鬆症，消化管機能障害，手の病変などがある．合併症は進行すれば，失明，人工透析導入，下肢切断などを引き起こし，患者のQOLや生命予後を悪化させる．そのため，合併症の発症予防，早期発見と危険因子の厳格な管理による進展抑制に努めることが重要となる．

糖尿病足病変

糖尿病足病変（diabetic foot）は，2018年2月現在，国際的には"神経障害や血流障害を合併した糖尿病患者の下肢に生ずる感染症，潰瘍，深部組織の破壊性病変"と定義されている[1,2]．足病変の成因としては神経障害（末梢神経障害，自律神経障害）と血流障害があげられる．これらの障害を有する足に靴擦れ，外傷，熱傷や高足底圧などの外因が加わると潰瘍が形成され，細菌感染を合併すると重症化する（図1）．糖尿病足病変では成因と外因のアセスメントが重要である（表2）[3]．

糖尿病足病変の治療には，厳格な血糖コントロールが必須であり，感染症治療，血流障害治療，局所治療，免荷（off-loading），外科的治療を行う（表3）[4]．このうち重症感染症と血流障害のコントロールの成否が足切断に至るかどうかの大きな鍵となる．糖尿病足病変は一般に難治性であり，治癒しても再発率が高い．発症予防には定期的な足の診察（表4）による予防的フットケア（セルフケア教育，スキンケア，靴の指導や作製など）が重要である[1,2]．また，糖尿病足病変患者は生命予後も不良である[2,5]．脳梗塞や虚血性心疾患などを生じて，患者のQOLや日常生活動作（activities of daily living：ADL）が大きく損なわれることも多い[6]．患者のQOL，ADLや生命予後を守るためには，患者の足の病態に即した予防的フットケアに心血管障害の治療を加えたトータルマネージメントが重要である．

歯周病

歯周病は歯周組織に生ずる炎症性疾患であり，歯肉炎と歯周炎からなる[7]．プラーク性細菌（*Prophyromonous gingivalis* や *Aggregatibacter actinomycetemcomitans* など）が原因となり，歯と歯茎のあいだの歯肉溝に沿って細菌感染は深部に及ぶ．糖尿病や喫煙は歯周病に対する重要な危険因子であり，有病率が高い．HbA1cが7%以上になると歯周病が進行することが報告されている[8]．歯周病が炎症性サイトカインを産生し，局所の組織破壊だけでなく，インスリン抵抗性を介して血糖コントロールに悪影響を及ぼす．さらに，歯周炎が重症化するほど血糖

表1 糖尿病の慢性合併症
Ⅰ）細小血管症
　1）糖尿病網膜症
　2）糖尿病腎症
　3）糖尿病神経障害
Ⅱ）大血管症
　1）脳血管障害（脳梗塞）
　2）冠動脈硬化症（狭心症，心筋梗塞）
　3）末梢動脈閉塞症（閉塞性動脈硬化症）
Ⅲ）その他
　1）糖尿病足病変（足潰瘍，壊疽，Charcot足）
　2）手の病変（手根管症候群，Dupuytren拘縮など）
　3）歯周病
　4）認知症
　5）骨粗鬆症
　6）消化管機能障害（胃食道逆流症，糖尿病胃不全麻痺，糖尿病下痢，便秘など）

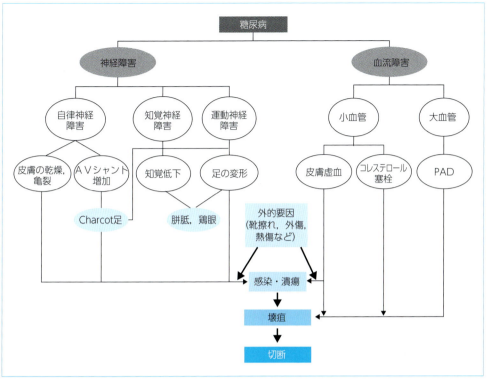

図1 糖尿病足病変の成因
PAD（末梢動脈性疾患），AV（arteriovenous）．

表2 足の診察（アメリカ糖尿病学会）

視診
　皮膚
　　皮膚の状態：色調，肥厚，乾燥，亀裂
　　発汗
　　感染：（趾間白癬にも注意）
　　潰瘍
　　胼胝/水疱：胼胝内に出血は？
　筋骨格
　　変形（クロウトウ，中足骨頭部の下方への突出（凹足など），Charcot 足）
　　筋萎縮（中足骨間の陥凹）
神経学的検査
　10 g モノフィラメント＋下記 4 項目のうち 1 つ
　　振動覚（128 Hz 音叉）
　　ピンプリック検査
　　アキレス腱反射
　　振動覚閾値検査
血流検査
　足部動脈拍動
　ABI（必要時）

ABI（ankle-brachial index，下腿—上腕血圧比）
〔3〕Boulton AJ, et al.: *Diabetes Care* 2008；**31**：1679-1685. より〕

表3 糖尿病足病変の院内マネージメント

入院患者の糖尿病足病変の治療と予防に必要な 8 手技
1. 血流障害のアセスメントと血行再建術
　　（Doppler 検査，脈波，足趾血圧，経皮酸素分圧，超音波検査，血管内治療，バイパス術など）
2. 神経障害のアセスメント
　　（モノフィラメント，振動覚〈Biothesiometer〉，the neuropathy disability score, the touch test）
3. 正確な起炎菌検出のための細菌培養テクニック
　　（深部組織培養 or 潰瘍底の掻爬）
4. 創部のアセスメントと感染症と虚血の重症度評価
　　（創傷分類）
5. 創部の切開とデブリードマン（ベッドサイド，手術室）
6. 適正な抗菌薬治療
7. 退院後の再発予防のためのフォローアップ
　　（家人や退院後の施設担当者と情報やマネージメント方法の共有，理想的には入院治療チームが外来治療も行う）
8. 基本的なフットケア教育とセルフケア方法の指示

〔4〕Dane K, et al.: *Diabetes care* 2013；**36**：2862-2871. より引用〕

表4 足のリスク度と診察頻度(IWGDF)

カテゴリー	所見	診察頻度
0	末梢神経障害なし	1年ごと
1	末梢神経障害あり	6か月ごと
2	末梢神経障害+末梢動脈病変(PAD)±足変形	3～6か月ごと
3	末梢神経障害+足潰瘍歴または切断歴	1～3か月ごと

〔(1) International Working Group on the Diabetic Foot (IWGDF):The IWGDF Guidance on the management and prevention of foot problems in diabetes 2015 http://iwgdf.org/guidelines/2) 2015 IWGDF Guidance on the Prevention and Management of Foot Problems in Diabetes and Proceedings of the 7th International Symposium on the Diabetic Foot. *Diabetes Metab Res Rev* 2016;**32**(**Suppl 1**):2-325. より作表〕

コントロールは悪化する．2型糖尿病患者の歯周病治療を行うと，血糖コントロールが改善すると報告されており，口腔内チェックと歯周病治療を行うことは重要である[7]．

認知症

糖尿病と認知機能障害の関連について次第に明らかになってきている．糖尿病では認知機能低下と認知症(血管性認知症，アルツハイマー型認知症)の発症率が高い．久山町研究では，耐糖能異常(impaired glucose tolerance:IGT)/糖尿病では血管性認知症とアルツハイマー型認知症の発症率が有意に高く，認知症と食後血糖値との関連が示唆されている[9]．

発症機序としては動脈硬化，細小血管症，糖毒性，高インスリン血症，血糖変動，遺伝などが関与していると考えられている．重症低血糖も認知症の発症リスクとなる．診断には，改訂長谷川式簡易知能評価スケールやミニメンタルステートテスト(mini mental state examination:MMSE)を行い，認知機能の低下が疑われる場合はCT, MRIや脳血流シンチグラフィを行う．

早期発見を心がけ，禁煙，適度な運動に加えて，糖尿病，高血圧，脂質異常症などの管理と認知症に対する薬物療法およびリハビリテーションなどを行う[10]．認知症では食事療法や薬物療法に対するアドヒアランスが低下し，血糖コントロールが困難となることが多い．高血糖と低血糖はどちらも認知機能に影響するために，糖尿病と認知症の両者の管理が必要となる．しかしながら，厳格な血糖コントロールで認知症が予防できるかについては，2018年2月時点では明らかなエビデンスが少ない．

糖尿病と感染症

感染症は糖尿病の慢性合併症ではないが，糖尿病ではしばしば重症の感染症が合併する．

糖尿病患者では好中球の遊走能/貪食能/殺菌能の低下，免疫細胞機能低下，血流障害や神経障害などのために易感染性が生じる．特に，血糖コントロールが不良なほど易感染性が高まる．

呼吸器感染症，尿路感染症，皮膚軟部組織感染症の頻度が高い．頻度は少ないが，糖尿病に関連した感染症としては，悪性外耳道炎，気腫性腎盂腎炎，腎乳頭壊死，腎膿瘍/腎周囲膿瘍，気腫性胆嚢炎，壊死性筋膜炎，Fournier壊疽，鼻脳ムコール症などがあげられる．

日頃の血糖コントロールに注意し，重症感染症ではインスリンでコントロールを行う．糖尿病患者では，禁忌でなければ，インフルエンザワクチンや肺炎球菌ワクチンを接種することも重要である．

◆◆ 文献 ◆◆

1) International Working Group on the Diabetic Foot (IWGDF):The IWGDF Guidance on the management and prevention of foot problems in diabetes 2015 http://iwgdf.org/guidelines/(2018年3月確認)
2) 2015 IWGDF Guidance on the Prevention and Management of Foot Problems in Diabetes and Proceedings of the 7th International Symposium on the Diabetic Foot. *Diabetes Metab Res Rev* 2016;**32**(**Suppl 1**):2-325.
3) Boulton AJ, et al.:*Diabetes Care* 2008;**31**:1679-1685.
4) Dane K. Wukich, et al.:*Diabetes care* 2013;**36**:2862-2871.
5) Resnick HE, et al.:*Diabetes Care* 2004;**27**:1286-1293.
6) Prompers L, et al.:*Diabetologia* 2007;**50**:18-25.
7) 糖尿病患者に対する歯周治療ガイドライン．第2版, 日本歯周病学会(編), 医歯薬出版 2014.
8) Demmer RT, et al.:*Diabetes care* 2012;**35**:2036-2042.
9) Ohara T, et al.:*Neurology* 2011;**77**:1126-1134.
10) Koekkoek PS, et al.:*Lancet Neurol* 2015;**14**:329-340.

第13章 糖尿病

26 小児・思春期糖尿病の病態・診断・治療

> **POINT**
> ▶ 小児・思春期発症糖尿病は，小児糖尿病の治療に経験のある糖尿病専門内科医または糖尿病専門小児科医の診療を受けるべきである．
> ▶ 小児期発症1型糖尿病は，生活に合わせたインスリン療法によって，血糖コントロールによる合併症の予防と，社会的・精神的に健全な状態を両立する．
> ▶ 小児期発症2型糖尿病は，10歳頃から発症し15歳以降は1型糖尿病より多くなる．社会的・精神的問題をもった症例の頻度が高い．

小児・思春期糖尿病の分類と発症年齢

小児・思春期糖尿病には，1型糖尿病，2型糖尿病とその他の糖尿病としての新生児糖尿病がある．1型糖尿病は，乳児期から発症することがあり思春期に発症ピークがある．2型糖尿病は，女児では8〜9歳頃，男子は10歳から発症を認め，以降に急速に増加して15歳頃には1型糖尿病よりも多くなる．生後6か月以下の乳児期早期発症の糖尿病では，遺伝子異常により発症する新生児糖尿病が含まれる（図1）．

小児・思春期の糖尿病患者は，成人患者とは異なる点が多い．身体成長と精神的発達，学校生活，家族との関係などへ対応が必要である．したがって初期診療や教育は，小児糖尿病の治療に経験のある糖尿病専門内科医または糖尿病専門小児科医の診療を受けるべきである[1]．

1) 病態

小児期発症1型糖尿病では，急性発症型が多く，劇症型は少ない．わが国では，学校検尿によって発見される例も少なくなく，そのなかには緩徐進行型1型糖尿病が含まれる[2]．

発症年齢は，思春期にピークがあるが乳幼児期発症もみられる．思春期発症の1型糖尿病では自己抗体が陽性の1A型が多く（女児が多い），乳児期発症の場合には，性差は少なく，自己抗体をもたない1B型が散見される．特に新生児〜乳児期早期発症の場合には，特定の遺伝子異常により発症する新生児糖尿病が含まれるので遺伝子解析が必要である[3,4]．

小児期発症1型糖尿病の病態は，成人1型糖尿病と大差がないため詳細は「7 1型糖尿病（p.612）」に任せる．その発症は，自覚症状を訴えることができないため，急性腹症や胃腸炎として誤診や間違った治療が行われることがある．救急診療において見逃しのないように1型糖尿病を念頭においておくことが重要である．

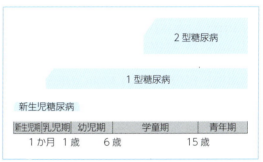

図1 小児期・思春期糖尿病の種類と発症年齢
が太いほど発生率が高いことを表す．

日本人の小児期発症2型糖尿病は，診断時の約70〜80%に肥満を伴っている．肥満を伴う小児期発症2型では，内臓脂肪蓄積を認め，インスリン抵抗性が高まっていることが主要な病因と考えられ，メタボリックシンドロームの病態が進行した糖尿病と考えられる．しかし，20〜30%の小児2型患者では肥満を伴わず，インスリン分泌の低下を主病態とする群もある[2]．

2) 疫学

わが国の15歳未満の小児期発症1型糖尿病患者の発症率は，1.7〜2.0/10万人・年である．小児慢性特定疾患治療研究事業（小慢）の登録では，小児糖尿病の4/5は1型糖尿病，1/5が2型糖尿病である．しかし，小慢では薬物治療不要な2型糖尿病は漏れている[5]．10歳以上15歳未満の2型糖尿病の発症率は4.0/10万人・年以上と推定される．わが国の新生児糖尿病の発生頻度は，1/89,000出生と報告されている[4]．

3) 診断

小児期発症糖尿病の診断は，成人と同様に「糖尿病の分類と診断基準に関する委員会報告（国際標準化対応版）」[6]を基づいて行う．

❶ 1型糖尿病
多くは発症時の随時血糖が200 mg/dL以上であ

るため，糖負荷試験（glucose tolerance test：GTT）は不要である事が多い．明らかな高血糖時は，ケトアシドーシス助長する危険もあるため GTT は禁忌である．糖尿病の診断がつくと，尿ケトン体を検査し，血液ガス，電解質，腎機能，肝機能，炎症反応などの検査を行い，ケトアシドーシスの診断を行い，直ちに治療が必要になる[1,2]．

自己抗体[7]では，一般に臨床検査として測定可能な自己抗体は膵島細胞抗体（islet cell autoantibody：ICA），インスリン自己抗体（anti-insulin autoantibody：IAA），GAD 抗体（anti-glutamic acid decarboxylase antibody），IA-2 抗体（islet antigen-2 antibody）である．ICA は，最近ではあまり用いられない．IA-2 抗体は，GAD 抗体が陰性の場合のみ保険適応となっている．自己抗体の保有率については，発症年齢による違いが報告されている．年少発症例では，IAA，IA-2 抗体の陽性率が高く，思春期発症では GAD 抗体が高い傾向がある．新規自己抗体として亜鉛トランスポーター8（zinc transporter 8：ZnT8）に対する抗体（ZnT8 抗体）の測定キットも発売された．ZnT8 抗体は，思春期症例で 50% 程度の陽性率が報告されている．

インスリン分泌能の評価には，C ペプチド免疫活性（C peptide immunoreactivity：CPR）測定が用いられる．急性発症 1 型糖尿病診断基準では空腹時血中 C ペプチド 0.6 ng/mL 未満である．食事摂取後 2 時間あるいはグルカゴン負荷時の血清 C ペプチド値が 2.0 ng/mL 未満（典型例では 1.0 ng/mL 未満），または，24 時間尿中 C ペプチドが 20 μg/day 未満（典型例では 2.0 μg/day 未満）を分泌能低下と診断する[8]．

ヒト白血球抗原（human leukocyte antigen：HLA）抗原を同定し，疾患感受性のある HLA タイプを保有しているかを検討することが補助診断として行われることがあるが診断的価値は低い．日本人小児1A 型糖尿病では，homozygosity for DRB1*09：01-DQB1*03：03 と heterozygosity forDRB1*04：05-DQB1*04：01 and DRB1*08：02-DQB1*03：02 が疾患感受性と強い関連をもっており，年少発症例では DRB1*09：01 との関連が報告されている[9]．

❷ 2型糖尿病

2 型糖尿病の診断時も著明な高血糖の状態で糖負荷をするのは危険であり OGTT を行うべきでない．OGTT の実施方法としては，早朝空腹時に小児では1.75 g/kg 標準体重（最大 75 g）のブドウ糖溶液を 5 分程度かけて服用させる[2]．血糖値とインスリン値を負荷前，負荷後 30 分，60 分，120 分と 4 回測定する．また，尿糖検査を負荷後 1，2 時間に実施することで腎性尿糖の診断に用いる血中 GAD 抗体，IA-2 抗体などの膵島関連自己抗体は，陰性である．

1 型糖尿病との鑑別のため膵β細胞機能を，血中C ペプチド値や尿中C ペプチド値で測定する．肥満を伴いインスリン抵抗性の高い例では，皮膚所見として黒色表皮腫がみられる．

高血糖が確認されたら，尿ケトン体あるいは血中ケトン体高値の有無，さらに血液ガス分析を行って，ケトアシドーシスの有無を検査する．

わが国は学校検尿の項目に尿糖検査が加えられている．その結果，2 型糖尿病，1 型糖尿病が病初期の状態が発見される．また，腎性糖尿も比較的多く発見される．血糖上昇のない腎性糖尿の場合には，的確な診断を行い余分な検査や不要な治療を行わないなどの適切な対応が必要である．肥満がなく，インスリン分泌機能が比較的低く，自己抗体が陰性で2 型糖尿病と考えられる症例のなかに，若年発症成人型糖尿病やミトコンドリア遺伝子異常症などの単一遺伝子異常による糖尿病も含まれており，遺伝子検査も必要になる．

❸ 新生児糖尿病

新生児糖尿病は，新生児早期の場合は，ルーチン検査での血糖値が 200 mg/dL 以上であることで診断される．乳児期には，体重増加不良や哺乳量の低下によって発見されるが，乳幼児健診や外来診療で血糖値測定をルーチンで行う施設はなく診断が遅れることが多い．新生児糖尿病の場合は，胎児型ヘモグロビン（hemoglobin：Hb）のために HbA1c 値は参考にならない．

新生児糖尿病には，一過性と永続型の2 つのタイプがある．両者ともインスリン分泌の低下が主病因でありインスリン療法が必要である．新生児一過性糖尿病（transient neonatal diabetes mellitus：TNDM）は 18 か月頃にインスリン療法が不要になる．両者の，発症時の症状や血糖値での鑑別は容易ではないが，TNDM のほうが，出生時体重が低いことや，発症日齢が早い傾向がある[3,4]．遺伝子異常の詳細は「9 遺伝子異常による糖尿病（p.623）」に譲る．

4）治療

❶ ケトアシドーシスの治療

1 型糖尿病，新生児糖尿病の発症時の多くまたは，インスリン治療の中断や風邪などのシックデイの対応不良で発生する．また小児期発症 2 型糖尿病でも，加糖飲料の過剰摂取などによる過度の糖摂取による糖毒性のためにインスリン分泌不全になることで発生する．

ケトアシドーシス治療の詳細は他項に譲る．なお，簡易血中ケトン体測定器は，血中ケトン体の低下を治療指標として用いることができるので有用である．ケトアシドーシスでは，≧3 mmol/L が指標になる[8,10]．

表1　エネルギーの食事摂取基準：推定エネルギー量(kcal/日)*

性別	男性			女性		
身体活動レベル	I	II	III	I	II	III
0～5(月)	―	550	―	―	500	―
6～8(月)	―	650	―	―	600	―
9～11(月)	―	700	―	―	650	―
1～2(歳)	―	1,000	―	―	900	―
3～5(歳)	―	1,300	―	―	1,250	―
6～7(歳)	1,350	1,550	1,700	1,250	1,450	1,650
8～9(歳)	1,600	1,800	2,050	1,500	1,700	1,900
10～11(歳)	1,950	2,250	2,500	1,750	2,000	2,250
12～14(歳)	2,200	2,500	2,750	2,000	2,250	2,550
15～17(歳)	2,450	2,750	3,100	2,000	2,250	2,500
18～29(歳)	2,250	2,650	3,000	1,700	1,950	2,250
妊婦(付加量) 初期				+50	+50	+50
妊婦(付加量) 中期				+250	+250	+250
妊婦(付加量) 末期				+450	+450	+450
授乳婦(付加量)				+350	+350	+350

*：成人では，推定エネルギー必要量＝基礎代謝量(kcal/日)×身体活動レベルとして算定した．
18～29歳では，身体活動レベルはそれぞれ I＝1.50，II＝1.75，III＝2.00とした．
〔11)「日本人の食事摂取基準」策定検討会：「日本人の食事摂取基準」策定検討会報告書，厚生労働省．東京，2015；7．より引用〕

❷ 日常の血糖管理

a) 1型糖尿病

①インスリン療法[8,10]

インスリン治療は，診断後直ちに開始しなければならない．そしてすべての年齢の1型糖尿病患者において，基礎・追加インスリン療法が第一選択である．しかし小児期発症1型糖尿病の場合は，年齢に応じた自己注射能力，家族のサポート，幼稚園や小学校への通園通学状況，本人家族の精神心理状況などを考慮して無理のない注射方法を選択することが必要である．

乳幼児期では，微量での調整が可能であること，授乳や食事の不規則性や頻回であることにも対応が可能であることから持続皮下インスリン注入療法が有用であるという報告がある．

②食事療法・運動療法

食事療法は，正常な発育に必要十分なエネルギーを摂取，良好な血糖管理と重症低血糖の予防が必要である．推奨摂取エネルギー量は，年齢と活動量(表1)[11]，標準体重(表2)[12]を参考に設定し，定期的な身体測定によって成長の評価をしながら適宜調整することが必要である．強化インスリン療法を行っている場合は，摂取糖質量に応じてインスリン量を計算する応用カーボカウントが有用である．

運動療法は，積極的に推奨され，すべてのスポーツを許可する．しかし運動に伴う低血糖の予防は対処方法を指導することが必要である．

③血糖管理目標

インスリン療法が始まると，血糖測定値をもとに食事量や運動量に応じでインスリン量を調整し，HbA1cをコントロール指標とすることは成人と同じである．管理目標のHbA1cは，年齢にかかわらず7.5％未満，目標血糖値は，空腹時で75～145 mg/dL，食後90～180 mg/dLである．

④心理社会的支援

保護者へ"生活や食事にあわせてインスリン量の調整を行うことで通常の生活ができる"といった説明が勧められる．特に発症時の説明時には悲観的な表現は，トラウマになることがあるので表現や言葉遣いに十分配慮することが重要である．また患者会を通じた他の家族との交流は，精神的にも社会的にも重要なサポートとなるので，患者会に関する情報提供も必要である．

思春期発症患者では，病気の受け入れができないことも多く，その後の血糖コントロールに難渋することも経験される．発症時に医師，看護師，管理栄養士，心理士を含めた医療スタッフの支持的なサポートが特に必要である．サマーキャンプなど患者会を通じて仲間作りが，病気の受け入れや心理的サポートに重要な役割をすることがある．

表2 日本人小児の年齢・性別・身長別の標準体重の計算法

年齢(歳)	男 a	男 b	女 a	女 b
5	0.386	23.699	0.377	22.750
6	0.461	32.382	0.458	32.079
7	0.513	38.876	0.508	38.367
8	0.592	48.804	0.561	45.006
9	0.687	61.390	0.652	56.992
10	0.752	70.461	0.730	68.091
11	0.782	75.106	0.803	78.846
12	0.783	75.642	0.796	76.934
13	0.815	81.348	0.655	54.234
14	0.832	83.695	0.594	43.264
15	0.766	70.989	0.560	37.002
16	0.656	51.822	0.578	39.057
17	0.672	53.642	0.598	42.339

解説：
1) 身長別標準体重は表中の各性別・年齢別の係数を用いて下記の式により求める．身長別標準体重(kg)＝a×(実測身長)−b
2) 肥満度は下記の式により算出し，学校保健統計では＋20%以上を肥満としている．＋30%以上を中等度肥満，＋50%以上を高度肥満とする．
　　　　　±肥満度(%)＝(実測体重−標準体重)/標準体重×100
〔12)財団法人日本学校保健会『児童生徒の健康診断マニュアル(改訂版)』平成27年；22.〕

b) 2型糖尿病

①食事・運動療法

食事療法に関しては，小児期発症2型糖尿病は，肥満に伴ったインスリン抵抗性が原因であることが多く，それまでの食事摂取量が過量になっていることが多いため，身長や身体活動量に見合った推奨摂取エネルギーを指示するだけで改善することが多い．高度な肥満を伴う場合は，推奨量より90%程度に制限することもある．運動療法は，30分／day以上，摂取エネルギー量の10%程度の運動が勧められる．

②薬物療法

ケトアシドーシスを示している場合や，随時血糖で250 mg/dL以上やHbA1cが9%以上を示すような場合は，早急にインスリン療法を開始することが勧められる．

小児期発症2型糖尿病に対する有用性を十分に検証されている薬物は少なく，特に保険診療で小児適用のあるものは非常に少ない．インスリン以外の薬物療法では，メトホルミンが第一選択薬であり，メトグルコ®は10歳以上の小児にも2,000 mg/dayまでの適用が取得されている．スルホニル尿素(sulfonylurea：SU)剤では，グリメピリドは小児適用があるので，インスリン分泌の低下症例では，0.5 mg/dayから投与できる．α-グルコシダーゼ阻害剤(α-glucosidase inhibitor：α-GI)のミグリトールは，小児への治験が実施され適用取得申請されている．その他の薬剤，特にグルカゴン様ペプチド-1(glucagon-like peptide-1：GLP-1)関連薬やSGLT-2阻害剤に関しては小児適用がなく，有用性や安全性を評価されていないので，使用時には十分の説明と同意取得が必要である．

③社会心理的問題

食生活など家族環境が大きな影響を受けていることが多く，家族全体の生活の見直しが必要なことも少なくない．しかし，小児期発症2型糖尿病は，症状が乏しく治療中断を起こしやすいため，1型糖尿病よりも合併症発生率の高いことが知られている．したがって，何よりも治療継続の重要性に配慮した指導や診療に留意することが必要である．また，不登校などの心理精神面の問題，精神遅滞や発達障害などが背景にあることも多いので，必要に応じてケースワーカーや心理カウンセリング，小児精神科などの介入も考慮に入れる．

c) 新生児糖尿病

ほとんどの新生児糖尿病は，ケトアシドーシスや著明な高血糖などインスリン分泌不足の状態で発症するため，1型糖尿病と同様にインスリン療法が必要である．遺伝子検査で，ATP感受性K^+チャネルに関連した異常によるものにはSUで治療できることがある[5,7]．

◆ 文献 ◆

1) Pihoker C, et al.：Pediatric Diabetes 2014；15：86-101.
2) 小児・思春期糖尿病コンセンサス・ガイドライン，日本糖尿病学会・日本小児内分泌学会(編著)，南江堂 2015.
3) De Franco E, et al.：Lancet 2015；386：957-963.
4) Nagashima K, et al.：Pediatr Int 2017；59：129-133.
5) 杉原茂孝：小児慢性特定疾患の登録・管理・解析・情報提供に関する研究：平成23年度総括・分担研究報告書；厚生労働科学研究費補助金成育疾患克服等次世代育成基盤研究事業，松井陽 2012.
6) 清野 裕，他：糖尿病 2012；55：485-504.
7) 川崎英二：日本臨床 2012；70：446-450.
8) 川崎英二，他：糖尿病 2013；56：584-589.
9) Sugihara S, et al.：Pediatric Diabetes 2012；13：33-44.
10) Danne T, et al.：Pediatric Diabetes 2014；15：115-134.
11) 「日本人の食事摂取基準」策定検討会：「日本人の食事摂取基準」策定検討会報告書，厚生労働省．東京，2015；7.
12) 財団法人日本学校保健会『児童生徒の健康診断マニュアル(改訂版)』平成27年；22.

第13章 糖尿病

27 糖尿病合併妊娠の管理

POINT
- 肥満や高齢出産の増加により，糖尿病合併妊娠の増加が予想される．
- 流産や児の形態異常発生，母体の糖尿病合併症の増悪を防ぐため，計画妊娠を勧める．
- 妊娠中は周産期合併症予防のため，厳格な血糖コントロールを維持する．
- 妊娠時期を考慮した管理が必要である．

病態

妊娠，分娩，産褥の経過に伴い，母体の糖代謝は変化する．妊娠初期はインスリン感受性の亢進，胎児への糖輸送の開始，悪阻などで必要インスリン量が減少する症例もある．妊娠後半期は胎児が加速度的に成長するため，母体が摂取したブドウ糖を胎児に優先的に供給する必要がある．胎盤からは様々なホルモンやサイトカインが分泌され，インスリン抵抗性が増大する．このため，非妊娠時に比べ必要インスリン量が増加する．出産後は胎盤の娩出とともに，速やかにインスリン抵抗性は改善する．

診断

2015年8月，日本糖尿病・妊娠学会と日本糖尿病学会との合同委員会は改訂「妊娠中の糖代謝異常と診断基準」を発表した[1]．妊娠中に取り扱う糖代謝異常には，①妊娠糖尿病(gestational diabetes mellitus：GDM)，②妊娠中の明らかな糖尿病(overt diabetes in pregnancy)(「10　妊娠糖尿病(p.628)」参照)），③糖尿病合併妊娠(pregestational diabetes mellitus)の3つがあるが，"糖尿病合併妊娠"は，①妊娠前にすでに診断されている糖尿病，②確実な糖尿病網膜症があるもの，とされている．

疫学

施設間格差があり，正確な糖尿病合併妊婦の頻度は不明である．しかし，食生活の欧米化や生活習慣の変化，肥満の増加による2型糖尿病の増加，女性の社会進出や生殖補助医療の普及に伴う高齢出産の増加に伴い，糖尿病合併妊娠の増加が予想される．

症候・合併症

糖尿病合併妊娠で問題となるのは，高血糖に伴う母児合併症である(表1)．
器官形成期である妊娠初期の血糖が高値であると，児の形態異常の発生や流産率が高くなる．また，母体では，循環血漿量増加が負荷となり網膜症や腎症の増悪がみられやすい．妊娠後半には，インスリン抵抗性の増大，脂肪分解の亢進により，非妊娠時よりケトーシス，ケトアシドーシスを発症しやすい．糖尿病腎症を有する場合は，胎児発育遅延や妊娠高血圧症候群，早産などが高率に発生する．新生児に関しては，妊娠中期，後期の母体血糖が高値であると胎児の膵インスリン分泌を刺激し胎児は巨大児となり，出生後は新生児低血糖症を引き起こす．また，臓器未熟性により高ビリルビン血症，呼吸窮迫症候群などの合併症が起こる．

表1　糖尿病合併妊娠の母児合併症

1. 母体合併症
   - ①糖尿病合併症
     - 糖尿病網膜症の増悪
     - 糖尿病腎症の増悪
     - 糖尿病ケトアシドーシス
     - 低血糖(インスリン使用時)
   - ②産科的合併症
     - 流産
     - 早産
     - 妊娠高血圧症候群
     - 羊水過多症
     - 巨大児に基づく難産
2. 胎児・新生児合併症
   - ①周産期合併症
     - 形態異常
     - 巨大児
     - 巨大児に伴う難産による分娩損傷
     - 胎児発育不全
     - 胎児機能不全，胎児死亡
     - 新生児低血糖症
     - 新生児高ビリルビン血症
     - 新生児低カルシウム血症
     - 新生児呼吸窮迫症候群
     - 新生児多血症
     - 肥大型心筋症
   - ②成長期合併症
     - 糖尿病
     - 肥満

表2 妊娠の許可条件

血糖コントロール	HbA1c 7%未満
網膜症	合併なし 良性網膜症（福田分類）に安定
腎症	腎症第2期（早期腎症）まで

〔2〕内潟安子：妊婦の糖代謝異常　診療・管理マニュアル，日本糖尿病・妊娠学会（編），メジカルビュー社 2015；22-23. より引用〕

血糖コントロール指標と合併症の検査

母児合併症を予防するため，糖尿病女性は妊娠前から血糖コントロールを行い，網膜症や腎症などの合併症がある場合は治療し沈静化してから妊娠することを勧める．

妊娠前の HbA1c（NGSP値）はできれば基準値である 6.2% 以下，少なくとも 7.0% 未満とする．合併症に関しては，網膜症がない状態または良性網膜症，腎症は第1期（腎症前期），第2期（早期腎症期）が妊娠に適した状態である（表2）[2]．

また，妊娠中の血糖コントロールの目標は，朝食前血糖値 70～100 mg/dL，食後2時間血糖値 120 mg/dL 未満，HbA1c（NGSP値）とグリコアルブミン（glycoalbumin：GA）も各々，6.2% 未満，15.8% 未満である．妊娠中は非妊時と比べ，頻回に血糖自己測定（self-monitoring of blood glucose：SMBG）を行い，目標に向かいインスリン量を調節する．

網膜症のない症例は，妊娠前期，中期，後期の3回，網膜症を有する症例はその程度に合わせ，さらに頻回の経過観察を行う．

治療

1）食事療法

妊娠中は標準体重当たり 30 kcal に加え，胎児の成長に伴う組織の増加分に相当するエネルギー量を付加する．健常妊婦の各妊娠期のエネルギー付加量は，初期 50 kcal，中期 250 kcal，後期 450 kcal であるが[3]，糖尿病合併妊婦における明確なエネルギー摂取基準はない．付加量に関しては施設によって異なっているのが現状で，母体の体重増加，胎児の発育，血糖コントロール，ケトン体の有無等をみながら決定している．

また，食後高血糖，食前低血糖を予防するために6回食などの分食を行い，夜間の低血糖や食前飢餓によるケトーシスを予防するため眠前に乳製品を補食するなどの工夫が必要である．

2）薬物療法

妊娠中および授乳中の薬物療法は，インスリン療法が原則である．ヒトインスリン製剤は問題なく妊婦に使用できる．インスリンアナログ製剤では，超速効型のインスリンリスプロ，インスリンアスパルト，持効型溶解インスリンのインスリンデテミルは，大規模臨床試験で安全性が証明されており妊娠中も使用している．その他のアナログ製剤の安全性は確立しておらず，妊娠中の使用の際には患者への十分な説明が必要である．

インスリン投与方法に関しては，インスリン頻回注射（multiple daily insulin therapy：MIT）または持続皮下インスリン注入（continuous subcutaneous insulin infusion：CSII）を選択することが多い．妊娠中期以降はインスリン抵抗性が増すため，インスリン投与量を増やす必要がある．妊娠後期にはインスリン需要量は，1型糖尿病で妊娠前の1.5倍，2型糖尿病で2倍以上に増加する[4]．

分娩時には2～3時間おきに血糖測定を行い，血糖値の目標を 70～120 mg/dL として速効型インスリンや超速効型インスリンをスライディングスケールで投与する．また，絶食時間が長くなりブドウ糖を含む補液を行う場合はインスリンの持続静注法も検討する．

分娩後の母体はインスリン需要量が急激に低下するため，速やかに妊娠前のインスリン量に戻す．授乳により低血糖を起こすこともあり，授乳前の補食やインスリン減量を指導する．

◆ 文 献 ◆

1) 日本糖尿病・妊娠学会と日本糖尿病学会との合同委員会：糖尿病と妊娠 2015；15.
2) 内潟安子：妊婦の糖代謝異常　診療・管理マニュアル，日本糖尿病・妊娠学会（編），メジカルビュー社 2015；22-23.
3) 日本人の食事摂取基準〈2015年版〉，菱田明，他（監修），第一出版 2014；345-353.
4) 大森安恵：糖尿病と妊娠の医学　糖尿病妊婦治療の歴史と展望．第2版，大森安恵（著），文光堂 2013，33-41.

第13章 糖尿病

28 シックデイの糖尿病管理

POINT

▶ 糖尿病性ケトアシドーシス(DKA)の徴候を見逃さない.
▶ シックデイでは血糖自己測定(SMBG)を励行させる.
▶ シックデイの際に休薬すべき薬剤をあらかじめ患者に指示しておく.

病態

糖尿病患者において身体的・精神的なストレスが加わった際に,血糖コントロールが増悪し,糖尿病ケトアシドーシス(diabetic ketoacidosis:DKA)や高浸透圧高血糖状態(hyperosmolar hyperglycemic state:HHS)へ進展するリスクが増大するが,この過程をシックデイという.糖尿病患者が感染・発熱・疼痛・外傷を併発すると,これらのストレスに反応してコルチゾールやカテコールアミンの分泌が高まり,肝糖新生が亢進しインスリン分泌が抑制され,また,炎症反応の増大によって,インターロイキン(interleukin:IL)-1β, IL-6, TNF-αなどのサイトカインの血中濃度が上昇してインスリン抵抗性が増強され,インスリンの需要が増加することによって生じると考えられている[1].一方で,シックデイでは食欲の低下や栄養吸収が障害されることから,薬物治療を受けている患者では,低血糖もきたしやすくなっている.

主要症候

シックデイの患者は,原因となる感染や外傷などに伴う症状に加えて,嘔吐,下痢,食思不振,脱水症状,意識障害など,DKAやHHSの症状を呈しているかどうかを注意深く観察する.ただし,高齢者では,このような自覚症状に乏しい場合も多く,適切な対処を行えないこともしばしばあり,DKAやHHSに陥りやすいので特に注意を要する[2].また,インスリンやSU薬などの薬物治療中の患者では,経口摂取不良による低血糖にも注意が必要である[3].

検査・診断

糖尿病患者に感染・発熱・疼痛・外傷が伴う場合にはシックデイと考える.また患者に対して,このような場合があることや適切な対処をあらかじめ指示しておく.DKAやHHSに移行する可能性がないかどうか,特にインスリン注射を行っている患者では,血糖自己測定(self-monitoring of blood glucose:SMBG)や尿ケトン体のチェックを行うよう

表1 1型糖尿病におけるシックデイルール

①インスリンを自己中断しない
②脱水と低血糖を予防する
③血糖測定を頻回に行う
④尿ケトン体を測定する
⑤ボーラスインスリンの追加投与のルールを決めておく
⑥シックデイの原因疾患の治療
⑦主治医ないしは医療スタッフとの緊密な連絡

に指導しておく.SMBGは低血糖の防止にも重要である.下痢や嘔吐が続いて経口摂取が困難な場合や,尿ケトン体が強陽性ないしは持続的な高血糖が認められる場合には,来院させ適切な治療を行う必要がある[4].

治療

1) 1型糖尿病で強化インスリン療法を行っている場合

あらかじめ,患者にシックデイの際の対処法(sick day rules)を教育しておく(表1).食事がとれない場合でも,インスリンは継続するのが原則であることを十分理解させる(特に基礎インスリン〈basal insulin〉).また,インスリンの必要量は,むしろ増加することもあるので,通常より頻回にSMBGを行う.食事が全くとれない場合には,ケトアシドーシス防止のため,来院させ輸液を行う.

2) 2型糖尿病の場合

2型糖尿病患者のシックデイでは,受けている薬物療法に応じた対応が必要である.インスリン治療の場合には,経口摂取ができない場合,SMBGの測定値を参考にインスリン量を調節する.食事量が一定でない場合には,SMBGの値に応じて食後にボーラスインスリンを注射するなどで対処する.GLP-1受容体作動薬や経口薬については,食事がとれない際には,基本的に休薬する.特に,SU薬は,経口摂取ができない場合に服用を続けていると遷延性の重症低血糖を引き起こす可能性がある.また,ビグアナイド薬は,脱水や急激な循環動態の変化によっ

て乳酸アシドーシスを起こす危険があり休薬しなければならない．さらに最近では，SGLT2阻害薬では脱水の助長や正常血糖アシドーシスなどが懸念されるため，シックデイの際の休薬を指導しておく[5]．

◆ 文 献 ◆

1) Kitabchi AE, *et al.*：*Diabetes Care* 2009；**32**：1335-1343.
2) Huang CC, *et al.*：*Diabetes Care* 2015；**38**：746-751.
3) Tsujimoto T, *et al.*：*Diabetes Care* 2014；**37**：217-225.
4) 日本糖尿病学会(編)：糖尿病治療ガイド 2016-2017，文光堂 2016；75.
5) Ogawa W, *et al.*：*J Diabetes Investig* 2016；**7**：135-138.

第13章 糖尿病

29 周術期の糖尿病管理

POINT

- 周術期の血糖コントロールは原則インスリン療法で行う．
- 術前の血糖管理目標は尿ケトン体（−），空腹時血糖（FBG）140 mg/dL 以下，食後血漿血糖（PPPG）200 mg/dL 以下，尿糖 1＋以下とする．
- 絶食時には静脈内にブドウ糖と速効型インスリンを適量注入する．

病態

周術期の血糖管理は，糖尿病診断の有無にかかわらず，厳格に行われるべきである．糖尿病の型や手術の大小にかかわらず，薬物療法を行う際にはインスリン療法を選択することが原則である（図1）[1]．最近はインクレチン関連薬をはじめとした種々の糖尿病治療薬が臨床応用されているが，周術期の血糖管理における実績が乏しく，用量調節がしやすい点からもインスリンが勧められる．術前の高血糖を放置したまま手術を行うと，術中の著明な高血糖，感染の拡大，創傷治癒遅延などによる術後合併症を惹起し，入院期間の延長や予後の増悪につながる[2]．

治療

1）術前

表1に術前血糖管理の目標を示した[1]．これらの基準が満たされるよう基礎・追加インスリン療法（basal-bolus treatment）を行う．HbA1cを術前血糖管理目標としている施設もあるが，長期の血糖コントロール指標であるHbA1cは術前の管理目標として相応しくない．インスリン以外の糖尿病治療薬は原則中止する．しかし，周術期の血糖コントロールを含め，入院中の血糖管理を基礎インスリンとDPP IV阻害薬で行うことの有効性も報告されており[1]，今後の検証が必要である．入院時もしくは来院時の血糖が著明高値であった場合，急激な血糖降下に伴い網膜症が増悪することがあるため，血糖コ

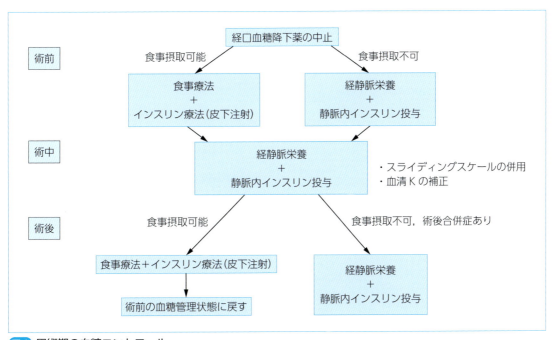

図1 周術期の血糖コントロール
〔1〕Pasquel FJ, et al : Lancet Diabetes Endocrinology 2017 ; 5 : 125-133. より引用〕

表1 術前血糖管理

血糖コントロール目標	
尿ケトン体	陰性
血糖値(mg/dL)	空腹時100～140以下、または食後200以下
尿糖	1+以下、または尿糖排泄量が1日糖質摂取量の10%以下
手術延期：以下のいずれかを満たす	
尿ケトン体	陽性
空腹時血糖値(mg/dL)	200以上
食後血糖値(mg/dL)	300以上

〔1) Pasquel FJ, et al : Lancet Diabetes Endocrinology 2017 ; 5 : 125-133. より引用〕

ントロール開始前に眼科を受診させる．消化管疾患などで，経口摂取が不可能な場合は経静脈的にブドウ糖を投与し，ブドウ糖5gに対して速効型インスリン（ヒューマリン® Rなど）を1単位投与することを目安とする．

2) 術中

術中は静脈内インスリン投与によって血糖管理を行う．ブドウ糖入りの輸液内に適量の速効型インスリンを注入するか，速効型インスリンと生理食塩水で1U/mLの溶液を作成し，別ルートからポンプ注入してもよい．周術期の輸液にはブドウ糖を必ず加える．ブドウ糖なしの輸液管理は低血糖やケトーシスを，果糖の投与は"フルクトース毒性(fructose toxicity)"を引き起こしかねない．術中のインスリン投与量の調整はスライディングスケールを用いることが一般的である[3]．また，血糖降下に伴う低カリウム血症をきたすことがあるため，Kをモニターし適宜補正する．The Normoglycemia in Intensive Care Evaluation-Survival Using Glucose Algorithm Regulation(NICE-SUGAR)studyが示す通り，周術期の厳格な血糖コントロールは低血糖をきたし，かえって予後を悪化させる可能性がある[4]．しかし，最近わが国で行われた研究成果では，手術部位感染症(surgical site infection：SSI)を予防するためには血糖値を150 mg/dL以下に管理することが必要であるとの報告もあり[5]，高血糖も予後悪化因子であるといえ，血糖管理の重要性が再度確認された．

3) 術後

術後数日は手術侵襲による外科的糖尿病(surgical diabetes)の状態にあるため，食事摂取が可能となってもインスリン療法を必要とすることが多い．術前の血糖管理状態に戻すのは，手術のストレスがなくなった3日～1週間後以降に，血糖コントロールが良好であることを確認してからとする．

◆ 文献 ◆

1) Pasquel FJ, et al. : Lancet Diabetes Endocrinology 2017 ; 5 : 125-133.
2) Clement S, et al. : Diabetes Care 2004 ; 27 : 553-591.
3) 日本糖尿病学会：糖尿病専門医研修ガイドブック．第6版，診断と治療社 2014 ; 361-363.
4) The NICE-SUGAR Study Investigators : N Engl J Med 2009 ; 360 : 1283-1297.
5) Takesue Y, et al. : Ann Gastroenterol Surg 2017 ; 1 : 52-59.

第13章 糖尿病

30 高齢者の糖尿病管理

POINT

- 高齢者糖尿病は認知症，うつ傾向，日常生活動作(ADL)低下，転倒，サルコペニア，尿失禁などの老年症候群が約2倍起こりやすく，高血糖と低血糖が老年症候群を悪化させる．
- 身体機能，認知機能，心理，栄養，薬剤，社会・経済状況などを総合的に評価する高齢者総合機能評価(CGA)を行い，それに基づき多職種で対策をたてる．
- 高齢者糖尿病は薬剤使用の利益，有害事象のリスク，服薬や注射のアドヒアランス，介護者のサポートを考慮して薬剤の選択を行う．
- 高齢者糖尿病の血糖コントロール目標は，認知機能，ADL，併存疾患などを考慮しながら設定する．

疫 学

加齢とともに耐糖能は悪化し，糖尿病の頻度が増加する．2015年の国民健康・栄養調査では糖尿病の頻度は加齢とともに増加し，70歳以上では男性では27.3%，女性では17.2%が糖尿病であると推定される．この糖尿病の増加は，加齢に伴うインスリン抵抗性の増大や追加分泌の低下が原因と考えられる．インスリン抵抗性は，身体活動量の低下や加齢に伴う内臓脂肪の増加やサルコペニアなどによってもたらされる．インスリン分泌の低下は，膵β細胞におけるミトコンドリア機能異常，テロメア長の短縮，酸化ストレスなどが機序として考えられる．

高齢者糖尿病の特徴

高齢者糖尿病は食後の高血糖をきたしやすい．また，高浸透圧高血糖状態を起こしやすい．

高齢者は重症低血糖を起こしやすい．高齢者では，低血糖症状の自律神経症状である発汗，動悸，手のふるえなどが減弱する[1]．また，体がふらふらする，めまい，脱力感，目のかすみ，ぎこちない動作，意欲低下，せん妄などの非典型的な症状で低血糖が起こる場合が多い．高齢者の低血糖は認知機能障害，転倒・骨折，うつ，生活の質(QOL)低下をきたし，重症低血糖は認知症，心血管疾患，死亡の危険因子となり，悪影響を及ぼす．認知症，日常生活動作(activity of daily life：ADL)低下，うつ，体格指数(BMI)低値，腎機能障害，または社会サポート不足などを伴っている場合は重症低血糖をきたしやすいので，患者および介護者に対して低血糖やシックデイの対処法などの教育を行う．

高齢者は動脈硬化性疾患を合併しやすく，無症候性脳梗塞や無症候性心筋虚血が多い．また，身体活動量低下やうつ傾向などが脳梗塞の独立した危険因子となりうる．

加齢とともに腎機能が低下する．SU薬などの腎排泄性の薬剤は，薬物の蓄積が起こり，その有害事象が出やすい．

高齢糖尿病患者は認知症，うつ傾向，ADL低下，転倒，サルコペニア，尿失禁などの老年症候群が約2倍起こりやすい[2]．高血糖と低血糖が老年症候群を悪化させる．

独居，老老介護，認認介護などの社会サポート不足や経済的問題は，糖尿病治療を困難とする．介護保険，ヘルパー派遣などの社会資源の確保を行う必要がある．

検 査

1) 身体機能

身体機能は手段的ADL，基本的ADL，歩行能力の他，視力，聴力などを評価する．

手段的ADLは，買い物，食事の準備，金銭管理，服薬管理などのより複雑で多くの労作が求められる活動であり，基本的ADLは入浴，着替え，トイレの使用，移動，食事などの基本的な活動を示す．メタ解析の結果，糖尿病では手段的ADLが1.85倍，基本的ADLが1.62倍低下をきたしやすい[3]．

糖尿病ではサルコペニアを起こしやすい．サルコペニアは筋肉量低下かつ筋力低下または身体能力低下で定義される．高齢者糖尿病では特に身体能力の歩行速度やバランス能力が低下しやすく，転倒・骨折をきたしやすい．フレイルは健康と要介護の中間の状態で，加齢に伴う予備能の低下があり，ストレスによって要介護や死亡に陥りやすい状態である．糖尿病はフレイルになりやすい．高血糖，重症低血糖，大血管症ではフレイルをきたしやすい．介護予防健診で使用される基本チェックリスト8点以上はフレイルと判定できる．

2) 認知機能

糖尿病患者は糖尿病がない人と比べて，アルツハ

イマー病が約1.5倍，血管性認知症が約2.5倍，認知症全体が約1.5倍起こりやすい[4]．また，糖尿病では軽度認知障害（mild cognitive impairment：MCI）もきたしやすく，認知機能の領域では，記憶力や遂行機能が障害されやすく，セルフケアのアドヒアランスの低下につながるので注意を要する．

　記憶障害，手段的ADL低下，心理状態の悪化，セルフケアのアドヒアランス低下などがある場合には認知機能のスクリーニングを行うことが望ましい．認知機能の検査としてはmini-mental state examination（MMSE），改訂長谷川式簡易知能評価スケール，地域包括ケアシステムにおける認知症アセスメントシート（DASC-21），Montreal cognitive assessment（MoCA）などがある．

3）高齢者総合機能評価

　高齢者総合機能評価（comprehensive geriatric assessment：CGA）とは身体機能，認知機能，心理，栄養，薬剤，社会・経済状況などを総合的に評価することである．CGAは退院後の施設入所を減らし，生存率を向上させる効果がある．高齢者糖尿病ではCGAを行うことが望ましい．CGAの情報に基づいて，家族，介護者の希望を尊重しながら，多職種のチームで心身機能の維持向上のために運動療法（リハビリ），栄養サポート，安全な薬物療法，介護保険などの社会サービスの導入などの対策を立てる．

治　療

1）食事療法

　高齢者糖尿病は低栄養をきたしやすい．体重減少や食事摂取量低下（80％以下）がみられる場合は低栄養であり，筋肉量低下は低栄養を示唆する所見である．

　エネルギー摂取の低下だけでなく，食事のバランスにも注意する．特に蛋白質や緑黄色野菜の摂取が不足しないように注意する．高齢者の筋肉の機能を維持するための蛋白質摂取量は1.0～1.2 g/kg体重とされており，低栄養または低栄養のリスクがある場合にはさらに多めの蛋白質摂取が推奨されている（1.2～1.5 g/kg体重）．高齢者糖尿病のビタミンB群，カロチン，食物繊維，緑黄色野菜の摂取不足は認知機能低下の危険因子となる．また，食習慣としては朝食や昼食の欠食や間食に注意する．

2）運動療法

　高齢者糖尿病でも定期的な身体活動，歩行などの運動は，代謝異常の是正だけでなく，生命予後，ADLの維持，認知機能低下の抑制にも有用である．

　高齢者2型糖尿病における高強度のレジスタンス運動は血糖を改善し，除脂肪量と筋力を増やし，ADLやQOLを改善する．高強度のレジスタンス運動を週3回12か月間行うと除脂肪量が増加し，HbA1cやインスリン抵抗性が改善する．高齢者糖尿病ではバランス運動が転倒予防のために大切である．

　すでにフレイルやADL低下がある場合にはレジスタンス運動やそれに柔軟性運動，有酸素運動，バランス運動を組み合わせた多要素の運動を行うように指導する．

　骨・関節疾患，虚血性心疾患，肺疾患，糖尿病腎症4期以降，糖尿病網膜症がある場合は運動療法開始時にメディカルチェックを行い，注意して行う．

3）経口血糖降下薬

　高齢者糖尿病は薬剤使用の利益，有害事象のリスク，服薬や注射のアドヒアランス，介護者のサポートを考慮して薬剤の選択を行う．

　重度腎機能障害（推定糸球体濾過量〈estimate glomerular filtration rate：eGFR〉30 mL/min未満）の場合はビグアナイド薬，SU薬，SGLT2阻害薬は禁忌である．心不全の既往や脳性ナトリウム利尿ペプチド（brain natriuretic peptide：BNP）高値がある場合はチアゾリジン誘導体の使用は禁忌である．腸閉塞や消化管手術の既往がある場合，α-グルコシダーゼ阻害薬の使用は控える．

　経口血糖降下薬では原則としてDPP IV阻害薬などの低血糖を起こしにくい薬剤を選択する．メトホルミンはeGFRで腎機能を定期的にチェックしながら使用し，eGFR 45～60 mL/min/1.73 m^{2}未満の場合には減量を考慮し，eGFR 30 mL/min/1.73 m^{2}未満の場合には使用を中止する．

　SU薬は少量で使用する．メタ解析ではSU薬のなかではグリクラジドが重症低血糖のリスクが約1/9である．グリベンクラミドは重症低血糖のリスクが高く，高齢者では推奨されない．グリメピリドも腎機能障害がある場合は少量でも重症低血糖を起こすことがあるので注意を要する．

　SGLT2阻害薬は，肥満の後期高齢者では身体機能，認知機能，腎機能が保たれていて，老年症候群がない場合に使用する．SU薬，メトホルミン，SGLT2阻害薬はシックデイの場合に中止することを教育する．

4）インスリンとGLP-1受容体作動薬

　高齢者でのインスリン治療の適応は，成人と同様である．高血糖が持続し，経口血糖降下薬でもコントロールできない場合には糖毒性をとるために強化インスリン療法を行うことが望ましい．高齢者2型糖尿病の場合は，強化インスリン療法の後に，認知機能，身体機能，QOL，介護者のサポートなどを考慮して，インスリンが継続できるかを判断する．特に，認知症合併の2型糖尿病患者の場合には，インスリンの離脱や持効性溶解インスリンと内服薬の併用，または週1回のGLP-1受容体作動薬に変更を行うことにより，注射回数を減らすことも考慮する．

高齢者糖尿病でのインスリン治療は重症低血糖を起こしやすい．患者や介護者に低血糖の対処法を十分に説明して行う．

特効型溶解インスリンの1日1回投与は中間型インスリンと比べて低血糖が少なく，サポート体制にあわせて柔軟に注射時間を設定できる利点がある．

GLP-1受容体作動薬は悪心，嘔吐などの消化器症状，体重減少，脱水，低栄養，サルコペニアや骨量減少に注意が必要である．週1回のGLP-1受容体作動薬は比較的消化器症状が少なく，訪問看護で施行できるという利点があるが，長期成績の報告がまだなく注意が必要である．

血糖コントロール目標

「高齢者糖尿病の治療向上のための日本糖尿病学会と日本老年医学会の合同委員会」から2016年5月に「高齢者糖尿病の血糖コントロール目標（HbA1c値）」が発表された[5]．これは，患者の健康状態・特徴，特に認知機能，ADL，併存疾患から3つのカテゴリーに分けて目標値を設定している（「5 糖尿病診断基準と管理目標」，図4（p.606）参照）[5]．

SU薬，インスリンなど低血糖のリスクが危惧される薬剤を使用する場合は，目標下限値を設定する．カテゴリーIとIIの後期高齢者の場合はHbA1c 8.0%未満（下限値7.0%）を目標に設定する．カテゴリーIIIの後期高齢者の場合は8.5%未満（下限値7.5%）とする．前期高齢者でカテゴリーIの場合は7.5%未満（下限値6.5%）とする．

一方，食事・運動療法のみで治療の場合や低血糖のリスクが危惧される薬剤を使用していない場合は，目標下限値を設けず，カテゴリーIとIIの場合は，HbA1cは7.0%未満，カテゴリーIIIではHbA1cは8.0%未満となる．

こうした目標値または目標下限値は1つの目安を示したものであり，さらに，心理状態，QOL，社会・経済状況，患者や家族の希望などを考慮しながら，個々の患者ごとに目標を再考し，個別性を重視した糖尿病の治療を行うことが大切である．

◆◆ 文 献 ◆◆

1) Bremer JP, et al.：Diabetes Care 2009；**32**：1513-1517.
2) Araki A, et al.：Geriatr Gerontol Int 2009；**9**：105-114.
3) Wong E, et al.：Lancet Diabetes Endocrinol 2013；**1**：106-114.
4) Cheng G, et al.：Intern Med J 2012；**42**：484-491.
5) 糖尿病治療ガイド2016-2017．日本糖尿病学会（編著），文光堂2016；97-98.

第14章

脂質異常症, 高尿酸血症

第14章 脂質異常症，高尿酸血症

1 リポ蛋白代謝の基礎知識

> **POINT**
> ▶ リポ蛋白代謝は小腸から肝臓と末梢組織に脂肪酸とコレステロールを供給する外因経路，肝臓から末梢組織に脂肪酸を供給する内因性経路，末梢組織から肝臓にコレステロールを回収するコレステロール逆転送系の3つの経路が存在する．
> ▶ コレステロールの合成は精巧な転写と転写調節機構が存在する．

リポ蛋白の種類と組成

リポ蛋白は脂質と蛋白から構成される巨大な複合体であり，血液，組織液，リンパ液などの体液中に存在し，疎水性の高い脂質やビタミンの臓器間の輸送にかかわる[1]．

通常のリポ蛋白はトリグリセリドやコレステロールエステルのような疎水性の高い脂質を中心部分とし，その表面をリン脂質（phospholipid：PL）や遊離コレステロール（free cholesterol：FC）のような一層の両親媒性の脂質と蛋白で覆われた球状を呈する．大きさと密度に従って，5種類の主要なリポ蛋白に分類されている（表1）：カイロミクロン，超低比重リポ蛋白（very low density lipoprotein：VLDL），中間比重リポ蛋白（intermediate density lipoprotein：IDL），LDL，HDL．リポ蛋白の密度は粒子あたりの脂質の量によっておおむね決定されている．たとえば，トリグリセリドを大量に含有するカイロミクロンやVLDLは大きくて軽く，脂質含量の少ないHDLは重くて小さい．

アポリポ蛋白の種類と機能

リポ蛋白に含まれる蛋白はアポリポ蛋白（apolipoprotein：apo）とよばれ，リポ蛋白を構成するだけでなく，その代謝調節にも重要な機能を果たしている．たとえば，apoA I は肝臓と小腸で合成され，ほとんどすべての HDL 粒子上に存在する．レシチン・コレステロール・アシルトランスフェラーゼ（lecitin-cholesterol acyltransferase：LCAT）の酵素反応に必須であり，細胞から FC を ATP-binding cassette protein A1（ABCA1）や ABCG1 を介して引き抜く機能を有する．apoA II は約2/3の HDL 粒子上に存在する．apoA V はカイロミクロンや VLDL に分布し，リポ蛋白リパーゼ（lipoprotein lipase：LPL）の活性化を介して，これらの TG-rich リポ蛋白のトリグリセリド加水分解を促進する．

apoB は apoB100 と，その48％の長さの apoB48 と2種類存在する．ヒトではすべての apoB100 は肝臓で合成され，VLDL とその代謝産物である IDL，LDL のリポ蛋白あたり1分子存在し，LDL 受容体

表1 主要リポ蛋白

	性状			蛋白組成	
	比重 g/mL	径 nm	電気泳動	アポ蛋白	その他の構成蛋白
カイロミクロン	0.930	75〜1200	原点	B 48, A I, A IV, C I, C II, C III, E	
カイロミクロンレムナント	0.930〜1.006	30〜80	Slow pre-β	B 48, A I, A IV, C I, C II, C III, E	
VLDL	0.930〜1.006	30〜80	Pre-β	B 100, A I, A II, A V, C I, C II, C III, E	
IDL	1.006〜1.019	25〜35	Slow pre-β	B 100, C I, C II, C III, E	
LDL	1.019〜1.063	18〜25	β	B 100	
HDL	1.063〜1.210	5〜12	α	A I, A II, A IV, A V, C III, E	LCAT, CETP, PON1
Lp(a)	1.050〜1.120	25	Pre-β	B 100, apo(a)	

のリガントとしても機能する．apoB48はヒトでは小腸でのみ産生される．apoB100をコードするmRNAがAPOBEC1の働きによって編集(editing)を受ける結果，stopコドンが生じるためである．apoEはカイロミクロンレムナント，VLDL，IDL上に複数存在し，これらのリポ蛋白を効率よくLDL受容体へ結合させる．apoCは3種類存在する．apoCIIはLPLの補酵素として機能し，TG-richリポ蛋白のトリグリセリド加水分解に必須である．一方，apoC IIIなどの他のapoCはTG-richリポ蛋白のトリグリセリド加水分解に対して阻害的に作用する．

食事由来の脂質の輸送(外因性経路)

膵リパーゼの作用を受けて，食事中のトリグリセリドは脂肪酸とグリセロールに，コレステロールエステルはFCと脂肪酸に加水分解される．脂肪酸やコレステロールは胆汁酸とミセルを形成し，小腸近位で吸収される．小腸上皮細胞へのコレステロール吸収はNiemann Pick C1様蛋白1(Niemann Pick C1 like 1 protein：NPC1L1)を介する．吸収された長鎖脂肪酸(long chain fatty acid：LCFA)(C12以上)はグリセロールとエステル結合してトリグリセリドに再合成される．コレステロールはアシルCoA・コレステロール・アシルトランスフェラーゼ(acyl-CoA cholesterol acyltransferase：ACAT)の作用でコレステロールエステルとなる．ACATには2つのアイソザイムが存在するが，小腸で働いているACATは肝臓と同じACAT-2である．エステル化を受けないFCはABCG5/8で再び小腸上皮細胞から管腔側に分泌される．小腸上皮の小胞体で合成されたapoB48にこれらの脂質が転送されて，カイロミクロンが形成される．トリグリセリドの転送にはミクロソームトリグリセリド転送蛋白(microsome triglyceride transfer protein：MTP)が関与する．小胞体で生成されたカイロミクロンはCOP IIに被覆された輸送体の働きによってGolgi装置に運ばれる．その過程にはsmall GTPaseのSAR1Bが必須である．

カイロミクロンは小腸リンパに分泌され，胸管を経て，大循環に至り全身を循環する(図1)．末梢組織でLPLの作用を受けてトリグリセリドを失い，同時にapoCを失い，代わりにapoEをHDLから獲得して，粒子径の小さな，トリグリセリドに乏しく，コレステロールエステル(cholesteryl ester：CE)が豊富なカイロミクロンレムナントに変換される．毛細血管の内皮細胞の内腔側にあるヘパラン硫酸プロテオグリカン(heparan sulfate proteoglycan：HSPG)とglycosylphosphatidylinositol anchored high density lipoprotein binding protein 1(GPI-HBP1)の存在が，リポ蛋白トリグリセリドのLPLによる加水分解には必要である．LPLの作用をapoA Vは促進し，Angptl 4とAngptl 3は阻害する．

カイロミクロンレムナントはapoEをリガンドにして，肝臓の受容体経路に効率よく取り込まれる．Disse腔のHSPGに結合した後，LDL受容体やLRP1によって肝細胞に取り込まれる．

肝臓由来の脂質の輸送(内因性経路)

肝臓で合成された脂肪酸や血液中から肝臓に取り込まれた脂肪酸はトリグリセリドに合成し直される．コレステロールはACAT-2の作用を受けてコレステロールエステルとなる．肝細胞の小胞体で合成されたapoB100にこれらの脂質が転送されて，VLDLが形成される．トリグリセリドの転送には小腸と同様にMTPが関与し，apoB分解もVLDL分泌を調節する．

VLDLはapoC，apoEを血液中で獲得し，おもに骨格筋，心筋，脂肪組織などの末梢組織においてLPLの作用を受けてトリグリセリドを失いIDLになる(図1)．同時に，コレステロールエステル転送蛋白(cholesterol ester transfer protein：CETP)の作用によってHDLからコレステロールエステルを受け取って，その見返りにトリグリセリドをHDLに供給する．トリグリセリドの加水分解に伴って，apoCを失い，apoEが増加し，IDLとなる．こうして生成されたIDLのうち40〜60%はapoEをリガンドとしてLDL受容体によって直接肝臓に取り込まれる．残りのIDLは肝性リパーゼの作用を受けて，さらにトリグリセリドとPLのみならずapoCとapoEも失って，apoB100だけを蛋白成分とするLDLに変換される．LDLのうち70%はapoB100をリガンドとして肝臓のLDL受容体経路に取り込まれる．リポ蛋白(a)〔lipoprotein(a)：Lp(a)〕はLDLのapoB100にapo(a)がS-S結合した分子である．

HDL代謝

小腸と肝臓で合成されたapoA IはABCA1によってeffluxされたFCとPLを受け取って，preβ1HDLによばれる円盤状のHDL粒子が形成される(図2)．酸化ステロールに対する核内受容体の肝臓X受容体(liver X receptor：LXR)やcAMPによりABCA1の発現は誘導される．さらに末梢組織の細胞からもFCを受け取る．FCはLCATの作用を受けてコレステロールエステルとなり，HDLの中心部分に移動して球状のHDL粒子を形成する．HDLに含まれるコレステロールエステルはCETPの作用によって，apoB含有リポ蛋白に転送される．その見返りにapoB含有リポ蛋白からトリグリセリドを受け取る．前述のように，apoB含有リポ蛋白のコレステロールエステルは肝臓のLDL受容体経路に

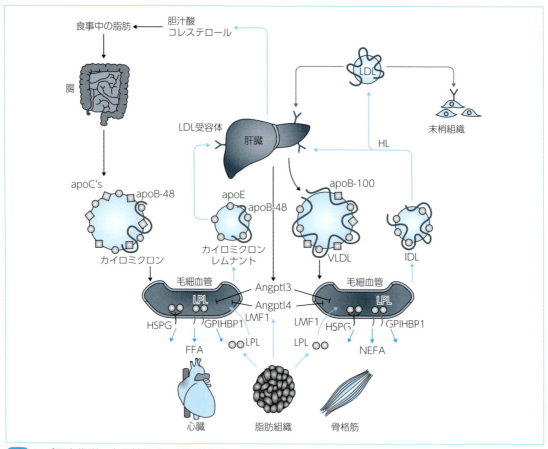

図1 リポ蛋白代謝の内因性経路と外因性経路

HSPG（ヘパラン硫酸プロテオグリカン），NEFA（遊離脂肪酸），Angptl 3（angiopoietin-like 3），LMF1（lipase maturation factor 1），HL（hepatic lipase）．

〔Dan L. Longo, MD, et al.：Harrison's™ PRINCIPLES OF INTERNAL MEDICINE.18 ed, McGraw-Hill Professional, 2011. より改変〕

取り込まれる．HDL のコレステロールの一部は，肝臓のスカベンジャー受容体クラス B タイプ-1（scavenger receptor class B type 1：SR-BI）によって選択的に取り込まれる．

apoB 含有リポ蛋白の PL はリン脂質転送蛋白（phospholipid transfer protein：PLTP）の作用を受けて，HDL に転送される．PLTP は HDL サブプラス間の PL の転送にもかかわる．HDL 粒子に含まれるトリグリセリドと PL は肝性リパーゼの作用を受けて加水分解され，HDL は小型化する．トリグリセリド含量の多い HDL 粒子ほど肝性リパーゼの基質になりやすい．PL は血管内皮リパーゼ（Endothelial Lipase：EL）による加水分解を受け，より小型で異化速度の速い HDL 粒子を生成する．

リポ蛋白代謝の調節機序

リポ蛋白代謝はエネルギー代謝の要であり，コレステロールや必須脂肪酸，脂溶性ビタミンの供給や分配経路として重要である．したがって，摂食や食事中のコレステロール含量などの生理的条件による調節を受ける．インスリンなどのホルモン，コレステロール，脂質分子をリガンドとする転写因子（ペルオキシソーム増殖薬因子活性化受容体〈peroxisome proliferator-activated receptor：PPAR〉，肝臓 X 受容体〈liver X receptor：LXR〉，ファルネソイド X 受容体〈farnesoid X receptor：FXR〉），microRNA などの調節機序が知られている．リポ蛋白代謝全体の中では VLDL 分泌，VLDL や LDL の異化が，特に重要である．

1）VLDL 分泌の調節

糖尿病・肥満・妊娠などで，VLDL の分泌は亢進し，高トリグリセリド血症をきたしうる．VLDL 分泌は，トリグリセリドの供給，MTP によるリポ蛋白粒子へのトリグリセリドの付加，apoB100 の分解などによって規定される．トリグリセリドは次の3種類の経路で供給される．①アルブミンに結合した脂

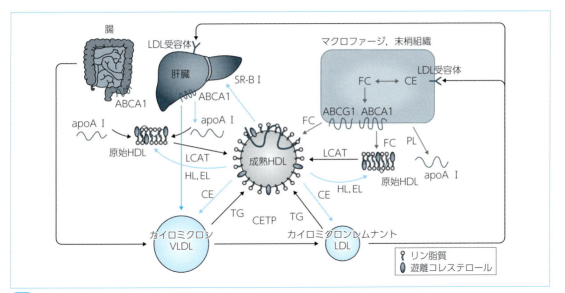

図2 HDL代謝とコレステロール逆転送
HL(hepatic lipase), TG(トリグリセリド), FC(遊離コレステロール), ABCG1(ATP-binding cassette), sub-family G (WHITE), member 1
〔Dan L. Longo, MD, et al.: Harrison's principles of internal medicine, McGraw-Hill 2011. より改変〕

肪酸, ②TG-richリポ蛋白の直接の取り込み, ③肝細胞内で新規に合成された脂肪酸である(de novo lipogenesis: DNL). たとえば, インスリン作用が不足すると脂肪細胞に含まれるトリグリセリドの(おもにホルモン感受性リパーゼ〈hormone-sensitive lipase: HSL〉による)脂肪分解(lipolysis)が亢進し, 血中の脂肪酸濃度が増加する. 高脂肪酸血症はVLDL分泌を促進する. また, DNLの増加もVLDL分泌を促す. 転写因子であるステロール調節因子結合蛋白質(sterol regulatory element-binding protein: SREBP)-1cは多くのlipogenic genesの転写を促進し[2], LXRもSREBP-1c依存的, 非依存的経路で脂肪合成(lipogenesis)を促進する. n-3多価不飽和脂肪酸(poly-unsaturated fatty acid: PUFA)はlipogenesisを抑制する. インスリンはFoxO1をリン酸化し, その標的遺伝子であるMTPの発現を低下させる. さらに, インスリンにはapoBの翻訳後蛋白分解の誘導作用がある.

上述したようにapoBの蛋白分解も最終ステップでVLDL分泌調節に関わっている. 分解される場所によって2種類に大別される. 1つは小胞体における蛋白分解で小胞体関連分解(endoplasmic-reticulum-associated degradation: ERAD)とよばれ, もう1つは小胞体を離れてから起こる小胞体後分泌前蛋白分解(post-ER pre secretory proteolysis: PERPP)である[3]. ERADではheat shock protein: Hsp)70やHsp90などの分子シャペロンの助けによって, E3ユビキチンリガーゼgp78によるユビキチン化を受けたあと, プロテアソームに運ばれて蛋白が分解される. トリグリセリドの供給量不足や小胞体ストレスの際のapoB分解はこの機序による. PERPPにおいてはオートファジーによって蛋白が分解され, n-3PUFAやインスリンによって誘導されるapoB分解はこの機序による.

2) TG-richリポ蛋白異化の調節

脂肪組織のLPLは食後に増加し, 骨格筋のLPLは絶食や運動によって誘導される. 絶食時には, 心筋と脂肪組織でGPIHBP1の発現が増加する. PPAR-αはLPLの誘導とapoCⅢ産生の抑制を介して, トリグリセリドの異化を促進する.

3) LDL受容体の調節

LDL受容体はLDL-コレステロール値を鋭敏に調節する[4]. LDL受容体蛋白は蛋白分解酵素であるプロ蛋白転換酵素サブチリシン/ケキシン9型(pro-protein convertase subtyilisin/kexin type 9: PCSK9)の作用を受けて, リソソームでの分解を受ける. LDL受容体によって細胞内に取り込まれたリポ蛋白はリソソームで分解され, FCが生成される. その結果, LDL受容体やコレステロール合成の律速酵素であるHMG-CoA還元酵素(hydroxy-methyl glutaryl CoA reductase: HMG CoA R)は負のフィードバック調節を受ける. さらに, LDL受容体活性は, 甲状腺ホルモンや飽和脂肪酸によっても調節される.

コレステロールは転写因子SREBP-2とSREBP-1aによるLDL受容体の転写を抑制する[5]. コレス

テロールの欠乏時には，SCAP(SREBP cleavage-activating protein)/SREBP複合体はCOP IIに被覆された小胞(vesicle)になってGolgi装置に移行する．Golgi装置まで運ばれたSREBPはsite1とsite2プロテアーゼによる切断を受け，basic helix-loop-helix(bHLH)領域を含むN末端が細胞質に遊離される．さらに，核内に移行して，標的遺伝子プロモーター上にあるステロール調節エレメント(sterol regulatory element：SRE)配列に結合して，転写を正に調節する．一方，コレステロール存在下では，コレステロールを結合したSCAPの形状が変化し，Insig1に結合する．Insig1に結合したSCAPにはCOP IIはもはや結合出来ず，SREBPは小胞体にとどまるため，切断されて核型に変化することはない．HMG-CoA還元酵素阻害薬(スタチン)は，この作用を利用して肝臓のLDL受容体を誘導し，LDL-コレステロールを低下させる．

HMG CoA Rをはじめとするコレステロール合成系の酵素群もSREBP2とSREBP1aによる転写制御を受ける[2]．HMG CoA R蛋白自体の分解はInsigにラノステロールが結合する結果，E3ユビキチンリガーゼgp78によるユビキチン化を受けて，プロテアソームで分解される．上述のように，SREBP-1cは脂肪酸合成系の酵素群の転写を調節する．

◆◆ 文 献 ◆◆

1) Rader DJ, *et al.*：Harrison's principles of internal medicine, In：Dan Longo AF, *et al.*(eds), McGraw-Hill 2011；3145-3161.
2) Horton JD, *et al.*：*J Clin Invest* 2002；**109**：1125-1131.
3) Xiao C, *et al.*：*Am J Physiol Endocrinol Metab* 2011；**301**：E429-E446.
4) Goldstein JL, *et al.*：*Arterioscler Thromb Vasc Biol* 2009；**29**：431-438.
5) Goldstein JL, *et al.*：*Cell* 2006；**124**：35-46.

第14章 脂質異常症，高尿酸血症

2 尿酸代謝の基礎知識

POINT

- 尿酸はプリン体代謝の最終代謝産物であり，キサンチン酸化還元酵素（XOR）が活性化している状態では高尿酸血症を引き起こす．
- 腎臓の近位尿細管上皮において尿酸の再吸収および分泌が行われており，再吸収において重要なトランスポーターは尿酸トランスポーター（URAT1）である．
- 尿酸は本来抗酸化作用をもつが，メタボリックシンドロームの病態下では，酸化を促進させ臓器障害的に作用することがある．

尿酸代謝経路

de novo 経路，サルベージ経路，あるいは分解経路で産生されたイノシン一リン酸（inosine monophospate：IMP）は，さらにイノシン，ヒポキサンチンと代謝されていく．さらにキサンチン酸化還元酵素（xanthine oxidoreductase：XOR）の作用により，キサンチンを経由して尿酸が合成される．たいていの哺乳類は肝臓のウリカーゼの作用により尿酸はさらにアラントインに代謝されるが，ウリカーゼを遺伝的に欠失している霊長類では，尿酸が最終代謝産物となる．したがって，XORがプリン体異化の律速段階であり，XORが活性化している状態では高尿酸血症を引き起こす．体内で産生された尿酸は，約70％が腎臓から排泄され，残り30％程度が腸管を介して糞便中に排泄され，腎尿酸排泄の増減は血

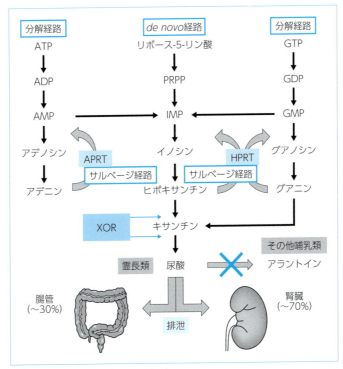

図1 ヒトにおけるプリン体代謝
PRPP（phosphoribosyl diphosphate，ホスホリボシル二リン酸），APRT（adenine phosphoribosyl transferase，アデニンホスホリボシルトランスフェラーゼ），HPRT（hypoxanthine phosphoribosyl transferase，ヒポキサンチンホスホリボシルトランスフェラーゼ）．
〔1）安西尚彦：*Modern Physician* 2010-11；**30**：1389-1391，2）Yamamoto T, et al.：*Eur J Clin Nutr* 1990；**44**：659-664. より作成〕

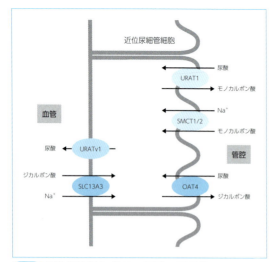

図2A 近位尿細管における尿酸の再吸収

〔3〕Sakurai H：*J Phys Fitness Sports Med* 2012；**1**：413-422．より改変〕

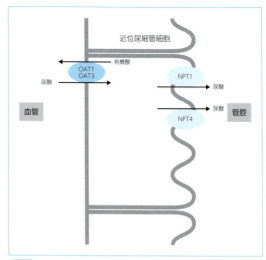

図2B 近位尿細管における尿酸の分泌

〔3〕Sakurai H：*J Phys Fitness Sports Med* 2012；**1**：413-422．より改変〕

中尿酸値変動の重要な決定因子である（図1）[1,2]．

腎臓の尿酸代謝

腎臓における尿酸排泄は，近位尿細管上皮に存在する再吸収および分泌という逆方向の輸送の総和により，再吸収優位になった結果，糸球体を通過した尿酸の約10％だけが排泄される．

尿酸の再吸収は，間腔側では有機酸と尿酸の交換によって行われる．特に重要な働きをもつのは尿酸トランスポーター（urate transporter 1：URAT1）であり，Na-モノカルボン酸共輸送体（sodium-coupled monocarboxylate trasporter：SMCT）で細胞内に再吸収されたモノカルボン酸と交換するかたちで尿酸を尿細管細胞に取り込む．有機陰イオントランスポーター（organic anion transporter：OAT）4はSLC13A3などを介して血管側から尿細管細胞内に流入してくるジカルボン酸と交換して尿酸を尿細管細胞に取り込んでいるが，尿酸再吸収の主体はあくまでURAT1である．一方，尿酸の血管側への排出の役割を担うのは電位駆動性尿酸トランスポーター（voltage-driven urate efflux transporter：URATv1）である（図2A）[3]．

尿酸の排泄に関しては，基底膜側ではOAT1および3が，有機酸と交換で尿酸を細胞内に取り込んでいる．それに対して尿細管腔内への排泄は電位駆動性のナトリウム-リン酸共輸送体（Na$^+$-coupled phosphate transporter：NPT）1および4が担っている（図2B）[3]．

生体内での尿酸の作用

尿酸はあらゆる細胞の構造物の酸化を防ぐ，抗酸化剤（antioxidant）の1つである．霊長類は進化の過程でウリカーゼを欠如させることにより血中尿酸濃度を高め，尿酸の抗酸化力により抗老化，長寿化を達成する一方で，痛風などの高尿酸血症によるリスクを背負うことになった．

一方で近年，URAT1などの働きにより細胞のなかに取り込まれた尿酸が，酸化ストレスを誘導し，炎症を惹起するメカニズムが明らかになってきている．URAT1は腎臓のみならず様々な細胞に発現しており，これらのトランスポーターが活性化された際，尿酸は全身の様々な臓器で酸化促進剤（pro-oxidant）として作用することが報告されている．事実，高尿酸血症は心血管障害，腎症，高血圧との関連が認められており[4]，尿酸の酸化促進作用がその機序として有力である．また，尿酸代謝を担うXORは，生活習慣の乱れ（肥満，高脂肪食）などのストレス環境下において活性が上昇することが知られている．XORの活性化は酸化ストレスの亢進と血中尿酸の上昇をもたらす[5]．このため，高尿酸血症治療薬であるXOR阻害薬は，尿酸値降下以外にメタボリックシンドロームで生じる酸化ストレスを軽減し，血管機能異常に対して保護的に作用する可能性が示唆されている[6]．

◆ 文 献 ◆

1) 安西尚彦：*Modern Physician* 2010；**30**：1389-1391．
2) Yamamoto T, et al．：*Eur J Clin Nutr* 1990；**44**：659-664．
3) Sakurai H：*J Phys Fitness Sports Med* 2012；**1**：413-422．
4) Johnson RJ, et al．：*Hypertension* 2003；**41**：1183-1190．
5) Berry CE, et al．：*J Physiol* 2004；**555**：589-606．
6) Sabán-Ruiz J, et al．：*Antiinflamm Antiallergy Agents Med Chem* 2013；**12**：94-99．

3 内分泌・代謝疾患に伴う脂質異常症

POINT

- 脂質異常症の発見時には常に続発性脂質異常症の可能性を考慮し，必要があれば内分泌学的な評価を追加する．特に，甲状腺疾患や糖尿病の頻度は高い．
- 基礎疾患の治療によって軽快することが多いが，原発性脂質異常や生活習慣による脂質異常が併存する場合は，それらに応じて生活習慣指導や薬物治療を行う．

概要

脂質異常症管理の目標は原発性，続発性にかかわらず動脈硬化性疾患，臓器障害の予防にある．

種々の基礎疾患に続発して生じる脂質異常症を続発性（二次性）脂質異常症とよび（表1）[1]，基礎疾患の種類によって様々な表現型を呈する（表2）[2]．基礎疾患によっては甲状腺機能亢進症のように低脂血症を示すこともある．続発性脂質異常症は通常可逆的であり基礎疾患の治療によって軽快することが多く，また血清脂質の異常が時に基礎疾患の発見の契機となることがあるため，脂質異常症の発見時よりその可能性について考慮することが重要である．基礎疾患の改善によっても脂質異常症に改善が認められない場合は，原発性脂質異常や生活習慣による脂質異常などの併存を考慮し，それらに応じて生活習慣指導や薬物治療を行う．

続発性脂質異常症は日常臨床で遭遇することが多く，代謝疾患としては糖尿病や肥満，内分泌疾患としては甲状腺機能低下症，先端巨大症，Cushing症候群などが続発性脂質異常症を呈する代表的な疾患として重要である．

脂質異常症を呈する代表的な代謝・内分泌疾患

1) 糖尿病

❶ 1型糖尿病

インスリン治療時においては脂質異常症の合併は少なく，HDL-コレステロール値はむしろ高値をとることが多い．

未治療時やインスリンの中断によって極度のインスリン欠乏に至った場合，著明な高トリグリセリド血症（高脂血症I型ないしV型）を呈することがあり，"糖尿病脂血症（diabetic lipemia）"とよばれる．

表1 続発性脂質異常症の鑑別疾患

高トリグリセリド血症	高コレステロール血症	高コレステロール血症および高トリグリセリド血症	低HDLコレステロール血症
糖尿病 甲状腺機能低下症 高炭水化物食 腎不全 肥満/インスリン抵抗性 エストロゲン エタノール β遮断薬 プロテアーゼ阻害薬 グルココルチコイド レチノイド 胆汁酸吸着剤 抗精神病薬 脂肪異栄養症（リポジストロフィー） サイアザイド系利尿薬	甲状腺機能低下症 閉塞性肝疾患 ネフローゼ症候群 サイアザイド系利尿薬	糖尿病 甲状腺機能低下症 糖質コルチコイド 免疫抑制薬 プロテアーゼ阻害薬 ネフローゼ症候群 脂肪異栄養症（リポジストロフィー）	蛋白同化ステロイド レチノイド HIV感染症 C型肝炎

HIV（ヒト免疫不全ウイルス）．
〔1〕Clay FM, et al.：Williams Textbook of Endocrinology. 13th ed, In：Shlomo M, et al.(eds), Elsevier 2016；1660-1700. より一部改変〕

表2 続発性脂質異常症とその表現型

疾患	血中に増加するリポ蛋白（高脂血症・病型）					
	CM(I型)	CM+VLDL(V型)	VLDL(IV型)	レムナント(III型)	LDL(IIa型)	VLDL+LDL(IIb型)
内分泌疾患						
下垂体前葉機能低下症			+	+	+	+
先端巨大症		+	+			
甲状腺機能低下症			+	+	+	+
Cushing症候群			+		+	+
代謝性疾患						
1型糖尿病	+	+	+		+	
2型糖尿病		+	+	+	+	+
肥満			+		+	
糖原病		+	+			
神経性やせ症					+	
非内分泌代謝疾患						
ネフローゼ症候群			+		+	+
尿毒症			+	+		
免疫グロブリン異常症	+	+		+		
アルコール			+	+		
医原性疾患						
ステロイド療法			+		+	
エストロゲン，経口避妊薬			+	+		
降圧利尿剤			+		+	+

CM(chylomicron，カイロミクロン)

〔2〕村勢敏郎：高脂血症診療ガイド．第2版，村勢敏郎（著），文光堂 2012；137-149．より〕

インスリン欠乏によって脂肪細胞から大量に血中へ放出された遊離脂肪酸(nonesterified fatty acid：NEFA)は，肝臓で超低比重リポ蛋白(very low density lipoprotein：VLDL)に取り込まれて分泌される．さらに脂肪細胞におけるLPL活性が著しく低下するためVLDLの異化障害が生じ，VLDLの産生亢進と異化障害のいずれもが病態の形成にかかわる．インスリン治療によって数日の経過で速やかに改善することが特徴である．

❷ 2型糖尿病

高トリグリセリド血症と低HDLコレステロール血症を合併しやすい．糖尿病においては，インスリンの脂肪細胞に対する抗脂肪分解作用が低下し血中NEFAの肝臓への流入が増加する．さらにリポ蛋白リパーゼ(lipoprotein lipase：LPL)活性の低下のためVLDLの異化が減弱し，血中トリグリセリドとレムナントリポ蛋白濃度が高値となる．また，高血糖やインスリン抵抗性による高インスリン血症では，肝臓でのトリグリセリドの合成，アポ蛋白B100 (apolipoprotein B100：apoB100)の合成が増加しVLDLの合成が亢進するため，トリグリセリド値はより高値となる．

LPL活性の低下はVLDLからのHDL産生を低下させるため低HDLコレステロール血症を合併する．また，LDLが増加する場合もあるが，高トリグリセリド血症に伴いTG richで小型な比重の重い小型高密度LDL(small dense LDL：sdLDL)が増加する．このsdLDLは糖尿病患者に認められやすく，より動脈硬化惹起性の強い性質をもつといわれている．これらの脂質異常症が，糖尿病が虚血性心疾患のハイリスクである主因の1つと考えられる．

2）肥満

BMIが増加するほどTG値は増加しHDL-コレステロール値は低下することが知られているが，総コレステロール値，LDL-コレステロール値との相関は弱い[3]．内臓脂肪蓄積やインスリン抵抗性により肝臓からのVLDL産生が亢進しLPL活性は低下するため，2型糖尿病で認められる脂質異常症と同様に，VLDLの産生亢進と異化障害のいずれもが病態にかかわる．量的異常とともに質的異常も生じ，レムナント，酸化LDL，sdLDLなどの動脈硬化惹起性リポ蛋白が出現し，食後高脂血症が生じやすい．

3）神経性やせ症

軽度から中等度の高コレステロール血症を呈し，LDL の増加に起因する．VLDL 産生は変化なく，LDL 受容体活性の低下や胆汁酸合成低下などが LDL 増加の成因と考えられている．

4）甲状腺疾患

甲状腺ホルモンは脂肪合成と脂肪分解の両方を促進させるが，相対的に脂肪分解が優位となる．甲状腺ホルモンは甲状腺ホルモン受容体を介し LDL 受容体のプロモーターを直接活性化し，LDL を低下させる[4]．結果として，NEFA，グリセロールの上昇，LDL，トリグリセリドの低下をもたらす．

❶ 甲状腺機能亢進症

LDL が低下し，トリグリセリドはわずかに低下するが，これらの異常は甲状腺機能の正常化によって比較的速やかに改善する．血清コレステロール低値を認めた場合には，甲状腺機能のスクリーニングを行うことが重要である．

❷ 甲状腺機能低下症

脂肪合成と脂肪分解がいずれも抑制されるが，脂肪分解に対する抑制がより強く，結果として LDL，トリグリセリドは増加する．脂肪分解の抑制は LDL 受容体の減少および LPL 活性低下によってもたらされているとされる．通常，LDL-コレステロール値は潜在性甲状腺機能低下症の段階から上昇し，甲状腺ホルモンの補充による LDL-コレステロール値の減少の程度は治療前の LDL-コレステロール値および TSH 値と相関するとされる．よって LDL-コレステロール値は甲状腺機能低下症の早期発見の契機になることに加え，治療経過をみるうえで有用な指標となる[5]．

下垂体機能低下症における脂質異常症もおもに甲状腺機能低下症に起因し，これらの甲状腺機能低下に伴う脂質異常は甲状腺ホルモンの補充によって正常化する．

飢餓やカテコールアミンに対する NEFA の動員と酸化の促進は，甲状腺ホルモンによる脂肪分解の活性化によってもたらされるため，甲状腺機能低下症患者ではストレス下に認められるこれらの反応が低下する．

5）先端巨大症

高トリグリセリド血症と低 HDL コレステロール血症を伴いやすい．成長ホルモンによる脂肪組織での脂肪分解の促進と LPL 活性低下が機序として推定されている[6]．

6）Cushing 症候群

糖質コルチコイド過剰は末梢脂肪組織に対しては脂肪分解を促進させることで NEFA を血中に放出するが，顔面・体幹部や肝臓，内臓脂肪に対しては脂肪同化的に作用する．糖質コルチコイドは，さらに肝臓におけるリポ蛋白合成を亢進させ，トリグリセリドと LDL の増加をきたす．IIa 型や IIb 型高脂血症を呈することが多い．

7）褐色細胞腫

褐色細胞腫ではカテコールアミンの β_3 刺激による脂肪分解の促進，および基礎代謝亢進のため体重減少が認められることが多いが，肝臓でのトリグリセリド合成の亢進と VLDL の増加により脂質異常症を呈する場合がある．

◆◆ 文 献 ◆◆

1) Clay FM, et al.：Williams Textbook of Endocrinology. 13th ed, In：Shlomo M, et al.(eds), Elsevier 2016；1660-1700.
2) 村勢敏郎：高脂血症診療ガイド．第 2 版，村勢敏郎（著），文光堂 2012；137-149.
3) 津下一代，他：生活習慣病予防活動・疾病管理による健康指標に及ぼす影響と医療費適正化効果に関する研究：平成 23 年度総括・分担研究報告書：平成 23 年度厚生労働科学研究費補助金（循環器疾患・糖尿病等生活習慣病対策総合研究事業），津下一代 2012.
4) Lopez D：Biochim Biophys Acta 2007；**1771**：1216-1225.
5) Gregory A, et al.：Williams Textbook of Endocrinology. 13th ed, In：Shlomo M, et al.(eds), Elsevier 2016；416-448.
6) Murase T, et al.：Life Sc 1981；**28**：199-201.

4 脂質代謝と動脈硬化症

> **POINT**
> ▶ 高LDL-コレステロール血症，高トリグリセリド血症，低HDL-コレステロール血症などの脂質異常症は動脈硬化の強力な危険因子であり，冠状動脈疾患（CHD）や脳血管疾患を惹起する．
> ▶ 酸化LDLや小型高密度LDL（sdLDL），レムナントリポ蛋白は動脈硬化の進展と関連が強い．

脂質異常症と粥状動脈硬化症

　脂質異常症は動脈硬化の強力な危険因子であり，動脈硬化の進展は，冠状動脈疾患（coronary heart disease：CHD）や脳血管疾患の原因となる．

　動脈硬化とは，脂質と繊維成分の血管内膜への蓄積を特徴とする変化であり，主として単球由来のマクロファージが泡沫化して内皮細胞下に集積し，大動脈では脂肪線条（fatty streak）を形成する．さらに病変が進行すると線維性硬斑（fibrous plaque）を形成する．線維性硬斑は組織細胞学的には，マクロファージやT細胞の浸潤および脂肪蓄積などから形成されており，この破裂により血栓が形成され，心筋梗塞や脳卒中の原因となる（図1）．

　分子レベルでは，血管内皮細胞の傷害が生じ，それに対する応答が細胞内で繰り返された結果動脈硬化が進展するというRossらによる「傷害反応仮説」が提唱されている[1]．これは，血球細胞は血管内皮表面においてローリング，接着，内皮下層への遊走，活性化を起こすことで，血管内腔を狭め，さらに血管内に侵入したマクロファージはサイトカインや増殖因子などを産生，放出することにより病変の進行を促すというものである．

高LDLコレステロール血症

　脂質異常症のなかでも，特にLDL-コレステロール（low density lipoprotein cholesterol：LDL-C）はCHDの強力な危険因子であることが，すでに様々な疫学研究から明らかにされている．Framingham Heart Studyでは総コレステロール（total cholesterol：TC）が300 mg/dL以上では200 mg/dLと比較して，男女のいずれにおいてもCHDの発症リスクが3〜5倍高くなることが明らかにされた[2]．さらに，高血圧や喫煙などもCHDに関与することが明らかになり，これらは危険因子（risk factor）とよばれ，動脈硬化疾患は多因子疾患であることが明らか

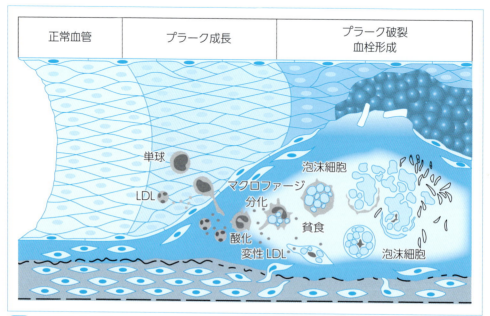

図1　動脈硬化の機序

になった．さらに，これらの危険因子が重積することでCHDの発症頻度も増加し，その後，欧米のみならずわが国での大規模臨床試験からも，TC値，LDL-C値の上昇に伴い，CHDの発症率，死亡率が上昇することが明らかにされた．

高トリグリセリド血症・低HDLコレステロール血症

高トリグリセリド血症と低HDLコレステロール血症はメタボリックシンドロームや肥満，2型糖尿病の主要な徴候である．高トリグリセリド血症とCHDとの関連は，低HDLコレステロール血症を介した間接的なものと理解されがちであったが，近年多くの大規模臨床研究から高トリグリセリド血症は，低HDLコレステロール血症とは独立してCHDのリスクになることが確認されている．

トリグリセリドはトリグリセリド含有リポ蛋白として運搬されるが，レムナントリポ蛋白の増加やLDLの小型化（小型高密度LDL＜small dense LDL：sdLDL＞の増加）により，動脈硬化惹起性を発揮する．食後にトリグリセリドが増加する食後高脂血症もレムナントリポ蛋白の増加とLDLの小型化により動脈硬化を促進させる．HDL-Cの低下は動脈硬化病変からのコレステロール逆転送を抑えて，動脈硬化の促進につながる．トリグリセリドとHDLとの負の相関関係は，HDL亜分画のうち大型でコレステロールに富むHDL2に顕著に認められるが，小型でアポ蛋白AII（apolipoprotein AII：apoAII）を多く含むHDL3では希薄となる．したがって高トリグリセリド血症はHDL-C以上にHDL2-Cの低下と関連が強い．

酸化LDL・small dense LDL レムナントリポ蛋白

酸化LDLやsdLDL，レムナントリポ蛋白は動脈硬化の進展と関連が強い．

1）酸化LDL

LDLは活性酸素などの酸化ストレスにより酸化変性をきたす．酸化LDLはLDLが酸化的変性を受けて生じる物質の総称であり，アポトーシスや催炎症作用を有する．

酸化LDLは血管平滑筋細胞を増殖させるとともに，血管内皮細胞に対しては細胞傷害性に作用し，単球が血管内皮細胞に接着する際に必要な接着因子の発現を亢進させる．また，血管内皮細胞において，血管拡張物質である一酸化窒素（nitric oxide：NO）の産生を抑制し，内皮細胞機能異常を誘発する．急性心筋梗塞や不安定狭心症では酸化LDL濃度が増加する[3]．

2）小型高密度低比重リポ蛋白（small dense LDL）

LDLは比重1.019〜1.063 g/mLの幅広いリポ蛋白の集合である．Austinらはポリアクリルアミド濃度勾配ゲル電気泳動を用い，平均のLDL粒子直径を測定し，直径の小さい25.5 nm以下のものをsdLDLと規定しこれをおもに有するヒトをパターンB，25.5 nm以上のLDLを有するヒトをパターンAと

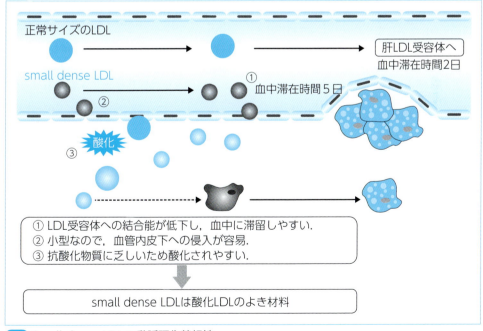

図2 Small dense LDLの動脈硬化惹起性

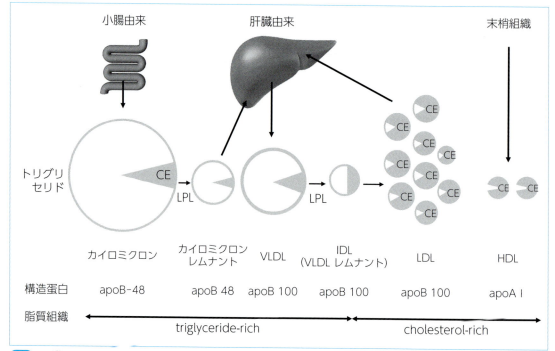

図3 リポ蛋白と構造蛋白
CE（コレステロールエステル）．

した[4]．その結果パターンAに比しパターンBでCHDの発症が3倍も高率であることを見出した．高トリグリセリド血症やインスリン抵抗性下においては，トリグリセリド代謝と関連してLDLが小型化する．sdLDLは正常サイズのLDLに比べてLDL受容体に対する結合親和性が悪いため，肝臓よりもむしろ末梢で代謝されやすくなる．血中の滞在時間は正常サイズのLDLが2日なのに対してsdLDLは5日と大幅に延長している．さらに，抗酸化物質に乏しく，粥状硬化の主因である酸化LDLのよき原料となることで動脈硬化を促進させる（図2）．

3）レムナントリポ蛋白

血清トリグリセリドは，小腸由来（外因性）のカイロミクロンおよびカイロミクロンレムナントと，肝臓由来（内因性）の超低比重リポ蛋白（very low density lipoprotein：VLDL）およびVLDLレムナントなどのリポ蛋白の主成分である．小腸で吸収された脂質はカイロミクロンの形で輸送され，血中に入るとリポ蛋白リパーゼ（lipoprotein lipase：LPL）の働きによりトリグリセリドが加水分解され相対的にコレステロールに富む，カイロミクロンレムナントが生成される．カイロミクロンレムナントはカイロミクロンに比して小型であり，動脈壁に侵入することができるため，動脈硬化惹起性リポ蛋白と推察されている．apoB48はカイロミクロンとカイロミクロンレムナントの構造蛋白であり，長時間空腹状態においても血中で測定されるため，その滞在時間は長いことが示唆される（図3）．

VLDLの中間代謝産物であるVLDLレムナントは狭義では中間比重リポ蛋白（intermediate density lipoprotein：IDL）とよばれる．VLDLの産生が亢進する状態ではその代謝産物であるIDLも増加することが多い．

◆ 文 献 ◆

1) Ross R：*Nature* 1993；**362**：801-809.
2) Kannel WB, et al.：*Ann Intern Med* 1971；**74**：1-12.
3) Ehara S, et al.：*Circulation* 2001；**103**：1955-1960.
4) Austin MA, et al.：*JAMA* 1988；**260**：1917-1921.

第14章 脂質異常症，高尿酸血症

5 脂質異常症

POINT

- 吹田スコア[1]に基づく冠動脈疾患発症の絶対リスクに応じて脂質管理目標値を設定し，治療を行う．
- 低比重リポ蛋白コレステロール(LDL-C)管理にはスタチンを第一選択薬とする．
- 家族性高コレステロール血症(FH)は実地臨床で最も多く遭遇する遺伝疾患の1つであり，早期診断，治療が重要である．

疫 学

脂質異常症が人種を問わず冠動脈疾患の危険因子であることは多くの研究によって明らかである．わが国においても久山町研究，National Integrated Project for Prospective Observation of Non-communicable Disease And its Trends in the Aged(NIPPON DATA)80，吹田研究[1]などにより総コレステロール(TC)，低比重リポ蛋白コレステロール(LDL-C)の上昇に伴い，冠動脈疾患の相対リスクが連続的に上昇することが示されている．さらにスタチンを中心とした高LDLコレステロール血症に対する積極的な治療介入により冠動脈疾患の発症や再発が有意に抑制されることが明らかにされている．一方で低HDLコレステロール(HDL-C)血症は冠動脈疾患の発症リスクとなることが示されている．トリグリセリド(TG)高値が冠動脈リスクと関連することは多く報告されているが，高トリグリセリド血症に対する薬物治療介入による動脈硬化性疾患発症予防効果に関しては十分なエビデンスがないのが現状である．

検 査

1) 一次検査

脂質異常症の診断は基本的に空腹時(10時間以上の絶食)採血で行う．LDL-Cの測定はFriedewaldの式 LDL-C＝TC－HDL-C－TG/5 による間接法，もしくは直接法を用いる．Friedewaldの式はTG 400 mg/dL以上では正確に算出できず，食後採血時やTG 400 mg/dL以上の場合のリスク管理の指標としては non HDL-C＝TC－HDL-C が推奨される．

2) 精密検査

血清TGが異常高値の場合，リポ蛋白電気泳動，アポ蛋白(apolipoprotein：apo)，リポ蛋白リパーゼ(lipoprotein lipase：LPL)，レムナント様リポ蛋白コレステロール(remnant like particles cholesterol)の測定を行う．HDLが異常低値(20 mg/dL未満など)の際はレシチン・コレステロール・アシルトランスフェラーゼ(lecitin-cholesterol acyltransferase：LCAT)の測定を一度は行いたい．動脈硬化性疾患がある場合や家族歴のある場合はリポ蛋白(a)〔lipoprotein(a)：Lp(a)〕を測定する．

❶ リポ蛋白電気泳動法

アガロースゲル電気泳動法とポリアクリルアミドゲル電気泳動法(poly acrylamide gel electrophoresis：PAGE)法，リポ蛋白分画法がある．Ⅲ型高脂血症において出現する中間比重リポ蛋白(IDL)は前者ではbroad-bandを，後者ではmid-bandを形成する．なおカイロミクロンの有無の確認には，血清を一晩4℃で静置しクリーム層の存在を評価する．

❷ アポ蛋白測定

アポ蛋白(apo A I，apo A II，apo B，apo C II，apo C III，apo E)の測定も診断に有用となることがある．apo A IはHDLの主要な構成蛋白であり，その欠損により著明なHDL低値や早発動脈硬化をきたす．apo B値は家族性複合型高脂血症(familial combined hyperlipidemia：FCHL)の診断基準に含まれている．apo C IIはLPLの補酵素としてTG分解を促進し，apo C II欠損はカイロミクロンの増加を伴う著明な高TG血症をきたす．apo E値はⅢ型高脂血症の診断基準に含まれている．

❸ リポ蛋白リパーゼ

LPLはCMや超低比重リポ蛋白(very low density lipoprotein：VLDL)のTGを水解する酵素で，著明な高TG血症を認めた際はLPLの蛋白量と活性を測定することが望ましい．LPLは血管内皮細胞表面上のヘパラン硫酸プロテオグリカンに電気的に結合しており，ヘパリンを投与して血中に遊離させる必要がある．ヘパリン(10単位/kg)を静注して10分後に採血を行う．

❹ アキレス腱X線軟線撮影

家族性高コレステロール血症(familial hypercholesterolemia：FH)を疑う場合，アキレス腱X線軟線撮影が推奨される．アキレス腱の最大径9 mm以上を肥厚ありと診断する．

表1 脂質異常症：スクリーニングのための診断基準（空腹時採血）

LDL コレステロール（LDL-C）	140 mg/dL 以上	高 LDL-C 血症
	120～139 mg/dL	境界域高 LDL-C 血症**
HDL コレステロール（HDL-C）	40 mg/dL 未満	低 HDL-C 血症
トリグリセライド（TG）	150 mg/dL 以上	高 TG 血症
non-HDL コレステロール（non-HDL-C）	170 mg/dL 以上	高 non-HDL-C 血症
	150～169 mg/dL	境界域 non-HDL-C 血症**

・LDL コレステロールは Friedewald 式または直接法で計算する．
・TG が 400 mg/dL 以上や食後採血の場合は non-HDL-C を使用する．ただしスクリーニング時に高 TG 血症を伴わない場合は LDL-C との差が＋30 mg/dL より小さくなる可能性を念頭に置いてリスクを評価する．
 *10 時間以上の絶食を「空腹時」とする．ただし水やお茶などカロリーのない水分の摂取は可能とする．
**スクリーニングで境界域 LDL-C 血症，境界域高 non-HDL-C 血症を示した場合は，高リスク病態がないか検討し，治療の必要性を考慮する．

〔(2)日本動脈硬化学会（編）：動脈硬化性疾患予防ガイドライン 2017 年版，日本動脈硬化学会 2017：26.〕

包括的リスク評価管理

1）脂質異常症診断基準・管理基準

表1[2]に脂質異常症のスクリーニングのための診断基準を示す．動脈硬化性疾患予防ガイドライン 2017 年版では，1 次予防患者において吹田スコアに基づく冠動脈疾患発症の絶対リスクに応じて層別化を行い，脂質管理目標を設定した[2]．吹田スコアを用いて一次予防患者の今後 10 年間の冠動脈疾患発症リスクを計算，2% 未満であれば低リスク群，2% 以上 9% 未満で中リスク群，9% 以上であれば高リスク群と規定した．加えて，危険因子として糖尿病，CKD，非心原性脳梗塞，末梢動脈性疾患（peripheral arterial disease：PAD）のいずれか 1 つ以上の合併がある場合は高リスク群に分類することとなった．しかし吹田スコアの算出は煩雑であるため，日常診療で容易に使用できるように性・年齢・危険因子の個数による層別化のチャートが作成された（図1）[3]．これに基づき分類された脂質管理目標値を表2[3]に示す．一次予防では原則として 3～6 か月は生活習慣の改善など非薬物療法が基本となるが，低リスク群でも LDL-C が 180 mg/dL 以上の場合は薬物療法を考慮するとともに FH の可能性を念頭におく．なおこの目標値は到達努力目標であり，LDL-C 低下率は 20～30% の低下を当面の目標とする．二次予防においては LDL-C 100 mg/dL 未満が望ましいとしているが，管理目標値達成が困難である場合，治療前値の 50% 未満を目指すことも可としている．ただし二次予防において CKD，非心原性脳梗塞，PAD，メタボリックシンドロームの合併や主要危険因子の重複，喫煙の継続がある場合はよりリスクが高いと考え，LDL-C 100 mg/dL 未満を必須とすることが望ましい．さらに二次予防のなかでも FH や急性冠症候群を合併する場合，また糖尿病患者のなかで表3[4]に示すような病態を合併した場合は LDL-C 70 mg/dL，non-HDL-C 100 mg/dL 未満を目標としたより厳密な脂質管理を考慮することは妥当である．TG，HDL-C は一次予防，二次予防ともに TG 150 mg/dL 未満，HDL-C 40 mg/dL 以上を目標として治療する．

2）生活習慣

食事，運動，禁煙といった生活習慣の是正は，脂質異常症のみならず代謝疾患全般の改善，そして動脈硬化疾患予防の基本である．動脈硬化性疾患のハイリスク病態であるメタボリックシンドロームにおいても総摂取エネルギー量の制限によって内臓脂肪が減少しインスリン抵抗性の改善に伴い，TG 値は低下し，HDL-C 値は上昇する．高脂肪食，コレステロールの過剰摂取は，血中 LDL-C 値を上昇させるため，脂肪制限，コレステロール制限も不可欠である．日本食パターンを中心とした食事療法は脂質代謝改善を含めた危険因子改善に寄与する．また有酸素運動は脂質異常症の改善に有用である．

3）薬物療法

各種脂質異常症治療薬の特徴を表4[5]に示す．高 LDL コレステロール血症に対する治療としては豊富なエビデンスのあるスタチンが第一選択薬となる．エゼチミブ（IMPROVE-IT 試験），プロ蛋白転換酵素サブチリシン/ケキシン 9 型（proprotein convertase subtilisin/kexin type 9：PCSK9）阻害薬（FOURIER），およびエイコサペンタエン酸（20：5）〔eicosapentaenoic acid（20：5）：EPA〈JELIS〉〕は，スタチンとの併用での動脈硬化抑制効果が証明されている薬剤である[6〜8]．妊娠中のスタチンやフィブラート系薬の使用は禁忌であり，妊娠の可能性のある女性も含めレジンを用いる．横紋筋融解症はスタチンとフィブラートの併用で発症しやすくなることから，腎機能障害者では併用禁忌である．高 TG に対してはフィブラート系薬，ニコチン酸誘導体，EPA，オメガ-3 脂肪酸エチルを用いる．カイロミクロンレムナントや VLDL レムナントの上昇する家族性Ⅲ型高脂血症では厳格な脂肪制限を実施したう

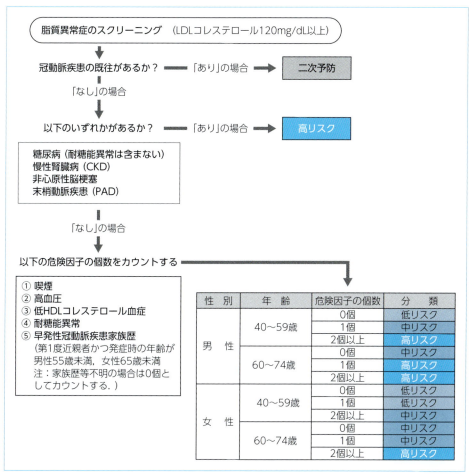

図1 冠動脈疾患予防からみたLDLコレステロール管理目標設定のためのフローチャート(危険因子を用いた簡易版)
〔(3)日本動脈硬化学会(編):動脈硬化性疾患予防ガイドライン2017年版,日本動脈硬化学会2017:54.〕

表2 リスク区分別脂質管理目標値

治療方針の原則	管理区分	脂質管理目標値(mg/dL)			
		LDL-C	Non-HDL-C	TG	HDL-C
一次予防 まず生活習慣の改善を行った後薬物療法の適用を考慮する	低リスク	<160	<190	<150	≧40
	中リスク	<140	<170		
	高リスク	<120	<150		
二次予防 生活習慣の是正とともに薬物治療を考慮する	冠動脈疾患の既往	<100 (<70)*	<130 (<100)*		

*家族性高コレステロール血症,急性冠症候群の時に考慮する.糖尿病でも他の高リスク病態(表3-b)を合併する時はこれに準ずる.
・一次予防における管理目標達成の手段は非薬物療法が基本であるが,低リスクにおいてもLDL-Cが180mg/dL以上の場合は薬物治療を考慮するとともに,家族性高コレステロール血症の可能性を念頭においておくこと.
・まずLDL-Cの管理目標値を達成し,その後non-HDL-Cの達成を目指す.
・これらの値はあくまでも到達努力目標値であり,一次予防(低・中リスク)においてはLDL-C低下率20〜30%,二次予防においてはLDL-C低下率50%以上も目標値となり得る.
・高齢者(75歳以上)については主治医の判断で個々の患者に対応する.
〔(3)日本動脈硬化学会(編):動脈硬化性疾患予防ガイドライン2017年版,日本動脈硬化学会2017:54.より改変〕

表3 二次予防においてより厳格な管理が必要な患者病態

a	● 家族性高コレステロール血症 ● 急性冠症候群 ● 糖尿病
b	● 非心原性脳梗塞 ● 末梢動脈疾患（PAD） ● 慢性腎臓病（CKD） ● メタボリックシンドローム ● 主要危険因子の重複 ● 喫煙

〔(4) 日本動脈硬化学会（編）：動脈硬化性疾患予防ガイドライン 2017 年版，日本動脈硬化学会 2017：55.〕

えで効果不十分な場合，フィブラート系薬を第一選択として実施する．近年使用可能となった抗 PCSK9 阻害薬は，FH もしくは高コレステロール血症で，心血管イベント発症リスクが高く，HMG-CoA 還元酵素阻害薬で効果不十分な場合のみに適応が限られている．しかしその強力な LDL 低下作用のみならず，Lp(a) を強く低下させる効果など，既存の薬剤ではみられなかった効果も有しており，今後の脂質異常症や動脈硬化治療を飛躍的に改善させるポテンシャルを有していると期待されている．薬物療法を開始したあとは薬剤の効果判定とともに副作用の評価を行う．各脂質異常症治療薬で特に注意すべき副作用を表4[5)]に示す．一般には最初の3か月間は毎月，その後は少なくとも3か月ごとに血算，

表4 脂質異常症治療薬の特性と注意すべき副作用

分類	LDL-C	TG	HDL-C	non HDL-C	副作用	主な一般名
スタチン	↓↓～↓↓↓	↓	—～↑	↓↓～↓↓↓	横紋筋融解症，筋肉痛や脱力感などミオパチー様症状，肝障害，認知機能障害，空腹時血糖値および HbA1c 値の上昇，間質性肺炎など	プラバスタチン*，シンバスタチン*，フルバスタチン*，アトルバスタチン*，ピタバスタチン*，ロスバスタチン
小腸コレステロールトランスポーター阻害薬	↓↓	↓	↑	↓↓	消化器症状，肝障害，CK 上昇	エゼチミブ
陰イオン交換樹脂	↓↓	↑	↑	↓↓	消化器症状 ※ジギタリス，ワルファリンとの併用ではそれら薬剤の薬効を減ずることがあるので注意が必要である．	コレスチミド，コレスチラミン
プロブコール	↓	—	↓↓	↓	可逆性の QT 延長や消化器症状など	プロブコール*
フィブラート系薬	↓	↓↓↓	↑↑	↓	横紋筋融解症，肝障害など	ベザフィブラート*，フェノフィブラート*，ペマフィブラート，クリノフィブラート，クロフィブラート
多価不飽和脂肪酸	—	↓	—	—	消化器症状，出血傾向や発疹など	イコサペント酸エチル*，オメガ-3 脂肪酸エチル
ニコチン酸誘導体	↓	↓↓	↑	↓	顔面潮紅や頭痛など ※日本人では多いといわれているが，慣れの現象があり，少量から開始し，漸増するか，アスピリンを併用することで解決できる．	ニセリトロール，ニコモール，トコフェロールニコチン酸エチル*
PCSK9 阻害薬	↓↓↓↓	↓～↓↓	—～↑	↓↓↓↓	注射部位反応，鼻咽頭炎，胃腸炎，肝障害，CK 上昇	エボロクマブ，アリロクマブ
MTP 阻害薬※	↓↓↓	↓↓↓	↓	↓↓↓	肝炎，肝機能障害，胃腸障害	ロミタピド

※ホモ FH 患者が適応，*ジェネリックあり．
↓↓↓↓：-50% 以上　↓↓↓：-50～-30%　↓↓：-20～-30%　↓：-10～-20%
↑：10～20%　↑↑：20～30%　—：-10～10%

〔(5) 日本動脈硬化学会（編）：動脈硬化性疾患予防ガイドライン 2017 版，日本動脈硬化学会 2013：18.〕

表5 脂質異常症の表現型分類（Fredrickson, WHO）

型	I	IIa	IIb	III	IV	V
リポ蛋白	カイロミクロン	LDL	VLDL LDL	β-VLDL IDL	VLDL	カイロミクロン VLDL
脂質 TC	～	↑～↑↑	↑～↑↑	↑↑	～ or ↑	↑
脂質 TG	↑↑↑	～	↑～↑↑	↑↑	↑↑	↑↑↑
頻度（%）	0.2	40	20	0.3	30	1.5
発症年齢	乳児期	FHを除き成人	FHを除き成人	成人	成人	成人
主要な原因疾患	LPL欠損症	多因子性高コレステロール血症 肥満 糖尿病 妊娠 FH	多因子性高コレステロール血症 肥満 糖尿病 FCHL FH	家族性III型高脂血症 肥満 糖尿病 甲状腺機能低下症	家族性高トリグリセリド血症 飲酒 肥満 糖尿病 FCHL	家族性V型高脂血症 飲酒 糖尿病

FH：家族性高コレステロール血症，FCHL：家族性複合型高脂血症．
〔9〕日本動脈硬化学会（編）：動脈硬化性疾患予防のための脂質異常症治療ガイド 2013 年度版改訂版，日本動脈硬化学会 2013：14. より改変〕

表6 FHヘテロ接合体の診断基準

成人（15歳以上）FHヘテロ接合体診断基準
- 高LDL-C血症（未治療時のLDL-C値 180 mg/dL 以上）
- 腱黄色腫（手背，肘，膝等またはアキレス腱肥厚）あるいは皮膚結節性黄色腫
- FHあるいは早発性冠動脈疾患の家族歴（2親等以内）

・続発性脂質異常症を除外した上で診断する．
・2項目以上でFHと診断する．FHヘテロ接合体疑いは遺伝子検査による診断が望ましい．
・皮膚結節性黄色腫に眼瞼黄色腫は含まない．
・アキレス腱肥厚はX線撮影により9mm以上にて診断する．
・LDL-Cが250 mg/dL以上の場合，FHを強く疑う．
・すでに薬物治療中の場合，治療のきっかけとなった脂質値を参考にする．
・早発性冠動脈疾患は男性55歳未満，女性65歳未満と定義する．
・FHと診断した場合，家族についても調べることが望ましい．
・この診断基準はホモ接合体にも当てはまる．

小児FHヘテロ接合体の診断基準
- 高LDL-C血症：
  未治療時のLDL-C≧140 mg/dL（総コレステロール値≧220 mg/dLの場合はLDL-Cを測定する）
- FHあるいは早発性冠動脈疾患の家族歴（2親等以内の血族）

・続発性脂質異常症を除外し，2項目が当てはまる場合，FHと診断する．
・成長期にはLDL-Cの変動があるため，注意深い経過観察が必要である．
・小児の場合，腱黄色腫などの臨床症状に乏しいため，診断には家族のFHについて診断することが重要である．必要に応じて2親等を超えた家族調査の結果も参考にする．
・早発性冠動脈疾患は男性55歳未満，女性65歳未満と定義する．
・黄色腫がある場合，ホモ接合体（LDL-Cは非常に高値）が疑われる．
・この診断基準はホモ接合体にも当てはまる．

〔10〕日本動脈硬化学会（編）：動脈硬化性疾患予防ガイドライン 2017 年版，日本動脈硬化学会 2017：121. より改変〕

一般生化学（肝機能，腎機能，CK など）の検査をすることが望ましい．

原発性脂質異常症

原発性脂質異常症の最も一般的な分類は Fredrickson の WHO 分類であり，増加しているリポ蛋白の分類により5つの型に分けられる（表5）[9]．代表的な原発性脂質異常症である FH, FCHL, 家族性 III 型高脂血症の診断基準を表6～9[10,11]に示す．このなかでも特に FH ヘテロ接合体は 300～500 人に1名の割合で存在し，わが国では30万人の患者がいると推定されており，実地臨床で最も多く遭遇する心血管リスクの高い遺伝疾患の1つである．しかし診断頻度はわが国では 1% 未満であることが2013年に報告され，診断率の高い北欧諸国から大きく後れを取っているのが現状である．FH の早期発見が重要

表7 家族性複合型高脂血症の診断基準

項目	①IIb 型を基準とするが，IIa，IV 型の表現型もとり得る
	②アポ蛋白 B/LDL コレステロール＞1.0 または small dense LDL（LDL 粒子径＜25.5 nm）の存在を証明する
	③家族性高コレステロール血症や，糖尿病などの二次性高脂血症を除く
	④第1度近親者に IIb，IIa，IV 型のいずれかの表現型の高脂血症が存在し，本人を含め少なくとも1名に IIb 型または IIa 型が存在する
診断	①～④のすべてを満たせば確診とするが，①～③のみでも日常診断における簡易診断基準として差し支えない

〔厚生労働省特定疾患原発性高脂血症調査研究班　平成12年度報告より〕

表8 家族性III型高脂血症の診断基準

大項目	①血清コレステロール値，血清トリグリセライド値がともに高値を示す
	②血漿リポ蛋白の電気泳動で VLDL から LDL への連続性の broad βパターンを示す
	③アポリポ蛋白の電気泳動で，アポリポ蛋白 E の異常（E2/E2，E 欠損など）を証明する
小項目	①黄色腫（ことに手掌線状黄色腫）
	②血清中のアポリポ蛋白 E 濃度の増加（アポリポ蛋白 E/総コレステロール比が 0.05 以上）
	③VLDL コレステロール/血清 TG 比が 0.25 以上
	④LDL コレステロールの減少
	⑤閉塞性動脈硬化症，虚血性心疾患などの動脈硬化性疾患を伴う
診断	大項目の3個すべてそろえば確診 大項目のうち2個および小項目のうち1個以上有すれば疑診

〔厚生省特定疾患原発性高脂血症調査研究班　昭和61，62年度報告より〕

表9 続発性脂質異常症の原因疾患

- 甲状腺機能低下症
- ネフローゼ症候群
- 腎不全・尿毒症
- 原発性胆汁性肝硬変
- 閉塞性黄疸
- 糖尿病
- クッシング症候群
- 肥満
- アルコール
- 自己免疫疾患（SLE など）
- 薬剤性
  （利尿薬・β遮断薬・ステロイド・エストロゲン・レチノイン酸・サイクロスポリンなど）
- 妊娠

〔12）日本動脈硬化学会（編）：動脈硬化性疾患予防ガイドライン 2017年版，日本動脈硬化学会 2017：113.〕

である理由は次の3点である．1点目は，FH 患者は幼少期より高コレステロール血症に曝露されているため若年から動脈硬化が起こり，その進展が著しいこと．2点目は，早期診断により早期治療が可能になり動脈硬化を未然に防ぐことが可能なこと．最後に1人の患者を診断することでその患者の家族のなかに FH 患者を見つけだし，早期治療を実施できることである．埋もれている FH 患者を的確に診断し家族も含め治療を行うことが内分泌代謝科専門医に求められている．なお表9[12)]に示す続発性高脂血症が疑われる場合は基礎疾患の治療を行う．

高齢者・女性・小児

前期高齢者において LDL-C 高値は冠動脈疾患の重要な危険因子であり，スタチン治療により冠動脈疾患予防効果および非心原性脳梗塞の一次予防効果が期待できる．一方，後期高齢者ではスタチンによる一次予防効果は明らかではないので主治医の判断で個々の症例に対応する．女性に対する治療の基本は生活習慣改善であるが，FH や高リスク患者，二次予防患者では薬物療法を考慮する．本項「3）薬物療法」で述べたように妊娠の可能性のある女性には薬剤選択に注意が必要である．小児の場合は脂質異常症の診断基準が FH の場合も含め成人と異なるので注意が必要となる．

◆◆ 文　献 ◆◆

1) Nishimura K, et al : *J Atheroscler thromb* 2014；**21**：784-798.
2) 日本動脈硬化学会（編）：動脈硬化性疾患予防ガイドライン 2017年版，日本動脈硬化学会 2017：26.
3) 日本動脈硬化学会（編）：動脈硬化性疾患予防ガイドライン 2017年版，日本動脈硬化学会 2017：54.
4) 日本動脈硬化学会（編）：動脈硬化性疾患予防ガイドライン 2017年版，日本動脈硬化学会 2017：55.
5) 日本動脈硬化学会（編）：動脈硬化性疾患予防ガイドライン 2017版，日本動脈硬化学会 2013：18.
6) Cannon CP, et al : NEJM 2015；**372**：2387-2397.
7) Sabatine MS, et al : NEJM 2017；**376**：1713-1722.
8) Saito Y, et al : Atherosclerosis 2008；**200**：135-140.
9) 日本動脈硬化学会（編）：動脈硬化性疾患予防のための脂質異常症治療ガイド 2013年度版改訂版，日本動脈硬化学会 2013；14.
10) 日本動脈硬化学会（編）：動脈硬化性疾患予防ガイドライン 2017年版，日本動脈硬化学会 2017：121.
11) 日本動脈硬化学会（編）：動脈硬化性疾患予防ガイドライン 2017年版，日本動脈硬化学会 2017.
12) 日本動脈硬化学会（編）：動脈硬化性疾患予防ガイドライン 2017年版，日本動脈硬化学会 2017：113.

第14章 脂質異常症，高尿酸血症

6 高尿酸血症，痛風

POINT
- 痛風関節炎は，高尿酸血症の結果として関節内に析出した尿酸塩結晶が起こす結晶誘発性関節炎である．
- 痛風関節炎を生じている急性期(2週間)は，コルヒチン，非ステロイド性抗炎症薬(NSAIDs)/副腎皮質ステロイドで治療し，尿酸降下薬の投与を開始しない．
- 多くの高尿酸血症患者で，肥満や高血圧，メタボリックシンドロームに関連した生活習慣の是正が必要である．

定義・病態

高尿酸血症は，高尿酸血症は溶解度を超えて析出した尿酸塩結晶が，臓器障害をもたらす尿酸塩沈着症(痛風関節炎，腎症など)であり，性・年齢を問わず，血清尿酸値が7.0 mg/dLを超えるものと定義される．一般に男性は女性より血清尿酸値が高いが，血清尿酸の飽和濃度(7.0 mg/dL)に性差はなく同じ数値基準を用いる．高尿酸血症は尿酸塩沈着症の原因となる病態であり，高尿酸血症治療により痛風関節炎の再発が減る．一方，高尿酸血症は，メタボリックシンドローム，腎症，尿路結石，高血圧・心血管疾患，悪性腫瘍・癌死といった生活習慣病の発症予測マーカーであるがその病態は不明であり，高尿酸血症の治療的介入によるこれら生活習慣病への影響は十分解明されていない．

疫学

高尿酸血症の頻度は，成人男性において，21〜26%と報告されている[1]．年齢別の頻度では，30歳代，40歳代が最も高く，30歳代の頻度は30%に達した．女性では，閉経後に血清尿酸値が上昇する．50歳未満1.3%，50歳以降3.7%であった[1]．高尿酸血症は増加傾向であるとする報告が多い．

主要症候/検査/診断

1) 痛風の臨床像と病期

痛風関節炎の多くは急性発症であるため痛風発作とよばれ，第一中足趾節関節などの下肢の関節に多い．痛風関節炎は，疼痛，腫脹や発赤が強く歩行困難になるが，7〜10日で軽快し，次の発作までは全く無症状である(間欠期)．血清尿酸値をコントロールせずに放置すると次第に痛風関節炎が頻発して慢性関節炎に移行する．そして痛風結節とよばれる尿酸塩を中心とした肉芽組織が出現するに至る(慢性結節性痛風)．高尿酸血症が長期間持続すると，腎髄質に間質性腎炎の所見が出現し，"痛風腎"とよばれる病態を併発する．

2) 痛風の診断

痛風は，高尿酸血症が持続した結果関節内に析出した尿酸塩が起こす結晶誘発性関節炎であり，高尿酸血症と同義ではない．痛風関節炎の発症は，以前から高尿酸血症を指摘されている患者の第一MTP関節または足関節周囲に発赤，腫脹を伴う急性関節炎[1]が出現した場合に診断しうる．したがって，以前から高尿酸血症を指摘されていた男性で，特徴的な急性単関節炎を繰り返す場合には，痛風の診断は比較的容易である．アメリカリウマチ学会(American College of Rheumatology：ACR)の診断基準がある(表1)[1,2]．確定診断のために急性関節炎の関節液を偏光顕微鏡で観察し，白血球に貪食された尿酸一ナトリウムの針状結晶を証明することが勧められる．関節液中の尿酸塩結晶の検出は通常の光学顕微鏡でも可能であるが，尿酸塩結晶と確定するためには偏光顕微鏡が用いられる．

3) 高尿酸血症・痛風の病型分類

血清尿酸値には日内変動や季節変動があり，健常者の日内変動は0.5 mg/dL程度で，明方が高く夕方に低下する．運動，精神活動，プリン体，大豆摂取や飲酒の後に上昇し，動物性蛋白の摂取後はわずかに低下する．

尿酸治療開始前に少数回，尿酸産生量，尿酸排泄能を測定することにより病型分類が可能である．尿酸クリアランスおよび腎機能補正のためのC_{Cr}の測定をあわせて行う(表2)[2,3,4]．尿酸産生量は，尿中尿酸排泄量より推測する(表2)．高プリン食制限下絶食飲水負荷時尿中尿酸排泄量が0.51 mg/kg/hより大きいと尿酸産生過剰型としてよい．ただし，尿酸クリアランス低下症例では代償性に腎外性処理が増加するため，尿中尿酸排泄量>0.030×尿酸クリアランス＋0.325(mg/kg/h)のときを，尿酸産生過剰型とするとより正確である[4]．尿酸排泄率は，尿酸クリアランスの多寡により尿酸排泄低下の有無を検討する．原発性の尿酸排泄低下型ではなく，腎機能障害結果，尿酸クリアランスが低下する場合もあるので，C_{Cr}の測定をあわせて行い，尿酸クリアラン

表1 痛風・高尿酸血症の診断

痛風関節炎の診断基準[2]

1. 尿酸塩結晶が関節液中に存在すること
2. 痛風結節の証明
3. 以下の項目のうち6項目以上を満たすこと
   a) 2回以上の急性関節炎の既往がある
   b) 24時間以内に炎症がピークに達する
   c) 単関節炎である
   d) 関節の発赤がある
   e) 第一MTP関節の疼痛または腫脹がある
   f) 片側の第一MTP関節の病変である
   g) 片側の足関節の病変である
   h) 痛風結節(確診または疑診)がある
   i) 血清尿酸値の上昇がある
   j) X線上の非対称性腫脹がある
   k) 発作の完全な寛解がある

痛風関節炎の鑑別診断[1]

前足部の疼痛	外反母趾・バニオン, 爪周囲炎, 毛嚢炎, 蜂窩織炎, モートン病, 変形性関節炎, 関節リウマチ, 偽痛風, 腰椎由来の下肢症状
中足部の疼痛	足底腱膜炎, 扁平足, 疲労骨折
足関節の疼痛	骨折・靱帯損傷, 関節リウマチなど, 偽痛風
踵部の疼痛	踵骨後滑液包炎, 疲労骨折, アキレス腱付着部炎

〔1) Wallace SL, et al.: Arthritis Rheum 1977; **20**: 895-900. 2) 日本痛風・核酸代謝学会ガイドライン改訂委員会: 高尿酸血症・痛風の治療ガイドライン. 第2版, メディカルビュー社 2010: 67. より作表〕

ス/CCr比(R)を求める. Rは, 原発性尿酸排泄低下型では低値を示す. 尿中尿酸排泄量と尿酸クリアランスによる病型分類を示す(表2)[2,3,4].

治療・予後

1) 高尿酸血症の治療

❶ 治療目標

過食, 高プリン・高脂肪・高蛋白食嗜好, 常習飲酒, 運動不足などは高尿酸血症の原因となるばかりでなく, 肥満, 高血圧, 糖・脂質代謝異常, メタボリックシンドロームなどの合併症とも深く関係する. これらの生活習慣を是正する食生活の指導が高尿酸血症の治療では大切である. 痛風関節炎を繰り返す症例や痛風結節を認める症例は生活指導だけで体内の尿酸蓄積を解消することはむずかしく, 薬物治療によって血清尿酸値を6.0 mg/dL以下に維持することが望ましい. この際, 尿路結石リスクの患者には尿酸生成抑制薬を使用して尿中の尿酸排泄も抑制する必要がある. 無症候性高尿酸血症については尿路結石を含む腎症や心血管障害のリスクと考えられる高血圧, 虚血性心疾患, 糖尿病, メタボリックシンドロームなどの合併症を有する場合, 血清尿酸値8.0 mg/dL以上が薬物治療を考慮する基準となる(図1)[5].

❷ 尿酸降下薬の種類と選択

わが国で使用できる尿酸降下薬は, 尿酸排泄促進薬3種類, 尿酸生成抑制薬2種類である. 尿酸排泄低下型に尿酸排泄促進薬, 尿酸産生過剰型に尿酸生成抑制薬を選択することを基本原則とする.

尿中の尿酸排泄量が多い患者では尿路結石の合併頻度が高く, 尿酸排泄促進薬の投与では尿中尿酸排泄が増加して尿路結石を発症させやすい. したがって, 尿酸排泄量の多い尿酸産生過剰型に尿酸排泄促進薬は不適であり, 尿酸生成抑制薬の投与が望ましく, 尿路結石を合併している症例には尿酸排泄促進薬を使用すべきでない. また, アロプリノール服用では, 尿酸排泄低下型でオキシプリノール血中濃度が増加しやすく, オキシプリノールの蓄積に関連した副作用の危険が高まる. したがって, 主として副作用回避を目的に, 尿酸排泄低下型に対しては尿酸排泄促進薬を, 尿酸産生過剰型に対しては尿酸生成抑制薬を適応することが原則である.

尿酸排泄促進薬使用時には尿アルカリ化薬を併用して尿路結石の防止に努める[2]. 腎機能障害時におけるベンズブロマロン使用の安全性は十分に確認されていないため, 中等度以上(推算糸球体濾過量〈estimate glomerular filtration rate:eGFR〉30 mL/min/1.73 m^{2}未満または血清クレアチニン値2.0 mg/dL以上)の腎機能障害合併例は尿酸生成抑制薬を選択する. アロプリノールでも, 重篤な副作用を回避するために腎症の程度に合わせた投与量の調整が推奨される. フェブキソスタットは, 軽度から中等度の腎機能障害では減量が不要であるが, 重度の腎機能障害がある患者に対しては慎重に投与する.

❸ 痛風関節炎, 痛風結節のない高尿酸血症(無症候性高尿酸血症)の治療

痛風発作(急性痛風関節炎), 痛風結節, 腎症などの臨床症状のない高尿酸血症を"無症候性高尿酸血症"とよぶ. この段階でも痛風関節炎, 痛風結節, 腎症, 尿路結石の発症を防ぐために血清尿酸値を低下させることが望ましい. 血清尿酸値を下げるために生活習慣の改善が重要である. 特にアルコール, プリン体摂取と肥満には注意する必要があり, アルコール飲料, プリン体やエネルギーの過剰摂取は避ける. 果糖, しょ糖は血清尿酸値を増加させるので, これらを多く含む飲料やくだものの過剰摂取は制限する. 尿路結石を予防するため, 1日2,000 mL以上の尿量の確保を目指し, 水分をとるようにする. また, 強い負荷の運動は無酸素運動に陥りやすく血清尿酸値を上昇させるので控える. 生活習慣の改善に

表2 痛風・高尿酸血症の病型分類

尿酸クリアランス，CCr 試験実施法（60分法）[3]

3日前	高プリン食・飲酒制限
起床後	絶食 飲水コップ2杯
外来	−30分：飲水 300 mL 0分：30分後排尿 30分：中間時採血 　　　［血中尿酸・クレアチニン測定］ 60分：60分間の全尿採取 　　　［尿量測定 　　　　尿中尿酸・クレアチニン測定］

尿中尿酸排泄量の算出法[3]

$$\text{尿中尿酸排泄量} = \frac{[\text{尿中尿酸濃度}(mg/dL)] \times [60\text{分間尿量}(mL)]}{100 \times \text{体重}(kg)} \text{ mg/kg/h}$$

正常値 0.496（0.483〜0.509）mg/kg/h

尿酸クリアランスおよび C_{Cr} とその比の算出法[4]

$$\text{尿酸クリアランス} = \frac{[\text{尿中尿酸濃度}(mg/dL)] \times [60\text{分間尿量}(mL)]}{[\text{血漿尿酸濃度}(mg/dL)] \times 60} \times \frac{1.73}{\text{体表面積}(m^2)}$$

正常値 11.0（7.3〜14.7）mL/min

$$C_{Cr} = \frac{[\text{尿中クレアチニン濃度}(mg/dL)] \times [60\text{分間尿量}(mL)]}{[\text{血漿クレアチニン濃度}(mg/dL)] \times 60} \times \frac{1.73}{\text{体表面積}(m^2)}$$

正常値 134（97〜170）mL/min

$$R = \frac{\text{尿酸クリアランス}}{C_{Cr}} \times 100\%$$
$$= \frac{[\text{尿中尿酸濃度}] \times [\text{血漿クレアチニン濃度}]}{[\text{血漿尿酸濃度}] \times [\text{尿中クレアチニン濃度}]} \times 100\%$$

正常値 8.3（5.5〜11.1）%

成人の平均体表面積（m^2）を「1.73」とした．

尿中尿酸排泄量と尿酸クリアランスによる病型分類[2]

病型	尿中尿酸排泄量 (mg/kg/h)		尿酸クリアランス (mL/min)
尿酸産生過剰型	>0.51	および	≧7.3
尿酸排泄低下型	<0.48	あるいは	<7.3
混合型	>0.51	および	<7.3

高尿酸血症病型別の尿酸代謝係数[2]

病型	症例数	血清尿酸値 (mg/dL)	尿中尿酸排泄量 (mg/kg/h)	尿酸クリアランス (mL/min)	C_{Cr} (mL/min)	R (%)
尿酸産生過剰型	43（12%）	8.33	0.667	7.49	88.5	8.69
尿酸排泄低下型	206（60%）	8.83	0.365	4.06	76.5	5.66
混合型	86（25%）	10.07	0.535	4.90	81.3	6.42
正常型	9（3%）	7.13	0.498	6.68	91.2	7.40
計	344（100%）	9.03	0.449	4.76	79.6	6.27
対照	32	4.74	0.496	9.55	105.5	9.13

C_{Cr}：クレアチニンクリアランス，R：尿酸クリアランス/C_{Cr} 比．
〔2）日本痛風・核酸代謝学会ガイドライン改訂委員会：高尿酸血症・痛風の治療ガイドライン．第2版，メディカルビュー社 2010：67．　3）中村徹，他：尿酸 1977；**1**：45-61．　4）中村徹，他：尿酸 1982；**5**：17-27．より作表〕

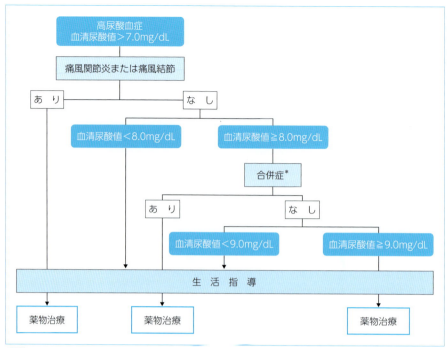

図1 痛風・高尿酸血症の治療指針
＊：腎症，尿路結石，高血圧，虚血性心疾患，糖尿病，メタボリックシンドロームなど(腎障害と尿路結石以外は血清尿酸値を低下させてイベント減少を検討した介入試験は未施行)
〔5〕日本痛風・核酸代謝学会ガイドライン改訂委員会：高尿酸血症・痛風の治療ガイドライン．第2版，メディカルビュー社 2010：80．〕

もかかわらず血清尿酸値が9.0mg/dL以上の無症候性高尿酸血症では薬物療法を考慮する．尿路結石，腎疾患，高血圧などの合併がある場合，血清尿酸値が8.0mg/dL以上で薬物療法を考慮する．血清尿酸値を増加させる薬剤(利尿薬，サリチル酸，ピラジナミドなど)の服用に注意する．高尿酸血症の尿酸降下薬による治療は，体内に蓄積した尿酸量を減少させ，痛風関節炎の防止，痛風結節の縮小，腎症の改善にも効果がある．しかし，血清尿酸値の急激な低下は痛風関節炎をしばしば発症させる．また，尿酸排泄促進薬による尿中尿酸排泄量の急激な増加は高尿酸尿症をきたし，尿酸結石や腎症の原因となる[4]．そのため尿酸降下薬の投与法にも注意をはらう．

2) 痛風関節炎・痛風結節の治療

痛風発作は，尿酸塩結晶が誘発する急性関節炎である．一般に痛風関節炎は疼痛が激しく，短期間ではあるが患者のQOLを著しく低下させる．したがって，適切な治療を行うことにより患者の苦痛を除去し，QOLを改善することが痛風発作治療の目的である．痛風発作を経験した患者に対しては，痛風の原因となる高尿酸血症の長期治療への導入が重要であり，関節炎の鎮静化をもって治療が終了したと考えてはならない．治療手段としては，コルヒチン，非ステロイド性抗炎症薬(non-steroidal anti-inflammatory drugs：NSAIDs)，副腎皮質ステロイドの3つの手段を選択しうる．痛風発作の前兆期にはコルヒチン1錠を経口的に投与し，極期にはNSAIDsを短期間のみ比較的多量に投与して炎症を鎮静化させる．副腎皮質ステロイドも有効な薬剤であり，経口，筋注，関節内注入など患者の状態に合わせた投与ルートが選択できる．痛風結節があっても，血清尿酸値を6.0mg/dL未満に維持することでその縮小，消失が認められ，再発を防止できる．自壊して感染を伴ったり，機械的刺激となったり，大きな塊を形成した際の腫瘍との鑑別や，神経圧迫による疼痛制御を必要とした場合に摘出術が考慮される[1]．

3) 合併症・併発症を有する患者の治療

腎障害，尿路結石，高血圧・心血管系疾患，脂質異常症，メタボリックシンドローム，二次性高尿酸血症・痛風を合併した場合，個々の病態に応じて，高尿酸血症の治療を選択する[1]．

◆ 文 献 ◆

1) Wallace SL, et al. Arthritis Rheum 1977；**20**：895-900.
2) 日本痛風・核酸代謝学会ガイドライン改訂委員会(編)：高尿酸血症・痛風の治療ガイドライン．第2版，メディカルビュー社 2010.
3) 中村徹，他：尿酸 1977；**1**：45-61.
4) 中村徹，他：尿酸 1982；**5**：17-27.
5) 日本痛風・核酸代謝学会ガイドライン改訂委員会(編)：高尿酸血症・痛風の治療ガイドライン．第2版，メディカルビュー社 2010：80.

第15章

その他の内分泌機能異常，病態，トピックス

第15章 その他の内分泌機能異常，病態，トピックス

1　IgG4 関連内分泌疾患

> **POINT**
> - 内分泌疾患では，橋本病や Riedel's thyroiditis，漏斗下垂体炎，自己免疫性膵炎による糖尿病などが知られている．
> - 確定診断には，下垂体病変の組織検査でリンパ球・形質細胞の浸潤と IgG4 陽性細胞を証明する．
> - 併発する IgG4 関連疾患の存在および血清 IgG4 濃度の測定（ステロイド補充前）が診断に役立つ．

概念・病態

IgG4 関連疾患は，高 IgG4 血症と罹患臓器への著明な IgG4 陽性形質細胞浸潤を特徴とする全身性，慢性炎症性疾患である[1,2]．時間経過を経て，同一個人の様々な臓器に病変を形成することがあり，病変の時間的・空間的多発性を特徴とする（図 1）．

IgG4 関連（漏斗）下垂体炎

中高年層に比較的多く，下垂体前葉炎による前葉機能低下および（漏斗）下垂体後葉炎による尿崩症の両方を認める場合が多い[3,4]．

ステロイド治療前の活動性病変では血清 IgG4 濃度が高い（135 mg/dL 以上）[3,4]．

下垂体茎の腫大と腫瘤，下垂体腫瘤（肥大）像を高率に認める[3,4]．

下垂体生検にて，炎症性線維性変化を主体としリンパ球や形質細胞（IgG4 免疫染色陽性）の強い炎症性細胞浸潤が認められる場合，確定診断される[3,4]．生検が困難な場合，後腹膜線維症，涙腺・唾液腺病変，膵病変，リンパ節腫大，肺病変，硬膜病変，肝・胆嚢病変，副鼻腔病変，腎病変などを検索し，組織学的な裏づけをとる必要がある[1]．

IgG4 関連疾患の国際病理診断基準[5]には，①密な

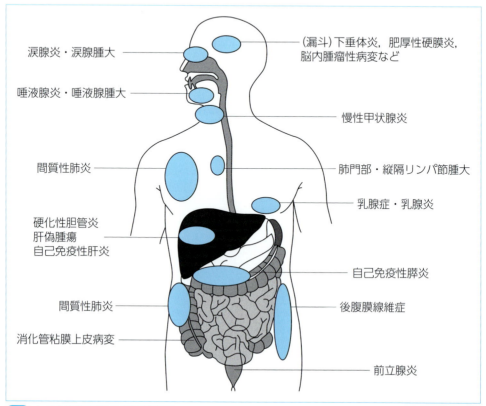

図1 IgG4 関連疾患の各臓器病変

リンパ球，形質細胞の浸潤，②少なくとも一部に花むしろパターンを伴う線維化(storiform fibrosis)，③閉塞性静脈炎，の3項目を設け，確定診断にはこれら3つの所見のうち2つ以上が必要とされている．IgG4陽性細胞数については，IgG4/IgG陽性細胞比＞40％に加えて，各臓器ごとに生検材料と摘出材料に分けてIgG4陽性細胞数が設定されている．

IgG4関連疾患と甲状腺

IgG4関連疾患と甲状腺との関連については，激しい炎症所見と他臓器への浸潤を特徴とするRiedel甲状腺炎がIgG4関連疾患の一部であると報告されてきた[6]．また2010年にはLi, Kakudoらにより，橋本病の線維化亜型の10～30％がIgG4関連疾患の可能性があることが提唱された[7]．

IgG4関連疾患と糖尿病

自己免疫性膵炎の治療にステロイドが使用され，多くの症例で有効である．一方で，自己免疫性膵炎ではLangerhans島のβ細胞も障害され，糖尿病が合併することもまれではない．ステロイド使用は耐糖能障害を悪化させるため，その使用が躊躇されるが，耐糖能障害は一時的であり，自己免疫性膵炎に対する根本治療が優先されるべきである．慎重なステロイド投与と臨床経過の観察が勧められる．

◆ 文 献 ◆

1) Umehara H, et al.：Mod Rheumatol 2012；**22**：1-14.
2) Stone JH, et al.：N Engl J Med 2012；**366**：539-551.
3) Shimatsu A, et al.：Endocr J 2009；**56**：1033-1041.
4) 島津　章：内分泌・糖尿病・代謝内科 2015；**40**：356-361.
5) Deshpande V, et al.：Mod Pathol 2012；**25**：1181-1192.
6) Dahlgren M, et al.：Arthritis Care Res 2010；**62**：1312-1318.
7) Li Y, et al.：Pathol Int 2009；**59**：636-641.

2 内分泌疾患のトランジション医療

> **POINT**
> ▶ 小児期発症の慢性疾患患者が，患者のニーズに即して成人期にふさわしい医療に移るプロセスをトランジション（移行）という．
> ▶ 内分泌学の共通の理解のもとに，内分泌疾患患者のトランスファー（転科・転医）は一般的に円滑に行われやすい．
> ▶ 個別の疾患に対する移行ツールの作成と利用が望まれる．
> ▶ トランジションの先にある目標は，生涯管理である．

トランジション医療の重要性

　小児期発症の慢性疾患の生命予後は急速に改善し，悪性腫瘍を除くと95％以上が成人するといわれる．そのため，継続診療を必要としつつ成人する患者（移行期の患者）が増加しており，これらの患者に適切な医療を提供することは，極めて重要な課題になっている．

　日本小児科学会では，移行期の患者が受けるべき医療に対する基本的な考え方を2014年に公表した[1]．すなわち，小児期に発症した疾患や合併症の病態は年齢とともに変化し，さらに年齢を重ねるうちに成人に特有の合併症を伴いやすくなる．また，人格の成熟によって，代諾者による決定から自己決定権を直接に行使する医療に変わっていかなければならない．医療を提供する主体も，小児診療科から成人診療科へと代わることが，多くの場合に適切である．こうした基本的な変化を背景にして，個々の患者の状況に即した適切な移行期の医療（トランジション医療）が用意されるべきである（図1）[1]．

内分泌疾患は一般にトランスファーが容易である

　トランジション医療の基本的なパターンは，小児診療科から成人診療科に診療が引き継がれるトランスファー（転科・転医）である．しかし，当面は小児診療科側で診療を継続する以外にない場合もある．そのような状況にあるのは，おもに，①成人診療側にカウンターパートが存在しない，②精神遅滞や発達障害のために成人診療体制では対応がむずかしい

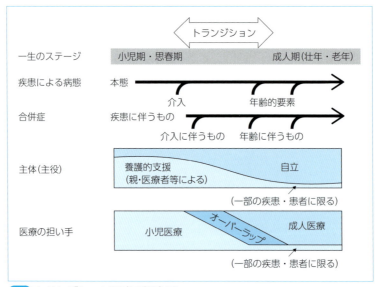

図1 トランジション医療の概念図
〔1）横谷進，他（日本小児科学会　移行期の患者に関するワーキンググループ）：日本小児科学会雑誌 2014；**118**：98-106. http://www.jpeds.or.jp/uploads/files/ikouki2013_12.pdf より引用・改変〕

とされる，③多臓器にまたがる病態のために総合診療の担い手が見つからないなどの場合である．

内分泌疾患は一般にトランスファーが容易であると考えられる[2,3]．なぜなら，①内分泌学という共通の基盤を理解している医師達が，小児の側にも成人の側にも（むしろ成人の側に多数）存在している．ホルモンの作用とその異常，内分泌機能の評価法，治療の手段など，双方の内分泌科医は基本的な考えかたを完全に共有している．

②そうした医師達の共通の活動が学会を通じて行われており，十分とはいえないまでも，さかんな人的交流が成立してきた．

③小児期発症内分泌疾患の多くは，"精神遅滞や発達障害""多臓器にまたがる病態"を伴わず，トランスファーが困難な場合にあてはまらない．

円滑なトランジションのために何が必要か

1）自立・自律とヘルスリテラシーの獲得のための支援

どの疾患であっても，自立（independence）と自律（autonomy）によって，ヘルスリテラシー（自分の健康・疾患を理解し，自分で説明し，決定できる能力）を獲得することが必須である．小児・思春期の患者には，年齢に応じた説明を受け，自分の考えを表明する機会を与えられ，それが尊重されるなどの過程が大切にされるべきである．

2）移行ツールの開発

一部の内分泌疾患に対しては，支援ツールが有効と考えられる．北米内分泌学会（Endocrine Society）では，3つの疾患（1型糖尿病，成長ホルモン分泌不全性低身長症，Turner症候群）をあげてそれぞれに対する支援ツールを公表している[4]．日本小児内分泌学会と日本内分泌学会においても同様の努力をしている．

3）医療連携と経験の蓄積

トランスファーに一番大切なことは，地域（二次医療圏を超える範囲も含めた広い地域）で専門家同士が互いの医療を信頼して結ばれていることである．医療機関同士の連携体制を深める努力とともに，丁寧な紹介が重要である．紹介を受ける側の成人診療科医にとっては，移行支援ツールや紹介元との信頼関係が助けになる．

4）生涯管理のための診療ガイドライン

トランジションの最終的な目標は生涯管理である．小児医療者と成人医療者が協同しながら，患者とともにそのような診療ガイドラインが完成してくることが望まれる．生涯管理という観点から小児期・成人期の診療が見直されていくべきである．

◆◆ 文 献 ◆◆

1) 横谷進, 他（日本小児科学会　移行期の患者に関するワーキンググループ）：日本小児科学会雑誌 2014；**118**：98-106. http://www.jpeds.or.jp/uploads/files/ikouki2013_12.pdf（2018年3月確認）.
2) 横谷進：内分泌専門医ガイドブック. 第4版, 成瀬光栄, 他（編）, 診断と治療社 2016；452-453.
3) 横谷進：小児内科 2017；**49**：178-181.
4) Endocrine Society：Transitions of Care　http://www.endocrinetransitions.org/（2018年3月確認）

3 妊娠と内分泌疾患

POINT

▶妊娠による母体のダイナミックな生理的変化を理解し，疾患が妊娠に与える影響，妊娠中の薬物療法や疾患の胎児への影響等を周知して妊娠中の内分泌疾患を管理する．

妊娠中のおもな内分泌系の変化

1）下垂体前葉ホルモン

妊娠中の下垂体を中心としたホルモン変化を表1に示した[1]．妊娠中はプロラクチン産生細胞のサイズと数が約10倍に増加し，下垂体前葉は平均的に約36％増大する[2]．

2）甲状腺ホルモン

妊娠時には，エストロゲンの増加によってサイロキシン結合グロブリンが増加し，血中総サイロキシン（T_4）は増加する．妊娠10週をピークに胎盤から分泌されるhCGはTSHとの共通のαサブユニットを有し，βサブユニットの類似性も高いことから，甲状腺のTSH受容体を刺激するため，同時期を中心にFT_4の軽度上昇とTSHの軽度低下をしばしば認める[3]．妊娠中・後期には，FT_4値は非妊娠時に比べて低値を示す．

3）副腎皮質ホルモン

血中コルチゾール（F）値は，妊娠の進行に伴い上昇する．その大部分は，エストロゲンの作用により増加するコルチゾール結合グロブリン（cortisol binding globulin：CBG）に結合するが，遊離コルチゾールも妊娠進行につれ上昇する．アルドステロンの分泌は妊娠15週頃から増加し，同時にレニン・アンジオテンシン系の活性は上昇する．

妊娠可能年齢に頻度の多いおもな疾患の管理

1）Basedow病

妊娠初期のメチマゾールの胎児への曝露は，頭皮欠損，食道閉鎖，後鼻孔閉鎖，臍腸管遺残，臍帯ヘルニア，顔貌異常，精神遅滞等の組合せを示す奇形症候群と関連し，これらの構造異常に最も関連した曝露時期は妊娠第6〜10週（妊娠5週0日〜9週6日）といわれている．この時期はメチマゾールを避け，プロピルチオウラシルを第一選択薬とする[4]．

胎児甲状腺が機能し始める妊娠20週以降は，抗甲状腺薬は胎盤を移行し，母体より胎児の甲状腺機能をより強く抑制する傾向がある．妊娠中にTRAbは低下することが多いが，妊娠後半になってもTRAbが高値の場合は，新生児甲状腺機能亢進症の可能性を考える．

2）甲状腺機能低下症

妊娠中の甲状腺機能低下症の原因の多くは慢性甲

表1 妊娠中のホルモン系の変化

下垂体細胞	成長ホルモン産生細胞	プロラクチン産生細胞	TSH産生細胞	ACTH産生細胞	ゴナドトロピン産生細胞
細胞数	⇓	⇑	↔	↔	⇓
下垂体ホルモン	GH	PRL	TSH	ACTH	LH, FSH
下垂体ホルモン値のレベル	⇓	⇑	⇓ 第1三半期	⇑	⇓
標的ホルモン	IGF-I	—	T_3, T_4	コルチゾール	E_2
標的ホルモン値のレベル	⇑	—	⇑ 第1三半期	⇑	⇑
胎盤からのホルモン産生	胎盤（GHV）	脱落膜（PRL）	胎盤（hCG）	胎児胎盤ユニット（ACTH）	胎盤（E and P）
結合蛋白	GHBP	—	TBG	CBG	SHBG

GHV（胎盤性成長ホルモン），hCG（ヒト絨毛性ゴナドトロピン），E and P（エストロゲンと黄体ホルモン），GHBP（成長ホルモン結合蛋白），TBG（サイロキシン結合グロブリン），SHBG（性ホルモン結合グロブリン）．
〔1〕Laway B. A., et al.: *Indian J Endocrinol Metab* 2013；**17**：996-1004.〕

状腺炎である．妊娠5～15週にかけて甲状腺ホルモンの需要が約1.4倍に増大する．甲状腺ホルモン療法中の場合は，妊娠初期は4週ごとに，その後は26～32週に一度FT$_4$，TSHを測定し，TSH値を2.5 μIU/mL未満を目標に補充量の調整を行う[5]．

3) プロラクチノーマ

侵襲的なマクロ腺腫以外は，妊娠の判明後，ドパミン作動薬であるカベルゴリンやブロモクリプチンを中止し[6]，頭痛と視野欠損徴候といった腫瘍増大徴候を見逃さないようにする．

4) 原発性アルドステロン症

妊娠中に増大するプロゲステロンはアルドステロンの作用をブロックすることから，妊娠中は症状が改善することがある．治療はKの補給と降圧薬の使用であり，スピロノラクトンは抗アンドロゲン作用があるので使用しない．第2三半期（妊娠14～28週）の腫瘍切除が安全で治癒可能である．

◆ 文献 ◆

1) Laway BA, et al.：*Indian J Endocrinol Metab* 2013；**17**：996-1004.
2) Foyouzi N, et al.：*Obstet Gynecol Clin North Am* 2004；**31**：873-892, xi.
3) Salvatore D, et al.：Williams Textbook of Endocrinology. 13th ed, In Shlomo Melmed, et al.(eds), *Elsevier* 2015：334-368.
4) 荒田尚子：医学のあゆみ，**260**：749-53. 2017.
5) Alexander EK, et al.：*Thyroid* 2017；**27**：315-389.
6) Almalki MH, et al.：*Front Endocrinol*(Lausanne) 2015；**6**：85.

第15章 その他の内分泌機能異常，病態，トピックス

4 薬剤による内分泌異常

POINT
- 他疾患に対する薬物治療により内分泌異常が引き起こされる可能性があることに留意する．
- 特定の内分泌疾患に対する治療により，他の内分泌臓器に影響し検査異常を呈する可能性について知っておく必要がある．

薬剤による内分泌異常

内分泌機能異常が指摘された際には，薬剤性のものを鑑別にいれる必要がある．近年，注目を集める分子標的治療薬，免疫チェックポイント阻害薬では内分泌異常を引き起こすことでも知られる（表1）．

1）高プロラクチン血症

高プロラクチン血症を引き起こす薬剤として，制吐薬（メトクロプラミド，ドンペリドン，スルピリド），降圧薬（ベラパミル，レセルピン，メチルドパ），向精神薬（フェノチアジン系，ハロペリドール，イミプラミン），エストロゲン製剤があげられる．制吐薬，向精神薬はドパミン受容体の阻害，降圧薬は視床下部でのドパミン産生の抑制を介すると考えられている．

2）ADH不適切分泌症候群

AVPの分泌促進を介して低ナトリウム血症を引き起こす薬剤として，抗うつ薬（アミトリプチリン，イミプラミン），向精神薬（フェノチアジン系），抗けいれん薬（カルバマゼピン），抗腫瘍薬（ビンクリスチン）が知られており，薬剤性のSIADHを呈する．

3）下垂体卒中

下垂体卒中の原因となる薬剤として，エストロゲン製剤，ドパミン作動薬，下垂体機能検査（TRHテスト，LHRHテスト，インスリン負荷試験〈insulin tolerance test：ITT〉）があげられる．鞍上部進展を伴うマクロ腺腫（macroadenoma）では注意を要する．

4）甲状腺機能障害

薬剤誘発性の甲状腺機能障害には，甲状腺中毒症，甲状腺機能低下症があるが，単一の薬剤でも甲状腺中毒症，甲状腺機能低下症のどちらも起こりうるものがある．アミオダロン，インターフェロン，スニチニブ，イマニチブ，無機ヨウ素は甲状腺中毒症，甲状腺機能低下症のどちらも誘発しうる．このような薬剤を使用する際には，甲状腺機能の確認が望ましい．詳細は「12 薬剤誘発性甲状腺機能異常（p.307）」を参照されたい．

5）二次性副甲状腺機能亢進症

リン製剤，リチウム製剤，テオフィリンは副甲状腺機能亢進症を生じることが知られている．高リン血症に対して代償的にPTH分泌が亢進する．リチウム製剤やテオフィリンは詳細な機序は不明だが，リチウムはCaSRに影響することが報告されている．また，ビスホスホネート製剤やデノスマブなど

表1 内分泌異常をひきおこす薬剤

高プロラクチン血症	制吐薬（メトクロプラミド，ドンペリドン，スルピリド），降圧薬（ベラパミル，レセルピン，メチルドパ），向精神薬（フェノチアジン系，ハロペリドール，イミプラミン），エストロゲン製剤
SIADH	抗うつ薬（アミトリプチリン，イミプラミン），向精神薬（フェノチアジン系），抗けいれん薬（カルバマゼピン），抗腫瘍薬（ビンクリスチン）
下垂体卒中	エストロゲン製剤，ドパミン作動薬，下垂体機能検査（LHRH，TRH，インスリン）
甲状腺機能障害	アミオダロン，インターフェロン，スニチニブ，イマニチブ，無機ヨウ素 など
副甲状腺機能亢進症（二次性を含む）	リン製剤，リチウム製剤，テオフィリン，チロシンキナーゼ阻害薬，ビスホスホネート製剤，デノスマブ
医原性Cushing症候群	副腎皮質ステロイド薬（多量，長期内服）
偽性アルドステロン症	甘草，グリチルリチン
偽性Bartter症候群	利尿薬，下剤の長期の乱用
下垂体炎，甲状腺機能異常，劇症1型糖尿病，副腎不全	免疫チェックポイント阻害薬による多彩な内分泌異常

LHRH（luteinizing hormone releasing hormone，黄体形成ホルモン放出ホルモン）．

で骨吸収が抑制されることで，低カルシウム血症を介して PTH 分泌が促進されることがある．

6) 医原性 Cushing 症候群

副腎皮質ステロイド薬を比較的多量に，長期に使用すると，Cushing 症候群の症状を呈する．内因性の副腎皮質ホルモンの分泌が抑制されているため，使用していた副腎皮質ステロイド薬を不適切に減量，中止すると副腎不全のリスクが高まる．

7) 偽性アルドステロン症

甘草，グリチルリチンはアルドステロン症に似かよった低カリウム血症を伴う高血圧を引き起こすことで知られる．血中アルドステロン値は低値である．甘草は多くの漢方薬，市販の感冒薬に含有されている．

グリチルリチンの代謝産物であるグリチルリチン酸により 11β-HSD2 の活性が抑制され，過剰となったコルチゾール(F)がミネラロコルチコイド受容体(mineralocorticoid receptor：MR)を介し鉱質コルチコイド作用を発揮することにより生じるとされている[1]．

8) 偽性 Bartter 症候群

利尿薬，下剤の長期の乱用により Bartter 症候群と同様の症状を呈する．

9) 免疫チェックポイント阻害薬に伴う多彩な内分泌異常

近年注目されている癌免疫療法に免疫チェックポイント阻害薬〔抗モノクローナル抗体ニボルマブ(programmed cell death 1：PD-1)抗体〕，〔モノクローナル抗体イピリムマブ(cytotoxic lymphocyte-associated antigen 4：CTLA-4)抗体〕治療がある．治療に伴い，自己免疫反応を誘発し下垂体炎，甲状腺機能異常，劇症 1 型糖尿病，まれではあるが副腎皮質および性腺機能低下症も報告されている．

内分泌疾患治療時に注意する薬剤

特定の内分泌疾患に対する治療により，他の内分泌臓器に影響し検査異常を呈する可能性がある．注意すべきものとして，婦人科における LHRH 製剤の使用による無痛性甲状腺炎である．また，副腎皮質ステロイド薬，成長ホルモン産生腫瘍や消化管ホルモン産生腫瘍で使用されるオクトレオチドは TSH を抑制するが通常は甲状腺機能低下症には至らないとされている．

耐糖能障害，糖尿病を惹起する薬剤は多数あり，「11　内分泌性を含む二次性糖尿病(p.631)」，「13　薬剤性糖尿病(p.636)」を参照されたい．

◆ 文 献 ◆

1) 重篤副作用疾患別対応マニュアル偽アルドステロン症　平成 18 年 11 月　厚生労働省　http://www.info.pmda.go.jp/juutoku/file/jfm0611003.pdf(2018 年 2 月確認)

第15章 その他の内分泌機能異常，病態，トピックス

5 加齢とホルモン

POINT
▶ 加齢に伴うホルモンの産生・分泌の低下は老化が原因とは限らず，老化に対する適応反応の可能性がある．
▶ 疾病予防および日常の生活の質（QOL）の向上を目的としたホルモン補充療法（HRT）は，慎重に行うべきである．

はじめに

体内にある各種ホルモンは，日常生活を順調に過ごしていくために不可欠な活性物質である．一般に加齢とともにホルモンの血中濃度は変化することが多いが，性腺ホルモン，甲状腺ホルモン，GHなど古典的ホルモンの多くは，加齢に伴って産生・分泌が低下していく．本項では加齢に伴い変化する代表的なホルモンについて解説する．

性腺ホルモン系

男性ホルモン（総称：アンドロゲン〈androgen〉）と女性ホルモン（総称：エストロゲン〈estrogen〉）がある．臨床上実際に測定されるホルモンは，アンドロゲンでは，総テストステロン（total testosterone）または遊離型テストステロン（free testosterone），エストロゲンでは，エストラジオール（E_2）である．

総テストステロンや遊離型テストステロンの成人男性の基準値は，報告により多種多様であり，判定のときに混乱が生じることがあった．そこで関連学会の主導下で基準値の再設定が行われた[1]．総テストステロン値は，加齢とともに若干低下傾向を示したが，50歳代以降ではほとんど変化がないという結果であった．そのため，基準値は年齢階層別に設定する必要がないと判断されて，平均値±2 SDより計算された基準値として2.01～7.50 ng/mL（平均4.32 ng/mL）となった．一方，遊離型テストステロン値は年齢との間に強い相関関係があり，加齢とともに低下した[1]．遊離型テストステロン値の目安として，20歳代日本人男性の平均値（若年成人平均〈young adult mean：YAM〉）の-2 SDである8.5 pg/mLを基準値と考え，それ以下であると低値であると考えられる．男性におけるテストステロンの低下は，男性更年期障害，骨粗鬆症，肥満，脂質異常症，認知症などと関係することが指摘されている．

女性では閉経により，血中E_2が激減し，測定感度以下にまで低下する．卵巣機能は40歳を過ぎると低下し始め，閉経前であっても血中E_2は低下してくる．月経周期の確立している女性では，卵胞期と黄体期では，E_2の基準値が異なる．

副腎皮質ホルモン系

副腎皮質からは，グルココルチコイド，ミネラロコルチコイド，副腎性アンドロゲンの3つのおもなホルモンが分泌される．加齢に伴い大きく変化するホルモンは，副腎性アンドロゲンの代表的なホルモン，DHEAおよびその硫酸塩であるDHEA-Sである．血中DHEA-S濃度は，6～7歳頃から増加し，思春期に著増し，20歳頃ピークに達し，20歳代以降加齢に伴い直線的に減少し，老化の指標といえる特徴的変動を示す[2]．70歳ではピーク時の20%，85～90歳では5%まで減少する．ヒトの寿命と血中DHEA-Sとの間に有意な関連性が，アメリカの大規模な調査[3]から示されており，DHEA-Sが高値であるほうが，生存期間が長い．日本人を対象とした研究でも男性においてDHEA-Sが高値であるほど長寿であることが報告されている[4]．

グルココルチコイドの代表的なホルモンであるコルチゾール（F）は，生命維持のために最も重要なホルモンの1つであり，加齢に伴う変化は認められない．ミネラロコルチコイドの代表的なホルモンであるアルドステロン（aldosterone）は，高齢者では低下している．これはPRAが加齢に伴って低下することによると考えられている．

甲状腺ホルモン系

近年，臨床の場で測定される甲状腺ホルモンはFT_4とFT_3の2つである．加齢による血中濃度の変化をみてみると，FT_4は加齢とともには低下しないが，FT_3は低下する[5]．

血中TSHは加齢とともに上昇する．これは加齢とともに甲状腺機能が低下するとためと考えられている．それは病的なものではなく，老化に対する適応反応とみられている．

甲状腺ホルモンは基準値内であるが，下垂体から分泌されるTSHが軽度高値を示す潜在性甲状腺機能低下症では，TSHが10 mU/L以上の場合，甲状腺ホルモン補充により，心不全や心血管疾患による

死亡率の低下が報告されている[6]．

成長ホルモン系

GHは小児期で身長に関係する重要なホルモンであるが，成人になってからも骨，糖質，電解質，脂質などの代謝を調節する重要なホルモンである．GH分泌は青年期以降，加齢とともに低下するが，これは老化の原因ではなく，老化に適応した変化と考えられる．GH作用は全身の組織で産生されるIGF-Iを介して発揮される．IGF-Iの産生臓器として最も重要な部位は肝臓である．動物ではIGF-I低値のほうが寿命は長く，癌のリスクも低い．

おわりに

加齢に伴ってホルモンの産生・分泌が低下していくが，それが老化の原因とは限らない．むしろ老化に適応した変化であることが多い．したがって，疾病予防および日常のQOLの向上を目的としたホルモン補充療法（hormone replacement therapy：HRT）は，該当するホルモンが真に異常を呈しているのか，正確な判断が必要である．そのうえでHRTを行うべきである．

◆ 文 献 ◆

1) 岩本晃明, 他：日本泌尿器科学会 2004；**95**：751-760.
2) 上芝元, 他：*Pharma Medica* 2005；**23**：21-24.
3) Roth GS, *et al*.：*Science* 2002；**297**：811.
4) Enomoto M, *et al*.：*J Am Geriatr Soc* 2008；**56**：994-998.
5) Hornick TS, *et al*.：*Endocrinol Metab Clin North Am* 1997；**26**：145-163.
6) Cooper DS：*N Engl J Med* 2001；**345**：260-265.

第15章 その他の内分泌機能異常，病態，トピックス

6 内分泌撹乱化学物質

POINT
- 内分泌撹乱化学物質とは，内分泌システムの機能を変えて，個体や子孫または個体が属する集団に有害健康影響を与える外因性物質の総称である．
- 約1,000種類の化学物質に内分泌撹乱作用があるといわれているが，総数は不明．
- 当初は生殖系への影響が懸念されたが，近年は成長発達，精神神経疾患，代謝性疾患との関係なども懸念されている．

内分泌撹乱化学物質の定義

内分泌系を撹乱する化学物質はわが国では"環境ホルモン"とよばれるが"内分泌撹乱化学物質（endocrine disrupting chemical：EDC）"が正しい．「国際化学物質安全計画（International Program on Chemical Safety：IPCS）」によると，EDCは"内分泌系の機能を変え，結果として生物個体やその子孫または属する集団に有害健康影響を与える外因性物質またはその混合物"とされる[1]．以前は環境中の化学物質のみがEDCだったが，本定義のように，近年では摂取の可能性がある生物由来物質（ポリフェノールなど）や治療・診断薬（主・副作用問わず）も広義のEDCとされる．約1,000種にEDCの可能性があるとされるが，新規化合物出現に解析が追いつかないだけで，実数はさらに多いとされる．

内分泌撹乱化学物質の健康への影響

1990年代初頭にEDCが注目され始めた頃は，EDCは生殖系への影響が最も懸念されたが，近年では広範囲な内分泌系に影響する可能性が報告されている[2]．

1）生殖系への影響

1990年代初頭，EDCはエストロゲン受容体（estrogen receptor：ER）やアンドロゲン受容体（androgen receptor：AR）を介する生殖系への影響が最も懸念された．多くの農薬や殺虫剤，プラスチック可塑剤に性ホルモン作用や抗性ホルモン作用がある．鳥類・魚類・両生類の繁殖異常や生殖器形成異常とこれらの化学物質曝露との関係発覚がEDC問題の発端になった．ヒトでは流産防止に用いられた合成エストロゲンのジエチルスチルベストロール（diethylstilbestrol：DES）により母体や児に子宮癌，卵巣癌，乳癌など生殖器系癌のリスクが上がることなどが報告された．生殖系への影響解析は，2018年時点でもEDC研究の中心である．

2）甲状腺ホルモン系への作用

EDC研究において生殖系の次に注目された．甲状腺ホルモンは脳発達に不可欠のため，EDC曝露の脳発達への影響が懸念された．薬物では，抗甲状腺薬や甲状腺ホルモン薬以外に，アミオダロンやヨウ化イソプロパミドなどヨウ素を含む薬物が甲状腺機能に影響を与える可能性がある．環境中の化学物質では，ポリ塩化ビフェニル（polychlorinated biphenyl：PCB）やポリ臭素化ジフェニルエーテル（polybrominated diphenyl ether：PBDE）などの芳香族化合物が甲状腺ホルモン系に作用し脳発達に影響することが動物実験や疫学的研究で示唆されている．

3）代謝性疾患（肥満，2型糖尿病，心血管疾患）との関連

肥満，2型糖尿病，心血管疾患など代謝性疾患の原因の中心は食生活など生活習慣の変化だが，近年，化学物質曝露についても影響が懸念されている[3]．脂質代謝を撹乱し，肥満を引き起こす物質はオビソーゲン（obesogen）とよばれる．代表的なオビソーゲンにはDES，有機スズ，フタル酸，ジクロロジフェニルトリクロロエタン（dichloro-diphenyl-trichloroethane：DDT）およびPCB類がある．これらはペルオキシゾーム増殖因子活性化受容体-γ（peroxisome proliferator-activated receptor-γ：PPARγ），レチノイン酸X受容体，ER，グルココルチコイド受容体（glucocorticoid receptor：GR）などと結合，またはエストロゲンや糖質コルチコイド分泌・合成に作用し，脂質代謝異常，インスリン抵抗性，耐糖能低下などのリスク因子になることが示唆されている．2型糖尿病に関して，糖代謝を撹乱する物質はディアベトロゲン（diabetrogen）とよばれる．膵β細胞に作用するものと，インスリン抵抗性に関与するものがある．後者はオビソーゲンとほぼ同一物質である．膵β細胞に作用するのはビスフェノールA，および重金属や有機金属類（無機水銀，カドミウム，有機スズ）などで，膵β細胞機能撹乱や細胞死を

惹起する．近年，EDC曝露が心血管疾患と直接関連する可能性も示唆されている．代表的物質にはダイオキシンやDDTなどの有機塩素系農薬がある．動物実験や疫学的研究により，これらの物質と心血管疾患との関連が報告されているが，今後のさらなる解析が必要であろう．

4）ヒト発達神経毒性と内分泌撹乱

近年の研究により，明らかなヒト発達神経毒性があるのは12種（PCB，ヒ素およびヒ素化合物，トルエン，鉛，メチル水銀，フッ化物，マンガン，テトラクロロエチレン，クロルピリホス，DDT，PBDE）とされている[4]．一方，実験的に発達神経毒性を有する物質は1,000種以上にのぼる．細胞膜やシナプス機能，形態形成などへも作用するが，一部はEDCとして作用すると考えられている．ヒト発達神経毒性を有する化合物の曝露は多様な精神神経疾患の原因となる可能性があり，内分泌撹乱作用の有無を論じるより，正しい毒性評価と予防措置が重要である．

◆◆ 文 献 ◆◆

1) IPCS. Global assessment of the state-of-the-science of endocrine disruptors. http://www.who.int/ipcs/publications/new-issues/endocrine-disruptors/en/（2018年3月確認）
2) Gore AC, *et al.*：*Endocr Rev* 2015；**36**：E1-E150.
3) 鯉淵典之：内分泌・糖尿病・代謝内科 2017；**44**：80-88.
4) Grandjean P, *et al.*：*Lancet Neurol* 2014；**13**：330-338.

第15章 その他の内分泌機能異常，病態，トピックス

7 小児がん経験者と内分泌合併症

POINT
- 個々の患者の病歴，治療歴に応じた定期的スクリーニングを行う．
- 放射線照射の量，部位と化学療法剤ごとの，起こりやすい内分泌合併症を知識として知っておくこと．
- フォローアップガイドラインを適切に参考にする．

病態

小児がんの治療成績は成人と比べて良好で，多くの腫瘍で70～80%の10年生存率が得られている．それに伴い，小児がん治療後の患者(小児がん経験者〈childhood cancer survivors：CCS〉)が増加しているが，治癒しても腫瘍そのものや治療(化学療法，放射線，造血細胞移植，手術など)に関連した臓器障害(晩期障害)を残すことがある．なかでも内分泌合併症の頻度は高く，CCSの40%近くが何らかの内分泌・代謝障害をもつといわれている[1]．CCSにはいわゆる悪性腫瘍だけではなく，頭蓋咽頭腫などのように，局所破壊性が強く臓器障害を残しやすい良性腫瘍の生存者も含むのが通例である．

疫学

多くの先進諸国で若年成人500～700人に1人とされている．

主要症候

腫瘍の種類と治療方法によって異なる．下垂体機能低下症(成長ホルモン分泌不全症〈growth hormone deficiency：GHD〉)，中枢性甲状腺機能低下症，中枢性副腎機能低下症，中枢性性腺機能低下症，中枢性尿崩症〈central diabetes insipidus：CDI〉)，原発性甲状腺機能低下症，原発性性腺機能低下症，骨粗鬆症，糖脂質代謝異常(メタボリックシンドローム)などがおもなものである．

表1 治療別内分泌合併症一覧

		成長ホルモン	性腺系	副腎系	甲状腺系	肥満高脂血症	糖代謝	骨代謝	水電解質	高血圧
放射線照射	頭蓋照射 大量 (>30 Gy)	◎	◎	○	◎	◎	○	△***	△	△
	中等量 (>18 Gy)	◎	◎*	△	○	○	○	△***		△
	少量 (7-12 Gy)	△			△	△	△			△
	局所照射		◎		◎				○	△
	全身照射(TBI)	△			○	○	△	○		△
化学療法剤	アルキル化剤**		◎						△	△
	アントラサイクリン		○							
	メソトレキセート							○	△	△
	プラチナ製剤					○			○	○
	ステロイド剤					○	○	○		
	L-アスパラギナーゼ						△			

◎：可能性が高い　○：可能性が充分ある　△：可能性があり得る
*：中枢性思春期早発症の可能性があるが，次第に性腺機能低下症に移行する場合もある．　**：ブスルファン，シクロホスファミドなど．　***：GHDや中枢性性腺機能低下症を伴った場合．
〔3〕日本小児内分泌学会CCS委員会：小児がん経験者(CCS)のための内分泌フォローアップガイド　http://jspe.umin.jp/medical/files/guide161006.pdf.〕

検　査

　個々の患者について，原疾患と治療歴を把握することが診断の第一歩である．治療後に長時間を経てから発症する場合もあるため，症状の有無によらず，想定される内分泌晩期合併症に重点を絞って定期的にスクリーニングを行う．必要なスクリーニング項目の概略を知っておく必要があるが，いくつかのガイドラインにも提示されている．アメリカのChildren's Oncology Group（COG）によるものが最も包括的である[2]．わが国でも日本小児内分泌学会CCS委員会によるフォローアップガイドがある（表1）[3]．

診断・治療

　個々の内分泌疾患の診断・治療は通常の診断基準，治療による．

◆ 文　献 ◆

1) Oeffinger KC, et al.：*N Engl J Med* 2006；**355**：1572-1582.
2) Children's Oncology Group：Long-Term Follow-Up Guidelines for Survivors of Childhood, Adolescent, and Young Adult Cancers（COG LTFUG）ver 4.0　http://www.survivorshipguidelines.org/（2018年3月確認）.
3) 日本小児内分泌学会CCS委員会：小児がん経験者（CCS）のための内分泌フォローアップガイド　http://jspe.umin.jp/medical/files/guide161006.pdf（2018年3月確認）.

第15章 その他の内分泌機能異常，病態，トピックス

8 免疫チェックポイント阻害薬と内分泌代謝障害

POINT

- 免疫チェックポイント阻害薬（ICI）の投与により自己免疫が過剰に活性化されて，下垂体，甲状腺，膵臓，あるいは副腎などの内分泌臓器において免疫関連有害事象（irAE）が起こりうる．
- 腫瘍専門医と連携して，内分泌代謝関連免疫関連有害事象（irAE）の早期発見と迅速な治療を行うことが，進行癌患者の生活の質（QOL）を維持し，ICI投与継続の可否を判断するために重要である．

病態

近年の腫瘍免疫学の進歩により，T細胞性免疫を抑制する2つのシグナル（免疫チェックポイント）である細胞傷害性Tリンパ球抗原（cytotoxic T-lymphocyte antigen：CTLA）-4経路とprogrammed cell death（PD）-1経路に対する阻害薬がすぐれた抗腫瘍効果を示すことが明らかになった．現在，抗CTLA-4抗体であるイピリムマブが根治切除不能な悪性黒色腫に，抗PD-1抗体であるニボルマブが根治切除不能な悪性黒色腫，切除不能な進行・再発の非小細胞肺癌，根治切除不能または転移性の腎細胞癌再発または難治性の古典的ホジキンリンパ腫，再発または遠隔転移を有する頭頸部癌および癌化学療法後に増悪した治癒切除不能な進行・再発の胃癌に，さらに抗PD-1抗体ペムブロリズマブが根治切除不能な悪性黒色腫，およびprogrammed cell death-1 ligand-1（PD-L1）陽性の切除不能な進行・再発の非小細胞肺癌・再発または難治性の古典的ホジキンリンパ腫および癌化学療法後に増悪した根治切除不能な尿路上皮癌に効能・効果が認められており，今後これら免疫チェックポイント阻害薬（immune-checkpoint inhibitor：ICI）の適応がさらに拡大される見込みである．一方これらのICIは，自己免疫を活性化する結果，全身諸臓器において免疫関連有害事象（immune-related adverse events：irAE）を引き起こす可能性がある．これまでに内分泌代謝関連irAEとして，下垂体炎と続発する下垂体機能低下症，甲状腺機能異常，原発性副腎皮質機能低下症，および1型糖尿病が報告されている[1]．

疫学

ニボルマブの国内市販後調査（2014年7月～2016年2月）では，推定3,483例中，甲状腺障害が200件（5.7％）報告され，うち甲状腺機能低下症が135件，甲状腺中毒症が45件であった．下垂体炎および下垂体機能低下症は12件（0.34％），副腎機能不全は5件（0.14％）であった．また，ニボルマブを2014年7月から2016年3月まで使用した推定4,888例中，12例（0.25％）の劇症を含む1型糖尿病が報告された．イピリムマブでは，国内市販後調査（2015年8月～2016年2月）の推定245例中，下垂体炎および下垂体機能低下症が8件（3.2％），甲状腺機能低下症と副腎機能不全がそれぞれ4件（1.6％）であった．

主要症候

1）下垂体炎
頭痛，全身倦怠感，悪心，食欲不振，体重減少など．視野障害や尿崩症はまれである．

2）甲状腺機能異常
甲状腺中毒症では動悸，発汗，体重減少，手指振戦など．甲状腺機能低下症では倦怠感，浮腫，便秘など．

3）原発性副腎皮質機能低下症
全身倦怠感，悪心，食欲不振，体重減少，低血圧，関節痛など．

4）1型糖尿病
倦怠感，口渇，多飲，多尿，意識障害など．

検査・診断

ICI投与開始前に，FT_3，FT_4，TSH，ACTH，コルチゾール（F），血糖，およびHbA1cを測定し，異常があれば専門医に紹介する．

ICI投与中に本項「主要症候」で述べた下垂体炎を疑わせる症状があれば，下垂体ホルモンを測定し，下垂体MRIを実施する．MRI上，下垂体・下垂体茎の造影増強効果や軽度の腫大を認めることが多い．必要に応じてホルモン負荷試験を実施する[2]．

甲状腺機能異常早期発見のために，ICI投与後，定期的にFT_3，FT_4，TSHを測定する．甲状腺機能異常を認めた場合には，甲状腺自己抗体（抗サイログロブリン抗体，抗TPO抗体，抗TSH受容体抗体）やサイログロブリン測定と甲状腺超音波検査を実施し，病態把握を行う．

原発性副腎皮質機能低下症では，F低値，ACTH高値となる．

1型糖尿病の早期発見のために，来院毎に血糖値の確認を行い，高血糖を認めた場合は，尿ケトン体，血中Cペプチド，HbA1c，動脈血pH，抗グルタミン酸脱炭酸酵素（glutamic acid decarboxylase：GAD）抗体などを測定し，確定・病型診断を行う[3]．

治療・予後

1）下垂体炎

欠乏ホルモンの適切な補充を行う．重症の場合は高用量のステロイド（プレドニゾロン1 mg/kg/dayなど）の投与を考慮するが，後ろ向き研究で下垂体ホルモンの分泌改善には寄与しないとの報告もある[2]．

2）甲状腺機能異常

無痛性甲状腺炎様の一過性甲状腺中毒症に続いて，甲状腺機能低下症に移行する症例が多い．甲状腺中毒症状が強い場合は，対症的にβ遮断薬を投与する（喘息や慢性閉塞性肺疾患では禁忌）．甲状腺機能低下症では，自覚症状やTSHの経過をみながらレボチロキシンNaの補充を行う．イピリムマブ投与患者においてBasedow病，甲状腺眼症や甲状腺クリーゼを発症した報告があり，それぞれに対応した治療を行う[4]．

3）原発性副腎皮質機能低下症

ヒドロコルチゾン補充を速やかに行う．

4）1型糖尿病

インスリン治療と，脱水の補正を行う．劇症1型糖尿病は，直ちに治療を開始しないと致死的経過を辿りうる[3]．

まとめ

Common Terminology Criteria for Adverse Events（CTCAE）[5] grade 1 に相当する内分泌代謝系 irAE の場合には，副作用に対処しながら ICI 投与継続が可能なことが多いが，grade 2 では製薬会社の推奨する対処法を確認しておく必要がある．CTCAE grade 3/4 に相当する重篤な副作用出現時や1型糖尿病では，ICI を休薬し，副作用に対する治療を優先する．副作用症状改善後，腫瘍専門医と ICI 投与継続のリスクとベネフィットを勘案したうえ，患者に十分に説明して ICI 投与再開を検討する．

◆◆ 文 献 ◆◆

1) Joshi MN, et al.：*Clin Endocrinol* 2016；**85**：331-339.
2) Okano Y, et al.：*Endocr J* 2016；**63**：905-912.
3) 日本糖尿病学会：免疫チェックポイント阻害薬使用患者における1型糖尿病の発症に関するRecommendation（2016年5月18日）　http://www.fa.kyorin.co.jp/jds/uploads/recommendation_nivolumab.pdf（2018年3月確認）
4) 佐藤哲郎，他：ホルモンと臨床 2014；**62**：27-36.
5) Common Terminology Criteria for Adverse Events（CTCAE）Version 4.0.　http://www.jcog.jp/doctor/tool/CTCAEv4J_20100911.pdf（2018年3月確認）

9 再生医療

POINT
- 1型糖尿病ではβ細胞に分化させた細胞の移植が現実性の高い方法として注目されている.
- 再生医療における使用細胞の検討は, 分化後に十分な能力をもつ目的細胞を得られること, 細胞治療に必要な細胞数を in vitro において増幅できることが重要視される.

ホルモン分泌不全症は内分泌疾患のなかで重要な地位を占めている. 下垂体機能低下症, 甲状腺機能低下症, 副腎皮質機能低下症などが代表的な疾患である. 代謝疾患である糖尿病, なかでも1型糖尿病はインスリン分泌の廃絶により起こる. また日本人の2型糖尿病ではインスリン分泌不全が病態の中心にある.

ホルモン分泌不全症治療の基本はホルモン補充療法である. 副腎皮質機能低下症の場合, グルココルチコイドの補充により症状は劇的に改善される. 通常は生理学的な補充量の投与により健常者と同じ生活を送ることができる. 通常の生活を送っている限り補充療法の効果は安定している. しかしいわゆるシックデイにはホルモンの必要量は増大するため, グルココルチコイドの投与量を大幅に増加しなくてはならない. またインスリン投与を行っている糖尿病患者の場合にも, シックデイには投与量を増加しなくてはならない.

再生医療はその進歩により, 内分泌疾患・糖尿病領域においても注目されている. なかでも糖尿病の再生医療は現実的な課題になっており, 期待されている.

糖尿病の再生医療

1型糖尿病患者にはインスリン投与が必要である. しかし, 種々のインスリン製剤が開発され投与方法が進歩した今日でも, その治療にはしばしば困難が伴う. 特に血糖値が不安定な患者, 低血糖を反復する患者の場合, 患者の負担も大きく, また合併症予防の観点からも困難が伴う. このような病態の根本的な治療は, 膵島移植・膵臓移植である. 欧米ではいわゆる Edmonton protocol の導入とともに膵島移植が大きく増加し, 成績も改善している[1]. わが国でも膵島移植が行われ, 有望とされているが, 残念ながらドナー不足は切実である. 移植を希望する患者の数に比べ, 微々たる数の膵島移植しか行われていない.

このドナー不足を解消する方法として期待されているのが再生医療である. 特に1型糖尿病に対しては"体外で非β細胞をβ細胞へと分化させて移植"する細胞治療が現実性の高い方法として注目されている. in vitro でβ細胞へ分化させる細胞のソースとしては様々な候補がある. 当然, 幹細胞が有力な候補としてあがる. しかし幹細胞だけでなく, 分化した細胞, たとえば膵腺房細胞, 膵導管細胞, 肝細胞などもインスリン産生細胞へと分化させることが可能になっている. 幹細胞は大別して, いわゆる体性幹細胞あるいは臓器幹細胞と, 胚性幹(ES)細胞や人工多能性幹(iPS)細胞などの多能性幹細胞に分けられる. 体性幹細胞としては膵幹細胞だけでなく, 肝幹細胞, 骨髄間葉系幹細胞, 神経幹細胞, 歯髄の幹細胞など様々な幹細胞をβ細胞へと分化させることができる. また体性幹細胞でありながら多能性分化能をもつMuse細胞[2]もある. このように, 細胞治療に用いる細胞ソースは多様である.

糖尿病の細胞治療

実際, 非β細胞をβ細胞に分化させて細胞治療を行う場合, 2つの重要なポイントがある. 第一は, 十分な分化能をもつβ細胞を得ることができるかである. 分化させた細胞がインスリンを分泌するだけでなく, 生理的な刺激因子であるグルコースに対する反応性をもつかが重要である. 基礎分泌が得られることは比較的簡単にクリアできるが, グルコース濃度の増加に反応して分泌量を増やすことができる細胞を得るのはなかなか大変である. しかし, できれば膵島移植の際に求められるように, "基礎値の3倍以上の分泌応答"が可能な細胞を得たいものである. 第二は, 細胞治療に必要な十分量のインスリン分泌細胞を得ることができるかという点である. 実際に細胞治療を行うとなれば相当数の細胞が必要となることから, in vitro で十分量に増幅できる細胞を選択することが重要である. その意味で, 骨髄間葉系幹細胞や Muse細胞が有利である. ES細胞や iPS細胞は増殖能が高いという点ではすぐれているが, 現時点では安全性という観点からはいまだ十分な保証がない. 糖尿病が良性疾患であることを考えるとこれらの細胞を用いる細胞治療は時期尚早と思われる.

◆ 文献 ◆
1) Shapiro AM, et al.: N Engl J Med 2000; **343**: 230-238.
2) Wakao S, et al.: Proc Natl Acad Sci USA 2011; **108**: 9875-9880.

付録

付　録

1 内分泌負荷試験の判定基準一覧

対象疾患		負荷試験	判定基準
視床下部・下垂体	下垂体機能低下症	CRH 負荷試験	ACTH：頂値が前値の 2 倍以下 （ただし視床下部障害の場合は頂値が過大反応となることがある） F：頂値が 18 μg/dL 以下
		GHRP-2 負荷試験	GH：頂値が 9 ng/mL* 以下
		アルギニン負荷試験	GH：頂値が 3 ng/mL* 以下
		インスリン誘発低血糖試験 (ITT)	ACTH：頂値が前値の 2 倍以下 F：頂値が 18 μg/dL 以下 GH：頂値が 3 ng/mL* 以下
		GnRH (LHRH) 負荷試験	LH：頂値が前値の 5 倍以下 FSH：頂値が前値の 2 倍以下 （LH・FSH：ただし視床下部性では頂値は遅延するが正常反応の場合がある）
		TRH 負荷試験	TSH：頂値が 6 μU/mL 以下 （ただし視床下部性では頂値は遅延，または過大反応の場合がある） PRL：頂値が前値の 2 倍以下
	先端巨大症	75gOGTT	GH：底値が 0.4 ng/mL 以上
		TRH 試験	GH：奇異性上昇（前値の 1.5 倍以上）
		GnRH 試験	GH：奇異性上昇（前値の 1.5 倍以上）
	プロラクチノーマ	TRH 負荷試験	PRL：基礎値高値，頂値は前値の 2 倍以下
	Cushing 病	デキサメタゾン抑制試験（一晩法）	0.5 mg 抑制試験：F は 5 μg/dL 以上 8 mg 抑制試験：F は前値の 1/2 以下
		CRH 負荷試験	ACTH：頂値が前値の 1.5 倍以上
		DDAVP 試験	ACTH：頂値が前値の 1.5 倍以上
	中枢性尿崩症	水制限試験	尿浸透圧が 300 mOsm/kg を越えない
		高張食塩水負荷試験	血清 Na と血漿 AVP がそれぞれ，① 144 mEq/L：1.5 pg/mL 以下，② 146 mEq/L：2.5 pg/mL 以下，③ 148 mEq/L：4 pg/mL 以下，④ 150 mEq/L：6 pg/mL 以下 高張食塩水負荷試験　正常反応 （名古屋大学・有馬　寛先生，他作成）
		AVP 負荷試験	尿浸透圧が 300 mOsm/kg 以上に上昇
副甲状腺	偽性副甲状腺機能低下症	Ellsworth-Howard 試験	尿中 cAMP 排泄量 < 1 μmol/h，または尿中 cAMP 排泄量比 < 10 尿中 P 排泄増加量（2 時間）< 35 mg

	対象疾患	負荷試験	判定基準
副腎	Cushing 症候群	デキサメタゾン抑制試験（一晩法）	1 mg 抑制後 F：5 μg/dL 以上 8 mg 抑制後 F：5 μg/dL 以上
		CRH 負荷試験	ACTH：無反応
	原発性アルドステロン症	カプトプリル試験	負荷後 60 分値（または 90 分値）アルドステロン (pg/mL)/レニン比：200 以上
		生理食塩水負荷試験	負荷後 4 時間値アルドステロン：60 pg/mL 以上
		フロセミド立位負荷試験	負荷後 2 時間値レニン活性：2 ng/mL/h 以下
		経口食塩水負荷試験	尿中アルドステロン：8 μg/day 以上（ただし尿中 Na＞170 mEq/day の条件下で）
	褐色細胞腫	クロニジン負荷試験	ノルアドレナリン：前値の 1/2 以上
	原発性副腎皮質機能低下症	迅速 ACTH 試験	F：頂値が 18 μg/dL 以下
	21-水酸化酵素欠損症	迅速 ACTH 試験	17-OH-プロゲステロン：頂値が 20 ng/mL 以上（ただし 10 以上 20 未満の場合でも完全に否定はできない）
	腎血管性高血圧症	カプトプリル試験	負荷後 60 分値レニン活性：12 ng/mL/h 以上，かつ基礎値より 10 ng/mL/h 以上の増加，かつ基礎値より 1.5 倍以上増加（基礎値が 3 ng/mL/h 未満の場合は 4 倍以上の増加）
性腺	多嚢胞性卵巣症候群	GnRH(LHRH) 負荷試験	LH：基礎値は FSH に比して高値，過大反応
消化管	インスリノーマ	72 時間絶食試験	血糖 45 mg/dL 以下時：インスリン 6 μU/mL 以上，血中 C ペプチド 0.6 ng/mL 以上

*：リコンビナント GH を標準品とした GH 測定キットを用いた場合の値．

付　録

2 内分泌緊急症一覧

	下垂体卒中	甲状腺クリーゼ
症候	急激に発症する頭痛，悪心，嘔吐，視野障害，眼筋麻痺，視力低下，発熱，意識障害，下垂体機能低下の症状（全身倦怠感，食欲不振，多尿）など	全身性症候：高体温，頻脈，多汗，意識障害，ショック． 臓器症候：息切れ，動悸，興奮，昏迷，昏睡，下痢，嘔吐，黄疸． 甲状腺基礎疾患の関連症候：甲状腺腫，眼球突出
原因	多くの例で下垂体腫瘍が存在する．頭部外傷，高血圧，糖尿病，エストロゲン治療，ドパミン作動薬治療，心臓血管手術，頭蓋内圧亢進，放射線治療，下垂体負荷試験，抗凝固治療などがきっかけとなる	甲状腺中毒症（Basedow病，機能性甲状腺腫瘍，破壊性甲状腺炎）が存在する．感染，手術，ストレスがきっかけとなる
初期対応	緊急CTにより下垂体出血の確認．ヒドロコルチゾン投与，補液・電解質補正．視力・視野障害がある場合，急激な腫瘍の増大がある場合は下垂体腫瘍や血腫の摘出手術を検討．	甲状腺ホルモンの測定，心機能（胸部X線・心電図・心臓超音波検査），腎機能・肝機能（血液検査等）の評価を行う．補液・電解質補正．
診断	CT・MRIで急性期の下垂体出血，腫瘍の有無を確認．下垂体機能は基礎値や機能検査等で診断．確定診断は摘出下垂体の病理診断による．	甲状腺中毒症を認めたうえで，全身症状・臓器症状（循環，中枢神経，消化器）を評価し，甲状腺学会作成の「甲状腺クリーゼの診断基準（第2版）」（http://www.japanthyroid.jp/doctor/problem.html）を参考に診断する．
治療（急性期，慢性期）	急性期：ヒドロコルチゾン（ソル・コーテフ® 200〜300 mg/day）の投与，補液・電解質補正．視力・視野障害がある場合，急激な腫瘍の増大がある場合は下垂体腫瘍や血腫の摘出手術． 慢性期：下垂体機能低下症の程度に応じて，副腎皮質ホルモン，甲状腺ホルモン，性ホルモン，AVP等の補充療法．	急性期：抗甲状腺薬投与（メルカゾール® 15 mgまたはチウラジール® 200〜250 mgを6時間ごと），1時間以上あけて無機ヨード投与（ルゴール6滴またはヨウ化カリウム丸50 mgを6時間ごと）．頻脈に対してβ遮断薬投与（心不全症例では要注意）．相対的副腎不全に対してヒドロコルチゾン（ソル・コーテフ® 100 mgを8時間ごと）投与． 慢性期：抗甲状腺薬投与で甲状腺機能を正常に維持する．必要に応じて放射線治療・手術を検討．

高カルシウム血症クリーゼ	副腎クリーゼ	褐色細胞腫クリーゼ
易疲労感，全身倦怠感，食欲不振，便秘，集中力の低下，筋力低下，嘔吐，口渇，多尿	全身倦怠感，食欲不振，悪心，嘔吐，腹痛，下痢，発熱，低血圧，ショック，意識障害，けいれん	著明な血圧上昇，頭痛，動悸，発汗，悪心，嘔吐，意識障害，胸痛，心不全，肺水腫，ショック
原発性副甲状腺機能亢進症 (PHPT)，悪性腫瘍に伴う高カルシウム血症 (MAH)，ビタミンD中毒	①慢性の副腎不全状態に感染・外傷などのストレスが加わった場合．②医原性にステロイド長期投与患者でステロイドを不適切に減量・中断した場合．③急激かつ広範な副腎皮質組織の破壊・壊死，下垂体卒中による場合	腫瘍の圧迫(前屈姿勢，くしゃみ，腹部触診)，運動，排尿・排便，腫瘍生検，薬剤(メトクロプラミド，ドンペリドン，グルカゴン，β遮断薬単剤投与，造影剤)，褐色細胞腫に対する化学療法(CVD療法)，放射線療法，経カテーテル動脈塞栓術
Ca，PTHとPTHrPの測定，腎機能の評価を行う．脱水に対して生理食塩水を輸液．心不全合併例ではループ利尿薬投与．	F，ACTH，電解質，血糖の測定後に，ヒドロコルチゾン(ソル・コーテフ® 100 mg)の静脈投与，生理食塩水，ブドウ糖の点滴．	血圧の持続的測定とフェントラミンの静脈投与．効果が不十分であればカルシウム拮抗薬や硝酸薬の点滴．カテコールアミンの測定，心電図施行．
高カルシウム血症(多くはCa 15 mg/dL以上)と脱水・腎機能障害から診断．PTH上昇があればPHPTと診断．進行癌がありPTH抑制とPTHrP上昇を認めればMAHと診断する．	F低値，電解質異常(低ナトリウム血症，高カリウム血症)，低血糖などから診断．ACTHが低〜正常であれば続発性，ACTHが高値であれば原発副腎皮質機能低下症と診断する．迅速ACTH試験・CRH試験・画像検査で病態の鑑別やホルモン分泌予備能の評価を行う．	褐色細胞腫の診断はカテコールアミン・代謝産物の過剰と，CT・MRI・MIBGシンチグラフィ等で腫瘍の局在を証明することによる．クリーゼは著明な血圧上昇とカテコールアミンの上昇から診断．
急性期：生理食塩水(2〜3 L/day)投与，心不全合併例ではループ利尿薬投与．カルシトニン1回40単位，1日2回連日の点滴静注(1週間まで)．ビスホスホネート製剤の点滴静注を1回行い，必要なら1週間以上の間隔を開けて追加投与． 慢性期：PHPTでは局在診断がつけば手術．	急性期：ヒドロコルチゾン100 mgを静脈後，100〜200 mgを24時間で点滴静注．あるいは25〜50 mgを6時間ごとに静注．2日目以降は症状が改善すれば漸減し，4〜5日以内に維持量(経口のヒドロコルチゾン15〜20 mg/day)へ減量． 慢性期：経口のヒドロコルチゾン15〜20 mg/dayを継続．	急性期：フェントラミン(レギチーン®)2〜5 mg静注後，2 mg/hで点滴静注．適宜10〜20 mg/hまで増量．効果が不十分であればニカルジピン(ペルジピン®)2 μg/kg/minで点滴静注など． 慢性期：α遮断薬(ドキサゾシン等)の経口投与．可能であれば腫瘍摘出術，化学療法等を施行．

付　録

3. 厚生労働省　指定難病・小児慢性特定疾病制度と内分泌関連疾患一覧

指定難病制度

指定難病制度は，平成26年「難病の患者に対する医療等に関する法律」によって，発足した．本制度では，治療方法の確立等に資するため，難病患者データの収集と治療研究を推進し，効果的な治療方法が確立されるまでの間，長期療養による医療費の経済的な負担が大きい患者を支援する[1]．指定難病の要件に①希少性（人口の0.1％程度以下）があるが，制度発足後の当面の間は，0.15％未満（患者数18万人未満）は"0.1％程度以下"に該当するものとして運用されている．他の要件としては，②発病機構が不明，③効果的な治療法が未確立（根本的治療法なし），④長期の療養を必要とし，⑤診断基準が存在，⑥重症度分類が存在，があげられる[1]．本制度は平成27年1月1日より正式に施行が開始され，この時点で110疾病（第一次実施），平成27年7月に新たに196疾病（第二次実施），さらに平成29年4月に24疾病（第三次実施）が選定され，合計330疾病が指定難病に選定されている．指定難病330疾患のうち，ホルモン合成や作用障害の観点から，定型的な内分泌・代謝性疾患として分類可能な17疾患を表1にまとめた．一方，病態的には，古典的内分泌・代謝疾患群ではないが，内分泌・代謝異常をきたしうる指定難病疾患群を表2にまとめ，若干の説明を加えた．内分泌・代謝異常をきたす指定難病は，染色体異常を含む先天性の遺伝子異常によって起こるものが多いのが特徴といえる．選定されている指定難病の診断基準，重症度分類等の詳細な情報は，順次，難病情報センターホームページに掲載されている．また，難病の病態解明や新規治療法の開発研究は主として日本医療研究開発機構の管轄下に行われており，難病患者の生命予後の改善につながることが期待される．

　副腎白質ジストロフィーは原発性副腎不全症と中枢神経系の脱髄を主体とするX連鎖型の遺伝病であり，ペルオキシソームへの物質移送にかかわるadrenoleukodystrophy（ALD）gene product 蛋白の異常により，極長鎖脂肪酸が蓄積することが原因と考

表1　指定難病に選定されている定型的な内分泌・代謝関連疾患

下垂体疾患
　72　下垂体性ADH分泌異常症
　73　下垂体性TSH分泌亢進症
　74　下垂体性PRL分泌亢進症
　75　クッシング病
　76　下垂体性ゴナドトロピン分泌亢進症
　77　下垂体性成長ホルモン分泌亢進症
　78　下垂体前葉機能低下症
電解質・水代謝関連疾患
　225　先天性腎性尿崩症
甲状腺関連疾患
　80　甲状腺ホルモン不応症
副甲状腺・ビタミンD関連疾患
　235　副甲状腺機能低下症
　236　偽性副甲状腺機能低下症
　238　ビタミンD抵抗性くる病/骨軟化症
　239　ビタミンD依存性くる病/骨軟化症
副腎・性腺関連疾患
　81　先天性副腎皮質酵素欠損症
　82　先天性副腎低形成症
　83　アジソン病
　237　副腎皮質刺激ホルモン不応症

番号は，難病の患者に対する医療等に関する法律第5条第1項に規定する306の指定難病で付与されている番号．
先天性副腎酵素欠損症（81）には，21-水酸化酵素欠損，リポイド副腎過形成症，3β-ヒドロキシステロイド脱水素酵素欠損症，11β-水酸化酵素欠損症，17α-水酸化酵素欠損症，P450酸化還元酵素欠損症，アルドステロン合成酵素欠損症が含まれる．
先天性副腎低形成症（82）には，DAX-1異常症，SF-1/Ad4BP異常症，IMAge症候群が含まれる．

表2　内分泌・代謝異常を呈し得るその他の指定難病と内分泌・代謝学的特徴

20	副腎白質ジストロフィー：副腎不全症
184	アントレー・ビクスラー症候群：ステロイド合成障害，副腎不全症
1	球脊髄性筋萎縮症（Kennedy病）：軽度のアンドロゲン不応症
232	カーニー複合：内分泌腫瘍
233	ウォルフラム症候群：糖尿病，尿崩症
265	脂肪萎縮症：インスリン抵抗性糖尿病，脂肪肝炎
193	プラダー・ウィリ症候群：肥満，糖尿病，性腺機能低下症
16	クロウ・深瀬症候群：各種内分泌臓器障害
84	サルコイドーシス：中枢性尿崩症など
28	全身性アミロイドーシス：各種内分泌臓器障害
300	IgG4関連疾患：下垂体機能低下症，甲状腺機能低下症など
48	原発性抗リン脂質抗体症候群
187	歌舞伎症候群：早期乳房発育症
105	チャージ症候群：GH分泌不全に伴う成長障害

番号は，難病の患者に対する医療等に関する法律第5条第1項に規定する306の指定難病で付与されている番号

えられている．アントレー・ビクスラー症候群は頭蓋骨早期癒合や上腕骨橈骨癒合を起こす病態であるが，同時にステロイド合成障害を認める．ステロイド合成障害は，ミクロソーム酵素の P450c17 と P450c21 の複合欠損症の病態を呈し，チトクローム P450 オキシドリダクターゼ（cytochrome P450 oxidoreductase：POR）遺伝子異常症の 1 病型でもあるが，fibroblast growth factor receptor2（FGFR2）遺伝子変異でも起こる．球脊髄性筋萎縮症は，緩徐進行の四肢の筋力低下・筋萎縮や球麻痺を主症状とする成人発症の遺伝性下位運動ニューロン疾患であるが，男性においては睾丸萎縮，女性化乳房などアンドロゲン作用不全症を示す．本症では，アンドロゲン受容体（androgen receptor：AR）遺伝子第 1 エクソン内の CAG の繰り返しが，38 個以上に異常延長している．カーニー複合は，粘液腫や皮膚色素斑，内分泌腫瘍などを特徴とするが，内分泌腫瘍においては，protein kinase A regulatory subunit 1-α（PRKAR1A）遺伝子の異常が明らかとなっている．ウォルフラム症候群は若年発症の糖尿病が初発症状となり，視神経萎縮により視力障害をきたす病態である．尿崩症（diabetes insipidus：DI），感音性難聴をきたすこともあり，DIDMOAD 症候群ともよばれる．本症は WFS1 蛋白（wolframin）の欠損による小胞体ストレスに対する脆弱性が病因と推定されているが，他の原因遺伝子として CISD2 遺伝子も発見されている．脂肪萎縮症は全身性あるいは部分性に脂肪組織が消失する疾患で，脂肪組織の消失とともに重度のインスリン抵抗性糖尿病や高トリグリセリド血症，非アルコール性脂肪性肝炎など様々な代謝異常を発症するが，レプチンの有効性が証明されている．プラダー・ウィリ症候群は，肥満，糖尿病，低身長，性腺機能不全症，発達遅滞，筋緊張低下などを特徴とし，ゲノムインプリンティングが関与している．クロウ・深瀬症候群は，高月病，polyneuropathy, organomegaly, endocrinopathy, M-protein, and skin changes syndrome（POEMS）症候群などの病名でも呼称されるが，異常な形質細胞増殖を背景に多発性神経炎，剛毛，皮膚色素沈着，胸・腹水などの多彩な病態を呈すると同時に，下垂体，甲状腺，副腎，性腺など古典的内分泌臓器の障害を伴いやすい．サルコイドーシスでは，サルコイド結節の形成部位によっては中枢性尿崩症（central diabetes insipidus：CDI）等をきたし，全身性アミロイドーシスにおいても，アミロイドの沈着部位により内分泌臓器障害をきたしうる．IgG4 関連疾患は，病理組織学的にリンパ球と IgG4 陽性形質細胞の著しい浸潤と線維化を特徴とし，自己免疫性膵炎に伴う糖尿病発症や，自己免疫性の下垂体炎や甲状腺炎による下垂体機能低下症や甲状腺機能低下症が認められる．原発性抗リン脂質抗体症候群では，抗リン脂質抗体により様々な部位の動脈血栓症や静脈血栓症を起こすが，血栓形成の部位によっては，急性の臓器不全の原因となる場合があり，副腎動脈血栓症に伴う急性副腎不全の報告等が認められる．歌舞伎症候群は下眼瞼外側 1/3 が外反する特徴的顔貌を呈するが，女子の早期乳房発育症などの内分泌異常が報告されている．チャージ症候群は chromodomain helicase DNA binding protein-7（CHD7）遺伝子のヘテロ接合型変異により多発奇形症候群であるが，成長障害を認める患者の一部に GH 分泌不全を認める．

小児慢性特定疾病医療費助成制度

小児慢性疾患のうち，特定の疾患については，治療期間が長く，医療費負担が高額となるため，本事業は児童の健全育成を目的として，疾患の治療方法の確立と普及，患者家庭の医療費の負担軽減につながるよう，医療費の自己負担分を補助するものである．平成 26 年に「児童福祉法の一部を改正する法律」が改正され，平成 27 年 1 月 1 日から，小児慢性特定疾病にかかっている児童等に対する新たな医療費助成制度が開始された．新制度では，対象疾病がこれまでの 514 疾病から 704 疾病に拡大された．対象年齢は 18 歳未満（引き続き治療が必要であると認められる場合は，20 歳未満）の児童であり，①慢性に経過する疾病，②生命を長期に脅かす疾病，③症状や治療が長期にわたって生活の質を低下させる疾病，④長期にわたって高額な医療費の負担が続く疾病であることが要件となっている[2]．内分泌・代謝関連疾患群を表 3 に示した．

◆ 文　献 ◆

1) 厚生労働省　難病医療費助成制度概要（PDF）　厚生労働省 HP http://www.mhlw.go.jp/file/06-Seisakujouhou-10900000-Kenkoukyoku/0000128881.pdf（2018 年 3 月確認）
2) 小児慢性特定疾病情報センター　https://www.shouman.jp/（2018 年 3 月確認）

表3 小児慢性特定疾病医療費助成制度における内分泌・代謝関連疾患群

1. 下垂体機能低下症	1. 先天性下垂体機能低下症
	2. 後天性下垂体機能低下症
2. 下垂体性巨人症	3. 下垂体性巨人症
3. 先端巨大症	4. 先端巨大症
4. 成長ホルモン分泌不全性低身長症	5. 成長ホルモン(GH)分泌不全性低身長症(脳の器質的原因によるものに限る)
	6. 成長ホルモン(GH)分泌不全性低身長症(脳の器質的原因によるものを除く)
5. 成長ホルモン不応性症候群	7. インスリン様成長因子1(IGF-1)不応症
	8. 成長ホルモン不応性症候群〔インスリン様成長因子1(IGF-1)不応症を除く〕
6. 高プロラクチン血症	9. 高プロラクチン血症
7. 抗利尿ホルモン(ADH)不適合分泌症候群	10. 抗利尿ホルモン(ADH)不適合分泌症候群
8. 尿崩症	11. 中枢性尿崩症
	12. 口渇中枢障害を伴う高ナトリウム血症(本態性高ナトリウム血症)
	13. 腎性尿崩症
9. 中枢性塩喪失症候群	14. 中枢性塩喪失症候群
10. 甲状腺機能亢進症	15. バセドウ(Basedow)病
	16. 甲状腺機能亢進症〔バセドウ(Basedow)病を除く〕
11. 甲状腺機能低下症	17. 異所性甲状腺
	18. 無甲状腺症
	19. 甲状腺刺激ホルモン(TSH)分泌低下症(先天性に限る)
	20. 17～19までに掲げるもののほか，先天性甲状腺機能低下症
	21. 橋本病
	22. 萎縮性甲状腺炎
	23. 21および22に掲げるもののほか，後天性甲状腺機能低下症
12. 甲状腺ホルモン不応症	24. 甲状腺ホルモン不応症
13. 腺腫様甲状腺腫	25. 腺腫様甲状腺腫
14. 副甲状腺機能亢進症	26. 副甲状腺機能亢進症
15. 副甲状腺機能低下症	27. 副甲状腺欠損症
	28. 副甲状腺機能低下症(副甲状腺欠損症を除く)
16. 自己免疫性多内分泌腺症候群	29. 自己免疫性多内分泌腺症候群1型
	30. 自己免疫性多内分泌腺症候群2型
17. 偽性副甲状腺機能低下症	31. 偽性偽性副甲状腺機能低下症
	32. 偽性副甲状腺機能低下症(偽性偽性副甲状腺機能低下症を除く)
18. クッシング(Cushing)症候群	33. クッシング(Cushing)病
	34. 異所性副腎皮質刺激ホルモン(ACTH)産生症候群
	35. 副腎腺腫
	36. 副腎皮質結節性過形成
	37. 33～36までに掲げるもののほか，クッシング(Cushing)症候群
19. 慢性副腎皮質機能低下症	38. 副腎皮質刺激ホルモン(ACTH)単独欠損症
	39. 副腎皮質刺激ホルモン(ACTH)不応症
	40. 先天性副腎低形成症
	41. グルココルチコイド抵抗症
	42. 38～41までに掲げるもののほか，慢性副腎皮質機能低下症〔アジソン(Addison)病を含む〕
20. アルドステロン症	43. アルドステロン症
21. みかけの鉱質コルチコイド過剰症候群(AME症候群)	44. 見かけの鉱質コルチコイド過剰症候群(AME症候群)
22. リドル(Liddle)症候群	45. リドル(Liddle)症候群
23. 低アルドステロン症	46. 低レニン性低アルドステロン症
	47. アルドステロン合成酵素欠損症
	48. 46および47に掲げるもののほか，低アルドステロン症
24. 偽性低アルドステロン症	49. 偽性低アルドステロン症

25. 先天性副腎過形成症	50. リポイド副腎過形成症	
	51. 3β-ヒドロキシステロイド脱水素酵素欠損症	
	52. 11β-水酸化酵素欠損症	
	53. 17α-水酸化酵素欠損症	
	54. 21-水酸化酵素欠損症	
	55. P450酸化還元酵素欠損症	
	56. 50〜55までに掲げるもののほか，先天性副腎過形成症	
26. 思春期早発症	57. ゴナドトロピン依存性思春期早発症	
	58. ゴナドトロピン非依存性思春期早発症	
27. エストロゲン過剰症（思春期早発症を除く.）	59. エストロゲン過剰症（ゴナドトロピン依存性思春期早発症およびゴナドトロピン非依存性思春期早発症を除く）	
28. アンドロゲン過剰症（思春期早発症を除く.）	60. アンドロゲン過剰症（ゴナドトロピン依存性思春期早発症及びゴナドトロピン非依存性思春期早発症を除く）	
29. 低ゴナドトロピン性性腺機能低下症	61. カルマン（Kallmann）症候群	
	62. 低ゴナドトロピン性性腺機能低下症〔カルマン（Kallmann）症候群を除く〕	
30. 高ゴナドトロピン性性腺機能低下症	63. 精巣形成不全	
	64. 卵巣形成不全	
	65. 63および64に掲げるもののほか，高ゴナドトロピン性性腺機能低下症	
31. 性分化疾患	66. 卵精巣性性分化疾患	
	67. 混合性性腺異形成症	
	68. 5α-還元酵素欠損症	
	69. 17β-ヒドロキシステロイド脱水素酵素欠損症	
	70. アンドロゲン不応症	
	71. 68〜70までに掲げるもののほか，46，XY性分化疾患	
	72. 46，XX性分化疾患	
32. 消化管ホルモン産生腫瘍	73. VIP産生腫瘍	
	74. ガストリノーマ	
	75. カルチノイド症候群	
33. グルカゴノーマ	76. グルカゴノーマ	
34. 高インスリン血性低血糖症	77. インスリノーマ	
	78. 先天性高インスリン血症	
	79. 77および78に掲げるもののほか，高インスリン血性低血糖症	
35. ビタミンD依存性くる病	80. ビタミンD依存性くる病	
36. ビタミンD抵抗性骨軟化症	81. ビタミンD抵抗性骨軟化症	
37. 原発性低リン血症性くる病	82. 原発性低リン血症性くる病	
38. 軟骨異栄養症	83. 軟骨無形成症	
	84. 軟骨低形成症	
39. 骨形成不全症	85. 骨形成不全症	
40. 脂肪異栄養症（脂肪萎縮症）	86. 脂肪異栄養症（脂肪萎縮症）	
41. 多発性内分泌腫瘍	87. 多発性内分泌腫瘍1型〔ウェルマー（Wermer）症候群〕	
	88. 多発性内分泌腫瘍2型〔シップル（Sipple）症候群〕	
	89. 87および88に掲げるもののほか，多発性内分泌腫瘍	
42. 多嚢胞性卵巣症候群	90. 多嚢胞性卵巣症候群	
43. 内分泌疾患を伴うその他の症候群	91. ターナー（Turner）症候群	
	92. プラダー・ウィリ（Prader-Willi）症候群	
	93. マッキューン・オルブライト（McCune-Albright）症候群	
	94. ヌーナン（Noonan）症候群	
	95. バルデー・ビードル（Bardet-Biedl）症候群	
1. 糖尿病	1. 1型糖尿病	
	2. 2型糖尿病	
	3. 若年発症成人型糖尿病（MODY）	
	4. 新生児糖尿病	
	5. インスリン受容体異常症	
	6. 脂肪萎縮性糖尿病	
	7. 1〜6までに掲げるもののほか，糖尿病	

付録

4 人名，略語の疾患，症候群

Addison-Schilder 症候群
副腎白質ジストロフィーであり，中枢神経の脱髄，副腎不全，飽和極長鎖脂肪酸の蓄積を起こす．X連鎖性劣性遺伝形式をとり，臨床的には非常に重症の小児型から無症状まで存在する．無症状でも検査を行うと高率に副腎皮質機能低下症を伴っている．

Albright 遺伝性骨異栄養症
GNAS 遺伝子変異により発症する．変異によりGsαの活性に異常を生じ，偽性副甲状腺機能低下症Ia，ホルモン不応症（TSH，LH，FSHなど），ならびに低身長，肥満，皮下骨腫，短指症，中手骨・中足骨の短縮，円形顔貌，精神遅滞などを特徴とする疾患である．

AME 症候群＝apparent mineralocorticoid excess (AME) 症候群
11β-水酸化ステロイド脱水素酵素（11β-HSD）タイプ2の欠損により，低レニン性高血圧，低カリウム血症，代謝性アルカローシスなどのミネラルコルチコイド過剰徴候を認めるが，血中のアルドステロンやコルチゾールは低値～正常である．常染色体性劣性遺伝疾患であり，遺伝性高血圧症の1つである．11βHSD欠損症と同一疾患である．

Argonz-del Castillo 症候群
明らかな原因が特定できないが，乳汁漏出と無月経が持続する特発性無月経乳汁漏出症候群である．疾患提唱時（1930～50年代）にはPRLは同定されておらず，CT，MRI検査も存在しなかったためマイクロプロラクチノーマが含まれている可能性が否定できない．

Babinski-Fröhlich 症候群
肥満，性腺機能低下症を認め，尿崩症，視力障害，頭蓋内圧亢進症状などを呈する症候群である．疾患提唱時（1900年代）にはCT，MRI検査が存在せず，純粋な下垂体腫瘍とは異なる症候を捉えていた．近年では視床下部障害によって引き起こされる症状と考えられている．

Beckwith-Wiedemann 症候群
過成長症候群のなかで最も多い症候群で，少なくとも一部の症例ではIGF2遺伝子をコードしている成長因子IGF-IIの過剰発現が過成長の原因と考えられている．胎児期より過成長を生じ，臍帯ヘルニア，巨舌，膵ラ島過形成による新生児低血糖を特徴とする巨大児として発症する．

CHARGE 症候群
約70%の症例は8q12-1遺伝子上に存在する*CHD7*遺伝子の欠損または変異による症候群である．虹彩欠損（Coloboma of iris），心奇形（Heart defects），後鼻孔閉鎖（Atresia of choanae），成長障害と精神遅滞（Retardation of growth and mental development），性器の低形成（Genital hypoplasia），耳介の変形と難聴（Ear anomalies and deafness）を主徴候とする．

Chiari-Frommel 症候群
産褥期において授乳を中止した後も乳汁漏出と無月経が持続する疾患である．高プロラクチン血症を呈し，病因として下垂体腺腫や頭蓋咽頭腫などの腫瘍によるPRL産生が考えられているが，明らかな病因は不明である．

Crow-Fukase 症候群（POEMS 症候群）
形質細胞増殖異常が存在する多発神経炎を必須とし，そのほかの臨床症状が並存する症候群と定義される．多発神経炎（Polyneuropathy），臓器腫大（Organomegaly），内分泌異常（Endocrinopathy），M蛋白血症（M-proteinemia），皮膚症状（Skin changes）の頭文字よりPOEMS症候群ともいわれる．内分泌異常としては糖尿病，耐糖能障害，性腺機能低下症，女性化乳房，副腎皮質機能低下症，甲状腺機能低下症などがみられる．

Dent 病
CIC-5遺伝子（*CLCN5*, Xp11-22）の異常によるCIC-5蛋白の機能低下による．小児期から近位尿細管機能障害を呈し，加齢とともに遠位尿細管障害が加わり次第に糸球体硬化による腎機能低下をきたす．低分子蛋白尿，高カルシウム尿症，高リン尿症，腎石灰化，尿濃縮力障害，尿酸性化障害などをきたす．

DiGeorge 症候群
約90%の症例が22q11-2遺伝子のモノソミー欠損を認める．第三・第四鰓弓から発生する器官の機能不全であり，心室流出路および大動脈弓の心血管奇形，胸腺低形成，副甲状腺機能低下症による低カルシウム血症をきたす．特異的な顔貌，口蓋奇形をしばしば合併する．

Donohue 症候群
妖精症ともよばれる．インスリン受容体異常症の1つであり，子宮内発育遅延，低出生体重，成長遅延，骨格系の異常などを認める．本症は新生児期より発症し，高度の高インスリン血症を呈する．皮下脂肪減少，耳介低位，上向き鼻孔，厚い唇，心肥大，腎石灰化などを伴う．

EMO 症候群
　Basedow 病に眼球突出(Exophthalmos)，前脛骨粘液水腫(Pretibial myxedema)，ばち状指を主徴とする骨関節症(Osteoarthropathy)の三徴候を合併した症候群である．各症状は一般的に甲状腺機能異常に次いで E→M→O の順に発症することが多い．

Fanconi 症候群
　近位尿細管の広範な機能障害により近位尿細管アシドーシス，低カリウム血症，アミノ酸尿，尿糖など多彩な臨床症状を呈する症候群である．原因は原発性(遺伝性，孤発性)と続発性(先天性，獲得性，薬物性)があり，小児ではくる病，発育障害を呈し，成人では骨軟化症がみられる．

Fanconi pancytopenia 症候群(Fanconi 貧血)
　DNA の修復に働く Fanconi 貧血責任遺伝子がこれまでに同定されている．汎血球減少，皮膚の色素沈着，先天性奇形，低身長，性腺機能低下症を認める．

Forbes-Albright 症候群
　無月経・乳汁漏出症候群をきたす疾患のうち，下垂体腫瘍が原因である疾患の総称である．多くは PRL 産生腫瘍によるものと思われる．

Goltz 症候群
　X 染色体(Xp11-23)異常による先天異常疾患である．広範囲な線状の皮膚萎縮，線状・網状色素沈着などの特異な皮膚病変を主徴とする．四肢骨格の異常を合併し成長遅延，低身長などを呈する．

Hutchinson-Gilford 症候群
　ラミン A(*LMNA*；1q21-2)遺伝子の変異による．Hutchinson-Gilford-Progeria 症候群ともよばれる．Progeria とはギリシャ語で"早期老化"を示す．乳児期より成長障害，早老症，全禿頭，皮下脂肪欠如をきたすが知能は正常である．高血圧，冠動脈硬化，動脈硬化なども合併する．

Hyperparathyroidism-jaw tumor 症候群
　染色体 1q31.2 に存在する *HRPT2/CD73* 遺伝子の異常による．副甲状腺腫瘍による原発性副甲状腺機能亢進症を主病態とする多発性内分泌腫瘍症である．約 90％ に原発性副甲状腺機能亢進症を認め，その多くは若年で発症する．また，約 10％ に副甲状腺癌を発症する．約 30％ に下顎または上顎の骨化性線維腫を，約 10％ の両側性腎囊胞を認める．

Kallman 症候群
　KAL1 異常(X 連鎖性)，*KAL2*，*KAL3*，*KAL4* 異常など原因遺伝子が解明されつつある．中枢性性腺機能低下症と嗅覚異常を中核とする疾患である．GnRH ニューロンの遊走や分布に障害が起こるため，GnRH 分泌が欠如または不十分となり，低ゴナドトロピン性性腺機能低下症をきたす．さらに嗅球の機能障害により，無嗅症や低嗅症を併発する．その他，腎形成異常や難聴，口唇口蓋裂などの合併が知られている．

Kearns-Sayre 症候群
　ミトコンドリア DNA 欠損症候群の 1 つであり，脳筋症状，消化器・肝症状，心筋症状が三大症状である．内分泌異常も合併し，低ゴナドトロピン性性腺機能低下症，成長ホルモン分泌障害，糖尿病，副甲状腺機能亢進症などを伴う．

Kleine-Levin 症候群
　1 日に 10～20 時間にも及ぶ過剰な睡眠が数日～数週間連続して起こるエピソードを不定期に繰り返す反復性睡眠症のうち，過眠期に過食，性欲亢進を伴うまれな疾患である．視床下部および間脳における機能異常が出現するため一過性の障害をきたすと考えられており，成長ホルモンの増加や視床下部・下垂体系機能検査で異常を示すことがある．

Klinefelter 症候群
　基本染色体構成を 47,XXY とする性染色体異常疾患である．広義には X 染色体を 2 個以上，Y 染色体を 1 個以上もつ男性性腺機能低下症と定義される．高身長，類かん官様体型を呈する．内分泌学的には小児で思春期前の血中ゴナドトロピン，テストステロンは正常であり，12～14 歳頃になるとテストステロンは上昇しないが，ゴナドトロピンは著明に上昇する．

Laron 型低身長
　成長ホルモン受容体遺伝子変異により GH シグナルが十分に伝達されず，成長ホルモン分泌不全症と同様の臨床症状(低身長，肥満，思春期発育遅延，骨端線閉鎖遅延など)をきたす．血中の成長ホルモンは高値であるが，IGF-I は低値である．

Laurence-Moon-Biedl 症候群
　原因遺伝子は *BBS1-BBS14* と同定されたが，原因不明例も多く存在する．精神遅滞，網膜変性症，肥満，性器発育不全と強直性対麻痺，多指症，合指症を含む疾患とされていたが，近年では Laurence-Moon 症候群(LMS)と Bradet-Biedl 症候群(BBS)の 2 つの異なる疾患と考えられている．LMS は網膜変性症，肥満，強直性対麻痺，性器発育不全または精神遅滞を示し，多指症は含まない．BBS は網膜変性

症，肥満，腎障害，男性性器発育不全，手指の障害の基本的な五徴のうち，4つを示す．

Lowe 症候群
OCRL1 の異常により，この遺伝子産物がイノシトール代謝に関与することが明らかとなり，先天性代謝異常症の1つと考えられている．近年は Oculo-cerebrorenal syndrome of Lowe (OCRL) とよばれている．①眼症状（眼振，白内障，緑内障など），②神経症状（全身性筋緊張の低下，知能障害など），③尿細管障害のよる腎障害（アミノ酸尿，蛋白尿など），④代謝性アシドーシス，⑤発育障害を認める疾患である．

McCune-Albright 症候群
Gsα サブユニットの遺伝子（*GNAS*）変異による，内分泌異常，繊維性骨異形成症（fibrous dysplasia），皮膚の色素沈着（カフェオレ斑）を三徴とする症候群である．思春期早発症，中毒性結節性甲状腺腫，Cushing 症候群，先端巨大症，プロラクチノーマなどの合併が報告されている．

Milkman 症候群
低リン血症に基づく骨軟化症であり，X 線上，皮質骨から全周性に進行して骨髄まで達する多発性・対称性の透亮像を示すものを Milkman 症候群としている．原因としてビタミン D 作用不全，低リン血症，その他尿細管アシドーシスや抗けいれん薬などの薬剤によるものがある．

Nelson 症候群
ACTH 産生下垂体腺腫が画像診断で確認できず，治療目的で過形成になった両側副腎の摘出術を行い，下垂体腺腫が増大した状態のこと．

Noonan 症候群
RAS/MAPK シグナル伝達経路の賦活化に起因し，*PTPN11* 変異などの現在9個の責任遺伝子の変異が知られている．低身長，思春期遅発，心奇形，特徴的外表奇形（眼間乖離，翼状頸，外反肘など）により特徴づけられる先天性奇形症候群である．知能低下，難聴，出血性素因，男児外性器形成障害もしばしばみられ，胎児水腫や白血病，固形腫瘍も時に出現する．

Pendred 症候群
約半数に *SLC26A4* 遺伝子変異を認め，主要な原因と考えられている．感音難聴，甲状腺腫，ヨウ素有機化障害の3つの症状を有している．

Pompe 病
酸性マルターゼ欠損症ともよばれ，リソソーム酵素である α グルコシダーゼの欠損または活性低下を原因とする遺伝性疾患である．
糖原病Ⅱ型に分類され，糖原病では唯一のリソソーム蓄積疾患である．多くの組織のリソソーム，特に筋（骨格筋，心筋，平滑筋）にグリコーゲンが蓄積する．

Prada-Willi 症候群（HHHO 症候群）
15番染色体長腕上の刷り込み遺伝子障害であり，欠損型，片親性ダイソミー型，刷り込みセンターの異常など3つの病因が考えられている．新生児期の筋緊張低下（hypotonia），特異的な顔貌，低身長，外性器低形成（hypogonadism），精神遅滞（hypomentia），食欲亢進による幼児期からの肥満（obesity），視床下部性の内分泌異常を特徴とする多彩な症状と多臓器の異常をきたす疾患である．視床下部障害による GH 分泌不全，ゴナドトロピン分泌不全などが起こり低身長，性腺機能低下症，骨粗鬆症，代謝異常などがみられる．

Rabson-Mendenhall 症候群
典型例はインスリン受容体異常症 A 型の亜型として高度なインスリン抵抗性糖尿病を示す．臨床所見として黒色表皮腫，松果体過形成，歯牙・爪の形成異常，およびその他の発育異常を呈する．

Reifenstein 症候群
アンドロゲン不応症の1つで遺伝的な性は男性（46,XY）であるが，アンドロゲン作用不全により男性化障害をきたす性分化疾患である．血中テストステロンは正常～やや上昇し，エストラジオールも男性の基準値を上回る．アンドロゲン受容体（AR）異常．

Rothmund-Thomson 症候群
ヘリカーゼ蛋白 RECQL4 の異常により，発症する．病因遺伝子は明らかになっているが，その機能については不明な点が残されている．小柄な体型，日光過敏性紅斑，多形皮膚萎縮症を特徴とし，常染色体劣性遺伝を示す．皮膚所見は必発であるが，それ以外の症状は個々の症例によって様々である．さらに，高率に癌腫（骨肉腫，皮膚扁平上皮癌）を合併する．

Schmidt 症候群
自己免疫性多内分泌腺症候群（APS）2型の別名．自己免疫性 Addison 病と自己免疫性甲状腺疾患かつ/または1型糖尿病を合併する．Addison 病発症は100%，自己免疫性甲状腺疾患は69～82%，1型糖尿病は30～52% の発症率である．

Sertoli cell-only 症候群
　原発性性腺機能不全のうち閉塞性無精子症であり、二次性徴の異常や外陰部を含め奇形がなく、精巣生検組織像で精細管内に精細胞を認めないSertoli cell-onlyであれば本症候群と診断できる.

Sheehan 症候群
　分娩時の大量出血や循環ショックによって下垂体の梗塞壊死を起こし、その結果、下垂体前葉機能低下症をきたした疾患である. 分娩直後に発症する例は少なく、ほとんどの症例は徐々に症状が現れ、分娩から確定診断までの期間は数か月～数十年である.

Simmonds 病
　視床下部あるいは下垂体の障害によって下垂体機能低下症をきたした状態である. 下垂体前葉自体の障害(下垂体型)、視床下部の障害あるいは下垂体茎や下垂体門脈の障害(視床下部型)により下垂体機能低下症を生じる.

Silver–Russell 症候群
　遠位染色体11p15上の低メチル化が原因と考えられている. 子宮内発育遅延、左右非対称性(片側低形成)、成長障害、性腺発育不全、逆三角形顔貌を特徴とする. その他には合指症、性早熟、外陰部異常、発達遅滞、哺乳障害などもみられる. 特に成長障害と特徴的顔貌が重要かつ高頻度に認められる.

Stiff-man(person)症候群
　感覚性刺激により筋硬直と有痛性けいれんが誘発され、やがて持続性に出現するようになり、運動機能が強く障害される進行性の稀な疾患である. 合併症として30%に1型糖尿病がみられ、Stiff-man症候群の約60%にGAD抗体が検出される. その他、抗ラ島細胞抗体、抗胃壁抗体、抗マイクロゾーム抗体、抗ミトコンドリア抗体、抗核抗体などが陽性になることがある.

Turner 症候群
　45,Xの核型をもつとされていたが、現在では*SHOX*などのX染色体短腕(Xp)領域に存在する遺伝子の欠失と、Xpの対合不全により発症すると考えられている. 低身長は主要症状としてみられ、外表徴候として頭頸部では内眼角贅皮、耳介低位、高口蓋、翼状頸などがみられる. 成長ホルモン治療が有効である.

von Hippel Lindau(VHL)病
　常染色体優性遺伝の腫瘍症候群であり、原因は*VHL*遺伝子の変異による. 内分泌学領域では特に褐色細胞腫の鑑別において念頭におく必要がある. 網膜血管腫(60%)、中枢神経の血管芽腫(80%)、腎細胞癌(40%)、褐色細胞腫(20%)、膵、腎、精巣上体の囊胞性病変(50%)などをきたす.

von Recklinghausen 病
　神経線維腫症1型(neurofibromatosis type 1)ともよばれている. 原因遺伝子は17q11,2に位置している. *NF1*遺伝子に変異を来した神経線維腫症1型ではRas/MAPK経路の活性化とPI3K/Akt経路の活性化を生じ、多種の病変を生じると考えられている. 皮膚の色素沈着(カフェオレ斑)、全身に多発する神経線維腫、視神経の神経膠腫などを特徴とする疾患である. その他、消化管間葉系腫瘍(GIST)、爪下のグロムス腫瘍、慢性骨髄性白血病、褐色細胞腫やカルチノイドなどの神経内分泌腫瘍もきたす. 褐色細胞腫は散発性と同様の所見を示す. カルチノイドは十二指腸Vater乳頭近くに生じるソマトスタチン単独産生腫瘍が大半を占める.

Werner 症候群
　第8染色体短腕上のWRNヘリカーゼのホモ接合体変異が原因と考えられている. Wener型早老症ともよばれ、10歳代より成長遅延、20歳代より白髪、禿頭、嗄声、皮膚硬化、30歳代で白内障、糖尿病、骨粗鬆症などを発症する. 高度の動脈硬化も合併し、平均寿命は46歳である. この症候群に合併する糖尿病はインスリン非依存性であり、高インスリン血症を伴うインスリン抵抗性糖尿病である.

Williams 症候群
　染色体7q11,23の微細欠損が病因である. 先天性奇形症候群であり、妖精様顔貌、心血管異常(大動脈弁上狭窄、肺動脈狭窄、冠動脈狭窄など)、乳児期の高カルシウム血症、成長障害と低身長、精神運動遅滞などを呈する. 思春期、成人期には肥満傾向となり高血圧や耐糖能異常などの合併もみられる.

Wolfram 症候群
　*WFS1*や*WFS2*、*CISD2*遺伝子の異常による. 若年発症のインスリンを必要とする糖尿病、視神経萎縮、尿崩症、難聴の四徴をきたすため、diabetes insipidus, diabetes mellitus, optic atrophy, deafness (DIDMOAD)症候群ともよばれる. その他、神経学的異常(運動失調など)やうつ病なども多くみられる. 前述四徴がすべて揃うわけではなく、症例により重症度も様々である. 本症の糖尿病は若年発症でインスリンを必要とするが、1型糖尿病とは異なる.

索引

凡例

1 索引用語の配列は，まず各索引用語の頭文字によって，和文，数字・ギリシャ文字，欧文に振り分け，配列は原則として，和文索引では五十音順，数字索引では数字の若い順，ギリシャ文字索引はABC対応順，欧文索引ではABC順によった．
2 上位概念のもとに下位概念をまとめたほうが検索に便利と考えられるものは，"——"を用いてまとめた．

和文

あ

亜急性甲状腺炎 288, 289
アキレス腱X線軟線撮影 709
悪性機能性腫瘍 69
悪性腫瘍に伴う高カルシウム血症 355
悪性リンパ腫 296
アクチビン 463
アコード試験 602
アステリック調節因子 23
アディポサイトカイン 574
アディポネクチン 561
アドステロールシンチグラフィ 458
アドバンス試験 602
アドヒアランス 593
アドヒアランスの低下 692
アドレナリン 58, 386
　——受容体 389
アプトプリル試験 166
アポ蛋白測定 709
アミオダロン 307
　——誘発性甲状腺中毒症 307
アミン 58
アルギニン試験 151
アルギニンバソプレシン 261
アルツハイマー病 691
アルドステロン 74, 432
　——産生腫瘍 396
　——の作用 384
　——の分泌機序 384
アルファカルシドール 376
アルブミン 509
アロマターゼ酵素 465
アンドロゲン 25, 127, 479
　——，エストロゲンの代謝 15
　——の作用 385

　——の作用分泌機序 385
　——不応症候群 136
　——不応症候群 493
　——補充療法 491
アンドロステンジオン 464

い

イオン化カルシウム 105, 164
医学的アウトカム 593
医原性Cushing症候群 727
遺産効果 603
医師—患者関係 595
意識障害 84, 297
萎縮性甲状腺炎 328
異所性ACTH（CRH）症候群 219
異所性PTH産生腫瘍 356
異所性後葉 183
異所性ホルモン産生腫瘍 34
一過性先天性甲状腺機能低下症 325
一酸化窒素 147
遺伝因子 618
遺伝カウンセリング 79, 81, 351, 523
遺伝学的検査 521
遺伝子関連検査 79
遺伝子組み換え型TSH 340
遺伝子診断 453
遺伝情報の特性 79
遺伝性肥満（症） 568, 571
イノシン—リン酸 701
イピリムマブ 734
医療安全 4
医療過誤 4
医療事故 4
医療チーム 668
インスリノーマ 535, 569
インスリン 58, 527, 561, 589, 642, 645
　——依存状態 597
　——供給の不足 597
　——自己抗体 614

　——自己免疫症候群 640
　——治療 635
　——治療の目的 644
　——低血糖試験 151, 243, 247
　——抵抗性 597, 618, 626
　——負荷試験 154
　——療法の適応 644
　——分泌指数 621
　——分泌低下 618
　——分泌不全 623
インターフェロン 309, 636
インヒビン 463
インフォームド・コンセント 2
インポテンス 123
陰毛発育 484

う・え

運動療法 582, 656, 668, 692
永続性先天性甲状腺機能低下症 325
液性悪性腫瘍性高カルシウム血症 358
壊死 440
壊死性筋膜炎 132
壊死性軟部組織感染症 132
エストラジオール 170, 484, 728
エストロゲン 15, 25, 26, 463, 495
エストロゲン欠乏 368
X線検査 368
エテルカルセチド 71
エネルギー産生栄養素摂取比率 655
エピジェネティック 393
炎症性サイトカイン 562
エンパワーメント 595
塩類喪失型 425
塩類喪失性腎症 98

お

黄体 462
　——化ホルモン 169
　——形成ホルモン 463

──形成ホルモン放出ホルモン　179
──ホルモン　466
応用カーボカウント有用　683
オキシトシン　18
オクトレオスキャン　543
オクトレオチド　70
オクトレオチド抑制試験　176

か
概日リズム　19
開頭腫瘍摘出術　224
海綿静脈洞サンプリング　220, 409
下咽頭・食道造影 X 線検査　331
下咽頭梨状窩瘻　331
過換気症候群　46
核医学　190
核内受容体　24, 25, 43
過食性障害　91
下垂体炎　228, 734
下垂体癌　226
下垂体機能低下（症）　27, 45, 46, 48, 92, 123, 152, 172, 245
下垂体偶発腫　225
下垂体細胞腫　209
下垂体静脈洞サンプリング　220
下垂体性巨人症　211
下垂体性無月経　475
下垂体腺腫　205, 211
下垂体腺腫摘出術　213
下垂体選択的静脈洞血サンプリング　65
下垂体前葉機能低下症　152
下垂体前葉機能不全（症）　48, 223, 265
下垂体前葉ホルモン　152, 198
下垂体卒中　61, 726
下垂体への癌転移　226
ガストリノーマ　537
ガストリン　175
家族性異常アルブミン血症　160
家族性異常アルブミン性高サイロキシン血症　305
家族性グルココルチコイド欠損病　551
家族性低カルシウム尿性高カルシウム血症　359
渇感　204
渇感障害　259

顎骨壊死　357
褐色細胞腫　124, 350, 392, 412, 705
──クリーゼ　86
褐色脂肪細胞　561
活性型ビタミン D_3　527
活性型ビタミン D 製剤　361
カテコールアミン　11, 386
仮面尿崩症　115, 257
硝子体手術　674
顆粒層細胞　471
顆粒膜細胞　462
カルシウム感知受容体　346, 350
カルシウム感知受容体作動薬　71, 359
カルシウム刺激試験　176
カルシウム排泄率　348, 350
カルシトニン　351
──製剤　348
──薬　373
カルチノイド　117
──クリーゼ　542
──腫瘍　541
──症候群　93, 541
カルバマゼピン　310
加齢　368
癌遺伝子　521
眼窩 MRI　283
肝機能異常　54
眼球運動障害　265
眼球突出　48
環境因子　618
環境ホルモン　730
肝硬変　632
幹細胞　736
患者中心のアプローチ　595
患者評価アウトカム　593
環状アデノシン一リン酸　274
冠状動脈疾患　706
緩徐進行 1 型糖尿病　613
眼底検査　672
顔貌変化　142

き
偽（性）アルドステロン症　36, 101, 458, 727
偽（性）Bartter 症候群　269, 453
奇異性反応　61
黄色肉芽腫　228
キサンチン　701

──酸化還元酵素　701
キスペプチン　465
偽性 Cushing 症候群　220
偽性甲状腺機能低下症　544
偽性女性化乳房　141
偽性低アルドステロン症　431
偽性副甲状腺機能低下症　79
基礎分泌量　150
既存資料　2
機能（確認）検査　61, 397
機能亢進　41
機能性結節　318, 319
機能性腺腫　205
機能性内分泌腫瘍　67
機能喪失　41
嗅覚障害　208
急性化膿性甲状腺炎　331
急性副腎不全症　422
境界型　610
強皮症　48
莢膜細胞　462, 471
局所性骨融解性高カルシウム血症　358
巨大児　628, 685
巨大舌　49
拒否機会　2, 3
起立性低血圧　93
禁煙　668

く
熊本スタディ　602
くも状指　50
鞍結節部髄膜腫　207
鞍内発生髄膜腫　209
グラフ化体重日記　577
グリコアルブミン　669
グリコーゲン　588
グリニド薬　651
グルカゴノーマ　539
グルカゴン産生腫瘍　631
グルカゴン試験　151
グルカゴン負荷　682
グルココルチコイド　13, 242, 419, 636
──応答性配列　393
──受容体　393
──の作用　385
──の分泌機序　385
くる病　366, 374

くる病・骨軟化症　111
クレチン症　291
クロニジン負荷試験　168
クロミフェン療法　498
クロム親和性細胞　392
クロモグラニン　392
　──A　543

け

経口血糖降下薬　648
経口薬併用基礎インスリン療法　645
形態異常　685
経蝶形骨洞下垂体腺腫摘出術　221, 403
経蝶形骨洞手術　207
経蝶形骨洞的腫瘍摘出術　224
軽度認知障害　692
経皮的エタノール注入療法　321
経皮的腎動脈形成術　446
劇症1型糖尿病　613
ゲスターゲンテスト　137
血管神経性浮腫　48
血管性認知症　692
血球分画の異常　54
月経　136
血漿交換　281
血漿レニン活性　444
血清 IGF-Ⅰ　267
血清 Na 濃度　204
血清 T₃　267
血中 IGF-Ⅰ濃度　178
血中エストロゲン　495
血中カルシウム濃度　163
血糖管理目標　605
血糖コントロール　669
血糖コントロール目標　607, 693
ケトアシドーシス　613
ケトーシス　613
ケトン体　613
顕性甲状腺機能低下症　72
顕性腎症期　667
原爆被災者　332
原発性アルドステロン症　29, 46, 96, 101, 146, 396, 631, 725
原発性甲状腺機能低下症　118, 290, 317
原発性性腺機能低下症　45, 472, 489
原発性副甲状腺機能亢進症　68, 346,

349, 377
原発性無月経　136, 138
顕微授精　516
減量手術　584

こ

抗21水酸化酵素抗体　526
高 Gn 性性腺機能低下症　472
抗 Müller 管ホルモン　171
抗 RANKL 抗体　359, 373
抗 TPO 抗体　294, 313
抗アンドロゲン療法　141
高インスリン血症　129
高カリウム血症　76, 359, 432
高カルシウム血症　77, 103, 123, 164, 346, 350, 355, 368
高カルシウム血症性クリーゼ　358
交感神経─副腎系　386
交感神経刺激症状　117
抗グルタミン酸脱炭素酵素抗体＋526
高血圧　94, 101, 432, 445, 447
高血糖症　84
抗甲状腺ペルオキシダーゼ抗体　526
抗甲状腺薬　280, 330
抗好中球細胞質抗体関連血管炎　277
高ゴナドトロピン性性腺機能低下症　488
抗サイログロブリン抗体　294, 313, 328, 526
甲状癌　335
甲状腺　185
　──悪性腫瘍　322
　──癌　333
　──眼症　282
　──機能異常　508, 734
　──機能亢進症　48, 160, 449, 631, 705
　──機能障害　726
　──機能低下症　28, 45, 46, 48, 72, 118, 123, 129, 290, 312, 317, 449, 544, 571, 705, 724
　──機能低下性ミオパチー　89
　──クリーゼ　84
　──形成異常　325
　──刺激阻害抗体　291
　──刺激ホルモン　272
　──刺激ホルモン受容体　273

　──刺激ホルモン受容体抗体　276
　──刺激ホルモン放出ホルモン　16
　──自己抗体　286
　──髄様癌　350
　──切除術　335
　──中毒症　124, 145, 280, 301, 302, 312
　──中毒性周期性四肢麻痺　89
　──中毒性ミオパチー　89
　──囊胞　319
　──分化癌　68
　──ホルモン合成障害　325
　──ホルモン受容体　304
　──ホルモン不応症　27, 290, 304, 544
　──ヨウ素摂取率　286
　──リンパ腫　335
　──濾胞腺腫　335
高浸透圧高血糖状態　658, 687
高体温　279
高張食塩水負荷試験　157
後天性性腺機能低下症　473
行動療法　577, 582
高度肥満症　565, 567, 581
高トリグリセリド血症　707
高ナトリウム血症　74, 86
高尿酸血症　715
更年期障害　73, 507
高プロラクチン血症　726
後葉系の MR パターン　184
抗利尿ホルモン　46
高齢者総合機能評価　692
高齢者糖尿病　691
　──の血糖コントロール目標（HbA1c 値）　607
小型高密度低比重リポ蛋白　707
涸渇後葉　183
国際糖尿病連合　620
国内外の診断基準　575
個人情報　3
骨型アルカリホスファターゼ　359
骨吸収マーカー　347
骨形成マーカー　346
骨髄脂肪腫　425
骨折　353
骨粗鬆症　263, 267, 368, 492
骨代謝回転　371

骨軟化症　111, 366, 374
骨密度　347, 368
骨密度測定　368
ゴナドトロピン放出ホルモン誘導体　309
ゴナドトロピン療法　498
コルチゾール　58, 219, 400, 457
——，アンドステロンの代謝　15
——結合グロブリン　39
コレスチラミン　300
コレステロール　697
——側鎖切断酵素　426
コンセンサス・ステートメント　396

さ

サイアザイド感受性 Na-Cl 共輸送体　455
サイアザイド系利尿薬　454
サイアザイド負荷試験　455
催奇形性　277
臍周囲径　576
細小血管症　678
再生医療の進歩　736
サイロキシン　272
——結合グロブリン　39, 160, 273
——脱ヨウ素　310
サイログロブリン抗体　286
サブクリニカルクッシング症候群　403, 405, 408
サブクリニカルクッシング病　408
サルコイドーシス　206
サルコペニア　691
酸化 LDL　707
酸化ストレス増大　368
残存甲状腺破壊療法　340
サンドイッチ法　60

し

色素沈着　133, 525
子宮　193
子宮性無月経　475
刺激試験　61
始原生殖細胞　463
自己効力感　594
自己免疫性 1 型糖尿病　612
自己免疫性膵炎　721
視索上核　203
脂質　696
脂質異常症　703, 706

歯周病　678
思春期甲状腺腫　331
思春期早発症　135, 483
思春期遅発症　487
視床下部障害に伴う肥満　228
視床下部神経膠腫　205
視床下部性肥満　571
視床下部性無月経　475, 558
視床下部不全型　172
次世代型シーケンサー　555
持続血糖モニター　616
持続皮下インスリン注入療法　615
シックデイ　416, 424
指定難病　364, 742
シナカルセト　71, 351, 353
シナプス小胞　10
シナプトフィジン　392
ジヒドロテストステロン　129
脂肪萎縮　625
——症　638
視野障害　88
周期性 Cushing 症候群　220
周術期　689
出血　440
重症低血糖のリスク　692
手術部位感染症　690
酒石酸抵抗性酸性ホスファターゼ 5b　359
出産後甲状腺炎　286, 312
出産後甲状腺機能異常症　312
出産後自己免疫性甲状腺症候群　312
授乳　686
腫瘍随伴症候群　34
腫瘍性低リン血症性骨軟化症　375
受容体　41
腫瘍抑制遺伝子　521
循環不全　279
生涯管理　722
消化器症状　279
症候性肥満　568
症状精神病　145
常染色体優性低カルシウム血症　105
小児・思春期糖尿病　681
小児がん　732
小児期発症 2 型糖尿病　684
小児慢性特定疾患　743

上皮型 Na チャネル　431
消費性甲状腺機能低下症　291
情報公開　2, 3
食行動質問票　589
食事療法　581, 654, 668, 692
女性化　443
——乳房　140
——副腎腫瘍　442
女性更年期障害　73
自律性機能性甲状腺結節　319
心因性多飲症　258
心拡大　56
腎機能低下　112
心筋梗塞　94
神経因性疼痛　676
神経下垂体部胚細胞腫　205
神経性過食症　91
神経性下垂体　196
神経性食欲不振症のプライマリケアのためのガイドライン（2007 年）　268
神経性やせ症　123, 124, 267, 705
神経節細胞腫　209
神経伝達物質　9
神経内分泌細胞　34
神経内分泌腫瘍　529, 539, 541
心血管イベント　647
腎血管性高血圧　101, 445, 447
腎原生 cAMP　342
腎症前期　667
新生児低血糖　685
新生児糖尿病　682, 684
腎性尿崩症　258
腎性副甲状腺機能亢進症　378
迅速 ACTH 試験　167
診断ガイドライン　292
診断基準　279, 280
シンチグラフィ　186
身長　119
心電図異常　57
浸透圧性脱髄症候群　75, 99, 263
腎動脈超音波検査　447
新福田分類　673
腎不全期　667
心弁膜症　218
心理社会的問題　487
診療ガイドライン　279, 291, 723

す

膵・消化管ホルモン　175
膵β細胞　646
水酸化アルミニウム　310
膵腫瘍　634
膵消化酵素補充療法　634
膵性糖尿病　634
膵臓移植・膵島移植　617
膵内分泌腫瘍　68
睡眠時無呼吸症候群　449
髄様癌　322
水利尿不全　261
頭蓋咽頭腫　205, 228
頭蓋内　105
鋤手　50
スクラルファート　310
頭痛　264
ステロイド　674
ステロイドホルモン　58
　——の生合成　13
　——離脱症候群　46
ステロイドミオパチー　89
ステロール調節因子結合蛋白質　699
ストレス　123
スルホニル尿素薬　650

せ

生活習慣　710
生活習慣病　618
生活歴　609
性決定（オス決定）遺伝子　470
制限型　269
精細胞　467
精子　173
正常型　610
生殖細胞突然変異　553
生殖補助医療　516
生殖隆起　463
成人成長ホルモン分泌不全症　144, 569
性ステロイドホルモン　170
性腺　173, 192
性腺機能低下症　27, 73, 140, 155, 472, 488, 569, 572
性腺機能不全　491
性腺刺激ホルモン放出ホルモン　17, 466, 483
性腺補充療法　237

精巣　173, 193, 467
精巣決定遺伝子欠損　136
精巣女性化症候群　476
精巣の増大　484
精祖細胞　467
成長曲線　52, 119
成長ホルモン　52, 58, 211
　——結合蛋白　39
　——受容体　544
　——産生腫瘍　182
　——分泌不全（GHD）性低身長症　184, 233
　——分泌不全症　178, 223, 232
成長率　119
性同一性障害　506
性分化疾患　504
性別適合手術　506
性ホルモン　52
性欲低下　147
生理活性アミン　9
生理食塩水負荷試験　166, 397
脊索腫　205
赤色皮膚線条　133, 400
赤体　464
せき止め現象　184
責任インスリン　644
セクレチン　175
石灰化　105
絶食試験　176, 535
摂食障害全国基幹センター　268
摂食調節物質　558
絶対的適応　644
セベラマー　353
セロトニン　12
線維芽細胞成長因子　23　112, 344
全国疫学調査　281
潜在性甲状腺機能亢進　159
潜在性甲状腺機能低下症　159, 291, 301, 302
潜在性甲状腺中毒症　301, 302
穿刺吸引細胞診　185, 318
腺腫結節　318
腺腫様甲状腺腫　318, 319, 335
染色体　491
　——異常症　81
　——検査　138, 474, 491, 492, 505
全心血管病　94

全身スキャン　340
腺性下垂体　196
選択的エストロゲン受容体モジュレーター　310, 373
選択的動脈内刺激薬注入法　65
先端巨大症　29, 45, 49, 69, 129, 146, 154, 211, 448, 631, 705
　——顔貌　47
先天性過形成　427
先天性性腺機能低下症　473
先天性副腎過形成　28, 101, 420, 443
先天性副腎過形成症　425
全米総合がん情報ネットワーク　67

そ

総エネルギー摂取量　654
早期腎症期　667
造精機能障害　514
相対的適応　644
早朝勃起（夜間勃起現象）の消失　147
総テストステロン　728
早発月経　484
続発性（二次性）アルドステロン症　30
続発性脂質異常症　703
続発性性腺機能低下症　472
続発性副腎皮質機能低下症　242
即効型インスリン　642
ソマトスタチノーマ　540
ソマトスタチン　17
　——産生腫瘍　631
　——受容体　210
　——受容体シンチグラフィ　220

た

第一次精母細胞　467
対応表　3
体格指数　565
大血管症　678
体質性思春期遅発症　135
代謝性アシドーシス　431
体重歴　609
大腿骨頭すべり症　235
耐糖能異常　56
第二次精母細胞　469
多因子遺伝病　81
唾液中コルチゾール　220
多汗　117
脱感作　41
脱女性化徴候　502

脱水　74
脱ヨウ素酵素　273, 291
脱落膜化　463
多尿　116
多囊胞性卵巣症候群　44, 45, 129, 136, 477, 569
　──型　172
多毛症　129
多毛と痤瘡　133
多理論統合モデル　595
単一遺伝子異常　623
単一遺伝子病　81
炭酸カルシウム　310
炭酸リチウム　308
男子性腺機能低下症　73
単純性甲状腺腫　331
単純男性化型　425
男性化　442, 503
　──徴候　502
　──副腎腫瘍　442
　──卵巣腫瘍　502
男性型多毛症　503
男性ホルモン　14, 173
蛋白質制限　670
蛋白分解酵素　699

ち
チアゾリジン薬　650, 662
チアゾリジン誘導体　692
チトクロム P450 オキシドレダクターゼ　427
遅発性鼻出血　208
治癒基準　213
中間型インスリン　642
中腎管　470
中心性肥満　133
中腎傍管　470
中枢側/末梢側（C/P）比　220
中枢神経症状　279
中枢性甲状腺機能低下症　290, 317
中枢性食欲抑制薬　583
中枢性尿崩症　183
超音波　189
　──検査　185, 347
　──検査所見　318
超即効型インスリン　642
超低エネルギー食療法　583
治療同盟　595

治療目標　581
チロシン水酸化酵素　387

つ・て
痛風　715
低 Gn 性性腺機能低下症　472
低 HDL コレステロール血症　707
低 T_3 症候群　315
定位放射線療法　224
低カリウム（血症）　76, 455
低カルシウム血症　77, 105, 348, 366
低血圧　92
低血糖　125, 535, 659, 687
　──性昏睡　259
　──のリスク　693
低ゴナドトロピン性性腺機能低下症　45, 488, 515
体細胞突然変異　553
低身長　279, 487
低体温　297
低ナトリウム血症　74, 86, 98, 261
低分化癌　322
低マグネシウム血症　101, 107, 455
デオキシコルチコステロン　447
デキサメタゾン　310
　──抑制アドステロール副腎シンチグラフィ　397
　──抑制試験　166, 400, 408
テストステロン　14, 147, 170, 179, 464, 466, 479, 484, 509, 514
　──産生腫瘍　44, 45, 129
デスモプレシン　219, 258
　──試験　160
テモゾロミド　210
転移性下垂体腫瘍　226
電解質異常　54
転換酵素-1 遺伝子異常　573
転写因子　547

と
動眼神経麻痺　88
動悸　134
東京電力福島第一原子力発電所事故　332
糖尿病医療学　593
糖尿病型　610
糖尿病ケトアシドーシス　657, 687
糖尿病脂質症　703
糖尿病神経障害　676

糖尿病腎症　665
糖尿病性壊疽　132
糖尿病性潰瘍　132
糖尿病性筋萎縮　90
糖尿病性神経障害　46
糖尿病性皮膚硬化症　131
糖尿病足病変　678
糖尿病多発神経障害　676
糖尿病網膜症　672
糖尿病網膜症国際重症度分類　674
動脈硬化性疾患　576
特定健診　581
特定保健指導　581
特発性 1 型糖尿病　612
特発性アルドステロン症　396
匿名化　2
特効型インスリン　642
ドパミン　18, 386
ドパミン D_2 受容体　70
ドパミン作動薬　70, 216
トラフィッキング　41
トランジション　722
トランスファー　722
トリアムテレン　453
トリグリセリド　561, 588, 696
トリプル A 症候群　551
トリヨードサイロニン　272
トリロスタン　71
トルコ鞍空洞　228
トルコ鞍の拡大　212

な・に
内臓脂肪蓄積　620
内臓脂肪面積　565, 576
内臓肥満　574
内分泌撹乱作用　730
内分泌機能検査　150
内分泌検査　505
内分泌性肥満　568
二次性下垂体炎　228
二次性高血圧　94
二次性徴　483
二次性肥満　567
二次性副甲状腺機能亢進症　352, 726
日常生活動作　691
ニボルマブ　44
日本人の食事摂取基準　654
乳汁漏出無月経症候群　215

乳頭癌　322
乳房腫大　484
ニューロフィジン　203
尿酸　701
尿酸降下薬　716
尿酸トランスポーター　701
尿中ケトステロイド　439
尿中遊離コルチゾール　400
尿中ヨウ素測定　162
尿中ヨウ素量　286
尿崩症　116, 233, 247
尿路結石　346, 350
妊娠　724
妊娠中の糖代謝異常と診断基準　629
妊娠中のホルモン変化　724
妊娠糖尿病　628
認知機能　693
認知症　692
認定遺伝カウンセラー　80

ね・の
ネガティブフィードバック　19, 496, 499
粘液水腫　49, 114, 297
　　　──顔貌　47
　　　──性昏睡　84, 92, 291
脳幹部血管圧迫　450
脳卒中　94
囊胞　318
囊胞形成　212
ノルアドレナリン　386, 561

は
バイアス作動薬　23
配偶子形成　173
配偶者間人工授精　516
胚細胞腫瘍　231
胚腫　231
排卵誘発法　139
破壊性甲状腺中毒症　288, 312, 331
白色脂肪細胞　561
白体　462
橋本脳症　296
橋本病　46, 286, 290, 293, 335, 525
　　　──の急性増悪　296
パシレオチド　70
パシレオチドパモ塩酸　403
バソプレシン　18, 156
バゾプレシン　115

バソプレシン負荷試験　157
発症前遺伝学的検査　523
ハネムーン期　644
パラガングリオーマ　412
パラクリン　20
パルス状分泌　19
パルス療法　284
バルプロ酸ナトリウム　403
汎下垂体機能低下症　46
ハングリーボーン症候群　348
瘢痕性脱毛　127

ひ
非アルコール性脂肪肝炎　143, 578
非アルコール性脂肪肝性(肝)疾患　143, 578
ヒアルロン酸　579
光干渉断層計　673
非機能性(ホルモン非産生)腺腫　206, 223
非機能性内分泌腫瘍　67
ビグアナイド薬　648, 662, 692
非古典型　425
微小腺腫　182
ヒスタミン　12
ピストン脱アセチル化酵素　225
ビスホスホネート　348, 351
　　　──製剤　360
　　　──薬　373
ビタミンD　77, 163, 352, 372, 374
　　　──欠乏症　105, 364, 366
　　　──作用過剰　113
　　　──受容体　344, 358
ビタミンK薬　372
ヒドロクロチアシド　455
ヒドロコルチゾン　242, 248, 420, 423
非内分泌性疾患　261
非瘢痕性脱毛　127
皮膚紅潮　541
鼻閉塞　208
肥満(症)　121, 129, 449, 565, 581, 620, 707
肥満外科療法　585
びまん性硬化型乳頭　335
肥満度　609
肥満を伴う2型糖尿病　584
標準体重　583, 654
頻脈　279

ふ
フィブラート系薬　670
フェニトイン　310
フェノバルビタール　310
フォールディング　41
負荷試験　61
腹腔鏡下腫瘍摘出術　414
腹腔鏡下副腎摘出術　397, 458
複合型下垂体ホルモン欠損症　547
副甲状腺　187
　　　──癌　350
　　　──機能亢進症　145, 165
　　　──機能低下症　46, 92, 105, 114, 361, 528
　　　──クリーゼ　85
　　　──ホルモン　77, 103, 105, 112, 163, 352
　　　──ホルモン薬　373
副腎　189
　　　──遺残腫瘍　425
　　　──癌　411, 434
　　　──機能低下症　419
　　　──偶発腫瘍　434
　　　──クリーゼ　86, 92, 246, 416, 419, 422
　　　──腫瘍における体細胞変異　555
　　　──腫瘍の画像診断アルゴリズム　192
　　　──静脈サンプリング　64, 191, 397, 458
　　　──ステロイドホルモン療法　139
　　　──性器症候群　476
　　　──全摘術　222
　　　──の(組織)構造　382
　　　──白質ジストロフィー　552
　　　──皮質癌　438, 442
　　　──皮質機能低下症　72, 123, 124, 146
　　　──皮質刺激ホルモン　416
　　　──皮質刺激ホルモン放出ホルモン　18
　　　──皮質ステロイド　280
　　　──皮質ステロイドホルモン　13
　　　──皮質ステロイド薬　527
　　　──皮質腺腫　440
　　　──不全　98, 242
　　　──不全症状　264

浮腫　74, 114
フットケア　678
不適切TSH分泌症候群　160, 291, 304
プリン体代謝　701
フルオレセイン蛍光眼底造影検査　672
フルドロコルチゾン　421
フレイル　691
プレグネノロン　465
プロインスリン　33
プロオピオメラノコルチン遺伝子異常　573
プロゲステロン　25, 170, 463
フロセミド立位試験　166
プロ蛋白転換酵素サブチリシン/ケキシン9型　699
プロテインキナーゼA　591
プロテインキナーゼC　274
プロピルチオウラシル　277
プロホルモン変換酵素遺伝子異常症　32
プロモクリプチンメシル酸塩　405
プロラクチノーマ　119, 157, 727
プロラクチン　496
　——産生下垂体腫瘍　119
　——産生腫瘍　215
分子標的治療薬　310
分食　688
分泌予備能　150

へ・ほ
ベージュ細胞　563
ペプチド受容体放射線療法　543
ペプチド配列　9
ペプチドホルモン　9, 58
ペムブロリズマブ　734
ヘモグロビンA1c(HbA1c)　604
ペラグラ様皮疹　542
ヘルス・ビリーフ　594
ヘルスリテラシー　723
変化ステージモデル　595
変声　484
包括的治療　668
放射性ヨウ素摂取率　313
放射性ヨウ素内部被曝　333
放射線被曝　332
胞状卵胞数　171
傍神経節細胞腫　124

傍神経結節腫　97
ポジティブフィードバック　20
勃起障害　147
ホットフラッシュ　507
ホルモン　6, 7, 8
　——感受性リパーゼ　699
　——基礎分泌量　150
　——結合グロブリン　509
　——検査　137
　——産生経路　385
　——産生卵巣腫瘍　503
　——受容体異常症　544
　——非産生腺腫　434
　——分泌調節機構　151
　——分泌低下症　27
　——分泌予備能　150
　——補充療法　507

ま・み
マイクロ腺腫　225
マクロ腺腫　225
マクロプロラクチン血症　216
マストスタチン受容体　210
満月様顔貌　47
慢性甲状腺炎　286, 290
慢性腎臓病　94, 351, 398, 667
慢性膵炎　634
慢性反復性のカンジダ症　526
水制限試験　157
ミチラポン　70
ミトコンドリア　561
ミトコンドリア遺伝子異常　626
ミトタン　403, 443
ミネラロコルチコイド　13, 419
　——受容体　431
未発症変異保有者　523
未分化癌　322

む・め・も
無機ヨウ素　280
無月経　73, 495
むちゃ食い/排出型　269
無痛性甲状腺　293, 312
無痛性甲状腺炎　185, 329
無毛症　48
メタボリックシンドローム　37, 574, 707
メタボリックメモリー　603
メチマゾール　277

メチラポン　71, 222, 403
　——試験　168
メチル化解析　108
メラトニン　12
メラノコルチン4型受容体遺伝子異常　573
免疫関連有害事象　734
免疫組織化学　391
免疫チェックポイント阻害薬　637, 727, 734
免疫不全　528
網膜光凝固　674
モノフィラメント　679

や・ゆ・よ
野牛肩　400
薬剤性肥満　568
薬物療法　213, 710
有酸素運動　576, 582, 656
有痛性甲状腺腫　289
遊離型テストステロン　728
ヨウ素　307
　——制限　339
ヨードチロニン脱ヨウ素酵素　315, 317
抑制試験　61

ら・り
卵巣　193
　——過剰刺激症候群　498
　——機能不全型　171
　——性無月経　475
卵胞刺激ホルモン　169, 463, 466
卵母細胞　462
ランレオチド　70
理学の所見　504
リフィーディング症候群　269
リポ蛋白　696
リポ蛋白電気泳動法　709
リポ蛋白リパーゼ　709
流産　306
硫酸鉄　310
両側下垂体静脈洞サンプリング　402
両耳側半盲　88, 223
良性機能性内分泌腫瘍　68
良性非機能性内分泌腫瘍　67
臨床遺伝専門医　80
リンパ球性(漏斗)下垂体後葉炎　206, 251

リンパ球性汎下垂体炎　251
リンパ球性神経後葉炎　251
リンパ腫　322
倫理指針　2

る・れ・ろ

るい痩　525
レジスタンス運動　582, 692
レシチン・コレステロール・アシルトランスフェラーゼ　696
レチノイドX受容体　275
レニン・アンジオテンシン系阻害薬　670
レニン-アンジオテンシン系　444
レニン産生腫瘍　101
レプチン　32, 316, 561, 639
　　——遺伝子異常　573
　　——受容体遺伝子異常　573
レボチロキシン　248
レボチロキシンNa　292, 527
レムナントリポ蛋白　708
濾胞癌　322
濾胞腺腫　318, 319

数字・ギリシャ文字

$1,25(OH)_2D$　105, 344, 352
$1,25(OH)_2D$ 産生腫瘍　356
1,25 水酸化ビタミン D　105, 344
1,5-AG(1, 5anhydroglucitol)　652
11β-HSD　457
11β-HSD1　37
11β-HSD2　36
^{123}I-MIBG シンチグラフィ　413
^{131}I-MIBG 内照射療法　415
^{131}I-アドステロールシンチグラフィ　408
^{131}I-アドステロール副腎皮質シンチグラフィ　401
^{131}I 内用療法　276, 330
17,20-脱離酵素活性　427
17α-水酸化酵素活性　427
17α-ヒドロキシプロゲステロン　179
^{18}F-FDG-PET スキャン　413
1型糖尿病　612, 734
21-水酸化酵素欠損症　129, 424
$25(OH)D$　267, 348
25 水酸化ビタミン D　374

2型糖尿病　37, 618, 707
3β-hydroxysteroid dehydrogenase(3β-HSD)　465
3β-水酸化ステロイド脱水素酵素　465
5-HIAA　541
5-HTP　541
5-ハイドロキシインドール酢酸　541
75 g 経口ブドウ糖負荷試験(75gOGTT)　604, 610, 628
^{99m}Tc-MIBI　188
^{99m}Tc-MIBI シンチグラフィ　347
α1 遮断薬　414
α-methylparatyrosine　415
α-グルコシダーゼ阻害薬　651, 662, 692
α-リポ酸　640
β-カテニン　228
β 線　339

欧文

A

ABCD　552
ACC　438
ACCORD　662
ACTH　199, 551
　　——産生腫瘍　32
　　——単独欠損症　46, 92, 242
　　——不応症　551
　　——負荷試験　243
activity of daily life(ADL)　691, 693
acute physiology and chronic health evaluationIIスコア　279
Addison 病　46, 48, 49, 92, 525
ADH　261
ADH 不適切分泌症候群　98
adrenoleukodystrophy(ALD)　552
AFTN　320
AHDS　291
AHO　107, 363
AIMAH　399
AIP　553
AIUEOTIPS　84
Albright hereditary osteodystrophy　107
Albright 遺伝性骨異栄養症　107

Allan-Herndon-Dudley 症候群　291
Allgrove 症候群　551
Alström 症候群　569
AME 症候群　36, 101, 456
amineprecursor uptake and decarboxylation　34
ANCA 関連血管炎　44, 277
ankle brechial index(ABI)　662
anti-neutrophil cytoplasmic antibody-associated vasculitis　277
Antley-Bixler 症候群　428
APACHEIIスコア　279
apoB 分解　694
apoE　694
APUD　34
APUD5-ハイドロキシトリプトファン　541
ART　516
AST　579
autoimmune polyglandular syndromes(APS)　524
autoimmune regulator(AIRE)　524
AVP　261
　　——V_2受容体拮抗薬　263

B

B　554
Bardet-Biedl 症候群　572
Bartter-Gitelmann 症候群　46
Bartter 症候群　101, 451, 455
basal-supported oral therapy　645
Basedow 病　30, 46, 185, 312, 328, 335, 525, 724
binding inhibitory immunoglobulins　276
BMI　121, 565, 581, 610, 654
bone-specific alkaline phosphatase(BAP)　359
BRAF V600E　228
Brunt 分類　579

C

Ca　346
CAIS　493
calcimimetics　71
cAMP　274
Carpenter 症候群　572
CaSR　342
CBG　400

CD4⁺ CD25⁺制御性T細胞　524
CDKN1B　553
CDKN1C　429
CGM　645
CHD　706
childhood cancer survivors　732
Chvostek 徴候　105
CKD　94, 655, 667
CKD-MBD　352
CLCNKB　455
clinical activity score（CAS）　283
clinical inertia　595
Cohen 症候群　572
comprehensive geriatric assessment：
　CGA　692
CPHD　547
Cretin 病　49
CRH　219
　——試験　166, 167, 220, 247
　——負荷試験　243, 411
CSII　645
CT　190
CTNNB1　228
Cushing 症候群　29, 45, 46, 47, 48, 96,
　146, 154, 219, 421, 568, 631, 705
Cushing 病　219
CVD 療法　415
cyclic adenosine monophosphaate
　274
CYP11A1　426
CYP11B2　552
CYP17A1　427
CYP21A2　424

D
Davis 分類　673
DCCT　662
DCCT 試験　602, 605
DDAVP　115
　——試験　165, 220
　——負荷　411
DDP-Ⅳ阻害薬　670
Dex 抑制試験　220
DHEA-S　410, 728
diabetic ketoacidosis（DKA）　657, 687
diabetic lipemia　703
diabetic polyneuropaty（DPN）　676
disorganized steroidogenesis　439

DN　676
DNA　107
DOC　552
DPP Ⅳ阻害薬　653, 694
DSM-5　267
DSS-Ⅱガイドライン　585
Dupuytren 拘縮　131

E
ectopic hormone-producing tumor　34
Ellsworth-Howard 試験　107, 165
EMPA-REG OUTCOME　662
empowerment　595
empty sella　212
ENaC　101, 431, 450
endocrine disrupting chemical　730
ENSAT　441
erectile dysfunction　147
ETDRS　674
euglycemic diabetic ketoacidosis　657

F
Fabry 病　132
familial hypocalciuric hypercalcemia
　（FHH）　359
fat mass and obesityassocited gene
　（FTO）　573
FDG-PET　189, 440
FGD　551
FGF23　352, 374
　——関連低リン血症性疾患　110
　——サンプリング　66
FHH　347, 349
fine needle aspiration cytology
　（FNAC）　185
finnish study　661
flushing　541
FNAC　186
forkhead box p3（Foxp3）　524
FSH　199, 466, 484, 495, 499, 514
FT₃　728
FT₄　728
FTM　506

G
GA　669
GAD 抗体　637
gestational diabetes mellitus：GDM
　628
GH　58, 211, 491, 729

GHRH 試験　247
GHRP-2 試験　151, 199, 239
GID　506
Gitelman 症候群　93, 101, 451, 454
GLP-1　646
　——受容体　646
　——受容体作動薬　693, 661, 670
glucocorticoid responsive element
　（GRE）　393
glutamic acid decarboxylase（GAD）
　526
GNAS　363, 543, 553
GnRH　17, 169, 466, 495
　——（負荷）試験（テスト）　137, 172,
　474
GPCR　21
GPR101　553
Graaf 細胞　464
Graves 病　48
G 蛋白質　21
G 蛋白（質）共役受容体　21, 41

H
H3O 徴候　571
HAT　275
HbA1c 値　669
hCG（β）　485
HDL　697
histone acetyltransferase　275
HMG-CoA 還元酵素　699
HOMA-R 指数　621
HOMA-β 指数　621
hook effect　216
hormone-sensitive lipase（HSL）　699
HRT　507
HSD3B2　428
humoral hypercalcemia of malignancy
　（HHM）　358
hydroxy-metyl glutaryl CoA reductase
　（HMG CoA R）　700
Hyperglycemia and Adverse Pregnancy
　Outcome（HAPO）　629
Hyperglycemic hyperosmolar state
　（HHS）　658, 687

I
IA-2 抗体　614
IAD　242
IAS　640

ICSI　516
IGF-I　239
IGF-II　438
IgG4 関連疾患　720
IgG4 甲状腺炎　296
IMAGe 症候群　429
immune dysfunction, polyendocrinopathy, enteropathy, X-linked（UPEX）524
International DiabetesFederation（IDF）　661
iodothyronine deiodinase　273
ITT　167
IVF-ET　516
IV 型コラーゲン 7S　579
IYD　273

J・K
Japan Diabetes Complications Study（JDCS）　661
Japan Lipid Intervention Trial（J-LIT）　661
Japan Primary Aidosteronism Study　398
J-DOIT 3　621
J-EDIT　605
Kallmann 症候群　45
Kaufmann テスト　137
Kaufmann 療法　497
Ki67　390, 441
　──蛋白　210
Kimmelstiel Wilson 結節　665
Klinefelter 症候群　48, 474, 489
Kussmaul 呼吸　657

L
Langerhans 細胞組織球症　206
Laron 型低身長症　544
late mortality　230
LCAT　697
LDL　697
　──受容体　699
lecitin-cholesterol acyltransferase：LCAT　696
Leydig 細胞　468, 470
LGF-I　578
LH　201, 466, 484, 495, 499
　──サージ　464, 496
LHRH　179

LHRH（負荷）試験　179, 247
Liddle 症候群　101, 450
local osteolytic hypercalcemia：LOH　358
LOH 症候群　509
LPL　697

M
malignancy associated hypercalcemia：MAH　355
Matteoni 分類　579
Mayer-Rokitansky-Küster-Hauser：MRKH　476
MC2R　551
MEN1　349, 521, 537, 553
MEN2　521
MEN2A　349
MIBI シンチグラフィ（MIBI scintigraphy）　350, 353
MIRAGE 症候群　429
MMI　277
MODY　623
Moebius 徴候　48
monocarboxylate transporter 8（MCT8）　291
MR　431
MRAP　551
MRI　190, 218, 247
MTF　506
Müller 管　470, 493
myxedema　114, 297

N・O
Na＋グルコース共役輸送担体 2 阻害薬　670
Na-Cl 共輸送体　431
NAFLD　143
NASH　143, 578
National Comprehensive Cancer Network　67
NCC　431, 454
Nelson 症候群　222
NET　34, 541
neurodocrine cell（NEC）　34
nitric oxide（NO）　147
nonalcoholic fatty liver disease（NAFLD）　578
NR0B1　429
NR5A1　429

NTI　315
ODS　263
op'DDD　441
op'DDD アジュバント　460
osmotic demyelination syndrome　263

P
paraneoplastic syndorome　34
parathyroid hormone receptor type 1（PTHR1）　343
patient centered approach　595
PBMAH　398
PC1 遺伝子異常　32
PCOS　129, 138, 497, 499
PEIT　321
Perthes 病　235
PHP　107, 363
PIT1 異常症　549
PIT-1 遺伝子異常　246
PKC　274
PL　697
Plummer 病　30, 318, 319
PMAH　405
P-MEN　537
postpartum thyroiditis　286
PPNAD　399, 405
PRA　447
Prader-Willi 症候群　571
PRKACA　399
PRKR1A　553
PRL　199
PROP-1 遺伝子異常　246
pro-protein convertase subtyilisin/kexin type 9　699
propylthiouracil　277
protein kinase C　274
PRRT　543
pseudo SLE　277
pseudo systemic lupus erythematosus　277
PTH　103, 105, 344, 346, 448
PTHr　343
PTHrP 産生腫瘍　356
PTH 受容体 1 型　343
PTU　279

Q・R
QTc 延長　105
Quincke 浮腫　48

Rac1　452
rapid turnover protein　267
Rathke 嚢　196
Rathke 嚢胞　207, 228
renin-angiotensin system (RAS) 阻害薬　670
resistance to thyroid hormone (RTH)　290
RET　521
retinoid X receptor　275
ROMK1　100
RPH　94
RVH　94
RXR　275

S
SAMD9　429
SAP (sensor augmented pump) 療法　616, 642
SASI test　65
Scammon の発育発達曲線　51
SERM　498
Sertoli 細胞　467, 470, 514
SHBG　494, 509
Sheehan 症候群　44
SIADH　46, 99, 726
SITSH　206
SLC12A3　455, 456
small dense LDL　707
sodium-glucose cotransporter (SGLT) 2 阻害薬　651, 662, 672, 692
Spoiled Gradient Echo　206
SRS　71, 543
SSA　70, 543
SSTR　70
StAR　426
Stellwag 徴候　48
Steno-2 study　603
steroid factor-1 (SF-1)　391
sterol regulatory element-binding protein　699
STRAW＋10　507
surgical diabetes　690
surgical site infection (SSI)　690
SU 薬　692
syndrome of inappropriane secretion (SITSH)　291

T
T_3　273
T_4　273
tartrate-resistant acid phosphatase-5b (TRACP-5b)　359
TBG　273
TBII　276
TH　119
thyroid stimulating antibody (antibodies) (TSBAb)　276, 291
thyrotropin reseptor　273
thyrotropin reseptor antibody (TRAb)　328
thyroxine binding globulin　273
Tmp/GFR　109
TNM 分類　441
TP 50　438
TPO 抗体　286, 328
TR　119
TRAb　276, 313
TRH　16, 316
──試験　247
──負荷試験　265
Trousseau 徴候　105
TSAb　161, 276
TSBAb　329
TSH　272, 276, 728
──産生下垂体腫瘍　304
──受容体　161, 199
──受容体抗体　328
TSHR　273
Turner 症候群　48, 474, 476, 491

U・V
UKPDS (試験)　602, 605, 662
USP8　553
V_1a 受容体　204
V_2 受容体　204
VADT 試験　602
VDR　358
VFA　565
VIP オーマ　539
VLDL　696
von Graefe 徴候　48

W・X・Z
waxy nodule　229
WDHA 症候群　46
Weiss の指標　390, 440
WHO 分類　412
Wisconsin Epidemiologic Study of Diabetic Retinopathy (WESDR)　672
WNK4　449
Wolff 管　470
Wolfram 症候群　258
X 連鎖性低リン血症性くる病　375
ZnT8 (zinc transporter8) 抗体　614
Zollinnger-Ellison 症候群　46

謝　辞

　2007年の第1版の発行から2016年の第4版の発行まで9年にわたり，「内分泌代謝専門医ガイドブック」をご愛読いただきありがとうございました．「内分泌代謝専門医ガイドブック」は日本内分泌学会編書籍「内分泌代謝科専門医研修ガイドブック」として新しく生まれ変わることになりました．これまで「内分泌代謝専門医ガイドブック」の制作にご尽力いただいた編集の成瀬光栄先生，平田結喜緒先生，島津　章先生および，診療・研究の合間に執筆の労をお取りいただいた執筆者の先生方のこれまでの御功労に，心より感謝申し上げます．

2018年4月
株式会社　診断と治療社
代表取締役社長　藤実彰一

- **JCOPY** 〈出版者著作権管理機構　委託出版物〉
  本書の無断複写は著作権法上での例外を除き禁じられています．
  複写される場合は，そのつど事前に，出版者著作権管理機構
  （電話 03-5244-5088，FAX03-5244-5089，e-mail：info@jcopy.or.jp）
  の許諾を得てください．

- 本書を無断で複製（複写・スキャン・デジタルデータ化を含みます）する行為は，著作権法上での限られた例外（「私的使用のための複製」など）を除き禁じられています．大学・病院・企業などにおいて内部的に業務上使用する目的で上記行為を行うことも，私的使用には該当せず違法です．また，私的使用のためであっても，代行業者等の第三者に依頼して上記行為を行うことは違法です．

内分泌代謝科専門医研修ガイドブック

ISBN978-4-7878-2292-5

2018 年 5 月 18 日	初版第 1 刷発行
2019 年 6 月 17 日	初版第 2 刷発行
2020 年 6 月 22 日	初版第 3 刷発行
2022 年 4 月 11 日	初版第 4 刷発行

※前書「内分泌代謝専門医ガイドブック」初　版第 1 刷　2007 年 4 月 27 日発行
　　　「内分泌代謝専門医ガイドブック」初 2 版第 1 刷　2009 年 3 月 1 日発行
　　　「内分泌代謝専門医ガイドブック」初 3 版第 1 刷　2012 年 11 月 10 日発行
　　　「内分泌代謝専門医ガイドブック」第 4 版第 1 刷　2016 年 4 月 30 日発行

編　　集　一般社団法人　日本内分泌学会
発 行 者　藤実彰一
発 行 所　株式会社　診断と治療社
　　　　　〒100-0014　東京都千代田区永田町 2-14-2　山王グランドビル 4 階
　　　　　TEL：03-3580-2750（編集）　03-3580-2770（営業）
　　　　　FAX：03-3580-2776
　　　　　E-mail：hen@shindan.co.jp（編集）
　　　　　　　　　eigyobu@shindan.co.jp（営業）
　　　　　URL：http://www.shindan.co.jp/

表紙デザイン　株式会社ジェイアイ
印刷・製本　　三報社印刷株式会社

© 一般社団法人　日本内分泌学会, 2018. Printed in Japan.　　　　　　　　　　　　［検印省略］
乱丁・落丁の場合はお取り替えいたします．